J. Schmal

Prüfungswissen Pflegefachfrau Pflegefachmann

J. Schmal

Prüfungswissen Pflegefachfrau Pflegefachmann

für die Generalistische Pflegeausbildung

1. Auflage

ELSEVIER

Elsevier GmbH, Bernhard-Wicki-Str. 5, 80636 München, Deutschland
Wir freuen uns über Ihr Feedback und Ihre Anregungen an kundendienst@elsevier.com

ISBN 978-3-437-28621-6
eISBN 978-3-437-09650-1

1. Auflage 2023

Wichtiger Hinweis für den Benutzer
Die medizinischen Wissenschaften unterliegen einem sehr schnellen Wissenszuwachs. Der stetige Wandel von Methoden, Wirkstoffen und Erkenntnissen ist allen an diesem Werk Beteiligten bewusst. Sowohl der Verlag als auch die Autorinnen und Autoren und alle, die an der Entstehung dieses Werkes beteiligt waren, haben große Sorgfalt darauf verwandt, dass die Angaben zu Methoden, Anweisungen, Produkten, Anwendungen oder Konzepten dem aktuellen Wissensstand zum Zeitpunkt der Fertigstellung des Werkes entsprechen.
Der Verlag kann jedoch keine Gewähr für Angaben zu Dosierung und Applikationsformen übernehmen. Es sollte stets eine unabhängige und sorgfältige Überprüfung von Diagnosen und Arzneimitteldosierungen sowie möglicher Kontraindikationen erfolgen. Jede Dosierung oder Applikation liegt in der Verantwortung der Anwenderin oder des Anwenders. Die Elsevier GmbH, die Autorinnen und Autoren und alle, die an der Entstehung des Werkes mitgewirkt haben, können keinerlei Haftung in Bezug auf jegliche Verletzung und/oder Schäden an Personen oder Eigentum, im Rahmen von Produkthaftung, Fahrlässigkeit oder anderweitig übernehmen.

Für die Vollständigkeit und Auswahl der aufgeführten Medikamente übernimmt der Verlag keine Gewähr.
Geschützte Warennamen (Warenzeichen) werden in der Regel besonders kenntlich gemacht (®). Aus dem Fehlen eines solchen Hinweises kann jedoch nicht automatisch geschlossen werden, dass es sich um einen freien Warennamen handelt.

Bibliografische Information der Deutschen Nationalbibliothek
Die Deutsche Nationalbibliothek verzeichnet diese Publikation in der Deutschen Nationalbibliografie; detaillierte bibliografische Daten sind im Internet über https://www.dnb.de abrufbar.

24 25 26 27 8 7 6 5

In ihren Veröffentlichungen verfolgt die Elsevier GmbH das Ziel, genderneutrale Formulierungen für Personengruppen zu verwenden. Um jedoch den Textfluss nicht zu stören sowie die gestalterische Freiheit nicht einzuschränken, wurden bisweilen Kompromisse eingegangen. Selbstverständlich sind **immer alle Geschlechter** gemeint.

Planung: Martina Lauster, München
Projektmanagement: Marion Kraus, München
Redaktion: Ute Villwock, Heidelberg
Bildredaktion und Rechteklärung: Katja Sieger-Schauer, München
Herstellung: Dietmar Radünz, Leipzig
Satz: STRAIVE, Puducherry/Indien
Druck und Bindung: Drukarnia Dimograf Sp. z o. o., Bielsko-Biała/Polen
Umschlaggestaltung: SpieszDesign, Neu-Ulm
Titelfotografie: © Look! – adobe.stock.com

Aktuelle Informationen finden Sie im Internet unter www.elsevier.de

Vorwort

„Ist das prüfungsrelevant?“
Diese Frage kennen viele Auszubildende, Studierende und Lehrende. Ich habe diese Frage selbst als Auszubildender in der Pflege gestellt und darf diese nun regelmäßig als Pflegepädagoge beantworten. Mit diesem Buch kann ich Ihnen eine ganz klare Antwort schenken: „Ja, das ist prüfungsrelevant!“

Hier finden Sie alle Inhalte, die Sie für eine erfolgreiche Prüfung zur Pflegefachfrau oder zum Pflegefachmann benötigen. Die Inhalte basieren auf der Ausbildungs- und Prüfungsverordnung für die Pflegeberufe und dem Rahmenlehrplan der Fachkommission nach §53 PflBG.

Dieses Buch gliedert sich in vier Kapitel. Dabei steht jedes Kapitel für einen Prüfungsbestandteil. So erfahren Sie, welche Inhalte in den drei schriftlichen Abschlussprüfungen (Kap. 1–3) und in der mündlichen Abschlussprüfung (Kap. 4) von Bedeutung sind. Übersichtstabellen erleichtern Ihnen die Suche nach Prophylaxen, Expertenstandards, Konzepten, Theorien und Modellen in der Pflege.

Jedes Kapitel und Unterkapitel beginnt mit einer schriftlichen und grafischen Übersicht zu den Prüfungsbestandteilen. So bekommen Sie den Überblick, welche Kompetenzbereiche und Inhalte prüfungsrelevant sind.

Neben Definitionen und kompakten sowie knackigen Inhalten unterstützen Sie Kernaussagen beim Lernen. Die Kernaussagen fassen ein komplexes Thema in wenigen Sätzen zusammen. So gelingt Last-minute-Learning.

An jedem Kapitelende findet sich der Campus. Dort finden Sie weit mehr als 400 prüfungsrelevante Fragen und Antworten. Dazu laden Sie Lernsituationen aus unterschiedlichen Versorgungsbereichen mit Pflegeempfängern unterschiedlichen Alters ein, Ihren Lernfortschritt und Kompetenzzuwachs anhand von Lösungsvorschlägen zu überprüfen.

Mit den Lernsituationen gelingt es Ihnen auch, Vernetzungen zwischen den Prüfungsbestandteilen herzustellen, z. B. findet sich der Pflegeprozess im ersten Kapitel, spielt aber auch bei anderen Prüfungsbestandteilen eine Rolle.

Die knackig reduzierten Inhalte sowie die Möglichkeit zum Wiederholen, Vertiefen und Vernetzen machen dieses Buch zu einer einmalig geballten Ladung zur Vorbereitung auf die Abschlussprüfung in der generalistischen Pflegeausbildung!

Ich hoffe, dieses Buch schenkt Ihnen Orientierung, unterstützt Sie beim Lernen und verhilft Ihnen zu einem erfolgreichen Abschluss in der Pflege!

Dieses Buch widme ich allen Auszubildenden und Studierenden in der Pflege! Ich hoffe, Sie wissen, wie sehr wir alle Sie brauchen!

Viel Erfolg beim Lernen und bei den Prüfungen wünscht

Jörg Schmal
Waldburg, den 20.07.2022

Benutzerhinweise

Übersicht der Kompetenzbereiche der drei schriftlichen Prüfungsteile und des einen mündlichen Prüfungsteils mit den einzelnen Schwerpunkten sowie inhaltlichen und organisatorischen Aspekten.

KOMPETENZBEREICH

In diesen Abschnitten finden Sie Inhalte zu den Kompetenzschwerpunkten in den jeweils genannten Kompetenzbereichen. Hier werden die betreffenden prüfungsrelevanten Inhalte übersichtlich aufgeführt.

Kurze übersichtliche Zusammenfassung wichtiger Pflegetheorien und -modelle (Kap. 2).

KERNAUSSAGE

Kurze Zusammenfassung der Inhalte des vorangegangenen Kapitels.

In der Randspalte finden Sie kurze Definitionen und Infos, mit denen Sie wichtige Inhalte der Kapitel „durchscrollen" können.

Außerdem gibt es in der Randspalte Symbole, die Sie auf bestimmte Inhalte des Textes aufmerksam machen sollen:

Expertenstandards in der Pflege

Prophylaxen

Pflegetheorien und Pflegemodelle

Campus

An jedem Kapitelende findet sich der Campus. Dort sind für Sie weit mehr als 400 prüfungsrelevante Fragen und Antworten gebündelt. Zusätzlich finden Sie – übersichtlich in Kästen dargestellt – Lernsituationen aus unterschiedlichen Versorgungsbereichen mit Pflegeempfängern unterschiedlichen Alters und Aufgabenstellungen dazu. Anhand der jeweiligen Lösungsvorschläge, können Sie Ihren Lernfortschritt und Kompetenzzuwachs überprüfen.

Fehler gefunden?

An unsere Inhalte haben wir sehr hohe Ansprüche. Trotz aller Sorgfalt kann es jedoch passieren, dass sich ein Fehler einschleicht oder fachlich-inhaltliche Aktualisierungen notwendig geworden sind.

Sobald ein relevanter Fehler entdeckt wird, stellen wir eine Korrektur zur Verfügung. Mit diesem QR-Code gelingt der schnelle Zugriff.

https://else4.de/978-3-437-28621-6

Wir sind dankbar für jeden Hinweis, der uns hilft, dieses Werk zu verbessern. Bitte richten Sie Ihre Anregungen, Lob und Kritik an folgende E-Mail-Adresse: kundendienst@elsevier.com

Adresse

Jörg Schmal, Gesundheitswissenschaftler M. A., Pflegepädagoge B. A., Gesundheits- und Krankenpfleger, Waldburg, Deutschland

Abbildungsnachweis

Der Verweis auf die jeweilige Abbildungsquelle befindet sich bei allen Abbildungen im Werk am Ende des Legendentextes in eckigen Klammern. Alle nicht besonders gekennzeichneten Grafiken und Abbildungen © Elsevier GmbH, München.

E402-004 Drake, R. L.et al.: Gray's Anatomy for Students. Elsevier, 4. A. 2020.

F781-035 Soar, J.; Böttiger, B. W.; Carli, P. et al. Erweiterte lebensrettende Maßnahmen für Erwachsene. Leitlinien des European Resuscitation Council 2021 Notfall Rettungsmed (2021) www.springermedizin.de/link/10.1007/s10049-021- 00893-x

F781-041 Patrick Van de Voorde, P.; Turner, M. N.; Djakow, J. et al. Lebensrettende Maßnahmen bei Kindern (Paediatric Life Support, PLS). Leitlinien des European Resuscitation Council 2021 Notfall Rettungsmed (2021) www.springermedizin.de/link/10.1007/s10049-021-00887-9

J787 Colourbox.com

L138 Martha Kosthorst, Borken

L143 Heike Hübner, Berlin

L190 Gerda Raichle, Ulm

L255 Irina Kart, Berlin

L275 Martin Hoffmann, Neu-Ulm

P554 Jörg Schmal, Waldburg

Abkürzungsverzeichnis

AAL	Ambient Assisted Living
ABC-Gefahren	Atomare, biologische, chemische Gefahren
ABCDE-Schema	Airway, Breathing, Circulation, Disability, Environment
ABEDL®	Aktivitäten, Beziehungen und existentielle Erfahrungen des Lebens®
Abs.	Absatz
ADHS	Aufmerksamkeitsdefizit-Hyperaktivitäts-Störung
ADPIE	Assessment, Diagnose, Planung, Intervention, Evaluation
AED	Automatisierter externer Defibrillator
AGG	Allgemeines Gleichbehandlungsgesetz
AICD	Automatic Implantable Cardioverter Defibrillator
ALACT	Action, Looking, Awareness, Creating, Trial
ALL	Akute lymphatische Leukämie
ALS	Advanced Life Support
ALS	Amyotrophe Lateralsklerose
AMD	Altersabhängige Makuladegeneration
AML	Akute myeloische Leukämie
APGAR	Aussehen, Puls, Grimassieren, Aktivität, Respiration
APIB-Score	Assessment of Preterm Infants' Behavior
ArbSchG	Arbeitsschutzgesetz
Art.	Artikel
ASS	Acetylsalicylsäure
AT	Autogenes Training
ATS	American Thoracic Society
BEM	Betriebliches Eingliederungsmanagement
BESD	Beurteilung von Schmerzen bei Demenz
BGB	Bürgerliches Gesetzbuch
BGF	Betriebliche Gesundheitsförderung
BGM	Betriebliches Gesundheitsmanagement
BGW	Berufsgenossenschaft für Gesundheitsdienst und Wohlfahrtspflege
BiPAP	Biphasischer positiver Atemwegsdruck
BISAD	Beobachtungsinstrument für das Schmerzassessment bei Menschen mit schwerer Demenz
BLS	Basis Life Support
BMG	Bundesministerium für Gesundheit
BMI	Body-Mass-Index
BRD	Bundesrepublik Deutschland
BtM	Betäubungsmittel
BVC	Brøset-Violence-Checklist
CBRN-Gefahren	Chemische, biologische, radiologische, nukleare Gefahren
CLL	Chronisch lymphatische Leukämie
CML	Chronisch myeloische Leukämie
CMC	Continuous Mandatory Ventilation
CO_2	Kohlenstoffdioxid
COPD	Chronisch obstruktive Lungenerkrankung
CPAP	Continuous positive airway pressure
CT	Computertomografie
CTG	Kardiotokografie, Wehenschreiber
CVI	Chronisch venöse Insuffizienz
DBfK	Deutscher Berufsverband für Pflegeberufe
DDR	Deutsche Demokratische Republik
DGE	Deutsche Gesellschaft für Ernährung e. V.
DIN	Deutsches Institut für Normung
DMARDS	Disease Modifying Anti-Rheumatic Drugs
DMS	Durchblutung, Motorik, Sensibilität
DNQP	Deutsches Netzwerk für Qualitätsentwicklung in der Pflege
DPR	Deutscher Pflegerat
DRGs	Disease-Related-Groups
EDV	Elektronische Datenverarbeitung
EEG	Elektroenzephalogramm
EFQM	European Foundation for Quality Management
EKG	Elektrokardiografie
ENP	European Nursing Care Pathways
ERC	European Resuscitation Council
ERCP	Endoskopische retrograde Cholangiopankreatikografie
ESS	Epworth Sleepiness Scale
ESWL	Extrakorporale Stoßwellenlithotripsie
FAST-Abfrage	Face, Arms, Speech, Time
FFP	Filtering Face Piece
FIM	Functional Independence Measure
FNKJ	Feinnadel-Katheter-Jejunostomie
FOTT®	Facio-Orale-Trakttherapie®
G-BA	Gemeinsamer Bundesausschuss
GCS	Glasgow-Coma-Scale
GdB	Grad der Behinderung
GG	Grundgesetz
HACCP-Konzept	Hazard Analysis and Critical Control Points, Gefahrenanalyse und kritische Kontrollpunkte

HEP	Hemiendoprothese
HIV	Human Immunodeficiency Virus
HNO	Hals-Nasen-Ohren
HPA	Hypothalamus-Hypophysen-Nebennierenrinden-Achse
HPV	Humane Papillomviren
ICD	International Statistical Classification of Diseases and Related Health Problems
ICF	International Classification of Functioning, Disability and Health
ICN	International Council of Nurses
ICNP®	International Classification for Nursing Practice®
ICIQ	International Consultation of Incontinence Questionnaire
IfsG	Infektionsschutzgesetz
i. m.	intramuskulär
INTOX	Massenanfall intoxikierter Menschen
ISO	International Organization for Standardization
IPK	Intermittierende pneumatische Kompression
i. v.	intravenös
KAI-Zahnputztechnik	Kauflächen, Außenflächen, Innenflächen
KRINKO	Kommission für Krankenhaushygiene am Robert Koch-Institut
KTQ	Kooperation für Transparenz und Qualität im Gesundheitswesen
KUSS	Kindliche Unbehagens- und Schmerzskala
LAGA	Bund-/Länder-Arbeitsgemeinschaft Abfall
LDL	Low Density Lipoprotein
LiN®-Lagerung	Lagerung in Neutralstellung
LSBTTIQ	Lesbische, schwule, bisexuelle, transsexuelle, transgender, intersexuelle und queere Menschen
LSD-Score	Hautläsion, Stomastatus, Disease
MANV	Massenanfall von Verletzten
MD	Medizinischer Dienst
mmHg	Millimeter-Quecksilbersäule
MPG	Medizinproduktegesetz
MRCP	Magnetresonanzcholangiopankreatikografie
MRE	Multiresistente Erreger
MRSA	Methicillin resistenter Staphylococcus aureus
MRT	Magnetresonanztomografie
MTS	Medizinische Thromboseprophylaxestrümpfe
NaCl	Natriumchlorid
NANDA	NANDA International Inc., internationale Pflegediagnosen-Organisation
NBA	Neues Begutachtungsassessment
nCPAP	Nasal Continuous Positive Airway Pressure
NIDCAP	Newborn Individualized Developmental Care and Assessment Program
NIPS	Neonatal Infant Pain Scale
NLS	Newborn Life Support
NMDA-Rezeptor-Antagonist	N-Methyl-D-Aspartat-Rezeptor-Antagonist
NOC	Nursing Outcome Classification
NRS	Numerische Rangskala
NS	Nationalsozialismus
NSAR	Nicht-steroidale Antirheumatika
NSTEMI	Non-ST-Elevation-Myocardial-Infarction, Myokardinfarkt ohne St-Hebung
OP	Operation
OPS	Operatoren- und Prozedurenschlüssel
PAP-Test	Papanicolaou-Test
PÄS-Format	Pflegediagnosentitel, Ätiologie, Symptome
paVK	periphere arterielle Verschlusskrankheit
PBLS	Paediatric Basic Life Support
pCO_2	Kohlenstoffdioxidpartialdruck
PCA-Pumpe	Patientenkontrollierte Schmerztherapie
PCI	Perkutane koronare Intervention
PDCA	Plan, Do, Check, Act
PEG	Perkutane endoskopische Gastrostomie
PEI	Paul-Ehrlich-Institut
PEJ	Perkutane endoskopische Jejunostomie
PEMU	Pflegerische Erfassung von Mangelernährung und deren Ursachen
PEP	Positive Expiratory Pressure
PET	Positronenemissionstomografie
PflAPrV	Pflegeausbildungs- und Prüfungsverordnung
PflBG	Pflegeberufegesetz
PIZ	Patienteninformationszentrum
PKMS	Pflegekomplexmaßnahmenscore
PMR	Progressive Muskelrelaxation
PQ4R	Lesemethode (Preview, Question, Read, Reflect, Recite, Review)
PR-Format	Pflegediagnosentitel, Ressource
PRF-Format	Pflegediagnosentitel, Risikofaktoren
POP	Praxisorientierte Pflegediagnostik
PPR	Pflegepersonalregelung
PSA	Prostataspezifisches Antigen
PSQI	Pittsburgh Sleep Quality Index
PTCA	Perkutane transluminale koronare Angioplastie
PVC	Polyvinylchlorid
RCT	Randomisierte kontrollierte Studie

REM-Schlaf Rapid-eye-movement, Traumschlafphase
RFIS Revised Faecal Incontinence Scale
RKI Robert Koch-Institut
RLT-Modell Roper-Logan-Tierney-Modell
SAPV Spezielle ambulante Palliativversorgung
SARS Schweres akutes respiratorisches Syndrom
s. c. subkutan
SGB Sozialgesetzbuch
SIDS Sudden Infant Death Syndrome
SIMV Synchronized Intermittent Mandatory Ventilation
SIS® Strukturierte Informationssammlung®
SK Sichtungskategorie
SMART Spezifisch, messbar, akzeptiert, realisierbar, terminierbar
SPPB Short Physical Performance Battery
Std. Stunden
STEMI ST-Elevation-Myocardial-Infarction, Myokardinfarkt mit St-Hebung
STIKO Ständige Impfkommission
SSW Schwangerschaftswoche
StGB Strafgesetzbuch
STRATIFY St. Thomas Risk Assessment Tool in Falling Elderly Patients
TENS Transkutane elektrische Nervenstimulation
TEP Totalendoprothese
TNM-System Tumor-Nodus-Metastasen-System; Tumor-Lymphknoten-Metastasen
UV-Strahlung Ultraviolette-Strahlung
VAS Visuelle Analogskala
WHO World Health Organization
ZNS Zentrales Nervensystem
ZOPA Zurich Observation Pain Assessment
ZQP Zentrum für Qualität in der Pflege
ZVD Zentraler Venendruck
ZVK Zentraler Venenkatheter

Inhaltsverzeichnis

KAPITEL

1 Schriftlicher Prüfungsteil I

Im **ersten schriftlichen Prüfungsteil** werden folgende Kompetenzbereiche geprüft (➤ Abb. 1.1):

- Pflegeprozesse und Pflegediagnostik in akuten und dauerhaften Pflegesituationen verantwortlich planen, organisieren, gestalten, durchführen, steuern und evaluieren (*Kompetenzbereich I*)
- Kommunikation und Beratung personen- und situationsorientiert gestalten (*Kompetenzbereich II*)
- Das eigene Handeln auf der Grundlage von Gesetzen, Verordnungen und ethischen Leitlinien reflektieren und begründen (*Kompetenzbereich IV*)

Den Schwerpunkt des ersten schriftlichen Prüfungstags bilden die Pflegeprozessgestaltung einschließlich Interaktion und Beziehungsgestaltung in akuten und dauerhaften Pflegesituationen unter Einbeziehung von lebensweltlichen Aspekten und pflegerischen Aufgaben im Zusammenhang mit der Lebensgestaltung sowie unter Berücksichtigung von Autonomieerhalt und Entwicklungsförderung der zu pflegenden Menschen. Dabei sollen darüber hinaus ausgewählte Kontextbedingungen des Kompetenzbereiches IV in die Fallbearbeitung einbezogen werden.

Weitere **inhaltliche und organisatorische Aspekte** sind:

- Bearbeitung einer schriftlich gestellten fallbezogenen Aufgabe
- Prüfungsaufgabe variiert in Bezug auf die Altersstufe sowie das soziale und kulturelle Umfeld des zu pflegenden Menschen und den Versorgungsbereich
- Dauer der Prüfung beträgt 120 Minuten
- Benotung erfolgt durch mindestens zwei Fachprüfer

1.1 Pflegeprozess

KOMPETENZBEREICH

In diesem Abschnitt finden Sie die Inhalte zu den Kompetenzen aus dem **Kompetenzbereich I** „Pflegeprozesse und Pflegediagnostik in akuten und dauerhaften Pflegesituationen verantwortlich planen, organisieren, gestalten, durchführen, steuern und evaluieren". Sie erfahren die prüfungsrelevanten Inhalte, um die Pflege von Menschen aller Altersstufen verantwortlich zu planen, zu organisieren, zu gestalten, durchzuführen, zu steuern und zu evaluieren (*I. 1*) (➤ Abb. 1.2).

Die Absolventinnen und Absolventen

a) verfügen über ein breites Verständnis von spezifischen Theorien und Modellen zur Pflegeprozessplanung und nutzen diese zur Steuerung und Gestaltung von Pflegeprozessen bei Menschen aller Altersstufen (➤ 1.1.1),
b) übernehmen Verantwortung für die Organisation, Steuerung und Gestaltung des Pflegeprozesses bei Menschen aller Altersstufen (➤ 1.1.1),
c) nutzen allgemeine und spezifische Assessmentverfahren bei Menschen aller Altersstufen (➤ 1.1.2) und beschreiben den Pflegebedarf unter Verwendung von pflegediagnostischen Begriffen (➤ 1.1.3),
d) schätzen diverse Pflegeanlässe und den Pflegebedarf bei Menschen aller Altersstufen auch in instabilen gesundheitlichen und vulnerablen Lebenssituationen ein (➤ 1.1.4–1.1.12, ➤ 2.1),
e) handeln die Pflegeprozessgestaltung mit den zu pflegenden Menschen aller Altersstufen und gegebenenfalls ihren Bezugspersonen aus, setzen gesicherte Pflegemaßnahmen ein und evaluieren gemeinsam die Wirksamkeit der Pflege (➤ 1.1.4–1.1.12),

f) nutzen analoge und digitale Pflegedokumentationssysteme, um ihre Pflegeprozessentscheidungen in der Pflege von Menschen aller Altersstufen selbstständig und im Pflegeteam zu evaluieren (➤ 4.2.3),
g) entwickeln mit Menschen aller Altersstufen und ihren Bezugspersonen und dem sozialen Netz altersentsprechende lebensweltorientierte Angebote zur Auseinandersetzung mit und Bewältigung von Pflegebedürftigkeit und ihren Folgen (➤ 1.1.13, ➤ 1.3),
h) stimmen die Pflegeprozessgestaltung auf die unterschiedlichen ambulanten und stationären Versorgungskontexte ab (➤ 4.3).

(Anlage 2 zu § 9 Absatz 1 Satz 1 PflAPrV)

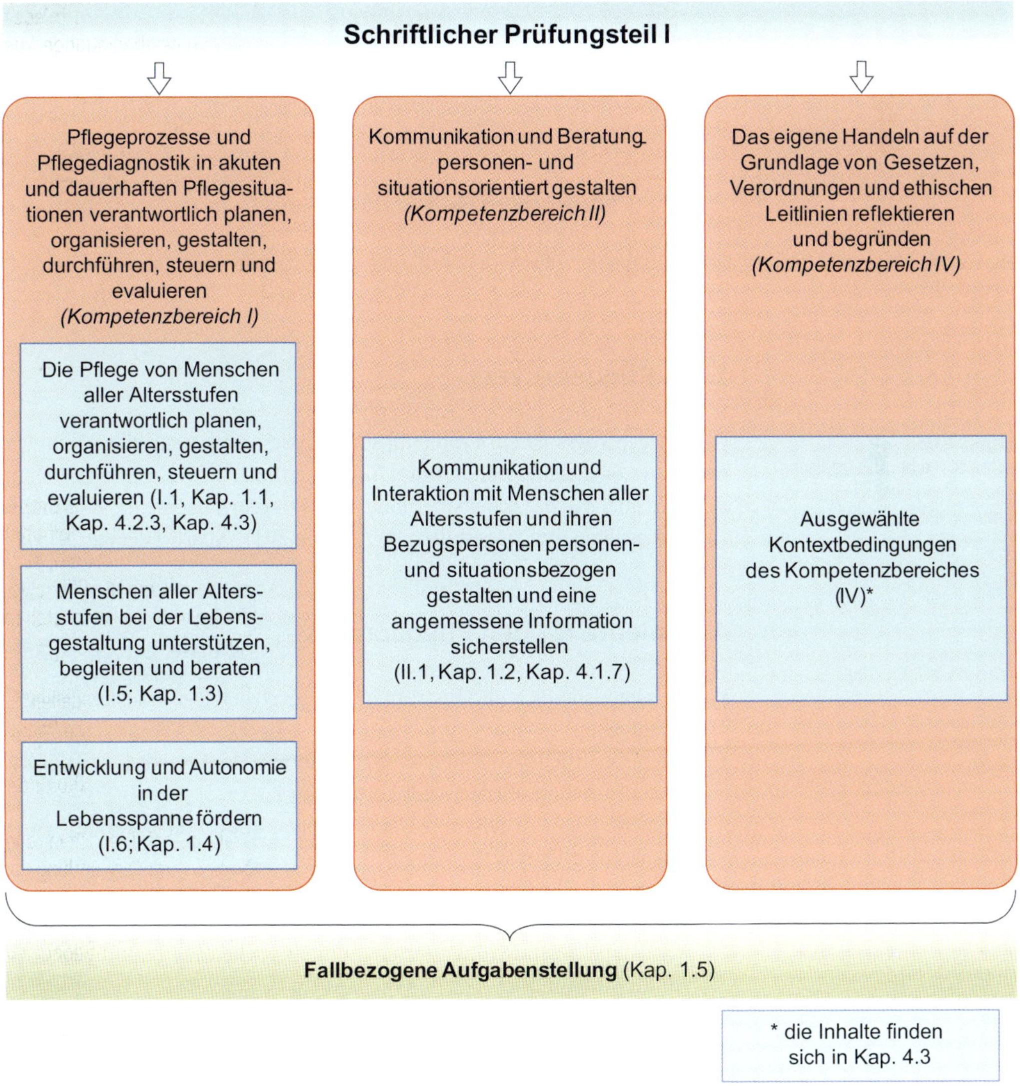

Abb. 1.1 Kompetenzbereiche der ersten schriftlichen Prüfung [P554/L138]

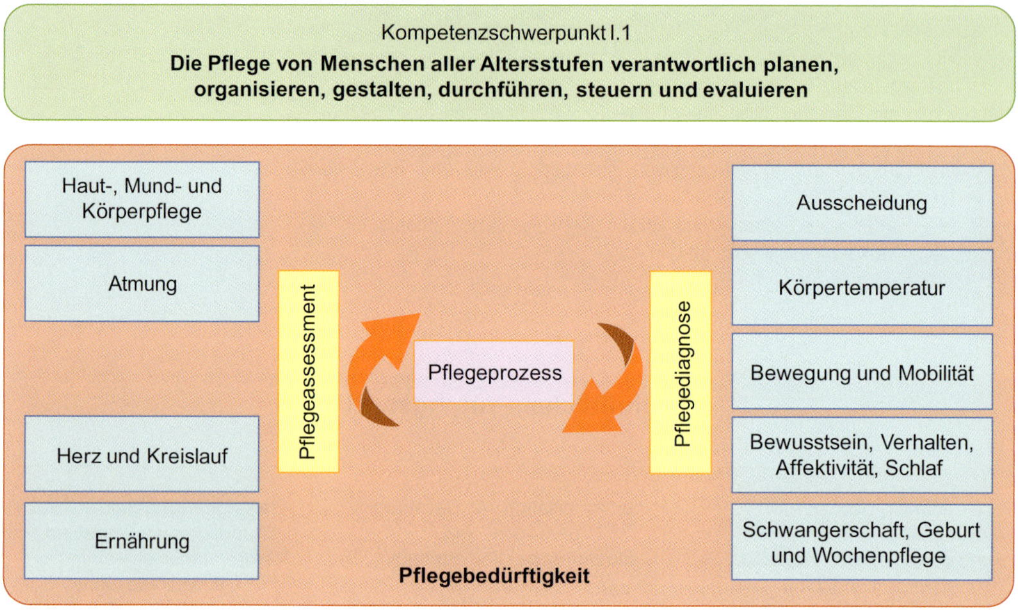

Abb. 1.2 Die Pflege von Menschen aller Altersstufen verantwortlich planen, organisieren, gestalten, durchführen, steuern und evaluieren [P554/L138]

1.1.1 Pflegeprozess

Pflegeprozess
Beschreibt die berufsspezifische Arbeitsmethode der Pflege und strukturiert Pflegesituationen.

Der Pflegeprozess ist ein Problemlösungsprozess und dient Pflegefachpersonen als systematischer Denk- und Handlungsansatz. Er ist eine professionsspezifische, analytische Arbeitsmethode, um Pflegearrangements systematisch zu strukturieren und zu gestalten (Wilkinson 2011, Alfaro-LeFevre 2013).

Argumente für den Pflegeprozess

- Gegenstandsbereich und Instrument der gesetzlich legitimierten Vorbehaltsaufgaben
- Gemeinschaftliches Arbeiten wird gefördert → Kontinuität ↑, Effizienz ↑ und Koordination pflegerischer Leistungen ↑
- Kosteneffizientes Arbeiten → Über-, Doppel- und Unterversorgung ↓
- Transparenz pflegerischer Arbeit ↑
- Entspricht der Forderung eines standardisierten Vorgehens
- Unterstützung des pflegerischen Professionsbegehrens
- Förderung einer individualisierten, humanistischen Pflege, Individuum steht im Mittelpunkt
- Pflegequalität ↑
- Teilnahme, Autonomie und Zufriedenheit von Pflegeempfängern ↑

Theorien und Modelle

Vier-Phasen-Pflegeprozessmodell der WHO (Yura & Walsh 1988)

1. Assessment: Erhebung des Pflegebedarfs, Sammlung pflegerelevanter Informationen
2. Planung: Formulierung von Pflegediagnosen und Zielen, Planung von Maßnahmen
3. Intervention: Durchführung der Pflegemaßnahmen
4. Evaluation: Beurteilung des Pflegeergebnisses und der Pflegequalität

ADPIE-Pflegeprozessmodell nach NANDA

1. **A**ssessment: Erhebung des Pflegebedarfs sowie Sammlung, Sortierung und Validierung pflegerelevanter Informationen
2. **D**iagnose: Strukturierung, Bündelung und Analyse der Daten, Identifikation von aktuellen und potenziellen Problemen sowie Ressourcen, Beschreibung und Hierarchisierung der Probleme
3. **P**lanung: Ergebnisplanung als Beschreibung des gewünschten Gesundheitszustands (Ziel) und Interventionsplanung zur Zielerreichung (Maßnahmen)
4. **I**mplementierung: Durchführung und Dokumentation von Pflegehandlungen
5. **E**valuation: Prozessevaluation zur Überprüfung des gesamten Vorgangs (Ablauf) und Ergebnisevaluation zur Überprüfung der Zielerreichung

Sechs-Schritt-Pflegeprozessmodell nach Fiechter und Meier

Sechs-Schritt-Modell
Pflegeprozessmodell mit großer Bedeutung im deutschsprachigen Raum, dient in vielen Einrichtungen als Richtlinie, wurde in den 1960er-Jahren entwickelt (➤ Abb. 1.3).

Informationssammlung:
- Vollständige Anamnese und kontinuierliche Erhebung, z. B. in Pflegevisiten
- Nutzung verschiedener Informationsquellen, z. B. Befragung, Beobachtung, Pflege- und Überleitungsberichte, Dokumentation, Übergabe
- Unterscheidung von direkten Informationen, d. h. unmittelbar durch den Pflegeempfänger, und indirekten Informationen, d. h. Aussagen oder Informationen über den Pflegeempfänger
- Unterscheidung in subjektive Informationen, d. h. persönliche Ansicht, Einschätzung oder Empfindung, und objektive Informationen, d. h. messbare und prüfbare Gegebenheiten
- Nutzung von (Pflege-)Theorien zur Strukturierung
- Nutzung von Hilfsmitteln, wie Formulare oder Assessmentinstrumente

Pflegeproblem- und Ressourcenerfassung (➤ Tab. 1.1):
- Pflegeprobleme sind Beeinträchtigungen der Gesundheit und Selbstständigkeit.
- Ressourcen sind Fähigkeiten, Fertigkeiten und Möglichkeiten des Pflegeempfängers, gesundheitliche Problemlagen aufzuheben bzw. zu kompensieren; sie können intakt, beeinträchtigt oder nicht vorhanden sein.

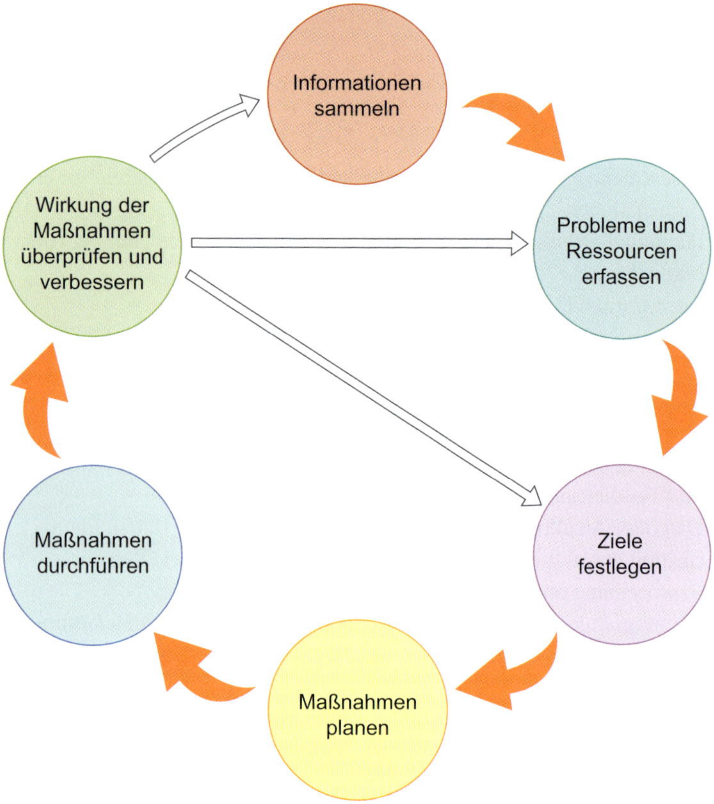

Abb. 1.3 Sechs-Schritt-Pflegeprozessmodell (nach Fiechter und Meier 1985) [L138]

Tab. 1.1 Differenzierung von Pflegeproblemen und Ressourcen

Pflegeprobleme		**Ressourcen**	
Art	Beschreibung	Art	Beschreibung
generell	umschließt alle Pflegeempfänger mit gleichen Bedingungen	**körperlich/funktionell**	(anatomisch-physiologische) Fähigkeiten und Fertigkeiten
individuell	individuell und personalisiert	**psychisch**	kognitive emotionale Anteile
aktuell	konkretes Vorhandensein	**spirituell**	Hoffnung spendende Anteile
potenziell	Entstehung durch erhöhte Wahrscheinlichkeit begünstigt	**räumlich/sozial**	umgebungsbedingte Faktoren, betrifft das räumliche Wohnumfeld bzw. die -umgebung und das Ausmaß an sozialer Unterstützung
verdeckt	übersehenes bzw. überschattetes Defizit	**ökonomisch**	finanzielle Möglichkeiten und Sicherheiten

Zielfestlegung:

- Unterscheidung in Nah- und Fernziele
- Zielbereiche sind u. a. Kognition, Affekte, Psychomotorik, Funktionalität

- Nutzung der SMART-Regel:
  - Spezifisch: Bezug des Ziels zur spezifischen Person und ihren Bedingungen
  - Messbar: Beschreibbarkeit und Messbarkeit des Ergebnisses
  - Akzeptiert: Einverständnis des Pflegeempfängers zum Ziel
  - Realisierbar: realistische Erreichbarkeit des Ziels
  - Terminierbar: zeitliche Erreichbarkeit des Ziels

Maßnahmenplanung:
- Formulierung so knapp wie möglich und so lang wie nötig → Pflegeplanung
- Antwort auf die Frage: „Wer macht wann, was, wie, womit?"
  - **Wer:** Zuständigkeit
  - **Wann:** Häufigkeit, Frequenz, Dauer
  - **Was:** Tätigkeit
  - **Wie:** Berücksichtigung des aktuellen pflegerischen Wissens, d. h. Wissenschaft, Erfahrung, hausinterne Standards
  - **Womit:** Hilfsmittel, Utensilien

Maßnahmendurchführung:
- Praktische Umsetzung der geplanten Maßnahmen
- Koordination und interdisziplinäre Zusammenarbeit
- Kontinuierliche Überprüfung der Maßnahmen auf Angemessenheit

Evaluation:
- Abgleich zwischen tatsächlichem und erwartetem Ergebnis:
  - Ziel erreicht → Reduktion, Beibehaltung, Absetzung der Maßnahme
  - Ziel nicht erreicht → Ursachenforschung, Beibehaltung oder Intensivierung der Maßnahme
- Überprüfung des Zusammenhangs zwischen Pflegemaßnahme und -ziel → Zufall oder Wirkung?

Strukturmodell und Strukturierte Informationssammlung (SIS®)

Das Strukturmodell und die Strukturierte Informationssammlung (SIS®) orientieren sich an dem Vier-Phasen-Pflegeprozessmodell nach Yura & Walsh (➤ Abb. 1.4) (Beikirch et al. 2017).

Strukturmodell und SIS®
Pflegeprozessmodell mit großer Bedeutung in der langzeitstationären und ambulanten Altenpflege, wurde 2015 zur Entbürokratisierung der Pflegedokumentation eingeführt.

1. **Strukturierte Informationssammlung (SIS®):** Eigeneinschätzung der pflegebedürftigen Person, fachliche Einschätzung sowie Erfassung von Risiken und Phänomenen anhand von sechs Themenfeldern: kognitive und kommunikative Fertigkeiten, Mobilität und Bewegung, krankheitsbezogene Anforderungen und Belastungen, Selbstversorgung, Leben in sozialen Beziehungen, Haushaltsführung (ambulant), Wohnen/Häuslichkeit (stationär); zudem werden pflegesensitive Risiken und Phänomene erfasst
2. **Individuelle Maßnahmenplanung:** Begriff ersetzt die Pflegeplanung, beinhaltet u. a. auch hauswirtschaftliche und betreuende Maßnahmen, tagesstrukturierte Übersicht der zu erbringenden Pflegeleistungen inkl. individueller Besonderheiten, grundpflegerischer Regelversorgung, psychosozialer Betreuung
3. **Berichteblatt:** zentrales Steuerungselement des Pflegeprozesses mit der Dokumentation von Abweichungen der Maßnahmenplanung, gezielte

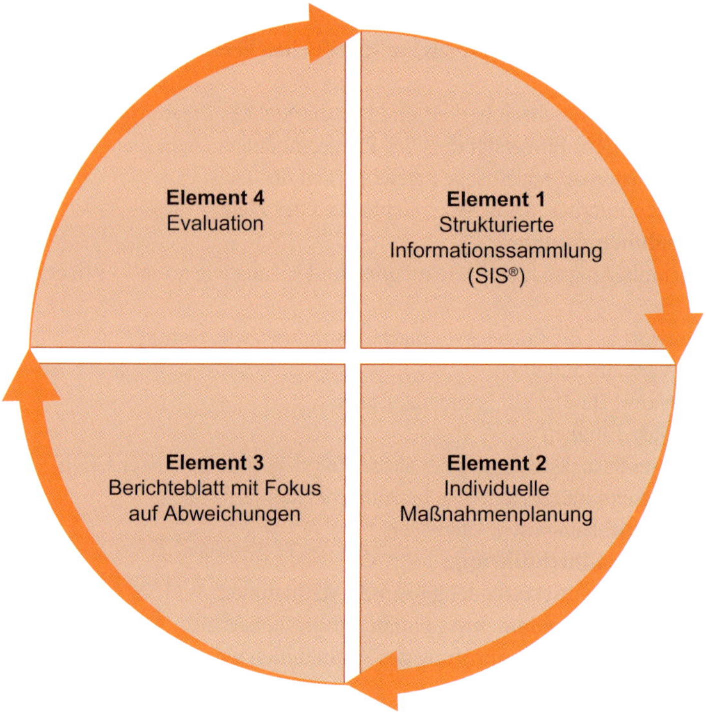

Abb. 1.4 Strukturmodell (nach Yura & Walsh) [L138]

oder zeitlich befristete Beobachtungen, tagesaktuelle Ereignisse, Einzelnachweise, z. B. für verordnete Maßnahmen der Behandlungspflege oder Bewegungsprotokolle bei Dekubitusrisiko

4. **Evaluation:** Überprüfung der Maßnahmenplanung auf ihre Wirksamkeit

Zuständigkeiten und Tätigkeiten von Pflegefachpersonen

- Pflegerische Tätigkeiten sind nicht immer klar von nicht pflegerischen Tätigkeiten abgegrenzt → dies kann Rollenkonfusionen begünstigen
- Definition von Vorbehaltsaufgaben im Pflegeberufegesetz
- Berücksichtigung des Delegationsrechts (➤ 4.1.2)
- Unterscheidung in selbstständige, eigenständige und interdisziplinäre Pflegetätigkeiten (➤ Tab. 1.2)

KERNAUSSAGE

Der Pflegeprozess ist der zentrale Denk- und Handlungsansatz von Pflegefachpersonen. Der Pflegeprozess als Beziehungs- und Problemlösungsprozess ist wie das Leben selbst dynamisch. Pflegefachpersonen benötigen daher die Kompetenz, Zusammenhänge zu erkennen und Veränderungen einschätzen zu können.

Tab. 1.2 Tätigkeitsbereiche des Pflegeberufs mit Beispielen (§ 5 PflBG Abs. 3)

Tätigkeitsfeld	Definition	Beispiele
Selbstständige Pflegetätigkeiten	Tätigkeiten, die ohne Anweisungen auf Grundlage der eigenen Qualifikation durchgeführt werden	• Erhebung, Feststellung des individuellen Pflegebedarfs und Planung der Pflege • Organisation, Gestaltung und Steuerung des Pflegeprozesses • Durchführung der Pflege und Dokumentation der angewendeten Maßnahmen • Analyse, Evaluation, Sicherung und Entwicklung der Qualität der Pflege (➤ 4.2) • Bedarfserhebung und Durchführung präventiver und gesundheitsfördernder Maßnahmen (➤ 2.1.1) • Beratung, Anleitung und Unterstützung von zu pflegenden Menschen bei der individuellen Auseinandersetzung mit Gesundheit und Krankheit sowie bei der Erhaltung und Stärkung der eigenständigen Lebensführung und Alltagskompetenz unter Einbeziehung ihrer sozialen Bezugspersonen (➤ 1.4) • Erhaltung, Wiederherstellung, Förderung, Aktivierung und Stabilisierung individueller Fähigkeiten der zu pflegenden Menschen insbesondere im Rahmen von Rehabilitationskonzepten (➤ 1.4.5) sowie die Pflege und Betreuung bei Einschränkungen der kognitiven Fähigkeiten (➤ 3.1.3) • Einleitung lebenserhaltender Sofortmaßnahmen bis zum Eintreffen der Ärztin oder des Arztes und Durchführung von Maßnahmen in Krisen- und Katastrophensituationen (➤ 3.2) • Anleitung, Beratung und Unterstützung von anderen Berufsgruppen und Ehrenamtlichen in den jeweiligen Pflegekontexten (➤ 4.1.4) sowie Mitwirkung an der praktischen Ausbildung von Angehörigen von Gesundheitsberufen (➤ 4.1.5)
Eigenständige Pflegetätigkeiten	Tätigkeiten, die ärztlich angeordnet sind und eigenständig durchgeführt werden	• Maßnahmen der medizinischen Diagnostik (➤ 3.3.3) • Maßnahmen der medizinischen Therapie (➤ 3.3.4) • Maßnahmen der Rehabilitation (➤ 1.4.5)
Interdisziplinäre Pflegetätigkeiten	Tätigkeiten, die in der Zusammenarbeit mit anderen Berufsgruppen teamorientiert durchgeführt werden	• Individuelle, multidisziplinäre und berufsübergreifende Lösungen bei Krankheitsbefunden und Pflegebedürftigkeit entwickeln (➤ 4.1) • Teamorientierte Umsetzung entsprechender Maßnahmen (➤ 4.1)

1.1.2 Pflegeassessment

Assessmentmethoden

- Befragung
- Beobachtung
- Anwendung strukturierter Assessmentinstrumente
- Dokumentenanalyse
- Verwendung technischer Geräte

Pflegeassessment
Vorgehensweise zur zielgerichteten Einschätzung von Pflegephänomenen (Gordon & Georg 2022).

1

Assessmentinstrumente
Systematische Screening- oder Assessmentinstrumente zur pflegerischen Einschätzung einzelner oder mehrerer Items, z. B. anhand von Skalen oder Fragebögen.

Nutzen von Assessmentinstrumenten

- Unterstützung in der Informationssammlung, z. B. Pflegeprobleme identifizieren oder bestätigen
- Rechtzeitiges Erkennen von Risiken ermöglicht die Planung präventiver Pflegemaßnahmen
- Einschätzung von akuten oder potenziellen Pflegeproblemen ermöglicht eine passgenaue Ziel- und Maßnahmenplanung
- Pro- und Kontra-Argumente berücksichtigen (➤ Tab. 1.3)

Verwendung von Assessmentinstrumenten

- Auswahlkriterien sind:
  - Instrumentenbezogen: Objektivität, Genauigkeit, Zuverlässigkeit
  - Anwendungsbezogen: Relevanz, Praktikabilität, Kosten-Nutzen-Analyse
- Schulung vor Anwendung u. a. zur Vermeidung von Fehlern, z. B. falscher Zeitpunkt, Verständnisprobleme
- Nutzungshinweise beachten, z. B. Häufigkeit, Beeinflussung durch Anwesenheit von Angehörigen
- Partizipation des Pflegeempfängers durch Information zum Ablauf, Integration in das Vorgehen und Intention des Assessments
- Interdisziplinäre Einschätzung der Ergebnisse

Assessmentinstrumente

- Varianten, z. B. Selbst- und Fremdassessments, Basis- und Fokusassessments, standardisierte und nicht standardisierte Assessments
- Antwortmöglichkeiten, z. B. dichotom, numerisch, visuelle Aspekte, Likert-Skala, Punkte
- Je nach Bereich unterscheiden sich die Assessmentinstrumente (➤ Tab. 1.4)

Tab. 1.3 Pro- und Kontra-Argumente zur Anwendung von Assessmentinstrumenten

Pro-Argumente	Kontra-Argumente
• Rechtliche Absicherung im Falle rechtlicher Auseinandersetzungen • Nutzen für Pflegeempfänger, z. B. bei Schmerzerfassung oder Erkennen von Sturzrisiken • Erfassung komplexer Pflegephänomene, z. B. Lebensqualität bei Demenz • Lenkung der Aufmerksamkeit insbesondere bei Berufsanfängern • Monitoring durch wiederholende Erhebung, damit Darstellung von Entwicklung und Verlauf • Grundlage zum Austausch im interdisziplinären Team	• Mehraufwand in der Dokumentation, v. a. wenn der Nutzen des Assessments fraglich ist oder nicht zielgerichtet eingesetzt wird • Erhöhter Zeit- und Personalbedarf durch aufwändige Vorgehensweisen • Pflegerische Einschätzung und Ergebnis aus Assessmentinstrument können voneinander abweichen, hier ist eine kritisch-reflektierte Auseinandersetzung mit dem Ergebnis erforderlich • Relevanz von Assessments nicht immer gegeben, d. h., Assessments müssen zielgerichtet und begründet zum Einsatz kommen • Assessmentinstrumente liefern Hinweise, Pflegefachpersonen berücksichtigen weitere Hinweise und reflektieren das Ergebnis

Tab. 1.4 Bereiche und Assessmentinstrumente

Bereich	Beispiele
Haut und Körper	• Dekubitusrisiko (➤ 1.1.4) → Braden-Skala, Norton-Skala, Waterlow-Skala • Peristomale Hautläsionen (➤ 1.1.8) → LSD-Score
Atmung	• Atembeeinträchtigung und Pneumonierisiko (➤ 1.1.5) → Bienstein-Skala • Dyspnoe (➤ 2.1.6) → Dyspnoe-Skala der ATS
Ernährung	• Ernährungssituation und Mangelernährung (➤ 1.1.7) → Mini Nutritional Assessment, Malnutrition Universal Screening Tool
Ausscheidung	• Symptomatik der Harninkontinenz (➤ 1.1.8) → International Consultation of Incontinence Questionnaire (ICIQ) • Symptomschwere bei Stuhlinkontinenz (➤ 1.1.8) → Revised Faecal Incontinence Scale (RFIS)
Bewegung und Mobilisation	• Sturzrisiko (➤ 1.1.10) → STRATIFY, Morse-Skala, Downtown-Skala • Funktion der unteren Extremitäten (➤ 1.1.10) → Short Physical Performance Battery (SPPB) • Thromboserisiko (➤ 1.1.6) → Messskala zur Einschätzung des Thromboserisikos nach Frowein
Ruhen und schlafen	• Schlafqualität (➤ 1.1.11) → Pittsburgh Sleep Quality Index (PSQI) • Tagesschläfrigkeit (➤ 1.1.11) → Epworth Sleepiness Scale (ESS)
Bewusstsein und Kognition	• Demenzieller Status (➤ 3.1.3) → Mini Mental Status Test • Bewusstseins- und Hirnstörungen nach Schädel-Hirn-Trauma (➤ 2.1.9) → Glasgow Coma Scale
Schmerzen (➤ 3.1.2)	• Bei Kindern → visuelle Analogskala (VAS) • Bei Erwachsenen → numerische Ratingskala (NRS) • Bei Demenz → Beobachtungsassessment für das Schmerzassessment bei alten Menschen mit Demenz (BISAD)
Funktioneller Status	• Körperliche, psychosoziale und funktionelle Fähigkeiten eines geriatrischen Patienten → Geriatrisches Basisassessment • Motorische und kognitive Unabhängigkeit bei Alltagstätigkeiten (häufig in der Rehabilitation) → Functional Independence Measure (FIM)
Pflegebedürftigkeit (➤ 1.1.13)	• Pflegegrad → Neues Begutachtungsassessment • Alltägliche Fähigkeiten → Barthel-Index

KERNAUSSAGE

Pflegefachpersonen nutzen ausgewählte Assessments zur zielgerichteten Einschätzung von Pflegephänomenen.

1.1.3 Pflegediagnosen

- Aus Pflegediagnosen lässt sich der Pflegebedarf ableiten und begründen.
- Pflegediagnosen geben eine informative, übersichtliche Darstellung zur Pflegesituation.
- Pflegediagnosen bilden Pflegephänomene ab.
- Pflegediagnosen vereinfachen Kommunikationsprozesse, z. B. Effektivität.
- Pflegediagnosen haben einen Einfluss auf die Pflegequalität, indem z. B. individuelle Pflege gewährleistet wird.
- Die Nutzung von Pflegediagnosen wertet den Pflegeberuf auf, stärkt die Autonomie und unterstützt Professionsbegehrungen.
- Es gibt unterschiedliche Klassifikationssysteme, z. B. NANDA-Pflegediagnosen *(North American Nursing Diagnosis Association)* (➤ Tab. 1.5, ➤ Tab. 1.6), ICNP® *(International Classification for Nursing Practice)*, ENP *(European Nursing Care Pathways)*, POP *(Praxisorientierte Pflegediagnostik)*, NOC *(Nursing Outcome Classification)*.

Pflegediagnosen
Klinische Beurteilung des Gesundheits- oder Lebenszustands oder der Vulnerabilität eines Menschen; basiert auf analytischen Überlegungen aus der Informationssammlung im Rahmen des Pflegeprozesses.

1

NANDA-Pflegediagnosen

Tab. 1.5 Typen von Pflegediagnosen

Typ	Problemfokussierende Pflegediagnosen	Risikopflegediagnosen	Pflegediagnosen der Gesundheitsförderung
Definition	Beschreibung eines Gesundheitsproblems oder -zustands eines Individuums, einer Familie oder Gruppe	Beschreibt das Risiko eines Gesundheitsproblems oder -zustands eines Individuums, einer Familie oder Gruppe	Beschreibt die Motivation und die Wünsche, das Wohlbefinden zu steigern und das Gesundheitsverhalten zu verbessern
Aufbau	**PÄS-Format** • **P**flegediagnosentitel • **Ä**tiologie *(beeinflussende Faktoren, Ursachen)* • **S**ymptome *(bestimmende Merkmale, Anzeichen)*	**PRF-Format** • **P**flegediagnosentitel • **R**isiko**f**aktoren *(Gefahren)*	**PR-Format** • **P**flegediagnosentitel • **R**essource *(bestimmende Merkmale, Anzeichen)*
Beispiel	*(P)* Defizitäres Flüssigkeitsvolumen *(Ä)* aufgrund unzureichender Flüssigkeitszufuhr bei erhöhten Außentemperaturen, *(S)* angezeigt durch veränderten Hautturgor, verminderte Urinausscheidung und Schwäche	*(P)* Risiko eines defizitären Flüssigkeitsvolumens *(RF)* aufgrund unzureichender Flüssigkeitszufuhr bei erhöhten Außentemperaturen	*(P)* Bereitschaft für eine verbesserte Ernährung, *(R)* angezeigt durch den ausgedrückten Wunsch, die Ernährung bzw. das Trinkverhalten zu verbessern

Tab. 1.6 Prüfungsrelevante Beispiele aus dem NANDA-Klassifikationssystem (Kamitsuru et al. 2022)

Domäne	Pflegediagnose
Gesundheitsförderung (➤ 2.1.1)	• Bereitschaft für eine verbesserte Gesundheitskompetenz • Unzureichender Gesundheitszustand einer Gemeinschaft • Ineffektives familiäres Gesundheitsmanagement • Risikobehaftetes Gesundheitsverhalten
Ernährung (➤ 1.1.7, ➤ 2.1.7)	• Adipositas • Ineffektive Ernährungsweise • (Risiko von) Übergewicht • Beeinträchtigtes Schlucken • Risiko eines instabilen Blutglukosespiegels • Risiko einer beeinträchtigten Leberfunktion • (Risiko eines) defizitären Flüssigkeitsvolumens • Übermäßiges Flüssigkeitsvolumen
Ausscheidung und Austausch (➤ 1.1.8, ➤ 2.1.7, ➤ 2.1.16)	• Beeinträchtigte Harnausscheidung • Diarrhö • (Risiko einer) chronisch funktionellen Obstipation • Stuhlinkontinenz
Aktivität/Ruhe (➤ 1.1.10, ➤ 1.1.11, ➤ 2.1.4, ➤ 2.1.5, ➤ 2.1.8)	• Schlafmangel • Gestörtes Schlafmuster • Schlafstörung • Bereitschaft für einen verbesserten Schlaf • Beeinträchtigte körperliche Mobilität • Fatigue • Ineffektives Atemmuster • (Risiko einer) ineffektiven peripheren Gewebedurchblutung • Risiko eines instabilen Blutdrucks • Beeinträchtigte Haushaltsführung • Selbstversorgungsdefizit Essen und Trinken, Körperpflege, Sich-Kleiden, Toilettenbenutzung

Tab. 1.6 Prüfungsrelevante Beispiele aus dem NANDA-Klassifikationssystem (Kamitsuru et al. 2022) *(Forts.)*

Domäne	Pflegediagnose
Wahrnehmung/Kognition (➢ 1.1.11, ➢ 2.1.9, ➢ 2.1.15, ➢ 3.1.3)	• Einseitiger Neglect • Beeinträchtigte Gedächtnisleistung • Akute oder chronische Verwirrtheit • Defizitäres Wissen • Beeinträchtigte verbale Kommunikation • Bereitschaft für verbessertes Wissen
Selbstwahrnehmung (➢ 1.1.11, ➢ 2.1.15)	• Hoffnungslosigkeit • (Risiko eines) chronisch geringen oder situationsbedingten Selbstwertgefühls • Gestörtes Körperbild
Rollenbeziehungen (➢ 2.1.2)	• (Risiko einer) beeinträchtigten elterlichen Fürsorge • (Risiko einer) Rollenüberlastung der pflegenden Bezugsperson • Bereitschaft für verbesserte Familienprozesse • (Risiko einer) ineffektiven Beziehung • Beeinträchtigte soziale Interaktion
Sexualität (➢ 1.3.3, ➢ 1.1.12, ➢ 2.1.17, ➢ 2.1.18)	• Sexuelle Funktionsstörung • Bereitschaft für einen verbesserten Schwangerschafts-, Geburts- und Wochenbettverlauf • (Risiko eines) ineffektiven Schwangerschafts-, Geburts- und Wochenbettverlaufs
Coping/Stresstoleranz (➢ 2.1.15, ➢ 3.1.7)	• (Risiko eines) posttraumatischen Syndroms • (Risiko eines) Relokationsstresssyndroms • Vergewaltigungssyndrom • Angst • Chronischer Kummer • (Risiko einer) Machtlosigkeit • Stressüberlastung • Todesangst • (Risiko eines) Substanzentzug-Syndroms • Neonatales Entzugssyndrom
Lebensprinzipien (➢ 1.2.2, ➢ 1.3)	• Bereitschaft für ein verbessertes spirituelles Wohlbefinden • (Risiko einer) beeinträchtigten emanzipierten Entscheidungsfindung • Entscheidungskonflikt • (Risiko einer) beeinträchtigten Religiosität
Sicherheit/Schutz (➢ 1.1, ➢ 2.1, ➢ 3.3)	• Risiko einer Infektion (der chirurgischen Eingriffsstelle) • Risiko einer Aspiration • Risiko einer Blutung • Risiko eines Dekubitus • (Risiko einer) verzögerten postoperativen Erholung • (Risiko einer) beeinträchtigten Integrität der (Mundschleim-)Haut/des Gewebes • Risiko eines plötzlichen Kindstodes • Risiko eines Schocks • Risiko eines Sturzes • Risiko einer venösen Thromboembolie • Risiko einer Harnwegsverletzung • Risiko eines Suizids • Risiko einer gegen sich oder gegen andere Personen gerichteten Gewalttätigkeit • Risiko einer Kontamination • Risiko einer allergischen Reaktion • (Risiko einer) ineffektiven Thermoregulation

Tab. 1.6 Prüfungsrelevante Beispiele aus dem NANDA-Klassifikationssystem (Kamitsuru et al. 2022) *(Forts.)*

Domäne	Pflegediagnose
Comfort (➤ 3.1.2)	• Chronisches Schmerzsyndrom • Geburtsschmerz • Akuter Schmerz • Chronischer Schmerz • Übelkeit • Beeinträchtigter physischer, umweltbedingter oder sozialer Comfort • Soziale Isolation • Risiko der Vereinsamung
Wachstum/Entwicklung (➤ 1.4)	• Risiko einer verzögerten Entwicklung

KERNAUSSAGE

Pflegediagnosen bilden Pflegephänomene ab. Die Qualität der Pflegediagnose hat einen Einfluss auf die Ziel- und Maßnahmenplanung.

1.1.4 Haut-, Mund- und Körperpflege

Haut

Erhebung des Hautzustands

Haut
Größtes menschliches Organ, besteht aus Oberhaut (Epidermis), Lederhaut (Dermis) und Unterhaut (Subkutis) (Keller 2021a).

- Gezielte, beiläufige oder in andere Pflegemaßnahmen integrierte Beobachtung
- Vollständige oder teilweise Beobachtung
- Beobachtung der physiologischen Normwerte zzgl. Hautveränderungen
- Palpation, z. B. Fingertest, Hautfaltentest
- Assessments zur Einschätzung des Dekubitusrisikos, z. B. Braden-Skala

Physiologische Normwerte

- Hauttyp ist von Haut-, Haar-, Augenfarbe und Sonnenempfindlichkeit abhängig, verändert sich im Lebensalter (➤ Tab. 1.7)
- Hautfarbe → abhängig von der individuellen Pigmentierung und Durchblutung
- Hautoberfläche → intakt, glatt, zum Teil behaart, zum Teil mit Hautmalen
- Hauttemperatur → ca. 28–33 °C, fühlt sich warm, trocken und gut durchblutet an
- Hautspannung *(Hautturgor)* → elastisch, lässt im Laufe des Lebens nach
- Nägel *(= Finger- und Zehenkuppe überdeckende Hautanhangsgebilde)* → glatt, rosig, fest
- Physiologische Abweichungen: Hautfarbe → Hautrötung bei Anstrengung oder Scham, Blässe bei Schreck, Blaufärbung bei Kälteeinwirkung, Bräune durch Sonneneinstrahlung, Dehnungsstreifen im Zusammenhang mit der Schwangerschaft, Gelbfärbung bei reichlich Karottenverzehr oder Neugeborenenikterus; Hauttemperatur → erhöht z. B. bei Anstrengung oder hoher Außentemperatur, erniedrigt z. B. beim Schwitzen durch Verdunstungskälte

1

Tab. 1.7 Physiologische Hauttypen nach Lebensalter

Lebensalter	Hauttyp
Neugeborene und Säuglinge	• Epidermis ist nach der Geburt mit Käseschmiere überzogen, wird nach und nach entfernt → physiologische Schuppung der Haut • Instabiler Säureschutz → erhöhte Anfälligkeit für Bakterien und Pilze • Unvollständige Entwicklung von Talg- und Schweißdrüsen und dünne Epidermis → fehlender Schutz, Haut trocknet schneller aus • Erhöhte Durchlässigkeit der Haut → erhöhte Resorption von Stoffen in Pflegeprodukten, schnelle Hautreizung • Geringe Melaninproduktion mit geringer Pigmentierung → Schutz vor direkter Sonneneinstrahlung • Unterentwickeltes Unterhautfettgewebe → erhöhte Kälteempfindlichkeit
Jugendlicher	• Erhöhte, hormonbedingte Talgproduktion → fettige und unreine Haut, z. B. Mitesser, Pickel, Akne
Erwachsener	• Fettige Haut → feucht, dick, grobporig, fettglänzend • Trockene Haut → spröde, rissig, schuppig, rau • Mischhaut → trockene und fettige Hautpartien
Alter Mensch	• Abnahme der Dermis → blasse und kühle Haut • Reduzierte Talgproduktion und Feuchthaltefaktoren → trockene, rissige, schuppige, raue Haut • Herabgesetzte Hauterneuerung → dünne, pergamentartige Haut, langsamere Wundheilung • Abbau von Kollagen und Elastin → Faltenbildung • Ungleichmäßige Zunahme Melanin produzierender Zellen → Altersflecken • Reduzierte Elastizität der Blutgefäße → leichtere Einblutung und Hämatombildung • Nägel → im Alter flacher, dünner, Fußnägel verhornen und verfärben sich häufig

Pathologische Abweichungen

- Pathologische Veränderungen der Hautfarbe (➢ Tab. 1.8)
- Pathologische Veränderungen der Hautoberfläche (➢ 2.1.10) werden unterschieden in *primäre Effloreszenzen,* wie Bläschen, Knötchen, Quaddeln, Erosionen; *sekundäre Effloreszenzen,* wie Abszess, Kruste, Schuppen, Geschwüre, Narben; *weitere Veränderungen,* wie Verletzungen, Eintrittsstellen, Hautblutungen, Hauttumoren, Parasiten
- Pathologische Erhöhung der Hauttemperatur, z. B. bei Fieber, Schilddrüsenüberfunktion, Entzündungen, oder kann erniedrigt sein, z. B. generell bei Hypotonie oder lokal bei pAVK
- Herabgesetzter Hautturgor bei Dehydratation oder Mangelernährung, erhöhter Hautturgor bei Ödemen oder Blutergüssen
- Nagelveränderungen: *Veränderung der Länge,* z. B. Ungepflegtheit oder Nägelkauen, *Veränderung der Form*, z. B. Uhrglasnägel bei Lungen- und Herzerkrankungen, oder Querrillen bei Infektionskrankheiten; *Veränderungen der Farbe,* z. B. gelblich bei Leberzirrhose oder gelb-grau-braun bei Nagelmykose; *Veränderung der Beschaffenheit,* z. B. Brüchigkeit bei Eisenmangelanämie oder Mangelernährung, schmerzhaft gerötet, z. B. bei Nagelbettentzündung
- Juckreiz (➢ 2.1.10)

Tab. 1.8 Pathologische Veränderungen der Hautfarbe

Rötung	Blässe	Blaufärbung	Braune, schwarze, rote Hautstellen	Gelbfärbung	Graufärbung
Blutgefäßerweiterung, z. B. Fieber, Hypertonie, Verbrennung, Entzündung, Infektion, Dekubitus Grad I	Blutarmut, Nierenerkrankung, Herz-Kreislauf-Störung, pAVK	Sauerstoffmangel, z. B. Herzinsuffizienz	Verdacht auf Hauttumor	Leber-, Gallenwegs-, Pankreaserkrankung	Nierenerkrankung, Tumorerkrankung, am Lebensende

Mund und Mundhöhle

Erhebung des Mund- und Zahnstatus

Mundhöhle
Eingang zum Verdauungstrakt, besteht aus Mundhöhlenvorhof, Mundhöhle, hartem und weichem Gaumen, Zunge, Mundbodenmuskulatur, Zähne, Rachen, Speicheldrüsen.

- Hilfsmittel → kleine Taschenlampe und Spatel
- Durchführung vor der Nahrungsaufnahme → Inspektion kann Brechreiz auslösen

Physiologische Normwerte

- Mundschleimhaut → rot und feucht glänzend, keine Beläge, Verletzungen, Bläschen
- Zunge → matt rosa, leicht feucht, leicht rau, keine Beläge, Verletzungen
- Zähne → sauber, glatt, weiß bis hellgelb, intakt, vollständig vorhanden, Zahnwurzel ist ganz im Zahnfleisch eingebettet, altersentsprechender Zahndurchbruch und physiologische Wuchsrichtung
- Lippen → rosarot, weich, geschmeidig, keine Einrisse
- Mundgeruch → nicht unangenehm
- Zahnersatz → vollständig, intakt, beschwerdefreies Einsetzen und Herausnehmen, sicherer Halt der Prothesen, angenehm ohne Schmerzen oder Missempfindungen zu tragen

Pathologische Veränderungen

➢ Tab. 1.9

Tab. 1.9 Pathologische Veränderungen von Mund und Mundhöhle

Veränderung	Erläuterung
Mundschleimhaut	
Stomatitis	• Ursachen z. B. mangelnde Mundhygiene, Diabetes mellitus, Darm- und Lebererkrankungen, nach Radio- oder Chemotherapie • Symptome z. B. Rötung, Schwellung, Ulzerationen, Schmerzen, Trockenheitsgefühl, Mundgeruch
Aphthen	• Ursachen z. B. Druckstellen durch Prothesen, Stress, reduziertes Immunsystem • Symptome z. B. rundliche gelblich-milchige Erosionen, Schmerzen
Rhagaden	• Ursachen z. B. trockene, unelastische Haut, ständige Feuchtigkeit, Ekzeme, Neurodermitis, Psoriasis, Eisen- und Vitamin-B_{12}-Mangel • Symptome z. B. Einrisse an Mund- und Nasenwinkel, Schmerzen

Tab. 1.9 Pathologische Veränderungen von Mund und Mundhöhle *(Forts.)*

Veränderung	Erläuterung
Herpes labialis *(Lippenherpes)*	• Ursache ist eine Infektion mit Herpes-simplex-Viren, Auslöseereignisse sind u. a. psychische Belastung, Sonneneinstrahlung, hormonelle Umstellung • Symptome z. B. Empfindlichkeit, Kribbeln, Spannungsgefühl, infektiöse Bläschen, Schmerzen
Veränderungen der Zunge	
Candidose *(Mundsoor)*	• Ursachen z. B. Vermehrung von Hefepilzen bei Abwehrschwäche, Antibiotikatherapie, fehlender oraler Ernährung, Diabetes mellitus, kortisonhaltige Asthmasprays • Symptome z. B. weißlich grauer, schwer abwischbarer Belag, Geschmacksverlust, Mundgeruch, Schluckstörungen
Belag	• Roter Belag z. B. bei Vitamin-B_{12}-Mangel, Scharlach • Gelber Belag z. B. bei Gallen- oder Lebererkrankung • Brauner Belag z. B. bei Erkrankung des Verdauungstrakts
Veränderungen von Zähnen und Zahnfleisch	
Plaque *(Zahnbelag)*	• Ursache ist eine unregelmäßige Reinigung • Symptome z. B. Zahnbelag, Verfärbung, Schmerzen
Gingivitis *(Zahnfleischentzündung)*	• Ursache ist Zahnbelag im Bereich der Zahnhälse • Symptome z. B. Rötung, Schwellung, Schmerzen, Zahnfleischbluten, reizempfindliche freiliegende Zahnhälse

Hautreinigung und -pflege

Prinzipien der Hautreinigung

- Waschtemperatur nicht zu heiß
- Reinigungsmittel vorsichtig verwenden
- Dauer von Duschen und Baden nicht zu lange
- Sorgfältiges Abtrocknen
- Auswahl geeigneter Hautreinigungsprodukte, z. B. Seife hat einen alkalischen pH-Wert, entfettet und trocknet aus → bei fettiger oder stark verschmutzter Haut, Syndets haben einen leicht sauren pH-Wert und sind milder → für den gewöhnlichen Gebrauch geeignet

Hautreinigung
Maßnahme zur Entfernung von Schmutz, Schweiß und abgestorbenen Hautschuppen zur Körperreinigung.

Auswahl der Hautpflegemittel

- Öl-in-Wasser-Emulsion *(O/W)* → normale bis fettige Haut
- Wasser-in-Öl-Emulsion *(W/O)* → normale bis trockene Haut und Altershaut
- Fette und Öle → Auflösung von Schuppen und Krusten, Behinderung der Hautatmung
- Dermatologische Hauttherapeutika, z. B. Puder, Pasten, Salben, Gele, Franzbranntwein → nicht zur täglichen Hautpflege geeignet, nur lokale Anwendung
- Ätherische Öle → Anwendung, Wirkung, Nebenwirkung, Kontraindikationen müssen bekannt sein

Hautpflege
Maßnahmen zum Erhalt und zur Wiederherstellung des Hydrolipidfilms der Haut.

Aspekte der Körperpflege

- Individualität und Bedürfnisse berücksichtigen, z. B. Mensch und nicht die Aufgabe in den Mittelpunkt stellen, Belastbarkeit berücksichtigen, Flexibilität, gezielte Auswahl von Übernahme wie Ganzkörperpflege im Bett oder Unterstützung wie Teilkörperpflege am Waschbecken, Duschen, Baden
- Sicherheit vermitteln, z. B. bei traumatisierten Pflegeempfängern
- Intimsphäre wahren, z. B. Schamgefühl bei der Intimpflege berücksichtigen, Diskretion
- Hygienische Grundsätze berücksichtigen, z. B. Waschwasserwechsel, Wischrichtung bei der Intimpflege
- Therapeutische Konzepte anwenden, z. B. aktivierende Körperpflege zur Unterstützung der Selbstständigkeit, belebende oder beruhigende Körperwaschung, Basale Stimulation
- Berücksichtigung der weiteren Bereiche der Körperpflege (➤ Tab. 1.10)

Unterstützung beim An- und Auskleiden

- Individualität, Geschmack und Jahreszeit bei der Auswahl der Kleidung berücksichtigen
- Unterstützung u. a. bei Störung der Feinmotorik, Lähmungen, Sehstörungen, Verbänden, Zugängen
- Auswahl von Verschlüssen, die selbst bedient werden können, z. B. Klett- oder Reißverschluss
- Bei einseitiger Beeinträchtigung → Ankleiden über die betroffene Seite, Auskleiden über die nicht betroffene Seite
- Anziehtraining durchführen und Anziehhilfen verwenden

Tab. 1.10 Weitere Bereiche der Körperpflege

Bereiche	Pflege
Augen	• Allgemein: mit sauberem Waschlappen von außen nach innen • Speziell: z. B. bei Infektionskrankheiten mit steriler Kompresse und Reinigungslösung
Ohren	• Allgemein: Ohrmuschel und Eingang des äußeren Gehörgangs waschen, keine Wattestäbchen in den Gehörgang einführen • Speziell: z. B. Hörgerät entfernen
Nase	• Allgemein: schnäuzen • Speziell: z. B. bei Unvermögen zu schnäuzen, nasalen Sonden, zähem Sekret mit Watteträger und NaCl, ggf. mit fetthaltiger Salbe
Haare	• Allgemein: Unterstützung oder Übernahme der Haarwäsche, Beobachtung u. a. auf Schuppung, Milchschorf, Haarverlust • Speziell: z. B. Haarwäsche im Bett
Bart	• Allgemein: Trocken- oder Nassrasur, Produkte zur Bartpflege • Speziell: Nassrasur nicht bei Einnahme blutgerinnungshemmender Arzneimittel, Gerinnungsstörung, Jugendliche mit Pubertätsakne
Nägel	• Allgemein: unkomplizierte Nägel schneiden • Spezielle Nagelpflege durch einen Podologen bei eingewachsenen Fußnägeln, Nagelpilz, Diabetes mellitus, pAVK • Spezielle Nagelpflege bei Säuglingen mit Babynagelscheren, Neugeborene benötigen keine Nagelpflege

Expertenstandard Förderung der Mundgesundheit in der Pflege

Förderung der Mundgesundheit

Zielsetzung des Expertenstandards Förderung der Mundgesundheit in der Pflege ist u. a. die bedarfs- und bedürfnisgerechte individuelle Unterstützung bei der Mundpflege, Vorbeugung von Erkrankungen, Verletzungen und Komplikationen sowie die Verbesserung der Mundgesundheit (DNQP 2021).

Mundgesundheit
Fähigkeit, ohne Einschränkungen zu kauen und zu essen, deutlich sprechen und lächeln zu können.

Allgemeine Mundpflege

- Mindestens zweimal täglich morgens und abends, besser dreimal
- Nutzung fetthaltiger Salben bei trockenen, rissigen Lippen
- Ausspülen vor dem Zähneputzen zur Entfernung von Essensresten
- Reinigung mit fluoridhaltiger Zahnpasta und angepasster Zahnbürste
- Gleichbleibende Systematik zur Zahnreinigung, z. B. KAI- oder BASS-Zahnputztechnik
- Reinigung der Schleimhäute, z. T. mit Nutzung weiterer Hilfsmittel wie Zungenreiniger
- Reinigung der Zahnzwischenräume mit einer Interdentalbürste, Zahnseide nur eingeschränkt nutzen
- Aufbewahrung der Mundpflegeartikel in einem separaten Behälter
- Zahnbürsten nach spätestens 4 Wochen ersetzen, Zahnprothesenbürsten nach ca. 3 Monaten, Interdentalbürsten nach einer Woche

Spezielle Mund- und Zahnpflege

- Verwendung von Zungenreinigern zur Entfernung von Belägen auf der Zunge
- Chlorhexidin als Mundspülung nicht über längeren Zeitraum, da Gefahr der Resistenzbildung
- Tees und pflanzliche Öle bei Mundtrockenheit und Borken verwenden
- Keine Butter zum Lösen von Borken verwenden aufgrund der Gefahr einer Fettpneumonie
- Maßnahmen bei Soor: Prophylaxe intensivieren, 2- bis 3-mal täglich Desinfektion der Mundschleimhaut, lokales Antimykotikum nach Arztanordnung, bei Zahnprothesen spezielle Reinigungsmittel verwenden, Desinfektion von Säuglingsartikeln

Prothesenpflege

- Nach den Mahlzeiten herausnehmen und reinigen
- Schutz vor Beschädigung, u. a. durch Wasserspiegel im Waschbecken
- Täglich gründliche Reinigung mit Zahnpasta
- Dreimal wöchentlich Reinigung in verschlossener Prothesendose mit Reinigungstablette
- Anfeuchten der Prothese vor dem Einsetzen, 10 Sekunden andrücken, 10 Minuten nichts essen
- Sparsamer Einsatz von Haftcreme

Kariesprophylaxe

Karies
Durch Stoffwechsel von Bakterien verursachte Erkrankung der Zähne.

Kariesprophylaxe

- 2-mal täglich fluoridhaltige Zahnpasta und zusätzliche Fluoridierungsmaßnahmen, z. B. Spüllösungen, verwenden
- Zuckeraufnahme reduzieren
- Nach Mahlzeit zuckerfreien Kaugummi kauen
- Prophylaxetermine wahrnehmen, professionelle Zahnreinigungen durchführen lassen

Soorprophylaxe

Soor
Pilzinfektion der Mundschleimhaut (Candidose).

Soorprophylaxe

- Tägliche Inspektion der Mundhöhle
- Regelmäßige allgemeine Mundpflege
- Mundschleimhaut feucht halten und Speichelfluss anregen, z. B. Bonbons oder feuchten Watteträgern
- Prophylaktische Schleimhautdesinfektion bei Pflegeempfängern mit Abwehrschwäche
- Flüssigkeitszufuhr steigern

Parotitisprophylaxe

Parotitis
Bakterielle Entzündung der Ohrspeicheldrüse, u. a. mit Schmerzen beim Kauen.

Parotitisprophylaxe

- Vermeidung längerer Nahrungskarenzen und Flüssigkeitsmangel
- Kautätigkeit erhöhen, z. B. Kaugummi, Brotrinde
- Lutschen von Eiswürfeln
- Kaubewegungen durchführen lassen
- Massage der Parotis vor dem Ohr

Intertrigoprophylaxe

Intertrigo
Oberflächliche Dermatitis durch Feuchtigkeit und Reibung an Körperstellen, an denen Schweiß nicht verdunsten kann.

Intertrigoprophylaxe

- Risikofaktoren: Adipositas, Schwitzen, mangelhafte Körperhygiene, ungeeignete Pflegeprodukte, Bewegungsmangel, Immobilität, keine atmungsaktive Kleidung oder Bettwaren, Hauterkrankungen
- Gefährdete Körperstellen: Achseln, unter den Brüsten, Bauchfalten, Leisten, Genitalbereich, Zehenzwischenräume
- Symptome: nässende und rote Haut, geschwollene Epidermis, Schmerzen, Juckreiz
- Maßnahmen: Hautbeobachtung, Reinigung gefährdeter Stellen mit klarem Wasser, sorgfältiges Trockentupfen, atmungsaktive Kleidung, verschwitzte und feuchte Kleidung wechseln, keine Gummiunterlagen, reduzierter Einsatz von Inkontinenzmaterialien, Kompressen in Hautfalten einlegen, Positionierung der Extremitäten vom Körper weg, schweißreduzierende Waschung mit Salbeitee, keine Creme zwischen Hautfalten, antimykotische Creme nach Arztanordnung

Expertenstandard Dekubitusprophylaxe in der Pflege

Dekubitusprophylaxe

Dekubitus
(Druckgeschwür) Lokal begrenzte Schädigung der Haut und/oder des darunterliegenden Gewebes, meist über knöchernen Vorsprüngen, infolge von Druck oder von Druck in Verbindung mit Scherkräften.

Zielsetzung des Expertenstandards Dekubitusprophylaxe in der Pflege ist u. a. die Verhinderung eines Dekubitus sowie die Nennung von Interventionen u. a. zur Druckentlastung und -verteilung (DNQP 2017a).

Faktoren bei der Entstehung eines Dekubitus

- Druck- und/oder Scherkraftwirkung (➤ Tab. 1.11)
- Druckdauer (Zeit) und Druckstärke (Intensität), z. B. Härte der Unterlage, Körpergewicht, Mobilität und Aktivität, Hautfeuchtigkeit, Schmerzempfinden und -reaktion
- Gewebetoleranz (Druckempfindlichkeit), z. B. Gewebemasse, Alter, Dehydratation, Glukokortikoidtherapie, Eiweiß- und Vitamin-C-Defizit, Fieber, Einnahme von Betablockern, Nikotinabusus, Krankheiten
- Dekubitusgefährdete Körperpartien sind Stellen mit wenig subkutanem Fettgewebe und Muskeln zwischen Knochen und Haut in Abhängigkeit zur Körperpositionierung, z. B. Steißbein bei Rückenlage oder seitliches Becken bei Seitenlage
- Risikofaktoren bei Erwachsenen: Mobilitätseinschränkung, beeinträchtigter Hautzustand, Durchblutungsstörung, reduzierte sensorische Wahrnehmung, Diabetes mellitus, schlechter Allgemeinzustand, beeinträchtigter Ernährungszustand, erhöhte Hautfeuchtigkeit
- Zusätzliche Risikofaktoren bei Kindern: Frühgeburt, intensivmedizinische Behandlung, unreife Haut, Zu- und Ableitungen, Medikation, Mangelernährung

Einschätzung des Dekubitusrisikos

- Initiales Screening bei allen Pflegeempfängern zu Beginn anhand klinisch fachlicher Einschätzung des Gesamtzustands und der Risikofaktoren sowie Hautbeobachtung und Fingertest bei typisch gefährdeten Stellen
- Differenziertes Screening bei bestehender Dekubitusgefährdung anhand von Risikofaktoren, begleitet durch Assessments wie die Braden-Skala

Tab. 1.11 Unterscheidung komprimierender Kräfte und Scherkräfte

Komprimierende Kräfte	Scherkräfte
• Wirken senkrecht zum Gewebe • Druck von außen, z. B. Matratze, Falten im Bettlaken, Katheter, oder von innen, z. B. Knochen ohne darüberliegende Muskel-/Fettpolster	• Wirken parallel zum Gewebe • Verschiebung zwischen den Gewebeschichten führt zu Dehnung oder Zerreißen der Blutgefäße im subkutanen Gewebe, z. B. durch Herabrutschen im Bett

Dekubitusprophylaxe

Dekubitusprophylaxe
Maßnahmen zur Verhinderung eines Dekubitus.

Maßnahmen zur Dekubitusprophylaxe

- Förderung der Eigenbewegung, z. B. durch Mobilitätsanreize zur Entlastung einzelner Körperpartien, Verteilung des Körpergewichts auf größere Flächen, Reduktion des Auflagedrucks
- Positionierungen, z. B. 30°- oder 135°-Positionierung, zur völligen Druckentlastung einzelner Haut- oder Körperpartien, z. B. Ferse, Entlastung eines bereits vorhandenen Dekubitus zur Heilung
- Mikrolagerungen, z. B. geringe Positionsveränderungen durch ein Handtuch oder Kissen zur Entlastung dekubitusgefährdeter Stellen
- Druckverteilende und entlastende Hilfsmittel zur Druckentlastung, z. B. aktiv intermittierende Druckentlastung oder kontinuierliche Weichlagerung, wenn Bewegungsförderung oder Positionierungswechsel nicht ausreichen
- Regelmäßige Hautbeobachtung zur Bestimmung individueller Bewegungsintervalle in einem Bewegungsförderungsplan
- Hautpflege und Ernährung, z. B. ausreichende Nährstoff- und Flüssigkeitszufuhr und sorgsame Inkontinenzversorgung zur Erhaltung und Förderung der Gewebetoleranz
- Vermeidung veralteter Pflegerituale, z. B. keine Salben und Cremes, die Hautporen verschließen und Hautatmung behindern, kein Franzbranntwein, keine ätherischen Öle, keine Gummi- und Plastikunterlagen

Behandlung und Pflege eines Dekubitus

- Anamnese, z. B. wund- und therapiebedingte Einschränkungen, Möglichkeiten des gesundheitsbezogenen Selbstmanagements, spezifische Wunddiagnose anhand der Schweregrade (➤ Tab. 1.12)
- Maßnahmen sind u. a. Druckentlastung und -reduktion, Bewegungsförderung, Rezidivprophylaxe, Vermeidung von Hautschäden, Schmerzbehandlung, Verbandswechsel, z. B. bei Kategorie II hydroaktive Wundversorgung, Ernährungsmanagement zur Behebung einer Mangelernährung und Stärkung des Immunsystems
- Information, Beratung und Schulung, z. B. Prophylaxe, Ursachen, Wundversorgung, Schmerzmanagement
- Pflege bei Juckreiz (➤ 2.1.10)

Tab. 1.12 Kategorien der Schweregrade eines Dekubitus

Kategorie	Beschreibung
I	• Nicht wegdrückbare, umschriebene Hautrötung bei intakter Haut • Ggf. schmerzempfindlich, verhärtet; weicher, wärmer oder kälter als umgebendes Gewebe
II	• Teilzerstörung der Haut bis zur Dermis • Flaches, offenes Ulkus mit rotem bis rosafarbenem Wundbett ohne Beläge • Auch intakte oder offen/rupturierte, serumgefüllte Blase
III	• Zerstörung aller Hautschichten (subkutanes Gewebe sichtbar; keine Knochen, Muskeln oder Sehnen) • Belag kann vorliegen (verschleiert nicht die Tiefe der Gewebeschädigung)
IV	• Vollständiger Gewebeverlust mit Belägen und/oder Schorf im Wundbett • Mit Muskel- und Knochenbeteiligung

KERNAUSSAGE
Die Hautbeobachtung und Hautpflege sind wichtige Aufgaben von Pflegefachpersonen. Pflegefachpersonen integrieren pflegewissenschaftliche Erkenntnisse in die Durchführung von Körper-, Haut- und Mundpflege.

1.1.5 Atmung

Sauerstofftherapie (➤ 2.1.6)
Pflege von Menschen mit Tracheostoma (➤ 2.1.13)

Erhebung der Atmung

- Auszählen der Atemzüge pro Minute durch Auskultation, eine Hand auf Brustbein und die andere seitlich am Brustkorb oder Hand vor Nase und Mund
- Beobachtung der physiologischen Normwerte zzgl. Beobachtung der Haut, z. B. Blässe oder Zyanose, Allgemeinbefinden
- Pulsoximetrie und Blutgasanalyse
- Atemskala nach Bienstein zur Einschätzung der Atemsituation anhand individueller Risikofaktoren, z. B. Rauchen, Immunschwäche, oberflächliche und flache Atmung

Atmung
Lebensnotwendige Grundvoraussetzung menschlichen Lebens mit Aufnahme von Sauerstoff und Abgabe von Kohlenstoffdioxid (Keller 2021b).

Physiologische Normwerte

- Atemtyp *(= hauptsächliche Form der Lungenventilation)* → Bauchatmung *(Abdominal-, Zwerchfellatmung)*, Brustatmung *(Kostal-, Thorakalatmung)* oder Mischformen, z. B. bei körperlicher Belastung
- Atemfrequenz *(= Anzahl der Atemzüge pro Minute)* → altersabhängig (➤ Tab. 1.13), Relation Puls- und Atemfrequenz ab dem 3. Lebensjahr ca. 4:1.
- Atemtiefe *(= Größe des Atemzugvolumens)* und Atemintensität *(= Atemtiefe in Relation zum Sauerstoffbedarf)* → Deckung des Sauerstoffbedarfs und der Belüftung aller Lungenbereiche
- Atemrhythmus *(= Abfolge und Regelmäßigkeit der Atemzüge)* → regelmäßig, das Verhältnis zwischen Ein- und Ausatmung beträgt ca. 1:1,5–1:2.
- Mukoziliäre Clearance *(= Selbstreinigungsmechanismus der peripheren Atemwege)* → tägliche Schleimproduktion von ca. 10 ml
- Sputum *(= ausgehustetes Bronchialsekret)* → in der Menge gering, glasighell, dünnflüssig bis fest, geruchlos
- Physiologische Abweichungen: Atemtyp, -frequenz, -tiefe, -intensität und -rhythmus → Veränderung bei körperlicher Beanspruchung z. B. Einsatz der Atemhilfsmuskulatur *(Auxiliaratmung)*, steigende Frequenz bei körperlicher Beanspruchung, sinkende Frequenz im Schlaf oder bei Entspannung, Sputum → Farbveränderung durch Einatmen von Ruß oder Dreck

Tab. 1.13 Physiologische Atemfrequenz nach Lebensalter

Lebensalter	Atemfrequenz (Atemzüge pro Minute)
Frühgeborene	50–70
Neugeborene	35–50
Kleinkind (ca. ab 1 Jahr)	25–30
Kind (ca. ab 6 Jahren)	20–25
Jugendlicher (ca. mit 16 Jahren)	15–20
Erwachsener	12–20

Pathologische Abweichungen

- Veränderung der Atemfrequenz (➤ Tab. 1.14) bis hin zur **Apnoe** *(Atemstillstand),* sichtbar an fehlender Atembewegung, fehlende Atemgeräusche, Bewusstlosigkeit, blasse oder zyanotische Haut
- Veränderungen der Atemintensität und -tiefe mit **Hypoventilation** mit flacher und oberflächlicher Atmung, z. B. bei schmerzbedingter Schonatmung oder Pneumonie; **Hyperventilation** mit übermäßiger Belüftung, z. B. bei Angst, Stoffwechselerkrankungen oder Medikamenteneinnahme; **Kußmaul-Atmung** als abnorm vertiefte, regelmäßige Atemzüge bei stoffwechselbedingter Azidose
- Veränderung des Atemrhythmus als veränderte Abfolge der Atemzüge: **Cheyne-Stokes-Atmung** mit periodisch an- und abschwellenden Atemzügen und Atempausen, z. B. bei Schädigung des Atemzentrums oder bei Herzerkrankungen; **Biot-Atmung** mit tiefen regelmäßigen Atemzügen und Atempausen, z. B. bei Meningitis oder Frühgeborenen mit unreifem Atemzentrum; **Schnappatmung** mit einzelnen schnappenden Atemzügen mit langen Atempausen als Anzeichen des bevorstehenden Todes; **Nasenflügelatmung** mit weiter Blähung der Nasenflügel bei der Einatmung, z. B. bei Atemnot, Pneumonie bei Säuglingen und Kleinkindern
- Atem(neben-)geräusche *(hörbare Geräusche im Zusammenhang mit der Ventilation):* gewöhnliches oder obstruktives **Schnarchen;** Schlafapnoesyndrom (➤ 1.1.11); **Stridor** als ziehendes oder pfeifendes Atemgeräusch wird unterschieden in inspiratorischen Stridor bei Verlegung der großen extrathorakalen Atemwege und exspiratorischen Stridor bei Verengung der kleinen intrathorakalen Atemwege; **Rasselgeräusche** wie Giemen und Brummen bei einer Verlegung der Atemwege oder feuchte Rasselgeräusche bei Verwirbelung flüssigen Sekrets, Schluckauf als meist vorübergehende Reaktion auf eine Reizung des N. phrenicus
- Atemgeruch: übler Mundgeruch, z. B. bei Mund- oder Magenerkrankungen; Azetongeruch, z. B. bei Hyperglykämie oder langen Hungerphasen; Fäulnisgeruch, z. B. bei Lungentumor; Ammoniakgeruch, z. B. bei Leberzirrhose; Eitergeruch, z. B. bei bakteriellen Infektionen
- Sputum: erhöhte Menge, z. B. bei Atemwegsinfektionen, chronischer Bronchitis, Mukoviszidose; Farbveränderungen durch Blut- oder Eiterbeimengungen, z. B. bei akuter Bronchitis, Lungenembolie; Konsistenz, z. B. eitrig, klumpig, schleimig; Geruch z. B. bei Atemwegserkrankungen

Tab. 1.14 Beispiele für pathologische Ursachen für Bradypnoe und Tachypnoe

Bradypnoe	Tachypnoe
Beim Erwachsenen < 12 Atemzüge/Min.	Beim Erwachsenen > 20 Atemzüge/Min.
• Schädigung des Atemzentrums, z. B. Schädel-Hirn-Trauma (➤ 2.1.9) • Vergiftung, z. B. Opiate • Atempumpenschwäche, z. B. ALS • Endokrinologische Erkrankungen, z. B. Hypothyreose (➤ 2.1.11)	• Schmerzen (➤ 3.1.2) • Fieber (Anstieg der Atemfrequenz um 7 Atemzüge pro 1 °C Temperaturanstieg) (➤ 1.1.9) • Herz- und Lungenerkrankungen, z. B. Linksherzinsuffizienz (➤ 2.1.4, ➤ 2.1.6) • Anämie (➤ 2.1.12) • Endokrinologische Erkrankungen, z. B. Hyperthyreose (➤ 2.1.11)

- Husten *(Schutzmechanismus der unteren Atemwege)* infolge einer Reizung der Schleimhaut in den Atemwegen, Fremdkörper in den Atemwegen oder psychischer Erregung, wird unterschieden in trocken (unproduktiv) oder feucht (produktiv), akut oder chronisch, stakkatoartig oder bellend
- Dyspnoe *(= Atemnot, subjektives Gefühl, keine Luft zu bekommen),* Unterscheidung in **Schweregrade,** z. B. anhand der ATS-Skala bei Erwachsenen und der PDS-Skala bei Kindern, Unterscheidung in Ruhedyspnoe, Belastungsdyspnoe und Orthopnoe als Zustand schwerster Atemnot in Ruhe unter Zuhilfenahme der Atemhilfsmuskulatur; **Ursachen** sind pulmonal, z. B. chronisch-obstruktive Bronchitis oder Pneumonie, kardial, z. B. Herzinsuffizienz oder Herzinfarkt, oder extrathorakal, z. B. Adipositas, psychische Faktoren
- Zyanose *(= bläuliche Verfärbung von Haut und Schleimhaut als sichtbares Zeichen einer insuffizienten Sauerstoffversorgung),* Unterscheidung in **zentrale Zyanose** als unzureichende Sauerstoffsättigung des arteriellen Bluts sichtbar am ganzen Körper und der Zunge und **periphere Zyanose** als unzureichende Durchblutung oder erhöhter Sauerstoffbedarf des Gewebes sichtbar an Nase, Lippen, Finger, Zehen

Pneumonieprophylaxe

Pneumonieprophylaxe

Risikofaktoren

Pneumoniegefährdete Personengruppen können anhand der Atemskala nach Bienstein identifiziert werden:

- Pflegebedürftige mit flacher Atmung, Minderbelüftung, Schonatmung, u. a. durch Schmerzen, eingeschränkte Bewegung, Medikamenteneinnahme wie Opiate
- Pflegebedürftige mit vermehrter Sekretproduktion, zähem Sekret oder Sekretverhalt, u. a. durch Beatmung, Rauchen, ineffektiven Husten, Exsikkose

Pneumonie
Entzündung der Lungenbläschen und/oder des Lungenbindegewebes, meist über Tröpfcheninfektion, Unterscheidung zwischen ambulant oder nosokomial erworben.

- Pflegebedürftige mit Immunschwäche und erhöhter Infektionsgefahr, z. B. durch Vorerkrankungen wie Diabetes mellitus, Medikamenteneinnahme wie Immunsuppressiva, Frühgeborene und Hochaltrige
- Pflegebedürftige mit Aspirationsgefahr, z. B. bei enteraler Sondenernährung, Dysphagie, Bewusstseinseinschränkungen

Anzeichen einer Pneumonie erkennen:

- Klassische Symptome mit Fieber, Husten, Dyspnoe
- Bei älteren Menschen und Säuglingen z. T. weniger spezifisch Nahrungsverweigerung und Appetitlosigkeit, Bauchschmerzen, Teilnahmslosigkeit

Maßnahmen

Pneumonieprophylaxe
Vorbeugung einer Lungenentzündung durch allgemeine und spezielle Maßnahmen, u. a. zur Förderung der Lungenbelüftung (Ventilation).

Maßnahmen zur Pneumonieprophylaxe können als Maßnahmen zur Verbesserung der Atemsituation auch bei anderen Atemwegsbeeinträchtigungen sinnvoll eingesetzt werden (➤ Tab. 1.15) und mit dem Akronym **LISA** gelernt werden (➤ 2.1.6):

- **L**ungenbelüftung verbessern
- **I**nfektionen vermeiden
- **S**ekret verflüssigen, lösen, entfernen
- **A**spiration vermeiden

Tab. 1.15 Maßnahmen zur Verbesserung der Atemsituation und Pneumonieprophylaxe

Maßnahmen	Erläuterung
Allgemeine Maßnahmen	
Gute Raumluft	Regelmäßiges Lüften, Luftfeuchtigkeit ca. 50 %, Temperatur im Wohnbereich ca. 19–21 °C, im Schlafbereich ca. 16–18 °C
Infektionsprophylaxe	Vermeidung von Infektionen, z. B. Händehygiene, Stärkung des Immunsystems
Frühmobilisation und Bewegung	So früh wie möglich mit der Mobilisation beginnen, stufenweise Erhöhung der körperlichen Aktivität ggf. unter Einbezug von Physiotherapie
Ausreichende Flüssigkeitszufuhr	Verflüssigung von Sekret, Kontraindikationen beachten
Reduktion individueller Risiken	z. B. Raucherentwöhnung, Schmerzbehandlung, Aspirationsprophylaxe
Ventilationsfördernde Maßnahmen	
Atemübungen	• Einfache Atemübungen, z. B. Aufforderung zum tiefen Einatmen oder Schultern bei der Einatmung nach oben ziehen • Kontaktatmung als betonte Unterstützung der Inspiration durch den Handkontakt, z. B. auf dem Bauch oder an den Flanken • Dosierte Lippenbremse, z. B. Wasser in einem Glas mit einem Trinkhalm zum Blubbern bringen
Atemtraining	• Inspiratorische Atemtrainer zur tiefen und gleichmäßigen Einatmung, Unterscheidung in volumen- und floworientierte Trainer • Exspiratorische Atemtrainer zur Erweiterung der Atemwege und zum Training der Atemmuskulatur (PEP-Atmung, positive expiratory pressure)
Atemunterstützende Positionierungen	• Regelmäßige Positionswechsel anhand eines Bewegungsplans • Oberkörperhochlage zur leichteren und tieferen Atmung, effektiveres Abhusten • Dehnpositionierungen, z. B. Drehdehn- oder Halbmondlage • V-, A-, T-, I-Positionierungen zur gezielten Belüftung von Lungenabschnitten • Kutschersitz oder Torwartstellung

Tab. 1.15 Maßnahmen zur Verbesserung der Atemsituation und Pneumonieprophylaxe *(Forts.)*

Maßnahmen	Erläuterung
Atemstimulierende Einreibung	• Förderung der gleichmäßigen und tiefen Atmung • Verbesserung der Körperwahrnehmung und Konzentration auf Atmungsvorgang
Sekretverflüssigung und -lockerung	
Inhalationen	Förderung des Selbstreinigungsprozesses der Atemwege, Befeuchtung zähen Sekrets zum erleichterten Abhusten
Einreibungen	Wirkungsweise über die Resorption der Haut und die Einatmung, z. B. Eukalyptus- oder Fichtennadelöl, Rücksprache mit dem Arzt halten, auf Hautreizungen und allergische Reaktionen beobachten
Brustwickel	Feuchtwarme Umschläge zur Förderung der Durchblutung, Entspannungsförderung und Sekretlösung, z. B. Thymian-Ölkompressen
Vibrationsbehandlung	Manuelles Abklopfen, Vibrationsmassage mit dem Vibrationsgerät oder Atemtraining mit oszillierenden PEP-Geräten
Sekretentleerung	
Drainagepositionierung	Unterstützung des Sekretabflusses durch die Schwerkraft, indem das betroffene Gebiet höher als Hauptbronchus und Trachea positioniert wird
Abhusten von Sekret	Vorab Sekret lösen, kurzes kräftiges Abhusten, z. B. mittels Huffing oder PEP-Husten

Behandlung bei Pneumonie

- Beobachtung auf Atmung, Sputum, Husten, Blutdruck, Puls, Temperatur, Nahrungs- und Flüssigkeitsaufnahme
- Medikamentöse Therapie, z. B. mit Antibiotika
- Atemtherapie zur Förderung der Atmung, Sekretverflüssigung und -mobilisation
- Maßnahmen zur Temperaturreduktion
- Unterstützung bei einem Selbstversorgungsdefizit, z. B. bei der Körperpflege
- Komplikationen vorbeugen: Beteiligung der Pleura, Sepsis, Abszesse, akutes Lungenversagen, Verschlechterung der Herz-, Kreislauf- und Nierenfunktion

Absaugen von Atemwegssekret

Indikationen für das Absaugen sind: Unfähigkeit, Atemwegssekret vollständig abzuhusten, Aspiration fester oder flüssiger Substanzen, diagnostisch zur Untersuchung auf Bakterien oder Tumorzellen.

Absaugen
Entfernung von Atemwegssekret oder Fremdstoffen aus den Atemwegen unter Verwendung von speziellen Absauggeräten.

Arten von Absaugkathetern

- Standardabsaugkatheter mit zentraler Öffnung an der Katheterspitze und seitlichen Öffnungen; Vorteil ist die gute Wirkung beim Absaugen von Flüssigkeiten, Nachteil ist die Gefahr von Hämatomen, Ödemen und Verletzungen durch Ansaugen an der Schleimhaut
- Atraumatische Katheter mit seitlich größeren Öffnungen; Vorteil ist die reduzierte Verletzungsgefahr

- Geschlossene Absaugsysteme werden bei intubierten oder beatmeten Pflegeempfängern verwendet; Vorteile: Absaugen ist jederzeit möglich und das Beatmungssystem kann belassen werden

Prinzipien

- Aseptisches Vorgehen beim Absaugen der unteren Atemwege
- Eigenschutz vor Infektionen durch Nutzung persönlicher Schutzausrüstung
- Absaugvorgang darf nicht länger als 15 Sekunden dauern → Gefahr des Sauerstoffmangels
- Pausen zwischen mehrfachem Absaugen
- Häufigkeit folgt dem Prinzip „So wenig wie möglich und so oft wie nötig"

Komplikationen

- Infektion der unteren Atemwege → tägliche Kontrolle des Bakterienfilters, Hygienestandards einhalten
- Verletzung der Schleimhaut und Atemwege → atraumatische Absaugkatheter verwenden, Häufigkeit reduzieren, korrekte Technik
- Hustenreiz mit Gefahr des Erbrechens → Absaugvorgang abbrechen, Sekretbeutel bei liegender Magensonde unter Magenniveau hängen, damit Erbrochenes ablaufen kann
- Bronchospasmus → Bronchospasmolytikum bereithalten
- Herausrutschen von Tubus bzw. Trachealkanüle → sichere und korrekte Fixierung vor Absaugen prüfen

KERNAUSSAGE

Pflegefachpersonen beobachten die Atmung u.a. auf Atemtyp, -frequenz, -tiefe, -intensität, -rhythmus und mukoziliäre Clearance. Sie schätzen die Atemsituation und das Pneumonierisiko ihrer Pflegeempfänger ein und ergreifen geeignete prophylaktische Maßnahmen.

1.1.6 Herz- und Kreislauf

Puls

Erhebung des Pulses

Puls
Anstoß des von der linken Herzkammer ausgeworfenen Bluts an den Arterienwänden (Naumer 2021).

- Zentrale Pulsmessung, z. B. A. carotis communis oder A. femoralis, und periphere Pulsmessung, z. B. A. radialis oder A. dorsalis pedis
- Manuelle Pulsmessung und apparative Pulsmessung, z. B. Herzfrequenz über Elektroden und Monitor oder Pulsoximetrie

Physiologische Normwerte

- Pulsfrequenz *(= Anzahl der gemessenen Pulswellen)* → altersabhängig (➤ Tab. 1.16)
- Pulsrhythmus *(= Abfolge der Pulswellen)* → rhythmisch und gleichmäßig
- Pulsqualität *(= Indikator für den Füllungszustand und die Elastizität des Gefäßes sowie das Schlagvolumen des Herzens)* → gleichförmig
- Physiologische Abweichungen: Lebensalter, Geschlecht → Frauen haben höheren Puls als Männer; Emotionen → Pulsanstieg u. a. bei Erregung; Genussmittel → Pulsanstieg durch Kaffee und Nikotin; Aufenthalt im Gebirge → zu Beginn erhöhter Puls; körperliche Aktivität → Pulsanstieg bei Bewegung; Energieumsatz → sinkender Puls bei Hunger oder Schlaf

Pathologische Abweichungen

- Veränderung der Herzfrequenz (➤ Tab. 1.17) bis hin zur Asystolie (Pulslosigkeit)
- Veränderung der Pulsqualität, z. B. Druckpuls bei Schädel-Hirn-Trauma; harter Puls, z. B. bei Hypertonie; weicher Puls bei Hypotonie oder Flüssigkeitsmangel; fadenförmiger Puls, z. B. bei Schockzustand
- Veränderung des Pulsrhythmus in Verbindung mit erhöhtem *(Tachyarrhythmie)* oder verlangsamtem Puls *(Bradyarrhythmie)*, hoher Unregelmäßigkeit *(absolute Arrhythmie)*, zusätzlichen Herzschlägen *(Extrasystolen)*, Zwillingspuls *(Bigeminus)*, Verzögerung zwischen den Schlägen *(AV-Block)*
- Bei pathologischen Abweichungen → Puls immer eine Minute lang auszählen

Tab. 1.16 Physiologische Pulsfrequenz nach Lebensalter

Lebensalter	Pulsfrequenz
Frühgeborene	ca. 150/Min.
Neugeborene	ca. 140/Min
Säuglinge bis 1 Jahr	ca. 130/Min
Kleinkinder	ca. 100–120/Min
Schulkinder	ca. 80–90/Min
Jugendliche	ca. 80/Min
Erwachsene	ca. 60–80/Min
Senioren	ca. 70–90/Min

Tab. 1.17 Ursachen für Tachykardie und Bradykardie

Tachykardie	Bradykardie
Herzerkrankungen wie Herzinsuffizienz, Schock, Schmerzen, Fieber (ca. 8–12 Schläge/Min. pro 1 °C Temperaturanstieg), Blutungen, Flüssigkeitsverlust, gesteigerter Stoffwechsel, z. B. bei Hyperthyreose, Vergiftungen, Medikamenteneinnahme	Herzerkrankungen wie Herzinfarkt, Hirndrucksteigerung, Elektrolytentgleisung, reduzierter Stoffwechsel, z. B. bei Hypothyreose, Hypothermie, überdosierte Medikamenteneinnahme wie Betablocker, reflektorisch nach Reizung des N. vagus, z. B. beim Legen einer Magensonde oder endotrachealem Absaugen

1

Blutdruck

Blutdruck
Druck des strömenden Bluts auf die Gefäßwände, abhängig vom Herzzeitvolumen, der Elastizität der Blutgefäße und der zirkulierenden Blutmenge.

Der Blutdruck wird mit RR abgekürzt und in der Einheit mmHg angegeben *(Höhe der Quecksilbersäule in Millimetern).*
Der systolische Wert des Blutdrucks ist der höchste Druck in den Gefäßen. Der diastolische Wert des Blutdrucks ist der niedrigste Druck in den Gefäßen.

Erhebung des Blutdrucks

Systole
Anspannungs- und Auswurfsphase des Herzens, d. h. Anspannung des Herzmuskels und Auswurf des Bluts über die Aorta in den Körperkreislauf.

Diastole
Entspannungs- und Füllungsphase des Herzens, d. h. Entspannung des Herzmuskels und Füllung des Herzens mit Blut.

- Nichtinvasive indirekte Messung anhand der auskultatorischen oder elektronischen Blutdruckmessung und invasive direkte Messung auf Intensiv- und Wachstationen
- Kontraindikationen für die Messung an einem Oberarm sind Mamma-Ablatio und Lymphödem, Shuntanlage, arterielle oder venöse Gefäßzugänge/Katheter, Lähmung des Arms
- Fehlerquellen bei der Messung: Pflegeempfänger, z. B. Unruhe, unzureichende Ruhepause vor der Messung; zu enge oder einschnürende Kleidung; Umgebung, z. B. Lärm, Ablenkung; Messtechnik und Messgerät, z. B. falsche Manschettengröße, nicht vollständig entleerte Manschette, zu schnelles oder langsames Ablassen des Manschettendrucks

Physiologische Normwerte

- Blutdruck ist altersabhängig (➤ Tab. 1.18)
- Physiologische Abweichungen: Lebensalter, körperliche Aktivität → Blutdruck steigt mit körperlicher Aktivität; Emotionen → Blutdruck steigt z. B. bei Ärger; physiologische Bedingungen → Blutdruck sinkt z. B. im Schlaf

Pathologische Abweichungen

Hypotonie
Unterschreitung des altersgemäß normalen Blutdrucks.

Bei der **Hypotonie** gibt es eine Unterscheidung in orthostatische Hypotonie nach langer Liegezeit und schnellem Aufstehen sowie pathologische Hypotonie bei Herz-Kreislauf-Erkrankungen, Schock, postoperativ. Symptome sind z. B. Schwindel, Schwäche, Müdigkeit, Blässe, Kältegefühl.

Tab. 1.18 Physiologischer Blutdruck nach Lebensalter

Lebensalter	Blutdruck-Normwerte
Neugeborene > 2.000 g	60/40 mmHg
Säuglinge	80/60 mmHg
Kleinkinder	95/60 mmHg
Schulkinder (6.–9. Lebensjahr)	100/60 mmHg
Schulkinder (9.–12. Lebensjahr)	110/70 mmHg
Jugendliche/Erwachsene	120/80 mmHg
Ältere Menschen	140/90 mmHg

Tab. 1.19 Klassifikation des Blutdrucks, Definition der Hypertonie-Grade (DGK 2018: 11)

Kategorie	Systolisch (mmHg)	Faktor	Diastolisch (mmHg)
Optimal	< 120	und	< 80
Normal	120–129	und/oder	80–84
Hoch normal	130–139	und/oder	85–89
Grad 1 leichte Hypertonie	140–159	und/oder	90–99
Grad 2 mittelschwere Hypertonie	160–179	und/oder	100–109
Grad 3 schwere Hypertonie	≥ 180	und/oder	≥ 110
Isolierte systolische Hypertonie	≥ 140	und	< 90
Hypertensive Krise	> 220	oder	> 120

Bei der **Hypertonie** (➤ Tab. 1.19) gibt es eine Unterscheidung in primäre *(essenzielle)* Hypertonie ohne erkennbare Ursache und sekundäre Hypertonie als Folge einer Erkrankung, z. B. Herz-, Lungen-, Nieren-, Stoffwechselerkrankung. Symptome sind z. B. Kopfdruck, Kopfschmerzen, Ohrensausen, geröteter Kopf, Sehstörungen, Atemnot (➤ 2.1.4).

- Beratung bei Hypotonie: regelmäßige körperliche Betätigung, Gefäßtraining durchführen, z. B. Wechselduschen, stabile und ausreichende Flüssigkeitszufuhr, langsame Mobilisation, langes Stehen auf der Stelle vermeiden, auf Anzeichen eines Kreislaufkollapses achten
- Beratung bei Hypertonie: regelmäßige Blutdruckselbstkontrollen, Übergewicht reduzieren, sich ausgewogen und gesund ernähren, sich regelmäßig bewegen, Ausdauertraining, Stressreduktion, Raucherentwöhnung

Hypertonie
Überschreitung des altersgemäß normalen Blutdrucks.

Thromboembolieprophylaxe

Risikofaktoren

- Virchow-Trias: verlangsamte Blutströmung, z. B. durch Immobilität oder langes Sitzen; Gefäßwandschäden, z. B. durch Verletzungen, Operationen oder Entzündungen; erhöhte Gerinnungsneigung, z. B. in der Schwangerschaft oder Einnahme bestimmter Medikamente
- Dispositionelle Risikofaktoren *(angeborene, erworbene Faktoren):* frühere Thrombose oder Lungenembolie, Blutgerinnungsstörung, höheres Lebensalter (> 60 Jahre), Übergewicht (BMI > 30), Einnahme von Kontrazeptiva, Schwangerschaft, Wochenbett, ausgeprägte Varikosis
- Expositionelle Risikofaktoren *(akute Faktoren):* operative Eingriffe oder Verletzungen, Immobilität, maligne Erkrankungen, chronische Herzinsuffizienz, Herzinfarkt, akute Infektionen, Sepsis
- Assessmentinstrument „Messskala zur Einschätzung des Thromboserisikos nach Frowein“ kann zur Orientierung genutzt werden, nicht wissenschaftlich valide

Thromboembolieprophylaxe
Maßnahmen zur Vermeidung einer tiefen Beinvenenthrombose und einer potenziellen Lungenembolie (Encke et al. 2015).

Thromboembolieprophylaxe

Maßnahmen

- Basismaßnahmen: Frühmobilisation, Bewegungsübungen, Anleitung zu Eigenübungen, ausreichende Flüssigkeitszufuhr
- Physikalische Thromboseprophylaxe zur Herstellung eines dauerhaften Drucks auf die oberflächlichen Beinvenen, sodass das Blut schneller über die Perforanzvenen zu den tiefen Beinvenen transportiert wird: medizinische Thromboseprophylaxestrümpfe (MTS), medizinische Kompressionsverbände anhand der Wickeltechnik nach Fischer oder Pütter, intermittierende pneumatische Kompression (IPK)
- Medikamentöse Thromboseprophylaxe: Heparinisierung, weitere Antikoagulanzien
- Kontraindikationen für medizinische Thromboseprophylaxestrümpfe sind u. a. periphere arterielle Durchblutungsstörungen, periphere Neuropathie, dekompensierte Herzinsuffizienz, massive Ödeme, Nekrosen, Materialunverträglichkeit
- Pflege bei Gefäßerkrankungen (➤ 2.1.5)

KERNAUSSAGE

Pflegefachpersonen erheben und beurteilen den Puls und Blutdruck als wichtige Vitalparameter. Sie identifizieren Pflegeempfänger mit einem erhöhten Thromboembolierisiko und leiten geeignete präventive Maßnahmen ein.

1.1.7 Ernährung

Ernährung
Zuführung von Makronährstoffen, Mikronährstoffen und Wasser.

Ernährung ist die Grundvoraussetzung für Wachstum, Erhaltung und Regeneration (Keller 2021c).
Zu den Makronährstoffen gehören Kohlenhydrate, Eiweiße und Fette, zu den Mikronährstoffen gehören Mineralstoffe, Vitamine und sekundäre Pflanzenstoffe.

Erhebung des Ernährungszustands und -verhaltens

- Ernährungsverhalten mittels Ernährungsanamnese und Ernährungsprotokoll, z. B. Vorlieben, Abneigungen, Häufigkeiten und Ort der Nahrungsaufnahme, Größe der Portionen, Appetit, Genussmittelkonsum, Fähigkeit zur Nahrungsaufnahme, Hilfsmittel
- Einschätzung des Ernährungszustands mittels anthropometrischer Methoden:
  - Bestimmung der Körpergröße
  - Bestimmung des Körpergewichts
  - Bestimmung des Body-Mass-Index mit den entsprechenden Altersperzentilen (Körpergewicht in kg/Körpergröße in m^2)
  - Bestimmung des Taillen-Hüftumfangs, Taille-Hüft-Verhältnis, Taille-Größe-Verhältnis

  - Hautfalten- und Umfangsmessung, z. B. Messung der Trizepshautfalte und des Oberarmumfangs
  - Bioelektrische Impedanzanalyse zur nichtinvasiven Bestimmung der Körperzusammensetzung
- Einschätzung der Ernährungssituation mittels Assessmentinstrumenten, z. B. Nutritional Risk Score, Mini Nutritional Assessment, Pflegerische Erfassung von Mangelernährung und deren Ursachen (PEMU)
- Einschätzung des Trinkverhalten mittels Trinkanamnese und Trinkprotokoll, z. B. vorhandenes Durstgefühl, Lieblingsgetränke, vorliegende Trinkmengenbeschränkung, zugeführte tägliche Trinkmenge
- Einschätzung des Flüssigkeitshaushalts mittels Flüssigkeitsbilanzierung

Physiologische Normwerte

- Gewicht und Größe bei Kindern → geschlechtsabhängig innerhalb Perzentilen-Kurve, Messdaten < 3. Perzentile und > 97. Perzentile sind bedenklich
- Normalgewicht → BMI 18,5–24,9 kg/m²
- Taillenumfang → bei Frauen < 80 cm, bei Männern < 93 cm
- Taillen-Hüft-Verhältnis → bei Frauen < 0,7, bei Männern < 0,94
- Taille-Größe-Verhältnis → bis unter 40 Jahre < 0,5, zwischen 40–50 Jahre 0,5–0,6, älter als 60 Jahre ca. 0,6
- Ernährungsverhalten → gesund, ausgewogen und altersentsprechend (➤ Tab. 1.20)
- Ausgeglichene Flüssigkeitsbilanz → Einfuhr entspricht Ausfuhr

Tab. 1.20 Ernährung in der Lebensspanne

Alter	Ernährung
Säuglinge	• Muttermilchernährung ist während der ersten 4–6 Lebensmonate ideal, keine zusätzliche Flüssigkeitsgabe • Zwiemilchernährung bei entsprechender Indikation, z. B. Gewichtsverlust, fehlendes Vorhandensein von Muttermilch • Säuglingsmilchnahrung bei entsprechender Indikation unter Berücksichtigung der Herstellerangaben • Schrittweise aufbauende Beikost ab ca. 6. Lebensmonat, beginnend mit reinem Gemüsemus • Im 1. Lebensjahr u. a. keine reine Milch und Milchprodukte, rohe Eier, kalt geschleuderter Honig, Gewürze und Salz, kleine Lebensmittel, Hülsenfrüchte, Fisch mit Gräten, sehr süße Lebensmittel
Kinder	• Reichlich pflanzliche Lebensmittel • Mäßig tierische Lebensmittel • Sparsame Fette und fettreiche Lebensmittel • Fünf Mahlzeiten am Tag
Erwachsene	Ernährungsempfehlungen der Deutschen Gesellschaft für Ernährung e. V. (DGE) • Lebensmittelvielfalt genießen • 5 Portionen Gemüse und Obst am Tag • Vollkornprodukte bevorzugen • Begrenzt tierische Produkte zuführen, täglich Milchprodukte • Gesundheitsfördernde Fette bevorzugen • Zucker und Salz ↓ • Wasser trinken • Lebensmittel schonend zubereiten • Achtsam essen und genießen • Gewichtskontrollen und Bewegung im Alltag

Tab. 1.20 Ernährung in der Lebensspanne *(Forts.)*

Alter	Ernährung
Schwangere Frauen	• Nicht doppelt so viel, sondern doppelt so gut essen • Zusätzliche Aufnahme von Mengen- und Spurenelementen mit Folsäure, Jod und Eisen • Verzicht auf u. a. rohes oder nicht durchgebratenes Fleisch, Rohwurst, unzureichend gekochten Fisch, Rohmilch und Rohmilchprodukte, rohe Eier, Alkohol, wehenfördernde Gewürze wie Nelken oder Zimt • Normale Gewichtszunahme → 10–16 kg
Stillende Frauen	• Durstgefühl berücksichtigen • 2-mal pro Woche Meeresfisch • Kein Alkohol • Jodhaltige Speisen
Alte Menschen	• Umgang mit Mundtrockenheit • Berücksichtigung der Kauleistung, Schluckstörungen, reduzierte Sinneswahrnehmung, mangelnder Appetit und Durstempfinden • Ggf. Ballaststoffzufuhr erhöhen • Ggf. Mangel an Vitaminen, Mineralstoffen und Spurenelementen vorbeugen

Pathologische Abweichungen

- Abweichungen bei Säuglingen und Kindern: Größenentwicklung mit Klein- und Großwuchs, Gewichtsentwicklung mit Gedeihstörung (< 3. Perzentile) und Übergewicht (> 90. Perzentile), verminderter Appetit, Fütter- und Essstörung
- Dehydratation *(= Flüssigkeitsmangel, Verminderung der Körperwassers)* (➤ 2.1.16), angezeigt durch u. a. vermehrten Durst, Blutdruckabfall, Puls- und Temperaturanstieg, eingesunkene Augäpfel und Fontanelle bei Neugeborenen, Schwäche, Schwindel, Lethargie, trockene (Schleim-) Haut, stehende Hautfalte, Obstipation, konzentrierten Urin, Verwirrtheit, Elektrolytentgleisung, Krampfanfälle
- Hyperhydration *(= Überwässerung, Erhöhung des Körperwassers),* angezeigt durch u. a. Gewichtszunahme, Ödeme, Abgeschlagenheit, Schwindel, Atemnot, Tachykardie, Herzrhythmusstörung, Elektrolytverschiebung
- Fehlernährung mit Mangelernährung
- Fehlernährung mit Übergewicht und Adipositas (➤ 2.1.12) u. a. infolge fehlender Bewegung, übermäßigen Essens, Essen als Ersatz emotionaler Zuwendung, ungesunden Ernährungsstils, Esssucht. Folgen von Übergewicht sind u. a. Diabetes mellitus Typ 2, Fettleber, Herz-Kreislauf-Erkrankungen, Atemprobleme, Schlaganfall, chronisch-venöse Insuffizienz, degenerative Gelenkerkrankungen, erhöhtes Krebsrisiko.

Flüssigkeitsbilanzierung

Flüssigkeitsbilanzierung
Vergleich der Ausfuhr im Verhältnis zur Einfuhr.

Bei der Flüssigkeitsbilanzierung wird unterschieden in:
- Registrierbare Flüssigkeitsbilanzierung mit Dokumentation aller messbaren Flüssigkeitsmengen
- Effektive Flüssigkeitsbilanzierung mit Dokumentation der nicht exakt messbaren Flüssigkeitsmengen, z. B. Flüssigkeit in festen Speisen, Schweiß, zusätzlich zur registrierbaren (Schmal 2021a)

Indikationen

- Parenterale Ernährung, gastroenterale oder enterale Sonde
- Herz- und/oder Nierenerkrankungen
- Ödeme
- Postoperativ nach größeren Operationen
- Selbstversorgungsdefizit im Bereich der Nahrungs- und Flüssigkeitsaufnahme

Durchführung

- Unterscheidung beim Erwachsenen und Kind (➤ Tab. 1.21)
- Bewertung der Ergebnisse in:
  - Ausgeglichene Bilanz: Einfuhr = Ausfuhr
  - Positive Bilanz: Einfuhr > Ausfuhr
  - Negative Bilanz: Einfuhr < Ausfuhr

Expertenstandard Sicherung und Förderung der oralen Ernährung

Ernährungsmanagement

Zielsetzung des Expertenstandards Ernährungsmanagement zur Sicherung und Förderung der oralen Ernährung in der Pflege ist u. a., eine bedürfnis- und bedarfsgerechte orale Ernährung kranker und pflegebedürftiger Menschen zu sichern und zu fördern, Mangelernährung zu verhindern und bestehenden Ernährungsdefiziten entgegenzuwirken (Malnutritionsprophylaxe, ➤ Tab. 1.22) (DNQP 2017b: 11).

Mangelernährung
Lang anhaltendes Defizit an Energie und/oder Nährstoffen, d. h. negative Bilanz zwischen Aufnahme und Bedarf. Konsequenz: Einbußen beim Ernährungs- und Gesundheitszustand sowie den physiologischen Funktionen.

Förderung der Flüssigkeitsaufnahme

- Festlegung des Flüssigkeitsbedarfs in Abhängigkeit vom Alter anhand der Referenzwerte der Deutschen Gesellschaft für Ernährung e. V. (DGE), z. B. 7–10 Jahre ca. 1.800 ml, 25–51 Jahre ca. 2.600 ml, > 65 Jahre ca. 2.250 ml
- Getränkeauswahl → Vorlieben berücksichtigen, z. B. durch Ernährungsbiografie (➤ 1.3.1)
- Geeignete Trinkgefäße verwenden, z. B. geringes Gewicht, Lieblingstasse verwenden, Schnabelbecher sind zumeist ungeeignet, Karaffen sind leichter zu handhaben als Flaschen, Sicherheitstrinkbecher geben schluckweise Flüssigkeit ab, Gefäß mit Trinkhalm vermeidet das Ausschütten
- Regelmäßig Trinken anbieten, Trinkplan erstellen

Tab. 1.21 Durchführung der Flüssigkeitsbilanzierung

Kinder und Erwachsene	Gewickelte Kinder
• Vor Beginn des Zeitraums Blase entleeren lassen → wird nicht gezählt • Sorgfältige Dokumentation der Ein- und Ausfuhr in Milliliter im Bilanzierungsbogen • Zum Ende des Zeitraums Blase entleeren lassen → wird gezählt	• Messung der Ausfuhr: Unterschied des Gewichts der Windel in trockenem und im genutzten Zustand • Messung der Einfuhr: Unterschied des Gewichts des Kindes vor und nach der Nahrungs-/Flüssigkeitsaufnahme

Tab. 1.22 Risikofaktoren für eine Mangelernährung

Bereich	Beispiel
Körperlich oder kognitiv bedingte Beeinträchtigung	• Kognitive Überforderung • Funktionseinschränkung der Arme • Beeinträchtige Mundgesundheit • Kaustörungen • Schluckstörungen • Müdigkeit • Seh- und Hörbeeinträchtigung
Fehlende Lust, kein Appetit, Ablehnen von Speisen/Getränken	• Psychische Belastungen, z. B. Einsamkeit • Schmerzen • Bewegungsmangel, Immobilität • Medikamentennebenwirkungen
Umgebungsfaktoren	• Als unangenehm empfundene Ess-/Trinksituation • Inadäquate Essenszeit • Fehlendes Hilfsmittelangebot
Angebot von Speisen und Getränken	• Unzufriedenheit mit dem Angebot • Unangemessene Konsistenz • Fehlende Akzeptanz der Ernährungsvorschriften
Gründe für einen erhöhten Bedarf an Energie, Nährstoffen	• Krankheit, z. B. Infektionskrankheit mit Fieber, offene Wunden, Dekubitus, Blutverlust, Brechdurchfall • Hyperaktivität, z. B. ständiges Umherlaufen, Unruhe
Gründe für einen erhöhten Bedarf an Flüssigkeit	• Krankheit, z. B. Infektionskrankheit mit Fieber, offene Wunden, Dekubitus, Blutverlust, Brechdurchfall • Starkes Schwitzen, z. B. Sommerhitze, unpassende Kleidung

Malnutritionsprophylaxe

Förderung der Nahrungsaufnahme

- Festlegung des Energiebedarfs in Abhängigkeit vom Alter anhand der Berechnung des Grund- und Leistungsumsatzes
- Gewichtssteigerung durch 10–20%ige Erhöhung des berechneten Werts, Gewichtsreduktion durch 10–20%ige Verringerung
- Etablierung eines Verpflegungskonzepts (➤ Tab. 1.23)
- Pflege bei Schluckstörungen (➤ 2.1.9)

Aspirationsprophylaxe

Risikofaktoren

Aspiration
Eindringen von festen oder flüssigen Stoffen in die unteren Atemwege.

- Unzureichende Mundgesundheit, z. B. Mundtrockenheit, fehlende Sensibilität im Mund, reduzierte Zungenbeweglichkeit
- Körperliche und psychische Faktoren, z. B. körperliche Schwäche, Bewusstseinsstörung, Verwirrtheit
- Krankheit, z. B. mit häufigem Erbrechen, Schluckstörung
- Lange Nahrungskarenz
- Umgebungsbedingungen, z. B. hastiges Essen, Störungen beim Essen, Nahrungsaufnahme im Liegen

Tab. 1.23 Verpflegungskonzept zur Förderung der Nahrungsaufnahme

Aspekte	Maßnahmen
Zusammensetzung der Nahrung	• Bevorzugte Speisen anbieten • Anpassung der Kostform
Präsentation der Nahrung	• Berücksichtigung von Aussehen, Geruch, Farbe, Form, Temperatur, Geschmack, Konsistenz, Portionsgröße, Servietten etc. • Spezielle Möglichkeiten, z. B. Fingerfood
Bestellsystem	• Auswahl von verschiedenen Menüs • Einsehbarkeit und Kenntnis zum Menüplan herstellen
Hilfsmittel	• Verwendung von Stoffservietten als Kleidungsschutz • Autonomieförderung, z. B. Besteck mit breiten Griffen, angewinkeltes Besteck, Teller mit erhöhtem Rand
Räumliche Gestaltung	• Ansprechende Atmosphäre gestalten • Geeignete Sitzgelegenheiten • Platz für Gehhilfen
Kulturelle Aspekte, Tischgesellschaft und Tischsitten	• Gemeinsame Speisen regen Appetit an • Begleitung der Speisenaufnahme vermeidet Unruhe • Fester Platz • Rückzugsmöglichkeit geben

Maßnahmen

Aspirationsprophylaxe

- Maßnahmen zur Förderung der oralen Mundgesundheit (➤ 1.1.4), Tragen einer geeigneten Zahnprothese
- Nahrungsaufnahme im Bett → Oberkörper aufrecht positionieren, auch nach dem Essen für mind. 30 Minuten
- Korrekte Kopfposition → Kopf leicht nach vorne gebeugt
- Sorgfältige Mundpflege nach der Nahrungsaufnahme, Speisereste entfernen
- Geeignete Nahrungskonsistenz auswählen, Vorsicht bei Mischkonsistenzen
- Ruhige Umgebung, zum langsamen Essen anleiten
- Vigilanz vor Nahrungsaufnahme überprüfen
- Bei bewusstlosen Pflegeempfängern nichts oral eingeben
- Beim Stillen oder Füttern des Kindes ruhig vorgehen und vor dem Ablegen aufstoßen lassen
- Ursachen für Erbrechen beseitigen
- Ggf. Tabletten auflösen
- Ggf. Materialien zum Absaugen bereitstellen (➤ 1.1.5)
- Ggf. geeignetes Trinkgefäß bereitstellen

Enterale Ernährungstherapie

Vorteile zur parenteralen Ernährung

- Erhaltung der Darmintegrität
- Stimulation der Hormone im Magen-Darm-Trakt
- Erhaltung einer physiologischen Darmflora

Enterale Ernährung
Ernährung über eine Sonde; geht durch den Magen-Darm-Trakt.

- Erhalt des physiologischen Nahrungstransports
- Bessere Magen-Darm-Peristaltik
- Weniger Komplikationen
- Kostengünstiger

Komplikationen der enteralen Ernährung

- Reflux und Erbrechen, z. B. durch zu schnelle Zufuhr, zu große Mengen, flache Rückenlage
- Obstipation, z. B. durch zu wenig Ballaststoffe, geringe Flüssigkeitszufuhr, Bewegungsmangel
- Diarrhö, z. B. durch zu schnelle Zufuhr, Unverträglichkeit
- Refeeding-Syndrom als Elektrolytentgleisung bei hoch dosierter enteraler Ernährung mangelernährter Pflegeempfänger
- Tube-Feeding-Syndrom als starker Einstrom von Wasser in den Dünndarm zur Verdauung bei hoch dosierter enteraler Ernährung bei reduzierter Flüssigkeitsgabe

Nasogastrale und orogastrale Magensonde

Nasogastrale Magensonde
Sonde mit Zugang über das Nasenloch.

Orogastrale Magensonde
Sonde mit Zugang über den Mund.

Legen einer naso- und orogastralen Sonde beim Erwachsenen:
- Im nüchternen Zustand
- Oberkörperhochpositionierung, bei Bewusstseinseinschränkung in Seitenlage
- Ggf. Nasenschleimhaut und Rachenhinterwand anästhesieren
- Sondenlänge abmessen
- Nasogastrale Sonde: waagrecht einführen, kein Stochern, nach ca. 10 cm Kopf nach vorne neigen und schlucken lassen, ggf. Getränk mittrinken lassen
- Orogastrale Sonde: Mund öffnen und Zunge leicht rausstrecken, Sonde auf Zungengrund legen, links oder rechts vom Zäpfchen, nach ca. 10 cm Kopf nach vorne neigen und schlucken lassen, ggf. Getränk mittrinken lassen
- Kontrolle der Sondenlage durch Aspiration von Sekret, Einblasen von Luft oder Röntgenkontrolle
- Fixierung der Sonde an Nase oder Mundwinkel

Pflege bei naso- und orogastraler Sonde:
- Tägliche Nasen-Mund-Pflege mit Soor- und Parotitisprophylaxe (➤ 1.1.4)
- Regelmäßige Kontrolle der Fixierung
- Bei Entlastungssonde Beobachtung des ablaufenden Sekrets
- Bei Ernährungssonde vor jeder Mahlzeitengabe Überprüfung der Sondenlage

Komplikationen bei naso- und orogastraler Sonde:
- Schleimhautverletzungen
- Bradykardie bei Vagusreizung
- Falsche Lage, z. B. in Luft- oder Speiseröhre
- Würgereiz, Erbrechen
- Druckstellen
- Nasennebenhöhlenentzündungen

Perkutane endoskopische Gastrostomie

PEG
Perkutane **e**ndoskopische **G**astrostomie: künstlicher Zugang durch die Bauchdecke in den Magen.

Vorteile:
- Orale Nahrungsaufnahme weiter möglich, auch Schlucktraining
- Diskret und unauffällig
- Einfache Handhabung
- Keine Reizung oder Druckstellen

Verbandwechsel:
- Bei Neuanlage in den ersten zehn Tagen täglich, Reinigung der Sonde, Eintrittsstelle, Umgebung und Unterseite mit NaCl 0,9 %, ggf. desinfizieren, Beobachtung der Eintrittsstelle auf Entzündungszeichen, Sekret, Hypergranulation, Mobilisierung der Sonde, ca. 2–3 cm hin- und herschieben, 180°/360° drehen, Wundabdeckung mit Halteplatte ca. 0,5 cm über Hautniveau, Zug vermeiden
- Nach vollständiger Abheilung und Granulation und unauffälliger Eintrittsstelle kein Verbandwechsel nötig
- Pflege der Haut mit Wasser und milder Seife

Komplikationen:
- Hypergranulation *(= Gewebeneubildung)* → übermäßige Mobilisation und Zug auf die Sonde vermeiden
- Burried-Bumper-Syndrom *(= Einwachsen der Halteplatte in die Magenschleimhaut)* → Mobilisation bei jedem Verbandwechsel

Nahrungsgabe

- Varianten: kontinuierliche Verabreichung, intermittierende Verabreichung, mittels Blasenspritze, mittels Schwerkraft, mittels Ernährungspumpe
- Sonde vor und nach Nahrungsgabe mit 20 ml abgekochtem Wasser spülen
- Zusätzliche Flüssigkeitszufuhr u. a. mit Tee, Kaffee etc. möglich
- Sondennahrung vor Sonne und direkter Wärme schützen
- Händedesinfektion vor Umgang mit Sondennahrung
- Regelmäßige Reinigung des Sondenansatzes mit warmem Wasser und Zahnbürste
- Medikamentengabe durch Sonde: nur geeignete Medikamente verwenden, mörsern und auflösen, einzeln verabreichen, zwischen den Gaben mit 20 ml Wasser spülen

Parenterale Ernährung

Indikationen

Parenterale Ernährung
Ernährung durch Infusion; geht nicht durch den Magen-Darm-Trakt.

- Frühgeburt, schwerwiegende Erkrankung bei Neugeborenen
- Postoperativ nach Magen-Darm-Operationen
- Fehlende Resorptionsfähigkeit des Darms
- Schwere Mangelernährung mit Funktionsstörung des Magen-Darm-Trakts
- Hoch dosierte Chemo- und/oder Strahlentherapie
- Schweres Erbrechen, starke Diarrhö, starke Schübe einer chronisch entzündlichen Darmerkrankung

Pflege bei parenteraler Ernährung

- Frühestmöglich mit enteraler Ernährung beginnen
- Vorbereitung und Überwachung der Infusion
- Flüssigkeitsbilanzierung
- Mundpflege, Soor- und Parotitisprophylaxe
- Ernährungszustand und Gewicht kontrollieren

KERNAUSSAGE

Die Ernährung hat für Pflegeempfänger einen bedeutenden Stellenwert im Tagesablauf. Die Ernährung ist u. a. biografisch und kulturell geprägt. Pflegefachpersonen ergreifen Maßnahmen zur Sicherung und Förderung der Nahrungsaufnahme bei ihren Pflegeempfängern.

1.1.8 Ausscheidung

Urin

Katheterisierung der Harnblase (➤ 3.3.4)
Obstipationsprophylaxe (➤ 2.1.7)

Erhebung der Urinausscheidung

Urin
In den Nieren produziertes Ausscheidungsprodukt; besteht u. a. aus Wasser, Harnstoff, Harnsäure, Kreatinin, Salzen, Säuren, Farbstoffen, Hormonen und wasserlöslichen Vitaminen.

Uringewinnung:
- Spontanurin: vorab Reinigung des Genitals, kann als Mittelstrahlurin oder konzentrierter Morgenurin gewonnen werden, bei Kindern auch als Clean-Catch-Urin
- Urinbeutel: v. a. bei Säuglingen und gewickelten Kleinkindern auf korrekten Sitz achten, Hautirritationen und Verunreinigungen vorbeugen
- Sammelurin zur Sammlung sämtlicher Urinproben innerhalb von zumeist 24 Std. in einem Sammelgefäß, ggf. Zusätze hinzufügen, vor Probeentnahme umrühren
- Katheterurin bei liegendem Dauerkatheter mit einer Kanüle und Spritze über die desinfizierte Silikonmembran
- Blasenpunktion
- Urin aus Steckbecken, Urinflasche

Urinuntersuchung:
- Streifen-Schnelltest zur schnellen Ergebnissicherung
- Urinkultur zum Nachweis von Krankheitserregern
- Flüssigkeitsbilanzierung (➤ 1.1.7)

Physiologische Normwerte

- Miktion → willkürlich, schmerzlos und im Strahl
- Stabile Blasenkontrolle am Tag → zwischen dem 3.–6. Lebensjahr

- Urinmenge pro Entleerung → beim Neugeborenen ca. 5–15 ml, beim Säugling ca. 15–30 ml, beim Kleinkind anhand der Formel: (Alter in Jahren x 30) + 30, beim Schulkind ca. 150 ml, beim Erwachsenen 200–400 ml
- Urinmenge pro Tag → beim Neugeborenen ca. 100–300 ml, beim Säugling bis 500 ml (ca. 4 ml/kg Körpergewicht), beim Kleinkind bis ca. 1.000 ml, beim Schulkind ca. 900–1.200 ml, beim Erwachsenen ca. 1.500–2.000 ml
- Miktionshäufigkeit → beim Neugeborenen ca. 6–8, beim Säugling ca. 12–18, beim Kleinkind unterschiedlich, beim Schulkind ca. 6–8, beim Erwachsenen ca. 4–6
- Urinfarbe → hell- bis dunkelgelb, Urin ist klar und durchsichtig
- Uringeruch → weder streng noch übel
- pH-Wert → schwach sauer zwischen 5–6
- Physiologische Abweichungen: Urinmenge und -transparenz, Miktionshäufigkeit → abhängig von Flüssigkeitszufuhr und -ausfuhr; Urinfarbe → Veränderung durch Lebensmittel oder Medikamente; Uringeruch → schwefelartiger Geruch durch Verzehr von Spargel

Pathologische Abweichungen

- Miktionsstörungen (➤ Tab. 1.24)
- Veränderungen der Farbe und Transparenz, z. B.:
  - Hämaturie bei Entzündungen, Nierensteinen und Tumoren
  - Bilirubinurie bei Hepatitis oder Leberzirrhose
  - Pyurie bei Harnwegsinfektionen oder Pyelonephritis
- Veränderung des Geruchs, z. B. übel riechend bei bakterieller Entzündung, säuerlich bei Stoffwechselentgleisungen, faulig bei Tumoren
- Veränderung des pH-Werts: sauer bei Fieber, Schwitzen und Durchfällen, alkalisch bei Infektionen der Niere oder ableitenden Harnwege

Tab. 1.24 Übersicht über häufige Miktionsstörungen

Störung	Erläuterung
Algurie	Schmerzen beim Wasserlassen, z. B. bei Harnwegsinfektionen, Prostatitis
Dysurie	Erschwertes oder gestörtes Wasserlassen, z. B. bei Blasenentleerungsstörungen
Pollakisurie	Häufiger Harndrang bei kleiner Miktionsmenge, z. B. bei Prostataerkrankungen, Blasenreizung
Nykturie	Vermehrtes nächtliches Wasserlassen, z. B. bei Herzinsuffizienz, Nierenerkrankungen
Polyurie	Erhöhung der täglichen Urinmenge > 1.500 ml/m^2 Körperoberfläche, z. B. bei abnormem Trinkverhalten, Hyperglykämie, Überdosierung von Diuretika
Oligurie	Reduzierung der täglichen Urinmenge < 200 ml/m^2 Körperoberfläche, z. B. bei Dehydratation, akutem Nierenversagen
Anurie	Reduzierung der täglichen Urinmenge < 100 ml/m^2 Körperoberfläche, z. B. bei akutem Nierenversagen, Harnsperre

Stuhl

Erhebung der Stuhlausscheidung

Stuhl
Im Magen-Darm-Trakt produziertes Ausscheidungsprodukt; besteht u. a. aus Wasser, unverdauten Nahrungsbestandteilen, Epithelien, Sekret, Gärungs- und Fäulnisprodukten, Bakterien, Gallenfarbstoffen.

Stuhlgewinnung:
- Sammlung in Auffangbehältnissen wie Steckbecken oder Stuhlprobenfängern
- Probenentnahme mit einem speziellen Löffel oder Spatel

Stuhluntersuchung:
- Stuhlprobe zur Feststellung eines mikrobiologischen Befunds oder zur Funktionsfähigkeit des Verdauungssystems
- Immunologischer Stuhlbluttest zum Nachweis von okkultem Blut im Stuhl

Physiologische Normwerte

- Defäkation → willentlich, schmerzlos und ohne Anstrengung, kann ca. ab dem 2. Lebensjahr kontrolliert werden
- Menge → beim Säugling ≤ 20 g/Tag, Kleinkind 50–100 g/Tag, ältere Kinder 100–300 g/Tag, Jugendliche und Erwachsene je nach Ernährung 100–1.000 g/Tag
- Häufigkeit → beim Säugling 1- bis 5-mal/Tag, später ca. 3- bis 4-mal/Woche bis 2- bis 3-mal/Tag
- Konsistenz → homogen breiig bis fest, keine Beimengungen oder Auflagerungen
- Farbe → hell- bis dunkelbraun
- Geruch → nicht sonderlich unangenehm
- Blähungen → bis zu 30-mal/Tag, Dreimonatskoliken legen sich zumeist bis nach dem 3. Lebensmonat
- Physiologische Abweichungen: Menge, Häufigkeit → steigt bei ballaststoffreicher Ernährung, sinkt beim Fasten; Beimengungen und Auflagerungen → bei hastigem Essen vorhanden; Farbveränderungen → Ernährung des Säuglings mit Kuh- oder Muttermilch, rotbraun bei Roter Bete, braunschwarz bei fleischhaltiger Ernährung

Pathologische Abweichungen

- Störung der Defäkation mit Schmerzen, Anstrengung, fehlender Kontrolle, z. B. bei Obstipation oder Stuhlinkontinenz
- Vergrößerung der Stuhlmenge bei Maldigestion oder Malabsorption
- Verkleinerung der Stuhlmenge bei Hungerzuständen, Darmverschluss
- Veränderung der Häufigkeit mit Verringerung, z. B. bei Obstipation, und Erhöhung, z. B. bei Diarrhö
- Veränderung der Konsistenz, z. B. bei krankhaften Veränderungen wie Infektionskrankheiten, chronisch-entzündlichen Darmerkrankungen, Beimengungen wie Blut, Fett oder Parasiten
- Veränderungen der Farbe, z. B. rötlich bei Blutungen im unteren Verdauungstrakt, schwarz (Teerstuhl) bei Blutungen im oberen Verdauungstrakt

- Veränderungen des Geruchs, z. B. Verdauungsstörungen, Krebserkrankungen
- Vermehrte Blähungen, z. B. Entzündungen, Reizdarm-Syndrom

Wickeln und Gesäßpflege eines Säuglings

Wickeln

- Nutzung von Einweg- oder Stoffwindeln
- Häufigkeit ca. 5- bis 8-mal/Tag vor oder nach der Mahlzeit
- Vorbereitung: u. a. angemessene Raumtemperatur, Schüssel mit klarem Wasser, Windel in passender Größe, Handschuhe
- Kinaesthetics Infant Handling® zur Förderung natürlicher Bewegungsabläufe (➤ 1.1.10)
- Wischrichtung bei Mädchen von Scheide zu Anus
- Frische Windel locker anlegen → keine Bewegungseinschränkung, keine Beeinträchtigung der Bauchatmung, leicht gespreizte Beine
- Sicherheit zur Vermeidung eines Sturzes vom Wickeltisch, eine Hand bleibt am Kind

Gesäßpflege

- Hautbeobachtung auf Rötung, Veränderungen, Windeldermatitis
- Prophylaxe mit häufigerem Wickeln, Nutzung von Stoffwindeln, „offen" wickeln, Verzicht auf Windel
- Therapie der Windeldermatitis mit urin- und stuhlabweisenden Barrierecremes
- Vermeidung von Ölen und Hautschutzpasten bei Windeldermatitis oder Soor
- Antimykotische Cremes nach Arztanordnung verwenden

Unterstützung bei der Ausscheidung

- Unterstützung bei Miktion und Stuhlentleerung (➤ Tab. 1.25)
- Begleitung und Unterstützung bei der Ausscheidung

Tab. 1.25 Unterstützung bei der Ausscheidung

Miktion	Stuhlentleerung
• Anregung der Miktion durch aufrechte Körperhaltung, Mobilisation, Intimsphäre wahren, Wasserhahn laufen lassen, Getränke anbieten, kalte Waschlappen auf den Unterbauch legen • Verwendung von Hilfsmitteln, z. B. Kindertopf, Urinflasche und -schiffchen	• Förderung der selbstständigen Toilettennutzung, Hocksitzhaltung • Verwendung von Hilfsmitteln, z. B. Toilettenstuhl, Steckbecken

1

Förderung Harnkontinenz

Harnkontinenz
Fähigkeit, willkürlich und zu passender Zeit an einem geeigneten Ort die Blase zu entleeren; beinhaltet auch die Fähigkeit, Bedürfnisse zu kommunizieren, um Hilfestellungen zu erhalten.

Expertenstandard Förderung der Harnkontinenz in der Pflege

Ziel des Expertenstandards Förderung der Harnkontinenz in der Pflege ist u. a. die Analyse von Kontinenzproblemen, die Nutzung von Erhebungsmethoden zur Einschätzung von Kontinenzproblemen, die Auswahl geeigneter Interventionen sowie die Professionalisierung des Sprachgebrauchs (DNQP 2014: 10).

Analyse der Harninkontinenz

- Erhebung der Risikofaktoren (➤ Tab. 1.26)
- Instrumente und Methoden: Anamnese, körperliche Untersuchung, medizinisch-diagnostische Maßnahmen, Einschätzung der mentalen und körperlichen Leistungsfähigkeit, Miktionsprotokoll, 24-Stunden-Vorlagengewichtstest, One-Hour-Pad-Test
- Symptome: unfreiwilliger Urinverlust, eingeschränktes Gefühl für die Füllung der Blase, Gefühl der unvollständig geleerten Blase, Pollakisurie, Nykturie, veränderte Miktion
- Verhaltensänderungen: verminderte Flüssigkeitszufuhr, häufige Toilettengänge, prophylaktisches Tragen von Vorlagen, Verstecken verunreinigter Kleidung, Hautveränderungen, auffälliger Geruch
- Inkontinenzformen:
  - Funktionelle Harninkontinenz als Unfähigkeit eines kontinenten Menschen, die Toiletten zu erreichen
  - Speicher- und Entleerungsstörungen mit Stress- und Belastungsinkontinenz *(= Urinabgang in Verbindung mit körperlicher Belastung)*, Dranginkontinenz *(= Urinabgang mit plötzlich auftretendem Harndrang)*, Mischinkontinenz, extraurethrale Inkontinenz *(= Urinverlust über andere Kanäle als die Harnröhre)*, Inkontinenz bei chronischer Harnretention *(= Überlaufen der Blase durch gesteigerte Blasenfüllung)*, unkategorisierbare Harninkontinenz
- Kontinenzprofile (➤ Tab. 1.27)

Tab. 1.26 Risikofaktoren für das Entstehen einer Harninkontinenz

Bereich	Beispiele
Geschlechtsunabhängige Risikofaktoren	• > 50. Lebensjahr • Kognitive und körperliche Einschränkungen • Veränderte Umweltbedingungen • Erkrankungen wie Schlaganfall, Morbus Parkinson, Demenz, Harnwegsinfektionen • Medikamenteneinnahme wie Diuretika, Neuroleptika • Obstipation
Spezielle Risikofaktoren bei Frauen	• Starke Belastung des Beckenbodens • Wechseljahre • Übergewicht • Hysterektomie • Sexuelle Gewalt
Spezielle Risikofaktoren bei Männern	• Veränderungen und Operationen der Prostata

Tab. 1.27 Kontinenzprofile nach dem Expertenstandard Förderung der Harnkontinenz in der Pflege

Kontinenzprofil	Merkmal
Kontinenz	Kein unwillkürlicher Harnverlust, keine personelle Hilfe oder Hilfsmittel
Unabhängig erreichte Kontinenz	Kein unwillkürlicher Harnverlust, keine personelle Hilfe, selbstständige Durchführung von Maßnahmen
Abhängig erreichte Kontinenz	Kein unwillkürlicher Harnverlust, personelle Hilfe nötig
Unabhängig kompensierte Inkontinenz	Unwillkürlicher Harnverlust, keine personelle Hilfe bei Hilfsmittelversorgung
Abhängig kompensierte Inkontinenz	Unwillkürlicher Harnverlust, personelle Hilfe bei Hilfsmittelversorgung nötig
Nicht kompensierte Inkontinenz	Unwillkürlicher Harnverlust, keine Inanspruchnahme von personeller Hilfe, Maßnahmen oder Versorgungsleistungen

Interventionen

- Allgemeine Maßnahmen zur Kontinenzförderung, z. B. Motivation zum Toilettengang, angemessene Flüssigkeitszufuhr, Reduktion von Übergewicht, Behandlung von Obstipation, Autonomieförderung durch kontinenzfördernde Umgebung und Kleidung, Beratung
- Spezielle Maßnahmen zur Kontinenzförderung:
  - Alarmtherapie bei Kindern durch spezielle Feuchtigkeitssensoren
  - Blasentraining bei Frauen mittleren Alters anhand eines Ausscheidungsplans mit sich wöchentlich ausdehnenden Miktionsintervallen
  - Beckenbodentraining bei Männern und Frauen mit oder ohne unterstützende Techniken wie Vaginalkonen oder Elektrostimulation
  - Toilettentraining bei erhöhter Pflegebedürftigkeit als Angebot, zu individuellen oder festgelegten Zeiten
- Einsatz von Hilfsmitteln:
  - Funktionell-anatomische Hilfsmittel, z. B. Pessare, Vaginaltampons, Harnröhrenstöpsel
  - Auffangende Hilfsmittel, z. B. Kindertopf, Urinflasche
  - Ableitende Hilfsmittel, z. B. Kondomurinal, Urinkollektor
  - Aufsaugende Hilfsmittel, z. B. körperferne und -nahe Hilfsmittel
- Hautpflege bei Inkontinenz mit weichen hautschonenden Feucht- und Öltüchern, bei starker Verunreinigung mit schwach sauren Waschsubstanzen, Haut trocken tupfen, Hautschutz mit fettfreien Hautschutzlösungen und -salben

Suppositorium, Klistier, Einlauf und Darmspülung

Einlauf: Einbringen großer Flüssigkeitsmengen (< 2 l) in den Mastdarm, u. a. bei ausgeprägter Obstipation, vor Operationen, vor Endoskopie.

Suppositorium
Darreichungsform von Medikamenten zumeist zur Einführung ins Rektum.

1

Klistier
Einbringen einer kleinen Flüssigkeitsmenge (5–300 ml) ins Rektum, u. a. bei Obstipation, vor kleinen Eingriffen, zum Einbringen von Medikamenten.

Darmspülung: Einbringen sehr großer Flüssigkeitsmengen (< 5 l) in den Mastdarm, u. a. bei großen Darmoperationen, vor diagnostischen Untersuchungen.

- Wirkungsweise durch mechanischen, thermischen und chemisch-osmotischen Reiz
- Kontraindikationen: z. B. unklare Beschwerden im Bauchraum, Blutungen im Magen-Darm-Trakt, Darmverletzungen, akute Peritonitis, Frühschwangerschaft, mechanischer Ileus

Stuhlinkontinenz

Formen und Ursachen

Stuhlinkontinenz
Unfähigkeit, Darmgase und Stuhl willkürlich und zu passender Zeit an einem geeigneten Ort abzusetzen.

- Primäre Stuhlinkontinenz, z. B. bei Spina bifida, demenzieller Erkrankung, Bandscheibenvorfall
- Sensorische Stuhlinkontinenz, z. B. Hämorrhoiden, Diarrhö
- Muskuläre Stuhlinkontinenz, z. B. Geburtstraumen, Tumoren, Pfählungen
- Reservoirbedingte Stuhlinkontinenz, z. B. chronisch-entzündliche Darmerkrankungen, Operationen am Rektum
- Psychisch/psychiatrisch bedingte Stuhlinkontinenz, z. B. demenzielle Erkrankung, PTBS, Psychose

Analyse der Stuhlinkontinenz

- Anzeichen sind z. B. häufige Toilettengänge, perianale Hautsymptome, Wunsch, das Bett selbst zu beziehen, Wegwerfen von Kleidung, soziale Isolation
- Einschätzung durch Anamnese, medizinische Diagnostik, Stuhltagebuch, Erfassung der Symptomschwere mit der Revised Faecal Incontinence Scale
- Gradeinteilung (➢ Tab. 1.28)

Behandlung und Pflege

- Verhaltenstraining, z. B. Training zur geplanten Entleerung, Ernährungsumstellung, Erlernen von Fertigkeiten wie der analen Irrigation
- Sphinkter-Beckenboden-Training zur Kräftigung der Beckenbodenmuskulatur

Tab. 1.28 Gradeinteilung der Stuhlinkontinenz

Grad	Beschreibung
1	Teilinkontinenz mit Stuhlschmieren bei Belastung und Diarrhö, unkontrollierter Abgang von Darmgasen, Unterwäsche gelegentlich gering verschmutzt
2	Teilinkontinenz mit gelegentlichem Abgang von dünnem Stuhl und Darmgasen, Unterwäsche ist häufig verschmutzt
3	Totalinkontinenz mit vollständig unkontrolliertem Abgang von Stuhl und Darmgasen

- Inkontinenzhilfsmittel wie Analtampons, Fäkalkollektoren
- Hautpflege wie bei der Harninkontinenz
- Operativ, z. B. Schließmuskelrekonstruktion

Stomapflege

Beispiele für Stomata (Plural von Stoma) sind Enterostomata mit Ileostoma und Kolostoma sowie Urostoma mit Nephrostomie, Ureterkatheter, Zystostomie (Gruber 2017).

Stoma
Operativ geschaffene Verbindung zwischen einem Hohlorgan und der Hautoberfläche.

Stomaversorgungssysteme

- Einteilige und zweiteilige Systeme
- Geschlossene Beutel, Ausstreifbeutel, Urostomiebeutel mit Auslasshahn
- Plane oder konvexe Basisplatten
- Verschiedene Hilfsmittel, z. B. zum Hautschutz, zur Reinigung und Pflege

Beobachtung

- Physiologisches Stoma → rosarote Farbe, hervorstehend, Umgebung ist trocken, reizlos und intakt
- Ausscheidung bei Ileostoma → flüssig bis dünnbreiig, findet über den ganzen Tag statt, ist aggressiv → Gallensäure und Verdauungsenzyme enthalten
- Ausscheidung bei Kolostoma → dickbreiig bis geformt, Stuhlfrequenz je nach Lage 1- bis 4-mal/Tag
- Ausscheidung bei Urostoma → kontinuierlich gegeben, eine Reduktion deutet auf eine Verstopfung hin
- Komplikationen u. a.:
  - Stoma → Nekrosen, Retraktion, Prolaps, Stenosen, Blutungen
  - Umgebung → Hautirritationen, Infektionen, Hernien, Abszesse
  - Ausscheidung → Blähungen, Obstipation, Blockade, Diarrhö

Aspekte der Stomaversorgung beim Enterostoma

- Reinigung der parastomalen Haut mit weichen, saugfähigen Vlieskompressen und klarem Wasser, bei starker Verschmutzung pH-neutrale, nicht rückfettende Produkte
- Wischrichtung → von außen nach innen
- Anpassung des Stomas mit Schablone
- Möglichkeit der Kolonirrigation mit entleerungsfreien Phasen bis zu 48 Std.

Aspekte der Stomaversorgung beim Urostoma

- Wischrichtung → von innen nach außen
- Bei inkontinenter Ableitung permanent Auffangbeutel tragen

- Vor dem Wechsel des Beutels zum Husten auffordern
- Komplikationen sind Urinverhalt/Harnstau, Harnkristallbildung, Harnwegsinfektion

Spezielle prä- und postoperative Pflege

- Psychische Begleitung und Vermittlung zu einem Stomatherapeuten
- Berücksichtigung der persönlichen Wünsche bei der Stomamarkierung
- Erste postoperative Stomapflege erfolgt behutsam

Beratung

- Ernährung: u. a. keine spezielle Diät notwendig, Empfehlung zur Führung eines Ernährungsprotokolls zur Beobachtung körperlicher Reaktionen, bei Ileostoma Verzicht auf Lebensmittel, die eine Stomablockade auslösen können, z. B. Spargel, Nüsse, Pilze
- Geruchsbildung: u. a. Reduktion durch Kohlefilter, spezielle Deodorants
- Vermeidung von Sport mit hoher Bauchdeckenbelastung, Schutz durch Prolapskappe bei Ballsportarten
- Kein Heben schwerer Lasten
- Möglichkeit zur Beantragung eines Schwerbehindertenausweises, Rehabilitation und Kur
- Sexualität und Partnerschaft: u. a. offener Austausch, Verwendung blickdichter Beutel oder Stomawäsche, Schwangerschaft nach 1–2 Jahren Wartezeit möglich

Erbrechen

- Ursachen: reflektorisch, z. B. gastrointestinal oder psychogen, zerebral, z. B. bei Erkrankungen des Gehirns oder zentral toxisch wirkenden Substanzen
- Symptome: Übelkeit, Blässe, Schweißausbrüche, vermehrter Speichelfluss, Bradykardie
- Folgen lang anhaltenden Erbrechens: Exsikkose, Gewichtsverlust, Störung des Elektrolythaushalts, metabolische Alkalose, Säureschäden des Zahnschmelzes, Tetanie
- Formen: akut, z. B. bei Schädel-Hirn-Trauma; verzögert, z. B. bei Chemotherapie; persistierend, z. B. in der Frühschwangerschaft; antizipatorisch, z. B. psychisch bedingt; habituell, z. B. bei Bulimie
- Beobachtung bei Erbrechen (➤ Tab. 1.29)
- Interventionen beim Erbrechen: Abwägung von Intimsphäre und Begleitung, frische Luft, Einsatz von Aromaölen, enge Kleidung entfernen, Zahnprothesen entfernen, Auffanggefäß reichen
- Interventionen nach dem Erbrechen: Erbrochenes entfernen, Mundpflege anbieten, verschmutzte Kleidung und Wäsche ersetzen

Tab. 1.29 Beobachtungsaspekte beim Erbrechen

Aspekte	Erläuterung
Umstände	• Zeitpunkt, z. B. morgens, nach Sturz, nach Narkose, nach Lagewechsel • Häufigkeit, z. B. einmalig, regelmäßig • Begleitsymptome, z. B. Koliken, Diarrhö, Stress, Migräne
Brechvorgang	• Plötzlich schwallartig, z. B. bei zentralem Erbrechen • Gehäuft schwallartig, z. B. bei Magenpförtnerverengung des Säuglings • Schlaffes Erbrechen, z. B. Kardiainsuffizienz beim Säugling • Würgend mit starken Schmerzen, z. B. bei Infekt
Erbrochenes	• Konsistenz, Beimengungen, Geruch, Farbe, z. B. hell- bis dunkelrot bei Blutung

KERNAUSSAGE

Pflegefachpersonen beobachten das Ausscheidungsverhalten und die Ausscheidung. Dies kann einen Hinweis auf pathologische Veränderungen geben. Der Umgang mit Ausscheidungen ist häufig mit Empfindungen wie Unzulänglichkeit, Scham und Ekel verbunden. Pflegefachpersonen gehen daher behutsam vor.

1.1.9 Körpertemperatur

Erhebung der Körpertemperatur

Temperaturmessung

- Tympanal *(im äußeren Gehörgang)* mit Infrarot-Ohrthermometer → Messung stets im selben Ohr, Hörgeräte o. Ä. 20 Minuten vor der Messung entfernen, Herstellerangaben beachten, Messfehler sind u. a. Entzündungen oder Verstopfungen mit Ohrenschmalz, längeres Liegen auf dem Ohr, sehr hohe oder niedrige Außentemperaturen, verschmutzter Infrarotsensor
- Rektal *(im Mastdarm)* mit Digitalthermometer → Intimsphäre beachten, bei Frühgeborenen keine Plastikschutzhülle verwenden wegen zusätzlicher Läsion der Darmschleimhaut, keine Anwendung bei Neugeborenen mit Analatresie, nach Enddarmoperationen, rektalen Erkrankungen, erhöhter Blutungsneigung
- Oral/sublingual *(im Mund/unter der Zunge)* mit Digitalthermometer → zuvor keine heißen/kalten Getränke, keine Anwendung bei Kindern, verwirrten oder unruhigen Pflegeempfängern, bei Verletzungen, Lähmungen im Mundbereich oder Atemproblemen
- Axillar *(in der Achselhöhle)* oder inguinal *(in der Leistenbeuge)* mit Digitalthermometer → Haut muss trocken sein und Thermometer fest umschließen, nicht bei Zentralisation des Kreislaufs, kachektischen Pflegeempfängern
- Stirn oder Schläfe mit Infrarot-Stirnthermometer → Abstand laut Herstellerangaben einhalten, Messfehler sind u. a. Schweißbildung, verminderte Durchblutung, dickere Haut
- Temperatursonde in der intensivmedizinischen Pflege, z. B. inguinal, über Katheter, rektal

Körpertemperatur
Maß für die Wärme im Körper; wird unterschieden in Körperkerntemperatur *(im Inneren des Rumpfs und Kopfs)* und Körperschalentemperatur *(an Haut und Gliedmaßen)*.

Erhebung weiterer Beobachtungsmerkmale

- Hautfarbe, z. B. blass oder gerötet
- Hautkonsistenz, z. B. trocken oder feucht
- Muskeltonus, z. B. Muskelzittern oder schlaff
- Verhalten, z. B. angespannt oder antriebsarm
- Hauttemperatur, z. B. kühl oder heiß

Erhebung der Schweißsekretion

- Aussehen, z. B. groß- oder kleinperlig
- Menge
- Geruch, z. B. unangenehm oder azetonhaltig
- Konsistenz, z. B. klebrig-kalt bei hoher Kreislaufbelastung oder fettig-ölig
- Zeitliches Auftreten, z. B. nachts oder in den Wechseljahren
- Lokalisation, z. B. Stirn, Handflächen
- Begleitsymptome, z. B. Blässe, Atemnot

Physiologische Normwerte

- Körperkerntemperatur → 36,5 °C–37,4 °C
- Körperschalentemperatur → 28,0 °C–37,0 °C
- Schweißsekretion → geruchlos, dünnflüssig, warm, großperlig, salziger Geschmack, Menge ca. 400–1.000 ml/Tag
- Physiologische Abweichungen der Körpertemperatur: Tagesrhythmus → niedrigster Temperaturwert morgens, höchster abends; Menstruationszyklus → niedrigere Temperaturen in der ersten Zyklushälften, höhere in der zweiten Zyklushälfte; Belastungen → Anstieg der Temperatur bei Belastung
- Physiologische Abweichungen der Schweißsekretion, u. a. Belastung, psychische Verfassung, Nahrungsaufnahme, Außentemperatur

Pathologische Abweichungen

- Pathologische Abweichungen der Körpertemperatur, z. B. Fieber, Hyperthermie, Hypothermie
- Pathologische Abweichungen der Schweißsekretion: erhöhte Schweißsekretion, z. B. bei Fieber, fehlende Schweißbildung bei Verbrennung, Kaltschweißigkeit bei Hypoglykämie, Kreislaufkollaps/Schock, verminderte Schweißbildung bei Exsikkose

Fieber

Ursachen

Fieber
Überschreitung der Körperkerntemperatur von 38 °C (➢ Tab. 1.30).

- Infektiöses Fieber durch Infektionskrankheit
- Resorptionsfieber durch Aufnahme des Körpers von Gewebetrümmern, Wundsekret und Blutergüssen, z. B. infolge einer Verletzung oder Operation
- Zentrales Fieber durch Schädigung des Wärmeregulationszentrums, z. B. Schädel-Hirn-Trauma, Gehirnentzündungen
- Toxisches Fieber durch körpereigene Reaktion auf fremdes Eiweiß, z. B. Bluttransfusionen, Impfungen

Fieberverlaufsformen

- Kontinuierliches Fieber mit gleichbleibend hoher Temperatur, z. B. Pneumonie, Erysipel
- Remittierendes Fieber mit Schwankungen im Tagesverlauf, z. B. Pyelonephritis, Sepsis
- Intermittierendes Fieber mit Schwankungen im Tagesverlauf und fieberfreien Phasen, z. B. Sepsis
- Rekurrierendes Fieber mit Fieberschüben nach 2- bis 15-tägigen fieberfreien Intervallen, z. B. Malaria, Cholezystitis
- Undulierendes Fieber mit wellenförmigem Verlauf und fieberfreien Intervallen über mehrere Tage, z. B. Morbus Hodgkin, Tumoren
- Biphasisches Fieber mit zweigipfliger Fieberkurve (zweihöckriges Kamel), z. B. Masern, Hepatitis

Pflege bei Fieber

- Abhängig von den Fieberphasen (➢ Tab. 1.31)
- Schüttelfrost → Pflege im Fieberanstieg
- Fieberdelir durch hochfieberhaften Zustand mit Bewusstseinseintrübung → Fiebersenkung
- Fieberkrampf *(= zerebraler, tonisch-klonischer Krampfanfall im Säuglings- und Kleinkindalter)* → Schutz vor Verletzungen, Gabe krampflösender und fiebersenkender Medikamente, Beruhigung

Tab. 1.30 Schweregrade bei Fieber

Körpertemperatur	Schweregrad
37,5 °C–38,0 °C	Subfebrile Temperatur
38,1 °C–38,5 °C	Leichtes Fieber
38,6 °C–39,0 °C	Mäßiges Fieber
39,1 °C–39,9 °C	Hohes Fieber
40,0 °C–42,0 °C	Sehr hohes Fieber

Tab. 1.31 Fieberphasen mit Symptomen und pflegerischen Maßnahmen

Phase	Symptome	Pflege
Fieberanstieg *(niedriger Ist- und hoher Soll-Wert)*	Frösteln, Muskelzittern, Schüttelfrost, kalte und blasse Haut, beschleunigter Kreislauf und Atmung	• Wärme von außen zuführen, Wärmeverlust gering halten, z. B. zudecken, heiße Getränke, Wärmflasche, Vitalzeichenkontrolle
Fieberhöhe *(Ist-Wert hat Soll-Wert erreicht)*	Heiße, stark gerötete und trockene Haut, glasige Augen, beschleunigter Kreislauf und Atmung → Flüssigkeitsverlust über Haut und Atmung, Schwäche, Abgeschlagenheit	• Wärme reduzieren, z. B. Decken entfernen, kühle Getränke, kühle Waschungen, fiebersenkende Wadenwickel, Gabe fiebersenkender Arzneimittel nach Arztanordnung • Komplikationen vorbeugen: Dehydratations-, Thrombose-, Obstipations-, Pneumonie- und Dekubitusprophylaxe, Vermeidung einer Hypo-/Hyperglykämie, z. B. Flüssigkeitsbilanzierung, Energiezufuhr erhöhen, regelmäßige Blutzuckerkontrollen
Fieberabfall *(Soll-Wert sinkt auf physiologisches Niveau)*	Heiße und schweißige Haut, Schwitzen, Erschöpfung	• Beobachtung des Fieberabfalls durch engmaschige Vitalzeichenkontrolle: (1) Lysis als gut verträglicher Fieberabfall über mehrere Tage, (2) Krisis als kreislaufbelastender Fieberabfall innerhalb weniger Stunden, geht mit Kollapsneigung einher • Pflege bei starkem Schwitzen

Hyperthermie

Ursachen

Hyperthermie
Überwärmung des Körpers, nicht durch Pyrogene ausgelöst.

- Flüssigkeitsmangel
- Hohe Umgebungstemperaturen
- Unfähigkeit zu schwitzen
- Starke körperliche Aktivität
- Erhöhter Stoffwechsel
- Narkosenebenwirkungen

Formen

- Hitzekollaps durch Flüssigkeits- und Elektrolytverlust, z. B. durch starkes Schwitzen
- Hitzschlag durch Wärmestau im Körper (erhöhte Wärmezufuhr bei fehlender Wärmeabgabe), z. B. körperliche Anstrengung bei hohen Außentemperaturen
- Sonnenstich durch Schwellung der Hirnhäute nach intensiver Sonnenbestrahlung des Kopfs oder Nackens
- Durstfieber durch fehlende Wärmeabgabe bei Flüssigkeitsmangel
- Maligne Hyperthermie durch Narkosekomplikation

Pflege bei Hyperthermie

- Kühle Umgebung schaffen und Kleidung entfernen
- Vitalzeichen- und Vigilanzkontrolle
- Positionierung, z. B. 30° Oberkörperhochlagerung oder Schocklagerung

- Kühlung, z. B. kühle Getränke anbieten oder feuchtkalte Umschläge
- Flüssigkeitsbilanzierung und Flüssigkeitsgabe

Hypothermie

Ursachen

Hypothermie
Abfall der mittleren Körperkerntemperatur unter 36 °C.

- Lange Aufenthalte in nasser oder kalter Umgebung
- Unreife des Wärmeregulationszentrums
- Zentrale Störung des Temperaturregulation
- Schock
- Verbrennung
- Große Flüssigkeits- oder Blutverluste

Pflege bei Hypothermie

- Von der Hypothermiephase abhängig (➢ Tab. 1.32)
- Schweregrade einer Erfrierung: 1. Grad mit starker Rötung, 2. Grad mit Ödem und Blasenbildung, 3. Grad mit Nekrosen, 4. Grad mit Vereisung (➢ 3.2.4)

Pflege bei starkem Schwitzen

- Kühle Teilwaschungen
- Schweißreduzierende Ganzkörperwaschungen
- Schweißdurchlässige Kleidung
- Hautbeobachtung und Hautpflege
- Ausgleichen des Flüssigkeitshaushalts
- Intertrigo-, Dekubitusprophylaxe
- Reduktion des Körpergeruchs, z. B. Deodorants verwenden

KERNAUSSAGE
Pflegefachpersonen leisten eine fieberphasengerechte Pflege. Sie beobachten die Pflegeempfänger engmaschig und beugen etwaigen Komplikationen vor.

Tab. 1.32 Hypothermiephasen mit Symptomen und pflegerischen Maßnahmen

Phase	Symptome	Pflege
Erregung/Abwehr *(leichte Hypothermie)*	Körpertemperatur 37–34 °C, Kältezittern, gesteigerter Sauerstoffverbrauch, erhöhter Puls und Blutdruck	Passives externes Erwärmen, z. B. Erhöhung der Raumtemperatur, warme Decken und Getränke
Erschöpfung *(mäßige Hypothermie)*	Körpertemperatur 34–27 °C, Puls- und Atemwegsverlangsamung, Muskelstarre, ab 32 °C Bewusstlosigkeit	Aktive externe Erwärmung, z. B. warme Infusionslösungen, Wärmematten, Inkubator, Wärmebett, zentrale Wiedererwärmung mit Hämodialyse, keine aktive Erwärmung mit heißen Wärmequellen → Gefahr des Blutdruckabfalls und Schocks
Lähmung *(schwere Hypothermie)*	Körpertemperatur 27–22 °C, fortschreitendes Erlöschen körperlicher Funktionen, Kältetod	

1.1.10 Bewegung und Mobilität

Mobilität
Beweglichkeit des Menschen, um sich fortzubewegen und die Lage des Körpers zu verändern.

Unter Bewegung versteht man die von der Skelettmuskulatur ausgeübte Kraft, die zu einem Energieverbrauch oberhalb des Grundumsatzes führt (Caspersen et al. 1985, WHO 2010: 15).

Erhebung der Bewegungsfähigkeit

- Beobachtung der Bewegung und Mobilität anhand diverser Kriterien (➤ Tab. 1.33)
- Beobachtung des Gangs auf Sicherheit und Gangbild

Physiologische Normwerte

- Bewegung ist von der motorischen Entwicklung in der Lebensspanne abhängig (➤ Tab. 1.34)
- Physiologische Bewegung → aufrecht, sicher, normaler Muskeltonus, volle Beweglichkeit der Gelenke, koordiniert und flüssig, kontrolliert zur Körperstellung im Raum, im Gleichgewicht

Pathologische Abweichungen

- Eingeschränkte Beweglichkeit der Gelenke bei Kontrakturen
- Veränderte Muskelkraft, u. a. bei Parese *(unvollständige Lähmung)* oder Plegie
- Veränderung der Koordination und Zielgerichtetheit, u. a. mit Bradykinese *(verlangsamte Bewegung),* Hypokinese *(Bewegungsarmut),* Akinese *(Bewegungsstarre),* Ataxie *(unkoordinierte Bewegung),* Tremor *(unwillkürliche rhythmische Muskelbewegungen)*

Tab. 1.33 Kriterien der Bewegung und Mobilität (Emmersberger 2021)

Kriterium	Beobachtung
Beweglichkeit der Gelenke	Beobachtung des Bewegungsumfangs eines Gelenks, z. B. anhand der Neutral-Null-Methode mit Angaben in Winkelgraden
Muskelkraft	Beobachtung der Kraft der Muskeln, z. B. anhand Armhalteversuch
Koordination und Zielgerichtetheit	Beobachtung auf Flüssigkeit und Harmonie der Bewegung, z. B. anhand Finger-Nasen-Versuch
Gleichgewicht	Beobachtung verschiedener Grundpositionen, z. B. anhand Rombergversuch
Muskeltonus	Beobachtung der Grundspannung des Körpers, z. B. durch passive Bewegung einer Extremität
Körperschema	Beobachtung der Vorstellung des eigenen Körpers, z. B. Vernachlässigung einer Körperhälfte (Neglect)

Tab. 1.34 Bewegung in der Lebensspanne

Altersgruppe		Erläuterung
Kind	18 Lebensmonate	• Freies Gehen mit Gleichgewicht • Gezieltes Greifen und Geben von Objekten
	3. Lebensjahr	• Stabiles Gehen mit Ausweichen von Hindernissen • Umblättern von Seiten in Buch und 3-Finger-Griff bei kleinen Gegenständen möglich
	Ende 5. Lebensjahr	• Treppensteigen im Wechselschritt • Basteln, Malen und erste Schreibfertigkeiten
Erwachsener		• Ausprägung eines individuellen Gangbilds • Vorhandensein motorischer Lernfähigkeit • Fähigkeiten wie Stehen, Gehen, Laufen, Schwimmen, Fahrradfahren werden beherrscht
Alter Mensch		• Abnahme des Bewegungsumfangs der Gelenke, der Dehnfähigkeit und Elastizität der Faszien, der Muskelkraft und -ausdauer sowie der Belastbarkeit • z.T. krankhafte Veränderungen der Wirbelsäule und Arthrose

- Veränderung des Gleichgewichts mit Gangunsicherheit und Gangstörungen
- Veränderung des Muskeltonus, u. a. Muskelhypotonie *(Muskelschwäche),* Muskelhypertonie *(Muskelstarre),* Spastik *(geschwindigkeitsabhängige Tonuserhöhung),* Rigor *(geschwindigkeitsunabhängige Tonuserhöhung)*
- Veränderung des Körperschemas, u. a. Pusher-Syndrom mit veränderter vertikaler Ausrichtung, Neglect *(Vernachlässigung einer Körperhälfte und Umgebung)*
- Immobilität → Dekubitusrisiko ↑, Thromboseneigung ↑, Durchblutungsstörungen, Belüftung der Lunge ↓, Obstipation, Muskelkraft ↓, Kontrakturen, Desorientierung, Konzentrationsfähigkeit ↓, Schlafstörungen

Expertenstandard Erhaltung und Förderung der Mobilität in der Pflege

Erhaltung/Förderung der Mobilität

Zielsetzungen des Expertenstandards Erhaltung und Förderung der Mobilität in der Pflege sind u. a. die pflegerische Unterstützung zum Erhalt und zur Förderung der Mobilität als Beitrag zur Selbstbestimmung jedes pflegebedürftigen Menschen sowie die Gesundheitsförderung und Prävention von immobilitätsbedingten Begleiterscheinungen (DNQP 2020).

Die Mobilität dient der Eigenbewegung des Menschen mit dem Ziel, sich fortzubewegen oder eine Lageveränderung des Körpers vorzunehmen (DNQP 2020b: 14).

- Systematische Einschätzung der Mobilität mit Instrumenten wie z. B. Barthel-Index, FIM, Neues Begutachtungsassessment (NBA), Timed-Up-and-Go-Test, Esslinger Transferskala
- Systematische Einschätzung mobilitätsbeeinträchtigender Faktoren, z. B. körperliche Inaktivität, gestörte Sinneswahrnehmung, Übergewicht, kognitive Beeinträchtigungen, Müdigkeit, Medikamente wie Benzodiazepine

oder Antidepressiva, Schmerzen, niedriger sozioökonomischer Status, Angst vor Stürzen
- Durchführung mobilitätsfördernder Maßnahmen mit Einzel- oder Gruppeninterventionen sowie Integration von Aktivität in den Alltag
- Maßnahmen zur Mobilitätsförderung sind u. a. Information und Beratung, Fitness- und Bewegungsübungen, Transfer- und Mobilitätsförderung, Kinästhetik, Mobilitäts- und Orientierungstraining bei gestörter Sinneswahrnehmung, Integration von Spielkonsolen

Kinaesthetics und Kinaesthetic Infant Handling

Kinaesthetics
Bewegungs- und Handlungskonzept zur Förderung der eigenen Bewegungswahrnehmung.

Die inhaltlichen Schwerpunkte von Kinaesthetics orientieren sich am physiologischen Ablauf von Bewegungen, an der Wahrnehmung von Bewegung sowie den damit verbundenen Lern- und Fördermöglichkeiten (➤ Tab. 1.35). **Kinaesthetic Infant Handling** ist ein spezielles Konzept für Säuglinge u. a. mit Berücksichtigung der körperlichen Unterschiede mit Gewicht, Proportionen, Bewegungskontrolle. Findet z. B. beim Aufnehmen und Ablegen des Säuglings sowie beim Wickeln Anwendung.

Mobilitätsförderung

- Einsatz von Hilfsmitteln zur Entlastung, z. B. Unterarmgehstützen (➤ 2.1.8), Rollator, Rollstuhl, Rehabuggy
- Einsatz von Hilfsmitteln zum Transfer, z. B. Positionswechsel im Bett durch Patientenaufrichter oder Strickleiter, Transfer vom Bett in den Stuhl, z. B. durch Rutschbrett, Drehteller, Aufstehhilfen oder Patientenlifter

Tab. 1.35 Konzepte der Kinaesthetics

Konzept	Erläuterung
Interaktion	• Wechselbeziehung und -wirkung zwischen mehreren Personen, z. B. einseitig, kleinschrittig oder wechselseitig-gemeinsam • Eine fördernde Interaktionsform geht mit verbaler/taktiler Kontaktaufnahme einher, passt sich an die Grundgeschwindigkeit des Pflegeempfängers an und arbeitet mit taktilen Reizen zur Signalisierung und Orientierung
Funktionale Anatomie	• Sinnlich erfahrbarerer Anteil des Bewegungsapparates mit stark stabilisierenden Massen und stark beweglichen Bereichen • Eine fördernde Funktionalität geht mit der Berücksichtigung der unterschiedlichen Strukturen einher, z. B. knöcherne Strukturen als passive Träger nutzen
Menschliche Bewegung	• Beinhaltet Haltungs- und Transportbewegungen • Förderung der menschlichen Bewegung, u. a. mit Spiral- oder Drehbewegungen
Anstrengung	• Aufbau von Muskelspannung zur Bewegung • Förderung durch Unterstützung zum Aufbau von Spannung
Menschliche Funktion	• Beinhaltet einfache Funktionen, z. B. Rückenlage, Einbeinstand, und komplexe Funktionen wie Gehen • Förderung durch Unterstützung der natürlichen Bewegungsabläufe
Umgebung	• Beinhaltet Umfeld und Hilfsmittel • Förderung durch sichere und einfach zu handhabende Umgebungsgestaltung

- Aktive Bewegungsübungen zur selbstständigen Durchführung oder nach Anleitung als isotone Übungen mit Gelenkbewegung oder isometrische Übungen ohne Gelenkbewegung
- Assistive Bewegungsübungen mittels Unterstützung, z. B. Reduktion des Gewichts einer Extremität
- Resistive Bewegungsübungen mit Widerstand
- Passive Bewegungsübungen als Durchbewegung der Gelenke
- Frühmobilisation, u. a. zur Thromboembolie-, Pneumonie-, Kontrakturen-, Dekubitus- und Obstipationsprophylaxe, durch Bewegungsübungen im Bett, Sitzen an der Bettkante, Stand vor dem Bett, Sitzen in einem Stuhl, schrittweises Gehen, Berücksichtigung der Gefahr einer Synkope als plötzlich einsetzende Bewusstlosigkeit

Positionierungen

- Kriterien einer entspannten Positionierung sind Abgabe des Körpergewichts über Kontaktzonen, d. h., Muskulatur muss Gewicht nicht halten, Impulse zur Körperwahrnehmung sind z. B. durch Kissen o. Ä. gegeben, keine Hemmung der selbstständigen Bewegungsfunktion, keine Beeinträchtigung von Organfunktionen
- Nutzung von Positionierungshilfsmitteln, z. B. Kissen, Rollen, Decken, Handtücher
- Unterschiedliche Positionierungen, z. B. Rückenlage, Oberkörperhochlage, 30°-Seitenlage, 90°-Seitenlage, 135°-Seitenlage LiN®-Lagerung (➤ 2.1.9)

Kontrakturenprophylaxe

Kontrakturenprophylaxe

Entstehung einer Kontraktur

- Immobilisierung → Schrumpfung der Gelenkkapsel und verringerte Produktion von Gelenkflüssigkeit
- Fehlende Dehnung von Muskeln, Sehnen und Bändern → reduzierte Elastizität und Verkürzungen
- Später „Verbacken" von Muskelfaszien und Gelenkflächen bis zur knöchernen Überbrückung

Kontraktur
Bewegungseinschränkung durch Reduktion des Bewegungsumfangs eines Gelenks.

Formen von Kontrakturen

- Beugekontraktur mit Verringerung der Fähigkeit zur Streckung
- Streckkontraktur mit Verringerung der Fähigkeit zur Beugung
- Abduktionskontraktur mit Verringerung der Fähigkeit, die Extremität zum Körper zu führen
- Adduktionskontraktur mit Verringerung der Fähigkeit, die Extremität vom Körper weg zu führen

Tab. 1.36 Maßnahmen zur Kontrakturenprophylaxe

Aktivierende Maßnahmen	Passive Maßnahmen
• Förderung der Eigenaktivität • Bewegungsfreundliche Hilfsmittel zur Verfügung stellen • Förderung der Selbstständigkeit (Ressourcenorientierung) • Durchführung von Bewegungsübungen	• Positionierungsmaßnahmen mit regelmäßigen Positionswechseln zwischen Beugung, physiologischer Mittelstellung und Streckung • Durchbewegung von Gelenken mit individuellen Bewegungs- und Dehnübungen • Maßnahmen zur Wahrnehmungsförderung

Erfassung des Risikos einer Kontraktur

- Erhebung der Bewegungsfähigkeit
- Erhebung der Beweglichkeit der Gelenke mit den Bewegungsgraden und dem Bewegungsmaß nach der Neutral-Null-Stellung

Maßnahmen zur Kontrakturenprophylaxe

- Mobilitätsförderung
- Aktivierende und passive Maßnahmen (➤ Tab. 1.36)

Sturzprophylaxe

Sturz
Ereignis, bei dem der Betroffene unbeabsichtigt auf dem Boden oder einer anderen tieferen Ebene aufkommt, dabei muss nicht der gesamte Körper aufkommen, auch Sitzen und Hocken sind als Endposition möglich.

Expertenstandard Sturzprophylaxe in der Pflege

Zielsetzungen des Expertenstandards Sturzprophylaxe in der Pflege sind die Vorbeugung von Stürzen und die Minimierung von Sturzfolgen bei Vermeidung einer Einschränkung der Bewegungsfreiheit sowie Erhaltung und Förderung der Mobilität (DNQP 2013: 20).

Erfassung des Sturzrisikos

- Personenbezogene Risikofaktoren, z. B. beeinträchtigte funktionelle Fähigkeiten, Sensibilität, Kognition, Sehfähigkeit sowie Krankheitsbilder wie Depression, Epilepsie, Inkontinenz, Schwindel wie auch Stürze in der Vorgeschichte
- Umgebungsbezogene Risikofaktoren, z. B. Hindernisse, Stolperfallen, geringe Beleuchtung, ungeeignete Schuhe und Mobilisationshilfe, neue Umgebung, freiheitsentziehende Maßnahmen
- Medikamentenbezogene Risikofaktoren, z. B. Polypharmazie (mehrere Medikamente), Gabe von Psychopharmaka oder Antihypertensiva

Sturzprophylaxe

Maßnahmen zur Sturzprophylaxe

- Förderung der Sehfähigkeit durch geeignete Brille und gute Beleuchtung
- Erläuterung von Wegen und Vermeidung von Stolperfallen, z. B. auf dem Weg zur Toilette keine Türschwellen

- Passendes Schuhwerk
- Förderung von Kraft, Balance und Ausdauer
- Passende Mobilitätshilfen
- Sicherheit bei Transfers und Gehübungen vermitteln
- Prüfung des Medikamentenplans
- Information, Beratung und Schulung von Pflegeempfängern und Angehörigen
- Protektive Maßnahmen, z. B. Hüftprotektoren oder Sturzhelm tragen, Möglichkeit der Bodenpflege in Betracht ziehen, Hilfsmittel wie Sensoren oder Notrufklingel zur Reduktion der Sturzfolgen durch lange Liegezeiten

Maßnahmen nach einem Sturz

- Maßnahmen der Notfall- und Behandlungspflege
- Dokumentation sämtlicher Sturzereignisse in einem Sturzprotokoll, z. B. Beschreibung des Sturzgeschehens anhand Sturzumstand *(Warum?)*, Sturzverlauf *(Wie?)* und Sturzfolgen *(Was?)*
- Aufarbeitung von Sturzereignissen zur Vermeidung eines Post-Fall-Syndroms: Verletzung → Angst → Muskelabbau durch reduzierte Bewegung → höhere Sturzgefahr → Unsicherheit → Sturz
- Planung von Maßnahmen zur Sturzprophylaxe

Phasenmodell der Entstehung von Bettlägerigkeit

Das Phasenmodell der Entstehung von Bettlägerigkeit wurde von Angelika Zegelin 2004 vorgestellt. Kernaussage: Die Entstehung von Bettlägerigkeit verläuft in fünf Phasen. Diese gehen schleichend voran und fließend ineinander über. Die Phasen liefern Anhaltspunkte, welche pflegerischen Maßnahmen erfolgten sollten.

Bettlägerigkeit
Zustand der Immobilität, bei dem ein Mensch die überwiegende Zeit liegend oder in einem dem Liegen ähnlichen Zustand verbringt.

Phasen der Entstehung von Bettlägerigkeit:

1. Instabilität als Veränderung der Beweglichkeit bei selbstständiger Lebensführung. Maßnahmen sind u. a. Förderung der Mobilität, Sturzprophylaxe, Bewegungs- und Gleichgewichtsübungen, körperliche Betätigung, Umgebungsanpassung wie passendes Schuhwerk.
2. Ereignis als eine die Mobilität verändernde Situation, z. B. Krankheit, Sturz oder Einzug in ein Pflegeheim. Maßnahmen sind u. a. Integration von Bewegung in den Tagesablauf, gemeinsame Durchführung von Transfers, Sicherheit und Ruhe vermitteln.
3. Immobilität im Raum als zunehmende Bewegungseinschränkung mit geringen Ortswechseln, u. a. durch Passivierung und hektische Organisationsbedingungen. Maßnahmen sind u. a. regelmäßige Orts- und Lagewechsel, Hilfsangebote, Ängste thematisieren, Positionsveränderungen mit Tätigkeiten verknüpfen, Schaffung einer angenehmen Atmosphäre.
4. Ortsfixierung als zunehmende Beschränkung des Daseins auf einen Ort. Geht mit Empfindungen wie Einsamkeit und Verzweiflung einher. Maßnahmen sind u. a. kognitive Aktivierung, Tageskleidung am Tag tragen, regelmäßige Transfers und Ortswechsel.

5. Bettlägerigkeit als Daseinszustand im Bett. Geht mit Machtverlust und Verlust der Privatsphäre einher. Maßnahmen sind u. a. Motivation zu Bewegung im Bett, aktive und passive Bewegungsübungen, Ressourcen nutzen, Respekt vor dem „Wohnort" Bett.

KERNAUSSAGE

Einschränkungen der Mobilität wirken sich auf sämtliche Lebensaktivitäten aus. Daher gilt es, die Mobilität und die natürliche Bewegung zu erhalten. Bei einem Verlust der Mobilität ergreifen Pflegefachpersonen die notwendigen Prophylaxen, um weitere Belastungen zu reduzieren.

1.1.11 Bewusstsein, Verhalten, Affektivität und Schlaf

Bewusstsein

Erhebung des Bewusstseins

Bewusstsein
Gesamtheit menschlicher Bewusstseinsinhalte, die erfahrbare Existenz geistiger Zustände und Prozesse.

- Beobachtung der Wachheit mit der Glasgow Coma Scale mit den Kriterien Öffnen der Augen, beste verbale und motorische Reaktion
- Beobachtung der Sensibilität und Wahrnehmung durch Einschätzung der Empfindungsqualität an mehreren Körperstellen
- Beobachtung der Aufmerksamkeit und Konzentration, z. B. durch Rückwärtsaufsagen von Wochentagen
- Erhebung der Gedächtnis- und Merkfähigkeit durch Nennung von Begriffen und Aufforderung zur Wiederholung
- Erhebung des Orientierungsvermögens durch Befragung

Physiologische Normwerte

- Wachheit beim Erwachsenen → spontane Augenöffnung, Äußerung verbal verständlicher Wörter, korrekte Ausführung von Anweisungen
- Sensibilität → Oberflächensensibilität mit Berührungs-, Schmerz- und Temperaturempfinden sowie Tiefensensibilität mit Bewegungs-, Lagerungs- und Kraftempfinden
- Außen- und Eigenwahrnehmung → folgt nachvollziehbarem und/oder logischem Prinzip
- Gedächtnisfunktion → Unterscheidung irrelevanter und relevanter Sinneseindrücke, mind. 5–7 Elemente merken und durch Wiederholung längerfristig speichern, lang- und kurzfristig zurückliegende Ereignisse werden erinnert
- Orientierungsvermögen → korrekte Angaben zu Zeit, Ort, Person und situativem Kontext
- Vorhandenes Denkvermögen und Vorstellungskraft, gewisser Grad an Intelligenz
- Aufmerksamkeit und Konzentration können initiiert und aufrechterhalten werden

Pathologische Abweichungen

- Veränderungen der Wachheit (quantitative Bewusstseinsstörungen) (➤ Tab. 1.37)
- Veränderung des Bewusstseins (qualitative Bewusstseinsstörungen) mit Bewusstseinstrübung, -einengung- oder -verschiebung
- Veränderungen der Sensibilität, z. B. Parästhesien, Anästhesie, Überempfindlichkeit bei Wärme oder Kälte, Neuralgien als wiederkehrende heftige Schmerzattacken
- Veränderung der Wahrnehmung als Störung der Verarbeitung von Sinneseindrücken, z. B. Reizüber- oder -unterempfindlichkeit, Halluzinationen
- Neurophysiologische Störungen, z. B. nach einem Schlaganfall
- Aufmerksamkeitsstörungen, z. B. ADHS
- Eingeschränkte Gedächtnisfunktionen sind Amnesien, d. h. zeitlicher oder inhaltlicher Erinnerungs- oder Gedächtnisverlust
- Orientierungsstörungen als Beeinträchtigung von einer oder mehreren Orientierungsqualitäten, Desorientierung als schwerste Form

Verhalten

Beurteilung des Verhaltens

- Gezielte Beobachtung
- Beobachtung „nebenbei“

Verhalten
Von außen beobachtbare Handlungen, Äußerungen oder Reaktionen (Radatz 2021).

Physiologische Normwerte

„Normales“ Verhalten ist u. a. abhängig von:
- vorherrschenden gesellschaftlichen Normen
- bestehenden sozialen Rollenerwartungen
- der individuellen Biografie
- unterbewussten Prozessen

Tab. 1.37 Veränderungen der Wachheit

Veränderung	Beschreibung
Hypervigilität	Intensitätssteigerung der Aufmerksamkeit, z. B. durch Konsum von Amphetaminen, Manie
Benommenheit	Leichte Schläfrigkeit, verlangsamte Informationsaufnahme und -verarbeitung
Somnolenz	Anormale Schläfrigkeit bei leichter Erweckbarkeit, eingeschränkte Auffassungsgabe
Sopor	Tiefe Schläfrigkeit mit Erweckbarkeit durch starke Schmerzreize, keine spontane und adäquate sprachliche Äußerung, Reflexe vorhanden
Koma	Bewusstlosigkeit, keine Erweckbarkeit, fehlende Reflexe

Pathologische Abweichungen

- Verhaltensstörungen, z. B. Unruhe, Überkorrektheit, Ess- und Schlafstörungen, übermäßiges Einfordern von Aufmerksamkeit
- Störungen im Sozialverhalten, z. B. aggressives Verhalten, Sachbeschädigungen, Regelverstöße

Affektivität

Beobachtung der Affektivität

Affektivität
Gefühlslage und Grundstimmung eines Menschen.

Affekte
Kurz andauernde und stark ausgeprägte Gefühle.

- Bei den gewöhnlichen Kontakten, u. a. zum Antrieb und der Psychomotorik
- Durch gezieltes Nachfragen, z. B. „Wie fühlen Sie sich?" oder „Leiden Sie unter Angst?"

Physiologische Normwerte

- Emotionen, Stimmungen und affektives Verhalten können zumeist kontrolliert werden
- Antrieb ist in unterschiedlichen Phasen gesteigert oder erniedrigt, auch typabhängig

Pathologische Abweichungen

- Veränderung des Affekts, z. B. Affektlabilität mit raschem Wechsel der Stimmungslage, Affektarmut mit geringer Gefühlsäußerung, Depressivität als Niedergeschlagenheit, Euphorie als übersteigerte Stimmung, Parathymie als inadäquater Ausdruck von Affekten
- Veränderungen von Antrieb und Psychomotorik, z. B. Antriebssteigerung, -armut oder -hemmung, Mutismus als Wortkargheit, motorische Unruhen, Stereotypien als wiederholende Handlungen oder Äußerungen, Manierismus als auffällige und posenhafte Bewegungen

Basale Stimulation®

- In den 1970er-Jahren von Andreas Fröhlich entwickelt, von Christel Bienstein weiterentwickelt
- Körperorientiertes Konzept unter Berücksichtigung der Orientierungs- und Kommunikationssysteme der Pränatalzeit, Berührung ist Kommunikation, beugt Deprivation vor
- Ziele sind u. a.: Sicherheit erleben lassen, Vertrauen aufbauen, Angebote an Wahrnehmungsbereiche unterbreiten (➤ Tab. 1.38)
- Einführung eines Begrüßungsrituals und einer Initialberührung

Tab. 1.38 Angebote in den Wahrnehmungsbereichen der Basalen Stimulation®

Wahrnehmungsbereich	Beispiele für Angebote
somatisch	Berührung über Massagen, Ausstreichungen, Modellierungen, körperbegrenzende Lagerung, Waschungen wie die symmetrische oder diametrale Ganzkörperwaschung, atemstimulierende Einreibung
vibratorisch	Mundpflege mit elektrischer Zahnbürste, Rasur mit elektrischem Rasierer, enger Körperkontakt, summen und singen, Vibrationen mit der Hand oder Vibrax-Gerät, Nutzung von Klangschalen
vestibulär	Regelmäßige Positionswechsel, Schaukeln des Rumpfs, Wiegen der Extremitäten, leichte Bewegungen im Sitzen
taktil-haptisch	Fuß-Hand-Bad, Fuß-Hand-Massage, Gegenstände tasten oder berühren lassen, Igelball oder Bürste an Fußsohle verwenden
oral	Lösungen und Mittel bei der Mundpflege verwenden, Gesicht, Lippen und Wangeninnenseite streichen, Lippen z. B. mit Honig bestreichen, Säckchen in den Mund legen
olfaktorisch	Lieblingsdüfte verwenden, an Speisen riechen lassen, jahreszeitliche Gerüche anbieten
visuell	Helligkeit und Dunkelheit im Tagesverlauf deutlich machen, Ausblick aus dem Fenster oder auf den Balkon ermöglichen, Blickfeld ansprechend gestalten, regelmäßige Positionswechsel
auditiv	Reduktion störender auditiver Reize, Gespräche eindeutig beginnen und beenden, natürliche und situationsbezogene Geräusche verwenden, Musiktherapie

Verwirrtheitsprophylaxe

Verwirrtheitsprophylaxe

Pflege von Menschen mit Demenz (➤ 3.1.3)

Risikofaktoren

- Höheres Lebensalter
- Beeinträchtigtes Seh- und Hörvermögen
- Kognitive Leistungseinschränkungen
- Multimorbidität
- Medikamenteneinnahme, Alkohol- oder Substanzabhängigkeit
- Ungünstiger Ernährungszustand wie Mangelernährung oder Exsikkose

Maßnahmen

- Orientierung geben
- Information portionieren und wiederholen
- Sicherheit und Vertrauen geben, z. B. durch kompetentes Auftreten
- Schlaf-wach-Rhythmus etablieren, z. B. Ruhepausen einrichten, Anpassung der Umgebung
- Reizüberflutung vermeiden, z. B. ruhiges Zimmer und Besuchsregelungen
- Bezugspflegerische Betreuung in neuen Umgebungen, z. B. postoperativ im Krankenhaus

1

Schlaf

Erhebung des Schlafs

Schlaf
Physiologischer periodischer Zustand mit Veränderung der Bewusstseinslage.

- Erhebung von individuellen Schlafgewohnheiten
- Schlafprotokoll oder Schlaftagebuch
- Untersuchung im Schlaflabor

Physiologische Normwerte

- Schlafzyklus → fünf einzelne Schlafstadien mit einer Gesamtdauer von ca. 90 Minuten, je Nacht 4–7 Wiederholungen, mit Verlauf der Nacht abnehmende Dauer der Tiefschlaf- und verlängerte Dauer der REM-Schlafphase
- Träume → keine übermäßigen Ängste
- Chronotypen → Frühtyp (Lerche), Spättyp (Eule), Normaltyp mit unterschiedlichen Aktivitätsniveaus im Tagesverlauf
- Gesamtschlafzeit → abhängig vom Lebensalter und weiteren Faktoren (➤ Tab. 1.39): Neugeborene 18 Std., Säuglinge 12–18 Std., Schulkinder 9–11 Std., Teenager 9–10 Std., Erwachsene 6–8 Std., ältere Menschen bis 7 Std.
- Schlafgewohnheiten wie Einschlafrituale → etabliert, aber nicht zwanghaft
- Körperliche Veränderungen: verminderte Herzfrequenz und Blutdruck (außer in der REM-Phase), reduzierte Muskelspannung, flache, langsame und regelmäßige Atmung, Tageshöchsttemperatur kurz vor dem Schlafengehen, Tagestiefsttemperatur in frühen Morgenstunden

Pathologische Abweichungen

- Schlafstörungen haben endogene oder exogene Ursachen (➤ Tab. 1.40) und werden unterschieden in akute, d. h. bis zu drei Wochen bei erkennbarer Ursache, und chronische, d. h. länger als drei Wochen bei z. T. unbekannter Ursache
- Schlafbezogene Atmungsstörungen wie Schlafapnoesyndrom, Schnarchen
- Restless-Legs-Syndrom *(= quälendes Unruhegefühl und Bewegungsdrang in den Beinen bei Ruhe)*

Tab. 1.39 Alterstypische Veränderungen des Schlafs

Alter	Veränderungen
Säuglinge und Kleinkinder	Schlaf-wach-Rhythmus wird ab ca. 3–4. Monat erworben, Durchschlafen nach ca. 1 Jahr, Tageseindrücke und Erlebnisse beeinflussen den Schlaf stärker
Ältere Menschen	Schlafstörungen durch Schmerzen, Erkrankungen wie Demenz, Herzinsuffizienz, Depressionen, Harn- und Stuhlinkontinenz, Sucht, Medikamenteneinnahme

Tab. 1.40 Unterscheidung von Schlafstörungen

Endogene Schlafstörungen	Exogene Schlafstörungen
Durch organische oder psychische Ursachen, z. B. Schmerzen, Nykturie, Demenz, Asthma, Ängste, Depressionen, bevorstehende Ereignisse, Arznei- und Genussmitteleinnahme, wie Kaffee, Diuretika, Alkohol oder Amphetamine	Durch Umgebungsfaktoren oder Gewohnheiten, z. B. Lärm, Licht, hohe Raumtemperatur, übermäßiger Tagschlaf, ungünstige Bettwaren, Schichtarbeit, fehlende Rituale

Schlafhygiene

Allgemeine Schlafhygiene

- Einschlafrituale etablieren, z. B. warme Milch
- Abends keine schweren Mahlzeiten
- Vor dem Zubettgehen zur Ruhe kommen
- Schlafumgebung ruhig, dunkel, entspannend und kühl gestalten
- Schlaf-wach-Rhythmus etablieren
- Reduzierter Genuss von koffeinhaltigen Getränken nach dem Mittagessen
- Verzicht auf Alkohol als Schlafmittel
- Maßnahmen in Einrichtungen sind z. B.: zusätzliche Kissen anbieten, Störungen reduzieren, individuelle Schlafrituale beachten, Geräuschschutz anbieten
- Einschlafförderung beim Säugling: warmes Bad, sanfte Babymassage, Pucken, feste Schlafenszeit, Schlaflieder, Entspannungsübungen

Spezielle Schlafförderung

- Physikalische Maßnahmen, z. B. Wärme- und Kälteanwendungen wie warme Vollbäder oder kaltes Abwaschen der Beine, atemstimulierende Einreibung, Basale Stimulation®
- Entspannungstechniken, wie Progressive Muskelrelaxation nach Jacobson, autogenes Training, Meditationstechniken, Atemübungen

Medikamentöse Maßnahmen

- Ärztliche Anordnung beachten und sorgfältiges Abwägen aufgrund der Gefahr der Gewöhnung und Abhängigkeit
- Gefahr des Überhangs, daher nicht zu spät verabreichen
- Nebenwirkungen starker Schlafmittel sind Atemdepression und Blutdrucksenkung
- Präparate sind z. B. Benzodiazepine mit schlafanstoßender Wirkung, Chloralhydrate bei chronischen Schlafstörungen
- Pflanzliche Alternativen brauchen auch eine ärztliche Anordnung und haben Nebenwirkungen

1

Pflege bei schlafbezogenen Atmungsstörungen

- Schlafbezogene Atmungsstörungen ohne Obstruktion sind zentrales Schlafapnoesyndrom, schlafbezogene Hypoventilation, schlafbezogene Hypoxie
- Schlafbezogene Atmungsstörung mit Obstruktion ist das obstruktive Schlafapnoesyndrom, u. a. mit den Symptomen lautes Schnarchen, Atempausen, starkes Schwitzen, Tagesschläfrigkeit, gemessen mit der Epworth Sleepiness Scale (ESS), Kopfschmerzen, Leistungsabfall
- Therapie: **(1)** Behandlung bestehender Erkrankungen, **(2)** Umstellung der Lebensweise, z. B. Übergewicht reduzieren, Alkohol- und Nikotinverzicht, **(3)** Unterkieferprotrusionsschiene zur Straffung der Rachenmuskulatur und zum Vorschieben des Unterkiefers, **(4)** nCPAP-Therapie oder Auto-CPAP-Therapie, d. h. Beatmung, **(5)** chirurgische Eingriffe, z. B. Entfernung der Rachenmandel, Straffung des weichen Gaumens

Prävention plötzlicher Kindstod

Prävention des plötzlichen Kindstods

- Risikofaktoren: Rauchen, Mutter jünger als 21 Jahre, Mehrlingsschwangerschaft, Frühgeburt, ungünstige soziale Verhältnisse, SIDS (sudden infant death syndrome) in der familiären Vorgeschichte, Bauchlage, zu weiche Unterlage, Kopfkissen, zu großes Federbett, frühzeitiges Abstillen, niedriges Geburtsgewicht
- Präventive Maßnahmen (Poets et al. 2018): Risikofaktoren erkennen, eigenes Bett zum Schlafen, Rücken- oder Seitenlage, keine Bauchlage, Schlafsack statt Decke, feste Matratze ohne Fell oder Kopfkissen, keine Kuscheltiere nahe dem Kopf, Raumtemperatur ca. 18 °C, rauchfreie Umgebung, altersgerechtes Einschlafritual

KERNAUSSAGE

Das Bewusstsein ist eine zentrale Funktion des Gehirns. Pflegefachpersonen beobachten das Bewusstsein, das Verhalten, die Affektivität und den Schlaf und ergreifen gezielt Maßnahmen zur Verbesserung der Situation des Pflegeempfängers.

1.1.12 Schwangerschaft, Geburt und Wochenbett

Schwangerschaft

Schwangerschaft
Zeitraum, in dem eine befruchtete Eizelle im Körper einer Frau zu einem Kind heranreift.

Unsichere Schwangerschaftszeichen sind z. B. Ausbleiben der Menstruation, Spannung der Brüste oder morgendliche Übelkeit. Sichere Schwangerschaftszeichen sind Zeichen, die vom Kind ausgehen, z. B. hörbare kindliche Herztöne oder Kindsbewegungen (Pfob & Steinfartz 2021).

Physiologische Schwangerschaft

- Normale Schwangerschaftsdauer nach der Befruchtung 38 Wochen, nach dem letzten Tag der Menstruation 40 Wochen
- Unterteilung in drei Schwangerschaftsdrittel mit erstem Trimenon bis Ende der 12. Schwangerschaftswoche (SSW), zweitem Trimenon von Anfang der 13. bis Ende der 27. SSW und drittem Trimenon von Anfang der 28. SSW bis zur Geburt
- Beratungsaspekte in der Schwangerschaft (➤ Tab. 1.41)

Tab. 1.41 Beratungsaspekte in der Schwangerschaft

Aspekt	Exemplarischer Inhalt
Ernährung	• Mehrere kleine Portionen über den Tag verteilt essen, Flüssigkeitszufuhr mind. 1,5 l/Tag mit Mineralwasser • Pro Tag im zweiten Schwangerschaftsdrittel ca. 250 kcal mehr, im dritten ca. 500 kcal • Erhöhten Jod- und Kalziumbedarf decken • Einschränkung von Kaffee, grünem/schwarzem Tee, Süßigkeiten, Kochsalz, ballaststoffarmen Lebensmitteln • Verzicht von Nikotin, Alkohol, Drogen, (halb-)rohen Fleisch-, Wurst- und Fischwaren, rohen Eiern, Rohmilchkäse
Körper- und Hautpflege	• Rücksprache bei ätherischen Ölen • Linderung bei Hautdehnung am Bauch, z. B. durch Zupfmassagen und Nutzung von Hautpflegeölen • Keine Scheidenspülungen vornehmen • Karies- und Zahnfleischentzündungen vorbeugen
Ausscheidung	• Maßnahmen zur Obstipationsprophylaxe (➤ 2.1.7) • Verstärkter Harndrang in der Spätschwangerschaft • Vermeidung von Harnwegsinfektionen (➤ 2.1.16)
Bewegung und Sport	• Längeres Stehen und Sitzen wegen Hämorrhoiden- und Varizenneigung meiden • Moderate sportliche Betätigung ist empfehlenswert • Vermeidung von Leistungssport und Sportarten mit Verletzungsrisiko
Beruf	• Einhaltung der Bestimmungen des Mutterschutzgesetzes • Keine gefährdenden Tätigkeiten
Privatleben	• Sexualität ist möglich • Reisen abhängig vom Gesundheitszustand; das zweite Trimenon ist besonders geeignet, da die Übelkeit häufig reduziert ist und noch Zeit bis zum Geburtstermin besteht • Haustierhaltung möglich, bei Katzen wegen Gefahr einer Toxoplasmose Abstand halten
Medikamente	• Zurückhaltende Verordnung und Einnahme • Aktivimpfungen zurückhalten
Geburtsvorbereitung und Schwangerschaftsvorsorge	• Geburtsvorbereitungskurs ab der 25. SSW besuchen • 10–12 Untersuchungen nach den Mutterschafts-Richtlinien wahrnehmen • Ethische Abwägung von Maßnahmen der weitergehenden Pränataldiagnostik, z. B. 3D-Ultraschall, nichtinvasiver Pränataltest, Nabelschnurpunktion

1

Pathologische Abweichungen

- Vaginale Blutungen müssen in jedem Fall abgeklärt werden, können harmlos sein oder auf Störungen wie Fehlgeburt hinweisen.
- Vorzeitige Wehen eröffnen den Muttermund und führen zur Frühgeburt, Ursachen sind z. B. körperliche/psychische Überlastung oder Fehlbildungen. Pflegemaßnahmen sind z. B. Bettruhe, Becken und Beine hochlagern, Vitalzeichen erheben, Durchführung von Prophylaxen, Unterstützung bei Selbstversorgungsdefiziten, ggf. Gabe von Tokolytika (Wehenhemmer).
- Vena-cava-Kompressionssyndrom durch Druck der Gebärmutter auf die untere Hohlvene in Rückenlage, Symptome sind Schwindel, Blutdruckabfall und Atemnot, Besserung bei Linksseitenlage.
- Extrauteringravidität als Schwangerschaft mit Einnistung der Frucht außerhalb der Gebärmutterhöhle.
- Gestosen als gestörte Anpassung des mütterlichen Körpers an die Schwangerschaft, z. B. übermäßiges Schwangerschaftserbrechen, hypertensive Schwangerschaftserkrankung.
- Schwangerschaftsabbruch ist straffrei bis zum Ende der 12. SSW, bei medizinischer Indikation auch später, pflegerische Maßnahmen sind u. a. Entscheidung der Frau respektieren, taktvolle Kommunikation, Kontakt zu Selbsthilfegruppen herstellen.

Geburt

Geburt
Vorgang des Ausstoßens des Fötus aus dem Mutterleib unter Wehentätigkeit.

Bei einer physiologischen Geburt müssen keine bzw. möglichst wenige, gut begründete Interventionen durchgeführt werden (DNQP 2014b: 10).

Physiologische Geburt

- Maßnahmen vor, während und nach der Geburt (➤ Tab. 1.42)
- Übergabe zur Wöchnerin, u. a. Name und Alter, Erst- oder Mehrgebärende, Verlauf der Geburt, Mobilisation, Stillwunsch

Tab. 1.42 Maßnahmen vor, während und nach der Geburt

Zeitlicher Ablauf	Erläuterung
Maßnahmen vor der Geburt	• Tasten von Gebärmutterhals und Muttermund, Lage des Kindes, Stellung des kindlichen Rückens etc. durch Arzt oder Hebamme • Registrierung und Aufzeichnung der kindlichen Herzfrequenz und Wehentätigkeit mittels CTG
Maßnahmen während der Geburt	• Unterteilung in Eröffnungsphase bis zur vollständigen Öffnung des Muttermunds, Austreibungsphase bis zur Geburt des Kindes, Pressphase mit Pressen und Wehen • Betreuung der Gebärenden in unterschiedlichen Gebärpositionen • Schmerzlinderung bis hin zur Periduralanästhesie
Maßnahmen nach der Geburt	• Ermittlung des APGAR-Werts *(**A**ussehen, **P**uls, **G**rimassieren, **A**ktivität, **R**espiration)* • Abklemmung und Durchtrennung der Nabelschnur • Bonding zur Unterstützung des Bindungsprozesses • Erstuntersuchung des Neugeborenen, z. B. Vitamin-K-Prophylaxe, endgültige Versorgung des Nabels, Neugeborenen-Erstuntersuchung u. a. zur Beurteilung der Reifezeichen wie rosige Hautfarbe, Kopfumfang, vorhandene Fettpolster • Beurteilung der Plazenta auf Vollständigkeit • Anti-D-Prophylaxe der Mutter bei Rhesusfaktor negativ

- Übergabe zum Neugeborenen, u. a. Geschlecht, Gesundheitszustand, Ernährung, angeordnete Maßnahmen

Pathologische Abweichungen

- Durchführung eines Dammschnitts *(Episiotomie)* zur Erweiterung des Beckenausgangs
- Durchführung von vaginaloperativen Maßnahmen, wie die Vakuumextraktion *(Saugglocke)* oder die Zangenentbindung
- Durchführung eines Kaiserschnitts *(Sectio caesarea)* als Reaktion auf unvorhergesehene Ereignisse oder als Wunschkaiserschnitt ohne medizinische Indikation
- Bedarfsgerechte Maßnahmen bei Geburtskomplikationen, z. B. Lage-, Haltungs- und Einstellungsanomalien, Wehenstörungen, Nabelschnurkomplikationen, Plazentastörungen, Dammriss

Pflege im Wochenbett

- Beobachtung der Uterusrückbildung von 1.000 g auf 50–70 g mittels Bestimmung des Fundusstands (2 Wochen nach der Geburt abdominal nicht mehr tastbar), Förderung der Rückbildung durch Frühmobilisation, Rückbildungsgymnastik, Stillen, Massage des Fundus, Cold-Packs, Rückbildungstee
- Wochenfluss (Lochien): 1.–5. Tag rein blutig, 6.–12. Tag rotbraun-bräunlich und dünnflüssig, ab 13. Tag schmutzig gelb und rahmig, Ende der 3. Woche grau-weißlich und wässrig-serös, bis zu 6 Wochen nach der Geburt Versiegen der Lochien. Pflegerische Maßnahmen sind u. a. Beurteilung der Lochien auf Menge, Farbe, Geruch und Beimengungen, Durchführung von Genitalspülungen, häufig Vorlagen wechseln, hygienische Händedesinfektion nach Intimpflege, Toilettengang und Vorlagenwechsel, Kontakt von Lochien mit Neugeborenen und Brust vermeiden, kein Wannenbad nehmen
- Tonusverminderung der Harnblase mit vermindertem Harndrang mit Harnflut durch Ausschwemmung der Ödeme bis zu 4 l/Tag; spätestens nach 6 Stunden Spontanurin
- Tonusverminderung des Darms mit Obstipationsgefahr, spätestens 2.–3. Tag nach Geburt Stuhlgang
- Stillberatung, u. a. zu Stillpositionen und -technik, Förderung der Milchbildung, Umgang mit Stillhindernissen, Ernährung
- Körperpflege, z. B. getrennte Waschlappen für Intimbereich und Brust, Brustwarzen nicht mit Duschgel einseifen
- Bewegungsförderung, u. a. zur Thrombose- und Obstipationsprophylaxe
- Unterstützung bei der Ausscheidung
- Förderung der Wochenbett- und Rückbildungsgymnastik
- Psychische Situation berücksichtigen, z. B. Babyblues und Gefahr einer postpartalen Depression

Wochenbett
Zeit nach der Geburt eines Kindes, geht mit Rückbildung der durch Schwangerschaft und Geburt hervorgerufenen Veränderungen einher.

1

Tab. 1.43 Spezielle Pflegemaßnahmen

Situation	Maßnahmen
Zustand nach vaginaloperativer Entbindung	• Beobachtung des Kinds, u. a. auf Auffälligkeiten bei der Bewegung, Trinkverhalten, Allgemeinbefinden • Beobachtung der Wöchnerin, u. a. auf Blutungen, verzögerte Uterusrückbildung
Zustand nach Dammschnitt	• Beobachtung auf Hämatom, Wundheilungsstörungen, Wundränder • Intimpflege nach Toilettengang, Händehygiene • Weiches Kissen zum Sitzen nutzen • Cold-Pack bei Hämatom, ggf. Schmerzmittel oder Wund- und Heilsalben
Zustand nach Kaiserschnitt	• Frühmobilisation möglichst am Tag der Geburt • Unterstützung bei Selbstversorgungsdefiziten • Pflege bei Schmerzen
Mastitis	• Kühlung der Brust, z. B. mit Quarkumschlägen • Regelmäßige Brustentleerung, z. B. durch Ausstreifen • Ggf. Gabe von Antibiotika, Schmerzmittel • Auf Risiken wie Milchstau oder Abszess beobachten

- Beobachtung auf pathologische Abweichungen:
  - Verzögerte Uterusrückbildung
  - Lochialstau mit den Symptomen Fieber, Kopfschmerzen, reduzierter Lochienfluss, Kopfschmerzen und druckschmerzhaft vergrößerte Gebärmutter
  - Endometritis puerperalis mit den Symptomen Fieber, Kopfschmerzen, reduziertes Allgemeinbefinden, verstärkter und übel riechender Lochienfluss und vergrößerte Gebärmutter
- Spezielle Pflegemaßnahmen (➤ Tab. 1.43)

Milchstau-/Mastitisprophylaxe

Milchstau- und Mastitisprophylaxe

- Korrekte Anlegetechnik beim Stillen
- Kind bei Milchstau alle 2–3 Stunden anlegen
- Milchfluss mit lokaler Wärme anregen
- Händehygiene, z. B. nach Vorlagenwechsel, nach Intimpflege, nach Kontakt mit Lochien, kein Vollbad während Lochienfluss
- Behandlung von wunden Brustwarzen mit Wund- und Heilsalbe
- Gesprächsangebote bei psychischen Problemen im Zusammenhang mit dem Stillen

Neugeborenenpflege

Beobachtung

- Mind. 1-mal/Schicht Vitalzeichenkontrolle mit Atmung (35–45 AZ/min.), Puls (120–140 Schläge/Min.), Blutdruck (80/40 bis 90/50 mmHg)
- Mind. 1-mal/Schicht Beobachtung des Allgemeinzustands, Trinkverhalten, Hautfarbe, zu Beginn 1-mal/Tag Gewichtskontrolle

- Beobachtung der Urinausscheidung mit 1–2 Urinportionen/Tag in den ersten beiden Tagen, in der ersten Woche 6–8 Urinportionen/Tag
- Beobachtung der Stuhlausscheidung, z. B. Mekonium als erster Stuhlgang ist grün-schwarz und zäh-klebrig, Gefahr eines Mekoniumileus beachten, später erfolgt Stuhlgang alle drei Tage bis 5-mal/Tag
- Physiologische Hautveränderungen des Neugeborenen sind z. B. Milien *(weiße Pünktchen auf Nase und Wangen)*, Neugeborenenakne, Vaginalausfluss, Storchenbiss *(rötlich, blaurötliche Verfärbung z. B. an Nacken oder Stirn)*

Körper- und Nabelpflege

- Waschen ohne Waschzusätze, keine routinemäßige Hautpflege
- Haarpflege, z. B. Schorf mit Öl aufweichen
- Intimpflege, z. B. nach Stuhlgang Waschen mit klarem Wasser oder Feuchttüchern, Behandlung bei Windeldermatitis
- Wickeln, z. B. Häufigkeit ca. bei jedem Stillen
- Ankleiden, z. B. Auskühlen und Überhitzen vermeiden, dazu regelmäßig Haut prüfen
- Nabelstumpf fällt nach ca. 8 Tagen ab
- Nabelpflege erfolgt einmal täglich mit Reinigung, Desinfektion, Schlitzkompresse unter Nabelklemme, offen oder geschlossen mit zusätzlichem Verband möglich

Ernährung

- Ernährung vorzugsweise durch Stillen für 4–6 Monate, Aufstoßen lassen nach dem Trinken ermöglichen
- Ernährung mit industrieller Säuglingsnahrung möglich, z. B. Säuglingsanfangsnahrung, Folgenahrung, hypoallergene Nahrung

Pflege bei Fehlgeburt

- Ursachen einer Fehlgeburt sind z. B. Einnistungsstörungen, Chromosomenstörungen, Fehlbildungen der Gebärmutter, vorzeitige Öffnung des Muttermundes, mütterliche Erkrankungen, Rhesusunverträglichkeit, Medikamenteneinnahme
- Symptome sind z. B. vaginale Blutung, Unterbauchschmerzen, Gewebeabgang, Blasensprung
- Komplikationen sind z. B. febriler/septischer Abort, Abszess im Bereich von Eileiter und Eierstock, Gerinnungsstörungen, Blutverlust, Thrombose, Lungenembolie

Fehlgeburt
Verlust einer Schwangerschaft vor der 24. Schwangerschaftswoche mit einem Gewicht von < 500 g bei Fehlen aller Lebenszeichen.

Behandlung und Pflege

- Schonung bei drohender Fehlgeburt
- Bei einer frühen Fehlgeburt Durchführung einer Abrasio

- Bei einer späten Fehlgeburt ggf. Unterstützung durch Prostaglandingabe, ggf. medikamentöse Unterdrückung des Milcheinschusses
- Wünsche im Umgang mit dem gestorbenen Kind berücksichtigen
- Sensibel in der Wortwahl bleiben, d. h. von Geburt, Baby und Kind sprechen
- Gesprächsangebote, psychische Begleitung und Unterstützung zur Bewältigung (➤ 3.1.7)

KERNAUSSAGE

Die Schwangerschaft und die Geburt verändern das Leben einer Frau und des Partners. Die Schwangerschaft und das Geburtserlebnis können harmonisch verlaufen, aber auch durch existenziell gefährdende Verläufe und Komplikationen geprägt sein. Pflegefachpersonen erkennen die Einzigartigkeit jeder Schwangerschaft und Geburt an.

1.1.13 Pflegebedürftigkeit

Pflegebedürftigkeit
Pflegebedürftig sind Menschen, die gesundheitlich bedingte Beeinträchtigungen ihrer Selbstständigkeit oder ihrer Fähigkeiten aufweisen und deshalb die Hilfe anderer benötigen.

Pflegebedürftigen Personen ist keine selbstständige Kompensation oder Bewältigung körperlicher, kognitiver oder psychischer Belastungen möglich. Die Pflegebedürftigkeit muss auf Dauer (mindestens sechs Monate) bestehen (§ 14 SGB XI).

Einschätzung der Pflegebedürftigkeit

- Die Pflegebedürftigkeitsprüfung erfolgt anhand dem Neuen Begutachtungsassessment zur Feststellung der Pflegebedürftigkeit (NBA)
- Im NBA werden sechs Module geprüft, eine Beurteilung der Selbstständigkeit vorgenommen (selbstständig, überwiegend selbstständig, überwiegend unselbstständig, unselbstständig), Punkte vergeben und gewichtet, der Summenwert ergibt den Grad der Pflegebedürftigkeit (➤ Tab. 1.44)
- Der Grad der Pflegebedürftigkeit gibt an, welche Schwere vorliegt, und verknüpft damit Leistungen:
  - Pflegegrad 1 = geringe Beeinträchtigung der Selbstständigkeit
  - Pflegegrad 2 = erhebliche Beeinträchtigung der Selbstständigkeit
  - Pflegegrad 3 = schwere Beeinträchtigung der Selbstständigkeit
  - Pflegegrad 4 = schwerste Beeinträchtigung der Selbstständigkeit
  - Pflegegrad 5 = schwerste Beeinträchtigung der Selbstständigkeit mit besonderen Anforderungen an die pflegerische Versorgung

Beratung bei Pflegebedürftigkeit

- Der kostenlose Anspruch auf Beratung bei Pflegebedürftigkeit ist z. B. bei Pflegestützpunkten oder Bürgertelefonen gesetzlich verankert
- Zur Antragstellung muss die Pflegeversicherung oder der Pflegestützpunkt (auch formlos) kontaktiert werden
- Vor der Prüfung durch den MD ist es empfehlenswert, ein Pflegetagebuch zu führen, um den Grad der (Un-)Selbstständigkeit festzuhalten

Tab. 1.44 Module des NBA mit exemplarischen Inhalten

Modul	Inhalt (Bsp.)
Mobilität	Positionswechsel im Bett, Fortbewegen innerhalb des Wohnbereichs, Treppensteigen
Kognitive und kommunikative Fähigkeiten	Örtliche und zeitliche Orientierung, Steuern von mehrschrittigen Arbeitshandlungen, Verstehen von Aufforderungen
Verhaltensweise und psychische Problemlagen	Nächtliche Unruhe, physisch oder verbal aggressives Verhalten, Ängste, Antriebslosigkeit
Selbstversorgung	Körperpflege, Essen und Trinken, Benutzung einer Toilette
Bewältigung von und selbstständiger Umgang mit krankheits- oder therapiebedingten Anforderungen und Belastungen	Medikation, Injektionen, Verbandswechsel, Wundversorgung, zeit- und technikintensive Arbeiten
Gestaltung des Alltagslebens und sozialer Kontakte	Ruhen und schlafen, sich beschäftigen, Interaktion, Kontaktpflege
Außerhäusliche Aktivität	Nutzung öffentlicher Verkehrsmittel, Teilnahme an religiösen oder kulturellen Veranstaltungen
Haushaltsführung	Einkaufen, Umgang mit finanziellen Angelegenheiten

- Information zu verschiedenen Versorgungsangeboten, z. B. Tagespflege, ambulante oder stationäre Pflege
- Zahlreiche Maßnahmen werden finanziell gefördert
- Unterstützung bei der Bewältigung der neuartigen Situation, z. B. Rückblick auf Leben ermöglichen, derzeitige Grenzen verstehen, individuelle Wünsche berücksichtigen, Unterstützung bei der Einschätzung der eigenen Handlungskompetenz, gemeinsame Entwicklung einer Zukunftsperspektive (Schmal 2021c)

KERNAUSSAGE

Der Pflegebedürftigkeitsbegriff wurde mit den Pflegestärkungsgesetzen reformiert. Viele Menschen haben Angst vor Pflegebedürftigkeit und/oder haben Sorgen, anderen zur Last zu fallen.

1.2 Interaktion und Beziehungsgestaltung

KOMPETENZBEREICH

In diesem Abschnitt finden Sie die Inhalte zu den Kompetenzen aus dem **Kompetenzbereich II** „Kommunikation und Beratung personen- und situationsorientiert gestalten". Sie erfahren die prüfungsrelevanten Inhalte, um die Kommunikation und Interaktion mit Menschen aller Altersstufen und ihren Bezugspersonen personen- und situationsbezogen zu gestalten und eine angemessene Information sicherzustellen *(II. 1)* (➤ Abb. 1.5).
Die Absolventinnen und Absolventen

a) machen sich eigene Deutungs- und Handlungsmuster in der pflegerischen Interaktion mit Menschen aller Altersstufen und ihren Bezugspersonen und mit ihren unterschiedlichen, insbesondere kulturellen und sozialen Hintergründen bewusst und reflektieren sie (➤ 1.2.1),
b) gestalten kurz- und langfristige professionelle Beziehungen mit Menschen aller Altersstufen und ihren Bezugspersonen, die auch bei divergierenden Sichtweisen oder Zielsetzungen und schwer nachvollziehbaren Verhaltensweisen von Empathie, Wertschätzung, Achtsamkeit und Kongruenz gekennzeichnet sind (➤ 1.2.2),
c) gestalten die Kommunikation von Menschen aller Altersstufen und ihren Bezugspersonen in unterschiedlichen Pflegesituationen unter Einsatz verschiedener Interaktionsformen und balancieren das Spannungsfeld von Nähe und Distanz aus (➤ 1.2.2),
d) gestalten pflegeberufliche Kommunikationssituationen mit zu pflegenden Menschen aller Altersstufen und deren Bezugspersonen auch bei divergierenden Zielsetzungen oder Sichtweisen verständigungsorientiert und fördern eine beteiligungsorientierte Entscheidungsfindung (➤ 1.2.2),
e) erkennen Kommunikationsbarrieren bei zu pflegenden Menschen aller Altersstufen, insbesondere bei spezifischen Gesundheitsstörungen oder Formen von Behinderungen, und setzen unterstützende und kompensierende Maßnahmen ein, um diese zu überbrücken (➤ 1.2.3),
f) reflektieren sich abzeichnende oder bestehende Konflikte in pflegerischen Versorgungssituationen mit Menschen aller Altersstufen und entwickeln Ansätze zur Konfliktschlichtung und -lösung, auch unter Hinzuziehung von Angeboten zur Reflexion professioneller Kommunikation (➤ 4.1.7),
g) reflektieren Phänomene von Macht und Machtmissbrauch in pflegerischen Handlungsfeldern der Versorgung von zu pflegenden Menschen aller Altersstufen (➤ 1.2.4).

(Anlage 2 zu §9 Absatz 1 Satz 1 PflAPrV)

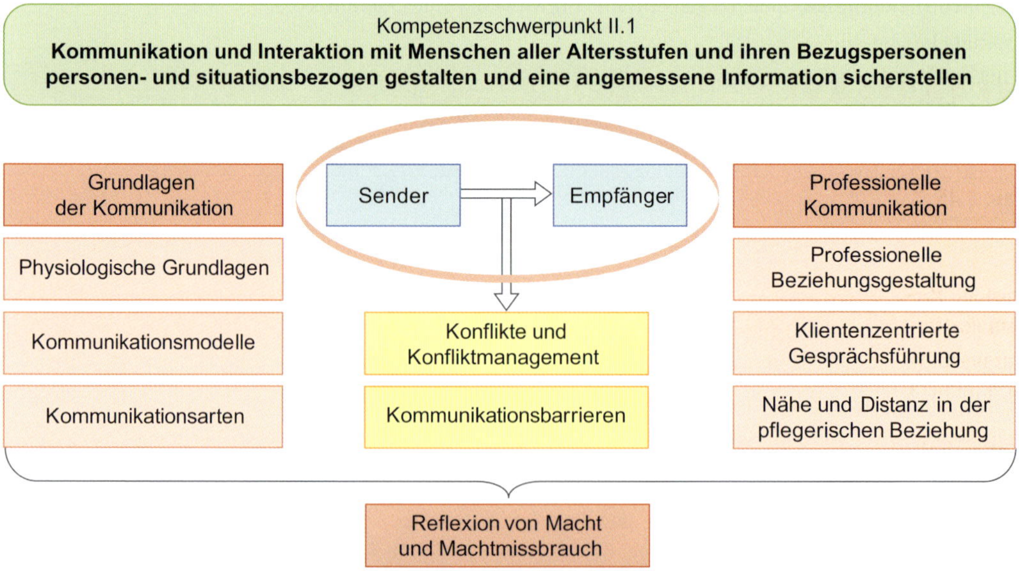

Abb. 1.5 Kommunikation und Interaktion mit Menschen aller Altersstufen und ihren Bezugspersonen personen- und situationsbezogen gestalten und eine angemessene Information sicherstellen [P554/L138]

1.2.1 Grundlagen der Kommunikation

Physiologische Grundlagen für Kommunikation

- Stimme und Sprache, z. B. Fähigkeit zum strukturierten Denken, Fähigkeit zur Nutzung von Wörtern zur Ausformulierung und zum Transport von Gedanken, anatomische Gegebenheiten zur Stimm- und Lautbildung
- Hörvermögen, z. B. Fähigkeit zur Wahrnehmung von akustischen Reizen, Fähigkeit zum Wortverständnis und zur Interpretation von Sinnzusammenhängen
- Sehfähigkeit, z. B. Fähigkeit, nonverbale Kommunikationsmuster zu erkennen, Fähigkeit zu lesen
- Altersgerechte kognitive Entwicklung, z. B. Größe des Wortschatzes, Fähigkeit zum Perspektivenwechsel

Kommunikation
Informationsübermittlungsprozess und Verständigungsmittel, kann direkt *(von Mensch zu Mensch)* oder indirekt *(mit Hilfsmitteln)* erfolgen.

Kommunikationsarten

➤ Tab. 1.45

Kongruente und inkongruente Kommunikation

- Kongruenz = verbale und nonverbale Kommunikation stimmen überein, z. B. „Nein" sagen und Kopf schütteln
- Inkongruenz = verbale und nonverbale Kommunikation stimmen nicht überein, z. B. „Nein" sagen und mit dem Kopf nicken

Körperhaltung

- Offene Körperhaltung = entspannte Haltung, Arme und Schultern geöffnet, wirkt einladend
- Verschlossene Körperhaltung = angespannte Haltung, Arme verschlossen, wirkt zurückhaltend oder abgrenzend

Tab. 1.45 Kommunikationsarten

Kommunikationsart	Definition	Erläuterung
Verbale Kommunikation	Kommunikation unter Verwendung von Sprache	• Worte mit Bedeutungen • Sprache in Schriftform
Paraverbale Kommunikation	Kommunikation unter Verwendung des Spektrums der Stimme	• „Wie" wird gesprochen • Tonfall, Lautstärke, Sprechgeschwindigkeit
Nonverbale Kommunikation	Kommunikation unter Verwendung nicht sprachlicher Mittel	• Mimik, Gestik, Körperhaltung • Elementare Ausdrucksform

Sender-Empfänger-Modell

- In Kommunikationsprozessen gibt es einen Sender und einen Empfänger
- Sender verschlüsselt eine Nachricht an den Empfänger
- Empfänger entschlüsselt die Nachricht des Senders
- Eine gelungene Kommunikation baut auf den gleichen Prinzipien der Verschlüsselung auf, z. B. Wortwahl, Jargon, Sprache
- Kommunikationsstörungen resultieren aus unterschiedlichen Prinzipien der Verschlüsselung, d. h., Sender und Empfänger verstehen sich falsch u. a. durch Fachsprache, Wortwahl, Sarkasmus

Kommunikationstheoretischer Ansatz nach Watzlawick

Kommunikationstheoretischer Ansatz
Formulierung von fünf Axiomen *(Grundsatz, der keinen Beweis erfordert)* der Kommunikation nach Paul Watzlawick.

Fünf Axiome der Kommunikation nach Watzlawick:

1. Man kann nicht nicht kommunizieren: Handeln und Nichthandeln, Sprechen und Schweigen sind allesamt Kommunikation, da hierdurch etwas zum Ausdruck gebracht wird.
2. Jede Kommunikation hat einen Inhalts- und Beziehungsaspekt: Inhaltsaspekte sind Informationen und Datenvermittlung, Beziehungsaspekte sind Botschaften, wie die Nachricht verstanden werden möchte, erfolgreiche Kommunikation gelingt bei Einigkeit auf Inhalts- und Beziehungsebene.
3. Zwischenmenschliche Beziehungen sind durch die Interpunktion von Kommunikationsabläufen geprägt: Verhalten ruft Reaktionen hervor, dabei wird der andere als Ursache für das eigene Verhalten angesehen.
4. Menschliche Kommunikation geschieht analog (nonverbal) und digital (verbal): Gelungene Kommunikation weist eine Kongruenz zwischen verbaler und nonverbaler Sprache auf.
5. Zwischenmenschliche Kommunikation ist entweder symmetrisch (Gleichheit) oder komplementär (Ungleichheit): Gesprächspartner können sich auf Augenhöhe oder in einer Hierarchie begegnen.

Psychologisches Kommunikationsmodell nach Schulz von Thun

Psychologisches Kommunikationsmodell
Modell der Verdeutlichung der Vielschichtigkeit von Nachrichten anhand von vier Seiten.

Die vier **Ebenen der Kommunikation nach Schulz von Thun** (2008)**:**

- Sachebene: Sachinformation der Nachricht, z. B. Zahlen, Daten, Fakten, neutraler Sachverhalt
- Beziehungsebene: Auskunft, wie Sender und Empfänger in Beziehung zueinander stehen, z. B. nonverbale Beziehungssignale, Hintergrund der Nachricht
- Selbstoffenbarungsebene: Information über den Sender, z. B. Auffassungen, Gefühle, Einstellungen
- Appellebene: Einflussnahme auf den Empfänger, z. B. verdeckt zum Tun auffordern

Eine gelungene Kommunikation erfordert demnach:
- Sachlich umfassende und korrekte Inhaltsvermittlung
- Klare emotionale Atmosphäre auf Beziehungsebene
- Basiert auf einer reflektierten Position zu den eigenen Auffassungen, Gefühlen und Einstellungen
- Klare Appelle, reduzierte Doppeldeutigkeiten

Weitere Aspekte, die Kommunikationsstörungen hervorrufen können:
- Jeder Sender schickt eine Nachricht mit vier Seiten.
- Jeder Empfänger empfängt eine Nachricht mit vier Seiten.
- Wird die Nachricht nun auf dem richtigen oder falschen Ohr gehört, hat dies für den weiteren Kommunikationsverlauf entscheidende Folgen.

Gewaltfreie Kommunikation nach Rosenberg

- Beobachtung und Situation ohne Bewertung beschreiben
- Gefühle wahrnehmen und ausdrücken, dazu bedarf es häufig des Ausbaus eines Gefühlswortschatzes
- Bedürfnisse erkennen und formulieren, z. B. Wertschätzung, Respekt, Gleichbehandlung, Verständnis, Harmonie, Entspannung
- Konkrete Bitte/Wunsch/Veränderungswunsch äußern, dabei wird auch ein „Nein" akzeptiert (Rosenberg 2016)

Gewaltfreie Kommunikation
Prozess zur Auflösung alter Muster, Reduktion gewalttätiger Reaktionen, Förderung von Wertschätzung und Respekt, die eigenen Gefühle wahrzunehmen, dem Gegenüber aktiv zuzuhören, einfühlsam zu sprechen.

Transaktionsanalyse nach Berne

Ich-Formen

- Das Eltern-Ich tritt in Kommunikationsprozessen stützend oder kritisch auf.
- Das Erwachsenen-Ich tritt in Kommunikationsprozessen vernünftig und kontrolliert auf.
- Das Kind-Ich tritt in Kommunikationsprozessen kindlich spontan oder angepasst auf.

Transaktionsanalyse
Theorie nach Eric Berne zur Analyse von zwischenmenschlichen Interaktionsprozessen (1991).

Transaktionsformen

- Die Parallel-Transaktion ist eine stimmige und passende Interaktion, z. B. Kommunikation zwischen zwei Erwachsenen-Ichs oder Eltern-Ich mit dem Kind-Ich.
- Die Kreuz-Transaktion hat Konfliktpotenzial, z. B. Eltern-Ich möchte mit Kind-Ich sprechen, das Gegenüber sieht sich aber selbst als Eltern-Ich und sieht im anderen das Kind-Ich.
- Die verdeckte Transaktion sieht zunächst wie eine Parallel-Transaktion aus, aber es werden auch andere Botschaften gesendet, die auf Beteiligung eines anderen Ichs schließen lassen.

1

Deutungs- und Handlungsmuster

Deutungs- und Handlungsmuster
Erlernte und verinnerlichte Schemata in Kommunikation, Interaktion und Handeln.

Deutungs- und Handlungsmuster folgen u. a. stereotypen Handlungsmustern. Subjektive Theorien, Deutungs- und Handlungsmuster bedürfen der Reflexion.

- Reflexion von Vorurteilen und Stereotypen, z. B. durch Abgleichung der Wahrnehmung im Team, Identifikation des Ursprungs
- Reflexion des Halo-Effekts *(= Überdecken von Merkmalen einer Person durch ein stark hervortretendes Merkmal)*
- Reflexion der persönlichen Erfahrungen und Einstellungen, da diese die Interaktion beeinflussen
- Kenntnis über die selbsterfüllende Prophezeiung, d. h., in der Interaktion verhält sich der Gegenüber wie erwartet, weil die Interaktion auch darauf ausgerichtet war, demnach wird das Verhalten selbst ausgelöst
- Erkennen von typischen Reaktionsmustern, Suche nach Alternativen
- Reflexion der Umgebungsfaktoren und deren Beeinflussung auf die persönliche Deutung und Handlung

KERNAUSSAGE
Pflegefachpersonen berücksichtigen in ihrer Kommunikation verbale, paraverbale und nonverbale Anteile. Die Kommunikationsmodelle helfen, Störungen zu vermeiden und gelungene Kommunikationsprozesse umzusetzen. Pflegefachpersonen wissen um die Notwendigkeit zur Reflexion der persönlichen Deutungs- und Handlungsmuster.

1.2.2 Professionelle Kommunikation

Kommunikationskompetenz

Kommunikationskompetenz ist die Fähigkeit zur gezielten, konstruktiven und effektiven Kommunikation, sie geht mit Bewusstsein für die eigene Kommunikation und der Reflexion von Interaktionsprozessen einher.

Professionelle Beziehungsgestaltung

Beziehungsarbeit
Aufbau einer professionellen Beziehung, elementarer Bestandteil für sämtliche pflegerische Tätigkeiten.

- Beziehungsaufbau beginnt bei der Anamnese/Aufnahme
- Interesse an Person und Biografie signalisieren
- Kenntnis über biografische Verläufe und das soziale Umfeld besitzen (➤ 1.3.1)
- Bedürfnisse und Gewohnheiten berücksichtigen, flexibler Umgang mit Änderungen
- Sensibler Umgang mit Gefühlen, Ängsten, Sorgen
- Berücksichtigung von Problemstellungen, Ressourcen erkennen und fördern
- Angemessen motivierender Umgang (➤ 1.4.3)
- Integration in den Pflegeprozess, u. a. durch gemeinsame Zielformulierung und Maßnahmenplanung

- Wertfreier und respektvoller Umgang mit divergierenden Sichtweisen und Zielsetzungen
- Achtsamkeit in der Kommunikation, z. B. nonverbale Reaktionen

Klientenzentrierte Gesprächsführung nach Rogers

Merkmale

- Kongruenz/Echtheit: Inneres Denken und Fühlen steht im Einklang mit der äußeren Handlung, authentisch sein, Fähigkeit, Gefühle zu reflektieren und zum Ausdruck zu bringen
- Positive Wertschätzung und bedingungslose Akzeptanz: Gegenüber wird u. a. unabhängig von kulturellen, soziobiografischen Einflussfaktoren als eigene Person mit eigenen Vorstellungen, Werten und Überzeugungen gesehen und als solche akzeptiert
- Empathie: Einfühlungsvermögen, Versuch, die Welt mit der Perspektive des Gegenübers zu sehen

Klientenzentrierte Gesprächsführung
Therapie- und Beratungsansatz zur Förderung der Selbstentfaltung des Gegenübers, u. a. indem sich der Berater der Persönlichkeit des Gesprächspartners widmet.

Techniken

- Verständnisvolles Zuhören mit einfühlsamer und verständnisvoller Zuwendung, u. a. durch Blickkontakt, ausreden lassen, zugewandte Körperhaltung
- Paraphrasieren als zusammenfassende Wiederholung des Gesagten, u. a. um bei der Bewusstwerdung der Inhalte behilflich zu sein, Interesse und Nachvollziehbarkeit zu signalisieren
- Verbalisieren von emotionalen Erlebnisinhalten, u. a. um bei der Wahrnehmung der Gefühle behilflich zu sein

Shared Decision Making

Das Shared Decision Making distanziert sich von bevormundenden *(paternalistischen)* Formen, indem die Autonomie hervorgehoben und der Pflegeempfänger zu einer informierten Entscheidungsfindung befähigt wird (➤ Tab. 1.46).

Shared Decision Making
Interaktionsform zur partnerschaftlichen Entscheidungsfindung.

Weitere Interaktionsformen

- Aktives Zuhören: Hineinfühlen in die Gedankenwelt des Gegenübers, Versuch, das Gegenüber zu verstehen, inhaltliche Nähe zum klientenzentrierten Ansatz nach Rogers
- Spiegeln: Wiederholen aufgenommener Informationen mit eigenen Worten

Tab. 1.46 Ablauf des Shared Decision Making

Schritt	Erläuterung
Problemdefinition	• Beschreibung der Problematik und der daraus resultierenden Entscheidung • Beschreibung der individuellen Situation • Beschreibung des Ziels
Schlüsselbotschaft	• Verdeutlichung, dass es mehrere Möglichkeiten gibt und dass eine Entscheidung getroffen wird • Verdeutlichung, dass die Entscheidung beim Pflegeempfänger liegt
Besprechung der Optionen	• Auflistung der möglichen Optionen, sich nicht zu entscheiden, ist ebenfalls eine Option • Neutrale Darstellung der Vor- und Nachteile
Erwartungen und Sorgen	• Erhebung der Gedanken des Pflegeempfängers • Erhebung von etwaigen Tendenzen oder der Notwendigkeit weiterer Erläuterungen
Anzeigen der Entscheidung	• Benennung der Entscheidung • Unterstützung der Entscheidung
Vereinbarungen	• Planung des weiteren Vorgehens • Festlegung eines Zeitpunkts zur Evaluation

- Generalisieren: Kenntlich machen, dass man mit seinem Problem nicht alleine ist, reduziert Scham *(„Vielen Menschen geht es in einer ähnlichen Situation genauso.“)*
- Ich-Botschaften signalisieren einen Standpunkt, zeigen eigenes Denken und Wahrnehmen und schaffen damit Raum für anderes Denken und Wahrnehmen; Du-Botschaften gehen z. T. mit Schuldzuweisungen einher und beeinflussen den Gesprächsverlauf negativ
- Feedback: Rückmeldung möglichst unmittelbar zum erlebten Inhalt, offene und authentische Rückmeldung an der Belastung des Gegenübers orientiert, klare Formulierung und keine Doppeldeutigkeiten
- Metakommunikation: Kommunikation über die Kommunikation, z. B. gemeinsam ein Kommunikationsmodell zur Analyse heranziehen oder die Innen- und Außenwahrnehmung des Kommunikationsverlaufs beleuchten
- Patientenedukation mit Informieren, Schulen und Beraten (➤ 2.2)

Fragen formulieren

- Geschlossene Frage: kann nur mit Ja oder Nein beantwortet werden
- Offene Frage: flexible Antwortmöglichkeit, gesprächsauffordernd
- Alternativfrage: Auswahl, Angebot zu verschiedenen Optionen
- Einstiegsfrage: Türöffner zum Einstieg in die Interaktion
- Rückfrage: vertiefend, zeigt Interesse
- Hypothetische Frage: öffnet neue Denkräume, „Was wäre, wenn…“
- Zirkuläre Frage: schafft einen neuen Blickwinkel, indem alternative Sichtweisen betrachtet werden
- Frage zu verschiedenen Schwerpunkten, z. B. Probleme, Ressourcen, Ausnahmen, Lösungsversuche, Zukunftsvorstellungen, Empfindungen und Gefühle

Gesprächshemmung

- Bagatellisieren: Herunterspielen von Ansichten, Problemen o. Ä. → Gefühl, ernst genommen zu werden ↓, Beziehungsqualität ↓
- Dirigieren: Bevormundung, was zu tun ist → Selbstbestimmungsfähigkeit ↓
- Diagnostizieren: unverzügliche Erklärung oder Interpretation → Entscheidungsfähigkeit ↓
- Identifizieren: Erläuterung, Ähnliches ebenfalls erlebt zu haben → Fokus auf Pflegeempfänger ↓
- Moralisieren: Verurteilung → Problemlösung ↓
- Tabuisieren: Aspekte wie Ängste oder Sexualität werden aus falscher Scham nicht thematisiert → echte und tiefgreifende Kommunikation ↓
- Projizieren: Verlagerung eigener Vorgänge auf andere Menschen → Störung der Beziehungsarbeit

Nähe und Distanz in der pflegerischen Beziehung

Distanzzonen
Abstandsbereiche gegenüber anderen Personen.

Distanzzonen werden unterschieden in:
- Intimer Raum mit ca. 50 cm
- Persönlicher Raum mit ca. 50–110 cm
- Sozialer Raum mit ca. 120–170 cm
- Öffentlicher Raum mit ca. 270 cm

Aspekte, die mit fehlender Distanz einhergehen, sind u. a.:
- Familiäres freundschaftliches Verhältnis statt professionellen Umgangs mit der Gefahr der emotionalen Verausgabung
- Verschwimmende Grenzen zwischen beruflichen und privaten Anteilen mit Gefahr der fehlenden Abgrenzbarkeit und mangelndem Erholungsgefühl
- Große Nähe mit der Gefahr der Ausnutzung, Übergriffigkeit, Verlust einer objektiven Perspektive

Professionelle Nähe und Distanz gelingt u. a. durch:
- Respektvollen, klaren, höflichen und freundlichen Umgang
- Empathischen Umgang (Mitgefühl statt Mitleid)
- „Sie" statt „Du", sich selbst mit Namen ansprechen lassen
- Unangemessene Ansprüche freundlich und klar zurückweisen, berufliche Beziehung betonen
- Bei aufkommender Distanzüberschreitung Hilfe und Unterstützung im Team holen, Austausch und Reflexion
- Wahrung der Intim- und Privatsphäre
- Reflexion der eigenen Macht durch die berufliche Stellung
- Eigene Bedürfnisse reflektieren
- Ablehnung und andere Bedürfnislagen respektieren
- Wechselnden Bedarf an Nähe und Distanz erkennen und respektieren

KERNAUSSAGE

Professionelle Kommunikation basiert auf einer professionellen Beziehungsgestaltung. Pflegefachpersonen nutzen autonomiefördernde und wertschätzende Interaktionsformen und vermeiden gesprächshemmende Faktoren. In der pflegerischen Beziehung halten sie eine professionelle Balance zwischen Nähe und Distanz.

1.2.3 Umgang mit Kommunikationsbarrieren

Kommunikationsbarrieren
Die Kommunikation hemmende oder behindernde Faktoren, können vom Sender, dem Empfänger oder der Umwelt ausgehen.

- Sprachbarriere, z. B. fehlendes Vermögen, eine Fremdsprache zu sprechen → mehrsprachige Informationsbroschüren verwenden, Dolmetscher hinzuziehen
- Laute Umgebung → ruhigen Raum aufsuchen und Zeit nehmen
- Fehlende Intimsphäre, z. B. Mitpatienten → Atmosphäre des Vertrauens schaffen, ggf. Mitpatienten aus dem Zimmer bitten (➤ Tab. 1.47)

Tab. 1.47 Veränderungen mit eingeschränkter Kommunikationsfähigkeit (Larkamp 2021)

Veränderungen	Ursachen, Beispiele	Maßnahmen
Veränderung von Mimik, Gestik und Körperhaltung	Fazialisparese, Morbus Parkinson, geistige Behinderung	• Akute Störungen wahrnehmen und reagieren • Mögliche Ursachen für Mimik, Gestik und Körperhaltung reflektieren und die Deutung abstimmen • Nonverbale Anteile nicht den verbalen Gehalt einer Nachricht überschatten lassen • Gefühle sind auch bei scheinbar fehlendem Ausdruck von Gefühlen vorhanden
Veränderung von Stimme und Sprache	Verzögerte Sprachentwicklung, Aphasie, Dysarthrie, Zustand nach Laryngektomie, Lispeln, Stottern, Stammeln	• (Logopädische) Sprachförderung im Kindesalter • Nonverbale Kommunikation berücksichtigen • Maßnahmen der unterstützten Kommunikation
Hörstörungen und Schwerhörigkeit	Schwerhörigkeit, Altersschwerhörigkeit	• Laut, langsam und deutlich sprechen • Lippenlesen ermöglichen • Nutzung von Hörgeräten • Gebärdensprache
Sehminderung, -behinderung	Glaukom, Katarakt, Blindheit	• Strukturierung und Orientierung geben • Kontakt anbahnen • Hilfsmittel verwenden, z. B. Brillen, Kontaktlinsen, Lupen • Geräte mit Sprachansagen verwenden • Blindenschrift, Blindenführhund
Veränderung der Kognition	Wahn, Demenz, Intoxikation	• Ruhe und Gelassenheit vermitteln • Klare, kurze Aussagen • Validation

Unterstützte Kommunikation

- Körpereigene Kommunikationshilfsmittel, z. B. Mimik, Gestik, Körperhaltung, Codes wie Finger heben oder senken, Handzeichen, Gebärden
- Nicht elektronische Hilfsmittel, z. B. Stift und Papier, Fotos und Bilder, Piktogramme, Themenlisten, Alphabet- und Kommunikationstafeln
- Elektronische Hilfsmittel, z. B. individuell zu kodierende Kommunikationshilfen, Hilfsmittel mit Sprachausgabe, Tablets

Unterstützte Kommunikation
Kommunikationsform zur Ergänzung oder Ersetzung der Lautsprache.

KERNAUSSAGE

Pflegefachpersonen erkennen und reagieren angemessen auf Kommunikationsbarrieren und verwenden die für eine gelingende Kommunikation notwendigen Hilfsmittel und Maßnahmen zur Förderung der Interaktion.

1.2.4 Reflexion von Macht und Machtmissbrauch

Aggression und Gewalt (➤ 2.1.3)

Reflexionsschwerpunkte

- Persönliches Machtbewusstsein, d. h. achtsames und bewusstes Handeln, rechtskonformes Handeln, Orientierung an ethischen Prinzipien
- Macht- und Überlegenheitsverhältnisse, z. B. fehlendes Nachfragen, Kritisieren oder Anzweifeln, da Pflegeempfänger Sorge vor Benachteiligung haben können
- Persönliche Dialogfähigkeit, z. B. dient der Dialog dem unvoreingenommenen und ergebnisoffenen Austausch oder soll der Dialog lenken und ein Ziel verfolgen
- Vorhandene Autonomieverhältnisse, d. h., inwiefern wird eine eigene Position zugestanden und akzeptiert (➤ 1.4)
- Berufliche Belastungssituation, da Gewalt an Pflegeempfängern häufig im Zusammenhang mit Überlastung und Hilflosigkeit steht (➤ 4.4.5)
- Interaktion, z. B. wird zu viel gesprochen oder zu viel geschwiegen
- Verwendete Sprache und Worte, z. B. bevormundend, überheblich
- Beziehungsqualität zu den Pflegeempfängern, da konflikthafte Beziehungen zu Gewalt führen können
- Notwendigkeit freiheitsentziehender Maßnahmen und bei Durchführung Umgang mit der Verantwortung und der Macht sowie den damit einhergehenden Empfindungen (➤ 4.3.1)
- Erhalt der Würde des Pflegeempfängers bei den ergriffenen Maßnahmen
- Ausmaß der Nutzung der Macht zu einer positiven Veränderung der Umstände, z. B. berufspolitisches Engagement
- Befähigung (Empowerment) des Gegenübers, um Macht zuzusprechen, jemand anderen mit Macht auszustatten, kann dann mit dem Gefühl einhergehen, Macht abzugeben (➤ 2.1.1)

Macht
Befugnis oder Fähigkeit, den eigenen Willen gegen andere oder gegen Widerstand durchzusetzen; Macht ist weder positiv noch negativ.

Machtmissbrauch
Einsatz von Macht zur eigenen Bedürfnisbefriedigung entgegen anderen Bedürfnissen und Interessen; Machmissbrauch ist Gewalt.

Machtvolles Handeln

- Verantwortung übernehmen und Bewusstsein für Konsequenzen haben
- Handlungen an ethischen und moralischen Werten ausrichten (➤ 3.4)
- Interaktion auf Augenhöhe und positive Beziehungsgestaltung
- Gewaltfrei Interessen und Ansichten verfolgen, entgegenstehende Interessen und Ansichten akzeptieren
- Zielorientiertes Planen, d. h. agieren statt reagieren
- Situationen einschätzen und Zielanpassungen vornehmen können
- Kritikfähigkeit ausbauen

KERNAUSSAGE

Pflegefachpersonen reflektieren die ihnen zur Verfügung stehende Macht, indem sie Machtbewusstsein erhöhen und damit die individuelle Machtkompetenz ausbauen. Sie entscheiden sich für ein bewusstes machtvolles Handeln und treten Machtmissbrauch entschieden entgegen.

1.3 Lebensgestaltung

KOMPETENZBEREICH

In diesem Abschnitt finden Sie die Inhalte zu den Kompetenzen aus dem **Kompetenzbereich I** „Pflegeprozesse und Pflegediagnostik in akuten und dauerhaften Pflegesituationen verantwortlich planen, organisieren, gestalten, durchführen, steuern und evaluieren". Sie erfahren die prüfungsrelevanten Inhalte, um Menschen aller Altersstufen bei der Lebensgestaltung zu unterstützen, zu begleiten und zu beraten *(I.5)* (➤ Abb. 1.6).

Die Absolventinnen und Absolventen

a) erheben soziale, familiale und biografische Informationen sowie Unterstützungsmöglichkeiten durch Bezugspersonen und soziale Netzwerke bei Menschen aller Altersstufen und identifizieren Ressourcen und Herausforderungen in der Lebens- und Entwicklungsgestaltung (➤ 1.3.1),
b) entwickeln gemeinsam mit Menschen aller Altersstufen und ihren Bezugspersonen Angebote zur sinnstiftenden Aktivität, zur kulturellen Teilhabe, zum Lernen und Spielen und fördern damit die Lebensqualität und die soziale Integration (➤ 1.3.2),
c) berücksichtigen bei der Planung und Gestaltung von Alltagsaktivitäten die diversen Bedürfnisse und Erwartungen, die kulturellen und religiösen Kontexte, die sozialen Lagen, die Entwicklungsphase und Entwicklungsaufgaben von Menschen aller Altersstufen (➤ 1.3.3),
d) beziehen freiwillig Engagierte zur Unterstützung und Bereicherung der Lebensgestaltung in die Versorgungsprozesse von Menschen aller Altersstufen ein (➤ 1.3.1, ➤ 1.3.2, ➤ 1.3.3).

(Anlage 2 zu §9 Absatz 1 Satz 1 PflAPrV)

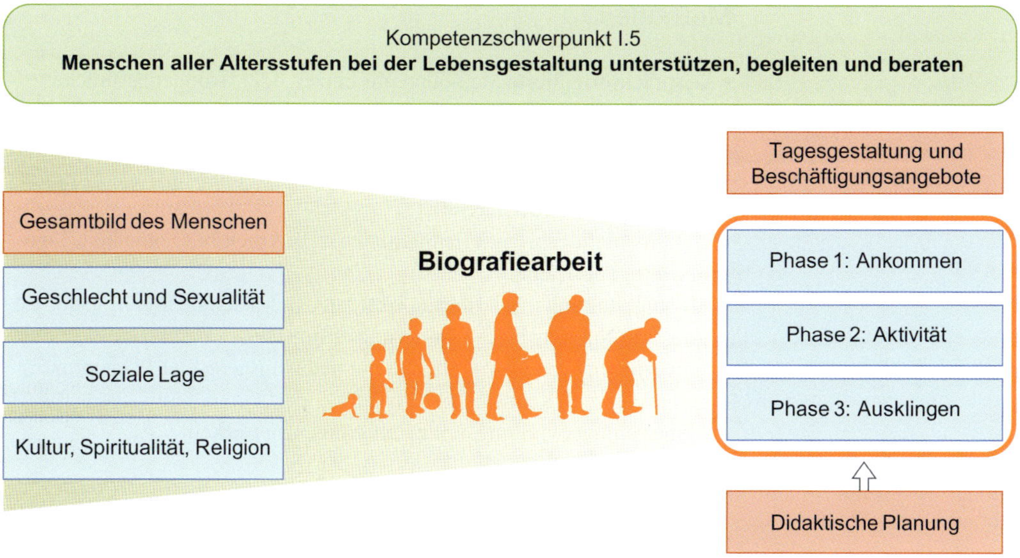

Abb. 1.6 Menschen aller Altersstufen bei der Lebensgestaltung unterstützen, begleiten und beraten [P554/L138]

1.3.1 Biografiearbeit

Inhalt

- Lebensgeschichte mit individuellen sowohl positiven wie auch negativen Lebensereignissen in Kindheit, Jugend, Erwachsenenalter und Ruhestand
- Äußere Lebensumstände mit geschichtlichen Ereignissen, z. B. politische oder gesellschaftliche Veränderungen unter Berücksichtigung von regionalen, kulturellen, religiösen und traditionellen Einflüssen und Werten

Biografie
Lebensgeschichte eines Menschen im sozialen, kulturellen und historisch-gesellschaftlichen Kontext.

Ziele

- Unterstützung bei der Sinnfindung, Selbsterkenntnis durch Reflexion und neuen Zielen
- Ermöglichung einer Lebensrückschau und Lebensbilanz
- Beziehungsarbeit und Vertrauensaufbau
- Verbesserung und Individualisierung der Gestaltung und Steuerung des Pflegeprozesses (➤ 1.1)
- Förderung und Erhalt der sozialen Teilhabe, Überwindung von Einsamkeit
- Bewältigung von traumatischen Ereignissen, z. B. Naturkatastrophen, Krieg, Gewalt, Krankheit oder Verlust (➤ 3.1.7)

Biografiearbeit
Methode zur Auseinandersetzung mit der Lebensgeschichte eines Menschen und den subjektiv bedeutsamen Ereignissen und Erfahrungen.

Methoden

- Gesprächsorientierte Methoden mit Einzel- oder Gruppengesprächen
- Aktivitätsorientierte Methoden mit themenbezogenen, z. B. Gruppenarbeiten, Malen oder Basteln, handwerklichen und hauswirtschaftlichen Tätigkeiten, Auseinanderersetzung mit Kunst wie Museumsbesuche, Musik oder Literatur
- Dokumentationsorientierte Methoden, z. B. Arbeit mit Fotoalben, Tagebüchern, Poesiealben
- Milieugestaltung mit Einbezug vertrauter Gegenstände und Möbel, Gestaltung und Nutzung eines Erinnerungszimmers
- Einbeziehung von Gewohnheiten mit bedürfnisgerechter Pflegeprozessgestaltung, z. B. Kenntnis zu Ritualen
- Einbeziehung der Sinne, um Erinnerungen zu wecken

KERNAUSSAGE

Der Mensch ist ein biografisches Wesen. Die Erlebnisse eines Menschen haben ihn geprägt und ihn zu dem Menschen werden lassen, der er derzeit ist. Der Mensch ist also die Summe seiner Erlebnisse. Die Biografiearbeit ist somit ein wesentlicher Bestandteil im Pflegeprozess.

1.3.2 Tagesgestaltung, Teilhabe und Beschäftigung

Tagesgestaltung
Strukturierung des täglichen Ablaufs.

Teilhabe
Einbezogensein eines Menschen in eine Lebenssituation.

Beschäftigung
Tätigkeiten, um seine Freizeit auszufüllen.

Tagesgestaltung bei Kindern und Jugendlichen

- Geprägt durch Kindergarten und Schulalltag
- Abhängig vom Entwicklungsstand, den kognitiven und körperlichen Fähigkeiten
- Interessen und Vorlieben berücksichtigen
- Spielen in der Kindheit dient u. a. dem Experimentieren mit den persönlichen Fähigkeiten, dem Erforschen der Umwelt sowie der Ausprägung kognitiver und emotionaler Kompetenzen
- Spielformen sind u. a. sensomotorisches Spiel, Entdeckungs- und Wahrnehmungsspiel, Bau-, Produktions- und Konstruktionsspiel, Bewegungsspiel, Musikspiel, Finger- und Handpuppenspiel, Rollenspiel, Gemeinschaftsspiel
- Anreize zur Tagesgestaltung Jugendlicher, bedarf des Verständnisses für die Lebenswelt
- In der Jugend nimmt der Umgang mit der Peergroup einen großen Stellenwert ein
- In der Jugend ist der Zugang zu unterschiedlichen Medien und die Ausübung von Hobbys wichtig

Tagesgestaltung älterer Menschen

- Vorlieben sind durch die Biografie mit gewohnten Tagesabläufen und Gewohnheiten geprägt
- Tages- und Wochenstrukturpläne informieren über den Ablauf und geplante Beschäftigungsangebote
- Auswahl sinnstiftender Aktivitäten und Beschäftigungsangebote (➤ Tab. 1.48)

Tab. 1.48 EMMAS WELT: Akronym mit Zielsetzungen zu diversen Tagesgestaltungspunkten (Schmal 2021b: 223)

Zielsetzung	Beispiel für Tagesgestaltung
Erleben von Gemeinschaft	Saisonale Festivitäten, Filmabende
Mobilität fördern	Seniorengymnastik, Bewegungsübungen, Tanzabende
Motorik fördern	Bastel- und Handwerksgruppen
Alltagsbewältigung	Orientierungstraining, Kochgruppe, Gartenarbeit
Sinnhaftigkeit erleben	Gruppengespräche zu belastenden Situationen, Leseabende für Enkel
Wahrnehmung fördern	Sinnesstimulierung über Tastspiele oder Duftsäcke, Entspannungsübungen
Entwicklung	Lernangebote, um Neues zu lernen, z. B. Computerkurs, Gehirntraining
Lebenslust, Spaß und Freude	Gemeinschaftliches Backen, Auftritte von Musikern, kulturelle Angebote, Feste
Teilhabe am sozialen Leben	Gemeinsame Ausflüge, Internetnutzung

Planung und Gestaltung von Beschäftigungsangeboten

- Zielformulierung mit Grob- und Feinzielen zur Zielsetzung des Beschäftigungsangebots
- Methodenauswahl zur Beschreibung der Verfahrensweise zur Zielerreichung, z. B. Spiel, Bewegungsübung
- Auswahl der Sozialform, um die Zusammensetzung der Gruppe zu definieren, z. B. Großgruppe, Kleingruppe, Partnerarbeiten oder Einzelinterventionen
- Berücksichtigung des Settings mit den räumlichen Strukturen, den zur Verfügung stehenden Medien und Mitteln und der Zeit
- Orientierung an didaktischen Modellen zur theoretischen Untermauerung des Beschäftigungsangebots
- Aufbau eines Beschäftigungsangebots:
  - Aufwärmen/Ankommen/Hinführung mit Begrüßung, Überblick, Hinweise, Einstieg in die Aktivität
  - Aktivität mit dem Inhalt der Veranstaltung, Wechsel zwischen Aktivität und Passivität berücksichtigen, Vermeidung einer Über- und Unterforderung
  - Ausklingen mit Rückblick auf das Beschäftigungsangebot, Ausblick zu kommenden Angeboten, Evaluation und Reflexion
- Planung und Durchführung spezieller Beschäftigungsangebote (➤ Tab. 1.49)

Geragogik
Bildungs- und Erziehungswissenschaft des alten Menschen, u. a. mit Lernen im Alter, Gestaltung von Tagesangeboten, Beratung zu sich verändernden Umständen.

KERNAUSSAGE

Eine intakte Tagesstruktur hat einen gesundheitsförderlichen Einfluss auf die Pflegeempfänger. Beschäftigungsangebote orientieren sich dabei stets an der Biografie und den Vorlieben – sie werden nicht von außen übergestülpt.

Tab. 1.49 Auswahl spezieller Beschäftigungsangebote

Bereich	Beispiele
Bei Menschen mit Demenz (➤ 3.1.3)	• Berücksichtigung der reduzierten Gedächtnisleistung und des eingeschränkten Konzentrationsvermögens • Aktivitäten sind z. B. Erinnerungspflege mit Erinnerungskisten, Fotografien, Redewendungen, Gegenständen • Snoezelen als Methode zur Entspannungs- und Wahrnehmungsförderung durch Setzen von gezielten Sinnesreizen
Bei bettlägerigen Menschen (➤ 1.1.10)	• Aktivitäten können sich an Konzepten wie der Validation oder der Basalen Stimulation® (➤ 1.1.11) orientieren • Aktivitäten sind z. B. Nutzung von Musikinstrumenten mit einem Vibrationskörper, Summen von Liedern, Bewegungsübungen, Massagen

1.3.3 Gesamtbild des Menschen

Das Gesamtbild eines Menschen besteht aus dem Gesamteindruck und beeinflussenden Faktoren auf die sich entwickelte, derzeitige und zukünftige Lebenssituation (Schmal 2021b).

Geschlecht und Sexualität

Sexualität
Geschlechtsleben eines Menschen, umschließt die Gesamtheit aller Einstellungen und Praktiken. Die Orientierungsformen der Sexualität sind Hetero-, Homo-, Bi- und Asexualität.

Geschlecht bezeichnet im biologischen Sinn den Unterschied zwischen männlichen und weiblichen Artgenossen anhand des Vorhandenseins von geschlechtsspezifischen Keimdrüsen und Geschlechtszellen; im soziologischen Sinn die gesellschaftliche Zuschreibung und Erwartung an Rollen, Eigenschaften und Verhaltensweisen, die mit dem Geschlecht verbunden sind.

Jugendsexualität

- Geprägt von den ersten, oft als besonders intensiv erlebten Erfahrungen
- Hoher Informations- und Beratungsbedarf, z. B. zu Verhütung, Geschlechtskrankheiten, sexuellen Praktiken, Schwangerschaft und sexueller Gewalt

LSBTTIQ-sensible Pflege

LSBTTIQ-sensible Pflege
Eine LSBTTIQ-sensible Pflege ist geprägt von dem Bewusstsein für die Relevanz der sexuellen und Geschlechteridentität für den Pflegeprozess.

LSBTTIQ ist die Abkürzung für **l**esbische, **s**chwule, **b**isexuelle, **t**ranssexuelle, **t**ransgender, **i**ntersexuelle und **q**ueere Menschen.
➤ Tab. 1.50

Sexualität und Behinderung

- Menschen mit Behinderung haben das Recht auf sexuelle Selbstbestimmung und Ausleben ihrer Bedürfnisse
- Befähigung zur eigenständigen Entscheidungsfindung in sexuellen Angelegenheiten, z. B. durch einfache, begreifbare und anschauliche sexualpädagogische Aufklärung

Tab. 1.50 Aspekte der LSBTTIQ-sensiblen Pflege

Bereich	Aspekte
Transsexualität	• Umgang mit dem Gefühl, im falschen Körper geboren zu sein • Ggf. Begleitung bei Psycho- und Hormontherapie oder operativen Eingriffen
Intersexualität	• Umgang mit dem Gefühl, keinem Geschlecht klar zugeordnet werden zu können • Gewünschte Geschlechtsidentität und Ansprache beachten
Homosexualität und Coming-out	• Unterstützung bei der Bewältigung des inneren und äußeren Coming-outs, z. B. Normalität von Homosexualität betonen, Strategien entwickeln, um diskriminierendem Verhalten zu begegnen • Gefahr von Isolation, Anfeindung, Suizidgedanken beachten
Homosexualität im Alter	• Retraumatisierung vermeiden • Integration von Werten, die Homosexualität einschließen, in das Leitbild der Einrichtung

- Berücksichtigung der erhöhten Gefahr sexueller Gewalt gegen Frauen mit Behinderung (häufig aus dem eigenen sozialen Umfeld)

Sexualität und Alter

- Altersbedingte Veränderungen beeinflussen die Sexualität, Bedürfnis u. a. nach Intimität und Geborgenheit bleibt vorhanden
- Ältere Männer haben eine längere Erregungsphase und erhöhte Refraktärzeit
- Ältere Frauen haben eine verminderte Lubrikation
- Menschen mit Demenz zeigen z. T. sexuell herausforderndes Verhalten, dies bedarf u. a. der Ursachenforschung und des Ergreifens von reaktiven Maßnahmen bei unangemessenem Verhalten, z. B. Absprachen im Team, Ablenkung

Soziale Lage

Der **sozioökonomische Status** bezeichnet Merkmale menschlicher Lebensumstände wie Einkommen, Bildungsstand, Wohnort, Eigentumsverhältnisse. Ein niedriger sozioökonomischer Status geht mit einem erhöhten Krankheitsrisiko einher.

Soziale Lage
Lebensqualität und Lebenschancen einer Bevölkerungsgruppe.

Soziales Netz
System sozialer Beziehungen einzelner Menschen.

Wohnsituation

- Merkmale gesunden Wohnens sind z. B. Verfügbarkeit eigener Räume, Privatsphäre, Sicherheit, Hygiene, Barrierefreiheit, vorhandene Sanitäranlagen, passendes soziales Umfeld, Infrastruktur, angemessenes Preis-Leistungs-Verhältnis, ausreichende Beheizung, Belüftung, Beleuchtung
- Beeinträchtigungen der Wohnsituation sind (WHO 2007) z. B. Lärm, Feuchtigkeit, Kälte, Vandalismus, Kriminalität, wenig Tageslicht, fehlende Rückzugsmöglichkeit, mangelnde Infrastruktur

- Obdachlosigkeit als Leben ohne festen häuslichen Wohnsitz mit hoher psychischer, körperlicher und sozialer gesundheitlicher Belastung
- Verwahrlosung als ungeordneter chaotischer Lebenszustand bei unabhängigen mündigen Erwachsenen oder abhängigen Kindern und Jugendlichen sowie Menschen mit Einschränkungen:
  - Anzeichen einer Verwahrlosung sind z. B. reduzierte Körperhygiene, reduzierter Entwicklungsstand, auffällige Kleidung, Parasitenbefall, Horten von Gegenständen, verschmutztes und reduziertes Wohnumfeld
  - Pflege bei Verwahrlosung, z. B. respektvoller und vorurteilsfreier Umgang, Körperhygiene gewährleisten, Pflege bei Mangelernährung, Rückführung ins soziale Netz, ggf. Betreuungsantrag stellen

Bildung und Arbeit

Bildung
Wissen und Weltbild eines Menschen in Übereinstimmung mit der Wirklichkeit, Schlüssel zur individuellen und gesellschaftlichen Entwicklung.

Arbeit
Tätigkeit an einem Arbeitsplatz oder als Selbstständiger mit einer Vergütung für erbrachte Leistungen.

- Schule als wichtige Sozialisationsinstanz, ein gesundes Schulnetzwerk kann die Motivation zur Genesung erhöhen, gesundheitliche Gefahren sind u. a. Leistungsdruck und Mobbing
- Arbeit als wichtiger Lebensraum, ein gutes Arbeitsumfeld wird als Ressource angesehen, gesundheitliche Gefahren sind u. a. Überstunden, Schichtdienst, fehlende Work-Life-Balance, Gratifikationskrisen (➤ 4.4.5)
- Ruhestand als Zustand nach dem Ausscheiden aus dem Arbeitsverhältnis mit positiven Aspekten wie Zeit für Hobbys und Partnerschaft, Kennenlernen der eigenen Persönlichkeit sowie negativen Aspekten wie Strukturverlust, Verlust sozialer Kontakte, Geldnot
- Arbeitslosigkeit als Wegfall der Erwerbstätigkeit mit Folgen wie Fehlernährung, psychische Erkrankungen, Alkoholmissbrauch (Kroll & Lampert 2012)

1.3.4 Kultur, Spiritualität und Religion

Transkulturelle Kompetenz

Kultur
Gesamtheit der geistigen, gestaltenden Leistungen einer Gesellschaft.

Spiritualität
Geistigkeit, eine auf Geistiges oder Geistliches im religiösen Sinn ausgelegte Haltung der Weltanschauung.

- Beschreibt die Fähigkeit, unterschiedliche Lebenswelten in verschiedenen Lebenssituationen zu erfassen, zu verstehen und entsprechend zu handeln
- Beinhaltet die Interaktion mit Menschen aus unterschiedlichen Kulturen, den Erwerb von Hintergrundwissen, den Aufbau von Toleranz und Vorurteilsfreiheit
- Aspekte transkultureller Pflege bei Kindern, z. B. Erhebung traditioneller Pflege- und Heilmethoden der Eltern, Erhebung des erworbenen Gesundheits- und Krankheitsverständnisses, geschlechtsspezifische Unterschiede erkennen, z. B. Zugang zu Sport, Bedarf von Bildung und Sprachförderung erkennen
- Aspekte transkultureller Pflege bei älteren Menschen, z. B. Gefühl des Heimisch-Seins und der Heimatverbundenheit berücksichtigen, Biografiearbeit zur Erhöhung des Verständnisses
- Aspekte transkultureller Pflege bei sterbenden Menschen, z. B. Sterberituale berücksichtigen und ermöglichen, Austausch mit den Angehörigen

suchen, Spiritual Care als Teilbereich der Palliative Care mit bewusstem Einbezug von religiösen/spirituellen Aspekten in den Pflegeprozess (➤ 3.1.6, ➤ 3.1.7)

Umgang mit Religion und Glauben

- Religiöse Feiertage berücksichtigen
- Respektvoller Umgang mit religiösen Gegenständen und heiligen Schriften
- Raum und Zeit für Ausleben der Religion schaffen
- Spezielle Geschlechterbeziehungen berücksichtigen, z. B. Körperpflege einer muslimischen Frau durch weibliches Pflegepersonal
- Keine Verallgemeinerung, Bedeutung von Religion und Glaube mit Biografiearbeit erheben
- Umgang mit Sterberitualen (➤ 3.1.6)
- Besonderheiten im Christentum, z. B. Bibel ist die Urkunde der Heiligen Schrift, z. T. Osterfastenzeit, Verzicht von Fleischverzehr an manchen Feiertagen
- Besonderheiten im Islam, z. B. Koran als unverfälschtes Wort Gottes, verschiedene Gebete, Speisevorschriften in erlaubte (halal) und verbotene (haram) Lebensmittel, Durchführung des Ramadans
- Besonderheiten im Judentum, z. B. Tora als Urkunde des Glaubens, Speisevorschriften mit koscheren Lebensmitteln

Religion
Glaube und Bekenntnis einer Gemeinschaft zu einer Lehre und einer Satzung.

KERNAUSSAGE

Der Gesundheits- und Krankheitszustand eines Menschen existiert nicht losgelöst von seinen situativen Kontextbedingungen. Das Geschlecht und die Sexualität, die soziale Lage, die Kultur, die Spiritualität und die Religion sind entscheidende Einflussfaktoren und werden von Pflegefachpersonen berücksichtigt.

1.4 Entwicklung und Autonomie in der Lebensspanne

KOMPETENZBEREICH

In diesem Abschnitt finden Sie die Inhalte zu den Kompetenzen aus dem **Kompetenzbereich I** „Pflegeprozesse und Pflegediagnostik in akuten und dauerhaften Pflegesituationen verantwortlich planen, organisieren, gestalten, durchführen, steuern und evaluieren“. Sie erfahren die prüfungsrelevanten Inhalte, um die Entwicklung und Autonomie in der Lebensspanne zu fördern *(I.6)* (➤ Abb. 1.7).

Die Absolventinnen und Absolventen

a) wahren das Selbstbestimmungsrecht der zu pflegenden Menschen aller Altersstufen, insbesondere auch, wenn sie in ihrer Selbstbestimmungsfähigkeit eingeschränkt sind (➤ 1.4.2),

b) unterstützen Menschen aller Altersstufen mit angeborener oder erworbener Behinderung bei der Wiederherstellung, Kompensation und Adaption eingeschränkter Fähigkeiten, um sie für eine möglichst selbstständige Entwicklung, Lebensführung und gesellschaftliche Teilhabe zu befähigen (➤ 1.4.3),

c) tragen durch rehabilitative Maßnahmen und durch die Integration technischer Assistenzsysteme zum Erhalt und zur Wiedererlangung der Alltagskompetenz von Menschen aller Altersstufen bei und reflektieren die Potenziale und Grenzen technischer Unterstützung (➤ 1.4.4, ➤ 1.4.5),
d) fördern und gestalten die Koordination und Zusammenarbeit zwischen familialen Systemen sowie den sozialen Netzwerken und den professionellen Pflegesystemen in der pflegerischen Versorgung von Menschen aller Altersstufen (➤ 1.4.5),
e) stimmen die Interaktion sowie die Gestaltung des Pflegeprozesses auf den individuellen Entwicklungsstand der zu pflegenden Menschen aller Altersstufen ab und unterstützen entwicklungsbedingte Formen der Krankheitsbewältigung (➤ 1.4.1).

(Anlage 2 zu §9 Absatz 1 Satz 1 PflAPrV)

Schnittstellen-, Case- und Entlassungsmanagement (➤ 4.1.8)

1.4.1 Entwicklung des Menschen

Sozialisation
Prozess des Hineinwachsens in die Gesellschaft durch Verinnerlichung gesellschaftlicher Normen und den Beziehungsaufbau zu anderen Menschen.

Unter **Entwicklung** versteht man die Gesamtheit der Veränderungen im Verhalten, der Wahrnehmung und des Könnens eines Menschen in der gesamten Lebensspanne; die menschliche Entwicklung wird von der Anlage und der Umwelt beeinflusst *(interaktionistisches Entwicklungsmodell)* (Kommerell 2021).

Die **Entwicklungspsychologie** ist ein Teilgebiet der Psychologie; Gegenstandsbereich ist die Erforschung und Beschreibung der menschlichen Entwicklung in der gesamten Lebensspanne.

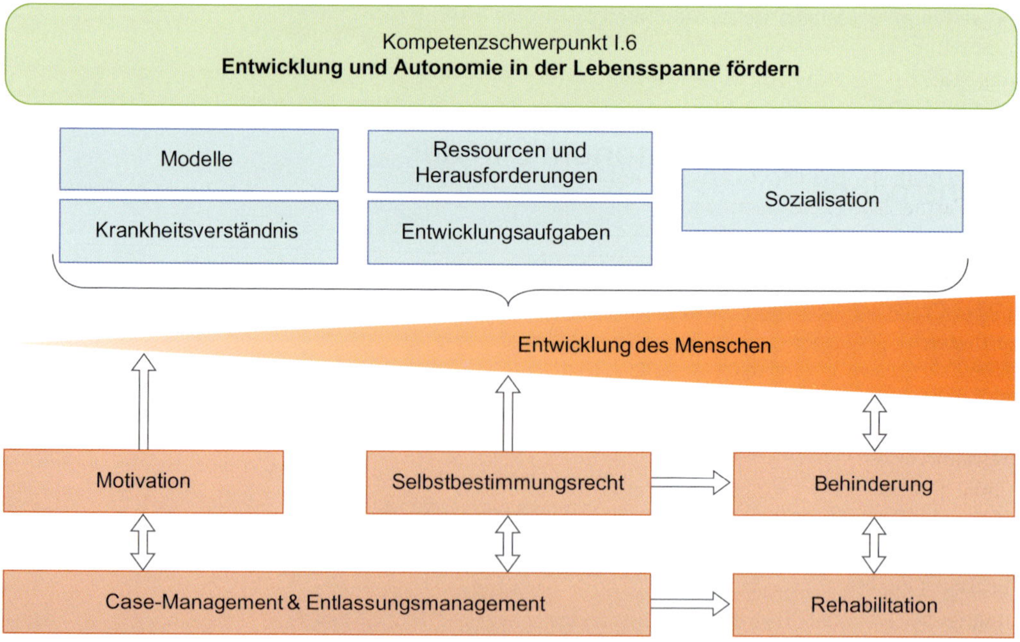

Abb. 1.7 Entwicklung und Autonomie in der Lebensspanne fördern [P554/L138]

Stufenmodell zur psychosozialen Entwicklung nach Erikson

Achtstufiges Modell nach Erik Erikson, in jeder Stufe muss ein Konflikt bewältigt werden, um auf die nächste Stufe zu gelangen:

1. Säuglingsalter: Grundvertrauen vs. Grundmisstrauen
2. Kleinkindalter: Autonomie vs. Scham und Zweifel
3. Spielalter: Initiative vs. Schuldgefühl
4. Schulalter: Regsamkeit vs. Minderwertigkeit
5. Adoleszenz: Identität vs. Identitätskonfusion
6. Frühes Erwachsenenalter: Intimität vs. Isolierung
7. Erwachsenenalter: Generativität vs. Stagnation
8. Alter: Integrität vs. Verzweiflung

Stufenmodell zur psychosozialen Entwicklung
Modell, das hilft, Entwicklungsstörungen zu verstehen und die Entwicklung nachzuvollziehen.

Entwicklungsaufgaben nach Havighurst

Im Modell nach Robert J. Havighurst führt die Bewältigung der Aufgaben zu Glück und Erfolg, das Versagen macht unglücklich und führt zur gesellschaftlichen Ausgrenzung.

- Mittlere Kindheit (6–12 Jahre): körperliche Geschicklichkeit lernen, eine positive Einstellung zu sich und seinem Körper aufbauen, ein angemessenes geschlechtliches Rollenverhalten lernen, lernen, mit anderen zurechtzukommen, lesen, schreiben, rechnen, für das Alltagsleben notwendige Denkschemata und Konzepte entwickeln, Gewissen und Moral entwickeln, persönliche Unabhängigkeit erreichen
- Adoleszenz (12–18 Jahre): neue und reifere Beziehungen aufbauen, eine Geschlechterrolle übernehmen, die eigene körperliche Erscheinung akzeptieren, emotionale Unabhängigkeit von Eltern und Erwachsenen, Vorbereitung auf Ehe und Familienleben, Vorbereitung auf Berufskarriere, Werte und ein ethisches System ausbilden, sozial verantwortliches Verhalten erstreben
- Frühes Erwachsenenalter (18–30 Jahre): Partnerschaft eingehen und mit dem Partner leben lernen, eine Familie gründen, eine Familie versorgen und betreuen, ein Heim herstellen, ins Berufsleben einsteigen, Verantwortung als Staatsbürger übernehmen, Heimat in einer sozialen Gruppe finden

Entwicklungsaufgaben
Modell mit spezifischen Entwicklungsaufgaben in verschiedenen Lebensabschnitten.

Modell der kognitiven Entwicklung nach Piaget

Die vier Phasen der kognitiven Entwicklung nach Jean Piaget:

1. Sensomotorische Phase (Säuglingsalter): Sammlung von Erfahrung durch Sinne und Bewegung, z. B. Gegenstände in den Mund nehmen
2. Präoperationale Phase (Kindergarten-, Vorschulalter): Wahrnehmung dominiert die Logik, Denken besitzt noch Irrtümer
3. Phase der konkreten Operation (Grundschulalter): Situationen können multiperspektivisch betrachtet werden
4. Phase der formalen Operation (Jugend): vollständig abstrakte Bearbeitung von Problemen möglich

Kognitive Entwicklung
Einteilung der Entwicklung von Kindern in vier Phasen von der Wahrnehmung der Umgebung hin zu hypothetisch-abstraktem Denken. Entwicklungsförderung gelingt durch die Möglichkeit zur aktiven Auseinandersetzung mit der Umwelt.

Krankheitsverständnis in den Entwicklungsphasen

Kindergarten-, Vorschulalter (2–6 Jahre)

- Körper- und Krankheitsverständnis: beginnende anatomische Kenntnisse, Krankheitsvorstellung ist magisch-animistisch oder Strafe für falsches Handeln, Schmerzwahrnehmung unkonkret und diffus, Behandlungsmaßnahmen können rituell sein, positive Anreize als Belohnung nach der Behandlung erhöhen die Motivation, Vertrauen steht statt Sachkenntnis zur Behandlung im Vordergrund
- Gefühle und Selbstbild: Aktivität, Kompetenz und gehorsames Verhalten definiert das Selbstbild, Bestätigung und Bewertung des Verhaltens wird benötigt, Stärkung des Selbstwertgefühls steht im Vordergrund

Grundschulalter (7–11 Jahre)

- Körper- und Krankheitsverständnis: Anatomie und physiologische Details werden verstanden, fehlendes Verständnis für Zusammenhänge von Ursache und Wirkung, psychische Aspekte haben Bedeutung, Wissen zu Nutzen von Behandlungsmaßnahmen
- Gefühle und Selbstbild: Vergleich des Selbstbilds mit anderen, Erkennen von Abweichungen von der Norm, selbst entdeckte Defizite können Schamgefühl auslösen, Möglichkeit zur Übernahme von Anteilen zur Krankheitskontrolle, z. B. bei chronischer Krankheit mit Erhöhung des Kontrollgefühls, sachliche und problembewältigende Sicht kann gefördert werden

Jugend (ab 12 Jahren)

- Körper- und Krankheitsverständnis: Verständnis für komplexe Prozesse gegeben, Bildung eigener Gedanken und Meinungen mit Loslösung von den Eltern, eigene Zukunftsplanung, Gefahr der Überschätzung der eigenen Möglichkeiten, Schmerz wird als Signalfunktion erkannt, physisch-psychische Wechselwirkungen werden erkannt, Orientierung an Gleichaltrigen
- Gefühle und Selbstbild: intensivierte Beschäftigung mit der eigenen Attraktivität und Leistungsfähigkeit, neue Bereiche sind Sexualität, Partnerschaft, Freundschaft und Beruf

Entwicklungsaufgaben in der Lebensspanne

- Säugling: Bindungsaufbau, Spracherwerb, körperliche Beweglichkeit
- Kleinkind: soziale Kooperation, Sprachentwicklung, Verfeinerung körperlicher Fähigkeiten
- Schulkind: Aufbau des Selbstbilds, zunehmender Umgang mit Gleichaltrigen
- Jugendalter: Spezifizierung des Selbstbilds, Bindung an Peergroup

- Junge Erwachsene: Intimität in der Partnerschaft, Familienbildung, Berufsfindung, Interessenfindung
- Mittleres Erwachsenenalter: Nachwuchsversorgung, berufliche Weiterentwicklung, Ausbau persönlicher Interessen
- Alter: Anpassung und Akzeptanz an physiologische Veränderungen und Rollenwandel, Ausstieg aus dem Berufsleben
- Hohes Alter: Anpassung an und Akzeptanz von nachlassenden Fähigkeiten und wachsendem Unterstützungsbedarf, Verlust gleichaltriger Bekannter, Vorbereitung auf den Tod

Ressourcen und Herausforderungen in der Entwicklungsgestaltung

- Rollenfindung und -zuschreibung, z. B. Freiheit in der Rollenfindung, Stabilität der Rollenausgestaltung, Akzeptanz der Umgebung bezüglich der eigenen Rolle
- Geschlechterrolle, z. B. Möglichkeit, frei die sexuelle Orientierung auszubilden und auszuleben, geschlechterspezifische Vorsorgemaßnahmen ergreifen
- Familie (➤ 2.1.2), z. B. Unterstützung, Sicherheit, Nähe, Erfahrungen
- Soziale Schicht, z. B. Einkommensverhältnisse, persönlicher Status, Lebensstil, Beruf, Armut oder Reichtum
- Bildung, z. B. Zugang zu Bildung, erworbene Qualifikationen, erworbene Fähigkeiten zur Alltags- und Lebensgestaltung
- Kultur (➤ 1.3.4), z. B. Toleranz, Rituale, Lebensstil
- Religion und Spiritualität (➤ 1.3.4), z. B. Sinnfindung und -zuschreibung, soziale und emotionale Unterstützung, Orientierung, Geborgenheit

Kritische Lebensereignisse

Kritische Lebensereignisse *(Critical Life Events)*:
- Tod eines Angehörigen, z. B. Eltern, Kind, Partner
- Geburt eines Kinds/eines Geschwisters
- Wohnortwechsel, z. B. Umzug, Hausbau
- Gewaltereignisse, z. B. Krieg, Folter, Gefangenschaft, Verfolgung, Vergewaltigung
- Unfall oder Krankheit
- Austritt aus dem Arbeitsleben, z. B. Kündigung, Pensionierung
- Trennung, Scheidung vom Partner
- Heirat

Kritische Lebensereignisse
Überfordernde und belastende Ereignisse, die die Lebenssituation von Menschen beeinflussen und verändern, sie können positiv oder negativ sein.

Sozialisationsprozess

- Primäre Sozialisation: Herausbildung der eigenen Identität mit weitestgehend stabilen Normen, Werten und Verhaltensweisen, findet in Familie oder unter Gleichaltrigen statt

- Sekundäre Sozialisation: Vorbereitung auf die Rolle in der Gesellschaft, findet in Familie und Peergroup statt
- Tertiäre Sozialisation: Anpassung an die Umwelt durch Interaktion, findet lebenslang auch im beruflichen Umfeld statt

Störungen der Sozialisation

- Fehlende Soziabilisierung *(Fähigkeit zum Aufbau sozialer Kontakte),* z. B. durch fehlendes Urvertrauen
- Fehlende Enkulturation *(Erlernen von Kulturtechniken),* z. B. durch fehlende Anpassung an Werte, Sitten, Gebräuche
- Fehlende Individuation/Personalisation *(Eigenständigkeit),* z. B. durch fehlende Möglichkeit zur Selbstentfaltung

KERNAUSSAGE

Jeder Pflegeempfänger hat im Laufe seines Lebens unterschiedliche Entwicklungserfahrungen gesammelt. Da Entwicklung und Sozialisation ein lebenslanger Prozess sind, befindet sich jeder Pflegeempfänger und Angehörige in einer Entwicklungsaufgabe. Pflegefachpersonen unterstützen ihre Pflegeempfänger bei der Identifikation von Ressourcen, dem Umgang mit kritischen Lebensereignissen und der selbstbestimmten Bewältigung von Entwicklungsaufgaben.

1.4.2 Selbstbestimmungsrecht und Einschränkungen der Selbstbestimmungsfähigkeit

Autonomie
(Selbstverwaltung, Selbstbestimmung) Recht zur selbstständigen, unabhängigen Entscheidung, beinhaltet auch die Befähigung, sich gegenüber äußeren Wirkmächten abzugrenzen und eigenständig zu behaupten.

- Jeder Mensch besitzt Autonomie, auch wenn er sich von außen betrachtet damit selbst schadet, z. B. durch Alkoholkonsum oder ungesunde Ernährung.
- Die Befähigung zur Mündigkeit und eigenständigen Entscheidungsfindung ist auch Gegenstand von Erziehung und Bildung.
- Autonomes Handeln verlangt in einer Gruppe, die Autonomie der übrigen Individuen nicht zu beschneiden, Gesetze grenzen aus diesem Grund die Autonomie ein.
- Autonomie umschließt als Selbstbestimmung auch das Recht von körperlich oder geistig eingeschränkten Menschen, ihr Leben entsprechend ihren Vorstellungen zu leben und am gesellschaftlichen und sozialen Leben teilzuhaben.
- Autonomie umschließt als Selbstbestimmung auch die Entscheidung über Maßnahmen am Lebensende, z. B. durch eine Willenserklärung wie eine Patientenverfügung.
- Hilfs- und pflegebedürftige Menschen sollen laut Artikel 1 der Pflege-Charta zu einem selbstbestimmten Leben befähigt werden, z. B. Berücksichtigung der Pflege- und Behandlungsziele, Miteinbezug bei der Tagesablaufgestaltung, Wahrung der Privatsphäre, Recht, den Aufenthaltsort zu bestimmen, Möglichkeit, selbstbestimmt Kontakt zu anderen Personen aufzunehmen (➤ 3.4.2).

- Autonomie ist als Recht auf freie Entfaltung der Persönlichkeit laut Artikel 2 Abs. 1 des Grundgesetzes ein Menschenrecht.
- Die Wahrung der Autonomie gilt im Sozialgesetzbuch zur Teilhabe und Rehabilitation von Menschen mit Behinderung als Leitgedanke.
- Im Sozialgesetzbuch zur Pflegeversicherung wird für Pflegebedürftige der Erhalt der Autonomie mit dem Erhalt der Würde in Verbindung gebracht.

Maßnahmen zur Förderung der Autonomie

- Förderlicher und respektvoller Beziehungsaufbau
- Fürsorge ohne Bevormundung
- Dialog auf Augenhöhe führen
- Entschiedene Distanzierung zu gewaltvollem Verhalten
- Willen des Pflegeempfängers respektieren
- Unterschiedliche Lebensentwürfe respektieren
- Sachlich neutrale Information und Aufklärung, um Pflegeempfänger und Angehörige dazu zu befähigen, eine eigenständige Entscheidung auf Grundlage der vorliegenden Erkenntnisse zu treffen, dabei keine Beeinflussung vornehmen (➢ 2.2)
- Unterstützung bei der Suche nach Zielen und der Formulierung von Bedürfnissen, z. B. durch die klientenzentrierte Gesprächsführung nach Rogers (➢ 1.2.2)
- Bestärkung, die eigenen Bedürfnisse ernst zu nehmen, Förderung der Selbstakzeptanz, des Selbstvertrauens und des Vertrauens in die eigenen Kompetenzen
- Für Entscheidungen Zeit lassen, keinen Druck und keinen Zwang zur Entscheidung aufbauen
- Möglichkeiten zum Austausch und zur Teilhabe schaffen
- Shared Decision Making (➢ 1.2.2)
- Voranbringen des Prozesses von der Compliance über die Adhärenz zur Konkordanz (➢ 2.2.4)
- Subjektive Gegebenheiten auch bei standardisierten Prozessen berücksichtigen
- Prüfung sämtlicher alternativer Maßnahmen zur Schadensvermeidung, wenn z. B. infolge einer kognitiven Veränderung die Aufrechterhaltung der Autonomie mit einer Selbstschädigung einhergeht
- Einschränkungen des Selbstbestimmungsrechts bei Selbst- oder Fremdgefährdung, außerordentlicher Einflussnahme Dritter, kognitiven oder psychischen Einschränkungen, z. B. bezüglich des Behandlungsziels oder des Aufenthaltsorts
- Empowerment (➢ 2.1.1)

KERNAUSSAGE

Pflegefachpersonen bewahren die Selbstbestimmungsfähigkeit ihrer Pflegeempfänger. Daneben haben sie die Fürsorgepflicht für ihre Pflegeempfänger. In diesem Spannungsfeld bedarf es der individuellen Entscheidung, wie die Autonomie gefördert werden kann. Einschränkungen der Selbstbestimmungsfähigkeit zum Schutz des Pflegeempfängers sind sorgfältig zu prüfen.

1.4.3 Motivation

Motivation
Gesamtheit der Beweggründe, Einflüsse und Anreize, die eine Handlung, Handlungsweise oder Entscheidung beeinflussen.

Motivation kann als die Aktivierung zur Handlung verstanden werden, um entweder eine Gegebenheit oder einen Zustand zu vermeiden oder zu erreichen.

Ausgewählte Pflegephänomene

- Reduziertes Engagement in ablenkenden Aktivitäten, z. B. kein Interesse an Freizeitaktivität
- Defizitäres Wissen, z. B. angezeigt durch unangemessenes Verhalten oder fehlende Kenntnisse
- Akute oder chronische Störung des Selbstwertgefühls als negative Wahrnehmung auf sich selbst
- Rollenüberlastung, z. B. als alleinerziehende Mutter oder pflegender Angehöriger
- Machtlosigkeit, d. h. Gefühl eines Mangels an Kontrolle
- Ineffektives Coping als unzureichende oder inadäquate Bewältigung
- Ineffektives Gesundheitsmanagement, z. B. ungesunde Ernährung, unzureichende Bewegung
- Risikobehaftetes Gesundheitsverhalten, z. B. Rauchen, Alkohol-, Drogenkonsum
- Bereitschaft für eine verbesserte Gesundheitskompetenz, ein verbessertes Gesundheitsmanagement, eine verbesserte Ernährung, einen verbesserten Schlaf, eine verbesserte Selbstversorgung, verbessertes Wissen etc.

Sozial-kognitives-Prozessmodell gesundheitlichen Handelns nach Schwarzer (➤ 2.1.1)

Big Three nach McClelland

Big Three
Zentrale Motive des menschlichen Handelns nach David Mc Clelland, nach dessen Befriedigung der Mensch strebt.

- Leistung: Bedürfnis, Spaß an der Tätigkeit zu haben und seine Leistung zu optimieren
- Macht: Bedürfnis, auf andere Menschen einzuwirken und sie zu beeindrucken
- Anschluss: Bedürfnis nach sozialen Kontakten und sozialer Eingebundenheit

Selbstbestimmungstheorie nach Deci & Ryan

Selbstbestimmungstheorie
Theorie nach Richard M. Ryan und Edward L. Deci zur Formulierung von Quellen der Motivation (2018).

- Intrinsische Motivation: „innere“ Motivation aus der Person heraus oder durch die Attraktivität der Aufgabe an sich
- Extrinsische Motivation: „äußere“ Motivation aus dem Umfeld oder aus dem mit der Erledigung verbundenen Anreiz
- Grundbedürfnisse des Menschen:
  - Kompetenz: Bedürfnis nach fähigem und erfolgreichem Handeln

- Soziale Eingebundenheit: Bedürfnis nach sozialen Kontakten
- Autonomie: Bedürfnis, eigenständig und freiwillig entscheiden zu können

• Eine Nichtbefriedigung der Bedürfnisse führt zu negativen Verhaltensmustern, wie Selbstzerstörung oder Entwicklung von (ungesunden) Ersatzbedürfnissen

Bedürfnishierarchie nach Maslow

Die **Bedürfnishierarchie nach Abraham Maslow** ist eine Theorie zur Unterscheidung von acht Bedürfnissen, die im Sinne einer Pyramide in Stufen aufeinander aufbauen (➤ Tab. 1.51).

Rubikon-Modell nach Heckhausen

Nach dem Rubikon-Modell nach Heinz Heckhausen ist die Zielsetzung entscheidend zur Motivationssteigerung, Handlungspläne sind wichtig zum Aufrechterhalten der Motivation.

1. Abwägen *(prädezisionale Phase):* Ziele werden abgewogen, „Lohnt es sich, das Ziel zu erreichen?“
2. Planen *(postdezisionale Phase):* Maßnahmen werden geplant.
3. Handeln *(aktionale Phase):* Maßnahmen werden durchgeführt, Ziel wird verfolgt.
4. Bewerten *(postaktionale Phase):* Handeln und Zielerreichung werden bewertet.

Rubikon-Modell
Das Modell beschreibt in vier Phasen den Prozess vom Vorhaben, gesundheitsförderliche und präventive Maßnahmen zu ergreifen.

Tab. 1.51 Bedürfnishierarchie nach Maslow

<table>
<tr><th colspan="2">Bedürfnis</th><th>Beispiel</th></tr>
<tr><td rowspan="4">Defizitbedürfnisse, d. h., der Mensch strebt nach der Befriedigung der Bedürfnisse; sind die Bedürfnisse erfüllt, lässt die Motivation zur Erfüllung nach</td><td>Physiologische Bedürfnisse</td><td>Nahrung, Schlaf, Aufrechterhaltung der Vitalfunktionen</td></tr>
<tr><td>Sicherheitsbedürfnisse</td><td>Körperliche und geistige Unversehrtheit</td></tr>
<tr><td>Soziale Bedürfnisse</td><td>Anschluss, Liebe</td></tr>
<tr><td>Individualbedürfnisse</td><td>Erfolg, Ansehen</td></tr>
<tr><td rowspan="4">Wachstumsbedürfnisse, d. h., der Mensch strebt aus Gründen der Persönlichkeitsentwicklung nach der Befriedigung der Bedürfnisse</td><td>Kognitive Bedürfnisse</td><td>Forschen, Entdecken</td></tr>
<tr><td>Ästhetische Bedürfnisse</td><td>Schönheit, Kunst</td></tr>
<tr><td>Selbstverwirklichung</td><td>Eigene Potenziale ausschöpfen</td></tr>
<tr><td>Transzendenz</td><td>Erfahrungen mit anderen teilen</td></tr>
</table>

Motivation und motivierende Gesprächsführung

- Grund für Motivationsförderung ist die zielgerichtete und konstante Durchführung von Aktivitäten durch die Pflegeempfänger
- Anreize schaffen, z. B. Belohnung in Aussicht stellen, potenzielle Ergebnisse aufzeigen
- Interesse wecken, z. B. verständliche Sprache, Lebenswelt des Pflegeempfänger berücksichtigen (➤ Tab. 1.52)
- Befähigung zur Selbstorganisation und Selbstregulation u. a. durch Selbstbeobachtung, Selbstbewertung, Selbstreaktion
- Paradigmenwechseln von der Compliance über die Adhärenz zur Konkordanz (➤ 2.2.4)
- Auf Widerstände eingehen, z. B. Verdrängung, Ablehnung, Nutzen aus sekundärem Krankheitsgewinn
- Unterstützung des Pflegeempfängers, um einer Entfremdung von den Zielen *(Alienation)* vorzubeugen
- Nutzen und Kosten von Zielen transparent offenlegen, gemeinsam Argumente für und wider eine Verhaltensänderung sammeln
- Ziele positiv formulieren
- Unterstützungssysteme identifizieren und integrieren
- Würdigung und Verstärkung von (Vorhaben zu) positiven Verhaltensänderungen
- Motivational Interviewing (motivierende Gesprächsführung) (➤ Tab. 1.53)

KERNAUSSAGE

Die Förderung der Motivation ist eine zentrale pflegerische Aufgabe. Motivierte Pflegeempfänger verfolgen zielgerichteter und konsequenter ihre eigenen realistischen Ziele anhand eines individuellen Handlungsplans.

Tab. 1.52 Motivationsförderung in speziellen Altersgruppen

Kinder	Jugendliche	Ältere Menschen
• Natürliche Neugierde und Wissensdurst nutzen • Emotionale statt rationale Zugänge nutzen • Kurz- statt langfristige Ziele formulieren • Anreizsysteme schaffen	• Bedürfnisse nach Wissen, Erfahrungen, Ausprägung der Identität und Anerkennung nutzen • Kurz- und mittelfristige statt langfristige Ziele • Regelmäßig an Ziele erinnern, bei Umsetzung begleiten	• Bedürfnis nach sozialem Anschluss nutzen, Leistungsmotiv ist im Hintergrund • Ziele in Relation zur Lebenssituation setzen • Abwägung zwischen möglichen Zielen und notwendigen Zielen

Tab. 1.53 Motivational Interviewing

Phase	Ziel	Prinzipien
Phase 1	Förderung der Änderungsmotivation	• Empathie • Entwicklung von Diskrepanzen, d. h. Gegenüberstellung des jetzigen Verhaltens im Gegensatz zu den eigenen Werten und Überzeugungen • Umgang mit Widerstand, z. B. Leugnung, Relativierung • Stärkung der Änderungszuversicht
Phase 2	Festigung von Zielen und konkrete Handlungsplanung	

1.4.4 Behinderung und Beeinträchtigung

Eine **Behinderung** erschwert die gleichberechtigte Teilhabe an der Gesellschaft länger als sechs Monate.

Beeinträchtigungen werden zu Behinderungen, wenn die Umweltfaktoren ungünstig sind, z. B. wird ein gehbeeinträchtigter Mensch behindert, wenn ihm keine Hilfsmittel zur Verfügung stehen. Demnach *ist* man nicht behindert, sondern man *wird* behindert.

Behinderung
Körperliche, seelische, geistige oder Sinnesbeeinträchtigung in Wechselwirkung mit einstellungs- und umweltbedingten Barrieren.

Beeinträchtigung
Teilweiser oder vollständiger Funktionsverlust in Relation zu den Anforderungen in der Gesellschaft.

Unterscheidungen und Klassifizierungen

- Unterscheidung in angeborene und erworbene Behinderung/Beeinträchtigung
- Unterscheidung der Beeinträchtigung (> Tab. 1.55)
- Unterscheidung im Grad der Behinderung (GdB) von 20 bis 100, in Zehnerschritten, ab einem GdB von 30 kann man schwerbehinderten Menschen gleichgestellt werden, ab einem GdB von 50 gilt man als schwerbehindert, der GdB hat Einfluss auf einen Nachteilsausgleich
- Zur Einschätzung des individuellen Unterstützungsbedarfs dient die Internationale Klassifikation der Funktionsfähigkeit, Behinderung und Gesundheit (ICF) (> Abb. 1.8, > Tab. 1.54)

Pflege von Menschen mit Behinderung

- Teilhabe ermöglichen, z. B. durch barrierefreie Umwelt, Zugang zu allen Teilbereichen der Gesellschaft ermöglichen
- Selbstbestimmung ermöglichen, z. B. Kontrollgefühl erhöhen, Wahlmöglichkeiten geben, keine Diskriminierung, keine Gewalt
- Inklusion fördern, z. B. Selbstverständlichkeit, zusammen mit Menschen mit Behinderung zu lernen, zu arbeiten, zu wohnen und zu leben
- Berücksichtigung der UN-Behindertenrechtskonvention, z. B. Beachtung der Würde, Autonomie, Freiheit, eigene Entscheidungen zu treffen
- Information und Ermöglichung persönlicher Assistenz, z. B. Schulbegleitung, Arbeitsassistenz, persönliche Begleitung
- Umgang mit geistiger Beeinträchtigung, z. B. Beziehungsaufbau, um u. a. Veränderungen in der Tagesstruktur auffangen zu können, neue Situationen behutsam anbahnen und langfristig vorbereiten, angepasste Kommunikationsform mit einfacher Sprache, Ermöglichung sinnstiftender Tätigkeiten, Gesundheitsprobleme beachten, Selbstpflegedefizite im Bereich der Haushalts- und Lebensführung begegnen

Tab. 1.54 Komponenten der Internationalen Klassifikation der Funktionsfähigkeit, Behinderung und Gesundheit

Komponente		Definition	Beeinträchtigung	Beispiel
Funktionsfähigkeit und Behinderung	**Körperfunktionen**	Physiologische psychische und physische Funktionen	Schädigungen sind Beeinträchtigungen einer Körperfunktion oder Struktur, z. B. Abweichung oder Verlust	Mentale Störungen, Störungen der Sinnesfunktionen, eingeschränkte Sprechfunktion, reduzierte Beweglichkeit
	Körperstrukturen	Anatomische Teile des Körpers		Schädigungen des Nervensystems, fehlende Körperteile
	Aktivität	Durchführung einer Aufgabe oder einer Aktion	Schwierigkeit oder Unmöglichkeit eines Menschen, eine Aktivität durchzuführen	Lernen und Wissensanwendung, kommunizieren, sich gesund erhalten, häusliches Leben, Interaktion und Beziehung, Gemeinschaftsleben, wirtschaftliches Leben
	Teilhabe (Partizipation)	Einbezogensein eines Menschen in eine Lebenssituation	Problem, die ein Mensch im Hinblick auf sein Einbezogensein in Lebenssituationen erkennen kann	
Kontextfaktoren	**Umweltfaktoren**	Materielle, soziale und einstellungsbezogene Umwelt, in der Menschen leben und ihr Dasein entfalten	Erschwerende Umweltbedingungen	Produkte und Technologien, Vermögen, Klima, Geräusche, Luftqualität, Unterstützung und Beziehungen, gesellschaftliche Normen, Gesundheitssystem
	Personenbezogene Faktoren	Kontextfaktoren, die sich auf die betrachtete Person beziehen	Spezielle personenbezogene Beeinträchtigungen	Alter, Geschlecht, sozialer Status, Lebenserfahrung

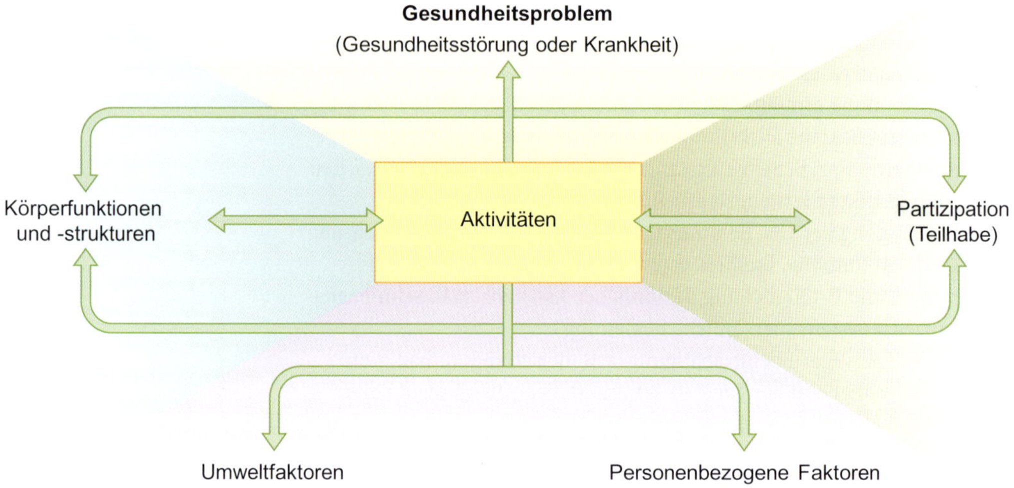

Abb. 1.8 Bio-psycho-soziales Modell der Internationalen Klassifikation der Funktionsfähigkeit, Behinderung und Gesundheit (DIMDI o. J.) [L138]

Tab. 1.55 Unterschiedliche Beeinträchtigungen

Beeinträchtigung	Beispiel
Körperlich	Querschnittsyndrom, Krebserkrankung, infantile Zerebralparese
Seelisch	Autismus, Abhängigkeit, Schizophrenie
Geistig	Demenz, Trisomie 21, hypoxischer Hirnschaden
Sinnesbeeinträchtigung	Blindheit, Taubheit, Stummheit
Sprache	Sprachentwicklungsstörung, Aphasie
Lernen	Legasthenie, Dyskalkulie

KERNAUSSAGE

Die Behinderung eines Menschen entsteht aus Beeinträchtigungen, die der geistig oder körperlich eingeschränkte Mensch in einer wechselseitigen Beziehung mit seiner Umwelt erlebt. Pflegefachpersonen ermöglichen sowohl die Teilhabe als auch die Selbstbestimmung und fördern die Inklusion.

1.4.5 Rehabilitation

Die Rehabilitation erfolgt in ambulanten oder stationären Settings und folgt dem Rehabilitationsprozess (➤ Tab. 1.56).

Rehabilitationsbereiche

Rehabilitation
Wiederherstellung oder Wiedererlangen von Fähigkeiten und der Gesundheit, um ein weitestgehend selbstständiges und selbstbestimmtes Leben zu ermöglichen.

- Medizinische Rehabilitation, z. B. ärztliche Betreuung, therapeutische Leistungen, medizinische Anwendungen
- Berufliche Rehabilitation als Leistungen zur Teilhabe am Arbeitsplatz, z. B. berufliche Aus- und Weiterbildung, Maßnahmen zum Erhalt einer beruflichen Tätigkeit, Umschulungsmaßnahmen
- Schulische Rehabilitation als Teilhabe an Bildung, z. B. Hilfe zur schulischen, hochschulischen oder beruflichen Bildung, beinhaltet u. a. pädagogische und therapeutische Maßnahmen
- Soziale Rehabilitation als Leistungen zur sozialen Teilhabe, z. B. Maßnahmen zur Verbesserung lebenspraktischer Fähigkeiten, Förderung von Alltagskompetenzen, Maßnahmen zur Förderung des gemeinschaftlichen und gesellschaftlichen Lebens
- Unterhaltssichernde und ergänzende Leistungen als Maßnahmen zur finanziellen Absicherung und familiären Versorgung, z. B. Kranken-, Verletzten-, Übergangsgeld, Haushaltshilfen

1

Tab. 1.56 Rehabilitationsprozess

Zeitpunkt	Aspekt
Vor der Rehabilitation	• Rehabilitationsbedarf erkennen anhand einer Beeinträchtigung der Teilhabe, z. B. mittels Barthel-Index zur Selbstversorgungsfähigkeit eines Menschen bei den Lebensaktivitäten, Work-Ability-Index zur Einschätzung der Arbeitsfähigkeit und der Fähigkeit, die Arbeit zu bewältigen • Voraussetzungen sind Rehabilitationsbedürftigkeit, Rehabilitationsfähigkeit, positive Rehabilitationsprognose („3R") • Leistungsbereiche und Zuständigkeiten klären, z. B. Unfall- oder Rentenversicherung • Antragstellung
In der Rehabilitation	• Durchführung und Erbringung der Leistungen aus den jeweiligen Rehabilitationsbereichen
Nach der Rehabilitation	• Voraussetzung für die nachhaltige Sicherung des Erfolgs ist die Eigeninitiative des Betroffenen • Case- und Entlassungsmanagement zur Organisation, u. a. auch anhand eines Rehabilitationsentlassungsberichts an den behandelnden Arzt • Gesundheitliche Nachsorge, z. B. Sportangebote, therapeutische Maßnahmen • Berufliche Wiedereingliederung, d. h. stufenweises Heranführen an die Arbeit

Rehabilitationsprinzipien

- Restitution, d. h. Wiederherstellung der Unversehrtheit
- Kompensation, d. h. Erlernen von Fähigkeiten zur Kompensation verloren gegangener Fähigkeiten
- Adaption, d. h. Anpassung der Funktionsstörung an die Umweltbedingungen

Spezielle Formen der Rehabilitation

Phasenmodell der neurologischen Rehabilitation

- Phase A – Akutversorgung: unmittelbare Behandlung nach dem Ereignis, z. B. auf einer Stroke-Unit (➤ 2.1.9)
- Phase B – Frührehabilitation: Förderung der basalen, sensomotorischen und motorischen Funktionen
- Phase C – Weiterführende Rehabilitation: Ermöglichung eines selbstständigen Umgangs mit alltäglichen Herausforderungen
- Phase D – Anschlussheilbehandlung: Ermöglichung einer selbstständigen Lebensführung zu Hause
- Phase E: Nachsorge und berufliche Rehabilitation: Förderung der Teilhabe an Familie, Nachbarschaft, Ausbildungs- und Arbeitsleben
- Phase F: Aktivierende und zustandserhaltende Langzeitpflege, therapeutische Behandlung und spezialisierte Pflege

Weitere Formen

- Orthopädische Rehabilitation, u. a. mit den Schwerpunkten Förderung der Beweglichkeit und Stabilität (➤ 2.1.8)
- Onkologische Rehabilitation, u. a. mit den Schwerpunkten Krankheitsverarbeitung und Behandlung von Folgestörungen (➤ 3.1.5)
- Kinder- und Jugendrehabilitation, u. a. mit den Schwerpunkten Vermeidung von Folgeschäden und Stärkung des Selbstwertgefühls
- Geriatrische Rehabilitation, u. a. mit den Schwerpunkten Mobilität und Selbstversorgungsfähigkeit

Selbsthilfe

Formen der Selbsthilfe

- Individualselbsthilfe mit dem Fokus auf den Betroffenen zur Problemerkennung und -bewältigung
- Selbsthilfegruppen als Zusammenschluss mehrerer Menschen, zumeist ohne professionelle Begleitung, u. a. zur erfahrungsbasierten Hilfe und zum Austausch
- Selbsthilfeorganisationen sind den Selbsthilfegruppen ähnlich, ihr Organisationsgrad ist größer, sie werden auch gesellschaftlich und politisch aktiv
- Selbsthilfekontaktstellen mit dem Ziel der Aufklärung und Beratung unter Einbezug von Fachpersonal

Selbsthilfe
Individuelle oder gruppenbezogene Hilfe zur Unterstützung, Bewältigung oder Problemlösung für betroffene Personen.

Wirkung der Selbsthilfe

- Vermittlung von Erfahrung, u. a. zu Behandlung, Bewältigung
- Zufriedenheit der Betroffenen ↑
- Gefühl von Akzeptanz und Wertschätzung ↑
- Möglichkeit zur Reflexion eigener Gedanken und Kompetenzen
- Seelische Unterstützung, Gefühl, ohne Vorverurteilung offen reden zu können
- Unterstützung bei Entscheidungsfindungsprozessen

Rehabilitative Pflege

- Interdisziplinäre Zusammenarbeit zur Förderung der Selbstständigkeit und Aktivität des Betroffenen
- Unterstützung und Förderung der Wiedererlangung von Fähigkeiten
- Ressourcen erheben und nutzen
- Soziale Unterstützungssysteme identifizieren und integrieren
- Befähigung zur Wiedererlangung und Alltagskompetenzen
- Maßnahmen der Patientenedukation (➤ 2.2)
- Aktivierende Pflege als Konzept der rehabilitativen Pflege dient der Vermeidung oder Reduktion von Pflegebedürftigkeit, dient dem Erhalt

vorhandener funktionaler, psychischer, geistiger, seelischer und sozialer Fähigkeiten, wird vorzugweise wohnortnah unter realen Bedingungen erbracht

Technische Unterstützungssysteme

Formen und Systeme

Ambient Assisted Living *(AAL)*
Konzepte, Produkte und Dienstleistungen, die auf neuer Technologie beruhen, um die Autonomie bei pflegebedürftigen, von Pflegebedürftigkeit bedrohten und beeinträchtigten Menschen aufrechtzuerhalten bzw. zu erhöhen (BMG 2013).

- Pflegerische Versorgung: Informations- und Dokumentationssysteme, Systeme zur Erfassung von Inkontinenz, zur Vermeidung von Dekubitus, zur Unterstützung der Hygiene, zur Notfall- und Sturzerkennung, zur Unterstützung der Tagesstrukturierung, zur Erfassung von Vitalparametern, Schmerzen und Wunden
- Sicherheit und Haushalt: Systeme zur Erfassung der täglichen Aktivitäten, z. B. Bewegungsmelder, zur Sturzvermeidung, zur Alltagsunterstützung
- Mobilität: Systeme zur körperlichen Unterstützung, stationäre und ambulante Aufstehhilfen, Mobilisierung durch Bewegungstrainer
- Kommunikation und kognitive Aktivierung: Systeme zur Unterstützung bei Schwerhörigkeit, Vernetzungs- und Kommunikationssysteme, Systeme zur kognitiven Aktivierung

Kritische Reflexion

- Aufklärung, Beratung und Information zu Beantragung, Finanzierung und Nutzung notwendig
- Förderung der Akzeptanz zur Nutzung von technischen Hilfsmitteln, ohne Akzeptanz keine Nutzung
- Regelmäßige Wartung und Kontrolle der Hilfsmittel
- Gefahr von Schädigungen durch unsachgemäße Nutzung
- Frage nach der Haftung bei Schädigungen
- Hilfsmittel kosten Geld, benachteiligte Bevölkerungsgruppen haben einen erschwerten Zugang
- Datenschutz ist zu gewährleisten
- Wirksamkeitsforschung der Hilfsmittel zum evidenzbasierten Nutzen notwendig

KERNAUSSAGE

Rehabilitative Pflege zielt auf die Wiedererlangung von Fähigkeiten und Fertigkeiten ab. Kern pflegerischer Bemühungen ist das gemeinsame Streben nach Selbstbestimmung und Selbstständigkeit des Pflegeempfängers.

1.5 Campus

1.5.1 Wiederholungsaufgaben (> 1.5.3)

Pflegeprozess (> 1.1)

1. Nennen Sie fünf Argumente für die konsequente Anwendung des Pflegeprozesses.
2. Beschreiben Sie den Aufbau des Vier-Phasen-Pflegeprozessmodells der WHO.
3. Beschreiben Sie den Aufbau des Sechs-Schritte-Pflegeprozessmodells nach Fiechter und Meier.
4. Erläutern Sie drei Aspekte, die Sie bei der Informationssammlung zu berücksichtigen haben.
5. Grenzen Sie vier Arten von Ressourcen voneinander ab.
6. Erläutern Sie die SMART-Regel zur Zielerreichung innerhalb des Pflegeprozesses.
7. Benennen Sie die Aspekte, die im Rahmen der Maßnahmenplanung durch Pflegefachpersonen abgebildet werden.
8. Nennen Sie die sechs Themenfelder der Strukturierten Informationssammlung (SIS®).
9. Nennen Sie drei Assessmentmethoden.
10. Erörtern Sie je zwei Pro- und Kontra-Argumente zur Anwendung von Assessmentinstrumenten.
11. Beschreiben Sie drei Aspekte, die es bei der Verwendung von Assessmentinstrumenten zu berücksichtigen gilt.
12. Nennen Sie je ein Beispiel für ein Assessmentinstrument im Bereich Mobilität, Ernährung, Atmung und Schmerzen.
13. Erläutern Sie den Unterschied von problemfokussierenden Pflegediagnosen und Risikopflegediagnosen.
14. Erläutern Sie, wie sich das physiologische Hautbild des alten Menschen verändert.
15. Beschreiben Sie drei pathologische Nagelveränderungen.
16. Benennen Sie die Kennzeichen einer physiologischen Mundschleimhaut.
17. Nennen Sie je eine Ursache für Stomatitis, Rhagaden und Gingivitis.
18. Beschreiben Sie drei Kriterien zur Auswahl von Hautpflegemitteln.
19. Nennen Sie drei Aspekte, die Sie bei der Unterstützung beim An- und Auskleiden beachten.
20. Nennen Sie fünf Aspekte der allgemeinen Mundpflege.
21. Nennen Sie drei Aspekte, die Sie bei der Prothesenpflege berücksichtigen.
22. Nennen Sie drei Maßnahmen zur Intertrigoprophylaxe.
23. Beschreiben Sie die Schweregrade eines Dekubitus.
24. Nennen Sie vier Aspekte der physiologischen Atmung, die Pflegefachpersonen im Rahmen der Atembeobachtung erheben.
25. Nennen Sie je drei Beispiele für pathologische Ursachen einer Bradypnoe und Tachypnoe.

26. Unterscheiden Sie die Cheyne-Stokes-Atmung von der Schnappatmung.
27. Erläutern und begründen Sie den Unterschied zwischen einer zentralen und einer peripheren Zyanose.
28. Nennen Sie vier pneumoniegefährdete Personengruppen.
29. Erklären Sie, wofür das Akronym LISA im Zusammenhang mit der Pneumonieprophylaxe steht.
30. Nennen Sie drei allgemeine Maßnahmen zur Pneumonieprophylaxe.
31. Beschreiben Sie zwei ventilationsfördernde Maßnahmen zur Pneumonieprophylaxe.
32. Beschreiben Sie je eine Maßnahme zur Sekretverflüssigung und -lockerung sowie Sekretentleerung zur Pneumonieprophylaxe.
33. Beschreiben Sie fünf Prinzipien, die Sie beim Absaugen von Atemwegssekret berücksichtigen.
34. Definieren Sie die Begriffe Pulsfrequenz, Pulsqualität und Pulsrhythmus.
35. Nennen Sie drei Ursachen für physiologische Abweichungen von der Pulsfrequenz.
36. Nennen Sie je vier pathologische Ursachen für eine Brady- und Tachykardie.
37. Unterscheiden Sie die Hypertonie und die Hypotonie anhand der Symptome.
38. Nennen Sie je fünf dispositionelle und expositionelle Risikofaktoren zur Entstehung einer Thromboembolie.
39. Beschreiben Sie drei Maßnahmen zur Thromboembolieprophylaxe.
40. Nennen Sie drei anthropometrische Methoden zur Einschätzung des Ernährungszustands.
41. Erläutern Sie die Ernährungsempfehlungen der Deutschen Gesellschaft für Ernährung e. V. bei Erwachsenen.
42. Nennen Sie je drei Ursachen und Folgen von Adipositas.
43. Erklären Sie die Durchführung der Flüssigkeitsbilanzierung bei gewickelten Kindern.
44. Nennen Sie fünf Risikofaktoren für eine Mangelernährung.
45. Erläutern Sie drei Aspekte zur Förderung der Nahrungsaufnahme bei älteren Pflegeempfängern in der langzeitstationären Pflege.
46. Nennen Sie fünf Maßnahmen zur Aspirationsprophylaxe.
47. Nennen Sie drei Vorteile der enteralen Ernährung im Gegensatz zur parenteralen Ernährung.
48. Beschreiben Sie drei Pflegemaßnahmen bei naso- und orogastralen Sonden.
49. Erläutern Sie fünf Aspekte, die Sie beim Verbandswechsel einer PEG-Neuanlage berücksichtigen.
50. Beschreiben Sie, wie Sie die Komplikationen der Hypergranulation und des Buried-Bumper-Syndroms bei PEG-Anlage vermeiden.
51. Nennen Sie fünf Schwerpunkte der Urinbeobachtung.
52. Definieren Sie die Begriffe Dysurie, Pollakisurie und Polyurie.
53. Nennen Sie fünf Schwerpunkte der Stuhlbeobachtung.
54. Beschreiben Sie fünf Aspekte, die Sie bei der Gesäßpflege des gewickelten Kindes berücksichtigen.

55. Nennen Sie je zwei geschlechtsunabhängige und geschlechtsspezifische Risikofaktoren für die Entstehung einer Harninkontinenz.
56. Nennen Sie je zwei allgemeine und spezielle Maßnahmen zur Kontinenzförderung.
57. Beschreiben Sie die Gradeinteilung der Stuhlinkontinenz.
58. Beschreiben Sie das physiologische Stoma.
59. Nennen Sie fünf Schwerpunkte eines Beratungsgesprächs bei einem Enterostoma.
60. Nennen Sie je zwei Maßnahmen, die Sie während und nach dem Erbrechen ergreifen können.
61. Beschreiben Sie je zwei Anwendungshinweise und Messfehler bei der tympanalen und rektalen Temperaturmessung.
62. Nennen Sie zwei Ursachen für physiologische Abweichungen der Körpertemperatur.
63. Erläutern Sie die pflegerischen Maßnahmen in den drei Hypothermiephasen.
64. Nennen Sie fünf pflegerische Maßnahmen bei Hyperthermie infolge eines Sonnenstichs.
65. Nennen Sie fünf Kriterien zur Erhebung der Bewegung und Mobilität.
66. Nennen Sie fünf Folgen, die aus einer Immobilität entstehen können.
67. Nennen Sie fünf Maßnahmen zur Mobilitätsförderung.
68. Unterscheiden Sie aktive von assistiven, resistiven und passiven Bewegungsübungen.
69. Erläutern Sie die Bedeutung der Frühmobilisation in der Pflege.
70. Nennen Sie drei Kriterien einer entspannten Positionierung.
71. Beschreiben Sie die vier Formen einer Kontraktur.
72. Nennen Sie je zwei aktivierende und passive Maßnahmen zur Kontrakturenprophylaxe.
73. Nennen Sie die drei Bereiche zur Erfassung des Sturzrisikos.
74. Nennen Sie fünf Maßnahmen zur Sturzprophylaxe.
75. Nennen Sie die Phasen des Phasenmodells der Entstehung von Bettlägerigkeit und beschreiben Sie pflegerische Maßnahmen in den einzelnen Phasen.
76. Unterscheiden Sie die Veränderungen der Wachheit.
77. Nennen Sie drei Faktoren, von denen das „normale" Verhalten abhängig ist.
78. Nennen Sie drei pathologische Veränderungen des Affekts, des Antriebs und der Psychomotorik.
79. Nennen Sie in den Wahrnehmungsbereichen der Basalen Stimulation® je ein Angebot zur Wahrnehmungsförderung.
80. Nennen Sie drei Risikofaktoren für Verwirrtheit und beschreiben Sie drei Maßnahmen zur Verwirrtheitsprophylaxe.
81. Unterscheiden Sie endogene von exogenen Schlafstörungen.
82. Nennen Sie fünf Tipps aus der allgemeinen Schlafhygiene.
83. Nennen Sie fünf Maßnahmen zur Prävention des plötzlichen Kindstods.
84. Nennen Sie drei Pflegemaßnahmen bei schwangeren Frauen mit vorzeitigen Wehen.
85. Erläutern Sie das Vena-cava-Kompressionssyndrom.

86. Definieren Sie den Begriff Extrauteringravidität.
87. Nennen Sie fünf Pflegeschwerpunkte der Wochenbettpflege.
88. Nennen Sie fünf Pflegemaßnahmen zur Milchstau- und Mastitisprophylaxe.
89. Nennen Sie drei Beobachtungsschwerpunkte in der Neugeborenenpflege.
90. Beschreiben Sie drei Prinzipien der Körperpflege bei Neugeborenen.
91. Nennen Sie drei Symptome, die auf eine Fehlgeburt hinweisen können.
92. Nennen Sie drei Pflegemaßnahmen, die Sie nach einer Fehlgeburt ergreifen können.
93. Grenzen Sie die fünf Pflegegrade voneinander ab.
94. Nennen Sie fünf Beratungsaspekte bei Pflegebedürftigkeit.

Interaktion und Beziehungsgestaltung (➢ 1.2)

1. Unterscheiden Sie die verbale von der paraverbalen und nonverbalen Kommunikation.
2. Nennen Sie die ersten beiden Axiome des kommunikationstheoretischen Ansatzes nach Watzlawick.
3. Beschreiben Sie die vier Seiten einer Nachricht nach Schulz von Thun.
4. Nennen Sie drei Ziele der gewaltfreien Kommunikation nach Rosenberg.
5. Beschreiben Sie vier Reflexionsschwerpunkte zu den eigenen Deutungs- und Handlungsmustern.
6. Nennen Sie fünf Faktoren zur professionellen Beziehungsgestaltung.
7. Erläutern Sie die drei Merkmale der klientenzentrierten Gesprächsführung nach Rogers.
8. Nennen Sie drei Techniken der klientenzentrierten Gesprächsführung.
9. Nennen Sie vier Faktoren, die in Interaktionsprozessen den Gesprächsverlauf behindern bzw. hemmen.
10. Nennen Sie fünf Aspekte, die Sie bei der Etablierung von Nähe und Distanz in der professionellen Beziehung beachten.
11. Nennen Sie drei Pflegemaßnahmen, die Sie
    a) bei einer Veränderung von Mimik, Gestik und Körpersprache ergreifen können.
    b) bei einer Sehbehinderung ergreifen können.
12. Nennen Sie die drei Bereiche der unterstützten Kommunikation.
13. Nennen Sie fünf Reflexionsschwerpunkte zur Nutzung von Macht und Machtmissbrauch.
14. Nennen Sie fünf Aspekte, die ein machtvolles Verhalten kennzeichnen.

Lebensgestaltung (➢ 1.3)

1. Beschreiben Sie die zwei wesentlichen Inhalte der Biografiearbeit.
2. Nennen Sie vier Ziele und Methoden von Biografiearbeit.
3. Nennen Sie vier Spielformen für Kinder.
4. Nennen Sie vier Zielsetzungen von Beschäftigungsangeboten mit einem Beispiel zur Umsetzung.

5. Erläutern Sie, welche Aspekte bei der Planung und Gestaltung eines Beschäftigungsangebotes berücksichtigt werden sollten.
6. Nennen Sie zwei Beschäftigungsangebote für bettlägerige Menschen.
7. Beschreiben Sie zwei pflegerische Aspekte, die Sie bei älteren Pflegeempfängern mit einer homosexuellen Neigung berücksichtigen.
8. Nennen Sie zwei altersbedingte Veränderungen der Sexualität.
9. Nennen Sie fünf Merkmale gesunden Wohnens.
10. Nennen Sie fünf Beeinträchtigungen einer gesundheitsförderlichen Wohnsituation.
11. Beschreiben Sie je zwei Aspekte, die Sie im Umgang mit christlichen und muslimischen Menschen berücksichtigen.

Entwicklung und Autonomie in der Lebensspanne (➢ 1.4)

1. Nennen Sie die acht Konflikte aus dem Stufenmodell zur psychosozialen Entwicklung nach Erikson.
2. Nennen Sie je drei Entwicklungsaufgaben nach Havighurst in der mittleren Kindheit, der Adoleszenz und im frühen Erwachsenenalter.
3. Erläutern Sie die Unterschiede des Körper- und Krankheitsverständnisses zwischen Kindergarten-/Vorschulkindern und Jugendlichen.
4. Nennen Sie fünf kritische Lebensereignisse.
5. Beschreiben Sie den Sozialisationsprozess.
6. Nennen Sie drei Störungen der Sozialisation.
7. Nennen Sie fünf Aspekte, die Sie im Zusammenhang mit der Autonomie bei Pflegeempfängern berücksichtigen.
8. Benennen Sie fünf Maßnahmen zur Förderung der Autonomie bei Pflegeempfängern.
9. Erläutern Sie die Selbstbestimmungstheorie nach Deci & Ryan. Unterscheiden Sie dabei die extrinsische von der intrinsischen Motivation und nennen Sie die handlungsleitenden Grundbedürfnisse des Menschen.
10. Erklären Sie den Aufbau der Bedürfnishierarchie nach Maslow.
11. Nennen Sie die vier Phasen des Rubikon-Modells nach Heckhausen.
12. Beschreiben Sie fünf Aspekte, die Sie bei der Motivation von Pflegeempfängern berücksichtigen.
13. Nennen Sie die vier Grundprinzipien der motivierenden Gesprächsführung.
14. Unterscheiden Sie die Begriffe Behinderung und Beeinträchtigung voneinander.
15. Nennen Sie je zwei Beispiele für körperliche, seelische oder geistige Beeinträchtigungen.
16. Definieren Sie die Komponenten der Internationalen Klassifikation der Funktionsfähigkeit, Behinderung und Gesundheit. Erläutern Sie die Komponenten bezüglich ihrer Beeinträchtigungen.
17. Nennen Sie fünf Pflegemaßnahmen, die Sie bei Menschen mit geistiger Beeinträchtigung ergreifen können.
18. Nennen Sie die fünf Rehabilitationsbereiche.
19. Erläutern Sie den Ablauf des Rehabilitationsprozesses.

20. Nennen Sie die drei Rehabilitationsprinzipien.
21. Beschreiben Sie drei Aspekte zur Wirkung von Maßnahmen zur Selbsthilfe.
22. Nennen Sie fünf Aspekte, die im Zusammenhang mit der rehabilitativen Pflege von Bedeutung sind.
23. Reflektieren Sie die Nutzung technischer Assistenzsysteme kritisch. Gehen Sie hierbei auf drei Aspekte ein.

1.5.2 Lernsituationen (➢ 1.5.4)

Nazmiye hat Fieber

Lernsituation

Nazmiye hat Fieber

Hale Özlem (26 Jahre) lebt gemeinsam mit ihrer Tochter Nazmiye (6 Jahre) in einer kleinen Wohnung. Zu dem Vater ihrer Tochter hat sie keinen Kontakt mehr. Dieser hat sie verlassen und mit einer anderen Frau weiter entfernt eine Familie gegründet. Nazmiye besucht seit vier Wochen die Grundschule. Die Schule macht ihr Spaß, und sie hat bereits erste Freunde gefunden.

Frau Özlem befindet sich derzeit in der vierzehnten Schwangerschaftswoche und arbeitet halbtags in einem Friseursalon. Der zukünftige Kindsvater ist derzeit noch mit einer anderen Frau verheiratet, verspricht aber immer wieder, sich bald von ihr trennen zu wollen.

Vor wenigen Tagen hat sich der Gesundheitszustand von Nazmiye verschlechtert. Sie fühlte sich abgeschlagen, klagte über Gliederschmerzen, ein Brennen in der Brust und eine erschwerte Atmung. Eine Temperaturmessung ergab einen Wert von 39,8 °C. Da Nazmiye nicht mehr trinken und essen wollte, entschloss Frau Özlem, das örtliche Krankenhaus aufzusuchen. Dort wurde Nazmiye in Begleitung ihrer Mutter im Rooming-in mit dem Verdacht auf eine Pneumonie aufgenommen.

Sie übernehmen Nazmiye heute im Frühdienst. Sie ist schwach, ihre Temperatur beträgt 39,4 °C. Sie erhält über einen Venenverweilkanüle Flüssigkeit und Antibiotika.

Die Mutter von Nazmiye gibt an, einen ziehenden Schmerz in ihrem Bauchraum zu verspüren. „Dieser ganze Stress! Wie soll ich das nur schaffen?“ Daraufhin erkundigt sie sich bei Ihnen, wo sich der Raucherbereich befindet.

Aufgabenstellung

Nazmiye hat Fieber

1. Identifizieren Sie zwei aktuell vordergründige Pflegeprobleme bei Nazmiye.
2. Identifizieren Sie ein potenzielles Pflegeproblem bei Frau Özlem.
3. Unterscheiden Sie die fünf Schweregrade von Fieber und beurteilen Sie die Temperatur von Nazmiye.

4. Erläutern Sie die pflegerischen Maßnahmen in den drei Fieberphasen.
5. Definieren Sie die Begriffe Lysis und Krisis.
6. Erläutern Sie, wie Sie die Atemsituation von Nazmiye erheben, und beschreiben Sie die physiologischen Normwerte.
7. Beschreiben Sie zwei Beratungsaspekte in der Schwangerschaft zu den Themen Ernährung, Körper und Hautpflege sowie Sport und Bewegung.
8. Beschreiben Sie Entwicklungsaufgaben, die Nazmiye zu bewältigen hat.
9. Erörtern Sie die Aussage von Frau Özlem „Dieser ganze Stress! Wie soll ich das nur schaffen?“ anhand eines kommunikationstheoretischen Modells.

Frau Stein ist immobil

Lernsituation

Frau Stein ist immobil

Frau Lieselotte Stein lebt seit über fünf Jahren im Pflegeheim „Am Stadtgarten“. Sie war als Musiklehrerin tätig und ein engagiertes Mitglied im Kirchenchor.
Seit vier Jahren ist sie infolge eines Schlaganfalls zunehmend immobiler geworden. Sie wird derzeit im Pflegegrad 5 eingestuft.
Seit einem Jahr liegt sie überwiegend im Bett, kann aber zeitweise in einen Stuhl herausmobilisiert werden. Frau Stein ist auf eine vollständige Übernahme bei der Körperpflege angewiesen. Sie wird über eine PEG-Sonde ernährt und kann schluckweise trinken. An ihren beiden Armen und am rechten Bein hat Frau Stein ausgeprägte Beugekontrakturen. Frau Stein ist harn- und stuhlinkontinent.
Die Kommunikation mit Frau Stein ist erschwert, da sie seit einiger Zeit nicht mehr redet. Dem Pflegepersonal ist unklar, wie viel sie noch versteht, da sie auf Ansprache nur gelegentlich mit dem Blick reagiert.
Im Frühdienst ist Ihnen eine nicht wegdrückbare münzgroße Rötung am Steiß von Frau Stein aufgefallen.

Aufgabenstellung

Frau Stein ist immobil

1. Identifizieren Sie drei aktuell vordergründige Pflegeprobleme bei Frau Stein.
2. Erläutern Sie anhand der vier Module des NBA, in welchen Bereichen eine Einschränkung der Selbstständigkeit bei Frau Stein vorliegt.
3. Entwerfen Sie ein Konzept für eine Beschäftigungsaufgabe von Frau Stein.
4. Beschreiben Sie vier Aspekte, die Sie bei der Nahrungsverabreichung über die PEG-Sonde berücksichtigen.
5. Erklären Sie die Entstehung einer Kontraktur.
6. Leiten Sie anhand des Phasenmodells der Entstehung von Bettlägerigkeit nach Angelika Zegelin geeignete Maßnahmen für Frau Stein ab.

7. Legen Sie dar, auf welche Aspekte Sie in der Kommunikation mit Frau Stein Wert legen.
8. Erläutern Sie die Faktoren, die bei der Entstehung eines Dekubitus beteiligt sind.
9. Beschreiben Sie fünf Maßnahmen zur Dekubitusprophylaxe bei Frau Stein.

Herrn Koch fehlt die Motivation

Lernsituation

Herrn Koch fehlt die Motivation

Herr Kurt Koch, 77 Jahre, hat vor einem halben Jahr seine Frau Henriette verloren, die an Krebs gestorben ist. Daraufhin haben ihn seine Töchter Maike und Sandra gedrängt, Vorsorgeuntersuchungen zu machen. Bei einer Koloskopie wurde die Diagnose eines fortgeschrittenen Dickdarmkarzinoms gestellt, woraufhin eine Operation notwendig wurde.
Im Rahmen der Dickdarmentfernung wurde das Karzinom vollständig entfernt und ein endständiges Kolostoma angelegt.
Herr Koch wurde vor einer Woche nach Hause entlassen und der ambulante Pflegedienst zur Unterstützung bei der Stomatherapie eingeschaltet. Herr Koch fühlt sich machtlos, lehnt den Umgang mit dem Stoma ab und zeigt sich gegenüber den Pflegefachpersonen nicht motiviert, den Beutel selbst zu wechseln. Die Stomaumgebung ist gerötet und gereizt.
Seit dem Tod seiner Frau ist Herr Koch niedergedrückt. Er gibt an, schlecht zu schlafen. Seine Wohnung in einer Hochhaussiedlung am Stadtrand ist sehr unordentlich, und der körperliche Hygienezustand von Herrn Koch ist reduziert.
Seine Töchter sind ratlos, da sie ihren Vater so nicht kennen. Herr Koch ist untergewichtig, da er keinen Appetit hat und nur noch wenig isst. Als seine Töchter ihre Hilfe angeboten haben, hat er erwidert, sie sollen sich gefälligst um ihre eigenen Sachen kümmern.

Aufgabenstellung

Herrn Koch fehlt die Motivation

1. Identifizieren Sie zwei aktuell vordergründige Pflegeprobleme bei Herrn Koch. Identifizieren Sie ein potenzielles Pflegeproblem.
2. Beschreiben Sie mögliche Vorgehensweisen, um Herrn Koch zu motivieren. Begründen Sie Ihre Vorgehensweisen anhand von Konzepten, Theorien oder Modellen.
3. Führen Sie Entwicklungsaufgaben in der Lebensspanne eines Menschen auf. Identifizieren Sie eine Entwicklungsaufgabe, die Herr Koch zu bewältigen hat.
4. Nennen Sie fünf Beobachtungspunkte bei einem Kolostoma und beschreiben Sie den physiologischen Zustand.

5. Beschreiben Sie mögliche Ursachen für das gerötete und gereizte Stoma von Herrn Koch. Nennen Sie geeignete Pflegemaßnahmen, die sich für die Pflegefachperson daraus ableiten.
6. Die zuständige Pflegefachperson entscheidet sich in der Interaktion mit Herrn Koch, die Prinzipien der klientenzentrierten Gesprächsführung anzuwenden. Erläutern Sie die Merkmale und erklären Sie zwei Techniken, die bei der klientenzentrierten Gesprächsführung zur Anwendung kommen.
7. Nennen Sie vier Anzeichen einer Verwahrlosung und zwei geeignete Pflegemaßnahmen.
8. Bewerten Sie das Risiko von Herrn Koch, an einer Mangelernährung zu leiden. Begründen Sie Ihre Aussage und nennen Sie geeignete Maßnahmen zur Förderung der Nahrungsaufnahme.
9. Herr Koch gibt an, schlecht zu schlafen. Erörtern Sie Maßnahmen der allgemeinen und speziellen Schlafhygiene bei Herrn Koch.

1.5.3 Lösungen zu den Wiederholungsaufgaben

Pflegeprozess (> 1.1)

1. Argumente für die konsequente Anwendung des Pflegeprozesses sind u. a. die Förderung des gemeinschaftlichen und kosteneffizienten Arbeitens sowie der Transparenz der pflegerischen Arbeit. Durch die Anwendung des Pflegeprozesses werden ein standardisiertes Vorgehen gefördert, pflegerische Professionsbegehrungen unterstützt und die Pflegequalität verbessert.
2. Die Phasen des Vier-Phasen-Pflegeprozessmodells der WHO sind Assessment, Planung, Intervention, Evaluation.
3. Die Schritte des Sechs-Schritte-Pflegeprozessmodells nach Fiechter und Meier sind Informationssammlung, Problem- und Ressourcenerfassung (Pflegediagnose), Zielformulierung, Maßnahmenplanung, Maßnahmendurchführung, Evaluation.
4. Die Informationssammlung sollte erstens vollständig und kontinuierlich erfolgen, um alle wesentlichen Informationen zu erhalten. Zweitens sollten verschiedene Informationsquellen genutzt werden, um vielfältige Perspektiven auf die Pflegesituation zu erhalten. Drittens gilt es bei der Informationssammlung, indirekte von direkten sowie subjektive von objektiven Informationen zu unterscheiden, um z. B. keine ungültigen Daten zu sammeln.
5. Körperliche/funktionelle Ressourcen sind (anatomisch-physiologische) Fähigkeiten und Fertigkeiten. Psychische Ressourcen sind kognitive und emotionale Anteile. Spirituelle Ressourcen sind Hoffnung spendende Anteile. Räumliche/soziale Ressourcen sind umgebungsbedingte Faktoren. Ökonomische Ressourcen sind die finanziellen Möglichkeiten und Sicherheiten.
6. Die SMART-Regel dient der Zielsetzung und besteht aus folgenden Aspekten: **S**pezifität als Bezug des Ziels zur spezifischen Person und ihren Bedingungen, **M**essbarkeit als Beschreibbarkeit des Ergebnisses,

Akzeptanz als Einverständnis des Pflegeempfängers zum Ziel, **R**ealisierbarkeit als realistische Erreichbarkeit des Ziels, **T**ermin als zeitliche Erreichbarkeit des Ziels.

7. Bei der Maßnahmenplanung werden die W-Fragen durch Pflegefachpersonen abgebildet. Diese lauten „Wer macht wann, was, wie, womit?". Das „*Wer*" steht für die Zuständigkeit. Das „*Wann*" steht für die Häufigkeit, Frequenz, Dauer. Das „*Was*" steht für die Tätigkeit. Das „*Wie*" steht für die Berücksichtigung des aktuellen pflegerischen Wissens. Das „*Womit*" steht für die Hilfsmittel, Utensilien.
8. Die sechs Themenfelder der Strukturierten Informationssammlung (SIS®) sind kognitive und kommunikative Fertigkeiten, Mobilität und Bewegung, krankheitsbezogene Anforderungen und Belastungen, Selbstversorgung, Leben in sozialen Beziehungen, Haushaltsführung (ambulant), Wohnen/Häuslichkeit (stationär).
9. Assessmentmethoden sind Befragung, Beobachtung, Anwendung strukturierter Assessmentinstrumente, Dokumentenanalyse, Verwendung technischer Geräte.
10. Pro-Argumente zur Anwendung von Assessmentinstrumenten sind zum einen der Nutzen für die Pflegeempfänger, indem u. a. Schmerzen oder Sturzrisiken erkannt werden. Zum anderen erlaubt eine wiederholte Erhebung im Rahmen des Monitorings eine Darstellung von Entwicklung und Verlauf. Kontra-Argumente zur Anwendung von Assessmentinstrumenten sind zum einen der Mehraufwand in der Dokumentation, v. a. wenn der Nutzen des Assessments fraglich ist oder die Instrumente nicht zielgerichtet eingesetzt werden. Zum anderen können die pflegerische Einschätzung und das Ergebnis aus dem Assessmentinstrument voneinander abweichen, hier ist eine kritisch-reflektierte Auseinandersetzung mit dem Ergebnis erforderlich.
11. Bei der Verwendung von Assessmentinstrumenten gilt es, u. a. Folgendes zu berücksichtigen: Schulung vor Anwendung zur Vermeidung von Fehlern, z. B. falscher Zeitpunkt, Verständnisprobleme; Nutzungshinweise beachten, z. B. Häufigkeit, Beeinflussung durch Anwesenheit von Angehörigen; Partizipation des Pflegeempfängers durch Information zum Ablauf, Integration in das Vorgehen und Intention des Assessments.
12. Ein Assessmentinstrument im Bereich Mobilität ist z. B. die Messskala zur Einschätzung des Thromboserisikos nach Frowein. Ein Assessmentinstrument im Bereich Ernährung ist das Mini Nutritional Assessment zur Einschätzung der Ernährungssituation und Mangelernährung. Ein Assessmentinstrument im Bereich Atmung ist die Dyspnoe-Skala der ATS zur Einschätzung der Dyspnoe. Ein Assessmentinstrument im Bereich Schmerzen ist die visuelle Analogskala (VAS) u. a. zur Verwendung bei Kindern.
13. Problemfokussierende Pflegediagnosen beschreiben ein/en bestehendes Gesundheitsproblem oder -zustand. Sie setzen sich aus dem *P*flegediagnosentitel, der *Ä*tiologie und dem *S*ymptom zusammen *(PÄS-Format).* Risikopflegediagnosen beschreiben das Risiko eines Gesundheitsproblems oder -zustands. Sie setzen sich aus dem *P*flegediagnosentitel und den *R*isiko*f*aktoren zusammen *(PRF-Format).*

14. Das physiologische Hautbild des alten Menschen wird durch die Abnahme der Dermis u. a. blasser und kühler. Außerdem wird die Haut aufgrund der reduzierten Talgproduktion trocken, rissig, schuppig und rau. Die Haut wird durch die herabgesetzte Hauterneuerung dünner und pergamentartiger. Durch den Abbau von Kollagen und Elastin kommt es zu vermehrter Faltenbildung.
15. Pathologische Nagelveränderungen sind Veränderung der Länge bei Ungepflegtheit, Veränderung der Form, wie Uhrglasnägel bei Lungen- und Herzerkrankungen, Veränderungen der Farbe, z. B. gelblich bei Leberzirrhose.
16. Die physiologische Mundschleimhaut ist rot und feucht glänzend, ohne Beläge, Verletzungen, Bläschen.
17. Ursachen einer Stomatitis sind z. B. mangelnde Mundhygiene oder Diabetes mellitus. Ursachen von Rhagaden sind z. B. trockene, unelastische Haut, ständige Feuchtigkeit, Ekzeme, Neurodermitis. Ursachen einer Gingivitis ist Zahnbelag im Bereich der Zahnhälse.
18. Kriterien zur Auswahl von Hautpflegemitteln sind erstens der Hautzustand, z. B. Öl-in-Wasser-Emulsionen bei normaler bis fettiger Haut und Wasser-in-Öl-Emulsionen bei normaler bis trockener (Alters-) Haut. Zweitens können Fette und Öle zur Auflösung von Schuppen und Krusten verwendet werden. Drittens können dermatologische Hauttherapeutika nur lokal und nicht alltäglich angewendet werden.
19. Aspekte zur Unterstützung beim An- und Auskleiden sind z. B. Individualität, Berücksichtigung von Geschmack und Jahreszeit bei der Kleiderauswahl, Auswahl von Verschlüssen, die selbst bedient werden können, bei einseitiger Beeinträchtigung Ankleiden über die betroffene Seite, Auskleiden über die nicht betroffene Seite.
20. Aspekte der allgemeinen Mundpflege sind z. B. Durchführung mindestens zweimal täglich morgens und abends, Nutzung fetthaltiger Salben bei trockenen, rissigen Lippen, Reinigung mit fluoridhaltiger Zahnpasta und angepasster Zahnbürste, gleichbleibende Systematik zur Zahnreinigung, Reinigung der Schleimhäute z. T. mit Nutzung weiterer Hilfsmittel wie Zungenreiniger.
21. Aspekte der Prothesenpflege sind u. a. Prothesen nach den Mahlzeiten herausnehmen und reinigen, Schutz vor Beschädigung u. a. durch Wasserspiegel im Waschbecken, sparsamer Einsatz von Haftcreme.
22. Maßnahmen zur Intertrigoprophylaxe sind z. B. Hautbeobachtung, Reinigung gefährdeter Stellen mit klarem Wasser, sorgfältiges Trockentupfen, atmungsaktive Kleidung, verschwitzte und feuchte Kleidung wechseln, keine Gummiunterlagen, kleine Inkontinenzmaterialien, Kompressen in Hautfalten einlegen.
23. Ein Dekubitus der Kategorie I ist eine nicht wegdrückbare, umschriebene Hautrötung bei intakter Haut. Ein Dekubitus der Kategorie II ist eine Teilzerstörung der Haut bis zur Dermis. Ein Dekubitus der Kategorie III ist eine Zerstörung aller Hautschichten. Ein Dekubitus der Kategorie IV ist ein vollständiger Gewebeverlust mit Muskel- und Knochenbeteiligung.
24. Atemtyp, Atemfrequenz, Atemtiefe, Atemrhythmus, mukoziliäre Clearance.

25. Pathologische Ursachen einer Bradypnoe sind z. B. Schädigung des Atemzentrums, Vergiftung, Atempumpenschwäche, Stoffwechselerkrankungen. Pathologische Ursachen einer Tachypnoe sind z. B. Schmerzen, Fieber, Herz- und Lungenerkrankungen, Anämie, Stoffwechselerkrankungen.
26. Die Cheyne-Stokes-Atmung geht mit periodisch an- und abschwellenden Atemzügen und Atempausen einher, z. B. bei Schädigung des Atemzentrums oder bei Herzerkrankungen. Die Schnappatmung geht mit einzelnen schnappenden Atemzügen mit langen Atempausen als Anzeichen des bevorstehenden Todes einher.
27. Eine zentrale Zyanose ist als unzureichende Sauerstoffsättigung des arteriellen Bluts am ganzen Körper und der Zunge sichtbar. Eine periphere Zyanose ist als unzureichende Durchblutung oder erhöhter Sauerstoffbedarf des Gewebes an Nase, Lippen, Finger oder Zehen sichtbar.
28. Pneumoniegefährdete Personengruppen sind Pflegebedürftige mit a) flacher Atmung, Minderbelüftung und/oder Schonatmung, b) vermehrter Sekretproduktion, zähem Sekret oder Sekretverhalt, c) Immunschwäche und erhöhter Infektionsgefahr, d) Aspirationsgefahr.
29. Das Akronym LISA beschreibt Maßnahmen zur Pneumonieprophylaxe: **L**ungenbelüftung verbessern, **I**nfektionen vermeiden, **S**ekret verflüssigen, lösen und entfernen, **A**spiration vermeiden.
30. Allgemeine Maßnahmen zur Pneumonieprophylaxe sind z. B. Verbesserung der Raumluft, Infektionsprophylaxe, Frühmobilisation und Bewegung, ausreichende Flüssigkeitszufuhr, Reduktion individueller Risiken.
31. Bei den Atemübungen gibt es einfache Atemübungen, z. B. Aufforderung zum tiefen Einatmen oder Schultern bei der Einatmung nach oben ziehen. Die Kontaktatmung dient der betonten Unterstützung der Inspiration durch den Handkontakt, z. B. auf dem Bauch oder an den Flanken. Es gibt inspiratorische Atemtrainer zur tiefen und gleichmäßigen Einatmung und exspiratorische Atemtrainer zur Erweiterung der Atemwege und zum Training der Atemmuskulatur.
32. Zur Sekretverflüssigung und -lockerung können z. B. Inhalationen genutzt werden. Diese fördern den Selbstreinigungsprozess der Atemwege und dienen der Befeuchtung zähen Sekrets zum erleichterten Abhusten. Zur Sekretentleerung können z. B. Drainagepositionierungen genutzt werden. Diese dienen der Unterstützung des Sekretabflusses durch die Schwerkraft, indem das betroffene Gebiet höher als Hauptbronchus und Trachea positioniert wird.
33. Prinzipien des Absaugens von Atemwegssekret sind aseptisches Vorgehen beim Absaugen der unteren Atemwege, Eigenschutz vor Infektionen durch Nutzung persönlicher Schutzausrüstung, Absaugvorgang darf nicht länger als 15 Sekunden dauern, Pausen zwischen mehrfachem Absaugen, Häufigkeit folgt dem Prinzip: „So wenig wie möglich und so oft wie nötig."
34. Die Pulsfrequenz ist die Anzahl der gemessenen Pulswellen. Der Pulsrhythmus ist die Abfolge der Pulswellen. Die Pulsqualität ist der Indikator für den Füllungszustand und die Elastizität des Gefäßes sowie das Schlagvolumen des Herzens.

35. Ursachen für physiologische Abweichungen von der physiologischen Pulsfrequenz sind das Lebensalter und das Geschlecht, denn Frauen haben einen höheren Puls als Männer. Emotionen wie Erregung führen ebenfalls zu einem Pulsanstieg. Genussmittel wie Kaffee und Nikotin führen auch zu einem Anstieg des Pulses.
36. Pathologische Ursachen für eine Bradykardie sind z. B. Herzerkrankungen wie Herzinfarkt, Hirndrucksteigerung, Elektrolytentgleisung, reduzierter Stoffwechsel, z. B. bei Hypothyreose, Hypothermie, überdosierte Medikamenteneinnahme mit Betablocker, reflektorisch nach Reizung des N. vagus, z. B. beim Legen einer Magensonde oder endotrachealen Absaugen. Pathologische Ursachen für eine Tachykardie sind z. B. Herzerkrankungen wie Herzinsuffizienz, Schock, Schmerzen, Fieber, Blutungen, Flüssigkeitsverlust, gesteigerter Stoffwechsel, z. B. bei Hyperthyreose, Vergiftungen, Medikamenteneinnahme.
37. Symptome einer Hypertonie sind z. B. Kopfdruck, Kopfschmerzen, Ohrensausen, geröteter Kopf, Sehstörungen, Atemnot. Symptome einer Hypotonie sind z. B. Schwindel, Schwäche, Müdigkeit, Blässe, Kältegefühl.
38. Dispositionelle Risikofaktoren sind z. B. frühere Thrombose oder Lungenembolie, Blutgerinnungsstörung, höheres Lebensalter (> 60 Jahre), Übergewicht (BMI > 30), Einnahme von Kontrazeptiva, Schwangerschaft, Wochenbett, ausgeprägte Varikosis. Expositionelle Risikofaktoren sind z. B. operative Eingriffe oder Verletzungen, Immobilität, maligne Erkrankungen, chronische Herzinsuffizienz, Herzinfarkt, akute Infektionen, Sepsis.
39. Es gibt erstens Basismaßnahmen zur Thromboembolieprophylaxe. Dazu zählen z. B. Frühmobilisation, Bewegungsübungen, Anleitung zu Eigenübungen, ausreichende Flüssigkeitszufuhr. Zweitens gibt es physikalische Maßnahmen. Dazu zählen z. B. medizinische Thromboseprophylaxestrümpfe (MTS), medizinische Kompressionsverbände anhand der Wickeltechnik nach Fischer oder Pütter, intermittierende pneumatische Kompression (IPK). Drittens gibt es medikamentöse Maßnahmen, z. B. Heparinisierung.
40. Zu den anthropometrischen Methoden zur Einschätzung des Ernährungszustands zählen u. a. Bestimmung der Körpergröße, des Körpergewichts und des Body-Mass-Index mit den entsprechenden Altersperzentilen.
41. Die Ernährungsempfehlungen der Deutschen Gesellschaft für Ernährung e. V. beim Erwachsenen lauten zunächst, man solle die Lebensmittelvielfalt genießen. Täglich sollten fünf Portionen Gemüse und Obst verzehrt werden. Statt Weißmehlprodukten sind Vollkornprodukte zu bevorzugen. Tierische Produkte sind nur begrenzt zuzuführen, Milchprodukte täglich. Es sind gesundheitsfördernde Fette zu bevorzugen. Zucker und Salz sollten eingespart werden. Daneben sollte man viel Wasser trinken. Die schonend zubereiteten Lebensmittel sollte man achtsam genießen. Regelmäßige Gewichtskontrollen und Bewegung im Alltag sind ebenfalls von großer Bedeutung.
42. Ursachen von Adipositas sind z. B. fehlende Bewegung, übermäßiges Essen, Essen als Ersatz emotionaler Zuwendung, ungesunder

Ernährungsstil, Esssucht. Folgen von Adipositas sind z. B. Diabetes mellitus Typ 2, Fettleber, Herz-Kreislauf-Erkrankungen, Atemprobleme, Schlaganfall, chronisch-venöse Insuffizienz, degenerative Gelenkerkrankungen, erhöhtes Krebsrisiko.

43. Zur Messung der Ausfuhr wird der Unterschied des Gewichts der Windel in trockenem und genutztem Zustand notiert. Zur Messung der Einfuhr wird der Unterschied des Gewichts des Kindes vor und nach der Nahrungs-/Flüssigkeitsaufnahme notiert.
44. Risikofaktoren für eine Mangelernährung sind z. B. körperlich oder kognitiv bedingte Beeinträchtigung, fehlende Lust, kein Appetit, Ablehnen von Speisen/Getränken, Umgebungsfaktoren wie fehlendes Speisenangebot, erhöhter Bedarf an Energie, Nährstoffen und Flüssigkeit.
45. Die Förderung der Nahrungsaufnahme bei älteren Pflegeempfängern in der langzeitstationären Pflege kann sich an folgenden Aspekten orientieren: Bei der Zusammensetzung der Nahrung sollte die Kostform den Voraussetzungen angepasst sein. Bei der Präsentation der Nahrung gilt es, das Aussehen, den Geruch, die Farbe, die Form, die Temperatur, den Geschmack etc. zu berücksichtigen. Auch der Ort zur Speiseneinnahme ist entscheidend. Förderlich ist es, eine ansprechende Atmosphäre zu gestalten, geeignete Sitzgelegenheiten und Platz für Gehhilfen anzubieten.
46. Maßnahmen zur Aspirationsprophylaxe sind z. B. Durchführung von Maßnahmen zur Förderung der oralen Mundgesundheit und das Tragen einer geeigneten Zahnprothese, eine aufrechte Oberkörperpositionierung v. a. bei der Nahrungsaufnahme im Bett, die Auswahl einer geeigneten Nahrungskonsistenz, das Schaffen einer ruhigen Umgebung zur Nahrungsaufnahme, Anleiten zum langsamen Essen und die Prüfung des Bewusstseinszustands vor der Nahrungsaufnahme.
47. Vorteile der enteralen Ernährung im Gegensatz zur parenteralen Ernährung sind z. B. Erhaltung der Darmintegrität, Erhaltung einer physiologischen Darmflora, bessere Magen-Darm-Peristaltik, weniger Komplikationen.
48. Pflegemaßnahmen bei naso- und orogastralen Sonden sind z. B. tägliche Nasen-Mund-Pflege mit Soor- und Parotitisprophylaxe, regelmäßige Kontrolle der Fixierung, bei Entlastungssonde Beobachtung des ablaufenden Sekrets, bei Ernährungssonde vor jeder Mahlzeitengabe Überprüfung der Sondenlage.
49. Pflegefachpersonen führen den Verbandswechsel einer PEG-Neuanlage in den ersten zehn Tagen täglich durch. Die Reinigung der Sonde, der Eintrittsstelle, der Umgebung und Unterseite erfolgt mit NaCl 0,9 %. Die Eintrittsstelle wird auf Entzündungszeichen, Sekret und Hypergranulation beobachtet. Die Sonde wird regelmäßig mobilisiert. Dazu wird sie ca. 2–3 cm hin- und hergeschoben und um 180°/360° gedreht. Es erfolgt eine Wundabdeckung mit Halteplatte ca. 0,5 cm über Hautniveau.
50. Einer Hypergranulation lässt sich durch Vermeidung einer übermäßigen Mobilisation und Zug auf die Sonde vorbeugen. Dem Buried-Bumper-Syndrom wird durch Mobilisation bei jedem Verbandswechsel vorgebeugt.

51. Schwerpunkte der Urinbeobachtung sind u. a. Miktion, Urinmenge, Miktionshäufigkeit, Urinfarbe und -transparenz, Uringeruch.
52. Eine Dysurie ist ein erschwertes oder gestörtes Wasserlassen, z. B. bei Blasenentleerungsstörungen. Eine Pollakisurie ist ein häufiger Harndrang bei kleiner Miktionsmenge, z. B. bei Prostataerkrankungen, Blasenreizung. Eine Polyurie ist die Erhöhung der täglichen Urinmenge > 1.500 ml/m² Körperoberfläche, z. B. bei abnormem Trinkverhalten, Hyperglykämie, Überdosierung von Diuretika.
53. Schwerpunkte der Stuhlbeobachtung sind u. a. Defäkation, Menge, Häufigkeit, Konsistenz, Farbe, Geruch.
54. Pflegefachpersonen beobachten die Haut auf Rötung, Veränderungen und eine Windeldermatitis. Zur Prophylaxe wickeln sie häufiger, nutzen Stoffwindeln, wickeln „offen“ oder verzichten auf Windeln. Die Therapie der Windeldermatitis erfolgt mit urin- und stuhlabweisenden Barrierecremes. Bei Windeldermatitis oder Soor werden keine Öle und Hautschutzpasten angewendet, ggf. antimykotische Cremes nach Arztanordnung.
55. Geschlechtsunabhängige Risikofaktoren sind z. B. kognitive und körperliche Einschränkungen oder veränderte Umweltbedingungen. Spezielle Risikofaktoren bei Frauen sind z. B. eine starke Belastung des Beckenbodens und Übergewicht. Spezielle Risikofaktoren bei Männern sind Veränderungen und Operationen der Prostata.
56. Allgemeine Maßnahmen sind u. a. Motivation zum Toilettengang, angemessene Flüssigkeitszufuhr, Reduktion von Übergewicht. Spezielle Maßnahmen sind u. a. Alarmtherapie bei Kindern, Blasentraining, Beckenbodentraining, Toilettentraining.
57. Es existieren drei Grade. Bei Grad 1 handelt es sich um eine Teilinkontinenz mit Stuhlschmieren bei Belastung und Diarrhö. Bei Grad 2 handelt es sich um eine Teilinkontinenz mit gelegentlichem Abgang von dünnem Stuhl und Darmgasen. Bei Grad 3 handelt es sich um eine Totalinkontinenz mit vollständig unkontrolliertem Abgang von Stuhl und Darmgasen.
58. Das physiologische Stoma hat eine rosarote Farbe, ist hervorstehend, die Umgebung ist trocken, reizlos und intakt.
59. Schwerpunkte eines Beratungsgesprächs bei einem Enterostoma sind Ernährung, Umgang mit Geruchsbildung, Sport und Bewegung, Beruf und soziale Situation, Sexualität und Partnerschaft.
60. Maßnahmen während des Erbrechens sind z. B. Abwägung von Intimsphäre und Begleitung, Zahnprothesen entfernen, Auffanggefäß reichen. Maßnahmen nach dem Erbrechen sind z. B. Erbrochenes entfernen, Mundpflege anbieten.
61. Bei der tympanalen Messung gilt es u. a., die Messung stets im selben Ohr durchzuführen und Hörgeräte o. Ä. 20 Minuten vor der Messung zu entfernen. Messfehler sind u. a. Entzündungen oder Verstopfungen mit Ohrenschmalz, längeres Liegen auf dem Ohr. Bei der rektalen Messung gilt es u. a., die Intimsphäre zu beachten und bei Frühgeborenen keine Plastikschutzhülle zu verwenden. Messfehler lassen sich aus der Kontraindikation ableiten, z. B. bei Enddarmoperationen, rektalen Erkrankungen und erhöhter Blutungsneigung.

62. Physiologische Abweichungen der Körpertemperatur hängen u. a. mit dem Tagesrhythmus, dem Menstruationszyklus und der Belastung zusammen. Pathologische Abweichungen sind Hypothermie und Fieber.
63. In der Phase der Erregung erfolgt ein passives externes Erwärmen, z. B. Erhöhung der Raumtemperatur, warme Decken und Getränke. In den Phasen der Erschöpfung und Lähmung erfolgt eine aktive externe Erwärmung, z. B. warme Infusionslösungen, Wärmematten, Inkubator, Wärmebett, zentrale Wiedererwärmung mit Hämodialyse.
64. Pflegemaßnahmen nach einem Sonnenstich sind u. a., eine kühle Umgebung schaffen und Kleidung entfernen, Vitalzeichen- und Vigilanzkontrolle, Positionierung, z. B. 30° Oberkörperhochlagerung oder Schocklagerung, Kühlung, z. B. kühle Getränke anbieten oder feuchtkalte Umschläge, Flüssigkeitsbilanzierung und Flüssigkeitsgabe.
65. Kriterien zur Erhebung der Bewegung und Mobilität sind Beweglichkeit der Gelenke, Muskelkraft, Koordination und Zielgerichtetheit, Gleichgewicht, Muskeltonus, Körperschema.
66. Folgen einer Immobilität sind u. a. Gefahr eines Dekubitus, erhöhte Thromboseneigung, Durchblutungsstörungen, herabgesetzte Belüftung der Lunge, Obstipation, reduzierte Muskelkraft, Kontrakturen, Desorientierung, reduzierte Konzentrationsfähigkeit, Schlafstörungen.
67. Maßnahmen zur Mobilitätsförderung sind u. a. Information und Beratung, Fitness- und Bewegungsübungen, Transfer- und Mobilitätsförderung, Kinästhetik, Mobilitäts- und Orientierungstrainings bei gestörter Sinneswahrnehmung, Integration von Spielkonsolen.
68. Aktive Bewegungsübungen werden selbstständig nach Anleitung durchgeführt. Assistive Bewegungsübungen werden mittels Unterstützung durchgeführt, z. B. Reduktion des Gewichts einer Extremität. Bei resistiven Bewegungsübungen wird mit einem Widerstand gearbeitet. Bei passiven Bewegungsübungen werden die Gelenke von einer dritten Person durchbewegt.
69. Die Frühmobilisation dient u. a. der Thromboembolie-, Pneumonie-, Kontrakturen-, Dekubitus- und Obstipationsprophylaxe.
70. Kriterien einer entspannten Positionierung sind u. a. Abgabe des Körpergewichts über Kontaktzonen, Herstellung von Impulsen zur Körperwahrnehmung, keine Hemmung der selbstständigen Bewegungsfunktion, keine Beeinträchtigung von Organfunktionen.
71. Bei einer Beugekontraktur ist die Fähigkeit zur Streckung verringert. Bei einer Streckkontraktur ist die Fähigkeit zur Beugung verringert. Bei einer Abduktionskontraktur ist die Fähigkeit, die Extremität zum Körper zu führen, verringert. Bei einer Adduktionskontraktur ist die Fähigkeit, die Extremität vom Körper wegzuführen, verringert.
72. Aktivierende Maßnahmen sind u. a. Förderung der Selbstständigkeit, Durchführung von Bewegungsübungen. Passive Maßnahmen sind u. a. Durchbewegung von Gelenken mit individuellen Bewegungs- und Dehnübungen, Maßnahmen zur Wahrnehmungsförderung.
73. Die drei Bereiche lauten personenbezogene, umgebungsbezogene und medikamentenbezogene Risikofaktoren.
74. Maßnahmen zur Sturzprophylaxe sind u. a. Förderung der Sehfähigkeit, Erläuterung von Wegen und Vermeidung von Stolperfallen, passendes

Schuhwerk, Förderung von Kraft, Balance und Ausdauer, passende Mobilitätshilfen, Sicherheit bei Transfers und Gehübungen vermitteln, Prüfung des Medikamentenplans.

75. In der Phase der Instabilität werden u. a. Maßnahmen zur Mobilitätsförderung und zur Sturzprophylaxe ergriffen. In der Phase des Ereignisses wird u. a. Ruhe und Sicherheit vermittelt sowie Transfers gemeinsam durchgeführt. In der Phase der Immobilität werden u. a. regelmäßige Orts- und Lagewechsel durchgeführt und Hilfsangebote u. a. zum Umgang mit Ängsten und zur Schaffung einer angenehmen Atmosphäre ergriffen. In der Phase der Ortsfixierung werden u. a. Maßnahmen zur kognitiven Aktivierung ergriffen und regelmäßige Ortswechsel durchgeführt. In der Phase der Bettlägerigkeit erfolgt u. a. die Motivation zur Bewegung im Bett und die Durchführung von aktiven und passiven Bewegungsübungen.
76. Die Hypervigilität ist eine Intensitätssteigerung der Aufmerksamkeit, z. B. durch Konsum von Amphetaminen oder bei Manie. Die Benommenheit meint eine leichte Schläfrigkeit mit verlangsamter Informationsaufnahme und -verarbeitung. Somnolenz ist eine anormale Schläfrigkeit bei leichter Erweckbarkeit und eingeschränkter Auffassungsgabe. Sopor bezeichnet eine tiefe Schläfrigkeit mit Erweckbarkeit durch starke Schmerzreize. Es ist keine spontane und adäquate sprachliche Äußerung bei vorhandenen Reflexen möglich. Das Koma ist eine Bewusstlosigkeit ohne Erweckbarkeit bei fehlenden Reflexen.
77. Das „normale" Verhalten ist u. a. von den vorherrschenden gesellschaftlichen Normen, der bestehenden sozialen Rollenerwartung, der individuellen Biografie und unterbewussten Prozessen abhängig.
78. Pathologische Veränderungen des Affekts sind u. a. Affektlabilität, Affektarmut, Depressivität, Euphorie, Parathymie. Pathologische Veränderungen von Antrieb und Psychomotorik sind u. a. Antriebssteigerung, -armut oder -hemmung, Mutismus, motorische Unruhe, Stereotypien, Manierismus.
79. Somatische Angebote sind z. B. Berührungen über Massagen oder körperbegrenzende Lagerungen. Vibratorische Angebote sind z. B. Rasur mit elektrischem Rasierer oder die Nutzung von Klangschalen. Vestibuläre Angebote sind z. B. regelmäßige Positionswechsel oder Schaukeln des Rumpfs. Taktil-haptische Angebote sind z. B. Fuß-Hand-Massage oder Gegenstände tasten und berühren lassen. Orale Angebote sind z. B. Lösungen und Mittel bei der Mundpflege verwenden oder Säckchen in den Mund legen. Olfaktorische Angebote sind z. B. Lieblingsdüfte verwenden oder an Speisen riechen lassen. Visuelle Angebote sind z. B. Blickfeld ansprechend gestalten oder regelmäßige Positionswechsel. Auditive Angebote sind z. B. Reduktion auditiver Reize oder Musiktherapie.
80. Risikofaktoren für Verwirrtheit sind z. B. höheres Lebensalter, beeinträchtigtes Seh- und Hörvermögen, kognitive Leistungseinschränkungen, Multimorbidität, Medikamenteneinnahme. Maßnahmen zur Verwirrtheitsprophylaxe sind u. a. Orientierung und Information geben, Sicherheit und Vertrauen geben, Schlaf-wach-Rhythmus etablieren, Reizüberflutung vermeiden, bezugspflegerische Betreuung.

81. Endogene Schlafstörungen sind durch organische oder psychische Ursachen sowie Arznei- und Genussmitteleinnahme bedingt. Exogene Schlafstörungen sind durch Umgebungsfaktoren oder Gewohnheiten bedingt.
82. Tipps zur allgemeinen Schlafhygiene sind u. a. Einschlafrituale etablieren, abends keine schweren Mahlzeiten, Schlafumgebung ruhig, dunkel, entspannend und kühl gestalten, reduzierter Genuss von koffeinhaltigen Getränken nach dem Mittagessen, Störungen reduzieren.
83. Maßnahmen zur Prävention des plötzlichen Kindstods sind u. a. eigenes Bett zum Schlafen, Rücken- oder Seitenlage statt Bauchlage, Schlafsack statt Decke, feste Matratze ohne Fell oder Kopfkissen, keine Kuscheltiere nahe dem Kopf, Raumtemperatur ca. 18 °C, rauchfreie Umgebung.
84. Pflegemaßnahmen bei vorzeitigen Wehen sind z. B. Bettruhe, Becken und Beine hochlagern, Vitalzeichen erheben, Durchführung von Prophylaxen, Unterstützung bei Selbstversorgungsdefiziten, ggf. Gabe von Tokolytika (Wehenhemmer).
85. Das Vena-cava-Kompressionssyndrom entsteht durch Druck der Gebärmutter auf die untere Hohlvene in Rückenlage. Symptome sind Schwindel, Blutdruckabfall und Atemnot, Besserung bei Linksseitenlage.
86. Eine Extrauteringravidität ist eine Schwangerschaft mit Einnistung der Frucht außerhalb der Gebärmutterhöhle.
87. Pflegeschwerpunkte im Wochenbett sind die Beobachtung der Uterusrückbildung, die Beobachtung des Wochenflusses, die Beobachtung der Urin- und Stuhlausscheidung, die Stillberatung, Beratung zur Körperpflege, z. B. getrennte Waschlappen für Intimbereich und Brust, Brustwarzen nicht mit Duschgel einseifen, Maßnahmen zur Bewegungsförderung u. a. zur Thrombose- und Obstipationsprophylaxe, Förderung der Wochenbett- und Rückbildungsgymnastik, Berücksichtigung der psychischen Situation, z. B. Babyblues.
88. Pflegemaßnahmen zur Milchstau- und Mastitisprophylaxe sind z. B. korrekte Anlegetechnik beim Stillen, Kind bei Milchstau alle 2–3 Stunden anlegen, Milchfluss mit lokaler Wärme anregen, Händehygiene, Behandlung von wunden Brustwarzen mit Wund- und Heilsalbe, Gesprächsangebote bei psychischen Problemen im Zusammenhang mit dem Stillen.
89. Beobachtungsschwerpunkte in der Neugeborenenpflege sind z. B. Vitalzeichenkontrolle mit Atmung, Beobachtung des Allgemeinzustands, Trinkverhalten, Hautfarbe, Gewichtskontrolle, Urin- und Stuhlausscheidung, Nabel, Ernährungszustand.
90. Prinzipien der Körperpflege bei Neugeborenen sind u. a. Waschen ohne Waschzusätze, Intimpflege z. B. nach Stuhlgang mit klarem Wasser oder Feuchttüchern, Häufigkeit des Wickelns ca. bei jedem Stillen, beim Ankleiden ist Auskühlen und Überhitzen zu vermeiden.
91. Symptome, die auf eine Fehlgeburt hinweisen können, sind z. B. vaginale Blutung, Unterbauchschmerzen, Gewebeabgang, Blasensprung.
92. Pflegemaßnahmen nach einer Fehlgeburt sind z. B. Wünsche im Umgang mit dem gestorbenen Kind berücksichtigen, sensibel in der Wortwahl bleiben, d. h. von Geburt, Baby und Kind sprechen, Gesprächsangebote, psychische Begleitung und Unterstützung zur Bewältigung.

93. Bei Pflegegrad 1 liegt eine geringe Beeinträchtigung der Selbstständigkeit vor. Bei Pflegegrad 2 liegt eine erhebliche Beeinträchtigung der Selbstständigkeit vor. Bei Pflegegrad 3 liegt eine schwere Beeinträchtigung der Selbstständigkeit vor. Bei Pflegegrad 4 liegt eine schwerste Beeinträchtigung der Selbstständigkeit vor. Bei Pflegegrad 5 liegt eine schwerste Beeinträchtigung der Selbstständigkeit mit besonderen Anforderungen an die pflegerische Versorgung vor.
94. Beratungsaspekte bei Pflegebedürftigkeit sind z. B. kostenloser Anspruch auf Beratung bei Pflegebedürftigkeit, Kontakt der Pflegeversicherung oder des Pflegestützpunkts zur Beantragung von Hilfsleistungen, Führen eines Pflegetagebuchs vor der Prüfung durch den MD empfehlenswert, Information zu verschiedenen Versorgungsangeboten, Unterstützung bei der Bewältigung.

Interaktion und Beziehungsgestaltung (➢ 1.2)

1. Die verbale Kommunikation beinhaltet die Kommunikation unter Verwendung von Sprache. Die paraverbale Kommunikation beinhaltet die Kommunikation unter Verwendung des Spektrums der Stimme. Die nonverbale Kommunikation beinhaltet die Kommunikation unter Verwendung nicht sprachlicher Mittel.
2. Das erste Axiom lautet: „Man kann nicht nicht kommunizieren". Handeln und Nichthandeln, Sprechen und Schweigen sind allesamt Kommunikation, da hierdurch etwas zum Ausdruck gebracht wird. Das zweite Axiom lautet: „Jede Kommunikation hat einen Inhalts- und Beziehungsaspekt". Inhaltsaspekte sind Informationen und Datenvermittlung, Beziehungsaspekte sind Botschaften, wie die Nachricht verstanden werden möchte.
3. Die Sachebene beinhaltet die Sachinformation der Nachricht. Dies umschließt u. a. Zahlen, Daten, Fakten. Die Beziehungsebene beinhaltet die Auskunft, wie Sender und Empfänger in Beziehung zueinander stehen, z. B. nonverbale Beziehungssignale, Hintergrund der Nachricht. Die Selbstoffenbarungsebene beinhaltet Informationen über den Sender, z. B. Auffassungen, Gefühle, Einstellungen. Die Appellebene meint die Einflussnahme auf den Empfänger durch die Aussage.
4. Ziele der gewaltfreien Kommunikation sind die Auflösung alter Muster, die Reduktion gewalttätiger Reaktionen, die Förderung von Wertschätzung und Respekt, die Fähigkeit, die eigenen Gefühle wahrzunehmen, dem Gegenüber aktiv zuzuhören und einfühlsam zu sprechen.
5. Die Reflexion eigener Deutungs- und Handlungsmuster beinhaltet die Reflexion von Vorurteilen und Stereotypen, des Halo-Effekts, der Reflexion der persönlichen Erfahrungen und Einstellungen, der Umgebungsfaktoren, der persönlichen typischen Reaktionsmuster und die Kenntnis über die selbsterfüllende Prophezeiung.
6. Faktoren zur professionellen Beziehungsgestaltung sind u. a. Interesse an der Person und ihrer Biografie, Kenntnis über biografische Verläufe und das soziale Umfeld, sensibler Umgang mit Gefühlen, Ängsten, Sorgen, Berücksichtigung von Problemstellungen, Integration in den

Pflegeprozess, wertfreier und respektvoller Umgang mit divergierenden Sichtweisen und Zielsetzungen.

7. Das erste Merkmal ist die Kongruenz/Echtheit. Demnach sollte das innere Denken und Fühlen im Einklang mit der äußeren Handlung stehen. Authentizität ist hierbei wichtig. Das zweite Merkmal ist die positive Wertschätzung und bedingungslose Akzeptanz. Demnach sollte das Gegenüber u. a. unabhängig von kulturellen, soziobiografischen Aspekten als eigene Person mit eigenen Vorstellungen, Werten und Überzeugungen gesehen und akzeptiert werden. Das dritte Merkmal ist die Empathie. Demnach sind das Einfühlungsvermögen und der Versuch, die Welt aus der Perspektive des Gegenübers zu sehen, von Bedeutung.
8. Techniken der klientenzentrierten Gesprächsführung sind verständnisvolles Zuhören, Paraphrasieren und Verbalisieren.
9. Den Interaktionsprozess behindernde Faktoren sind u. a. Bagatellisieren, Dirigieren, Diagnostizieren, Moralisieren, Tabuisieren.
10. Eine professionelle Nähe und Distanz gelingen u. a. durch respektvollen, klaren, höflichen und freundlichen Umgang, „Sie" statt „Du", empathischer Umgang, Wahrung der Intim- und Privatsphäre, Reflexion der eigenen Macht durch die berufliche Stellung, bei aufkommender Distanzüberschreitung Hilfe und Unterstützung im Team holen.
11. Pflegemaßnahmen
    a) bei einer Veränderung von Mimik, Gestik und Körpersprache sind u. a., akute Störungen wahrnehmen und reagieren, nonverbale Anteile nicht den verbalen Gehalt einer Nachricht überschatten lassen, mögliche Ursachen für Mimik, Gestik und Körperhaltung reflektieren und die Deutung abstimmen.
    b) bei einer Sehbehinderung sind u. a., Strukturierung und Orientierung geben, Kontakt anbahnen, Hilfsmittel verwenden, z. B. Brillen, Kontaktlinsen, Lupen, Geräte mit Sprachansagen verwenden.
12. Bereiche der unterstützten Kommunikation sind u. a. körpereigene Kommunikationshilfsmittel mit Mimik, Gestik und Körperhaltung, nicht elektronische Hilfsmittel mit Stift und Papier, Fotos und Bilder, elektronische Hilfsmittel mit Hilfsmitteln zur Sprachausgabe wie Tablets.
13. Reflexionsschwerpunkte zur Nutzung von Macht und Machtmissbrauch sind u. a. Reflexion des persönlichen Machtbewusstseins, Reflexion von Macht- und Überlegenheitsverhältnissen, Reflexion der persönlichen Dialogfähigkeit, Reflexion der vorhandenen Autonomieverhältnisse, Reflexion der beruflichen Belastungssituation, Reflexion der Interaktion.
14. Aspekte, die ein machtvolles Verhalten kennzeichnen, sind u. a. Verantwortung übernehmen und Bewusstsein für Konsequenzen haben, Handlungen an ethischen und moralischen Werten ausrichten, Interaktion auf Augenhöhe und positive Beziehungsgestaltung, gewaltfrei Interessen und Ansichten verfolgen, entgegenstehende Interessen und Ansichten akzeptieren, Kritikfähigkeit ausbauen.

Lebensgestaltung (➤ 1.3)

1. Die zwei wesentlichen Inhalte der Biografiearbeit sind erstens die Lebensgeschichte mit den individuellen positiven und negativen Lebensereignissen in Kindheit, Jugend, Erwachsenenalter und Ruhestand. Diese werden zweitens unter den äußeren Lebensumständen mit speziellen geschichtlichen Ereignissen betrachtet, z. B. politische oder gesellschaftliche Veränderungen.
2. Ziele sind u. a. die Unterstützung bei der Sinnfindung, die Ermöglichung einer Lebensrückschau und Lebensbilanz, die Beziehungsarbeit und die Verbesserung und Individualisierung der Gestaltung und Steuerung des Pflegeprozesses. Methoden sind u. a. gesprächsorientierte Methoden, aktivitätsorientierte Methoden, dokumentationsorientierte Methoden, Milieugestaltung mit Einbezug vertrauter Gegenstände und Möbel.
3. Spielformen für Kinder sind u. a. sensomotorisches Spiel, Entdeckungs- und Wahrnehmungsspiel, Bau-, Produktions- und Konstruktionsspiel, Bewegungsspiel, Musikspiel.
4. Die Mobilität lässt sich u. a. durch Seniorengymnastik fördern. Die Motorik lässt sich u. a. durch Bastel- und Handwerksgruppen fördern. Die Alltagsbewältigung lässt sich u. a. durch Orientierungstrainings fördern. Das Erleben von Sinnhaftigkeit kann u. a. durch Gruppengespräche zu belastenden Situationen gefördert werden.
5. Bei der Planung und Gestaltung eines Beschäftigungsangebots muss ein Ziel formuliert werden, um zu verstehen, wozu dieses überhaupt durchgeführt wird. Zur Zielerreichung werden eine passende Methode und Sozialform ausgewählt. Bei der Planung und Durchführung gilt es, die vorliegenden Bedingungen wie Zeit und Raum zu berücksichtigen. Der Aufbau eines Beschäftigungsangebots sollte sich an einem didaktischen Modell orientieren und einen phasenhaften Aufbau verfolgen.
6. Beschäftigungsangebote für bettlägerige Menschen sind u. a. Basale Stimulation®, Nutzung von Musikinstrumenten mit einem Vibrationskörper, Bewegungsübungen, Massagen.
7. Pflegefachpersonen vermeiden eine Retraumatisierung, z. B. durch Anfeindungen von anderen Pflegeempfängern. Dies gelingt z. B. durch die Integration von Werten, die Homosexualität einschließen, in das Leitbild der Einrichtung.
8. Männer haben eine längere Erregungsphase und eine erhöhte Refraktärzeit. Frauen haben eine verminderte Lubrikation.
9. Merkmale gesunden Wohnens sind u. a. Verfügbarkeit eigener Räume, Privatsphäre, Sicherheit, Hygiene, Barrierefreiheit, vorhandene Sanitäranlagen, passendes soziales Umfeld.
10. Beeinträchtigungen einer gesundheitsförderlichen Wohnsituation sind u. a. Lärm, Feuchtigkeit, Kälte, Vandalismus, Kriminalität, wenig Tageslicht.
11. Pflegefachpersonen berücksichtigen bei christlichen Menschen u. a. den Verzicht von Fleischverzehr an manchen Feier- oder Wochentagen und die Ermöglichung von Sterberitualen, wie das Sakrament der Krankensalbung und gemeinsames Beten. Pflegefachpersonen berücksichtigen bei muslimischen Menschen u. a. die Speisevorschriften mit erlaubten (halal) und verbotenen (haram) Lebensmitteln sowie die Durchführung des Ramadans.

Entwicklung und Autonomie in der Lebensspanne (1.4)

1. Die Konflikte aus dem Stufenmodell zur psychosozialen Entwicklung nach Erikson lauten Grundvertrauen vs. Grundmisstrauen (Säuglingsalter), Autonomie vs. Scham und Zweifel (Kleinkindalter), Initiative vs. Schuldgefühl (Spielalter), Regsamkeit vs. Minderwertigkeit (Schulalter), Identität vs. Identitätskonfusion (Adoleszenz), Intimität vs. Isolierung (frühes Erwachsenenalter), Generativität vs. Stagnation (Erwachsenenalter), Integrität vs. Verzweiflung (Alter).
2. Entwicklungsaufgaben in der mittleren Kindheit sind z. B. körperliche Geschicklichkeit lernen, eine positive Einstellung zu sich und seinem Körper aufbauen, ein angemessenes geschlechtliches Rollenverhalten entwickeln und lernen, mit anderen zurechtzukommen. Entwicklungsaufgaben in der Adoleszenz sind z. B. neue und reifere Beziehungen aufbauen, eine Geschlechterrolle übernehmen, die eigene körperliche Erscheinung akzeptieren und emotionale Unabhängigkeit von Eltern und Erwachsenen anstreben. Entwicklungsaufgaben im frühen Erwachsenenalter sind z. B. Partnerschaft eingehen, mit dem Partner leben lernen, eine Familie gründen, eine Familie versorgen und betreuen, ein Heim herstellen und ins Berufsleben einsteigen.
3. Das Körper- und Krankheitsverständnis von Kindergarten-/Vorschulkindern ist geprägt durch beginnende anatomische Kenntnisse. Die Krankheitsvorstellung ist magisch-animistisch. Krankheit kann auch als Strafe für falsches Handeln gedeutet werden. Die Schmerzwahrnehmung ist unkonkret und diffus. Behandlungsmaßnahmen können rituell sein. In der Behandlung steht das Vertrauen statt der Sachkenntnis zur Behandlung im Vordergrund. Bei Jugendlichen ist im Körper- und Krankheitsverständnis bereits Verständnis für komplexe Vorgänge gegeben. Sie können sich eigene Gedanken und Meinungen losgelöst von den Eltern bilden. Schmerz wird als Signalfunktion erkannt. Jugendliche beginnen mit der eigenen Zukunftsplanung, dabei besteht die Gefahr der Überschätzung der eigenen Möglichkeiten.
4. Kritische Lebensereignisse sind u. a. Tod eines Angehörigen, Geburt eines Kinds/eines Geschwisters, Wohnortwechsel, Gewaltereignisse, Unfall oder Krankheit, Austritt aus dem Arbeitsleben, Heirat, Trennung, Scheidung.
5. Der Sozialisationsprozess gliedert sich in drei Bereiche. In der primären Sozialisation bildet sich die eigene Identität mit weitestgehend stabilen Normen, Werten und Verhaltensweisen heraus. Sie findet in Familie oder unter Gleichaltrigen statt. In der sekundären Sozialisation beginnt die Vorbereitung auf die Rolle in der Gesellschaft. Sie findet in der Familie und in der Peergroup statt. Die tertiäre Sozialisation beschreibt die Anpassung an die Umwelt durch Interaktion. Sie findet lebenslang, auch im beruflichen Umfeld, statt.
6. Sozialisationsstörungen sind eine fehlende Soziabilisierung, fehlende Enkulturation sowie die fehlende Individuation/Personalisation.
7. Zu den Aspekten, die es im Zusammenhang mit der Autonomie bei Pflegeempfängern zu berücksichtigen gilt, zählt, dass jeder Mensch Autonomie besitzt, auch wenn er sich von außen betrachtet damit selbst

schadet. Autonomes Handeln verlangt in einer Gruppe, die Autonomie der übrigen Individuen nicht zu beschneiden. Autonomie umschließt als Selbstbestimmung auch das Recht von körperlich oder geistig eingeschränkten Menschen, ihr Leben entsprechend ihren Vorstellungen zu leben und am gesellschaftlichen und sozialen Leben teilzuhaben. Autonomie umschließt als Selbstbestimmung auch die Entscheidung über Maßnahmen am Lebensende, z. B. durch eine Willenserklärung wie eine Patientenverfügung.

8. Maßnahmen zur Förderung der Autonomie sind u. a. respektvoller Beziehungsaufbau, Fürsorge ohne Bevormundung, Dialog auf Augenhöhe führen, entschiedene Distanzierung zu gewaltvollem Verhalten, Willen des Pflegeempfängers respektieren, unterschiedliche Lebensentwürfe respektieren, für Entscheidungen Zeit lassen, keinen Druck und keinen Zwang zur Entscheidung aufbauen, Möglichkeiten zum Austausch und zur Teilhabe schaffen.
9. Laut der Selbstbestimmungstheorie nach Deci & Ryan schöpft der Mensch aus zwei unterschiedlichen Quellen seine Motivation. Die intrinsische Motivation ist eine „innere“ Motivation aus der Person heraus oder durch die Attraktivität der Aufgabe an sich. Die extrinsische Motivation ist eine „äußere“ Motivation aus dem Umfeld oder aus dem mit der Erledigung verbundenen Anreiz. Dabei strebt der Mensch nach der Befriedigung der Grundbedürfnisse Kompetenz, soziale Eingebundenheit und Autonomie. Eine Nichtbefriedigung der Bedürfnisse führt zu negativen Verhaltensmustern wie Selbstzerstörung oder Entwicklung von (ungesunden) Ersatzbedürfnissen.
10. Die Bedürfnishierarchie nach Maslow unterscheidet acht Bedürfnisse, die im Sinne einer Pyramide in Stufen aufeinander aufbauen. Unten finden sich die physiologischen Bedürfnisse, oben die Selbstverwirklichung und Transzendenz. Die ersten vier Stufen werden als Defizitbedürfnisse bezeichnet, der Mensch strebt nach der Befriedigung der Bedürfnisse, sind die Bedürfnisse erfüllt, lässt die Motivation zur Erfüllung nach. Die nächsten vier Stufen werden als Wachstumsbedürfnisse bezeichnet, der Mensch strebt aus Gründen der Persönlichkeitsentwicklung nach der Befriedigung der Bedürfnisse.
11. Die Phasen des Rubikon-Modells nach Heckhausen lauten: Abwägen, Planen, Handeln, Bewerten.
12. Zur Motivation von Pflegeempfängern werden u. a. Anreize geschaffen, Interesse geweckt sowie zur Selbstorganisation und -regulation befähigt. Gemäß den Paradigmenwechseln von der Compliance über die Adhärenz zur Konkordanz gilt es, einer Entfremdung von den Zielen vorzubeugen, Ziele positiv zu formulieren, Unterstützungssysteme zu identifizieren und zu integrieren. Als Technik eignet sich das Motivational Interviewing (motivierende Gesprächsführung).
13. Die Grundprinzipien der motivierenden Gesprächsführung sind Empathie, Entwicklung von Diskrepanzen, Umgang mit Widerstand, Stärkung der Änderungszuversicht.
14. Eine Behinderung ist eine körperliche, seelische, geistige oder Sinnesbeeinträchtigung in Wechselwirkung mit einstellungs- und

umweltbedingten Barrieren. Eine Behinderung erschwert die gleichberechtigte Teilhabe an der Gesellschaft länger als sechs Monate. Eine Beeinträchtigung ist ein teilweiser oder vollständiger Funktionsverlust in Relation zu den Anforderungen in der Gesellschaft. Beeinträchtigungen werden zu Behinderungen, wenn die Umweltfaktoren ungünstig sind. Demnach ist man nicht behindert, sondern man wird behindert.

15. Körperliche Beeinträchtigungen sind z. B. Querschnittssyndrom, Krebserkrankung, infantile Zerebralparese. Seelische Beeinträchtigungen sind z. B. Autismus, Abhängigkeit, Schizophrenie. Geistige Beeinträchtigungen sind z. B. Demenz, Trisomie 21, hypoxischer Hirnschaden.
16. Körperfunktionen sind physiologische, psychische und physische Funktionen. Körperstrukturen sind anatomische Teile des Körpers. Eine Schädigung liegt bei einer beeinträchtigten Körperfunktion oder Struktur vor. Eine Aktivität beschreibt die Durchführung einer Aufgabe oder einer Aktion. Eine Beeinträchtigung meint eine Schwierigkeit oder Unmöglichkeit eines Menschen, eine Aktivität durchzuführen. Teilhabe ist das Einbezogensein eines Menschen in eine Lebenssituation. Eine Beeinträchtigung wird erlebt, wenn dieses Einbezogensein nicht zur persönlichen Zufriedenheit gegeben ist. Umweltfaktoren beinhalten die materielle, soziale und einstellungsbezogene Umwelt, in der Menschen leben und ihr Dasein entfalten. Eine Beeinträchtigung liegt bei erschwerten Umweltbedingungen vor. Personenbezogene Faktoren sind Kontextfaktoren, die sich auf die betrachtete Person beziehen. Hier kommt den speziellen personenbezogenen Beeinträchtigungen, z. B. durch das Alter oder Geschlecht, eine Rolle zu.
17. Pflegemaßnahmen bei geistiger Beeinträchtigung sind u. a. Beziehungsaufbau, um Veränderungen in der Tagesstruktur auffangen zu können, neue Situationen behutsam anbahnen und langfristig vorbereiten, angepasste Kommunikationsform mit einfacher Sprache, Ermöglichung sinnstiftender Tätigkeiten, Gesundheitsprobleme beachten, Selbstpflegedefiziten im Bereich der Haushalts- und Lebensführung begegnen.
18. Die Rehabilitationsbereiche lauten medizinische Rehabilitation, berufliche Rehabilitation, schulische Rehabilitation, soziale Rehabilitation, unterhaltssichernde und ergänzende Leistungen.
19. Der Rehabilitationsprozess orientiert sich an einer zeitlichen Struktur. Vor der Rehabilitation wird u. a. der Rehabilitationsbedarf erkannt, die Rehabilitationsbedürftigkeit, -fähigkeit und -prognose geprüft und ein Antrag gestellt. In der Rehabilitation werden Leistungen aus den jeweiligen Rehabilitationsbereichen durchgeführt und erbracht. Nach der Rehabilitation erfolgen u. a. eine gesundheitliche Nachsorge und eine berufliche Eingliederung.
20. Die Rehabilitationsprinzipien lauten Restitution, Kompensation, Adaption.
21. Maßnahmen zur Selbsthilfe dienen der Vermittlung von Erfahrung, erhöhen die Zufriedenheit und das Gefühl von Akzeptanz sowie Wertschätzung der Betroffenen. Durch Selbsthilfe können eigene Gedanken und Kompetenzen ohne Vorverurteilung reflektiert werden. Es findet eine Unterstützung bei Entscheidungsfindungsprozessen statt.

22. Bedeutsame Aspekte der rehabilitativen Pflege sind die interdisziplinäre Zusammenarbeit, der Fokus auf die Unterstützung und Förderung der Wiedererlangung von Fähigkeiten, die Erhebung und Nutzung von Ressourcen, die Befähigung zur Wiedererlangung von Alltagskompetenzen und die Umsetzung einer aktivierenden Pflege.
23. Die Nutzung technischer Assistenzsysteme bedarf der Aufklärung, Beratung und Information zu Beantragung, Finanzierung und Nutzung. Daneben gilt es, die Akzeptanz zu fördern, da ohne Akzeptanz keine Nutzung stattfindet. Bei technischen Assistenzsystemen besteht bei unsachgemäßem Gebrauch die Gefahr einer Schädigung. Die Frage nach der Haftung ist hier nicht in jedem Fall ausreichend geklärt. Außerdem kosten die Hilfsmittel Geld, sodass benachteiligte Bevölkerungsgruppen einen erschwerten Zugang haben.

1.5.4 Lösungen zu den Lernsituationen

Nazmiye hat Fieber

Lösungsvorschlag zur Lernsituation

Nazmiye hat Fieber

1. Pflegeprobleme bei Nazmiye sind u. a.:
   a) **Hohes Fieber** aufgrund einer Pneumonie, angezeigt durch die Temperaturmessung mit 39,4 °C. Ressourcen sind u. a.: Nazmiye kann sich artikulieren und akzeptiert Maßnahmen zur Behandlung von Fieber.
   b) **Defizitäres Flüssigkeitsvolumen** aufgrund der Pneumonie mit hohem Fieber und der fehlenden Kraft zu trinken, angezeigt durch die Schwäche und die Aussage von Frau Özlem. Ressourcen sind u. a.: Nazmiye kann schlucken, und ihre Gefäße sind vermutlich zur parenteralen Flüssigkeitsgabe geeignet.
2. Ein Pflegeproblem bei Frau Özlem ist u. a.: **Risiko eines ineffektiven Schwangerschaftsverlaufs** aufgrund des vorhandenen Stresses und Nikotinkonsums, angezeigt durch die ziehenden Schmerzen im Bauchraum. Ressourcen von Frau Özlem sind u. a. ihre Gesprächsbereitschaft und ihre Erfahrungen aus der ersten Schwangerschaft.
3. Die Schweregrade von Fieber sind: subfebrile Temperatur mit 37,5–38 °C, leichtes Fieber mit 38,1–38,5 °C, mäßiges Fieber mit 38,6–39,0 °C, hohes Fieber mit 39,1–39,9 °C und sehr hohes Fieber mit 40,0–42,0 °C. Bei Nazmiye liegt mit einer Temperatur mit 39,4 °C hohes Fieber vor. Dieses zeigt zwar eine sinkende Tendenz, doch gilt es, die Entwicklung im Tagesverlauf weiter zu beobachten.
4. Beim Fieberanstieg wird Wärme von außen zugeführt und der Wärmeverlust gering gehalten, z. B. durch Zudecken, heiße Getränke, Wärmflasche. Bei der Fieberhöhe gilt es, die Wärme zu reduzieren, z. B. Decken entfernen, kühle Getränke, kühle Waschungen, fiebersenkende Wadenwickel, Gabe fiebersenkender Arzneimittel. Daneben

wird Komplikationen vorgebeugt, z. B. Dehydratations-, Thrombose-, Obstipations-, Pneumonie- und Dekubitusprophylaxe. Beim Fieberabfall erfolgt eine engmaschige Vitalzeichenkontrolle, um eine Krisis als kreislaufbelastenden Fieberabfall innerhalb weniger Stunden zu erkennen. Außerdem werden Maßnahmen bei starkem Schwitzen ergriffen.

5. Die Lysis ist ein gut verträglicher Fieberabfall über mehrere Tage. Die Krisis ist ein kreislaufbelastender Fieberabfall innerhalb weniger Stunden, der mit Kollapsneigung einhergeht.
6. Zur Beurteilung der Atemsituation bei Nazmiye werden die Atemzüge pro Minute unter Auskultation ausgezählt und der Atemtyp beobachtet. Es existieren Bauch- und Brustatmungen sowie Mischformen. Darüber hinaus wird die Atemfrequenz beobachtet. Der physiologische Normwert für ein sechsjähriges Kind liegt bei ca. 20–25 Atemzügen pro Minute. Ebenfalls werden die Atemtiefe und der Atemrhythmus beobachtet. Die Atemtiefe sollte ausreichen, um den Organismus mit Sauerstoff zu versorgen, der Atemrhythmus sollte gleichmäßig sein. Neben den physiologischen Normwerten werden die Haut und das Allgemeinbefinden beurteilt. Natürlich werden auch der Puls und der Blutdruck ermittelt.
7. Beratungsaspekte in der Schwangerschaft zur Ernährung sind z. B. mehrere kleine Portionen über den Tag verteilt essen, Flüssigkeitszufuhr ca. 1,5 l/Tag mit Mineralwasser, pro Tag im zweiten Schwangerschaftsdrittel ca. 250 kcal mehr, im dritten ca. 500 kcal, erhöhten Jod- und Kalziumbedarf decken. Beratungsaspekte in der Schwangerschaft zur Körper- und Hautpflege sind z. B. Linderung bei Hautdehnung am Bauch, z. B. durch Zupfmassagen und Nutzung von Hautpflegeölen, keine Scheidenspülungen, Karies- und Zahnfleischentzündungen vorbeugen. Beratungsaspekte in der Schwangerschaft zu Sport und Bewegung sind z. B. längeres Stehen und Sitzen wegen Hämorrhoiden- und Varizenneigung meiden, moderate sportliche Betätigung ist empfehlenswert. Frau Özlem sollte außerdem zur Raucherentwöhnung beraten werden.
8. Laut dem Stufenmodell nach Erikson hat Nazmiye den Konflikt zwischen Regsamkeit und Minderwertigkeit zu bewältigen. Es ist positiv, dass ihr die Schule Spaß macht und sie bereits erste Freunde gefunden hat. Laut dem Modell der Entwicklungsaufgaben nach Havighurst steht Nazmiye u. a. vor den Aufgaben, körperliche Geschicklichkeit zu lernen, eine positive Einstellung zu sich und ihrem Körper aufzubauen, ein angemessenes geschlechtliches Rollenverhalten zu lernen, lernen, mit anderen zurechtzukommen, lesen, schreiben, rechnen. Daher ist es wichtig, dass Nazmiye rasch wieder in den Schulalltag integriert werden kann. Nazmiye hat mit der Trennung ihrer Mutter von ihrem leiblichen Vater und der komplizierten Situation mit ihrem ungeborenen Geschwisterkind bereits kritische Lebensereignisse erlebt.
9. Die Aussage von Frau Özlem wird nun anhand des psychologischen Kommunikationsmodells nach Friedemann Schulz von Thun erörtert.

Das Modell beschreibt, dass eine Nachricht aus vier Seiten besteht. Auf der Sachebene wird eine Sachinformation geteilt, z. B. dass Frau Özlem einen Zusammenhang zwischen Stress und ihrem Zustand sieht. Die Beziehungsebene gibt Auskunft darüber, wie Sender und Empfänger in Beziehung zueinander stehen, z. B. dass Frau Özlem der Pflegefachkraft vertraut, sodass sie ihre Empfindung offen aussprechen kann. Auf der Selbstoffenbarungsebene werden Informationen über den Sender geteilt, z. B. dass Frau Özlem an den Rand ihrer Kräfte zusteuert. Auf der Appellebene wird eine Einflussnahme auf den Empfänger gesucht, z. B. dass sich Frau Özlem Trost, Beratung, Zuspruch o. Ä. wünscht. Die Pflegefachperson kann mit dem Modell weitere Botschaften in der Nachricht von Frau Özlem identifizieren und in der Interaktion nutzen.

Frau Stein ist immobil

Lösungsvorschlag zur Lernsituation

Frau Stein ist immobil

1. Pflegeprobleme sind u. a.:
   a) **Selbstversorgungsdefizit im Bereich der Körperpflege** aufgrund der bestehenden Immobilität und der Beugekontrakturen, angezeigt durch den erhöhten Pflegegrad. Ressourcen von Frau Stein sind u. a. ihre Bereitschaft und Fähigkeit, sich in einen Stuhl aus dem Bett mobilisieren zu lassen.
   b) **Beeinträchtigte Kommunikation unklarer Ursache,** ggf. infolge des Schlaganfalls oder einer zunehmenden Deprivation, angezeigt durch die reduzierte verbale Sprache. Ressourcen von Frau Stein sind u. a. ihre zeitweise Reaktion mit dem Blick auf Ansprache.
   c) **Beeinträchtigte Gewebeintegrität mit einem Dekubitus Grad I** am Steiß aufgrund der zunehmenden Immobilität, angezeigt durch die nicht wegdrückbare Rötung am Steiß. Ressourcen von Frau Stein sind u. a. die mutmaßliche Akzeptanz von Positionierungsmaßnahmen.
2. Frau Stein ist im Bereich der Mobilität eingeschränkt. Hierbei scheinen ihr bereits Positionswechsel im Bett schwerzufallen, sodass es zu einer Rötung am Steiß kommt. Frau Stein ist in ihren kognitiven und kommunikativen Fähigkeiten eingeschränkt, da es unklar ist, ob sie zeitlich und örtlich orientiert ist. Außerdem äußert sie sich nicht verbal. Frau Stein ist in ihrer Selbstversorgung u. a. bei der Körperpflege, der Nahrungs- und Flüssigkeitsaufnahme und der Ausscheidung eingeschränkt. Frau Stein ist in der Gestaltung ihres Alltagslebens eingeschränkt, da sie Beschäftigungen nicht selbst initiieren kann und ihr Lebensumfeld in hohem Maße auf das Bett beschränkt ist.
3. Eine Beschäftigungsaufgabe für Frau Stein sollte sich an ihren Interessen und ihrer Biografie orientieren. Da sie Musiklehrerin und ein engagiertes Mitglied im Kirchenchor war, könnte Musik einen methodischen Zugangsweg darstellen. Als Zielsetzung könnte z. B. die Förderung der

Mobilität oder der Wahrnehmung stehen. Die Maßnahme sollte eine Einzelintervention sein (Sozialform). Es gilt, sich Zeit zu nehmen. Die Intervention könnte im Bett stattfinden und sich am Konzept der Basalen Stimulation® orientieren. Als Durchführung könnte eine Handmassage mit einer musikalischen Begleitung stattfinden. Diese gilt es vorzubereiten und Frau Stein darüber zu informieren. So könnte erst in Ruhe ein klassisches Lied gehört und die Reaktion von Frau Stein beobachtet werden. Danach könnte die Massage mit einem angenehmen Duft erfolgen. Anschließend könnte ein Ausklang erfolgen.

4. Bei der Nahrungsverabreichung über die PEG-Sonde gilt es zu beachten, dass die Sonde vor und nach Nahrungsgabe mit 20 ml abgekochtem Wasser gespült wird. Außerdem könnte bei Frau Stein auch zusätzlich Flüssigkeit über die Sonde gegeben werden, z. B. Kaffee. Dies könnte auch vom Duft anregend auf sie wirken. Es gilt, die Sondennahrung vor Sonne und direkter Wärme zu schützen und vor dem Umgang mit der Sondennahrung die Hände zu desinfizieren. Der Sondenansatz sollte regelmäßig mit warmem Wasser und einer Zahnbürste gereinigt werden. Während und mindestens 30 min nach der Nahrungsgabe ist der Oberkörper erhöht zu positionieren, damit es nicht zu einem Reflux kommt und eine Aspiration vermieden wird.
5. Die Entstehung einer Kontraktur ist ein Prozess. Zunächst führt eine Immobilisierung zu einer Schrumpfung der Gelenkkapsel und verringerter Produktion von Gelenkflüssigkeit. Durch eine fehlende Dehnung von Muskeln, Sehnen und Bändern reduziert sich die Elastizität, und es kommt zu Verkürzungen. Später „verbacken" die Muskelfaszien und Gelenkflächen bis zur knöchernen Überbrückung.
6. Laut dem Phasenmodell zur Entstehung von Bettlägerigkeit verläuft die Entstehung von Bettlägerigkeit in fünf Phasen. Diese gehen schleichend voran und fließend ineinander über. Die Phasen liefern Anhaltspunkte, welche pflegerischen Maßnahmen erfolgten sollten. Frau Stein befindet sich in der Phase der Bettlägerigkeit. Dies wird als ein Daseinszustand im Bett verstanden und geht mit Machtverlust sowie Verlust der Privatsphäre einher. Maßnahmen sind u. a. Motivation zu Bewegung im Bett, aktive und passive Bewegungsübungen, Ressourcen nutzen, Respekt vor dem „Wohnort" Bett.
7. In der Kommunikation mit Frau Stein gilt es, eine zugewandte Körperhaltung zu haben und in der Kommunikation kongruent zu sein. Vor der Ansprache kann eine sanfte Initialberührung an einer zuvor beschriebenen Körperstelle erfolgen. Laut Watzlawick kann man nicht nicht kommunizieren. Daher gilt es, die nonverbale Sprache von Frau Stein z. B. mit der Mimik, den Augenbewegungen und dem Muskeltonus zu beobachten. Weitere Aspekte der professionellen Beziehungsgestaltung mit Frau Stein sind z. B. die Reflexion von Macht, das Interesse an der Person und ihrer Biografie, eine achtsame Kommunikation mit Interesse für die nonverbalen Reaktionen, eine direkte Ansprache und keine Reden über Frau Stein hinweg sowie die Vermeidung von infantilisierenden Begriffen, z. B. Pampern.

8. Folgende Faktoren sind bei der Entstehung eines Dekubitus beteiligt: Druck- und/oder Scherkraftwirkung führt zu einem Druck auf das Gewebe. Die Druckdauer (Zeit) und Druckstärke (Intensität) spielen hierbei ebenso wie die Gewebetoleranz (Druckempfindlichkeit) eine Rolle.
9. Maßnahmen zur Dekubitusprophylaxe bei Frau Stein sind u. a. Verteilung des Körpergewichts auf größere Flächen, Reduktion des Auflagedrucks, Positionierungsmaßnahmen, Mikrolagerungen, Nutzung druckverteilender und entlastender Hilfsmittel, regelmäßige Hautbeobachtung, Erstellung eines Bewegungsförderungsplans, Hautpflege und Ernährung, z. B. ausreichende Nährstoff- und Flüssigkeitszufuhr, und sorgsame Inkontinenzversorgung zur Erhaltung und Förderung der Gewebetoleranz.

Herrn Koch fehlt die Motivation

Lösungsvorschlag zur Lernsituation

Herrn Koch fehlt die Motivation

1. Pflegeprobleme sind u. a.:
   a) **Machtlosigkeit bzw. Gefühl eines Mangels an Kontrolle** aufgrund der Kombination aus kürzlich erfolgter Krebsdiagnose, der Anlage des Kolostomas und der mutmaßlich unzureichenden Bewältigung des Verlustes seiner Frau, angezeigt durch seine fehlende Motivation, den Umgang mit dem Kolostoma zu erlernen. Ressourcen von Herrn Koch sind u. a. die Fähigkeit zur Kommunikation und kognitiven Verarbeitung.
   b) **Beeinträchtigte Gewebeintegrität** der parastomalen Haut, ggf. aufgrund einer unzureichenden Stomapflege oder fehlerhaften Anpassung der Materialien, angezeigt durch die Rötung und Reizung. Ressourcen von Herrn Koch sind u. a. das Vorhandensein geeigneter Versorgungsmaterialien und das intakte Schmerzempfinden.
   c) **Reduzierter Komfort** aufgrund des ungepflegten Wohnumfelds mit der Gefahr der zunehmenden Isolation, angezeigt durch die häusliche Situation. Ressourcen von Herrn Koch sind u. a. die Unterstützungsangebote seiner Töchter.
   d) **Risiko der Mangelernährung** aufgrund der fehlenden Motivation zu essen, des Gewichtsverlusts und des derzeit vorliegenden Untergewichts. Ressourcen von Herrn Koch sind u. a. die Fähigkeit zu schlucken.
2. Zur Motivation von Herrn Koch könnte man sich an den Big Three nach McClelland orientieren. Demnach lassen sich Menschen motivieren, wenn sie eine Tätigkeit finden, die ihnen Spaß macht. Die Pflegefachpersonen könnten durch Biografiearbeit oder das Gespräch mit den Töchtern herausfinden, bei welchen Leistungen er Freude empfunden hat. Dadurch könnte auch das Bedürfnis nach Macht beeinflusst werden, da er hierdurch nach außen darstellen kann, wie es ihm

gelingt, sich mit seinem Zustand auseinanderzusetzen. Zudem geht die Etablierung sozialer Kontakte mit der Motivation zur Befriedigung des Motivs des Anschlusses und dem Wunsch nach sozialer Eingebundenheit einher. Herr Koch sollte bei der Formulierung einer Zielsetzung zur Motivationssteigerung und dem Entwurf eines Handlungsplans mit Maßnahmen zur Zielerreichung unterstützt werden. Gemäß dem Rubikon-Modell nach Heckhausen sollte in der prädezisionalen Phase abgewogen werden, weshalb es sich lohnt, das Ziel zu erreichen. In der anschließenden postdezisionalen Planungsphase werden die Maßnahmen geplant. Nun gilt es, den Rubikon zu überschreiten und in der aktionalen Phase in die Handlung zur Zielerreichung zu kommen. Abschließend sollte der Prozess in der postaktionalen Phase gemeinsam bewertet werden. Während des gesamten Prozesses ist die motivierende Gesprächsführung wichtig.

3. Der Mensch bewältigt in der Lebensspanne verschiedene Entwicklungsaufgaben. Als Säugling stehen der Bindungsaufbau, der Spracherwerb und die körperliche Beweglichkeit im Vordergrund. Im Jugendalter wird das Selbstbild spezifiziert. Im mittleren Erwachsenenalter wird der Nachwuchsversorgung, der beruflichen Weiterbildung und dem Ausbau persönlicher Interessen nachgegangen. Bei Herrn Koch stehen im Alter und im höheren Alter u. a. folgende Entwicklungsaufgaben an: Anpassung und Akzeptanz an physiologische Veränderungen und Rollenwandel, Aufsuchen neuer Interessen, Anpassung an und Akzeptanz von nachlassenden Fähigkeiten und wachsendem Unterstützungsbedarf, Verlust gleichaltriger Bekannter.
4. Das physiologische Stoma hat eine rosarote Farbe, ist hervorstehend, die Umgebung ist trocken, reizlos und intakt. Beobachtungspunkt bei einem Kolostoma ist erstens die Ausscheidung. Diese sollte dickbreiig bis geformt sein. Ein zweiter Schwerpunkt ist die Stuhlfrequenz. Es sollte je nach Lage 1- bis 4-mal am Tag ausgeschieden werden.
5. Eine Ursache für das gerötete und gereizte Stoma von Herrn Koch liegt in einer Hautirritation oder Infektion mit einer Reizung durch den Stuhlgang auf der Haut. Dies könnte dadurch bedingt sein, dass die Basisplatte des Stomas nicht korrekt angepasst wurde und zu groß ist. Die Pflegeperson sollte die Größe der Basisplatte anpassen, eine Hautreinigung der parastomalen Haut mit pH-neutraler Seife vornehmen und dabei die Wischrichtung von außen nach innen beachten. Der behandelnde Arzt ist zu informieren.
6. Ein Merkmal der klientenzentrierten Gesprächsführung ist erstens die Kongruenz/Echtheit. Die Pflegefachperson sollte ihr inneres Denken und Fühlen stets in Einklang mit der äußeren Handlung bringen und authentisch sein. Das zweite Merkmal ist die positive Wertschätzung und bedingungslose Akzeptanz u. a. gegenüber den Werten und Einstellungen von Herrn Koch. Seine Ansichten werden akzeptiert. Das dritte Merkmal ist die Empathie. Die Pflegefachpersonen zeigen Einfühlungsvermögen und versuchen, die Welt aus der Perspektive des Gegenübers zu sehen. Dabei kommen verschiedene Techniken zum

Einsatz, z. B. das verständnisvolle Zuhören mit einfühlsamer und verständnisvoller Zuwendung, das Paraphrasieren als zusammenfassende Wiederholung des Gesagten und das Verbalisieren von emotionalen Erlebnisinhalten.

7. Anzeichen einer Verwahrlosung bei Herrn Koch sind das verschmutzte Wohnumfeld, die reduzierte Körperhygiene und das vorliegende Untergewicht. Weitere Merkmale könnten z. B. auffällige Kleidung, Parasitenbefall oder das Horten von Gegenständen sein. Die Pflegefachpersonen sollen respektvoll und vorurteilsfrei auftreten. Es gilt, der Mangelernährung zu begegnen, die Körperhygiene zu fördern und Herrn Koch in das soziale Netz zurück zu integrieren.
8. Die Bewertung des Risikos von Herrn Koch, an einer Mangelernährung zu leiden, erfolgt anhand der Risikofaktoren, die im Expertenstandard formuliert wurden: Herr Koch hat zwar keine körperliche oder kognitive Beeinträchtigung, die eine Nahrungsaufnahme negativ beeinflusst. Doch er hat infolge der psychischen Belastung keine Lust zu essen. Daher wäre es sinnvoll, ihn bei der Bewältigung zu unterstützen. Bezüglich der Umgebungsfaktoren ist es möglich, dass ihm Hilfsangebote fehlen, denn es ist unklar, wie er einkauft und Lebensmittel zubereitet. Dies gilt es zu erheben und ggf. die Töchter zu involvieren oder eine Organisation wie „Essen auf Rädern" einzuschalten. Vielleicht hat Herr Koch wegen des Stomas auch Angst, gewisse Speisen zu sich zu nehmen. Daher sollte eine Ernährungsberatung durchgeführt werden. Prinzipiell gilt es, den Energiebedarf von Herrn Koch zu ermitteln und bei der Zusammensetzung und Präsentation der Nahrung auf die persönlichen Bedürfnisse einzugehen. Die gemeinsame Nahrungsaufnahme, z. B. mit seinen Töchtern, könnte auch anregend wirken.
9. Maßnahmen der allgemeinen Schlafhygiene könnten sein: Einschlafrituale etablieren, abends keine schweren Mahlzeiten, vor dem Zubettgehen zur Ruhe kommen, Schlafumgebung ruhig, dunkel, entspannend und kühl gestalten, Schlaf-wach-Rhythmus etablieren, reduzierter Genuss von koffeinhaltigen Getränken nach dem Mittagessen, Verzicht auf Alkohol als Schlafmittel. Spezielle Maßnahmen liegen in erster Linie in der Unterstützung zur Bewältigung. Daneben könnte Herr Koch mit physikalischen Maßnahmen oder Entspannungsverfahren experimentieren. Kurzfristig wäre auch eine medikamentöse Therapie denkbar.

KAPITEL

2 Schriftlicher Prüfungsteil II

Im **zweiten schriftlichen Prüfungsteil** werden folgende Kompetenzbereiche geprüft (➤ Abb. 2.1):

- Pflegeprozesse und Pflegediagnostik in akuten und dauerhaften Pflegesituationen verantwortlich planen, organisieren, gestalten, durchführen, steuern und evaluieren (*Kompetenzbereich I*)
- Kommunikation und Beratung personen- und situationsorientiert gestalten (*Kompetenzbereich II*)
- Das eigene Handeln auf der Grundlage von wissenschaftlichen Erkenntnissen und berufsethischen Werthaltungen und Einstellungen überdenken und begründen (*Kompetenzbereich V*)

Den Schwerpunkt des zweiten schriftlichen Prüfungsteils bildet die Pflegeprozessgestaltung bei Menschen mit gesundheitlichen Problemlagen unter besonderer Berücksichtigung von Gesundheitsförderung und Prävention in Verbindung mit verschiedenen Schwerpunkten und Gesichtspunkten von Beratung, wobei im Rahmen der Fallbearbeitung erforderliche Handlungsentscheidungen anhand von pflegewissenschaftlichem Begründungswissen begründet werden sollen.

Weitere **inhaltliche und organisatorische Aspekte** sind:

- Bearbeitung einer schriftlich gestellten fallbezogenen Aufgabe
- Prüfungsaufgabe variiert in Bezug auf die Altersstufe sowie das soziale und kulturelle Umfeld des zu pflegenden Menschen und den Versorgungsbereich
- Dauer der Prüfung beträgt 120 Minuten
- Benotung erfolgt durch mindestens zwei Fachprüfer

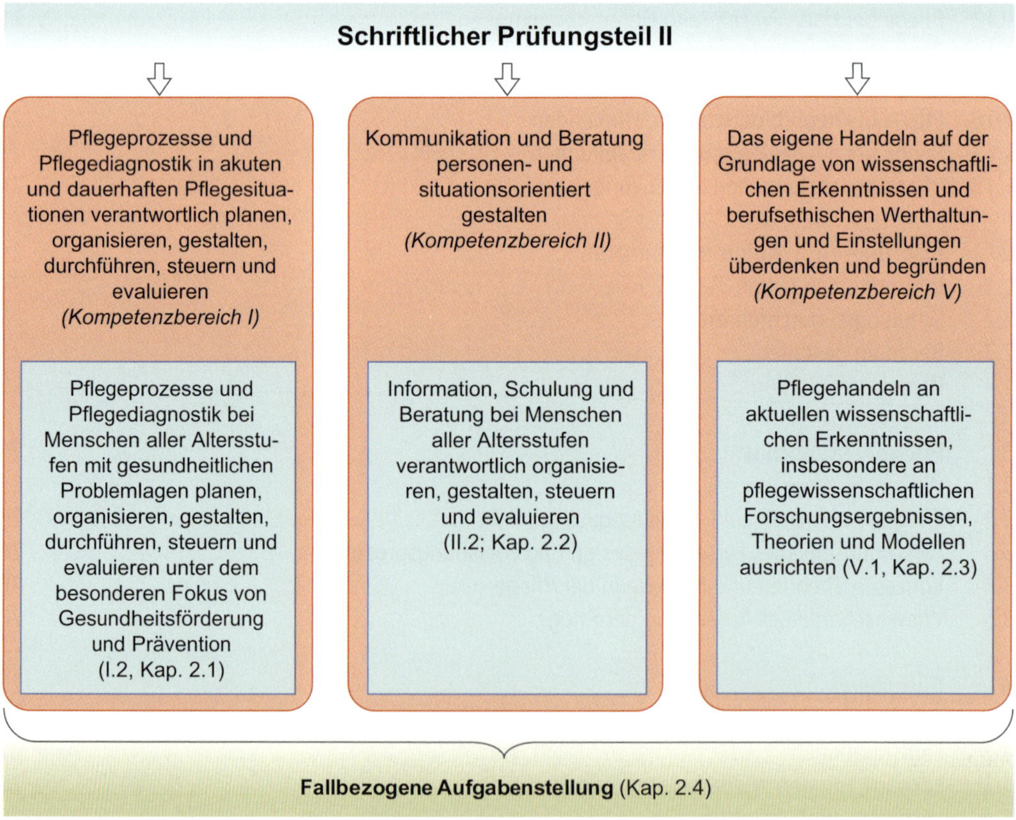

Abb. 2.1 Kompetenzbereiche der zweiten schriftlichen Prüfung [P554/L138]

2.1 Gesundheitliche Problemlagen

KOMPETENZBEREICH

In diesem Abschnitt finden Sie die Inhalte zu den Kompetenzen aus dem **Kompetenzbereich I** „Pflegeprozesse und Pflegediagnostik in akuten und dauerhaften Pflegesituationen verantwortlich planen, organisieren, gestalten, durchführen, steuern und evaluieren". Sie erfahren die prüfungsrelevanten Inhalte, um Pflegeprozesse und Pflegediagnostik bei Menschen aller Altersstufen mit gesundheitlichen Problemlagen zu planen, zu organisieren, zu gestalten, durchzuführen, zu steuern und zu evaluieren unter dem besonderen Fokus von Gesundheitsförderung und Prävention *(I.2)* (➤ Abb. 2.2).

Die Absolventinnen und Absolventen

a) erheben, erklären und interpretieren pflegebezogene Daten von Menschen aller Altersstufen auch in komplexen gesundheitlichen Problemlagen anhand von pflege- und bezugswissenschaftlichen Erkenntnissen (➤ 2.1.4–2.1.18),
b) unterstützen Menschen aller Altersstufen durch Mitwirkung an der Entwicklung von fachlich begründeten Pflegeinterventionen der Gesundheitsförderung, Prävention und Kuration (➤ 2.1.1),
c) stärken die Kompetenzen von Angehörigen im Umgang mit pflegebedürftigen Menschen aller Altersstufen und unterstützen und fördern die Familiengesundheit (➤ 2.1.2),
d) erkennen Hinweiszeichen auf eine mögliche Gewaltausübung in der Versorgung von Menschen aller Altersstufen und reflektieren ihre Beobachtungen im therapeutischen Team (➤ 2.1.3),
e) verfügen über ein integratives Verständnis von physischen, psychischen und psychosomatischen Zusammenhängen in der Pflege von Menschen aller Altersstufen (➤ 2.1),
f) erkennen Wissensdefizite und erschließen sich bei Bedarf selbstständig neue Informationen zu den Wissensbereichen der Pflege, Gesundheitsförderung und Medizin zu ausgewählten Aspekten in der Versorgung von Menschen aller Altersstufen (➤ 4.4.1).

(Anlage 2 zu § 9 Absatz 1 Satz 1 PflAPrV)

2.1.1 Gesundheitsförderung und Prävention

Die Gesundheitswissenschaft ist eine wissenschaftliche Disziplin mit den Zielsetzungen der Analyse von Determinanten *(= Faktoren, die Einfluss auf die Gesundheit nehmen)* sowie Gesundheits- und Krankheitsverläufen, Ableitung von Versorgungsstrukturen und deren Evaluation, beinhaltet den Ansatz der Gesundheitsförderung und Prävention (➤ Abb. 2.3).

Krankheiten werden in Klassifikationssysteme eingeordnet, z. B. ICD-10.

Gesundheit
Zustand des vollständigen körperlichen, geistigen und sozialen Wohlbefindens und nicht nur das Freisein von Krankheit (WHO 1946).

Krankheit
Zustand der medizinischen Behandlungs- oder Pflegebedürftigkeit mit Störung von Lebensvorgängen, geht mit subjektiv empfundenen oder objektiv feststellbaren Veränderungen auf körperlicher, psychischer oder sozialer Ebene einher.

Gesundheitsförderung

Bei der Gesundheitsförderung wird eine salutogenetische Perspektive eingenommen, die zentrale Frage lautet: *„Was hält Menschen gesund?"* (➤ Tab. 2.1).

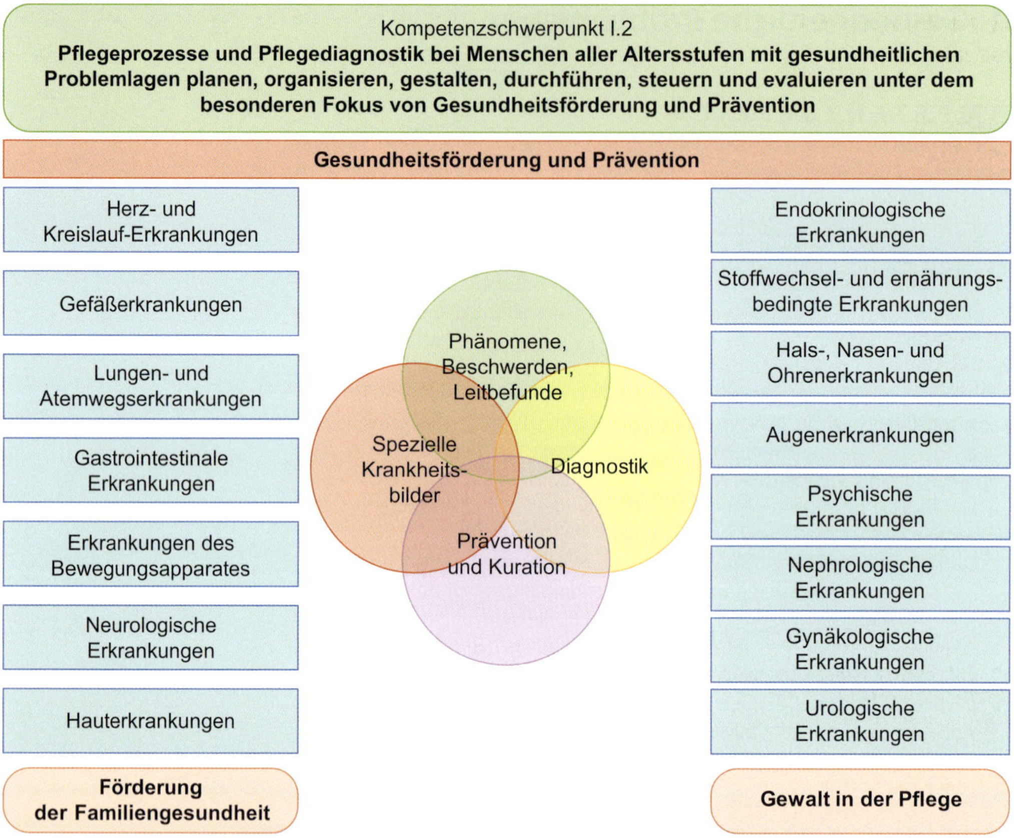

Abb. 2.2 Pflegeprozesse und Pflegediagnostik bei Menschen aller Altersstufen mit gesundheitlichen Problemlagen planen, organisieren, gestalten, durchführen, steuern und evaluieren unter dem besonderen Fokus von Gesundheitsförderung und Prävention [P554/L138]

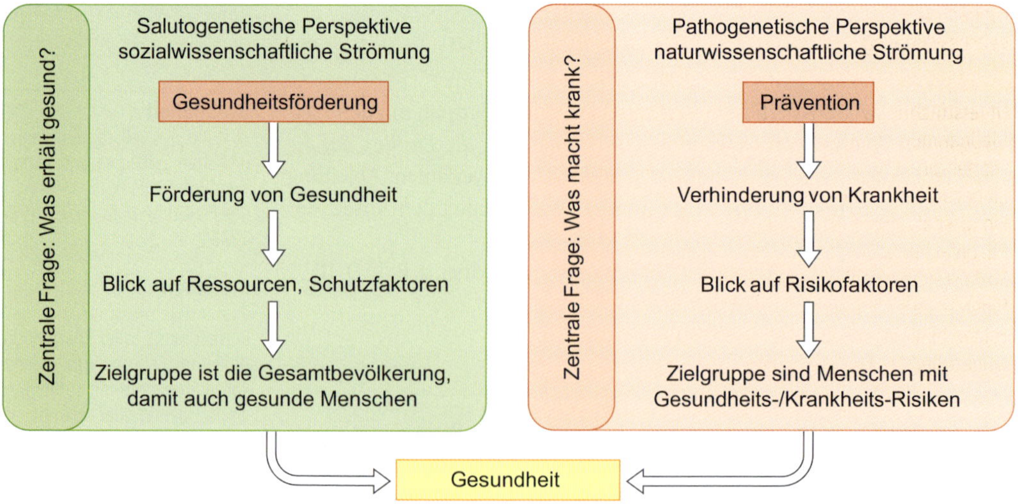

Abb. 2.3 Gegenüberstellung von Gesundheitsförderung und Prävention [P554/L138]

Tab. 2.1 Maßnahmen der Gesundheitsförderung anhand des Mehrebenen-Ansatzes

Ebene	Erläuterung
Gesundheitsfördernde Gesamtpolitik	• Entwicklung einer gesundheitsförderlichen Perspektive auf allen politischen Ebenen • Berücksichtigung des Themas Gesundheit in jedem politischen Bereich und bei allen politischen Entscheidungen
Gesundheitsförderliche Lebenswelten	• Schaffung von gesundheitsförderlichen Arbeits- und Lebensbedingungen • Schutz und Erhalt der natürlichen und sozialen Umwelt
Gesundheitsbezogene Gemeinschaftsaktionen	• Unterstützung von sozialen Netzwerken, z. B. Nachbarschaft, Selbsthilfegruppen
Persönliche Kompetenzen	• Entwicklung persönlicher Gesundheitskompetenzen durch Information, Bildung *(empowerment)* (➤ Tab. 2.2) • Verbesserung sozialer Kompetenzen und praktischer Fertigkeiten
Gesundheitsdienst	• Neuorientierung hin zu gesundheitsförderlichen Angeboten

Tab. 2.2 Einschätzung und Förderung der Gesundheitskompetenz

Einschätzung der Gesundheitskompetenz	
Einschätzung der personellen Voraussetzungen	Einschätzung der gesundheits- und sozialpolitischen Rahmenbedingungen
• Wissen, Fähigkeiten zur Recherche nach Gesundheitsinformationen, wie Gesundheitsrisiken und Vermeidung, gesunde Lebensführung, Krankheitsentstehung und -folgen, Formen der Unterstützungsleistung • Umsetzung gesundheitsförderlicher Alltagsaktivitäten • Urteils- und Entscheidungsfähigkeit bei gesundheitsbezogenen Fragestellungen • Umgang mit Krankheit, genutzte Formen zur Krankheitsbewältigung	• Umsetzung von Maßnahmen zur Förderung der Chancengleichheit • Vorhandensein von Gesundheitsdienstlern • Verständlichkeit und Aktualität von Gesundheitsinformationen • Verständliche und adressatengerechte Gesundheitskommunikation • Vorhandensein von Angeboten zur Unterstützung bei der Verarbeitung, Beurteilung und Nutzung von Informationen
Förderung der Gesundheitskompetenz	
• Unterstützung bei der Krankheitsbewältigung, chronischer Krankheit oder Pflegebedürftigkeit • Maßnahmen der Patientenedukation zur Behebung von Wissensdefiziten und Befähigung zur eigenständigen Wissensvermehrung (➤ 2.2) • Einbezug der Angehörigen • Einflussnahme auf die Versorgungsbereiche, z. B. verbesserte Struktur zur Förderung von Gesundheitskompetenz • Pflegefachpersonen berücksichtigen, dass Menschen mit Migrationshintergrund, geringem Bildungsniveau, niedrigem Sozialstatus, chronischer Krankheit und hohem Alter über eine geringer ausgeprägte Gesundheitskompetenz verfügen – sie sind besonders zu fördern (Schaeffer et al. 2016) • Folgen einer eingeschränkten Gesundheitskompetenz sind u. a. reduzierter Gesundheitszustand, reduziertes Gesundheitsverhalten und Belastung des Gesundheitssystems	

Maßnahmen und Strategien der Gesundheitsförderung

Gesundheitsförderung
Interventionen, die der Stärkung von Gesundheitsressourcen und -potenzialen zur Lebensbewältigung beim Individuum und in der Gesellschaft dienen.

- Anwaltschaft für Gesundheit *(advocacy):* aktives Eintreten für Gesundheit durch Beeinflussung von Politik, Wirtschaft, Kultur, Umwelt, sozialen, biologischen und Verhaltensfaktoren
- Befähigung und Ermöglichung *(enabling):* Förderung der individuellen Gesundheitskompetenz *(empowerment)*
- Vermittlung und Vernetzung *(mediating):* aktive und dauerhafte Kooperation aller Akteure innerhalb und außerhalb des Gesundheitswesens

Salutogenese-Konzept nach Antonovsky

Salutogenese
Grundlegender Inhalt ist die Entstehung von Gesundheit und die Beantwortung der Frage: *Was erhält Menschen gesund?*

Die Gesundheit kann durch bestimmte Schutzfaktoren vor schädigenden Einflüssen bewahrt werden. Zur Veranschaulichung des Konzepts dient die Public-Health-/Fluss-Parabel. Das Konzept geht auf Aaron Antonovsky (1923–1994) zurück, entwickelt in den 1970er-Jahren (Antonovsky 1997).

- Bio-psycho-soziales Gesundheits- und Krankheitsverständnis: Körperliche, psychische und soziale Faktoren beeinflussen sich wechselseitig (➢ Abb. 2.4).
- Gesundheits-Krankheits-Kontinuum *(HEDE-Kontinuum,* ***H****ealth-****e****ase und* ***D****is-****e****ase):* Der Mensch ist nie vollständig krank oder gesund, er bewegt sich zwischen den theoretischen Endpunkten vollständige Gesundheit und Krankheit.

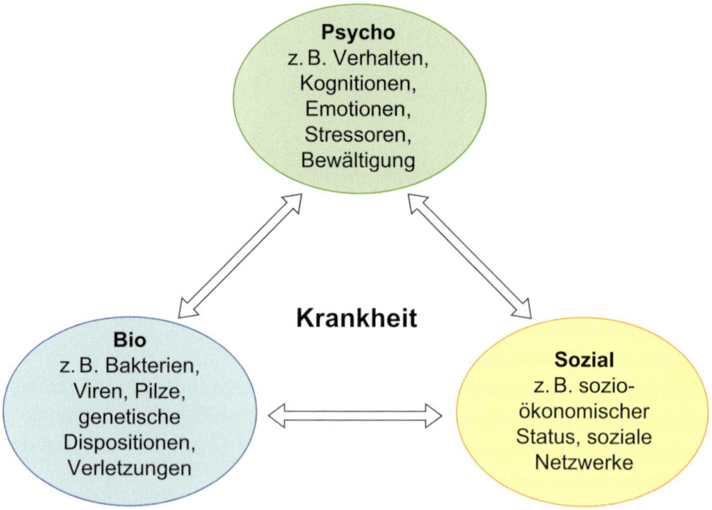

Abb. 2.4 Das bio-psycho-soziale Modell von Gesundheit und Krankheit folgt einem integrativen medizinischen Ansatz, es gibt dynamische Wechselbeziehungen zwischen biologischen, psychischen und sozialen Faktoren (Neuzeichnung modifiziert nach Engel 1977) [L138].

- Generalisierte Widerstandsressourcen *(= Faktoren zur erfolgreichen Spannungsbewältigung):* **a)** interne generalisierte Widerstandsressourcen wie Optimismus, Selbstvertrauen, kognitive Ressourcen wie Wissen und Problemlösefähigkeit, **b)** externe generalisierte Widerstandsressourcen wie soziale Unterstützung, sicherer Arbeitsplatz, materielle Ressourcen, Frieden.
- Stressoren *(= Reize oder Stimuli, die Stress erzeugen und das Gleichgewicht stören):* Übersteigen die Stressoren die generalisierten Widerstandsressourcen, ist Krankheit die Folge.
- Kohärenzgefühl *(= Gefühl von Zusammenhang und Stimmigkeit sowie Grundüberzeugung, dass das Leben sinnvoll ist):* Es wird im Laufe des Lebens, maßgeblich in Kindheit und Jugend, durch positive und negative Erfahrungen ausgebildet; ab dem 30. Lebensjahr gilt es als stabil. Teilkomponenten sind:
  - Gefühl der Verstehbarkeit *(comprehensibility),* d.h. die Welt wird als insgesamt strukturiert und erklärbar angesehen
  - Gefühl der Handhabbarkeit *(manageability),* d.h. die zur Verfügung stehenden Ressourcen, um Stressoren zu begegnen
  - Gefühl der Bedeutsamkeit und Sinnhaftigkeit *(meaningfulness),* d.h. die Ansicht, dass sich die Anstrengung lohnt, der Anforderung zu begegnen

Prävention

Bei der Prävention wird eine pathogenetische Perspektive eingenommen, die zentrale Frage lautet: *„Was macht Menschen krank?“*

Zeitliche Einteilung anhand des triadischen Strukturmodells der Krankheitsprävention

Prävention
Bündelung von Maßnahmen zur Vermeidung oder Verringerung des Auftretens, der Ausbreitung oder der negativen Auswirkungen von Krankheit oder Gesundheitsstörungen.

- Primärprävention: Vermeidung von Krankheit, Senkung des Krankheitsrisikos, Eliminierung von Krankheitsrisiken, Senkung der Inzidenzrate **vor** Krankheitsbeginn, u. a. durch Beseitigung gesundheitsschädigender Substanzen, Verhinderung und Verminderung verhaltensbedingter Risikofaktoren, z. B. Gesundheitserziehung zur Raucherentwöhnung, oder Veränderung von Umweltfaktoren, z. B. Gesundheitsschutzmaßnahmen
- Sekundärprävention: Früherkennung von Krankheit **bei** eingetretener Krankheit ohne Beschwerden oder Symptome, u. a. durch Früherkennung, Früherfassung und frühzeitige Beratung, z. B. Blutdruckscreenings zur Identifikation einer unbemerkten Hypertonie, Empfehlungen für Lebensstilveränderungen, z. B. Diät- und Trainingsempfehlungen bei beginnendem Übergewicht
- Tertiärprävention: Vermeidung von Krankheitsverschlimmerungen, bleibenden Funktionsverlusten, eingeschränkten Aktivitäten, reduzierter Teilhabe am gesellschaftlichen Leben **mit** vorhandener Krankheit, u. a.

frühzeitige Einleitung von Heil- und Folgebehandlungen wie Durchführung von Prophylaxen, Rehabilitationsmaßnahmen

Präventionsformen und -zugänge anhand des triadischen Spezifitätsmodells der Krankheitsprävention

- Universelle Prävention → Gesamtbevölkerung oder große Populationen, z. B. Impfempfehlungen für Säuglinge und Kinder, Drogenaufklärung bei Kindern und Jugendlichen im Setting Schule, Gesetzgebungen zum Gesundheits-, Arbeits- und Jugendschutz
- Selektive Prävention → Risikoträger *(= Menschen mit überdurchschnittlich großem Risiko für Krankheit),* z. B. Unterstützungsgruppen für Kinder alkoholabhängiger Eltern, Mammografie-Untersuchungen bei Frauen mit familiärer Krebsbelastung, Grippeschutzimpfungen für ältere Menschen
- Indizierte Prävention → Personen und Gruppen mit gesicherten Risikofaktoren oder vorhandenen Störungen, z. B. Förderung des Kondomgebrauchs bei sexuell aktiven HIV-infizierten Personen, regelmäßige Blutdruckkontrollen bei Menschen mit bestehender Hypertonie

Präventive Methodik

- Medizinische Prävention *(= Einsatz von medizinischen Mitteln der Diagnostik und Behandlung),* z. B. Mammografie-Screenings zur Identifikation einer potenziellen Brustkrebserkrankung, Schutzimpfungen
- Verhaltensprävention *(= Verhaltensänderungen bei Einzelpersonen oder Gruppen),* z. B. Raucherentwöhnungskurse, Rückenschule
- Verhältnisprävention *(= Veränderung der Verhältnisse durch strukturelle oder politische Eingriffe, zielen auf eine Veränderung der Umwelt ab),* z. B. Rauchverbot in Gaststätten zur Reduktion des Passivrauch-Risikos, Fahrverbot in Innenstädten zur Reduktion der Schadstoffbelastung in der Atemluft
- Kontextorientierte *(„verhältnisgestützte")* Prävention *(= Integration von Verhältnis- und Verhaltensprävention mit dem Setting als Zugangsweg),* z. B. Kampagne zur Drogenaufklärung oder zur Resilienzsteigerung an einer Schule, Maßnahmen des Betrieblichen Gesundheitsmanagements

Gesundheitspsychologie

Gesundheitspsychologie ist die Wissenschaft vom Gesundheitserleben und -verhalten des Menschen.

Motivation (➤ 1.4.3)

Resilienz und Selbstwirksamkeitserwartung

Resilienz beinhaltet die Fähigkeiten, sich trotz negativer Einflüsse normal zu entwickeln und nach negativen Ereignissen einen ausgeglichenen Zustand wiederherzustellen.

Resilienz
Widerstandsfähigkeit eines Menschen, Prozesse und Phänomene der positiven Anpassung eines Menschen trotz vorhandener widriger Umstände und Risikofaktoren.

Förderung der Resilienz:

- Förderung des Selbstwertgefühls, z. B. durch emotional stabile Bindungen, Sicherheit und Zuverlässigkeit signalisieren, Gelegenheiten zur Sammlung positiver Erfahrungen schaffen
- Förderung des Selbstvertrauens, z. B. durch Einnahme einer Vorbildfunktion, Ermutigung, nach Hilfe zu fragen
- Förderung der Selbstbestimmungsfähigkeit, z. B. durch Einbeziehung, Interesse an Standpunkten
- Förderung der Selbstwirksamkeit, z. B. Bestärkung und Unterstützung bei der Reflexion

Förderung der Selbstwirksamkeitserwartung:

- Unterstützung bei der Formulierung realistischer und motivierender Ziele
- Unterstützung zur Reflexion der Ergebniserwartung, den damit verbundenen Vorteilen und der grundlegenden Motivation (➤ 1.4.3)
- Integration unterstützender Faktoren, Vorausahnen behindernder Faktoren

Selbstwirksamkeitserwartung
Vertrauen in die eigenen Kompetenzen, subjektive Gewissheit, neue oder schwierige Anforderungssituationen aufgrund der eigenen Kompetenzen bewältigen zu können (Schwarzer 2004).

Sozial-kognitives Prozessmodell gesundheitlichen Handelns nach Schwarzer

Das sozial-kognitive Prozessmodell gesundheitlichen Handelns *(Health Action Process Approach; HAPA)* hilft zu verstehen, warum einige Menschen Intentionen und Verhaltensänderungen nicht umsetzen. Das Modell wurde von Ralf Schwarzer 1992 veröffentlicht (Schwarzer 2004).

Eine erfolgreiche Verhaltensänderung durchläuft zwei Phasen:

1. Motivationsphase: Es bedarf einer realistischen Risikowahrnehmung u. a. durch gesunde Einschätzung der eigenen Verwundbarkeit; die Fähigkeit zur Formulierung von Handlungsergebniserwartungen *(„Was verspreche ich mir von der Verhaltensänderung?“);* Selbstwirksamkeitserwartung, u. a. um Anstrengung und Durchhaltevermögen aufzubringen
2. Willensphase: Es bedarf der Zielsetzung mit einer persönlichen Bindung an das Ziel; die konkrete Handlungsplanung im Sinne eines Aktionsplans *(„Wann? Was? Wo? Wie?“);* das Ergreifen, die Aufrechterhaltung oder das Wiederaufgreifen der Handlung nach einem Rückfall; eine Handlungsbewertung u. a. zur Zielerreichung, zum subjektiv erlebten Nutzen

Sozial-kognitives Prozessmodell
Dient der Erklärung und Vorhersage von gesundheitsförderlichem oder -schädigendem Verhalten.

KERNAUSSAGE

Pflegefachpersonen ergreifen gesundheitsförderliche und präventive Maßnahmen bei ihren Pflegeempfängern, um deren Gesundheit zu erhalten, gesundheitliche Problemlagen oder negative Folgen, die aus Krankheit oder Pflegebedürftigkeit resultieren, zu vermeiden oder zu reduzieren.

2.1.2 Förderung der Familiengesundheit

Familie
System von Menschen, das in unterschiedlichen Familienstrukturen organisiert sein kann und seine Lebenssituation selbst organisiert.

Im pflegerischen Kontext werden diejenigen Menschen als Familie verstanden, die der Pflegeempfänger selbst hinzuzählt. Die Familie ist wichtig für die Sozialisation und den emotionalen Ausgleich.

Das soziale Netzwerk ist ein System sozialer Beziehungen einzelner Menschen, informelles und alltägliches Hilfesystem, bietet soziale Unterstützung.

Erhebung von Familienstrukturen

Familienstruktur
Formen des familiären Zusammenlebens; Merkmale sind die Anzahl der Familienmitglieder, die Rollen- und Arbeitsverteilung und die Interaktion untereinander.

Genogramm
Visuelle Darstellung und Kontextualisierung der Familienzugehörigkeiten und Beziehungen untereinander.

- **Vorteile:** Einheitliches Vorgehen ermöglicht Überblick über Familienverhältnisse, bietet beim Assessment gemeinsam mit dem Pflegeempfänger nützliche Informationen, erlaubt Ableitung von Aufträgen wie Kontaktaufnahme, die Identifikation von Mustern und Ressourcen.

- **Vorgehen:** Es werden nach einem standardisierten Prinzip die Personen mit Symbolen versehen und ihre Verwandtschafts-/Beziehungsverhältnisse mit der Beziehungsqualität durch Verbindungen anhand von Linien zwischen den Symbolen aufgezeigt.

Familienaufgabe

- **Systemerhalt:** d. h., Familie strebt nach Selbsterhalt, dies vermittelt Sicherheit und Geborgenheit. Eine gesunde Familie kann ihr System erhalten und schützen, z. B. durch Erfüllung der Grundbedürfnisse, Erhalt von Tradition, Vermittlung von Sicherheit.
- **Systemänderung:** d. h., Familie lernt, mit Veränderungen umzugehen und angemessen auf diese zu reagieren. Eine gesunde Familie kann Veränderungen bewältigen und Anpassungen vornehmen, z. B. durch Prüfung der eigenen Werte, Erweiterung der Familienrollen.
- **Kohärenz:** d. h., Familie findet und besitzt Wege, in Kontakt zu bleiben und miteinander zu interagieren. In einer gesunden Familie herrschen Zusammengehörigkeit und gegenseitige soziale Unterstützung, z. B. durch gemeinsame Unternehmungen und Erlebnisse, spezielle Kommunikationsformen.
- **Individuation:** d. h., Familie besteht aus Individuen. In einer gesunden Familie werden die einzelnen Individuen bei ihrer Ich-Werdung unterstützt und akzeptiert, z. B. durch Förderung des eigenen Lebenswegs, Akzeptanz von Meinungsverschiedenheiten.

Förderung der Familiengesundheit

- Gemeinsame Formulierung von Pflegezielen
- Unterstützung der Familie und der Individuen u. a. bei körperlichen, seelischen, sozialen und finanziellen Aspekten
- Eltern beim Prozess des Eltern-Werdens unterstützen
- Unterstützung bei der Wahrnehmung der Familienaufgaben
- Angebote und Umgebung schaffen, damit Familie auch in den Versorgungsbereichen gelebt werden kann
- Unterstützung beim Wandel von Familienstrukturen, z. B. wechselnde Partnerschaft bei alleinerziehenden Eltern
- Vermittlung von Unterstützungsangeboten, z. B. bei Armutsgefährdung
- Unterstützung, z. B. durch Gesprächsangebote u. a. bei Patchwork-Familien mit unterschiedlichen Werten, Einstellungen und Verhaltensweisen
- Identifikation und Ausbau des sozialen Netzes, z. B. bei Wegfall von familiären Strukturen
- Unterstützung pflegender Angehöriger, z. B. Patientenedukation, Vermittlung von Gesundheitsdienstleistern, Unterstützung bei der Bewältigung

KERNAUSSAGE

Die Familie ist eine wichtige Sozialisationsinstanz, Rückzugsort und emotionaler Anker. Gesundheitliche Problemlagen belasten auch die Familiengesundheit. Pflegefachpersonen verschaffen sich, z. B. mit einem Genogramm, einen Überblick über die familiären Strukturen und ergreifen Maßnahmen zur Aufrechterhaltung der Familienaufgaben und zur Förderung der Familiengesundheit.

2.1.3 Gewalt in der Pflege

Gewalt geht mit physischer, psychischer Verletzung, dem Tod, Fehlentwicklungen oder Deprivation *(Entbehrung, Entzug, Verlust)* einher (WHO 2003: 6).

Bei **Aggressionen** existieren verschiedene Formen, z. B. verbale Übergriffe, passiv aggressives Verhalten, körperliche Gewalt.

Gewalt
Absichtlicher Gebrauch von angedrohtem oder tatsächlichem körperlichen Zwang oder physische Macht gegen sich selbst, andere Personen, Gruppen oder Gemeinschaften.

Aggression
Verhalten, das mit subjektivem Bedrohungserleben oder objektiver Schädigung einhergeht.

Formen der Gewalt

- **Direkte Gewalt:** Täter und Opfer stehen sich direkt gegenüber, z. B. verbale Beleidigung oder tätlicher Angriff
- **Indirekte Gewalt:** Auswirkungen der unterschiedlichen Formen von Gewalt, treten gemeinsam und in Wechselbeziehung auf, es ist kein Täter direkt auszumachen
- **Körperliche Gewalt:** Handlungen, die dem Opfer Schmerzen zufügen, z. B. Schlagen, Treten

- **Psychische Gewalt:** Handlungen, die das Opfer psychisch belasten, Angriff auf das Sein, Denken und Fühlen, z. B. Ignorieren von Bedürfnissen, Drohen
- **Sexualisierte Gewalt:** sexuelle Handlungen unter Aufdrängen oder Zwang, z. B. sexuelle Belästigung (➤ 4.4.5), Vergewaltigung
- **Einschränkung des freien Willens:** Handlungen, die u. a. Werte wie Autonomie und das Recht auf Selbstbestimmung beschneiden, z. B. Fremdbestimmung des Wohnorts, (Androhung) freiheitsbeschränkender Maßnahmen
- **Vernachlässigung:** Handlungen, die entweder aktiv *(willentlich)* oder passiv *(Falscheinschätzung der Bedürfnisse)* ausgelassen werden, z. B. Verweigerung des Toilettengangs mit der Aufforderung, in die Inkontinenzvorlage zu urinieren, oder Verweigerung von Hilfe und Hilfsmitteln
- **Strukturelle Gewalt:** Handlungen, die durch festgelegte Strukturen ausgelöst werden, die ein anderes Verhalten nicht erlauben, z. B. feste Essenszeiten, personelle Unterbesetzung, enge Tagesstrukturen
- **Finanzielle Ausbeutung:** Handlungen, die zu einer wirtschaftlichen Benachteiligung und Destabilisierung führen, z. B. Vermögensanteile gegen den Willen eines pflegebedürftigen Angehörigen zu veräußern oder unangemessenes Einteilen der zur Verfügung stehenden Finanzen

Diagnostik von Gewalt

Allgemeine körperliche Anzeichen

1. Anzeichen körperlicher Gewalt: z. B. Verletzungen, Hämatome, gleichzeitige Verletzungen an Rücken und Bauch, Verletzungen, die auf Einwirkung eines Gegenstands schließen lassen, Verbrennungen oder Verbrühungen, Würgemahle, kahle Stellen am Kopf durch Ausreißen der Haare, Fehlgeburt
2. Anzeichen sexualisierter Gewalt: z. B. Hämatome an Oberschenkeln und Brüsten, Wunden und Schürfungen an den Dornfortsätzen der Wirbelsäule, Verletzungen des Genital-, Analbereichs, Infektionen, ungewollte Schwangerschaft, chronische Darm- oder Beckenschmerzen, später Beginn der Schwangerschaftsvorsorge

Allgemeine psychische Anzeichen

1. Psychische Beschwerden: z. B. Ängste, Depressionen, Suizidgedanken, -versuche, selbstverletzendes Verhalten, Angehörige, die kontrollierend oder überbehütend auftreten
2. Psychosomatische Beschwerden: z. B. Schlafstörungen, chronische Schmerzen, Magen-Darm-Beschwerden, Essstörungen, wiederkehrende Effekte

Anzeichen bei Säuglingen und Kindern

1. Physische Anzeichen: z. B. Unter-, Fehlernährung, unbehandelte Gesundheitsprobleme, Frakturen in unterschiedlichen Heilungsstadien, unfalluntypische Verletzungen, subdurale und retinale Blutungen infolge von Schütteltrauma, Anzeichen gewaltsamer Flüssigkeits- oder Nahrungsgabe wie Verbrennung der Mundschleimhaut oder Verletzungen der Mundhöhle
2. Psychische Anzeichen beim Säugling: z. B. lang anhaltendes Schreien, Gedeihstörungen, Ängstlichkeit
3. Psychische Anzeichen beim Kind: z. B. rückschrittige Entwicklung wie erneutes Einnässen, Ängstlichkeit, aggressives oder distanzloses Verhalten, übertriebener Gehorsam, Leistungsabfall und Lernstörungen, Verhaltensmuster wie Daumenlutschen oder Nägelkauen

Anzeichen bei Pflegebedürftigen

1. Physische Anzeichen: z. B. Verschlechterung des Allgemeinzustands, Unter-, Fehlernährung, Dehydratation, Dekubitus, Vergiftungsanzeichen, unversorgte Gesundheitsprobleme, Striemen, die auf eine Fixierung hindeuten, Voranschreiten bestehender Erkrankungen
2. Psychische Anzeichen: z. B. Misstrauen, ablehnendes und aggressives Verhalten

Verhalten bei Verdacht auf Gewalt

1. Diagnostik von Gewalt (siehe oben)
2. Ansprache des Betroffenen mit den Botschaften: „Sie sind nicht schuld!", „Sie sind nicht alleine!", „Sie können sich uns und anderen Hilfesystemen anvertrauen!", „Sie (und Ihre Kinder) können geschützt werden!"
3. Dokumentation der Verletzungen, u. a. schriftlich und Fotodokumentation
4. Anbieten/Einschalten von Unterstützung, z. B. Frauenhäuser, Links, Flyer, ggf. Polizei sowie Kinder- und Jugendschutz

Rechtliche Aspekte

- Gefahr für das Leben einer Person: Pflegefachpersonen unterliegen der Schweigepflicht (➤ 4.3.1), Entbindung von der Schweigepflicht gemäß § 34 StGB Rechtfertigender Notstand, wenn das Leben einer anderen Person gefährdet ist, somit Einschaltung von Behörden möglich
- Kindeswohlgefährdung: Möglichkeit des anonymen Kontakts zum Jugendamt bei Verdacht der Kindeswohlgefährdung, es besteht keine gesetzliche Anzeigepflicht bei Bekanntwerden einer zurückliegenden Gewalttat, bei einer akut vorliegenden Gefährdung greift der rechtfertigende Notstand

Gewaltprophylaxe

Prävention

➤ Tab. 2.3

KERNAUSSAGE

Pflegefachpersonen erkennen Anzeichen von Gewalt, die von Mitarbeitern, Pflegeempfängern, Angehörigen oder Dritten ausgehen. Gewaltauswirkungen sind nicht immer auf den ersten Blick sichtbar.

Tab. 2.3 Prävention von Gewalt anhand des triadischen Strukturmodells (➤ 2.1.1)

Dimension		Beispiele
Primärprävention	**Makroebene: Politik und Gesellschaft**	• Veränderung sozialer und kultureller Normen • Unterstützung von Forschungsvorhaben • Gesundheits- und sozialpolitische Einflussnahme zur Verbesserung der Rahmenbedingungen in der Pflege • Vorbildfunktion und Nutzung von Sprache bzgl. pflegebedürftiger, kranker und alter Menschen
	Mesoebene: Institution	• Zufriedenstellende Arbeits(zeit)organisation sowie quantitativ und qualitativ gute Personalausstattung mit hoher personeller Qualifikation • Zeitgemäße Ausstattung und Verfügbarkeit von Arbeitsmaterialien • Menschenwürdige, an den Bedürfnissen des Pflegeempfängers orientierte Umgebung, z. B. mit ausreichend Platz und Privatsphäre • Vorhandene Präventionskonzepte, Integration in das Leitbild • Einrichtung eines Beschwerdemanagements • Möglichkeit zu Fort- und Weiterbildung, Supervision, Fallbesprechungen, Kollegialer Beratung (➤ 4.1.3, ➤ 4.4.6)
	Mikroebene: Individuum	• Reflexion des eigenen Auftretens und der eigenen Routinen (➤ 4.4.3) • Gewaltfreie Kommunikation (➤ 1.2.1) • Beziehungsaufbau/-pflege und partnerschaftlicher Kommunikationsstil, z. B. im Rahmen von Bezugspflege • Hilfe holen bei Überforderung, Auszeit nehmen (➤ 4.4.4) • Ausgleich durch Freizeitaktivitäten schaffen, Selbstpflege
Sekundärprävention	**Erkennen von Gewaltsituationen:** • Abweichungen zum Grundverhalten wahrnehmen • Gespräche und Reflexion im Team • Nutzung von Assessments wie der Brøset-Violence-Checklist (BVC; Brøset-Gewalt-Checkliste) zur Einschätzung des Aggressionspotenzials • Anamnese bezüglich aggressiven Verhaltens in der Vergangenheit, mögliche Trigger **Deeskalation:** • Selbstmanagement, d. h. Selbstwahrnehmung und -regulation, eigene Vorurteile, Grenzen, Trigger und Stresserleben kennen • Wahrnehmungsmanagement, d. h. ganzheitliche Wahrnehmung der Umgebung zur Überprüfung, Bewertung, Reflexion und zu dem Ableiten von Handlungen • Kommunikationsmanagement, d. h. Bewertung und Anwendung (nonverbaler) Kommunikation, in Kontakt treten und bleiben • Strukturmanagement, d. h. Strukturen befolgen und begründet von ihnen abweichen	
Tertiärprävention	• Nachbearbeitung des Gewaltereignisses u. a. zu Unterstützungs- und Trainingsbedarf, vermeidbare Ursachen für Gewalt	

2.1.4 Pflege bei Herz-Kreislauf-Erkrankungen

Herz und Kreislauf (➤ 1.1.6)

Pflegephänomene/Hauptbeschwerden/Leitbefunde

- **Reduzierte körperliche Belastungsfähigkeit** und ein daraus resultierendes Selbstversorgungsdefizit, z. B. im Bereich der Körperpflege (➤ 1.1.4), Mobilisation (➤ 1.1.10), Haushaltsführung
- **Verminderte Herzleistung,** sodass das vom Herzen ausgeworfene Blut nicht mehr den Anforderungen des Körpers genügt, z. B. infolge veränderter Herzfrequenz, veränderter Vor- und Nachlast, veränderter Kontraktionskraft des Herzens
- Risiko einer **verminderten kardialen Gewebedurchblutung,** z. B. infolge eines Herzinfarkts
- **Abnorme Blutdruckwerte** mit Hypertonie und Hypotonie (➤ 1.1.6)
- **Dyspnoe,** z. B. bei Belastung (➤ 1.1.5, ➤ 2.1.6)
- **Übermäßiges Flüssigkeitsvolumen** mit Ödemen infolge einer Herzinsuffizienz
- **Thoraxschmerzen** (➤ 3.2.4)
- **Synkope** als plötzliche und kurzzeitige Bewusstlosigkeit infolge einer Minderdurchblutung des Gehirns, z. B. bei einer kardialen Synkope mit Herzrhythmusstörungen
- **Zyanose,** z. B. bei schwerer Herzinsuffizienz

Kardiologie
Teilgebiet der Medizin, Gegenstandsbereich sind Erkrankungen des Herzens und Gefäßsystems (➤ Abb. 2.5) (Keller & Menche 2021a).

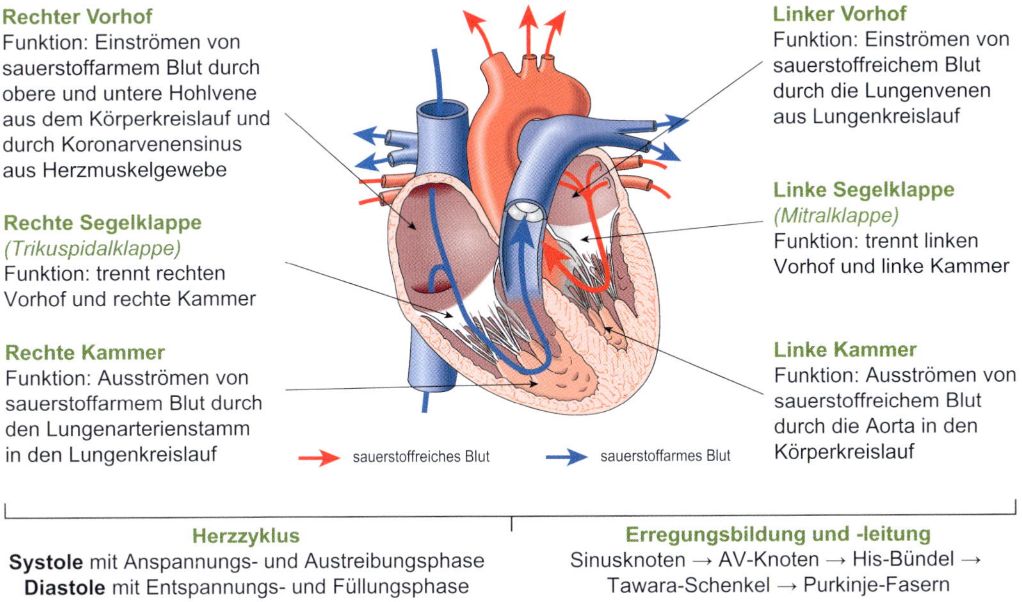

Abb. 2.5 Aufbau und Funktion des Herzens [L190]

Tab. 2.4 Pflegerische Betreuung bei Herzkatheteruntersuchungen

	Rechtsherzkatheteruntersuchung	Linksherzkatheteruntersuchung
Definition	Punktion einer großen Vene und Vorschieben zum rechten Herzen	Punktion einer großen Arterie und Vorschieben zum linken Herzen
Indikation	Druckmessung, z. B. bei Verdacht auf Lungenhochdruck, Herzfehler, Herzmuskelentzündungen	Druckmessung und Koronarangiografie, z. B. bei Angina Pectoris und Herzinfarkt
Komplikation	Risiko einer venösen Thrombose	Risiko von Kontrastmittelkomplikationen, Durchblutungsstörungen mit Herzinfarkt oder Schlaganfall
Pflege	Bei liegendem Rechtsherzkatheter, z. B. hygienischer Umgang, regelmäßige Lagekontrolle	Bettruhe nach Punktion der A. femoralis, Arme und Beine nicht beugen, engmaschige Überprüfung des Druckverbands und Vitalzeichenkontrolle, Fußpulse tasten an zuvor festgelegten Punkten, Beobachtung der Einstichstelle, reichlich zu trinken geben zur Ausscheidung des Kontrastmittels, Punktionsstelle nicht belasten

Häufige diagnostische Maßnahmen

- EKG (Elektrokardiogramm) (➤ 3.3.3)
- Bildgebende Verfahren, z. B. Echokardiografie, Myokardszintigrafie
- Einschätzung der Herz-Kreislauf-Situation, z. B. Puls- und Blutdruckmessung, Schellong-Test, arterielle Blutdruckmessung, ZVD-Messung
- Herzkatheteruntersuchung (➤ Tab. 2.4)

Monitoring

Monitoring
Zumeist apparativ unterstützte, systematische klinische Überwachung und Messung von Parametern bei speziellen Patientengruppen, z. B. bei dekompensierter Herz-Kreis-Laufleistung.

- Blutdruck, z. B. Hyper-, Hypotonie (➤ 1.1.6)
- Puls, z. B. Rhythmus, Frequenz (➤ 1.1.6)
- Atmung, z. B. Atemnot, Atemgeräusche (➤ 1.1.5)
- Körpertemperatur, z. B. Anstieg bei entzündlichen Prozessen (➤ 1.1.9)
- Gewichtskontrolle und Beobachtung auf Ödeme, z. B. Unterschenkelödeme
- Urinausscheidung, ggf. mit Flüssigkeitsbilanzierung (➤ 1.1.7, ➤ 1.1.8)
- Stuhlausscheidung, z. B. Gefahr einer Obstipation (➤ 1.1.8)
- Medikamenteneinnahme, z. B. Einnahme und Nebenwirkungen

Medikamentöse Behandlung

➤ Tab. 2.5

Tab. 2.5 Medikamentöse Behandlung bei Herz-Kreislauf-Erkrankungen

Medikament	Wirkung	Pflege
RAAS-Hemmer mit ACE-Hemmer und AT_1-Blocker	• Blockierung des blutdrucksteigernden **R**enin-**A**ngiotensin-**A**ldosteron-**S**ystems • Blutdrucksenkung mit Gefäßerweiterung, Natrium- und Wasserrückresorption in der Niere ↓ • Günstige Wirkung auf Herz und Niere	• Beobachtung auf Ödeme im Gesicht, Rachen- und Kehlkopfschwellung • Beobachtung auf Nebenwirkung trockener Reizhusten • Bei Behandlungsbeginn engmaschige Puls- und Blutdruckmessung • Beobachtung auf Diarrhö bei AT_1-Blockern
Neprilysin-Inhibitoren	• Hemmung des Abbaus von natriuretischen Peptiden bei Herzinsuffizienz • Natrium- und Wasserausscheidung ↑ • Herzschutz	• Nicht gleichzeitig mit ACE-Hemmern verabreichen → Risiko eines Angioödems • Vitalzeichenkontrolle und Beobachtung der Vigilanz
Betablocker	• Blutdrucksenkung • Entlastung des Herzens, u. a. durch Senkung des Sauerstoffbedarfs des Herzens • z. T. gegen Herzrhythmusstörungen	• Beobachtung auf Bradykardie • Beobachtung der Atmung, v. a. bei Asthmatikern Gefahr von Dyspnoe durch Verengung der Bronchien • Gefahr einer Hypoglykämie bei Diabetikern
Kalziumantagonisten	• Arterienerweiterung mit Blutdrucksenkung und mehr Sauerstoff für Herzmuskelzellen • Entlastung des Herzens, u. a. durch reduzierten Sauerstoffverbrauch des Herzens • Verlangsamung der Erregungsbildung und -leitung	• Beobachtung auf Kopfschmerzen • Beobachtung auf Beinödeme • Beobachtung der Ausscheidung infolge Gefahr einer Obstipation
Nitrate	• Erweiterung der Blutgefäße • Entlastung des Herzens • Durchblutung ↑	• Nitratkapseln als Zerbeißkapseln werden nicht geschluckt, sondern im Mund behalten • Nitratsprays sublingual in den Mund sprühen • Beobachtung der Vitalzeichen, Kopfschmerzen
Herzglykoside mit Digitoxin, Digoxin	• Verbesserung der Herzkraft	• Sehr enge therapeutische Breite mit starken Nebenwirkungen • Beobachtung auf Symptome einer Intoxikation, z. B. Übelkeit, Erbrechen, Herzrhythmusstörungen, Sehstörungen, Unruhe, Halluzinationen

Beratung bei Herzschrittmacher und AICD

Herzschrittmacher

- Umgang mit elektronischen Geräten: Die meisten elektronischen Geräte können ohne Probleme verwendet werden, 15–20 cm Abstand zu Handys, 30–50 cm Abstand zu Mikrowellenöfen, Heizkissen, großen elektrischen Geräten, keine Körperfettwaagen verwenden, bei Detektoren am Flughafen Flughafenpersonal informieren
- Lebensführung: Autofahren ist möglich, Anschnallpflicht besteht auch bei Herzschrittmacher, Arbeitsplatz von Arbeitsmediziner überprüfen lassen, z. B. auf starke elektromagnetische Felder, beim Sport kein Tauchen tiefer als 5 m, keine Kampfsportarten, keine Sportarten mit hoher Beanspruchung des Brust-Arm-Bereichs oder mit Gefahr des Zusammenstoßens

Herzschrittmacher
Implantiertes Gerät zur Behandlung von Herzerkrankungen, bei denen das Herz zu wenig schlägt, z. B. höhergradiger AV-Block; stimuliert das Myokard zu regelmäßigen Kontraktionen beim Ausbleiben der elektrischen Eigenaktion.

2

- Schrittmacherausweis: stets bei sich tragen, bei Arztkontakten und Untersuchungen stets vorzeigen, denn Elektrotherapien dürfen nicht durchgeführt werden, MRT nur unter sehr speziellen Voraussetzungen
- 1- bis 2-mal jährlich Schrittmacherkontrollen

AICD
Implantiertes Gerät, das lebensbedrohliche tachykarde Herzrhythmusstörungen (bis zum Kammerflimmern) erkennt und behandelt; gibt bei lebensbedrohlichen Rhythmusstörungen einen Stromstoß ab.

AICD (Automatic Implantable Cardioverter Defibrillator)

- Umgang mit Defibrillation: Defibrillation ist schmerzhaft, bei Tachykardie hinsetzen oder hinlegen, um sturzbedingte Verletzungen zu vermeiden
- Lebensführung: Autofahren ist in den ersten Monaten und nach erfolgter Defibrillation zunächst nicht erlaubt, psychische Situation, z. B. Umgang mit dem Gefühl der apparativen Abhängigkeit

Spezielle Pflege bei kardiochirurgischen Eingriffen

- Postoperativ zumeist intensivmedizinische Überwachung
- Monitoring der Vitalfunktionen
- Schmerzbehandlung, auch im Zusammenhang mit der Atmung, z. B. schmerzbedingte Schonatmung
- Körpertemperatur, z. B. Gefahr von Infektion, Resorptionsfieber
- Positionierung mit leicht erhöhtem Oberkörper, Vitalzeichenkontrolle vor Mobilisation, En-bloc-Mobilisation zur Vermeidung einer Sternuminstabilität
- Beobachtung der Flüssigkeitseinfuhr und Urinausscheidung, nach Eingriffen mit Herz-Lungen-Maschinen ist die Einfuhr zunächst reduziert, da es noch eine Volumenüberlast im Körper gibt
- Beobachten der Drainagen, nicht abklemmen
- Aseptischer Verbandswechsel

Herzinsuffizienz

Herzinsuffizienz
Unvermögen des Herzens, den Körper mit ausreichend Blut und Sauerstoff zu versorgen.

Bei einer Herzinsuffizienz ist der Stoffwechsel in Ruhe und Belastung instabil, Unterscheidung nach NYHA in vier Stadien (BÄK 2019a):

I. Keine Einschränkung/keine Beschwerden
II. Geringe Einschränkung/Beschwerden bei stärkerer körperlicher Anstrengung
III. Deutliche Einschränkung/Beschwerden bei leichter körperlicher Anstrengung
IV. Beschwerden in Ruhe

Ursachen

- Bei Kindern: angeborene Herzfehler, Kardiomyopathien, entzündliche Herzerkrankungen
- Bei Erwachsenen: arterielle Hypertonie, koronare Herzkrankheit, Herzklappenfehler, Herzrhythmusstörungen

Symptome

- Allgemeine Symptome: abnehmende körperliche Belastbarkeit, schnelle Ermüdbarkeit, z. T. Nykturie
- Leitsymptome der Linksherzinsuffizienz: Dyspnoe und Husten, ggf. Zyanose
- Leitsymptome der Rechtsherzinsuffizienz: Knöchelödeme, Magenbeschwerden, gestaute Halsvene, Gewichtszunahme
- Symptome bei Säuglingen: Tachykardie, Tachypnoe, Trinkschwäche, leises Schreien, Ödeme, Gedeihstörungen, ggf. Zyanose

Komplikationen

Akute Verschlechterungen, z. B. Lungenödem, Herzrhythmusstörungen

Behandlung

- Ursachenbehandlung
- Medikamentöse Therapie u. a. mit ACE-Hemmern und Betablockern
- Invasive Therapie, z. B. Herzschrittmacher oder Herztransplantation

Pflege bei dekompensierter Herzinsuffizienz

- Monitoring
- Bettruhe in Herzbettlagerung
- Trinkmengenbeschränkung ca. 1,5 l/Tag
- Leicht verdauliche und eiweißreiche Ernährung
- Ggf. Sauerstoffgabe
- Unterstützung bei den Lebensaktivitäten
- Pneumonie-, Thrombose-, Obstipations-, Dekubitusprophylaxe
- Kompressionstherapie zur Thromboseprophylaxe bei ausgeprägten Unterschenkelödemen ärztlich abklären

Pflege bei kompensierter Herzinsuffizienz

- Körperliche Mobilisierung und körperliches Training
- Trinkmengenbeschränkung ca. 2 l/Tag

Erstmaßnahmen bei Lungenödem

- Symptome sind Ruhedyspnoe, Orthopnoe, rasselnde Atemgeräusche, Zyanose, Tachykardie, Hypotonie, Angst, Unruhe
- Notarzt informieren
- Herzbettlagerung und Pflege bei Dyspnoe, Vitalzeichenkontrolle, Pflegeempfänger nicht allein lassen

Beratung

- Wissensvermittlung, u. a. zu Ursache und Behandlung, Influenza- und Pneumokokkenimpfung

- Selbstkontrolle von Puls, Blutdruck, Atmung und Gewicht
- Raucherentwöhnung
- Ernährung anpassen und Übergewicht reduzieren
- Körperliche Aktivität, z. B. in Herzsportgruppen

Koronare Herzkrankheit

Ursachen

Koronare Herzkrankheit
Chronische Herzerkrankung mit Minderdurchblutung und Sauerstoffmangel des Myokards (BÄK 2019b).

Arteriosklerose der Koronararterien, selten Entzündungen

Symptome

Angina-Pectoris-Anfall mit Schmerzen, Enge-, Druck- oder Schweregefühl im Brustkorb, z. T. ausstrahlend in Arme, Hals, Unterkiefer oder Schulter, z. T. mit Dyspnoe und Übelkeit

Komplikationen

Chronische Herzinsuffizienz, Herzrhythmusstörungen, Herzinfarkt

Behandlung

- Medikamentöse Therapie, u. a. mit Nitraten, Betablocker, Thrombozytenaggregationshemmern
- Revaskularisationstherapie mit PTCA (***p**erkutane **t**ransluminale **k**oronare **A**ngioplastie*) und Bypassoperation zur Beseitigung der Verengung

Pflege beim Angina-Pectoris-Anfall

- Pflegeempfänger hinsetzen und Ruhe bewahren lassen
- Beengende Kleidung öffnen
- Frische (nicht kalte) Luftzufuhr erhöhen
- Bedarfsmedikation verabreichen, Einnahme ggf. nach 5 Minuten wiederholen
- Vitalzeichen kontrollieren, bei ausbleibender Besserung Notarzt rufen

Beratung

- Wissensvermittlung, z. B. Risikofaktoren, Verhalten bei Warnzeichen, jährliche Grippeschutzimpfungen
- Anfallsauslöser meiden, z. B. kalte Luft
- Genussmittelkonsum, z. B. Raucherentwöhnung, Alkoholkonsum stark begrenzen
- Behandlung anderer Erkrankungen, z. B. arterielle Hypertonie, Diabetes mellitus

- Ernährung und Bewegung, z. B. pflanzenbasierte Ernährung, Fleisch ↓, Fett ↓, Übergewicht reduzieren, Aktivität z. B. in Herzsportgruppe, mind. 150 Min./Woche

Herzinfarkt

Der Herzinfarkt wird diagnostisch in NSTEMI *(Myokardinfarkt ohne ST-Hebung)* und STEMI *(Myokardinfarkt mit ST-Hebung)* unterschieden.

Herzinfarkt
Nekrose des Myokards durch länger andauernde Durchblutungsstörung und Ischämie, zumeist ein Koronararterienverschluss.

Ursachen

Koronare Herzkrankheit, Arteriosklerose

Symptome

Heftige andauernde retrosternale, z. T. ausstrahlende Schmerzen, Blässe, Dyspnoe, Schwäche, Übelkeit, Angst, Unruhe, ggf. Verwirrtheit. Frauen zeigen häufig andere Symptome z. B. Atemnot, Rückenschmerzen, Kaltschweißigkeit.

Komplikationen

Herzrhythmusstörungen, Herzinsuffizienz, kardiogener Schock

Behandlung

- Soforttherapie: Immobilisierung, Oberkörperhochlagerung, Sauerstoffgabe, Schmerzreduktion, medikamentös: Gabe von Thrombozytenaggregationshemmern, Antikoagulanzien, Nitraten, Betablocker, ggf. sofortige Reanimation
- Bei STEMI: Öffnung des verschlossenen Gefäßes mit PCI *(**p**erkutane **k**oronare **I**ntervention)* oder Lysetherapie
- Bei NSTEMI: Vorgehen abhängig von der Gefährdungslage, ggf. PCI oder Lysetherapie
- Medikamentöse Therapie mit Azetylsalizylsäure, ADP-Rezeptor-Antagonisten, Betablocker

Allgemeine Pflege

- Monitoring ergänzend auf retrosternale Schmerzen, Kaltschweißigkeit
- (Teilweise) Kompensation eines bestehenden Selbstversorgungsdefizits

Mobilisation

- Berücksichtigung des Stufenmobilisationsplans in Abhängigkeit von der Intensität des Herzinfarkts
- Steigende Intensität: Bettruhe → sitzen am Bettrand → aufstehen → umhergehen im Zimmer → umhergehen auf Station → Treppen steigen → ambulante oder stationäre Rehabilitation

- Puls- und Blutdruckkontrollen vor, während und nach der Belastung
- Belastung bei Blässe, Kaltschweißigkeit, Blutdruckabfall, Dyspnoe oder Herzrhythmusstörungen sofort abbrechen
- Puls im Anschluss an Belastung nach drei Minuten nicht gesunken → Belastung war zu groß
- Befähigung zur eigenständigen Belastungs- und Pulskontrolle

Herzrhythmusstörungen

Ursachen

Herzrhythmusstörung
Zu langsamer, zu schneller oder zu unregelmäßiger Herzschlag; Störung der normalen Herzschlagfolge mit Tachykardie, Bradykardie, Arrhythmie oder Extrasystolen.

- Erkrankungen des Herzens, wie angeborene Herzfehler oder koronare Herzkrankheit
- Andere Erkrankungen, z. B. Hyperthyreose, Elektrolytstörungen, Vergiftungen

Symptome

- Abnormaler Herzschlag, z. B. Herzstolpern, Herzaussetzer, Herzrasen, Herzklopfen
- Schwindel, Benommenheit, Übelkeit, Synkope
- Leistungsminderung, Schwäche, Dyspnoe

Komplikationen

- Gefahr der Thrombusbildung mit arterieller Embolie, z. B. Schlaganfall
- Synkopen mit sturzbedingten Verletzungen
- Plötzlicher Herztod

Behandlung

- Behandlung der organischen Ursache
- Tachykarde Herzrhythmusstörungen: katheterinterventionelle kardiologische Therapie, z. B. Katheterablation, medikamentöse Therapie mit Antiarrhythmika, Implantation eines AICD
- Bradykarde Herzrhythmusstörungen: Implantation eines Herzschrittmachers
- Kammerflimmern und Kammerflattern: kardiopulmonale Reanimation

Pflege

- Engmaschige Puls- und Blutdruckkontrolle
- Pulsmessung über eine volle Minute
- Bei Verdacht auf Pulsdefizit zentrale Pulsmessung an A. carotis und peripher an A. radialis

Arterielle Hypertonie

Ursachen

- Primäre (essenzielle) Hypertonie: Genetische Veranlagung und äußere Einflüsse insbesondere durch ungünstigen Lebensstil
- Sekundäre Hypertonie: Folge einer anderen Grunderkrankung, insbesondere Nierenerkrankungen

Arterielle Hypertonie
Dauerhafte Blutdruckerhöhung über den altersentsprechenden Normwert, bei Erwachsenen ≥ 140/90 mmHg (DGK 2018).

Symptome

Gelegentlich Kopfschmerzen, Nasenbluten, dauerhaft erhöhter Blutdruck

Komplikationen

- Folgen für den gesamten Körper, z. B. koronare Herzkrankheit, Schlaganfall, hypertensive Retinopathie mit Erblindung nach Netzhautablösung, hypertensive Nephropathie
- Hypertensiver Notfall: schwere Hypertonie mit akuter Organschädigung

Behandlung

Ursachenbeseitigung, Lebensstilveränderung, medikamentöse Therapie u. a. mit ACE-Hemmern, Betablockern, Diuretika

Pflege im hypertensiven Notfall

- Notarzt rufen
- Herzbettlagerung
- Nitratspray oder -kapseln geben zur unverzüglichen Blutdrucksenkung
- Engmaschige Vitalzeichenkontrolle, EKG, 4 l O_2
- Ggf. i.v.-Medikation durch Notarzt, intensivmedizinische Behandlung

Beratung und Prävention

- Wissensvermittlung, z. B. Ursache, Risikofaktoren, Medikamente
- Blutdruckselbstmessung und Führen eines Blutdrucktagebuchs
- Bewegung im Alltag, Ausdauertraining, Erwachsene: mind. 5- bis 7-mal wöchentlich 30 Min., Kinder: 5- bis 7-mal wöchentlich 1 Std.
- Stressreduktion und -management, strukturierter Tagesablauf bei Kindern
- Ernährung größtenteils pflanzenbasiert, Vollkornprodukte, Fleisch ↓, ungesättigte Fettsäuren ↑, Kochsalzreduktion < 5–6 g/Tag, Softdrinks und Alkohol ↓, Gewichtsreduktion bei Übergewicht, Raucherentwöhnung

KERNAUSSAGE

Herz- und Kreislauferkrankungen können das Leben erheblich einschränken und lebensbedrohlich sein. Pflegefachpersonen beobachten die Vitalzeichen und sind in der Prävention und Behandlung beratend tätig.

2.1.5 Pflege bei Gefäßerkrankungen

Herz und Kreislauf (➤ 1.1.6)
Pflege bei Herz-Kreislauf-Erkrankungen (➤ 2.1.4)

Pflegephänomene/Hauptbeschwerden/Leitbefunde

Angiologie
Teilgebiet der Medizin, Gegenstandsbereich sind Erkrankungen von Arterien, Venen und Lymphgefäßen (➤ Abb. 2.6) (Keller & Menche 2021b).

- Akute, intermittierende oder chronische **Beinschmerzen,** z. B. bei Arterienverschluss *(kaltes, blasses Bein, kein Fußpuls),* tiefe Venenthrombose *(warmes, bläuliches, geschwollenes Bein)*
- **Beinschwellung,** z. B. akut bei tiefer Venenthrombose *(einseitige Schwellung mit warmem rötlich blauem Bein)* oder bei flächenhafter bakterieller Entzündung der Haut *(überwärmte und gerötete Haut, ggf. mit Fieber),* subakut und chronisch bei Herz-, Leber- oder Nierenerkrankungen, chronisch venöser Insuffizienz oder Lymphödem
- **Beeinträchtigte Gehfähigkeit,** z. B. infolge von Schmerzen, Claudicatio intermittens *(Schaufensterkrankheit)*
- **(Risiko einer) ineffektiven** peripheren, zerebralen oder kardialen **Gewebedurchblutung,** z. B. bei fortschreitender Arteriosklerose
- **Risiko einer venösen Thromboembolie** (➤ 1.1.6)
- **Beeinträchtigte Haut-/Gewebeintegrität,** z. B. bei Ulcus cruris (➤ 3.3.6)

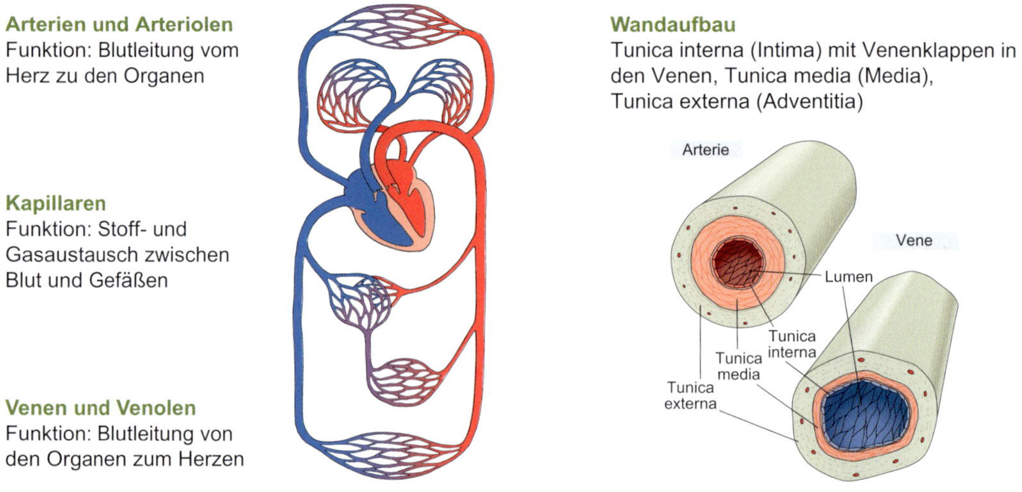

Abb. 2.6 Aufbau und Funktion des Gefäßsystems [L190]

Häufige diagnostische Maßnahmen

- Beinumfangmessung an einer mit einem wasserfesten Stift markierten Stelle
- Einschätzung der arteriellen Durchblutungssituation mit Pulsmessung und Knöchel-Arm-Index, Belastungstests
- Bildgebende Verfahren, z. B. Farb-Duplex-Sonografie, CT, MRT

Beratung zur Venenpflege

- Regelmäßige Bewegung, z. B. Wandern, Schwimmen
- Schuhe anpassen, z. B. Absatzhöhe im Alltag variieren, möglichst viel barfuß laufen
- Beim Stehen z. B. Beine gleichmäßig belasten und häufig Position wechseln
- Sitzen reduzieren, z. B. Bewegungsübungen bei Langstreckenflügen, Beine nicht übereinanderschlagen
- Gesunde Ernährung, z. B. Übergewicht vermeiden, nicht rauchen, wenig Alkohol
- Physikalische Anwendungen, z. B. Fußsohlenmassage mit Igelball, Kneipp-Güsse, Wechselfußbäder

Akuter Beinarterienverschluss und tiefe Venenthrombose

Anzeichen eines akuten Beinarterienverschlusses und einer tiefen Venenthrombose erkennen (➤ Tab. 2.6)

Tab. 2.6 Vergleich akuter Beinarterienverschluss und tiefe Venenthrombose

	Akuter Beinarterienverschluss	Tiefe Venenthrombose
Definition	• Plötzliche Verlegung einer Beinarterie	• Teilweise oder vollständige Verlegung einer tiefen Vene
Ursachen	• Embolie, häufig kardiale Embolie • Thrombose, häufig arteriosklerotische Veränderungen der Beinarterien	Risikofaktoren sind: • Gefäßwandschäden • Veränderter/verlangsamter Blutfluss • Hyperkoagulabilität
Anzeichen	• pain (Schmerz), paleness (Blässe), pulselessness (Pulslosigkeit), paraesthesia (Sensibilitätsstörungen), paralysis (Lähmung), prostration (Schock)	• Beinschwellung, rötlich blaue Verfärbung, sichtbare Venen, Schwere-, Spannungsgefühl, Schmerzen
Behandlung	• Erstmaßnahmen: Notfall melden, Bettruhe, Bein tief lagern, nüchtern lassen, Bein warm halten, Druck vermeiden, Vitalzeichenkontrolle • Schnelle Wiedereröffnung der Arterie (Revaskularisation) • Ursachensuche und Antikoagulation nach Entfernung des Embolus	• Erstmaßnahmen: Notfall melden, Bettruhe, Vitalzeichenkontrolle • Therapeutische Antikoagulation für ca. 5–10 Tage, anschließend Erhaltungstherapie • Mobilisation unter Kompressionstherapie • Ggf. revaskulierende Maßnahmen, z. B. Lysetherapie
Beratung	• Einnahme von Antikoagulanzien • Lebensstilveränderung (siehe Arteriosklerose)	• Anleitung zur s. c.-Injektion • Durchführung von Kompressionstherapie • Thromboseprophylaxe

Positionierung und Mobilisierung

- Bei Arterienerkrankungen: Tieflagerung, keine Hochlagerung, Intervalltraining mit Gehen bis zum Schmerz und anschließende Pause, Dauertraining mit geringer Intensität, strukturierte Übungsprogramme, Nordic Walking, auf Zehen stehen, Beine vor- und zurückschwingen
- Bei Venenerkrankungen: Hochlagerung, keine Tieflagerung, selten stehen und sitzen, häufig laufen und liegen, schwimmen, Wassergymnastik, Kneipp-Anwendungen, „Fahrrad fahren" im Liegen, Füße kreisen

Pflege bei chronischem Ulcus cruris

Chronisches Ulcus cruris
Unterschenkelgeschwür ohne spontane Heilungstendenz.

Das chronische Ulcus cruris wird unterschieden in:
- Venöses Ulcus cruris bei chronisch-venöser Insuffizienz
- Arterielles Ulcus cruris bei peripherer arterieller Verschlusskrankheit
- Ulcus cruris mixtum als Mischform
- Weitere Ulzera, z. B. polyneuropathisches Ulkus, Ulkus bei diabetischem Fußsyndrom

Behandlung:
- Behandlung der Ursache, z. B. Verbesserung der Durchblutung oder Blutzuckereinstellung
- Wundbehandlung, z. B. phasengerechte Wundbehandlung, Entfernung von Nekrosen (➤ 3.3.6)
- Prävention und Behandlung von beeinflussenden Faktoren, z. B. Mangelernährung (➤ 1.1.7), Rauchen (➤ 2.1.6), Dekubitusprophylaxe (➤ 1.1.4), Prävention von Wundinfektionen (➤ 3.3.2)
- Schmerzbehandlung (➤ 3.1.2)

Kompressionsbehandlung

Kompressionsbehandlung
Anwendungen mit Druck von außen.

Kompressionsbehandlungen können u. a. folgende Wirkungen haben:
- Verengung der oberflächlichen Venen mit verbessertem Venenklappenschluss
- Vermeidung des Rückflusses
- Erhöhung der venösen Fließgeschwindigkeit
- Verbesserter Abtransport von Stoffwechselabfallprodukten
- Reduktion von Ödemen
- Verbesserung der Muskelpumpe

Anlage eines Kompressionsverbands

- Verwendung einer Wickeltechnik nach Pütter, Sigg und Fischer
- Nur entstautes Bein wickeln, d. h. Bein zuvor 30 Min hochlagern
- Fuß steht in rechtem Winkel zum Unterschenkel
- Knochenvorsprünge und Schienbein polstern
- Am Fuß- und Zehengrundgelenk mit Wickeln beginnen

- Bindendruck nimmt vom Fuß kontinuierlich ab
- Kurzzugbinden täglich wechseln
- Entfernung des Verbands u. a. bei Verrutschen, Schmerzen, Beschwerden wie Bewegungseinschränkungen, kalten Zehen, Taubheitsgefühlen, Rötungen, Druckstellen

Arteriosklerose

Ursachen

Unterschiedliche vermeidbare und nicht vermeidbare Risikofaktoren führen zu einer Schädigung der Arterienwand, z. B. Rauchen, Diabetes mellitus, Übergewicht, Hypertonie, Blutcholesterin ↑, Bewegungsmangel, höheres Lebensalter, männliches Geschlecht.

Arteriosklerose
Chronische Erkrankung mit Verhärtung und Verdickung der Arterienwand (*„Arterienverkalkung"*).

Symptome

Abhängig von der Hauptmanifestation:
- Koronare Herzkrankheit, u. a. Angina Pectoris, Herzinsuffizienz, Herzinfarkt
- Gehirnarterienstenose, u. a. Schlaganfall, vaskuläre Demenz
- Nierenarterienstenose, u. a. Hypertonie, Niereninsuffizienz
- Becken-/Beinarterienstenose, u. a. pAVK

Komplikationen

Risiko einer Thrombusbildung mit plötzlichem Gefäßverschluss

Behandlung

- Behandlung der Hauptmanifestation und Ursachen
- Beratung und Motivation zur Lebensstilveränderung

Beratung

- Raucherentwöhnung, z. B. Selbsthilfegruppen, Nutzung von Nikotinersatzpräparaten
- Senkung des Blutdrucks, z. B. Einnahme von Antihypertensiva, regelmäßige Blutdruckmessungen
- Einstellung eines Diabetes mellitus
- Ernährungsumstellung, z. B. abwechslungsreiche, pflanzlich orientierte, gesunde Ernährung, Senkung des LDL-Cholesterins z. T. mit Statinen
- Bewegungsförderung, z. B. ca. 30 Min.–1 Std. täglich Sport treiben, individuelle Belastbarkeit ärztlich bestimmen lassen

Periphere arterielle Verschlusskrankheit (pAVK)

Ursachen

pAVK
Periphere **a**rterielle **V**erschluss**k**rankheit: chronische Verengung oder Verschlüsse der Aorta oder der Extremitätenarterien (DGA 2015).

Arteriosklerose, Gefäßentzündungen

Symptome

Intermittierendes Hinken (Schaufensterkrankheit, Claudicatio intermittens) mit Minderdurchblutung und Schmerzen, belastungsabhängige Schwäche, Hautbild ist kühl, blass und ggf. marmoriert, verzögerte Wundheilung, abgeschwächte oder fehlende Fußpulse

Komplikationen

Extremitätenischämie, kardiovaskuläre Ereignisse mit Tod

Behandlung

Reduktion der Risikofaktoren, Gehtraining, medikamentöse Behandlung u. a. mit Statinen, Thrombozytenaggregationshemmern, Prostaglandinen, revaskularisierende Verfahren, Amputationen

Pflege zur Durchblutungsförderung

- Keine einengenden Kleidungsstücke oder Kompressionsstrümpfe
- Beine nicht hoch, nur tief positionieren
- Verletzungen vermeiden, z. B. nicht barfuß gehen, podologische Fußpflege, Fersen und Zehen vor Druck schützen, bequemes Schuhwerk
- Füße warm halten, z. B. durch Wollsocken, Schaffell, aber keine lokale Wärmeanwendung
- Füße regelmäßig beobachten und reinigen

Chronisch venöse Insuffizienz (CVI)

Ursachen

Chronisch venöse Insuffizienz (CVI)
Venen- und Hautveränderung bei langer Druckerhöhung in den Venen.

Varikosis, Fehlbildungen der Venenklappen, Zustand nach Thrombose

Symptome

- Stadium I: reversible Ödeme, erweiterte Hautvenen an den Fußrändern
- Stadium II: dauerhafte Ödeme, Stauungsdermatitis, Hyper-/Depigmentierung, Fibrosierung von Haut und Unterhaut, weißfleckige Hautatrophien (Atrophie blanche)
- Stadium IIIa: abgeheiltes Ulcus cruris
- Stadium IIIb: bestehendes Ulcus cruris

Komplikationen

Ulcus cruris, Entzündungen, Beweglichkeitsminderung im Sprunggelenk

Behandlung

Ursachenbehandlung, Kompressionstherapie, phasengerechte Wundbehandlung

Wundbehandlung

- Schutz vor Mazeration von Wundrand und -umgebung, z. B. durch Nutzung von Wundauflagen mit hoher Aufnahmekapazität, Verbandswechsel bei Durchnässung, Nutzung von lokalen atmungsaktiven und transparenten Hautschutzmitteln
- Kompressionstherapie
- Beobachtung der Wundumgebung, u. a. auf Schuppung, Rötung, Knötchen
- Maßnahmen gegen Juckreiz, z. B. Glukokortikoide durch Arzt, lokale Pflegeprodukte

Beratung

- Hautreinigung und -pflege mit unparfümierten und pH-sauren Reinigungs- und Pflegeprodukten
- Tragen von Kompressionsstrümpfen
- Förderung der Beweglichkeit, insbesondere des Sprunggelenks
- Bein vor Verletzungen schützen
- Regelmäßige Hautbeobachtung

Lymphödem

Ursachen

- Primäres Lymphödem mit Unterentwicklung des Lymphsystems
- Sekundäres Lymphödem mit Behinderung des Lymphabflusses bei übermäßiger Lymphproduktion und/oder Schädigung des Lymphsystems

Lymphödem
Chronisch-entzündliche Erkrankung des Interstitiums (Raum zwischen Zellen, Geweben und Organen) durch Schädigung des Lymphsystems.

Symptome

- Stadium I: weiches Ödem, Reduktion durch Hochlagerung
- Stadium II: beginnende Fibrosierung, keine Reduktion durch Hochlagerung
- Stadium III: harte Schwellung, Deformierung, Bewegungseinschränkung

Komplikationen

Infektionen, Elefantiasis, Bewegungseinschränkungen

Behandlung

Komplexe physikalische Entstauungstherapie, u. a. mit Hautpflege, manueller Lymphdrainage, Kompressionstherapie, entstauenden Bewegungsübungen

Hautpflege

- Tägliche Reinigung mit seifenfreien Syndets
- Sorgfältiges und vorsichtiges Abtrocknen
- Pflege mit W/O-Emulsion; bei trockener Haut Präparate mit Harnstoffzusatz

Entstauende Bewegungsübungen

- Durchführung 3- bis 4-mal pro Tag, ca. 10 Min. mit Kompression
- Übungen bei Beinlymphödem, z. B. laufen auf der Stelle, in Rückenlage Fußgelenke hochziehen oder Füße kreisen, in Seitenlage oben liegendes Bein anheben
- Übungen bei Armlymphödem, z. B. Hände zur Faust ballen und öffnen, Arm beugen und strecken, mit gestrecktem Arm im Schultergelenk kreisen

KERNAUSSAGE

Pflegefachpersonen erheben das Thromboserisiko ihrer Pflegeempfänger und ergreifen entsprechende prophylaktische Maßnahmen. Bei der Pflege von Gefäßerkrankungen berücksichtigen sie die unterschiedlichen Pflege- und Therapieansätze bei arteriellen und venösen Erkrankungen.

2.1.6 Pflege bei Lungen- und Atemwegserkrankungen

Atmung (➢ 1.1.5)

Pflegephänomene/Hauptbeschwerden/Leitbefunde

Pneumologie
Teilgebiet der Medizin, Gegenstandsbereich sind Erkrankungen der Lunge (➢ Abb. 2.7) (Keller & Menche 2021c).

- **Ineffektive Atemmuster** mit unzureichender Belüftung der Lunge (➢ 1.1.5), gehen einher mit:
  - Dyspnoe als erschwerte Atmung wird in Belastungs- und Ruhedyspnoe unterschieden, Einschätzung erfolgt z. B. anhand der Dyspnoe-Skala der American Thorax Society (ATS) (➢ Tab. 2.7)
  - Veränderung der Atemfrequenz, z. B. Tachypnoe
  - Veränderung der Atemintensität mit Hypo-, Hyperventilation
  - Veränderung des Atemmusters mit Unregelmäßigkeiten, Atempausen
  - Atemgeräusche wie in- oder exspiratorischer Stridor, „brodelnde Atmung“

Luftröhre *(Trachea)*
Funktion: Gastransport, Becherzellen produzieren Bronchialschleim, Flimmerepithel transportiert Sekret und Fremdkörper Richtung Rachen

Bronchien *(Haupt-, Lappen-, Segmentbronchien, Bronchioli, Alveolen)*
Funktion: Gastransport, Verteilung der Atemluft, Anfeuchtung, Reinigung

Lunge *(Pulmo; rechter Lungenflügel drei Lappen, linker Lungenflügel zwei Lappen)*
Funktion: Aufnahme von Sauerstoff, Abgabe von Kohlenstoffdioxid, Regulation des Blut-pH-Wertes

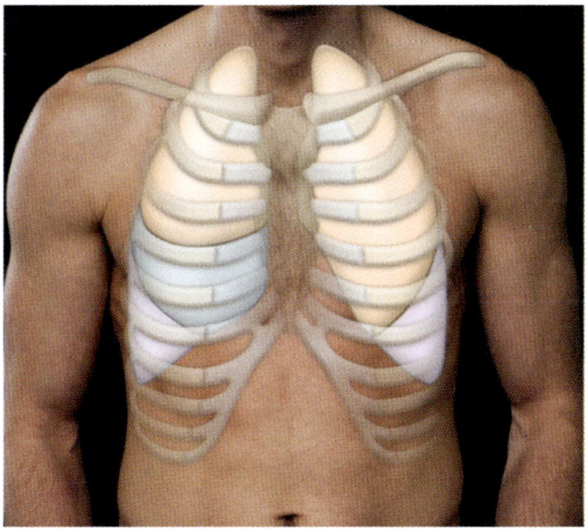

Abb. 2.7 Aufbau und Funktion der unteren Atemwege und der Lunge [L275, J787]

Tab. 2.7 Einschätzung der Dyspnoe anhand der Dyspnoe-Skala der ATS

Schweregrad	Kennzeichen
Keine	Keine Dyspnoe
Mild	Dyspnoe bei raschem Gehen in der Ebene oder leichtem Anstieg
Mäßig	Dyspnoe bei normalem Gehen in der Ebene, Pausen zum Atemholen nötig
Schwer	Im Schritttempo Pausen nach einigen Minuten/nach 100 m nötig
Sehr schwer	Dyspnoe beim Reden oder Anziehen, Haus kann nicht verlassen werden

  - Husten, z. B. akut, subakut, chronisch, produktiv, unproduktiv
  - Sputum, z. B. Farbe, Konsistenz, Menge
- **Zyanose** als bläuliche Haut- oder Schleimhautverfärbung bei unzureichender Sauerstoffversorgung
- **Beeinträchtigte Spontanatmung** als Unvermögen, die Atmung aufrechtzuerhalten, z. B. bei COPD oder bei beatmeten Menschen
- **Dysfunktionales Weaning** (Beatmungsentwöhnung), führt zu einer Unterbrechung und Verlängerung des Entwöhnungsprozesses
- **Risiko einer Aspiration** und Risiko einer Erstickung, z. B. durch Fremdkörper (➢ 1.1.7)

Häufige diagnostische Maßnahmen

- Einschätzung von Lungenfunktion und Sauerstoffversorgung, z. B. Lungenfunktionsprüfung (Spirometrie, Peak-Flow-Meter), Pulsoxymetrie, Blutgasanalyse
- Bildgebende Verfahren, z. B. Röntgennativaufnahme des Thorax in zwei Ebenen, CT-Angiografie
- Bronchoskopie

2

Beratung zur Raucherentwöhnung

- Professionelle und nicht professionelle Unterstützungsangebote suchen und annehmen
- Alte Gewohnheiten meiden, z. B. Wegwerfen von Rauchutensilien
- Situationen, die zum Rauchen verleiten, meiden
- Festes, zeitnahes Datum setzen
- Umgang mit vorübergehenden Entzugserscheinungen
- Ggf. Verwendung von Nikotinersatzprodukten
- Gesunder Lebensstil mit gesunder Ernährung und regelmäßiger Bewegung
- Motivation aufrechterhalten und sich selbst belohnen

Langzeitsauerstofftherapie

- Indikation: Bedarf von > 16 Std. täglich oder bei Belastung, z. B. bei Mukoviszidose oder COPD
- Sicherer Transport, d. h. liegend oder sicher stehend
- Absolutes Feuerverbot, keine Lagerung an Heizungen, in warmen Räumen
- Keine Manipulation am Ventil, kein Einfetten/Einölen
- Herstellerangaben zur Verwendung und zu geeignetem Material beachten
- Ärztliche Verordnung beachten bzgl. Menge, Verabreichung, Dauer
- Hygienischer Umgang (➤ 3.3.1)
- Mind. 1-mal/Tag Nasenpflege (➤ 1.1.4)
- Dekubitusprophylaxe, z. B. bei Sauerstoffbrillen hinter dem Ohr
- Beobachtung auf Allgemeinbefinden, Atmung, Bewusstsein
- Gefahr der Atemlähmung bei Pflegeempfängern mit COPD berücksichtigen

Beatmung

Beatmung
Künstliche Lungenventilation (Belüftung) unterschiedlicher Form.

Hauptindikation einer Beatmung (➤ Tab. 2.8) ist die respiratorische Insuffizienz (Versagen der Atemfunktion) mit:
- Störung der Ventilation mit den Folgen Hyperkapnie *(pCO_2-Wert ↑)*, Hypoxie *(pO_2-Wert ↓)*, Azidose
- Störung des Gasaustausches mit der Folge Hypoxie *(pO_2-Wert ↓)*

Beobachtung

- Allgemein: Atmung (z. B. Sekretansammlung, Dyspnoe) (➤ 1.1.5), Hautzustand (z. B. Durchblutung, Druckstellen) (➤ 1.1.4), Vitalzeichen (z. B. Blutdruck, Puls) (➤ 1.1.6), Ausscheidung (➤ 1.1.8)
- Sedierte Pflegeempfänger: Sedierungstiefe, verbale und nonverbale Äußerungen, Agitiertheit, Bewegungsdrang, Tubusabwehr
- Wache Pflegeempfänger, u. a. auf Akzeptanz und Wohlbefinden, Orientierung

Tab. 2.8 Möglichkeiten der Beatmung

Modus	Erläuterung
CPAP-Beatmung	• Assistierte Spontanatmung • Nichtinvasiv: bei Atemtraining, Schlafapnoe • Invasiv: stabile Spontanatmung, Vorbereitung auf Extubation
BiPAP-Beatmung	• Assistierte Spontanatmung • Nichtinvasiv: Notwendigkeit der dauerhaften Unterstützung, z.T. instabile Spontanatmung • Invasiv: stabile Spontanatmung, Vorbereitung auf Extubation
CMV-Beatmung	• Kontrollierte Beatmung mit kompletter Übernahme von Atemsteuerung und -mechanik • Invasiv: therapeutisch zur Korrektur des Säure-Basen-Haushalts, Senkung des Hirndrucks, Narkose, Ausfall des Atemzentrums oder anknüpfender neuronaler Systeme
SIMV-Beatmung	• Assistierte Beatmung mit zugelassener Eigenaktivität des Beatmeten • Invasiv: Nachbeatmung, Weaning

Pflege

- Sicherung des Atemwegszugangs, u. a. durch korrekten Sitz, sichere Fixierung
- Überwachung der Beatmungstechnik inkl. Wechsel der Bestandteile
- Dokumentation von Maßnahmen, z. B. endotracheales Absaugen (➤ 1.1.5), Tubuslagewechsel, Trachealkanülenpflege
- Unterstützung/Übernahme bei den Lebensaktivitäten
- Angepasste Kommunikation, z. B. Handlungen erläutern, respektvoller Umgang, d. h. nicht über, sondern mit dem Pflegeempfänger kommunizieren

Schulung zur Verwendung von Inhalationssystemen

- Dosieraerosole: vorab schütteln, Mundstück mit Lippen umschließen, langsam und tief einatmen, bei notwendiger Handauslösung diese gleichzeitig mit Einatmung drücken, Luft anhalten, langsam ausatmen
- Dosieraerosole mit Spacer: vorab schütteln, Mundstück des Spacers mit Lippen umschließen, Spacer mit Arzneimitteldosis füllen, mehrfach langsam und tief einatmen, Luft anhalten, langsam ausatmen
- Trockenpulverinhalator: Dosierrad oder Hebel bedienen, vorab ausatmen, schnell und tief einatmen, Luft anhalten, langsam ausatmen
- Vernebler: Lösung und Gerät nach Herstellerangaben, ggf. Arztanordnung vorbereiten, ca. 10 Min. inhalieren

Pleurapunktion und -drainage

Beobachtung

- Vitalzeichen mit Atmung
- Schmerzen
- Einstichstelle auf Entzündungszeichen, Hautemphysem, Nachblutung
- System auf Sog, Durchgängigkeit, Wasser im Wasserschloss, sichere Befestigung
- Sekret auf Menge und Aussehen

Pleurapunktion
Punktion der Pleurahöhle, diagnostisch zur Abklärung eines Ergusses, z. B. Bakterien, Tumorzellen, therapeutisch zur Entlastung oder Medikamentengabe.

Pflegemaßnahmen

Pleuradrainage
Ableitung von Flüssigkeit oder Luft aus der Pleurahöhle, z. B. bei Pneumothorax, häufig Dreiflaschensystem mit Sog (Sekretsammelflasche, Sammelkammer, Wasserschloss).

- Unterstützung bei der Mobilisation, Positionierungsmaßnahmen
- Atemübungen und Atemtherapie
- Aseptischer Verbandswechsel
- Versehentliches Ziehen oder Herausrutschen der Drainage erfordert luftdichtes Abkleben der Einstichstelle mit Kompresse, Pflaster und Arztinformation

Mukoviszidose

Ursachen

Mukoviszidose
Stoffwechselerkrankung, hauptsächlich mit Beteiligung von Lunge und Bauchspeicheldrüse (Mukoviszidose-Leitlinie o. J.).

Genetisch, angeboren

Symptome

Husten, Dyspnoe, Atemwegsinfektionen, Gedeihstörungen, gastroenterologische Symptome, Diabetes mellitus, Unfruchtbarkeit bei Männern

Komplikationen

Infektionen, fortschreitende Insuffizienz der Bauchspeicheldrüse, Gallensteine, Leberzirrhose

Behandlung

- Atemtherapie
- Frühe Antibiotikabehandlung bei Infektionen
- Sauerstofftherapie

Beratung

- Infektionsprophylaxe, z. B. hygienischer Umgang mit Inhalationsgeräten, Impfempfehlungen der STIKO
- Ernährung, u. a. hochkalorische Ernährung, Substitution von fehlenden Pankreasenzymen und fettlöslichen Vitaminen
- Bewegung in Form von Bewegungsübungen, Ausdauer- und Krafttraining
- Psychosoziale Unterstützung, z. B. Kontakt zu Selbsthilfegruppen

Asthma bronchiale
Chronisch-entzündliche Atemwegserkrankung mit rezidivierenden (wiederkehrenden) Atemnotfällen.

Asthma bronchiale

Ursachen

- Allergisches Asthma, z. B. Hausstaubmilben, Pollen
- Nicht allergisches Asthma, z. B. Reize wie Infekte, Anstrengung, Kälte

Symptome

Atemnotfälle, erschwerte verlängerte Ausatmung, Stridor, Einsatz der Atemhilfsmuskulatur

Komplikationen

Respiratorische Insuffizienz, Status asthmaticus *(= kein Ansprechen auf die Therapie ≥ 24 Std.)*

Behandlung

Medikamentöse Stufentherapie unter Verwendung von Relievern zur Beschwerdelinderung und Controllern zur Dämpfung der Entzündung

Erstmaßnahmen bei Asthmaanfall

- Ruhe bewahren
- Bedarfsmedikation verabreichen
- Dosierte Lippenbremse und atemerleichternde Position, z. B. Kutschersitz, Torwartstellung
- Ggf. Sauerstoffgabe
- Ggf. klinische Behandlung bei schwerem Anfall oder Erfolglosigkeit

Beratung

- Information zur Krankheitsentstehung
- Umgang mit Peak-Flow-Meter, z. B. Durchführung, Ampelschema, Dokumentation
- Aerosol-Inhalationstherapie
- Atemtherapeutische Übungen
- Erkennen und Handeln bei Asthmaanfall
- Gesundheitsförderliche Lebensweise, z. B. Sport, Rauchfreiheit, Infektionsprophylaxe, Urlaub am Meer oder im Hochgebirge, Fragen zur Berufsausübung

Chronisch-obstruktive Lungenerkrankung

Ursachen

Genetische Faktoren und Umweltfaktoren wie Rauchen, Einatmen von Schadstoffen

COPD
Chronisch-**o**bstruktive Lungenerkrankung (**P** für engl. pulmonary, **D** für disease): andauernde Lungenerkrankung mit Atemwegsbeschwerden, Atemflussbehinderung, Atemwegsverengung (DGP 2018).

Symptome

Dyspnoe, Husten mit schleimigem, zumeist morgendlichem Sputum

Komplikationen

- Exazerbationen *(= akute Verschlechterung durch Infektion)*, respiratorische Insuffizienz, pulmonale Hypertonie
- Gefahr der Atemlähmung bei Sauerstoffgabe: Betroffene haben sich an ständig erhöhten Kohlendioxidgehalt im Blut gewöhnt, Atemanreiz besteht nun bei Sauerstoffmangel, bei Sauerstoffgabe fehlt der Atemanreiz mit der Gefahr der Atemlähmung, Eintrüben bei Sauerstoffgabe erfordert sofortige Beendigung der Sauerstoffzufuhr und Arztinformation

Behandlung

Antiobstruktive und antientzündliche medikamentöse Therapie, später Sauerstofftherapie, Atemtherapie, ggf. Beatmung

Beratung

- Infektionsprophylaxe
- Anleitung zur Aerosol-Inhalationstherapie
- Ernährungsberatung, z. B. Normalgewicht anstreben, ausreichende Flüssigkeitszufuhr
- Bewegung, z. B. Lungensportgruppen
- Raucherentwöhnung

KERNAUSSAGE

Es gibt akute und chronische Atemwegserkrankungen. Pflegefachpersonen ergreifen u. a. Maßnahmen zur Förderung der Atemluft durch Atemübungen mit oder ohne Verwendung von Atemtrainern, atemunterstützende Positionierungen und Maßnahmen zur Sekretverflüssigung und -lockerung. Sie unterstützen bei der Sekretentleerung, z. B. durch Anleitung zum Abhusten oder Absaugen.

2.1.7 Pflege bei gastrointestinalen Erkrankungen

Ernährung (➤ 1.1.7)
Ausscheidung (➤ 1.1.8)

Pflegephänomene/Hauptbeschwerden/Leitbefunde

Gastroenterologie
Teilgebiet der inneren Medizin, Gegenstandsbereich sind die Erkrankungen des Verdauungssystems (➤ Abb. 2.8).

- **Appetitlosigkeit** mit der Gefahr von Mangel- oder Fehlernährung (➤ 1.1.7)
- **Beeinträchtigte Stuhlausscheidung,** z. B. Diarrhö, Stuhlinkontinenz, Obstipation (➤ 1.1.8)
- **Beeinträchtigte Nahrungsaufnahme,** z. B. infolge Übelkeit, nach Magenoperationen (➤ 1.1.7)
- **Dehydratation** und Störung des Elektrolythaushalts, z. B. bei lang anhaltendem Erbrechen (➤ 2.1.16, ➤ 1.1.8)

Oberer Verdauungstrakt
(Mundhöhle, Zähne, Zunge, Speicheldrüsen, Gaumen, Rachen, Speiseröhre)

Funktion: Nahrungszerkleinerung, Vorverdauung, Schluckakt, Nahrungstransport in den Magen

Mittlerer Verdauungstrakt

Magen *(Gaster)*
Funktion: Speicherung, Durchmischung, Andauung des Speisebreis, Hauptzellen → Pepsinogen → Aufspaltung von Nahrungseiweiß, Belegzellen → Salzsäure, Intrinsic Factor → z. B. Abtötung von Bakterien, Nebenzellen → Schleimschicht → Magenschutz

Dünndarm *(Duodenum, Jejunum, Ileum)*
Funktion: Verdauung, Aufnahme kleinmolekularer Nahrungsbestandteile

Bauchspeicheldrüse *(Pankreas)*
Funktion: endokrine Funktion mit Hormonproduktion Insulin in B-Zellen, Glukagon in A-Zellen, Somatostatin in D-Zellen, exokrine Funktion mit Pankreassaft zur Verdauung

Leber *(Hepar)*
Funktion u. a. Filter für Giftstoffe, Bildung wichtiger Stoffwechselprodukte, Fettverarbeitung

Gallenwege und Gallenblase
Funktion u. a. Beitrag zur Fettverdauung im Dünndarm

Unterer Verdauungstrakt
(Blinddarm, Grimmdarm, Mastdarm)

Funktion: Resorption von Wasser und Elektrolyten, Eindickung des Stuhls, Stuhlentleerung

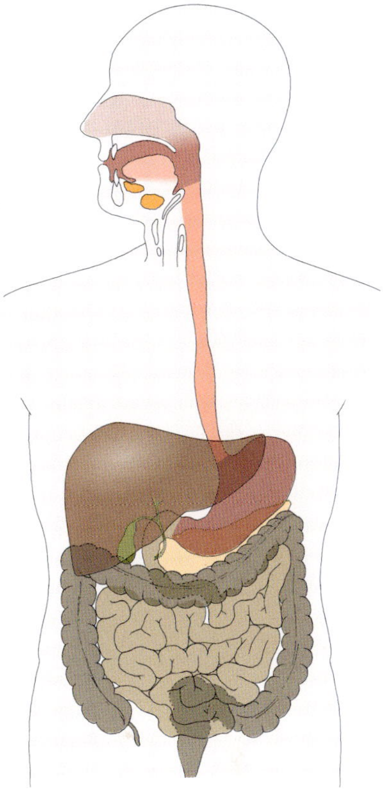

Abb. 2.8 Aufbau und Funktion des Verdauungssystems [L190]

- **Bauchschmerzen** und **akutes Abdomen** (➢ 3.1.2) z. B.:
  - Ileus: mechanischer Ileus durch Darmverlegung oder paralytischer Ileus durch Darmlähmung
  - Peritonitis (Bauchfellentzündung)
  - Appendizitis
- Obere, mittlere und untere **gastrointestinale Blutungen,** z. B. Hämatemesis bei Blutungsquelle in Magen oder Ösophagus, Teerstuhl bei oberer Blutungsquelle, Blutstuhl bei mittlerer bis unterer Blutungsquelle (➢ 1.1.8)
- **Ikterus** als Gelbfärbung der Schleimhäute und Haut durch Bilirubin:
  - Prähepatisch, z. B. bestimmte Anämien
  - Intrahepatisch, z. B. physiologischer Neugeborenenikterus, Hepatitis, Leberzirrhose, Vergiftung
  - Posthepatisch, z. B. Gallengangsatresie, Gallensteine, Gallenwegs- oder Pankreastumoren

- **Aszites** als Ansammlung von Flüssigkeit in der Bauchhöhle mit zunehmendem Bauchumfang und verstrichenem Nabel
- **Risiko der Mundschleimhautschädigung,** z. B. infolge Sondennahrung (➤ 1.1.4)
- **Risiko einer Hypoglykämie,** z. B. bei Syndrom des operierten Magens (➤ 2.1.12)

Häufige diagnostische Maßnahmen

- Stuhluntersuchungen, z. B. immunologischer Okkultbluttest, Untersuchung auf pathogene Bakterien
- Bildgebende Verfahren, z. B. Röntgen (Abdomenleeraufnahme), CT, MRT, MRCP *(**M**agnet**r**esonanz**c**holangio**p**ankreatikografie),* Sonografie, Kontrastmitteluntersuchungen
- Endoskopien, z. B. Gastroskopie, Koloskopie, ERCP *(**e**ndoskopische **r**etrograde **C**holangio**p**ankreatikografie)*
- Punktionen und Biopsien, z. B. Aszitespunktion, perkutane Leberpunktion/-biopsie

Pflege bei Appetitlosigkeit

- Lieblingsspeisen erfragen und Wunschkost anbieten
- Kleine Portionen
- Appetitliche Zubereitung
- Bei Appetit auch außerhalb der Essenszeiten essen lassen
- Ruhige Atmosphäre beim Essen
- Angehörige einbeziehen
- Appetitanregende Mittel oder Tees anbieten, z. B. Pepsinwein, Ingwertee
- Appetitförderung durch Bewegung an der frischen Luft

Pflege bei Obstipation

Obstipationsprophylaxe

Obstipation
(Verstopfung) Herabgesetzte Defäkation (Stuhlausscheidung) (< 3 Ausscheidungen pro Woche) mit hartem Stuhl und Beschwerden bei der Stuhlentleerung; es existieren unterschiedliche Formen (➤ Tab. 2.9).

Obstipationsprophylaxe

- Ernährungsumstellung, z. B. mehr Ballaststoffe (ca. 35–40 g/Tag), mehrere kleine Mahlzeiten, darmanregende Lebensmittel wie Pflaumen, Milchzucker nutzen
- Flüssigkeitszufuhr erhöhen (mind. 1 l/Tag)
- Bewegungsförderung, z. B. aktive oder passive Bewegungsübungen
- Ausscheidungsgewohnheiten beeinflussen, z. B. feste Ausscheidungszeiten, Hocksitzhaltung, Zeit lassen
- Physikalische Therapie, z. B. Kolonmassage nach Vogler, feuchtwarme Bauchauflagen, Leibwaschung nach Kneipp, digitale Stimulation

Tab. 2.9 Ursachen der Obstipationsformen

Akute Obstipation	Chronisch-habituelle Obstipation	Chronische Obstipation
Ungewohnte Umgebung, Immobilität, Ileus, Analerkrankungen, Schwangerschaft, Medikamenteneinnahme, z. B. Opioid-Analgetika	Bewegungsmangel, ballaststoffarme Ernährung, Flüssigkeitsmangel, hektische Lebensweise, veränderter Tag-Nacht-Rhythmus	Querschnittsyndrom, angeborene Fehlbildungen, Mukoviszidose

Stufentherapie der Obstipationsbehandlung

- Stufe 1: Allgemeinmaßnahmen (siehe oben)
- Stufe 2: zusätzliche Gabe von Faserstoffen, z. B. Leinsamen
- Stufe 3: Gabe von osmotisch wirkenden oder schleimhautreizenden Laxanzien, ggf. Suppositorien
- Stufe 4: individuelle Maßnahmen, z. B. Spezialdiagnostik, Operation

Pflege bei gastrointestinalen Sonden

Ernährung (➤ 1.1.7)

Magensonde und Duodenalsonde

- Sichere Fixierung mit täglicher Neufixierung
- Tägliche Nasenpflege
- Soor- und Parotitisprophylaxe
- Ableitungssonden → Beutel unter Magenniveau, Beobachtung des Sekrets u. a. auf Menge, Konsistenz, Geruch
- Ernährungssonden → Lagekontrolle vor Nahrungsgabe, Sonde vor und nach Nahrungsgabe durchspülen

PEG, PEJ, FNKJ

- Verbandswechsel und Mobilisation der Sonde nach Standard
- Sonde vor und nach Nahrungsgabe durchspülen
- Sondennahrung verabreichen, z. B. Oberkörperhochpositionierung
- Geeignete Medikamente einzeln verabreichen
- Soor- und Parotitisprophylaxe

Spezielle postoperative Pflege bei Magenoperationen

Prä- und postoperative Pflege (➤ 3.3.5)

- Pneumonieprophylaxe aufgrund Gefährdung durch schmerzbedingte Schonatmung

- Bauchdeckenentlastende Positionierung mit leicht erhöhtem Oberkörper und Knierolle
- Ernährung zunächst z. B. über nasojejunale Sonde oder parenteral, mit verheilter Anastomose oraler Kostaufbau (geklärt durch Gastrografinschluck)
- Beobachtung und Pflege von Drainagen, z. B. Manipulation unterlassen, Beobachtung des Sekrets
- Beobachtung auf Komplikationen, z. B. Blutungen, Verletzungen der Anastomose

Beratung

- Information zu ggf. veränderter Reservoirfunktion → mehrere kleine Mahlzeiten
- Information zur Vorbeugung eines Refluxes bei Operationen am Mageneingang
- Information fehlender Salzsäure und fehlendem Intrinsic Faktor → regelmäßige i. m.-Gabe von Vitamin B_{12}, hygienischer Umgang mit Lebensmitteln
- Ernährungsprotokoll zur Verträglichkeitsprüfung von Lebensmitteln
- Reduzierte Resorption und Verdauung → Einnahme von ⅓ mehr Kalorien
- Berücksichtigung des Syndroms des operierten Magens:
  - Frühdumping-Syndrom: schneller Übertritt von Speisebrei in Dünndarm → osmotisch bedingter Flüssigkeitseinstrom in den Darm → Symptome sind u. a. Völlegefühl, Bauchschmerzen, Übelkeit, Kreislaufstörungen
  - Spätdumping-Syndrom: hohe Insulinfreisetzung nach dem Essen → Hypoglykämie → Symptome sind u. a. Heißhunger, Zittern, Schwitzen, Bewusstlosigkeit

Spezielle postoperative Pflege bei Pankreasoperationen

Prä- und postoperative Pflege (➤ 3.3.5)

- Berücksichtigung der psychischen Situation, z. B. Trauer und Ängste bei der Diagnose Pankreaskarzinom
- Pneumonieprophylaxe aufgrund der schmerzbedingten Schonatmung
- Schmerztherapie, z. B. PCA-Pumpe
- Bauchdeckenentlastende Positionierung mit leicht erhöhtem Oberkörper und Knierolle oder 30°-Seitenlage
- Stufenweise Mobilisation und Aufstehen über die Seitenlage
- Kostaufbau nach Arztanordnung, abhängig von OP
- Beobachtung und Pflege von Drainagen

Beratung

- Auswirkungen einer Pankreasresektion und Pankreatektomie, z. B. beeinträchtigte Resorption u. a. mit häufigen Durchfällen und Fettstühlen,

beeinträchtigte Glukosetoleranz aufgrund des Insulin- und Glukagonmangels
- Grundsätze der Ernährung sind 6–8 kleine Mahlzeiten pro Tag, Substitution der fehlenden Pankreasenzyme und Vitamin B_{12} sowie anderer Bestandteile bei Mangel, Fettzufuhr nach Verträglichkeit, Nahrungsmittel mit hohem Milchzuckeranteil reduzieren
- Absoluter Verzicht auf Alkohol und Zigaretten
- Blutzuckereinstellung
- Engmaschige Gewichtskontrollen, Vorbeugung einer Mangelernährung

Beratungswissen Alkoholkonsum

- Übermäßiger Alkoholkonsum ist der drittgrößte Risikofaktor für frühzeitigen Tod
- Übermäßiger Alkoholkonsum führt u. a. zu Leber- und Bauchspeicheldrüsenerkrankungen, Verkehrsunfällen, Gewaltdelikten
- Null-Promille-Grenze für Kinder, Jugendliche und Schwangere
- Risikoarmer Konsum bei Frauen bis 12 g reinen Alkohol täglich, bei Männern bis 24 g reinen Alkohol täglich
- Pro Woche sollten mindestens 1–2 Tage alkoholfrei sein, Rauschtrinken sollte vermieden werden ($\geq$ 5 Gläser)

Gastroduodenale Ulkuskrankheit

Ursachen

Infektion mit Helicobacter pylori, Einnahme nichtsteroidaler Antirheumatika, Rauchen, Alkohol, Stress.

Gastroduodenale Ulkuskrankheit
Wiederkehrende Defekte der Schleimhaut von Magen und Zwölffingerdarm.

Symptome

- Oberbauchschmerzen bei Ulcus ventriculi unmittelbar, bei Ulcus duodeni verzögert nach dem Essen
- Appetitlosigkeit, Übelkeit, Druckgefühl im Bauchraum

Komplikationen

Akute oder chronische Blutungen, Perforation, Magenausgangsstenosen nach Vernarbung

Behandlung

- Medikamentös: bei Infektion mit Helicobacter pylori Eradikationstherapie, ansonsten Gabe von Protonenpumpenhemmern, wenn möglich Absetzung von NSAR

- Lebensstilveränderungen, z. B. Ernährung, Genussmittelkonsum, Stressreduktion

Beratung

- Ernährung: z. B. Schädigungsfaktoren meiden, z. B. Kaffee- und Alkoholkonsum reduzieren, unverträgliche Nahrungsmittel, z. B. scharfe Speisen, meiden
- Raucherentwöhnung: z. B. Kontakt zu Selbsthilfegruppen, Information zu Nikotinersatzpräparaten
- Stressreduktion: z. B. Erlernen von Entspannungstechniken
- Warnzeichen erkennen: z. B. Schmerzen, Erbrechen, dunkler Stuhl

Chronisch entzündliche Darmerkrankungen

Ursachen

Chronisch entzündliche Darmerkrankungen
Rezidivierende (wiederkehrende) oder kontinuierliche (dauerhafte) Darmentzündungen; Morbus Crohn und Colitis ulcerosa sind die Hauptvertreter.

Genetische Veranlagung, immunologische Veränderungen, unbekannte äußere Faktoren

Symptome

Wiederkehrende Bauchschmerzen, Durchfälle, Gewichtsverlust, reduziertes Allgemeinbefinden, Fieber, Gedeihstörungen und Wachstumsverzögerung bei Kindern, bei Morbus Crohn Abszesse und Fisteln

Komplikationen

Toxisches Megakolon *(= massive Entzündung und Erweiterung des Darms)*, Blutung, Perforation, Tumoren, bei Morbus Crohn u. a. Stenosen, Strikturen und Fisteln

Behandlung

Medikamentöse Therapie zur Entzündungshemmung und Unterdrückung des Immunsystems, Ernährungstherapie u. a. zur Vermeidung einer Mangelernährung, unterscheidet sich im akuten Schub mit bilanzierter Sondennahrung und in der Remissionszeit mit langsamem Kostaufbau; endoskopische oder operative Therapien

Beratung

- Gesunde Lebensweise, z. B. gesunder Schlaf, Stressreduktion, maßvoller Alkoholkonsum
- Hilfsmittelnutzung, z. B. saubere Unterwäsche und Toilettenpapier mitführen

- Infektionsprophylaxe bei Immunsuppression, z. B. Impfungen, Menschenansammlungen meiden
- Psychische Begleitung zur Bewältigung, z. B. Selbsthilfegruppen
- Schwangerschaft ist möglich, Frauen mit Kinderwunsch sollen Rücksprache mit ihrem Gynäkologen halten

Appendizitis

Ursachen

Bakterielle Entzündung

Appendizitis
Entzündung des Wurmfortsatzes.

Symptome

Appetitlosigkeit, Übelkeit, Erbrechen, zuerst im Oberbauch, später im rechten Unterbauch Schmerzen

Komplikationen

Perforation

Behandlung

Appendektomie

Perioperative Pflege

- Pflegeempfänger bleibt bei Verdacht nüchtern
- Postoperativ sofortige Mobilisation nach komplikationsloser OP
- Medikamentöse Thromboseprophylaxe
- Kostaufbau, d. h. am Operationstag trinken, am ersten postoperativen Tag leichte Kost, bei Perforation langsamer Kostaufbau
- Alltagsbelastung nach ca. 1 Woche, Sport in Abhängigkeit von Bauchdeckenbelastung und Operationsart nach 1–6 Wochen

Leberzirrhose

Ursachen

Chronischer Alkoholmissbrauch, Spätfolgen einer chronischen Virushepatitis, nichtalkoholische Fettlebererkrankungen

Leberzirrhose
Irreversible (nicht umkehrbare) Zerstörung des Lebergewebes und Ersetzung mit bindegewebigen Narben und Regeneratknoten (DGVS 2018).

Symptome

Abgeschlagenheit, unspezifische Beschwerden im rechten Oberbauch, Spider naevi *(= spinnenförmige Gefäßerweiterungen)*, Plantar- und Palmarerythem *(= Rötung von Fuß- und Handflächen)*, dünne Haut, Medusenhaupt *(= erweiterte, sichtbare Bauchhautvenen)*, bei Männern Gynäkomastie *(Brustwachstum)* und verminderte Schambehaarung, bei Frauen Zyklusstörungen, z. T. Magenbeschwerden

Komplikationen

Lebensbedrohliche Ösophagus- und Magenfundusvarizenblutung, Aszites, infolge der fehlenden Entgiftung hepatische Enzephalopathie mit neurologischen und psychischen Auffälligkeiten, Leberkoma, Leberzellkarzinom, Nieren- und Lungenversagen

Behandlung

- Ursachenbehandlung ggf. mit Lebertransplantation, Ernährungstherapie, Alkoholverzicht, Behandlung von Komplikationen
- Einschätzung der hepatischen Enzephalopathie von der leichten Verlangsamung über Müdigkeit und erhöhte Schläfrigkeit hin zur Bewusstlosigkeit
- Behandlung der hepatischen Enzephalopathie, z. B. Reduktion der Eiweißzufuhr mit Bevorzugung von pflanzlichem Eiweiß, Gabe von Laktulose oder Lactitol zum Abführen, Absenkung der Ammoniakaufnahme im Darm
- Bei Verdacht auf Ösophagusvarizenblutung sofort Notfall melden, medikamentöse Drucksenkung im Pfortaderkreislauf, Notfallendoskopie
- Aszites, z. B. Flüssigkeitsbilanzierung, Gewicht kontrollieren, Bauchumfang messen, Unterstützung bei Punktionen

Beratung

- Strenger Alkoholverzicht
- Medikamente auf Leberverträglichkeit prüfen
- Ersatz der fettlöslichen Vitamine A, D, E und K bei Gallenstau
- Energiezufuhr ca. 25–40 kcal/kg Körpergewicht
- Vermeidung von Nüchternphasen durch Einnahme mehrerer kleiner Mahlzeiten
- Information zu Komplikationen, Selbsthilfegruppen, Lebertransplantation

Pflege

- Infektionsprophylaxe aufgrund der erhöhten Infektneigung
- Mundpflege zur Soorprophylaxe
- Hautbeobachtung auf Ikterus, Entzündungen, Verletzungen, Einblutungen, Palmarerythem, Spider naevi
- Vermeidung von Verletzungen aufgrund von etwaigen Gerinnungsstörungen, z. B. bei der Rasur

Akute Pankreatitis

Akute Pankreatitis
Akute Entzündung der Bauchspeicheldrüse mit Selbstandauung des Organs (DGVS 2021).

Ursachen

Trauma, Gallensteine, Alkoholkonsum, Medikamente

Symptome

Starke Bauchschmerzen ausstrahlend in den Rücken, Übelkeit, Erbrechen, Kreislaufstörungen, Fieber, mäßige Abwehrspannung des Bauchs („Gummibauch")

Komplikationen

Nekrosen mit Infektionen, Abszessen und Pseudozysten, chronische Pankreatitis *(= lang andauernde schubweise und fortschreitende Entzündung mit fibrotischem Umbau des Gewebes),* Ileus, Blutzuckeranstieg, Nieren- und Lungenversagen, Gerinnungsstörungen

Behandlung

Konservative Behandlung mit engmaschiger Vitalzeichenkontrolle, Bettruhe und Nahrungskarenz, Schmerzbehandlung, später stufenweiser Kostaufbau, ggf. Antibiotika, ggf. Entfernung eines Gallensteins

Pflege

- Kompensation des Selbstversorgungsdefizits, z. B. Körperpflege, Ausscheidung
- Beobachtung der Vitalzeichen, Nahrungskarenz, Stuhlausscheidung, Infusionstherapie
- Prophylaxen, z. B. Pneumonie-, Soor-, Parotitis-, Dekubitusprophylaxe
- Stufenweise Mobilisation nach Arztanordnung
- Beobachtung und Begleitung des stufenweisen Kostaufbaus
- Nach akuter Entzündung: Verzicht auf Alkohol, mehrere kleine, fettarme Mahlzeiten, sehr heiße und sehr kalte Speisen meiden, stilles Mineralwasser und Tee als Getränk bevorzugen, Obst und Gemüse nur in gekochter Form

Cholelithiasis

Risikofaktoren

Weibliches Geschlecht, Adipositas, mittleres Lebensalter (> 40 Jahre), Fehlernährung u. a. mit erhöhter Cholesterinzufuhr

Cholelithiasis
Konkremente (Gallensteine) in der Gallenblase oder den Gallenwegen (DGVS 2018).

Symptome

Unspezifische Oberbauchbeschwerden, Gallenkoliken als wellenförmig an- und abschwellende starke Schmerzen, Übelkeit, Erbrechen

Komplikationen

Verschluss des Gallenblasengangs mit Gallenstau und Schädigung der Gallenblasenwand, daraus resultierend Cholezystitis *(Gallenblasenentzündung)*, Gallenblasenempyem, Perforation, Pankreatitis

Behandlung

Zuwarten, Nahrungskarenz, entkrampfende und schmerzlindernde medikamentöse Therapie, ggf. Cholezystektomie

Pflege

- Schmerzbeobachtung und Vitalzeichenkontrolle
- Positionierung mit leicht erhöhtem Kopfteil und Knierolle zur Bauchdeckenentlastung
- Lokale Wärme mit feuchtwarmen Bauchwickeln, Wärmflasche, Rücksprache mit Arzt halten, da eine beginnende Entzündung verschlechtert werden kann
- Bauchdeckenspannung beobachten, ein brettharter Bauch ist ein Notfall → beginnende Peritonitis
- Prävention: Reduktion von Zucker, ballaststoffreiche Ernährung, cholesterinarme Ernährung, Normalgewicht durch langsame Gewichtsreduktion anstreben

KERNAUSSAGE

Erkrankungen des Magen-Darm-Trakts beeinflussen den Menschen in seiner Ernährung und Ausscheidung. Alkoholkonsum und eine ungesunde Ernährung gelten als große vermeidbare Risikofaktoren bei der Entstehung von gastrointestinalen Erkrankungen.

2.1.8 Pflege bei Erkrankungen des Bewegungsapparates

Bewegung und Mobilität (➤ 1.1.10)

Pflegephänomene/Hauptbeschwerden/Leitbefunde

- **Schmerzen** unterschiedlicher Intensität, Lokalisation, Qualität, Dauer, verstärkende sowie lindernde Faktoren und Auswirkungen, wie z. B. Schonhaltung (➤ 3.1.2)

- **Beeinträchtigte körperliche Mobilität,** z. B. beeinträchtigte Mobilität im Bett, mit dem Rollstuhl, beeinträchtigtes Sitzen oder Stehen, beeinträchtigte Transferfähigkeit, beeinträchtigte Gehfähigkeit (➤ 1.1.10)
- **Risiko eines Inaktivitäts-Syndroms,** d. h. Verschlechterung des Gesundheitszustands infolge einer angeordneten oder unvermeidbaren Inaktivität von Anteilen des Bewegungsapparates (➤ 1.1.10)
- **Risiko von Kontrakturen** (➤ 1.1.10)
- **Selbstversorgungsdefizite** in unterschiedlichen Lebensaktivitäten, z. B. Körperpflege, Sich-Kleiden (➤ 1.1.4), Toilettenbenutzung (➤ 1.1.8)
- **Beeinträchtigte Haushaltsführung,** z. B. durch Unvermögen, Tätigkeiten durchzuführen, oder Reduktion des Wohnradius (➤ 1.3.4)
- **Körperbildstörung,** z. B. bei Amputationen

Orthopädie
Teilgebiet der Medizin, Gegenstandsbereich sind Erkrankungen des Stütz- und Bewegungsapparates (➤ Abb. 2.9) (Ficklscherer et al. 2021).

Traumatologie
Teilgebiet der Chirurgie, Gegenstandsbereich ist die Behandlung von Wunden und Verletzungen.

Rheumatologie
Teilgebiet der Medizin, Gegenstandsbereich sind entzündliche Erkrankungen insbesondere des Bewegungsapparates.

Häufige diagnostische Maßnahmen

- Beobachtung auf Beweglichkeit, Haltungsanomalien, Bewegungseinschränkungen, Gangbild, Schmerzen, Schwellungen, Fehlstellungen, Deformitäten, Blutungen, neurologische Ausfälle
- Bildgebende Verfahren, z. B. Röntgen, FAST-Sonografie (= **f**_ocussed_ **a**_ssessment with_ **s**_onography in_ **t**_rauma, Erstdiagnostik im Schockraum zur Erkennung von Flüssigkeit in Pleura-, Perikard- oder Bauchhöhle),_ (Ganzkörper-Spiral-)CT, v. a. bei komplexen Frakturen, MRT zur Beurteilung von Bändern, Sehnen, Muskeln, Knorpeln

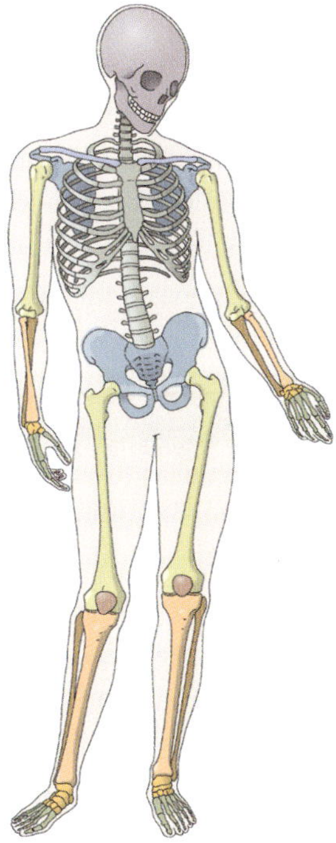

Abb. 2.9 Aufbau und Funktion des Bewegungsapparates [L190]

Gelenkpunktion

- Diagnostische oder therapeutische Indikation, z. B. bei Gelenkerguss
- Einhaltung der durch den Arzt erlaubten Bewegung und Belastung nach der Punktion
- Beobachtung auf Komplikationen wie Rötung, Schwellung, Schmerzen, Bewegungseinschränkung, Fieber
- Beobachtung des Verbands/Gelenks, z. B. auf Nachblutung, nachlaufende Flüssigkeit

Arthroskopie

- Kühlung des Gelenks, Hochlagerung, Schonung nach der Gelenkspiegelung
- Beobachtung der Redon-Drainage
- Medikamentöse Thromboembolieprophylaxe bei Punktion der unteren Extremitäten
- Unterstützung bei Mobilisation ggf. mit Hilfsmitteln

Medikamentöse Behandlung

➢ Tab. 2.10

Spezielle Hilfsmittel

Unterarmgehstützen

- Einstellung auf korrekte Größe, z. B. Schultern nicht hochgezogen, Handgriffe auf Höhe des Handgelenks

Tab. 2.10 Medikamentöse Behandlung bei Erkrankungen des Bewegungsapparates

	Nichtsteroidale Antirheumatika	Lang wirksame Antirheumatika
Definition	Substanzen mit schmerzlindernder, entzündungshemmender und fiebersenkender Wirkung, z. B. Diclofenac, Ibuprofen	Substanzen zur Verlangsamung entzündlich-rheumatischer Erkrankungen, z. B. konventionelle synthetische DMARDs oder biologische DMARDs
Nebenwirkungen	Magenbeschwerden, Schwindel, Hautreaktionen, Ödeme, akute Verschlechterung der Nierenfunktion, Asthmaanfälle	Magenbeschwerden, Stomatitis, Blutbildveränderungen, Infektionsrisiko ↑

- Auswahl der Technik in Abhängigkeit vom Belastungsgrad, z. B. Zweipunktgang ohne Belastung des erkrankten Beins, Dreipunktgang bei Teilbelastung des erkrankten Beins, Vierpunktgang bei möglicher Belastung
- Technik zum Hinsetzen, Aufstehen und Treppensteigen

Schienen

- Schienenart, z. B. Beinhochlagerungsschiene oder Handgelenkstützschiene
- Lagerungsprinzipien bei Beinschienen, z. B. leichte Abduktion des Beins, Außen- und Innenrotation vermeiden, 90°-Winkel im Sprunggelenk, Ferse frei, Position des Kniegelenks berücksichtigen
- Nachtschrank auf Schienenseite stellen

Hartverband

- Fester Stützverband, z. B. aus Weißgips oder Kunststoff (Cast)
- Indikationen sind z. B. konservative Frakturbehandlung, Korrektur von Fehlstellungen
- Komplikationen sind z. B. Muskelatrophie, reduzierte Gelenkbeweglichkeit, Dekubitus, Thrombosen
- Besonderheiten bei der Anlage, z. B. Vorbereitung der Haut, Lagerung des Gelenks in Funktionsstellung, Schichten von innen nach außen anbringen
- Beobachtung der Durchblutung, Motorik und Sensibilität (DMS-Kontrolle), Intaktheit, scharfe Kanten
- Beratung, z. B. Beschädigungen dem Arzt melden, Schutz vor Feuchtigkeit, Extremität häufig hochlagern, regelmäßig isometrische Übungen durchführen, medikamentöse Thromboseprophylaxe, Anordnungen zur Belastung berücksichtigen

Weitere Hilfsmittel

- Orthesen zur Entlastung, Ruhigstellung, Stabilisierung, Führung oder Korrektur
- Prothesen als Ersatz von Körperteilen, Organen oder Organteilen unter Einbezug eines Orthopädietechnikers in Abhängigkeit vom individuellen Aktivitäts- und Mobilitätsgrad, z. B. kosmetische Prothesen, Greifarme oder Eigenkraftprothesen
- Spezielle Schuhe, z. B. Entlastungsschuhe, orthopädische Schuhe, Einlagen
- Alltagshilfen, z. B. Ess- und Trinkhilfen, Hilfsmittel zum An- und Auskleiden, Mobilisationshilfsmittel

Infektionen des Bewegungsapparates

- Ursachen sind endogen durch hämatogene Streuung von Bakterien oder exogen durch Verletzungen oder medizinische Maßnahmen

Ostitis
Entzündung des Knochens.

Osteomyelitis
Entzündung des Knochenmarks.

- Komplikationen sind Abszesse, Knochennekrosen, Sepsis, Chronifizierung, Wachstumsstörungen, Bewegungseinschränkungen, Deformität
- Behandlung mit Antibiotika, operative Sanierung, z. B. mit einer Saug-Spül-Drainage, Ruhigstellung, hygienischer Umgang

Traumatologie

Unterscheidung von Frakturen

Frakturen
Knochenbruch, d. h. Durchtrennung des Zusammenhangs eines Knochens, z. B. Klavikulafraktur, distale Radiusfraktur, Wirbelkörperfraktur, Schenkelhalsfraktur.

- Entstehung: traumatisch durch Gewalteinwirkung oder durch Ermüdung infolge einer Dauerbeanspruchung
- Art der Gewalteinwirkung: Biegungs-, Torsions-, Kompressions-, Abscher-, Abrissfraktur
- Kontinuität des Knoches: vollständige oder unvollständige Fraktur
- Frakturlinienverlauf: Quer-, Schräg-, Spiral-, Defektfraktur
- Fragmentzahl: einfache Fraktur, Mehrfragmentfraktur, Trümmerfraktur
- Fragmentverschiebung: ohne Fragmentverschiebung *(nichtdislozierte Fraktur)* oder mit Fragmentverschiebung *(dislozierte Fraktur)*
- Weichteilverletzung: geschlossene oder offene Fraktur

Frakturzeichen

- Sichere Frakturzeichen: abnorme Beweglichkeit, Fehlstellung, hör- oder fühlbares Knochenreiben, erkennbare Knochenbruchstücke
- Unsichere Frakturzeichen: Schmerzen, Schwellung, Funktionsstörung

Komplikationen

Luxationen
Vollständiger Kontaktverlust gelenkbildender Knochenenden, z. B. Schulterluxation oder Hüftluxation bei Hüft-TEP *(Verrenkung).*

Weichteilverletzungen
Verletzungen von Bändern, Sehnen, Muskeln, Fettgewebe, Haut.

- Kompartmentsyndrom *(= Durchblutungsstörung durch Druckanstieg in wenig dehnbaren Muskeln);* Symptome: Spannungsgefühl, Schmerzen, Schwellungen und Sensibilitätsstörungen; schwere Komplikationen: Kontrakturen und Nekrosen
- Infektionen insbesondere bei offenen Frakturen
- Verzögerte Frakturheilung *(= nicht vollständig durchlaufene Heilung nach vier Monaten),* Pseudoarthrose *(= verzögerte Frakturheilung als nicht vollständig durchlaufene Heilung nach sechs Monaten);* Symptome: Schmerzen, Schwellung, Belastungsunfähigkeit, abnorme Beweglichkeit
- Komplexes regionales Schmerzsyndrom zumeist bei distalen Extremitätsverletzungen; Symptome: anhaltender Schmerz, Überempfindlichkeit, Veränderung der Hautfarbe, verminderte Beweglichkeit

Polytrauma

Polytrauma
Lebensbedrohliche Verletzungen mehrerer Körperregionen oder Organsysteme.

Die Two-Hit-Theorie besagt, dass die Verletzungen an sich als erster Schlag (first hit) lebensbedrohlich sind. Der zweite Schlag (second hit) meint eine starke Entzündungsreaktion im Körper infolge der Verletzung.

Behandlung mit den drei „R"

- **R**eposition: Wiederherstellung der ursprünglichen Knochenstellung mit Zug und Gegenzug unter Analgesie
- **R**etention: Fixieren der anatomisch korrekten Stellung:
  - Konservative Frakturbehandlung: frühfunktionelle Behandlung durch Ruhigstellung, Einsatz von speziellen Orthesen oder Verbänden, z. B. Gilchrist-Verband, Gipsbehandlung, Extensionsbehandlung
  - Operative Frakturbehandlung: Osteosynthese oder Fixateur externe
- **R**ehabilitation: physiotherapeutische Maßnahmen zur Wiederherstellung der Funktionsfähigkeit

Spezielle perioperative Pflege

Prä- und postoperative Pflege (➤ 3.3.5)

Präoperative Pflege:

- Einübung von Mobilisationstechniken und postoperativen Fertigkeiten
- Thromboembolieprophylaxe bei Operationen der unteren Extremitäten und des Beckens
- Legen eines transurethralen Katheters bei Frauen mit Hüftoperationen
- Bereitstellung von Hilfsmitteln wie z. B. Schienen

Osteosynthese
Operative Verbindung von Knochenteilen durch Schrauben, Platten, Drahtcerclagen oder Nägel.

Postoperative Pflege bei Operationen an den Extremitäten:

- Lagerung und Mobilisation
- Schmerzmanagement
- Umgang mit Drainagen
- Verbandswechsel

Postoperative Pflege bei Operationen an der Wirbelsäule:

- Vitalzeichen erfassen
- DMS-Kontrolle an Armen und Beinen
- Unterstützung bei den Lebensaktivitäten
- Mobilisation nach Arztanordnung und unter Berücksichtigung der Wirbelsäulenstabilität, z. B. Instabilität, Drehstabilität, Lagerungsstabilität, Mobilisationsstabilität, Belastungsstabilität
- Mobilisation erfolgt en bloc mit geradem Rücken, ggf. Rumpforthese nutzen

Osteosynthesen

Postoperative Lagerung und Bewegung ist vom Stabilitätsgrad der Osteosynthese abhängig:

- Lagerungsstabilität: Körperteil darf nicht bewegt werden, oft zusätzlich Gips
- Bewegungsstabilität: Bewegungen ohne Belastung möglich
- Belastungsstabilität: Belastung möglich, z. B. Teil- oder Vollbelastung, Belastung gegen Widerstand

Endoprothesen

Es gibt verschiedene Arten von Endoprothesen:

- Totalendoprothese (TEP) als Ersatz des gesamten Gelenks, d. h. Gelenkkopf und -pfanne *oder*

Endoprothese
Künstliches Gelenk.

- Teilendoprothese (Hemiendoprothese, HEP) als Ersatz der Hälfte des Gelenks
- Zementierte Prothese als Verankerung der Prothese mit schnell härtendem Knochenzement *oder*
- zementfreie Prothesen

Komplikationen und Pflege bei Endoprothesen:

- Komplikationen sind Gefäß- und Nervenverletzungen, Infektion, Gelenkluxation, periartikuläre Ossifikation als Verknöcherung um das Gelenk herum
- Postoperative Lagerung, z. B. Beinflachlagerungsschiene, Nachtschrank auf operierte Seite, Pflegehandlungen von der operierten Seite durchführen, immer auf die gesunde Seite drehen
- Verbotene Bewegungen sind z. B. Hüftbeugung nicht > 90°, u. a. bei niedrigen Stühlen oder zum Ankleiden, Beine nicht übereinanderschlagen → Abduktion im Hüftgelenk, keine übermäßige Rotation, keine kombinierte Rotation und Hüftbeugung

Fixateur externe

Ein durch die Haut in den Knochen angebrachtes Haltesystem zur Stabilisierung.

Amputationen

Abtrennung eines Körperteils infolge eines Unfalls oder chirurgischen Eingriffs.

Fixateur externe

- Infektionsprophylaxe und hygienisches Arbeiten
- Verbandswechsel
- Umgang mit Drainagen

Stumpfversorgung

- Frühe Stumpfversorgung, z. B. sensibler Umgang, Wickeln des Stumpfs zur Stumpfödemprophylaxe, frühestmögliche Prothesenversorgung
- Dauerhafte Stumpfpflege, z. B. Hautpflege mit klarem Wasser, Bodylotion, auf Druckstellen beobachten, Umgang mit Phantomschmerzen
- Psychosoziale Betreuung, z. B. Rehabilitation, Selbsthilfegruppen, Umgang mit Phantomschmerzen

Osteoporose

Ursachen

Osteoporose

Systemische Knochenerkrankung mit reduzierter Knochenmasse und verändertem Knochenaufbau *(Knochenschwund)*.

- Primäre Osteoporose als postmenopausale Osteoporose nach der Menopause oder senile Osteoporose ab dem siebzigsten Lebensjahr
- Sekundäre Osteoporose infolge von Grunderkrankungen, z. B. Cushing-Syndrom, Magen-Darm-Erkrankungen oder Alkoholmissbrauch, Rauchen, Unterernährung, Bewegungsmangel

Symptome

Deformierung von Wirbelkörpern, Größenminderung, Tannenbaumphänomen, Rückenschmerzen, Frakturen

Komplikationen

Frakturen, Schmerzen

Behandlungen

Medikamentöse Therapie, z. B. Bisphosphonate, Bewegungstherapie u. a. zur Kräftigung, Ernährungstherapie mit ausreichender Kalzium- und Vitamin-D-Versorgung

Prävention

- Ernährung mit ausreichend Kalzium
- Bewegung an der frischen Luft zur Förderung der Vitamin-D-Synthese
- Raucherentwöhnung
- Bewegung u. a. zum Erhalt der Muskelmasse und Koordinationsfähigkeit
- Sturzprophylaxe (➤ 1.1.10)

Rheumatoide Arthritis

Ursachen

Genetische Veranlagung mit einer Autoimmunreaktion auf unbekannte äußere Faktoren mit Zerstörung des Gelenkknorpels und -knochens

Rheumatoide Arthritis
Entzündliche rheumatische Gelenkerkrankung.

Symptome

Gelenksteife, -schwellung, -schmerzen

Komplikationen

Gelenkdeformierung mit Beweglichkeitseinschränkungen, Osteoporose, Beteiligung anderer Organe, z. B. Auge, Herz, Lunge

Behandlungen

Medikamentöse Therapie mit lang wirksamen Antirheumatika, Bewegungs- und Ergotherapie, z. B. mehrmals täglich passive Durchbewegung, Ernährungstherapie, z. B. Reduktion von tierischen Produkten

Beratung

- Information zur Krankheitsentstehung
- Umgang mit Medikamenten
- Nutzung von Hilfsmitteln und Techniken zur Gelenkschonung
- Rheumapass
- Raucherentwöhnung
- Vermittlung zu Selbsthilfegruppen

KERNAUSSAGE

Erkrankungen des Bewegungsapparates schränken Menschen bei der Durchführung ihrer Lebensaktivitäten ein. Pflegefachpersonen erkennen temporäre Selbstpflegedefizite und unterstützen Pflegeempfänger mit chronischen Krankheitsverläufen bei der Bewältigung und Alltagsgestaltung.

2.1.9 Pflege bei neurologischen Erkrankungen

Pflegephänomene/Hauptbeschwerden/Leitbefunde

Neurologie
Teilgebiet der Medizin, Gegenstandsbereich sind Erkrankungen des Nervensystems (➤ Abb. 2.10) (Bender & Keller 2021).

Neurochirurgie
Teilgebiet der Chirurgie, Gegenstandsbereich ist die operative Behandlung von Erkrankungen des Nervensystems.

- **Veränderte Vigilanz** von Benommenheit über Somnolenz hin zu Sopor und Koma, z. B. Einschätzung anhand der Glasgow Coma Scale (➤ 1.1.11)
- **Hirndruckerhöhung** *(= Erhöhung des Drucks im knöchernen Schädel mit den Hirndruckzeichen)*
- **Lähmungen** werden unterschieden in unvollständige (Parese) und vollständige (Plegie), nach der Körperregion in Mono-, Hemi-, Para- und Tetraparese/-plegie, nach der Ursache in zentral, peripher oder myogen und dem Muskeltonus in schlaffe Lähmung oder Lähmung mit Spastik
- **Veränderter Muskeltonus** in geringen oder gesteigerten Tonus, Spastik oder Rigor (➤ 1.1.10)
- **Bewegungs- und Koordinationsstörungen** wie Tremor *(= wiederholt rhythmische Bewegungen, „Zittern“)*, Ataxie *(= Koordinationsstörung der Extremitäten oder des Rumpfes u. a. mit Gangunsicherheit)*, fehlender Kontrolle über Bewegung, Dystonie *(= abnorme Haltung, Fehlstellung)*

Zentrales Nervensystem *(ZNS)*

Gehirn
Funktion: vegetatives Nervensystem mit Sympathikus und Parasympathikus zur Steuerung der Organfunktion, somatisches Nervensystem zur Bewegungssteuerung, Bewusstsein, Kognition, Sprache, Verarbeitung von Reizen, Persönlichkeit

Rückenmark
Funktion: Reflexe, Verbindung zwischen zentralem und peripherem Nervensystem

Peripheres Nervensystem *(PNS)*

Funktion: Reizaufnahme und -weiterleitung motorischer und sensorischer Signale

Hirnhäute

Dura mater (harte Hirnhaut) als äußere Hülle des ZNS
Arachnoidea und Pia mater (weiche Hirnhaut)

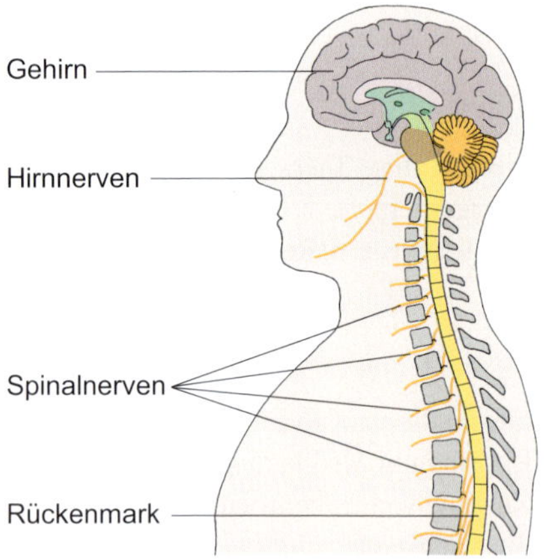

Abb. 2.10 Aufbau und Funktion des Nervensystems. Zentrales und peripheres Nervensystem. Gehirn und Rückenmark gehören zum zentralen Nervensystem (ZNS). Spinal- und die Hirnnerven und alle weiteren, außerhalb davon liegenden Nervenzellen und -bahnen rechnet man zum peripheren Nervensystem [L190].

- **Sensibilitätsstörungen** *(= gestörte Wahrnehmung von Berührung, Schmerzen oder Tiefensensibilität),* z. B. Parästhesie als Missempfindung, Hyperalgesie als verstärkte Schmerzwahrnehmung
- **Vegetative Störungen,** z. B. Atem- und Kreislaufstörungen, verminderte Schweißsekretion, Pupillenveränderungen, Magen- und Blasenentleerungsstörungen
- **Sprachstörung** *(Aphasie):*
  - Broca-Aphasie *(motorische Aphasie),* u. a. wird wenig und im Telegrammstil gesprochen, es wird um Wörter gerungen
  - Wernicke-Aphasie *(sensorische Aphasie),* u. a. reden ohne Anstrengung, Wörter leicht fehlerhaft oder erfunden, teils durcheinander
  - Amnestische Aphasie, u. a. Wörter fallen nicht ein, Wörter werden umschrieben, es kann nachgesprochen werden
  - Globale Aphasie mit Störung aller Sprachfunktionen
- **Sprechstörung** *(Dysarthrie),* z. B. infolge einer Lähmung, uneingeschränktes Sprachverständnis
- **Neglect** *(= Vernachlässigung der gegenseitigen Körperhälfte und Umgebung),* z. B. halbseitige Rasur, Essen des halben Tellers
- **Agnosie** *(= Störung des Erkennens von Gegenständen, Situationen oder Personen)*
- **Orientierungs- und Gedächtnisstörungen,** z. B. gestörte Merk- und Erinnerungsfähigkeit (➤ 1.1.11)
- **(Neurogene) Schluckstörung** *(= Beeinträchtigung der sensomotorischen Steuerung des Schluckvorgangs, auch durch neuromuskuläre Erkrankungen)* → Aspirationsgefahr (➤ 1.1.7)
- **Kopf- und Gesichtsschmerzen** werden unterschieden in akut und chronisch, primäre Kopfschmerzen als eigenständige Erkrankung oder sekundäre infolge einer Grunderkrankung (➤ 3.1.2)

Häufige diagnostische Maßnahmen

- Reflexprüfung, z. B. Muskeleigenreflex, Babinski-Reflex durch Bestreichen der seitlichen Fußsohle → bei einem pathologischen Reflex hebt sich die Großzehe in Richtung Fußrücken bei gleichzeitigem Spreizen der Zehen
- Pupillenreflexe mit einer Taschenlampe prüfen auf beidseitig runde und gleich weite Pupillen, physiologisch beidseitige Verengung der Pupillen bei direktem und indirektem Lichteinfall, auch bei einseitigem Lichteinfall Verengung beider Pupillen
- Liquoruntersuchung mit Lumbalpunktion (➤ 3.3.3)
- Elektrophysiologische Untersuchungen, z. B. Elektroenzephalografie (EEG) (➤ 3.3.3)
- Bildgebende Verfahren, z. B. Stroke-CTs mit Darstellung von Gehirngefäßen und deren Durchblutung zur Schlaganfalldiagnostik, Duplex-Sonografie zur Beurteilung der hirnversorgenden Gefäße am Hals

Bobath-Konzept

Bobath-Konzept
Bewegungstherapeutisches 24-Std.-Behandlungskonzept bei angeborener oder erworbener zerebraler Bewegungsstörung.

Das Bobath-Konzept findet Anwendung bei angeborenen oder erworbenen zerebralen Bewegungsstörungen mit Lähmung, verändertem Muskeltonus oder veränderter Körperwahrnehmung, auch bei Entwicklungsverzögerung oder neurologisch/neuromuskulären Erkrankungen. Das Bobath-Konzept wurde in den 1950er-Jahren von Berta und Karel Bobath entwickelt (Dammshäuser 2012).

Ziele

- Bewegung anbahnen und erleichtern
- Orientierung an normalen Bewegungsabläufen
- Normalisierung des Muskeltonus
- Potenziale und Ressourcen erkennen
- Individuelle Bewältigungsstrategien entwickeln
- Größtmögliche Selbstständigkeit erreichen

Neurophysiologische Grundlage

- Neuroplastizität, d. h., das ZNS kann sich lebenslang auch nach einer Hirnschädigung neu organisieren und anpassen
- Die Bewegung soll die Vernetzung von Nervenzellen fördern

Prinzipien

- Unterstützungsfläche als Kontaktfläche zwischen Körper und Umwelt, eine geringe Unterstützungsfläche führt zu erhöhtem Haltungstonus, Entspannung durch Vergrößerung der Unterstützungsfläche
- Schlüsselpunkte zur Regulation des Muskeltonus und effektiven Bewegungseinleitung:
  - Kopf → Sinnesorgane und Drehung zur Bewegungsrichtung
  - Zentraler Schlüsselpunkt Thorax → Schwerpunkt des Körpers
  - Proximale Schlüsselpunkte Schultern, Becken, distale Schlüsselpunkte Füße und Hände → viele Rezeptoren, Kontakt zur Umwelt
- Ausrichtung und Verhältnis der Schlüsselpunkte zueinander:
  - Zentraler Schlüsselpunkt hinter Schulter → gebückte Haltung
  - Führung eines distalen Schlüsselpunktes → andere folgen
  - Berührung von Schlüsselpunkten → Aufrechterhaltung der sensiblen Funktion
  - Becken nach vorne gekippt → erleichtertes Aufstehen
  - Asymmetrische Anordnung der Schlüsselpunkte → erschwerte Bewegung
- Förderung der normalen Bewegung durch Einbezug der betroffenen Körperseite in Handlungen, passive Bewegungsvorgänge gestalten, z. B. normale Bewegung durchführen, Unterstützungsfläche anpassen, d. h.

Grundsatz „Stabilität vor Mobilität" berücksichtigen, Stellung der Schlüsselpunkte beachten
- Wahrnehmungsförderung, z. B. Positionswechsel u. a. bei der Körperpflege durchführen, beidseitige Bewegungen, Bewegungsübergänge gestalten

LiN-Lagerung®

- Therapeutisch-funktionelle **L**agerung **i**n **N**eutralstellung nach Heidrun Pickenbrock
- Konzept zur Vermeidung von Überdehnung und Verkürzung von Muskeln durch Positionierung der Körperabschnitte zwischen Beugen und Strecken, Abspreizen und Kreuzen
- Vermeidung von Hohlräumen, die Unterlage wird dem Pflegeempfänger angepasst, nicht andersrum

Facio-Orale-Trakt-Therapie (F. O. T. T.®)

- In den 1970er-Jahren durch Kay Coombes entwickelt
- Interdisziplinäres und ganzheitliches Konzept zur Regulation des Muskeltonus im gesamten Körper und einer damit einhergehenden Verbesserung der facio-oralen Funktionen
- Prinzipien: Erarbeitung einer funktionellen Sitzhaltung, Kopfkontrolle, Koordination von Funktionen und Bewegungsabläufen, Einbezug von Händen und Sinnen, geeignete Positionierungen
- Unterstützung beim Schlucken und der Nahrungsaufnahme, z. B. durch direkte Schluckhilfen, durch Stimulation des Mundbodens oder den Kieferkontrollgriff, unterschiedliche Konsistenzen und Geschmacksrichtungen, Begleitung beim Essen
- Mundhygiene und Wahrnehmungsförderung im Mund, z. B. durch Stimulation der vier Quadranten des Mundes
- Förderung der nonverbalen und verbalen Kommunikation, z. B. durch Wärme und Kälte, Bewegungsübungen des Mundes

Affolter-Modell®

- Durch Félicie Affolter entwickelt
- Konzept zur geführten Interaktion zur Förderung der taktil-kinästhetischen Wahrnehmung
- Prinzipien: Auswahl alltagsrelevanter Handlungen, Führung der Handlung, Sinne ansprechen, Zeit lassen, nachspüren lassen

Schluckstörungen

Ursachen

Neurologische Erkrankungen wie Schlaganfall, Erkrankungen im Mund-Rachen-Raum wie Entzündungen, Tumorerkrankungen wie Speiseröhrenkarzinom, Erkrankungen der Speiseröhre wie Stenosen, psychische Ursachen

Symptome

Herauslaufen von Nahrung, gurgelnde Sprache, Husten nach dem Schlucken, Atemwegsinfekte

Komplikationen

Penetration, d. h. Eindringen von Speiseresten in den Kehlkopf und Verbleiben oberhalb der Stimmbänder, stumme Aspiration, Erstickungsanfälle, sozialer Rückzug, Reduktion der Nahrungs- und Flüssigkeitsaufnahme

Maßnahmen

- Logopädische Untersuchung, z. B. Wasserschlucktest, klinische Schluckuntersuchung
- Restituierende Maßnahmen *(= Wiederherstellung normaler Funktionen),* z. B. durch ein Beißrohr, Sensibilitätsförderung, Förderung der Kaumuskulatur
- Kompensatorische Maßnahmen *(= Ausgleich von Funktionsstörungen),* z. B. spezielle Schlucktechniken
- Adaptive Maßnahmen *(= Anpassung der Umgebungsfaktoren an die Schluckstörung),* z. B. spezielle Ess- und Trinkhilfen, Anpassung der Nahrungskonsistenz, Essregeln wie Ablenkung oder optimale Sitzposition, Aufforderung zum Nachschlucken, nicht gleichzeitig essen und trinken, nach dem Essen 20 Min. erhöhter Oberkörper
- Aspirationsprophylaxe (➤ 1.1.7)

Reaktionslose Wachheit

Reaktionslose Wachheit
Neurologische Störung mit Schädigung der Großhirnrinde.

- Ursache ist eine schwere Hirnschädigung, z. B. Sauerstoffmangel nach Herz-Kreislauf-Stillstand, Schlaganfall
- Symptome: kein Bewusstsein für sich selbst oder die Umwelt, keine Kontakt- oder Kommunikationsfähigkeit, keine Verhaltensänderungen auf äußere Reize, kein Sprachverständnis, Harn- und Stuhlinkontinenz, lebenswichtige Funktionen sind erhalten, Augen zeitweise geöffnet
- Reaktionslose Wachheit ist kein Locked-in-Syndrom, hier besteht Wachheit, Kontaktfähigkeit und Bewusstsein

Pflege

- Vollkompensatorische Übernahme der Körperpflege, z. B. Affolter-Methode®
- Positionierung und Mobilisation, z. B. LiN®, Bobath-Konzept, Vermeidung von Muskelhypertonie und Spastik, Dekubitusprophylaxe
- Wahrnehmungsförderung, z. B. mit F. O. T. T.®, Basaler Stimulation® (➤ 1.1.11)
- Tracheostomapflege
- Ernährungs- und Flüssigkeitsversorgung mit PEG, Aspirationsprophylaxe

Hirndruckerhöhung

Symptome

Dumpfe Kopfschmerzen, Schluckauf, Übelkeit, schwallartiges Erbrechen, psychische Veränderungen, veränderte Pupillenreaktion, Bradykardie, Hypertonie und Veränderung der Atmung, Vigilanzminderung

Hirndruck
Druck innerhalb des Schädels mit seinen Bereichen.

Hirndrucksenkende Maßnahmen

- Engmaschige Vitalzeichenkontrolle und Blutdruckregulation
- (Absolute) Bettruhe mit Oberkörperhochlagerung um 15° bei gerader Kopfstellung
- Unruhe, Husten und Pressen vermeiden
- Ggf. Hirndruckmonitoring durch externe Ventrikeldrainagen, u. a. mit Beobachtung auf Bewusstseinsveränderung, Blutungen und Infektionen, Durchgängigkeit des Systems und Verbandswechsel
- Überwachung der medikamentösen Therapie, z. B. Analgosedierung und/oder postoperative Beobachtung nach dekompressiver Kraniektomie *(= Entfernung von Teilen der Schädelplatte)* oder dauerhafter Liquordrainage
- Unterstützung bei Selbstversorgungsdefiziten, Durchführung von Prophylaxen

Ischämischer Schlaganfall

Risikofaktoren

Höheres Lebensalter, männliches Geschlecht, arterielle Hypertonie, Bewegungsmangel, Übergewicht, zu hoher Cholesterinspiegel, Diabetes mellitus, Rauchen, starker Alkoholkonsum, Vorhofflimmern

Ischämischer Schlaganfall
Plötzliche neurologische Ausfälle durch Durchblutungsstörung des Gehirns infolge einer Verengung oder eines Verschlusses einer Arterie.

Symptome

Verschiedene neurologische Ausfälle, z. B. Lähmung, veränderte Vigilanz, Sprachstörungen

Komplikationen

Hirnödem, Immobilität, Stürze, beeinträchtigte Ausscheidung, Schluckstörungen, Mangelernährung, kognitive Defizite, Behinderung

Behandlung

Behandlung auf Stroke-Unit, Monitoring, Blutdruck-, Blutzucker,- Körpertemperatur-, Sauerstoffsättigungsregulation, Rekanalisierung, z. B. mittels venöser Lysetherapie oder mechanischer Thrombektomie

Pflege

Pflege bei Schulterkomplikationen:
- Erkennen einer subluxierten Schulter durch Lücke zwischen Schulterdach und Oberarmkopf zur Vermeidung eines Schulter-Arm-Syndroms
- Herabfallen des Armes verhindern
- Arm nicht abduziert über 50° nach oben heben
- Bei Transfer Oberarmkopf in der Gelenkpfanne ausrichten, Gewicht des Armes übernehmen
- Arm im Liegen und Sitzen unterstützen und Gewicht vom Schultergelenk nehmen

Pflege bei Aphasie:
- Nutzung nichtsprachlicher Mittel zur Kommunikation
- Ruhe, Zeit und Blickkontakt, Umgebungsgeräusche reduzieren
- Klare Signale für Kommunikationsbeginn, einfache und kurze Sätze, wiederholen
- Ermutigung zur Kommunikation und Fortschritte aufzeigen
- Sprach- und Sprechübungen mit Logopäden

Pflege bei Pusher-Syndrom:
- Stabile Unterstützungsfläche anbieten
- Langsame Bewegungen
- Aktive Einbeziehung in Pflegehandlungen und Transfers
- Reize auf der weniger betroffenen Seite anbieten
- Sturzprophylaxe (➤ 1.1.10)

Weitere Pflegemaßnahmen:
- Vorbeugung von Hüftkomplikationen → physiologische Haltung unterstützen
- Spezielle Körperpflege, z. B. neurophysiologische Waschung von der weniger betroffenen Seite zur betroffenen Seite, spezielle Mundpflege (➤ 1.1.4)
- Pflege bei Neglect, z. B. Klingel auf weniger betroffenen Seite platzieren oder Blick, Aufmerksamkeit und Aktivität von der weniger betroffenen zur betroffenen Seite lenken
- Pflege bei Apraxie, z. B. Einfühlungsvermögen, Geduld, eindeutige Formulierungen, kleine Handlungsketten, Affolter®-Methode
- Pflege bei Schluckstörungen
- Pflege bei Harninkontinenz (➤ 1.1.8)

- Rehabilitative Pflege (➤ 1.4.4)
- Begleitung und Beratung von Angehörigen

Epilepsie

Ursachen

Unterschiedlich, z. T. genetische, infektiöse Ursachen, Stoffwechselstörungen

Epilepsie
Chronische Erkrankung mit kurzzeitigen Funktionsstörungen des Gehirns mit wiederholten Anfällen.

Symptome

Epileptische Anfälle (➤ 3.2.4)

Komplikationen

Atem- und Kreislaufstörungen, sturzbedingte Verletzungen, Gefahr des Zungenbisses, Unfallgefahr

Behandlung

Medikamentöse Therapie mit Antiepileptika

Pflege nach dem Anfall

- Stabile Seitenlage
- Orientierung und Information zum Anfall geben
- Inspektion und Pflege der Mundhöhle, z. B. Zungenbiss, Erbrechen, Mundpflege ermöglichen
- Vitalzeichenkontrolle, Ruhe
- Arztanordnungen umsetzen, z. B. Medikamentengabe, prophylaktisches Tragen eines Schutzhelms

Beratung

- Tragen eines Notfallausweises
- Anfallsauslöser meiden, z. B. Alkohol, Medikamente, Computerarbeit
- Vermeidung von Selbst- und Fremdgefährdung, z. B. bei aktiver Epilepsie kein Kraftfahrzeug führen, nicht alleine schwimmen gehen, beim Fahrradfahren Helm tragen, keine Berufe mit hoher Gefährdung
- Schwangerschaften mit dem Mediziner planen
- Nutzung psychosozialer Hilfsangebote, z. B. Selbsthilfegruppen

Meningitis

Ursachen

Meningitis
Infektion der weichen Hirnhäute und des Subarachnoidalraums.

Infektion mit Bakterien, Viren, Pilzen, Protozoen, Zecken

Symptome

Meningismus *(Nackensteife mit Schmerzen bei passiver Kopfdrehung),* schneller Fieberanstieg, Kopfschmerzen, Übelkeit, Erbrechen, Lichtscheu, Geräuschempfindlichkeit, Unruhe bei älteren Menschen, vorgewölbte Fontanelle beim Säugling, z. T. positive Lasègue-, Brudzinski-, Kernig-Zeichen

Komplikationen

Hirnödem mit Hirndruck, Hirnvenen-, Sinusthrombosen, Blutungen, Hirnabszess, neurologische Ausfälle

Behandlung

Medikamentöse Behandlung mit Antibiotika oder Virostatika, präventiv mit Impfung

Pflege

- Isolation und Eigenschutz bei Verdacht auf eine Meningokokkenmeningitis (➤ 3.3.2)
- Vitalzeichenkontrolle inkl. Bewusstsein, Hirndruckzeichen, epileptische Anfälle
- Reizabschirmung und Bettruhe, ggf. Sedierung nach Arztanordnung
- Kompensation des Selbstversorgungsdefizits inkl. Prophylaxen
- Schmerzmanagement
- Pflege bei Fieber
- Infusionstherapie und Medikamentenmanagement (➤ 3.3.4)

Multiple Sklerose

Ursachen

Multiple Sklerose (MS)
Chronisch-entzündliche Autoimmunerkrankung des zentralen Nervensystems.

Z. T. unbekannt, genetische Veranlagung mit Umweltfaktoren wie Virusinfektionen, Rauchen, Vitamin-D-Mangel

Symptome

Individuell und schubweise, z. B. Sehverschlechterung, Sensibilitätsstörungen, Gangunsicherheit, Beinschwäche, vegetative Symptome wie Blasenfunktionsstörung, Müdigkeit, psychische Störungen, reduzierte kognitive Leistungsfähigkeit

Komplikationen

Herz-Kreislauf- und Atemstörungen, kognitive Störungen, Infektanfälligkeit

Behandlung

- Im akuten Schub hoch dosierte Glukokortikoidgabe
- Verlaufsmodifizierende Immuntherapie zur Bremsung der Autoimmunvorgänge, z. B. mit Interferon-β
- Behandlung von Symptomen, z. B. Schmerzmittelgabe

Pflege

- Mobilisation und Positionierung nach Bobath-Konzept
- Sturz-, Kontrakturen-, Thrombose-, Dekubitusprophylaxe
- Unterstützung und Kompensation bei der Körperpflege, u. a. abhängig vom Schub
- Angepasste Ernährung, z. B. Übergewicht vermeiden, Verzehr von tierischen Produkten reduzieren
- Unterstützung bei Ausscheidung, z. B. Information zu Hilfsmitteln
- Beratung, z. B. Kinderwunsch gemeinsam mit Mediziner planen, rechtzeitig Umbaumaßnahmen ergreifen

Morbus Parkinson

Ursachen

Multifaktorieller Nervenzelluntergang in der Substantia nigra des Mittelhirns, u. a. genetische Aspekte und Umweltfaktoren

Morbus Parkinson
Neurodegenerative Erkrankung mit den Leitsymptomen Rigor (Muskelstarre), Tremor (Muskelzittern), Akinese (Bewegungsverlangsamung).

Symptome

- Leitsymptome: Rigor = „wächserne" Erhöhung des Muskeltonus, Ruhetremor = „Zittern" in Ruhe, Akinese = verminderte bzw. verlangsamte Bewegung, Rigor und Tremor bilden das Zahnradphänomen
- Weitere Symptome: Haltungsinstabilität, kleinschrittiges Gangbild, vornübergebeugte Haltung, Salbengesicht, Obstipation, Depression, kognitive Störungen

Komplikationen

Akinetische Krise durch Medikationsunterbrechung oder Infektion → akut starker Rigor, vollständige Bewegungs-, Sprach- und Schluckunfähigkeit, Dehydratation, Fieber

Behandlung

Medikamentöse Therapie mit Levodopa, Dopamin-Antagonisten, Mao-B-Hemmern, COMT-Hemmern und/oder Anticholinergika; Physiotherapie zur Erhöhung der Bewegungsfähigkeit; tiefe Hirnstimulation zur Symptomkontrolle

Unterstützung bei Einnahme von Levodopa

- Einnahmezeitpunkt 30 Min. vor oder 90 Min. nach dem Essen, bei nasogastraler Sonde oder PEG 30 Min. vor der Mahlzeit
- Einnahme mit Wasser
- Vermeidung großer eiweißreicher Mahlzeiten zur Medikamenteneinnahme
- Beobachtung auf Bewegungsfähigkeit und Nebenwirkungen
- Information der Angehörigen zur Beobachtung auf Bewegungsverschlechterung infolge inkonsequenter Medikamenteneinnahme, Durchfall oder Infektion

Pflege

- Selbstständigkeit fördern, z. B. Hilfsmittel wie Anti-Freezing-Stöcke
- Langsamkeit akzeptieren, z. B. Pausen einplanen, keine Bevormundung
- Körperpflege mit Waschlotionen und Haarshampoos für fettige Haut und Haare, Intertrigoprophylaxe, häufiger Kleidungswechsel aufgrund des Schwitzens
- Unterstützung bei der Ausscheidung, z. B. Obstipationsprophylaxe, Hilfsmittel nutzen
- Kommunikation, z. B. bei leiser Stimme nachfragen, täglich sprechen und schreiben üben

Bandscheibenvorfall

Ursachen

Bandscheibenvorfall
Kompression von Rückenmark oder Nervenwurzeln infolge eines Heraustretens des inneren weichen Bandscheibenkerns durch den äußeren Faserring.

Oft ohne erkennbare äußere Ursache, Arbeiten in Zwangshaltung, Heben schwerer Lasten

Symptome

Plötzlich ausstrahlende Rückenschmerzen, ggf. Sensibilitätsstörungen, ggf. Lähmung der Muskulatur, ggf. Störung der Blasen-/Darmentleerung

Komplikationen

- Bei Nichtbehandlung u. a. drohender Wurzeltod, Reithosenanästhesie mit Sensibilitätsstörung im Gesäß- und Genitalbereich sowie Oberschenkelinnenseite
- Komplikationen der Operation u. a. Nervenverletzungen, Blutungen, Infektionen

Behandlung

- Konservative Therapie mit Analgesie, Stufenbettlagerung, Wärmeanwendung und Physiotherapie
- Operative Therapie

Prävention

- Physiologische Beweglichkeit erhöhen
- Rückengerechte Arbeitsweise anwenden
- Hilfsmittel u. a. zum Heben schwerer Lasten verwenden
- Gute Matratze
- Nutzung von Rückensportgruppen, Rückenschule, Stärkung der Bauch- und Rückenmuskulatur

Querschnittsyndrom

Ursachen

Traumatisch, Spina bifida, Entzündungen, Durchblutungsstörungen, Raumforderungen

Querschnittsyndrom
Teilweise oder vollständige Schädigung des Rückenmarks.

Symptome

Verlust der motorischen und sensiblen Funktionen unterhalb der Schädigungshöhe, z. B. bei komplettem Querschnitt Störung der Ausscheidungs- und Sexualfunktion

Komplikationen

Respiratorische Insuffizienz, Kreislaufstörungen, Harnwegsinfektionen, Dekubitus, Kontrakturen

Behandlung

- Akutphase u. a. Stabilisierung der Vitalfunktion, ggf. operative Stabilisierung, Entfernung eines Tumors
- Rehabilitationsphase u. a. Physio- und Ergotherapie, Erlernen von Techniken, Organisation und Nutzung von Hilfsmitteln

Pflege

- Unterstützung bei der Körperpflege mit zunehmender Selbstbefähigung
- Unterstützung bei der Ausscheidung, z. B. Versorgung eines suprapubischen Katheters oder Durchführung von Einmalkatheterisierung
- Unterstützung bei der Bewältigung, z. B. Körperbild, Selbstwahrnehmung, Umgang mit der Rolle, Sexualleben
- Schmerzmanagement
- Förderung der Aktivität und Bewegung, z. B. Kontrakturenprophylaxe, Nutzung von Hilfsmitteln

Schädel-Hirn-Trauma

Schädel-Hirn-Trauma
Verletzung des knöchernen Schädels und des Gehirns.

Beispiele für Schädel-Hirn-Traumata sind:
- Kontusion = Schädigung des oberflächlichen Gewebes
- Einblutung zwischen Schädelknochen und harter Hirnhaut
- Subduralblutung = Einblutung zwischen harter und weicher Hirnhaut
- Subarachnoidalblutung = Einblutung zwischen der mittleren Hirnhaut und der Hirnoberfläche

Ursachen

Unfall

Symptome

Abhängig vom Schweregrad, z. B. Kopfschmerzen, Schwindel, Übelkeit, Erbrechen, Erinnerungslücken zum Unfallhergang, Unruhe, Orientierungsstörung, Vigilanzminderung

Komplikationen

Hirnödem mit steigendem Hirndruck, epileptische Anfälle, Meningitis, Hydrozephalus, Elektrolyt-Hormon-Störungen, Austritt von Liquor aus Ohr/Nase

Behandlung

Behandlung des Hirndrucks, Kreislaufstabilisierung, Unterstützung der Atemfunktion, Regulation der Körpertemperatur und des Blutzuckers, Sedierung und Schmerzmittelgabe, ggf. Operation

Pflege

- Überwachung der vitalen Funktionen
- Pflege bei Hirndruckerhöhung
- Unterstützung oder Übernahme bei Selbstpflegedefizit, z. B. Ernährung, Körperpflege, Mobilisation unter Verwendung von Konzepten, z. B. Bobath-Konzept
- Pflege bei Dysphagie
- Prophylaxen

KERNAUSSAGE

Neurologische Erkrankungen gehen häufig mit Bewegungseinschränkungen, kognitiven Veränderungen und umfangreichen Selbstpflegedefiziten einher. Pflegefachpersonen integrieren die speziellen Konzepte in ihre Handlungen und berücksichtigen dabei die individuelle Symptomausprägung.

2.1.10 Pflege bei Hauterkrankungen

Haut-, Mund- und Körperpflege (➢ 1.1.4)

Pflegephänomene/Hauptbeschwerden/Leitbefunde

- **Ausschlag** unterteilt in Exanthem *(an der Haut)* und Enanthem *(an der Schleimhaut);* Unterscheidung der zeitlichen Entwicklung in akut (*Stunden bis Tage),* subakut *(Tage bis Wochen)* und chronisch *(Wochen bis Monate);* Beobachtung der Einzelherde des Ausschlags *(Effloreszenzen)* auf Größe, Lokalisation, Muster; Identifikation von Prädilektionsstellen *(Stellen mit bevorzugt krankheitsspezifischen Hautveränderungen)*
- **Pruritus** *(Juckreiz)* geht mit dem Verlangen nach Kratzen, Scheuern, Rubbeln o. Ä. einher; Unterscheidung in akut/chronisch, lokalisiert/generalisiert, dermatologische/nicht dermatologische Ursache, ohne Einflussfaktoren/mit Einflussfaktoren
- **Beeinträchtigte Integrität der Haut** als Veränderung der Epidermis und/oder Dermis, z. B. infolge von Wundkratzen, Veränderung des Hautturgors
- **Beeinträchtigung des Selbstwertgefühls** und Gefahr eines **gestörten Körperbilds** mit einer **beeinträchtigten sozialen Interaktion** infolge Scham, z. B. bei einem großflächig sichtbaren Hautausschlag

Dermatologie
Teilgebiet der Medizin, Gegenstandsbereich ist die Behandlung von Hauterkrankungen (➢ Abb. 2.11) (Müller et al. 2021).

Häufige diagnostische Maßnahmen

- Beurteilung mit Dermatoskop
- Hautbiopsie
- Sonografie

Hautschichten

Oberhaut
Funktion: Regenerationsschicht zur Erneuerung der Hautoberfläche, Körnerschicht zur Verhornung der Zellen, Hornschicht zur Abstoßung von Hornschuppen

Lederhaut
Funktion: Papillarschicht zur Ernährung der Oberhaut, Geflechtschicht für Reißfestigkeit

Unterhaut
Funktion: Fettpolster, Wärmeisolation, Verschieblichkeit der Haut

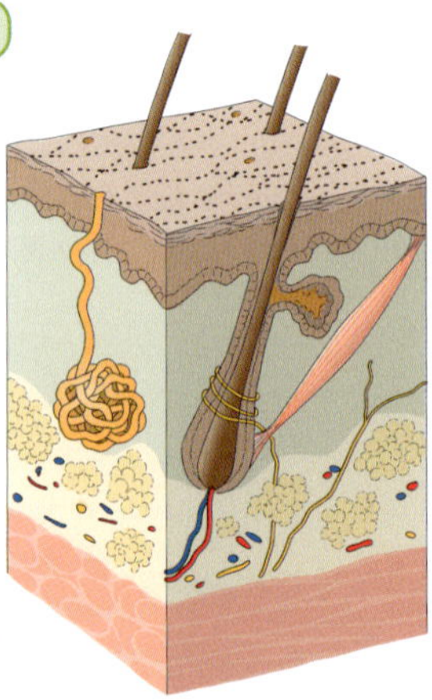

Hautanhangsgebilde

Haare
Funktion: Wärmeschutz, Tastempfinden

Hautdrüsen
Funktion: Schweißdrüsen zum Aufbau des Säureschutzmantels, Hemmung des Bakterienwachstums, Temperaturregulation

Nägel
Funktion: Bedeckung und Schutz von Zehen und Fingern

Abb. 2.11 Aufbau und Funktion der Haut [L190]

Pflege bei Pruritus

- Beobachtung und Assessment: Intensität des Juckreizes mit VAS (visuelle Analogskala), Juckreiztagebuch, Eppendorfer Juckreizfragebogen, Fragen zu Juck- und Kratzverhalten, Umgang mit Jucken, Erleben des Juckens
- Ziel: symptomatische Juckreizlinderung und Durchbrechung des Juck-Kratz-Zirkels
- Verwendung von Lokaltherapeutika, z. B. Tuch-, Schlauch-, Okklusionsverband, oder systemisch wirksamer Medikamente nach Arztanordnung

Beratung

- Umgebung, z. B. kühle Raumtemperatur
- Kleidung, z. B. keine warme Kleidung und Bettwäsche, Vermeidung hautreizender Faktoren wie enge atmungsinaktive Kleidung, Waschmittel ↓, kein Weichspüler
- Hautreinigung, z. B. kein langes oder heißes Duschen/Baden, pH-neutrale Produkte verwenden oder auf Produkte verzichten, Haut abtupfen und nicht trocken rubbeln
- Bei starkem Juckreiz kalte Auflagen und Druck statt Kratzen
- Fingernägel kurz schneiden, nachts Handschuhe anziehen
- Entspannung und Ablenkung

Pflege bei Hautinfektionen

Erysipel

Erysipel
Akute, flächenhafte bakterielle Infektion der Haut und Unterhaut *(Wundrose)*.

- Bettruhe, Ruhigstellung
- Umfang mit wasserfestem Stift markieren
- Kühlung, Antibiotikagabe
- Beobachtung von Haut, Vitalzeichen, Bewusstsein, Temperatur

Dermatomykosen

- Antiseptikum mit fungizider Wirkung
- Lokale oder systemische Gabe von Antimykotika
- Antimykotischer Nagellack bei Nagelbefall
- Körperpflege: Einmalwaschlappen verwenden, Handtuch nach Benutzung in die Wäsche geben, betroffene Körperstelle zuletzt waschen
- Prävention: sorgfältiges Abtrocknen von Körperregionen wie Zehenzwischenräumen und diese durch eingelegte Kompressen trocken halten, keine langen Bäder, luftige und atmungsaktive Wäsche, Kleidung heiß waschen, Lederschuhe tragen, nicht barfuß gehen, z. B. im Schwimmbad, Hotelzimmer

Dermatomykose
Zumeist oberflächliche Hautpilzerkrankung.

Hauterkrankungen durch Läuse

Bei Hauterkrankungen durch Läuse entstehen die Hautveränderungen zumeist durch Kopfläuse.

- Für 8–10 Tage täglich Therapeutikum z. B. Dimeticon anwenden
- Auskämmen toter Nissen
- Stationär Unterbringung im Einzelzimmer, zu Hause engen Kontakt unter Geschwisterkindern vermeiden

Skabies

- Lokaltherapie mit Permethrin 5 % Creme oder orale medikamentöse Therapie
- Einhaltung von Schutzmaßnahmen zum Infektionsschutz

Skabies
Parasitäre Hauterkrankung durch die Skabiesmilbe *(Krätze).*

Atopische Dermatitis

Ursachen

Genetische Veranlagung und Umweltfaktoren

Atopische Dermatitis
Chronisch-rezidivierende entzündliche Hauterkrankung *(Neurodermitis).*

Symptome

- Allgemein: Juckreiz, trockene Haut, Rötung, Nässen, Schuppen, Krustenbildung
- Säuglinge: stark nässend, Rötung, Bläschen, Erosionen, Krustenbildung
- Kinder: verstärkt entzündlich, Lichenifikationen *(= Vergröberung des Hautreliefs),* sehr trockene Haut
- Jugendliche, Erwachsene: entzündliche Infiltrationen, Lichenifikationen, starker Juckreiz, trockene Lippen, Rhagaden, Hertoghe-Zeichen *(= seitliche Lichtung der Augenbrauen),* Dennie-Morgan-Falte *(doppelte Unterlidfalte),* weißer Dermografismus *(= Haut wird auf mechanische Reizung weiß)*

Komplikationen

Weitere Hautinfektionen, Eczema herpeticum (Erstinfektion mit Herpes-simplex-Virus-Typ-1)

Behandlung

- Außerhalb des Schubs: Hautpflege und -reinigung
- Im Schub: lokal oder systemisch medikamentöse Therapie mit Glukokortikoiden, Lichttherapie, ggf. antiseptische Umschläge, ggf. Antibiotika
- Allergiebehandlung, Auslösefaktoren meiden

Pflege

- Haut 2- bis 3-mal täglich mit lokalem Basistherapeutikum eincremen
- Reinigungs- und Pflegeprodukte an Innenseite des Unterarms auf Verträglichkeit testen
- Nur kurz und nicht heiß duschen
- Fingernägel kurz
- Regelmäßig Vollbäder mit rückfettenden Ölen

Beratung

- Ernährung, z. B. Allergene meiden, Führung eines Ernährungs-, Lebensstil-, Juckreiztagebuchs, um Zusammenhänge zu erkennen
- Maßnahmen bei Juckreiz, z. B. kein Schwimmen im chlorhaltigen Wasser, Kleidung aus Baumwolle bevorzugen, ggf. Kleidung mit Silberfäden, bei Kindern ggf. Neurodermitis-Overall anziehen
- Keine extreme Hitze oder Kälte
- Stressreduktion, z. B. Erlernen von Entspannungstechniken
- Kontakt zu Selbsthilfegruppen
- Möglichkeit stationärer Rehamaßnahmen v. a. an der Nordsee, im Hochgebirge

Psoriasis

Ursachen

Psoriasis
Chronisch-entzündliche Hauterkrankung mit gesteigerter Zellneubildung der Oberhaut *(Schuppenflechte)* (Nast et al. 2021).

Genetische Veranlagung und Umweltfaktoren

Symptome

Nagelveränderungen und entzündlich gerötete, scharf begrenzte, mit silbrig glänzenden Schuppen bedeckte, stark juckende Herde

Komplikationen

Psoriasisarthritis, chronisch-entzündliche Darmerkrankungen, weitere Hautinfektionen

Behandlung

- Basishautpflege und gezielte Beseitigung von Schuppenauflagerungen
- Physikalische Therapie mit Licht-, Laser- und Klimatherapie
- Leichte Psoriasis: lokale medikamentöse Therapie u. a. mit Glukokortikoiden
- Ausgeprägte Psoriasis: systemische medikamentöse Therapie

Pflege

- Hautpflege, u. a. Auftragen der Lokaltherapeutika
- Psychosoziale Betreuung infolge der Scham für das eigene Hautbild, z. B. Kontakt zu Selbsthilfegruppen, empathischer Umgang
- Beratung u. a. zur gesunden Lebensführung, z. B. Nikotin- und Alkoholverzicht, Reduktion des Fleischkonsums, körperliche Bewegung, Umgang mit Juckreiz

KERNAUSSAGE

Hauterkrankungen sind nach außen sichtbar und daher oft schambesetzt. Pflegefachpersonen legen ihren Fokus neben der Hautbeobachtung und der Ausprägung des Juckreizes auf die psychische und soziale Situation.

2.1.11 Pflege bei endokrinologischen Erkrankungen

Pflegephänomene/Hauptbeschwerden/Leitbefunde

- **Ineffektive Thermoregulation,** z. B. bei Hyper- und Hypothyreose (➤ 1.1.9)
- **Schlafstörungen,** z. B. Hyperthyreose (➤ 1.1.11)
- Risiko einer **verzögerten Entwicklung,** z. B. durch Wachstumsrückstand bei Hypothyreose (➤ 1.4)
- **Risiko einer nachteiligen Reaktion auf jodhaltige Kontrastmittel** mit der Gefahr einer thyreotoxischen Krise bei Hyperthyreose (➤ 3.3.3)
- **Risiko einer Infektion,** z. B. durch Blutbildveränderungen beim Cushing-Syndrom (➤ 3.3.2)

Endokrinologie
Teilgebiet der inneren Medizin, Gegenstandsbereich sind sowohl Strukturen und Funktionen von Hormonen als auch die Diagnose und Behandlung von Störungen (➤ Abb. 2.12).

Häufige diagnostische Maßnahmen

- Blutuntersuchungen, u. a. zur Einschätzung des Hormonspiegels im Blut
- Bildgebende Verfahren, v. a. mit Sonografie, CT, MRT, Schilddrüsenszintigrafie

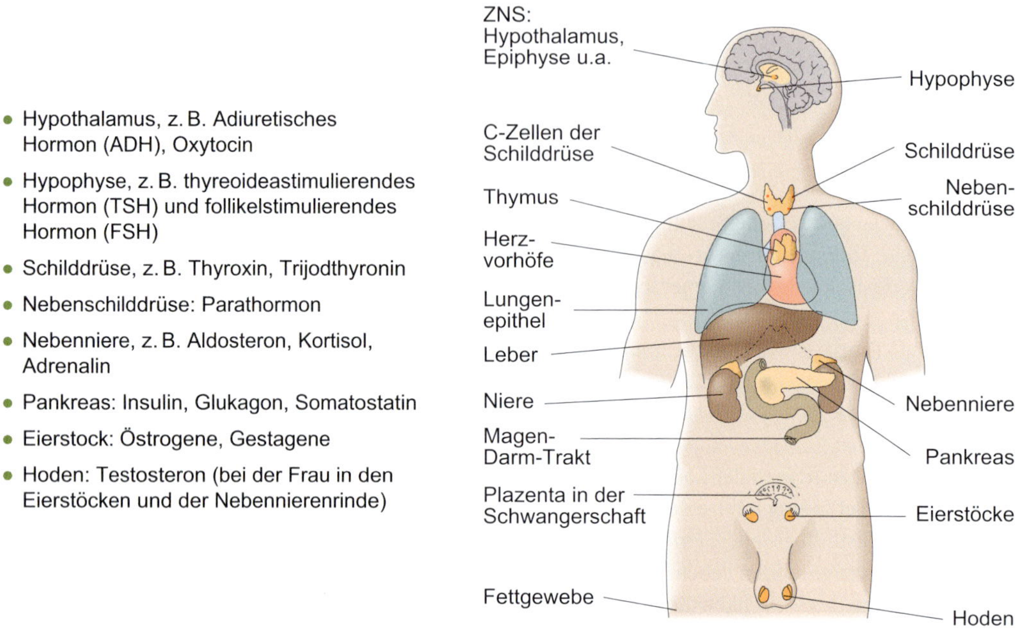

Abb. 2.12 Beispiele für Bildungsorte und Hormone des Hormonsystems [L190]

Pflege bei Hyperthyreose und Hypothyreose

Die **Hyperthyreose** ist eine Schilddrüsenüberfunktion mit Überschuss an Schilddrüsenhormonen (➤ Tab. 2.11).

Die **Hypothyreose** ist eine Schilddrüsenunterfunktion mit Mangel an Schilddrüsenhormonen (➤ Tab. 2.11).

Medikamentöse Therapie

- Jodid → Ausgleich eines Jodmangels
- Schilddrüsenhormone als Hormonersatz → Schilddrüsenverkleinerung bei Jodmangelstruma, prophylaktisch nach Schilddrüsenresektion, postoperativ nach Schilddrüsenkarzinom
- Thyreostatika → Hemmung der Schilddrüsenfunktion
- Radiojodtherapie → Zerstörung von funktionell aktivem Schilddrüsengewebe auf nuklearmedizinischer Station

Postoperative Pflege bei Schilddrüsenoperationen

- Operative Verfahren: Schilddrüsenresektion *(Entfernung von Schilddrüsengewebe)* und Thyroidektomie *(Entfernung der Schilddrüse)*
- Positionierung mit erhöhtem Oberkörper
- Beobachtung des Halsumfangs, Drainagen, Atmung und Anzeichen einer Atemnot

Tab. 2.11 Pflege bei Hyperthyreose und Hypothyreose

	Hyperthyreose	Hypothyreose
Ursache	Schilddrüsenautonomie, Morbus Basedow	Hashimoto-Thyreoiditis, unzureichender Ersatz an Schilddrüsenhormonen nach Schilddrüsenoperationen
Symptome	Tachykardie, syst. Blutdruck ↑, Diarrhö, Gewichtsabnahme, Muskelschwäche, Wärmeempfindlichkeit, gerötete Haut, dünne Haare, Nervosität, Unruhe, Schlafstörungen, Zyklusstörungen	Bradykardie, Obstipationsneigung, Muskelschwäche, Gewichtszunahme, Kälteempfindlichkeit, kühl-teigige Haut, trockene Haare, Antriebsarmut, Leistungsabfall, Zyklusstörungen
Komplikationen	Thyreotoxische Krise mit verstärkten Hyperthyreose-Symptomen bis zum Koma	Hypothyreotes Koma mit neurologischen Auffälligkeiten und Atem-/Elektrolytstörungen
Behandlung	Medikamentöse Therapie mit Thyreostatika, Operation, Radiojodtherapie	Medikamentöse Therapie mit Schilddrüsenhormongabe
Beratung	• Bei Orbitopathie besteht das Risiko einer Augentrockenheit: Nikotinverzicht, getönte Brillen, Feuchthalten der Hornhaut, Schlafen mit erhöhtem Kopfende • Aufregung und Hektik vermeiden • Warnzeichen einer Hyperthyreose kennen	• Teilnahme an Kindervorsorgeuntersuchungen bei Erkrankung in der Kindheit • Medikamentenmanagement

- Beobachtung auf Kribbeln oder Missempfindungen an Mund, Händen oder Füßen als Anzeichen einer Hypokalzämie
- Reduktion der Nachblutungsgefahr durch eine Eiskrawatte
- Beratung zur lebenslangen medikamentösen Therapie, Vermeidung reibender Kleidung bis 12 Wochen postoperativ, Kontrolle der Stimmbandfunktion

Struma

Symptome

„Dicker“ Hals, Druckgefühl im Hals, Schluckbeschwerden

Struma
Schilddrüsenvergrößerung durch einen Jodmangel.

Komplikationen

Druck auf Nachbarstrukturen mit Dyspnoe, Knotenbildung mit der Gefahr einer ungehemmten Hormonproduktion, Schilddrüsenkarzinom

Behandlung

Medikamentöse Therapie mit Jodid und T_4, Operation bei Beschwerden oder Verdacht auf Karzinom

Prävention

- Ausreichende Jodzufuhr, d. h. Säuglinge ca. 50 µg/Tag, Klein- und Kindergartenkinder ca. 100 µg/Tag, ältere Kinder ca. 130 µg/Tag, Jugendliche und Erwachsene ca. 150–200 µg/Tag
- Abwechslungsreiche Ernährung, ca. 2-mal/Woche Seefisch
- Verwendung von Jodsalz
- Erhöhter Bedarf in Pubertät, Schwangerschaft und Stillzeit
- Vegetarier und Veganer sollten sich testen lassen

Cushing-Syndrom

Symptome

Cushing-Syndrom
Symptomkomplex durch Glukokortikoid-Überschuss, zumeist durch Langzeitgabe von Glukokortikoiden.

- Sichtbare Krankheitszeichen: stammbetonte Adipositas, z. B. mit Rundgesicht, Fettansammlung im Nacken, Hautveränderungen, z. B. dünne Haut, schlechte Wundheilung, Rundrücken, Wachstumsrückstand
- Nicht sichtbare Krankheitszeichen: Leistungsabfall, Müdigkeit, psychische Veränderungen, arterielle Hypertonie, erhöhte Infektionsneigung, Muskelschwäche, sexuelle Funktionsstörung

Komplikationen

Weitere Herz- und Gefäßerkrankungen, z. B. durch Hypertonie, Infektionen

Behandlung

Ursachenbeseitigung

Pflege

- Regelmäßige Vitalzeichen-, Blutzucker- und Gewichtskontrolle
- Hygienemaßnahmen aufgrund der Infektionsgefährdung
- Kalorien- und salzarme, kalziumreiche Ernährung
- Vorsichtige Hautpflege der empfindlichen Haut, Pflaster und enge Verbände meiden
- Psychische Unterstützung u. a. zum veränderten Aussehen

KERNAUSSAGE

Pflegefachpersonen beobachten Pflegeempfänger mit Erkrankungen der Schilddrüse auf Anzeichen einer Hyper- oder Hypothyreose. Sie beachten die korrekte Medikamenteneinnahme, z. B. Schilddrüsenhormone ca. 30 Min. nüchtern vor dem Frühstück.

2.1.12 Pflege bei stoffwechsel- oder ernährungsbedingten Erkrankungen

Ernährung (➢ 1.1.7)

Pflegephänomene/Hauptbeschwerden/Leitbefunde

- **Gedeihstörung** als Beeinträchtigung der Gewichts- und Größenentwicklung eines Kindes, z. B. bei Vernachlässigung (➢ 1.4)
- **Kachexie** als lebensbedrohliches Untergewicht, z. B. bei Magersucht (➢ 2.1.15)
- **Übergewicht** und **Adipositas** als übermäßige Ansammlung von Körperfett
- **Unausgeglichene Ernährung** *(Malnutrition = Unterernährung)* mit einer unzureichenden Deckung des Stoffwechselbedarfs:
  - Unterernährung = quantitative Mangelernährung mit geringer Energiezufuhr
  - Mangelernährung = qualitative Mangelernährung mit Fehlernährung, d. h. unzureichende Deckung des Bedarfs von Nährstoffen
- **Ineffektive Ernährungsweise** mit einer veränderten Einstellung zur Ernährung, Verhaltensweisen und Essgewohnheiten, fehlende gesunde Ernährungsweise, z. B. Ernährung industriell verarbeitete Lebensmittel, unzureichendes Essen
- **Risiko eines instabilen Blutglukosespiegels** mit Abweichungen vom Normbereich
- **Risiko eines metabolischen Syndroms** *(= gemeinsames Auftreten mehrerer Erkrankungen bzw. Symptome mit der Gefahr von Herz-Kreislauf-Erkrankungen),* Faktoren: Übergewicht, gestörter Fett- und Cholesterinhaushalt, Bluthochdruck, erhöhter Blutzuckerspiegel
- **Diabetische Folgeerkrankungen** (➢ Abb. 2.13)

Stoffwechsel
Vorgänge im Körper, die mit chemischer Umsetzung von Stoffen zusammenhängen *(Metabolismus)* (➢ Abb. 2.13) (Keller & Menche 2021f).

Häufige diagnostische Maßnahmen

- Warnzeichen von Stoffwechselerkrankungen bei Säuglingen: auffälliger Körpergeruch, Trinkschwäche, Zustandsverschlechterung nach Nahrungsaufnahme, Erbrechen, veränderter Muskeltonus, Leber-/Milzvergrößerung, Ikterus, Teilnahmslosigkeit, Gedeih- und Entwicklungsstörungen
- Einschätzung von Gewichts- und Ernährungszustand mit Body-Mass-Index, Bauchumfang, Taille-Hüft-Verhältnis
- Assessments zur Einschätzung einer Mangelernährung, Ess- und Trink-Protokolle
- Blutuntersuchungen, z. B. zur Bestimmung des Blutzuckers oder von Mangelerscheinungen

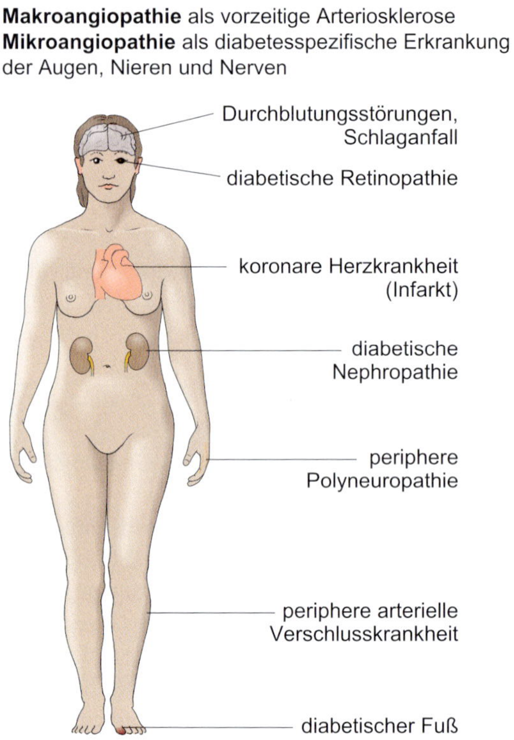

Abb. 2.13 Diabetische Folgeerkrankungen [L190]

Diabetes mellitus

Diabetes mellitus
Erkrankung des Stoffwechsels mit Beeinflussung des Blutzuckerspiegels.

Es existieren verschiedene Typen des Diabetes mellitus (➤ Tab. 2.12). Die Diagnostik erfolgt durch Blutuntersuchungen, z. B. oraler Glukosetoleranztest, Untersuchung des HbA_{1c}-Werts. Akute Stoffwechselentgleisungen sind Hypoglykämie bis zum hypoglykämischen Koma und Hyperglykämie bis zum ketoazidotischen und hyperosmolaren Koma (➤ 3.2.4).

Orale Antidiabetika und Inkretinverstärker

- Biguanide, z. B. Metformin, u. a. zur Verbesserung der Insulinwirkung, Hemmung der Glukoseneubildung, Gabe mit oder nach der Nahrungsaufnahme wegen möglicher Magen-Darm-Beschwerden
- Inkretinverstärker, u. a. zur Erhöhung des Sättigungsgefühls, Hemmung der Glukagonausschüttung, Steigerung der Insulinfreisetzung
- SGLT-2-Hemmer zur Erhöhung der Glukoseausscheidung über die Niere, Nebenwirkungen sind Harnwegs- und Genitalinfektionen
- Sulfonylharnstoffe zur Steigerung der Insulinsekretion, vor Nahrungsaufnahme verabreichen
- Glukosidasehemmer zur Verzögerung der Kohlenhydrataufnahme im Darm

Tab. 2.12 Unterscheidung Diabetes mellitus Typ 1 und Typ 2

	Diabetes mellitus Typ 1	Diabetes mellitus Typ 2
Entstehung	Absoluter Insulinmangel bei normaler Insulinwirkung durch autoimmun bedingte Zerstörung der β-Zellen des Pankreas	Relativer Insulinmangel mit verminderter Insulinwirkung im Gewebe (Resistenz) und Sekretionsstörung, hauptsächlich durch Über-/Fehlernährung, Bewegungsmangel
Klinisches Bild	Normalgewicht, akuter Beginn mit Schwäche, Polyurie, Polydipsie, Abdominalbeschwerden	Übergewicht/Adipositas, schleichender Beginn, Leistungsabfall, Hautjucken, Hautpilzerkrankungen
Selbstmanagement	Selbstmanagement mit Blutzucker-Selbstkontrollen, z. T. mit kontinuierlichem Glukosemonitoring	
Ernährungstherapie	Keine Unterscheidung zum gesunden Menschen, Abstimmung der Kohlenhydrataufnahme auf die Insulininjektion	Kalorien- und fettreduzierte Ernährung, Reduktion von Übergewicht
Bewegungstherapie	Ziele sind die soziale Integration und die gesundheitsförderliche Wirkung von Bewegung, es gilt, Hypoglykämien zu vermeiden	Ziele sind die Normalisierung des Stoffwechsels und die Reduktion des Bewegungsmangels
Medikamentöse Therapie	Immer lebenslange Insulintherapie, häufig mit der intensivierten konventionellen Insulintherapie mit Humaninsulinen oder Insulin-Analoga	Medikamentöse Therapie bei unzureichender Ernährungs- und Bewegungstherapie mit oralen Antidiabetika wie Metformin, später auch Insulin

Insulintherapie

Unterscheidung nach Herkunft:
- Tierische Insuline
- Humaninsuline sind gentechnologisch hergestellt und dem Menschen ähnlich.
- Insulin-Analoga sind gentechnologisch hergestellt und abweichend vom menschlichen Insulin.

Unterscheidung nach Wirkdauer:
- Kurz wirksame Insuline sind Normalinsuline und kurz wirksame Insulin-Analoga.
- Verzögerungsinsuline sind NPH-Insuline und lang wirksame Insulin-Analoga.
- Mischinsuline sind eine Kombination.

Umgang mit Pens:
- Lagerung, z. B. Pen mit Patrone bis zu sechs Wochen bei Raumtemperatur, Vorrat im Gemüsefach des Kühlschranks, Vermeidung niedriger Temperaturen, z. B. bei Flugreisen im Handgepäck, beim Skifahren am Körper
- Auswahl geeigneter Injektionsstellen, z. B. kurz wirksames Insulin im Bauchraum, Verzögerungsinsulin am Oberschenkel, Mischinsuline

morgens in Bauch und abends in Oberschenkel, Wechsel der Injektionsorte anhand eines Spritzenkalenders
- Verzögerungs- und Mischinsuline vor Verwendung vermischen durch 10-mal hin- und herschwenken
- Funktion des Pens vor Injektion prüfen, z. B. Pen entlüften mit 1–2 IE
- Gabe der korrekten Insulinmenge zur korrekten Zeit

Formen der Insulintherapie:
- Intensivierte konventionelle Insulintherapie mit bis zu zwei Dosen eines lang wirksamen Insulins sowie kurz wirksames Insulin zu den Mahlzeiten
- Insulinpumpentherapie
- Konventionelle Insulintherapie mit zweimaliger Gabe von Mischinsulin
- Kombinierte Gabe von Insulin und oralen Antidiabetika

Pflege bei Diabetischem Fußsyndrom

- Risikofaktoren sind z. B. ungeeignete Fußpflege, Hornhautschwielen, ungeeignetes Schuhwerk, zu späte Behandlung von Verletzungen, herabgesetztes Schmerz- und Temperaturempfinden
- Diagnostik durch Erhebung der Schmerzsituation, Inspektion der Füße
- Behandlung durch Stoffwechseloptimierung mit Blutzucker- und Blutdruckeinstellung, Behandlung von Grunderkrankungen, Druckentlastung, ggf. Amputation

Fuß- und Nagelpflege:
- Tägliche Waschung mit körperwarmem Wasser und Seife mit saurem pH-Wert, keine Fußbäder, sorgfältig abtrocknen
- Pflege trockener, rissiger Haut mit angepasster Pflegecreme
- Tägliche Inspektion der Füße, Zehen, Fußballen, Fersen auf Druckstellen, Hornhaut, Blasen, Rhagaden, Verletzungen
- Zehennägel gerade schneiden oder feilen, Podologen bei kleinsten Veränderungen hinzuziehen und Wunden desinfizieren
- Vermeidung von Verletzungen, z. B. nicht barfuß gehen, atmungsaktive Strümpfe ohne Nähte, keine Wärmflaschen oder Heizkissen, Schuhe nachmittags kaufen (höchste Schwellung) und auf guten Sitz achten

Mangelernährung

Ursachen

Mangelernährung
Fehlernährung mit unzureichender Deckung des Bedarfs an Nährstoffen (➤ 1.1.7).

- Primäre Formen durch unzureichende Nahrungsaufnahme, z. B. bei Essstörungen, Altersveränderungen, Kau- und Schluckstörungen
- Sekundäre Formen durch Grunderkrankungen, z. B. Lungen- und Herzerkrankungen, Magen-Darm-Erkrankungen, onkologische Erkrankungen

Symptome

Reduziertes Fettgewebe, reduzierter Allgemeinzustand, reduzierter Gewichts- und Ernährungszustand

Komplikationen

Anämie, Infektanfälligkeit, Wundheilungsstörungen, Osteoporose, sexuelle Funktionsstörungen, geistige und körperliche Entwicklungsverzögerung im Kindesalter

Behandlung

Anwendung eines Stufenschemas in Abhängigkeit vom Zustand von wiederholter Risikoerfassung über Ernährungsberatung, Anreicherung der Nahrung, Trink- und Zusatznahrung hin zur enteralen und parenteralen Ernährung

Ernährungsberatung

- Information zu Langzeitfolgen und Therapieangeboten, z. B. bei stillenden Müttern
- Auswahl geeigneter Speisen, z. B. Wunschkost, keine Diäten
- Appetitanregende Maßnahmen, z. B. Steigerung der körperlichen Aktivität, geschmackvolle Zubereitung
- Nahrungsmittel anpassen, z. B. Konsistenz bei Schluckstörungen oder Fingerfood bei Hinlauftendenz
- Hinzuziehen einer professionellen Ernährungsberatung

Übergewicht

Ursachen

- Primäres Übergewicht durch Lebensstil mit genetischen Faktoren
- Sekundäres Übergewicht durch Grunderkrankungen, z. B. Cushing-Syndrom, Hypothyreose

Übergewicht
Beim Erwachsenen BMI 25–29,9 kg/m^2, beim Kind zwischen der 90.–97. Perzentile (➤ 1.1.7).

Symptome

Erhöhtes Gewicht, erhöhter Bauchumfang

Komplikationen

Diabetes mellitus Typ 2, Schlafapnoe-Syndrom, arterielle Hypertonie, koronare Herzkrankheit, Kniegelenkarthrose, Gicht

Behandlung

Ernährungstherapie mit einem Kaloriendefizit von ca. 500 kcal, Bewegungstherapie, Verhaltenstherapie

Pflege

- Ernährungstherapie, z. B. Reduktion der Fett- und Kohlenhydratzufuhr, ausreichende Flüssigkeitszufuhr
- Bewegungsförderung mindestens 2,5 h/Woche
- Veränderung des Verhaltens zu einem flexibel kontrollierten Essverhalten
- Berücksichtigung der psychischen Situation
- Motivation zur Gewichtsstabilisierung

Anämie

Ursachen

Anämie
„Blutarmut" mit vermindertem Hämoglobin im Blut bei gleichem Blutvolumen.

- Eisenmangel und Eisenmangelanämie
- Chronische Erkrankungen, z. B. Infektionen oder Tumoren
- Renale Anämie durch reduzierte Blutbildung
- Anämien durch Schädigung des Knochenmarks
- Hämolytische Anämien durch übermäßigen Erythrozytenabbau

Symptome

Haut- und Schleimhautblässe, Müdigkeit, Tachykardie, Hypotonie, Belastungsdyspnoe, Schwindel

Komplikationen

Sauerstoffmangel der Organe, Angina Pectoris, Sturz- und Dekubitusgefahr

Behandlung

Je nach Schweregrad und Ursache:
- Medikamentöse Substitution von Spurenelementen und Vitaminen
- Transfusionstherapie mit Erythrozytenkonzentraten
- Ursachenbeseitigung, u. a. Blutung beheben
- Anregung der Erythrozytenbildung durch s. c.-Injektion von Erythropoetin

Pflege

- Vitalzeichenkontrolle mit Beobachtung auf Müdigkeit und Schwäche
- Kompensation eines Selbstversorgungsdefizits mit Ruhepausen
- Pflege bei Atemnot
- Wärmende Kleidung und Decken bei Frieren
- Risikogruppen zur Prävention erkennen, z. B. Schwangere, Vegetarier und Veganer, Frühgeborene, Pflegeempfänger mit Magenerkrankungen oder hohem Blutverlust

KERNAUSSAGE

Eine Über- oder Unterversorgung des menschlichen Körpers hat negative Auswirkungen auf die Gesundheit. Pflegefachpersonen informieren ihre Pflegeempfänger zu einer gesunden Ernährungsweise und weisen auf mögliche Langzeitfolgen und Erkrankungen eines ungünstigen Ernährungsstils hin.

2.1.13 Pflege bei Hals-, Nasen- und Ohrenerkrankungen

Pflegephänomene/Hauptbeschwerden/Leitbefunde

- **Schmerzen** im Hals können das Schlucken beeinträchtigen, Ohrenschmerzen beeinträchtigen z. B. den Schlaf
- **Tinnitus** als Wahrnehmung von Ohrgeräuschen ohne äußere Schallquelle, z. B. bei Infekten, zum Teil mit hohem Leidensdruck
- **Schwindel** als subjektive Störung der Orientierung mit Wahrnehmung von Scheinbewegungen, z. B. bei Migräne, Intoxikation, Morbus Menière
- **Schwerhörigkeit** als Einschränkung des Hörens

HNO
Hals-**N**asen-**O**hren-Heilkunde: Teilgebiet der Medizin, Gegenstandbereich sind Erkrankungen der oberen Luftwege, der Nase und des Gehörs (➤ Abb. 2.14) (Gürkov & Schädle 2021).

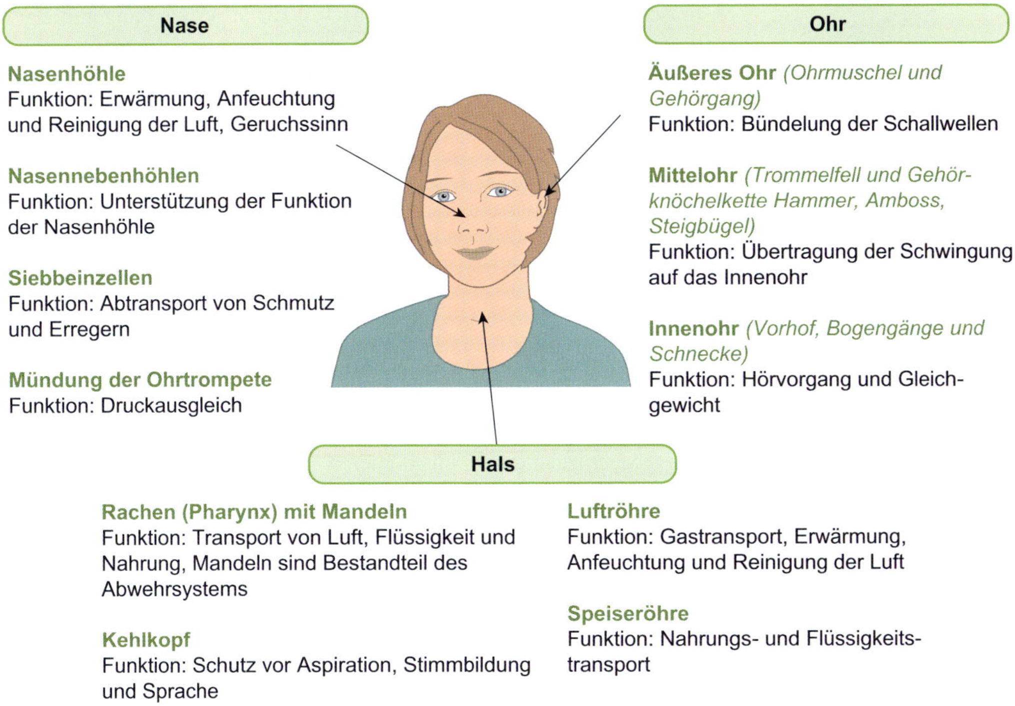

Abb. 2.14 Aufbau und Funktion von Hals, Nase und Ohren [P554/L138]

Häufige diagnostische Maßnahmen

- HNO-ärztliche Untersuchung mit Untersuchung von Nase, Ohren, Kehlkopf, Mundhöhle, Rachen
- Hörtests mit Stimmgabelprüfung, Audiometrie

Pflege bei Schwindel

- Anamnese bzgl. Dauer, Richtung, Auslöser, Begleitbeschwerden
- Teilursachen beheben
- Sturzprophylaxe (➤ 1.1.10)
- Flüssigkeitszufuhr (➤ 1.1.7)
- Unterstützung bei der Mobilisation (➤ 1.1.10)

Pflege bei Schwerhörigkeit

- Risikogruppen identifizieren, wie Kleinkinder mit gestörter Sprachentwicklung oder ältere Menschen, die häufiger nachfragen, Radio oder Fernsehen sehr laut stellen *(Altersschwerhörigkeit, Presbyakusis)*
- Einschätzung der Schwerhörigkeit nach WHO in geringgradig, mittelgradig oder an Taubheit grenzend
- Nutzung von Hörgeräten
- Kommunikation anpassen, z. B. frontal, laut und deutlich sprechen, Alltagshilfen nutzen, z. B. Block und Stift, Beleuchtung, ggf. Gebärdensprachendolmetscher hinzuziehen
- Geduld und Zeit aufwenden
- Prävention durch Kinder-Vorsorgeuntersuchungen, Gehörschutz bei der Arbeit, Lärm vermeiden

Perioperative Pflege bei Tonsillektomie

Tonsillektomie
Operative Entfernung der Gaumenmandeln.

- Regelmäßige Inspektion der Mundhöhle auf Zeichen der Nachblutung
- Oberkörper leicht erhöht positionieren
- Coldpack im Nacken
- Langsamer Kostaufbau mit vorheriger Schmerzmittelgabe, kein Alkohol, kein Nikotin
- Nicht heiß duschen
- Mund mehrmals ausspülen und nicht gurgeln, vorsichtige Zahnpflege mit mentholfreier Zahnpasta
- Beratungsaspekte sind u. a. Hals innen und außen kühlen, keine körperliche Anstrengung, keine Wärmeeinwirkung, keine rauen oder harten Lebensmittel essen

Pflege bei Tracheostoma

Folgen und Komplikationen

Tracheostoma
Künstlich geschaffene Öffnung zur Luftröhre, z. B. bei Beatmung, Verlegung der Atemwege.

- Eindickung der Atemwegssekrete durch fehlende Funktion der Nase
- Hautmazeration durch zu Beginn vermehrte Sekretbildung
- Erschwertes Husten und Bauchpresse durch Verlust der Stimmritze als Druck- und Pressventil
- Fehlende Sprechfähigkeit, daher Notwendigkeit unterstützter Kommunikation, z. B. mit nicht elektronischen und elektronischen Hilfsmitteln (➤ 1.2.3)
- Erschwerter Schluckakt

Tracheostomapflege und Trachealkanülenwechsel

- Ziel ist die Vermeidung von Druckschäden, Mazerationen und Infektionen
- Korrekte Auswahl des Materials und Zubehörs
- Trachealkanülenwechsel nach Arztanordnung, Innenkanülen mehrmals täglich entnehmen und reinigen
- Verwendung von Sprechventilen nach ärztlicher Anordnung
- Patientenedukation, u. a. endotracheales Absaugen, Umgang mit Geräten und Hilfsmitteln, Kontakt zu Selbsthilfegruppen, Sozialdienst, Logopäden

Akute Mittelohrentzündung

Symptome

Stechende, pulsierende Ohrenschmerzen, Hörminderung, z. T. Fieber, evtl. Gleichgewichtsstörungen

Akute Mittelohrentzündung
Akute Entzündung der Mittelohrschleimhaut durch aufsteigende, meist virale Erreger.

Komplikationen

- Mastoiditis *(Entzündung des Warzenfortsatzes)*, sichtbar an geröteter, druckschmerzhafter Schwellung hinter dem Ohr
- Labyrinthitis *(Entzündung des Gleichgewichtsorgans)*
- Meningitis, Fazialisparese, Abszesse und Sinusthrombosen

Behandlung

Bettruhe, abschwellende Nasentropfen, Schmerzmittel, Antibiotika bei schweren Verläufen

Pflege

- Milde Wärme
- Zwiebelkompressen
- Medikamentöse Gabe von abschwellendem Nasenspray

Kehlkopfkarzinom

Kehlkopfkarzinom
Bösartiger Tumor der Kehlkopfschleimhaut, zumeist durch Rauchen und Alkohol verursacht.

Symptome

Je nach Lokalisation und Größe Heiserkeit, Schluckbeschwerden, Dyspnoe, Stridor

Komplikationen

Fortschreiten und Metastasierung

Behandlung

- I. d. R. operative Entfernung des Tumors bis hin zur vollständigen Kehlkopfentfernung (Laryngektomie)
- Strahlen- und Chemotherapie
- Stimmrehabilitation mit Anlage einer Stimmprothese mit Ventilmechanismus, Ösophagusersatzstimme, elektronische Sprechhilfe

Präoperative Pflege

- Information zu Formen der Stimmrehabilitation
- Kontakt zu Logopäden herstellen
- Hilfsmittel erklären
- Absprache der postoperativen Kommunikationsform

Postoperative Pflege

- Überwachung der Atmung, bei Atemnot endotracheal absaugen, ggf. Trachealkanülenwechsel
- Aseptischer Verbandswechsel, nach 2–4 Wochen Reinigung mit Wasser, tägliche Reinigung der Stimmprothese
- Sicherstellung der enteralen Sondenernährung für ca. 10 Tage und Mundpflege, langsamer Kostaufbau; Riechen, Schlürfen und kühl Pusten sind nicht mehr möglich
- Schutz des Tracheostomas vor Eindringen von Wasser, Nassrasur statt Trockenrasur, weil Haare eingeatmet werden können
- Nasenpflege, weil Schnäuzen nicht möglich

Beratung

- Austausch mit Betroffenen
- Anschlussheilbehandlung und berufliche Perspektive
- Vorbereitung auf Alltagsaktivitäten, z. B. Beantragung eines Notfallausweises, Umgang mit Erkältungen
- Nikotin- und Alkoholentwöhnung

KERNAUSSAGE

Eine eingeschränkte Sinneswahrnehmung beeinflusst die Lebensqualität der Pflegeempfänger.

2.1.14 Pflege bei Augenerkrankungen

Pflegephänomene/Hauptbeschwerden/Leitbefunde

- **Beeinträchtigtes Sehen,** u. a. Reduktion der Sehschärfe, Einschränkung des Gesichtsfelds, anteiliger bis vollständiger Verlust des Sehvermögens, eine akute Sehminderung ist ein augenärztlicher Notfall, u. a. Gefahr der Netzhautablösung → Anzeichen sind Lichtblitze, fliegende Punkte oder ein „C" sehen
- **Beeinträchtigte Alltagsgestaltung,** z. B. Einschränkungen der Arbeit oder Lebensaktivitäten durch Sehminderung, ggf. mit Störung der Orientierung
- **Augentrockenheit** infolge reduzierter Menge oder Zusammensetzung der Tränenflüssigkeit, z. B. bei Kontaktlinsenträgern, Exposition von Sonnenlicht, starkem Wind, Rauchen, Luftverschmutzung
- **Risiko einer Hornhautverletzung,** z. B. infolge entzündlicher Läsionen

Ophthalmologie
(Augenheilkunde) Teilgebiet der Medizin, Gegenstandsbereich ist die Behandlung von Augenerkrankungen (➤ Abb. 2.15) (Mehne & Wächter-Thierling 2021).

Häufige diagnostische Maßnahmen

- Augenärztliche Untersuchungen, u. a. mit Sehschärfenprüfung, Spaltlampen- und Augenhintergrunduntersuchung, Augeninnendruckmessung, Gesichtsfelduntersuchung, Farbsehprüfung
- Bildgebende Verfahren, z. B. Sonografie, Fluoreszenzangiografie, optische Kohärenztomografie

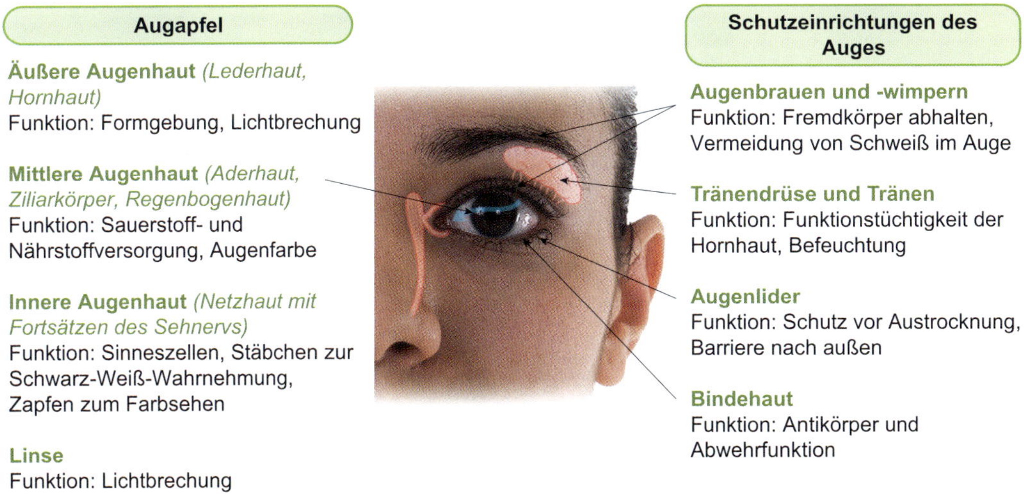

Abb. 2.15 Aufbau und Funktion des Auges [E402-005]

Präventive und kurative Pflegemaßnahmen

- Prävention von Entzündungen und Beeinträchtigungen des Sehens, u. a. durch Hygiene, Hände waschen, Reinigung von Kontaktlinsen, keine reizenden Kosmetika, starke Sonnenexposition und Wind meiden, nicht rauchen, Nahrung mit grünen Blattsalaten und Gemüse
- Anlage von Augenverbänden zum Schutz und zur Beruhigung des Auges, z. B. Uhrglasverband, Augenverband mit Siebklappe
- Gabe von Augentropfen/-salben, u. a. patientenbezogene Verwendung, Tropfen und Salben in den Bindehautsack geben, ca. 10 Min. Abstand zwischen mehreren Medikamenten, im Anschluss an Applikation in alle Richtungen blicken und Augen schließen lassen
- Einsetzen und Herausnehmen von Augenprothesen
- Pflegeinterventionen bei Katarakt und Glaukom (➢ Tab. 2.13)

Altersabhängige Makuladegeneration (AMD)

Ursachen

Multifaktoriell, z. B. Veranlagung, Rauchen, Alter

AMD
Altersabhängige **M**akula**d**egeneration: fortschreitende Schädigung der Netzhaut im Makulabereich, Unterscheidung in trockene oder feuchte Makuladegeneration.

Symptome

Abnahme der Sehschärfe und Verzerrungen, z. B. beim Lesen

Komplikationen

Ausfälle im zentralen Gesichtsfeld

Tab. 2.13 Gegenüberstellung von Katarakt und Glaukom

	Katarakt	Glaukom
Definition	Grauer Star, Trübung der Augenlinse	Grüner Star, fortschreitende, irreversible Schädigung des Sehnervs bis zur Erblindung
Ursache	Angeboren, durch Verletzungen oder altersbedingt; Risikofaktoren sind z. B. Rauchen, Adipositas, übermäßiges Sonnenlicht	Angeboren, erworben, u. a. durch erhöhten Augeninnendruck
Symptome	Zunehmende Lichtempfindlichkeit, verminderte Sehschärfe mit trübem, grauem Schleier	Schleichend, ggf. mit Verschwommensehen Akutes Glaukom als Notfall: starke Augen- oder Kopfschmerzen, Schwindel, Erbrechen
Behandlung	Kataraktoperation	Operation und Medikamente

Behandlung

- Trockene AMD: Einnahme von Ergänzungspräparaten
- Feuchte AMD: Injektion von Antikörpern zur Vermeidung der Neubildung krankhafter Gefäße

Pflege

- Hilfsmittel zum Lesen anbieten, für gute Lichtverhältnisse sorgen
- Unterstützung bei der Bewältigung und der Durchführung der Alltagsaktivitäten

KERNAUSSAGE

Eine eingeschränkte Sehfähigkeit hat Einfluss auf viele Lebensaktivitäten und geht mit dem Verlust von Sicherheit einher. Mit der Gefahr zu erblinden sind große Ängste verknüpft.

2.1.15 Pflege bei psychischen Erkrankungen

Die Entstehung psychischer Erkrankungen lässt sich anhand des Vulnerabilitäts-Stress-Modells erklären (➤ Abb. 2.16) (Calia & Gold 2021). *Bewusstsein, Verhalten, Affektivität und Schlaf (➤ 1.1.11)*

Psychiatrie
Teilgebiet der Medizin, Gegenstandsbereich ist die Behandlung von geistigen und psychischen Störungen.

Pflegephänomene/Hauptbeschwerden/Leitbefunde

- **Beeinträchtigte Gedächtnisleistung** mit einer veränderten Wahrnehmung wie Halluzinationen, z. B. bei Schizophrenie
- **Störungen des Affekts** mit labiler emotionaler Impulskontrolle, z. B. bei Manie
- **Situationsbedingt oder chronisch geringes Selbstwertgefühl,** z. B. bei Depression

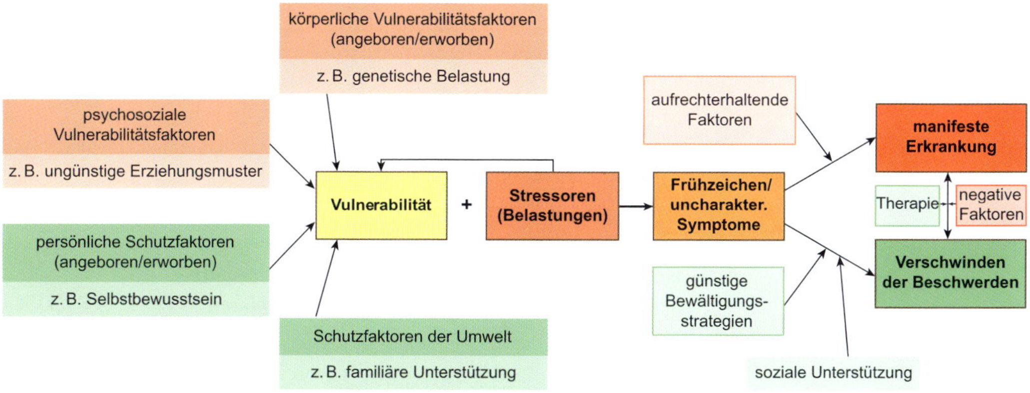

Abb. 2.16 Vulnerabilitäts-Stress-Modell zur Entstehung psychischer Erkrankungen [L255]

- **Denkstörungen** werden unterschieden in formale, z. B. Veränderung des Denktempos oder Gedankenabreißen, oder inhaltliche Denkstörungen, z. B. bei einem Wahn
- **Akute oder chronische Verwirrtheit** mit einer Störung der Orientierung, z. B. bei Demenz (➢ 3.1.3)
- **Gestörtes Körperbild,** z. B. bei einer Essstörung
- **Posttraumatisches Syndrom,** z. B. nach Gewalteinwirkung
- **Beeinträchtigte soziale Interaktion,** z. B. bei einer Abhängigkeitserkrankung
- **Angst,** z. B. bei einer Angststörung
- **Substanzentzug-Syndrom** als schwere Folgeerscheinung nach plötzlichem Absetzen einer abhängigkeitserzeugenden Substanz
- Risiko einer gegen andere Personen oder sich selbst gerichteten **Gewalttätigkeit,** z. B. bei einer Psychose (➢ 2.1.3)
- **Selbstverstümmelung,** z. B. bei einer Borderline-Erkrankung
- **Risiko eines Suizids,** z. B. bei subjektiv allmächtig empfundener Aussichtslosigkeit

Häufige diagnostische Maßnahmen

- Erhebung des psychopathologischen Befunds mit Bewusstsein, Orientierung, Gedächtnis, Denken, Wahrnehmung, Affektivität, Antrieb, Konzentration, Ich-Erleben, Psychomotorik
- Neuropsychologische Tests
- Labor- und apparative Verfahren zum Ausschluss neurologischer und körperlicher Ursachen

Therapieformen

Therapieformen sind Konzepte und Ansätze zur Behandlung von Krankheitsbildern (➢ Tab. 2.14).

Beziehungsgestaltung

- Benötigt Einfühlungsvermögen, Empathie und Vertrauen
- Offene, wertschätzende, aktiv zuhörende und aufmerksame Gesprächsführung
- Pflegesystem mit Bezugspflege/Primary Nursing zur Schaffung von Vertrauen (➢ 4.1.1)
- Ausgewogenes Verhältnis zwischen Nähe und Distanz
- Umgang mit Misstrauen, Ablehnung und Konflikten

Tab. 2.14 Therapieformen

Therapie		Erläuterung
Psychotherapie	Tiefenpsychologische Therapie	Aufdecken unbewusster Wünsche und Konflikte in der klassischen Psychotherapie oder tiefenpsychologisch fundierten Therapie
	Verhaltenstherapie	Problemorientierter und störungsspezifischer Ansatz durch operante Konditionierung, Expositionsverfahren, kognitive Verhaltenstherapie, Übungsprogramme
	Systemische Therapie	Ansatz unter Berücksichtigung des Umfelds durch Familien-, Einzel- oder Gruppentherapie
Psychosoziale Therapie		Verbesserung der sozialen Situation durch Psychoedukation, sozialpädagogische Beratung, Training sozialer Fertigkeiten, Ergotherapie, künstlerische Therapie, Sport- und Bewegungstherapie, spezielle Wohnangebote
Psychopharmaka	Antidepressiva	Aufhellen depressiver Verstimmung, zudem z. T. antriebsmindernd oder -steigernd
	Stimmungsstabilisatoren	Reduktion der Häufigkeit depressiver und manischer Phasen
	Neuroleptika	Antipsychotische Wirkung, zudem z. T. antriebsmindernd und erregungsdämpfend
	Anxiolytika	Angstlösend, z. T. beruhigend, schlaffördernd, antiepileptisch, muskelentspannend
	Psychostimulanzien	Verbesserung der Aufmerksamkeit und Konzentration
Nichtmedikamentöse somatische Therapien	Lichttherapie	Täglich mehrstündige Lichtexposition mit einer speziellen Tageslichtlampe, z. B. bei Depression
	Schlafentzugstherapie	Partieller oder kompletter Schlafentzug, z. B. bei Depression
	Elektrokrampftherapie	Auslösung epileptischer Anfälle, z. B. bei Depression oder Schizophrenie
	Transkranielle Magnetstimulationstherapie	Stimulation bestimmter Hirnareale, z. B. bei Depression

Tagesstrukturierung, Ordnung und Hygiene

- Sicherheit durch wiederkehrende Termine und Aufgaben sowie feste Zeiten
- Angebote zu Maßnahmen der Freizeitbeschäftigung mit Orientierung an Interessen und Hobbys
- Gewohnheiten zu Ordnung und Hygiene berücksichtigen, zugleich auf Notwendigkeit eines Mindestmaßes in sozialen Gemeinschaften zu achten
- Durchführung lebenspraktischer Trainings zur Heranführung an das Alltagsleben

Unterstützung bei der Bewältigung

- Informationen zu Frühwarnzeichen, z. T. Erstellung eines Notfallplans, Therapieangebote, Medikation, gesunde Lebensführung
- Durchführung von Gruppen- und Einzelangeboten zur Psychoedukation
- Entlassungsvorbereitung mit Belastungserprobungen
- Angehörigenarbeit, u. a. Unterstützungsleistungen, Informationsquelle, Bewältigung

Sicherheit

- Einschätzung der Gefahr einer Eigen- oder Fremdgefährdung
- Ggf. Durchsicht des Patienteneigentums zur Identifikation von (potenziell) gefährlichen Gegenständen und Suchtmitteln
- Ggf. Überwachung durch Sichtkontrollen oder 1:1-Überwachung
- Maßnahmen zur Sicherheit bei akuter Gefährdung gewährleisten, z. B. Fixierung, Isolation, Zwangsmedikation

Pflege bei Abhängigkeit

- Unterscheidung in stoffgebundene und nicht stoffgebundene Abhängigkeiten
- Merkmale einer Abhängigkeit: Craving als unwiderstehliches Verlangen nach Suchtmittel, Kontrollverlust, Toleranzentwicklung, Entzugsbeschwerden, Vernachlässigung von Aufgaben, andauernder Konsum trotz negativer gesundheitlicher und sozialer Folgen
- Behandlung erfolgt in Phasen (➤ Tab. 2.15)

Suizidalität

- Risikofaktoren: Lebenskrisen, Liebeskummer, finanzielle Probleme, schwere körperliche oder psychische Erkrankung, Trigger in Literatur oder Fernsehen
- Anzeichen: Verzweiflung, Aussichtslosigkeit, Aussagen über Suizid, Gefühl von Wertlosigkeit, fehlende Zukunftspläne, trügerische Ruhe
- Präsuizidales Syndrom: Einengung des Denkens, Aggressionsumkehr nach innen, Suizidfantasien

Behandlung

- Jede Suizidäußerung ernst nehmen und psychiatrisch abklären, suizidale Tendenzen beobachten und im Team besprechen

Tab. 2.15 Behandlungsphasen einer Abhängigkeitserkrankung

Phase	Beschreibung
Motivationsphase	Eigen- oder Fremdmotivation als Initiative, vorurteilsfreier und empathischer Beziehungsaufbau
Entgiftungs- und Entzugsphase	Zumeist stationäre Behandlung unterstützt durch Medikamentengabe, regelmäßige Sichtkontrollen, Vitalzeichenkontrolle, Linderungsmaßnahmen wie entspannende Bäder oder beruhigende Tees
Entwöhnungsphase	Überwindung der psychischen Abhängigkeit, ggf. mit Substitution des Stoffs, Motivation, Vermeidung eines Rückfalls
Nachsorgephase	Jahre- bis lebenslange Nachsorge, Rückfälle akzeptieren und neue Motivation schöpfen

- Therapie in der Akutphase ggf. mit Beruhigungsmitteln, Behandlung auf einer geschlossenen Station
- Begleitung bei der psychotherapeutischen Therapie zum Abbau ungünstiger Denkweisen
- Gesprächsführung ist empathisch, offen, ermunternd, den Kontakt zu suchen
- Nachbesprechung eines Suizids oder Suizidversuchs, u. a. zu Schuldgefühlen, Suizidkonferenzen

ADHS

Ursachen

Multifaktorielle Ursachen mit genetischen Faktoren und Umweltfaktoren wie Rauchen in der Schwangerschaft

ADHS
Aufmerksamkeits**d**efizit-**H**yperaktivitäts**s**yndrom (DGKJP 2018) mit Störung der Konzentration, Aufmerksamkeit, Impulskontrolle und Hyperaktivität.

Komplikationen

Verhaltensprobleme, soziale und schulische Probleme können zu Ausgrenzung, Konflikten, Selbsttherapie mit Suchtmitteln oder risikoreichem Verhalten führen

Behandlung

- Nichtmedikamentöse Behandlung mit Psychoedukation, Beziehungsgestaltung mit klaren Regeln, Verbesserung der Tagesstruktur, Verhaltenstherapie, Sport und Bewegung
- Medikamentöse Therapie, z. B. mit Psychostimulanzien

Pflege

- Beziehungsaufbau mit Lob und positiver Verstärkung
- Erlernen von Strategien bei eskalierendem Verhalten
- Information und Beratung der Eltern, z. B. Umgang mit Schuldgefühlen, Auszeiten gönnen
- Tagesstrukturierung, z. B. klare Aufgaben, Vermeidung von Reizüberflutung
- Kommunikation, z. B. Ich-Botschaften, klare Kommunikation, ruhige und klare Ansprache

Depression

Depression
Krankhaft niedergedrückte Stimmung multifaktorieller Ursachen, z. B. körperliche und psychosoziale Faktoren, aktuelle Belastungen (DGPPN 2015).

Symptome

Gedrückte Stimmung, Freudlosigkeit, Leere, Antriebs- und Denkhemmung, körperliche Beschwerden, z. B. Schlafstörungen

Komplikationen

Suizid, Abhängigkeit als Versuch der Selbsttherapie

Behandlung

Psychotherapie, medikamentöse Therapie mit Antidepressiva, Licht-, Schlafentzugs-, Bewegungstherapie, transkranielle Magnetstimulationstherapie, Elektrokrampftherapie

Pflege

- Beziehungsgestaltung, z. B. Geduld, Einfühlungsvermögen, keinen Druck aufbauen, Gefühl der Ausweglosigkeit akzeptieren, keine Floskeln wie „Das wird schon wieder"
- Entlastung in der Akutphase, z. B. Entscheidungen abnehmen, Rückzugsmöglichkeit anbieten
- Zunehmende Aktivierung mit Verantwortungsübergabe, u. a. zur Steigerung des Selbstvertrauens
- Tagesstrukturierung, z. B. Nahrungsaufnahme, Körperpflege, Freizeitgestaltung
- Pflege bei Suizidalität sowie Rezidivprophylaxe

Essstörungen

Ursachen

Essstörung
Gruppe von Erkrankungen mit abnormalem Essverhalten und einem gestörten Körperbild, z. B. Magersucht (Anorexia nervosa) oder Ess-Brech-Sucht (Bulimia nervosa) (DGPM 2020).

Multifaktorielle Ursachen, z. B. Persönlichkeitsstruktur, gesellschaftliche Faktoren

Symptome

- Magersucht: subjektives Gefühl, zu dick zu sein, erniedrigter BMI, eingeschränkte Nahrungszufuhr, Einnahme von Abführmitteln, übertriebener Sport
- Ess-Brech-Sucht: Essanfälle mit Maßnahmen zum Verlust von Kalorien, z. B. Erbrechen, Gewicht zumeist im Normalbereich

Komplikationen

- Rezidivierendes Erbrechen führt u. a. zu Schädigung des Zahnschmelzes, Elektrolytstörung mit der Gefahr von Herzrhythmus- und Nierenfunktionsstörungen
- Körperliche Entwicklungsstörung, erhöhtes Sterblichkeitsrisiko

Behandlung

Ernährungs- und Psychotherapie

Pflege

- Beziehungsgestaltung, z. B. wertungsfrei, empathisch, Einbezug von Angehörigen
- Gewichtsmessung, Vorsicht vor Messfehlern durch z. B. erhöhte Wassereinnahme vor dem Wiegen
- Mitwirkung bei der Ernährungstherapie, z. B. Pflege bei Magensonde, gemeinsame Nahrungszubereitung, Anwesenheit bei Nahrungsaufnahme
- Umgang mit Regelbrüchen, z. B. nicht moralisieren, Lösungen im Team besprechen
- Unterstützung bei der Rollenfindung und der Annäherung an das eigene Körperbild

Schizophrenie

Ursachen

Multifaktorielle Ursachen mit Störungen im Dopamin- und Glutamathaushalt

Schizophrenie
Psychische Störung des Ich-Erlebens, Denkens, Wahrnehmens und der Affektivität (DGPPN 2019).

Symptome

Denkstörungen, z. B. zerfahrenes Denken oder Gedankenentzug, (akustische) Halluzinationen, Störung des Ich-Erlebens, ambivalente Affektivität, reduzierte Belastbarkeit, Konzentrationsstörungen

Komplikationen

Katalepsie als stunden- bis zu tagelangem Verharren in einer Stellung, perniziöse Katatonie mit Fieber, Tachykardie, Hypertonie, Bewegungslosigkeit oder -sturm

Behandlung

- Medikamentöse Behandlung, z. B. mit Neuroleptika
- Nicht medikamentöse Behandlung, z. B. Verhaltenstherapie, psychosoziale Therapie

Pflege

- Kommunikation, z. B. klar, gut verständlich, geduldig, empathisch, frei von Ironie oder Zweideutigkeit, nicht flüstern
- Einhaltung von Absprachen und Regeln → Sicherheit vermitteln, Vertrauen aufbauen

- Umgang mit Wahnideen, z. B. nicht ausreden, ernst nehmen, Ablenkung, Unterstützung beim Abbau von Ängsten
- Balance zwischen Rückzug und Aktivierung
- Beratung, z. B. Früherkennung eines Rückfalls, Etablierung eines Notfallplans

2

KERNAUSSAGE

Die Pflege bei psychischen Erkrankungen setzt eine positive Beziehungsgestaltung voraus. Diese beginnt bei der Haltung der Pflegefachpersonen. Pflegende treten Menschen mit psychischen Erkrankungen vorurteilsfrei, verständnisvoll, geduldig und empathisch gegenüber.

2.1.16 Pflege bei nephrologischen Erkrankungen

Ausscheidung (➤ 1.1.8)

Pflegephänomene/Hauptbeschwerden/Leitbefunde

Nephrologie
Teilgebiet der Medizin, Gegenstandsbereich sind Nierenerkrankungen und die Nierenersatztherapie (➤ Abb. 2.17) (Müller & Schmal 2021).

- **Schmerzen,** z. B. brennende Schmerzen beim Wasserlassen bei Harnblasenentzündung
- **Beeinträchtigte Harnausscheidung,** z. B. abnormaler Harndrang, Schmerzen beim Wasserlassen, Veränderung der Urinmenge mit Polyurie, Oligurie und Anurie; eine Anurie ist ein medizinischer Notfall; Veränderung der Urinzusammensetzung, z. B. Leukozyturie, Hämaturie, Bakteriurie

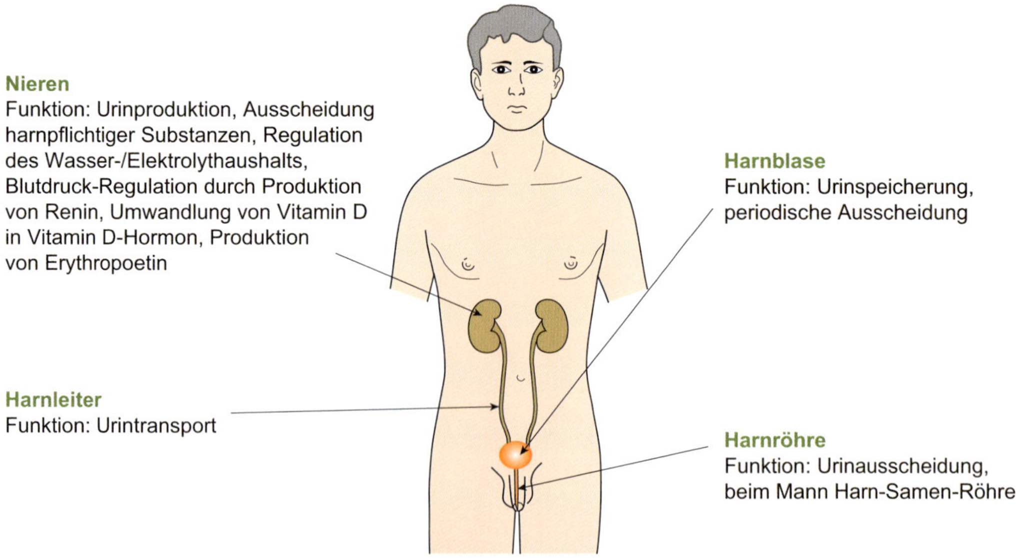

Abb. 2.17 Aufbau und Funktion des Harnsystems [L143]

- **Harninkontinenz** (➤ 1.1.8)
- **Risiko eines unausgeglichenen Elektrolythaushalts,** wie Hypo- und Hyperkaliämie
- **Risiko eines unausgeglichenen Säure-Basen-Haushaltes** mit Azidose (Blut-pH < 7,37) und Alkalose (Blut-pH > 7,45) angezeigt durch Atembeschwerden und Bewusstseinsstörungen
- **Risiko eines unausgeglichenen Flüssigkeitsvolumens** mit defizitärem oder übermäßigem Flüssigkeitsvolumen (➤ Tab. 2.16)

Häufige diagnostische Maßnahmen

- Urinuntersuchung, z. B. mit Urin-Streifenschnelltest, Urinsediment, Urinkultur
- Blutuntersuchungen, z. B. Kreatinin, Cystatin C und Harnstoff
- Bildgebende Verfahren, z. B. CT und MRT zur Stein- und Tumordiagnostik, Ausscheidungsurografie zur Darstellung der ableitenden Harnwege
- Urodynamische Untersuchungen, z. B. Uroflowmetrie, Zystomanometrie
- Endoskopien und Biopsien mit Urethrozystoskopie zur Darstellung von Harnblase und -röhre sowie Ureterorenoskopie zur Darstellung von Harnleiter und Nierenbecken
- Perkutane Nierenbiopsie → 12–24 Std. Bettruhe, zu Beginn Sandsack auf Punktionsstelle, Beobachtung der Vitalwerte, Schmerzen, Urin bezüglich Menge und Blutbeimengung, reichlich trinken, 2 Wochen keine körperliche Anstrengung

Tab. 2.16 Risiko eines unausgeglichenen Flüssigkeitsvolumens

	Defizitäres Flüssigkeitsvolumen	Übermäßiges Flüssigkeitsvolumen
Definition	Verminderung der intravaskulären, interstitiellen, intrazellulären Flüssigkeit *(Dehydratation)*	Überschüssige Flüssigkeitszufuhr, Retention von Wasser *(Hyperhydratation)*
Ursachen	Reduzierte Flüssigkeitszufuhr oder erhöhter Flüssigkeitsverlust	Herzinsuffizienz, Nierenerkrankungen, Leberzirrhose, Eiweißmangel
Symptome	Durst, Schwäche, trockene Schleimhäute, stehende Hautfalten, reduzierte Urinausscheidung, Herzfrequenz ↑, Blutdruck ↓, Obstipation, ggf. Verwirrtheit	Gewichtszunahme, Ödeme, Zunahme des Leibesumfangs bei Aszites, Dyspnoe bei Lungenödem oder Pleuraerguss
Behandlung und Pflege	Berücksichtigung dehydratationsgefährdeter Gruppen, Dehydratationsprophylaxe, Rehydratation	Ursachenbeseitigung, Kompressionstherapie, Extremitäten hoch positionieren, salzarme Ernährung, Flüssigkeitsbeschränkung, ggf. medikamentöse Therapie, z. B. mit Diuretika

Dehydratationsprophylaxe

Dehydratationsprophylaxe

- Identifikation gefährdeter Personengruppen:
  - Säuglinge und Kleinkinder infolge des hohen Flüssigkeitsumsatzes, z. B. bei Magen-Darm-Erkrankungen
  - Ältere Menschen, z. B. bei Pflegebedürftigkeit, Mangelernährung, Bewegungseinschränkung, Demenz, heißen Außentemperaturen, vermindertes Durstgefühl
- Information an Pflegeempfänger und Angehörige zum Dehydratationsrisiko
- Umgebungsbedingungen verbessern, z. B. Hitze meiden
- Flüssigkeitszufuhr erhöhen, z. B. durch Lieblingsgetränke, Hilfsmittel anbieten, regelmäßige Motivation (➤ 1.1.7)
- Einfuhrkontrolle führen
- Symptome der Dehydratation erkennen (➤ Tab. 2.16)

Zystitisprophylaxe

Zystitisprophylaxe

- Identifikation gefährdeter Personengruppen:
  - Mädchen und Frauen aufgrund der kurzen Harnröhre
  - Pflegeempfänger mit transurethralem Blasenkatheter
  - Pflegempfänger mit einer Abwehrschwäche
- Flüssigkeitszufuhr ↑
- Normalen Miktionsrhythmus anstreben und Miktion nicht aufschieben
- Hygiene, z. B. Intimpflege mit Wischrichtung von vorne nach hinten, Verwendung pH-saurer Waschlotionen
- Hygienisches Arbeiten im Umgang mit transurethralem Katheter
- Waschen des Intimbereichs vor und nach Geschlechtsverkehr, anschließend Wasser lassen
- Unterkühlung vermeiden, nasse Badewäsche rasch wechseln, Cranberry-Produkte verzehren
- Symptome einer Pyelonephritis bei Säuglingen erkennen: Nahrungsverweigerung, Gewichtsverlust, Erbrechen, Durchfall, blassgraue Hautfarbe, Fieber
- Symptome einer Zystitis und sonstigen Harnwegsinfektion bei älteren Kindern, Jugendlichen und Erwachsenen erkennen:
  - Urethritis: Jucken, Brennen, Schmerzen, Rötung, Dysurie
  - Zystitis: Pollakisurie, Dysurie, Druckschmerz in der Blasenregion
  - Akute Pyelonephritis: Fieber, Schüttelfrost, Allgemeinzustand ↓, Rücken-, Flankenschmerz
  - Chronische Pyelonephritis: Mattigkeit, Appetitlosigkeit, Kopf- und Rückenschmerzen, Hypertonie

Nierenersatztherapie

Die Nierenersatztherapie ist eine Therapie zum Ersatz der Nierenfunktion, dazu zählen die extrakorporale und intrakorporale Nierenersatztherapie (➤ Tab. 2.17) sowie die Nierentransplantation.

Tab. 2.17 Extrakorporale und intrakorporale Nierenersatztherapie

	Extrakorporale Nierenersatztherapie	Intrakorporale Nierenersatztherapie
Formen	Hämodialyse („Blutwäsche" im Dialysegerät)	Peritonealdialyse (Peritoneum dient als semipermeable Membran)
Besonderheiten	• Ca. dreimal wöchentlich für 4–5 Stunden • Erforderlicher Zugang ist ein Dialyseshunt	• Täglich mehrere Stunden • Erforderlicher Zugang ist ein Peritonealdialysekatheter
Komplikationen	Shuntkomplikationen, z. B. Stenose, Thrombose, Infektion, Blutungsgefahr, Elektrolytstörungen, Herzkomplikationen, Blutdruckschwankungen, ZNS-Störungen, Risiko eines unausgeglichenen Flüssigkeitshaushalts	Infektionen bis zur Peritonitis, Katheterleckagen, Hernien, Stoffwechselstörungen bei Diabetes mellitus (Dialysat enthält Glukose), Risiko eines unausgeglichenen Flüssigkeitshaushalts

Allgemeine Maßnahmen

- Blutdruckkontrolle
- Infektionsprophylaxe, z. B. Hygienemaßnahmen, Beobachtung auf Infektionszeichen
- Ernährung: angepasste Energiezufuhr, eiweißreiche Kost, Phosphat- und Natriumzufuhr begrenzen
- Flüssigkeitszufuhr: individuelle Anpassung, bei Hämodialyse Richtwert pro Tag 500–1.000 ml + Harnvolumen, bei Peritonealdialyse abhängig von Urinausscheidung
- Psychische Betreuung: Empfindungen sind u. a. Shunt als Stigma, Abhängigkeit von Maschinen → Selbsthilfegruppen, Gesprächsangebote, auf Misstrauen und Ängste eingehen

Shuntpflege

- Tägliche Funktionskontrolle mit Inspektion, Palpation, Auskultation
- Hautreinigung mit Wasser
- Schutz des Arms, d. h. keine Injektionen, keine Blutdruckmessung, keine Kompression, keine einschnürende Kleidung, keine direkte Sonneneinstrahlung, keine starke Belastung, Vermeidung von Verletzungen
- Durchblutungsförderung durch Kneten von Bällen

Weitere präventive und kurative Maßnahmen

- Künstliche Harnableitung (➤ 3.3.4), Ureterkatheter, perkutane Nephrostomie → Durchgängigkeit gewährleisten, hygienischer Umgang, Risiko von Harnwegsverletzungen

- Blasenspülung, z. B. zur Vermeidung einer Blasentamponade nach Prostataresektion, u. a. Spülgeschwindigkeit beachten, Beobachtung der abgelaufenen Spülflüssigkeit
- Medikamentöse Therapie mit Diuretika, z. B. Gabe vormittags, um Nachtruhe nicht zu stören, Blutdruckkontrollen, Anzeichen einer Hypo-, Hyperkaliämie, Beobachtung des Flüssigkeitsvolumens, Blutzuckerkontrolle bei Diabetikern, regelmäßige Gewichtskontrolle, Thromboseprophylaxe
- Spezielle perioperative Pflege anhand der Operation, z. B. Zystektomie oder Nierentransplantation
- Pflegerische Maßnahmen bei Störungen des Elektrolythaushalts (➤ Tab. 2.18)

Chronische Niereninsuffizienz

Ursachen

Chronische Niereninsuffizienz
Langsam voranschreitender, irreversibler Verlust der Nierenfunktion.

Diabetes mellitus, Hypertonie, Entzündungen, Zystennieren

Symptome

Leistungsminderung, Hypertonie, Magen-Darm-Beschwerden, Juckreiz, Kopfschmerzen, Konzentrationsstörungen, Ödeme, braungelbe Hautfarbe, Uringeruch von Haut und Atemluft

Tab. 2.18 Behandlung und pflegerische Maßnahmen bei Störungen des Elektrolythaushalts am Beispiel Kalium und Kalzium

Störung	Pflege
Hypokaliämie *(Serum-Kalium <3,6 mmol/l)*	• Symptome: Müdigkeit, Muskelschwäche, Lähmungen, Obstipation, Ileus, Herzrhythmusstörungen, Kammerflimmern • Ursachen beseitigen, z. B. starkes Schwitzen, Erbrechen und Durchfälle • Kaliumersatz durch kaliumreiche Nahrungsmittel oder Kaliumchlorid i. v.
Hyperkaliämie *(Serum-Kalium >5,0 mmol/l)*	• Symptome: Missempfindungen, Muskelschwäche, -zuckungen, Herzrhythmusstörungen, Kammerflimmern • Absetzen ursächlicher Medikamente, kaliumreiche Nahrungsmittel meiden, ausreichende Flüssigkeitszufuhr
Hypokalzämie *(Serum-Kalzium <2,2 mmol/l)*	• Symptome bei akutem Kalziummangel: Kribbeln im Mund, Pfötchenstellung der Hände, Spitzfußstellung, Herzrhythmusstörungen, epileptische Anfälle • Symptome bei chronischem Kalziummangel: trockene rissige Haut, Haarausfall, Muskelschwäche, Knochenveränderungen (Osteomalazie, Rachitis) • Kalziumersatz durch kalziumreiche Nahrungsmittel, ggf. Kalzium i. v.
Hyperkalzämie *(Serum-Kalzium >2,6 mmol/l)*	• Symptome: Übelkeit, Erbrechen, Muskelschwäche, Obstipation, Polyurie • Kalziumarme Ernährung, ggf. medikamentöse Senkung des Kalziumspiegels

Komplikationen

Verschlimmerung der Symptome bis zum Nierenversagen, Urämie und urämische Enzephalopathie

Behandlung

- Behandlung der Grunderkrankung
- Individuelle Ernährungstherapie, u. a. Eiweißzufuhr dem Stadium der Niereninsuffizienz anpassen, Phosphat- und Salzreduktion

Pflege

- Mitgefühl angesichts der vorhandenen langen „Krankheitskarriere“
- Beobachtung u. a. von Blutdruck, Harnausscheidung, Gewicht, Ödemen
- Beratung zu etwaigen Sexualstörungen, z. B. Libidoverlust, Scheidentrockenheit

Urolithiasis

Ursachen

Konzentrationserhöhung von Salzen im Urin, begleitende Faktoren sind z. B. Harnwegsinfektionen, Flüssigkeitsmangel, eiweißreiche Kost

Urolithiasis
Harnsteinleiden in Nierenbecken, Harnleiter, Harnblase oder Harnröhre (DGU 2018).

Symptome

Nierenkolik mit meist wellenförmig wiederkehrenden, starken Schmerzen und Bewegungsdrang, Übelkeit, Erbrechen, Pollakisurie

Komplikationen

Harnwegsinfektionen mit Gefahr der Urosepsis, Harnstau mit Nierenschädigung

Behandlung

- Schmerzlinderung bei Kolik
- Steinentfernung durch extrakorporale Stoßwellenlithotripsie (ESWL), Endoskopie oder medikamentöse Steinauflösung

Pflege

- Nach Steinentfernung: Flüssigkeitszufuhr ↑ zur Ausschwemmung von Steinfragmenten, Sieben des Urins

- Rezidivprophylaxe: Erhöhung der Trinkmenge auf 2,5–3 l/Tag, Fleisch- und Wurstreduktion, ballaststoffreiche und pflanzenbasierte Ernährung, Kochsalzzufuhr < 6 g/Tag, Gewichtsreduktion, Stressvermeidung, Sport

2

KERNAUSSAGE

Pflegefachpersonen achten auf die Anzeichen einer Dehydratation. Sie beobachten den Urin auf Veränderungen und pflegen einen hygienischen Umgang mit künstlichen Harnableitungen.

2.1.17 Pflege bei gynäkologischen Erkrankungen

Pflegephänomene/Hauptbeschwerden/Leitbefunde

Gynäkologie
(Frauenheilkunde) Teilgebiet der Medizin, Gegenstandsbereich sind Erkrankungen der weiblichen Geschlechtsorgane (➤ Abb. 2.18) (Weber & Keller 2021).

- **Menstruationsstörungen,** z. B. veränderte Häufigkeit, Dauer oder Stärke der Regelblutung
- **Klimakterische Beschwerden** *(Wechseljahre)* ca. ab dem 45. Lebensjahr, z. B. mit Hitzewallungen, Nervosität, Herzrasen, Schlafstörungen, depressiven Verstimmungen
- **Vergewaltigungssyndrom** als anhaltende fehlangepasste Reaktion auf eine erzwungene, gewalttätige sexuelle Penetration gegen den Willen und das Einverständnis eines Menschen, geht u. a. mit Selbstbeschuldigung, Schamgefühl, Verleugnung, Wut, Angst und Machtlosigkeit einher
- **Beeinträchtigte Harnausscheidung,** z. B. Harninkontinenz infolge einer Vaginitis, Genitalprolaps oder Beckenbodenschwäche (➤ 1.1.8)
- **Gestörtes Körperbild,** u. a. auch mit Gefahr der sozialen Isolation z. B. infolge einer Mastektomie
- **Ineffektives Sexualleben,** geht mit Sorge bezüglich der eigenen Sexualität einher, z. B. sich nicht mehr als Frau fühlen (➤ 1.3.4)

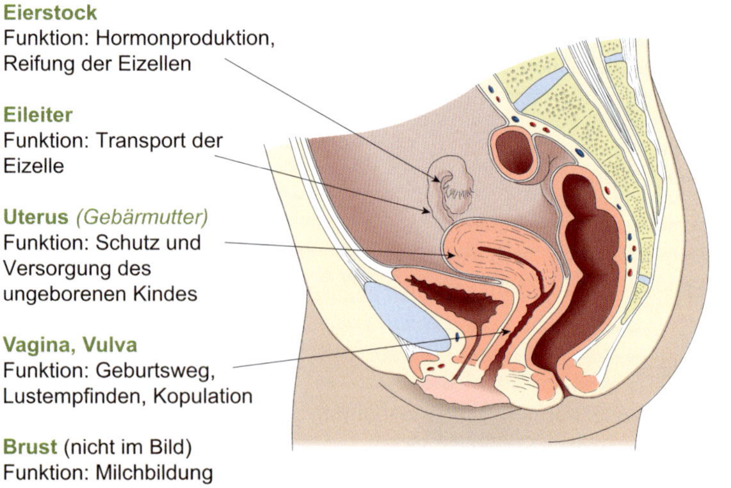

Abb. 2.18 Aufbau und Funktionen der weiblichen Geschlechtsorgane [L190]

Häufige diagnostische Maßnahmen

- Gynäkologische Untersuchungen der Scheide u. a. auf dem gynäkologischen Stuhl mit Spekula zur Beurteilung von Portio, äußerem Muttermund, Vaginalschleimhaut, vaginale Tastuntersuchungen, z. B. zur Beurteilung der Beweglichkeit und Größe der Gebärmutter
- Gynäkologische Inspektion und Palpation der Brust, z. B. Symmetrie, Knoten, Entzündungen
- Abstriche, z. B. Krebsvorsorgeabstrich, HPV-Abstrich *(humane Papillomaviren)*, mikrobiologischer Abstrich
- Bildgebende Verfahren, z. B. transvaginale Sonografie zur Darstellung von Gebärmutter, Eierstöcken, Harnblase und Douglas-Raum, Mammografie als spezielle Röntgenuntersuchung der weiblichen Brust zur Brustkrebsfrüherkennung
- Endoskopische Untersuchungen, z. B. Kolposkopie *(Spiegelung von Scheide und Gebärmutterhals)*, Hysteroskopie *(Spiegelung der Gebärmutter)*

Beratung zur Empfängnisverhütung

- Natürliche Verhütungsmethoden wie die Begrenzung auf die unfruchtbaren Tage, nur bei sehr regelmäßigem Zyklus sicher, Anwendungsfehler möglich
- Mechanische Verhütungsmethoden wie Kondom oder Diaphragma sind günstig, keine Zuführung von Hormonen
- Chemische Verhütungsmethoden wie Spermizide haben eine lokale Wirkung und können zu Hautreizungen führen
- Hormonelle Verhütungsmethoden wie orale Kontrazeptiva oder Hormonimplantat sind einfach anzuwenden, aber haben dosisabhängige Nebenwirkungen durch Hormone
- Intrauterinpessare wie Kupfer- oder Hormonspiralen werden durch den Arzt angelegt und können zu Unterbauchschmerzen führen
- Operative Verhütungsmethoden wie die Sterilisation von Mann oder Frau sind sehr sicher, sind aber nicht rückgängig zu machen

Kontrazeption
Empfängnisverhütung u. a. zur Schwangerschaftsvermeidung und gelenkten Familienplanung, die Sicherheit einer Methode wird mit dem Pearl-Index angegeben.

Beratung zur Selbstuntersuchung der Brust

- Am besten wenige Tage vor Einsetzen der Menstruation
- Vor Spiegel, gute Lichtverhältnisse
- Häufigkeit: einmal monatlich
- Infomaterial zum Vorgehen aushändigen
- Vorgehen: Betrachtung der Brust mit Armen in Hüfte gestützt und mit erhobenen Armen, Abtasten aller vier Quadranten der Brust im Stehen, Zusammendrücken der Brustwarze mit Daumen und Zeigefinger auf Sekretaustritt, Abtasten aller vier Quadranten der Brust im Liegen, Untersuchung der Achselvorhöhle auf vergrößerte, veränderte Lymphknoten

Postoperative Pflege bei Operationen an der weiblichen Brust

- Maßnahmen zur Pneumonieprophylaxe aufgrund der Schonatmung durch Schmerzen und Sog-Drainage
- Unterstützung bei der Selbstversorgung, z. B. Körperpflege, Ankleiden
- Frühzeitige Mobilisation
- Bewegungsübungen zur Kontrakturenprophylaxe im Schultergelenk unter Zuhilfenahme eines Spiegels
- Optischer Ausgleich mit Prothese, z. B. Erstversorgungsprothese, selbsthaftende Prothesen, Silikonprothesen in speziellen BHs
- Psychische Begleitung, z. B. Frauen mit Mammakarzinom befinden sich in einer Ausnahmesituation, Unterstützung bei der Bewältigung

Lymphödemprophylaxe am Arm

- Erhöhte Positionierung des Arms in leichter Abduktion, z. B. mit Keilkissen
- Arm nicht längere Zeit hängen lassen, keine schweren Gegenstände heben
- Regelmäßige Bewegungsübungen
- Schutz vor Verletzungen; meiden: einengende Kleidung, längere Sonneneinstrahlung, Wärmebehandlung, Blutdruckmessung, Blutabnahme; i. m.-Injektion nur auf der nicht operierten Seite
- Lymphdrainage und Kompressionstherapie bei Lymphödem

Perioperative Pflege bei Operationen am inneren Genital

Häufige Operationen z. B.:
- Ovarektomie *(Eierstockentfernung)*
- Adnektomie *(Entfernung von Eierstock und Eileiter)*
- Abrasio uteri *(Ausschabung der oberflächlichen Gebärmutterschleimhaut)*
- Hysterektomie *(Gebärmutterentfernung)* (➤ Tab. 2.19)

Maßnahmen nach Vergewaltigung

- Untersuchung ohne Wartezeit durch eine Ärztin zur Überführung des Täters, z. B. Sicherstellung der Kleidung, Ganzkörperuntersuchung auf Verletzungen, Auskämmen der Schamhaare, Abstriche zum Spermanachweis, Blutuntersuchung u. a. HIV oder Gonorrhö, bei Möglichkeit einer Schwangerschaft „Pille danach“
- Einfühlsame, psychische Begleitung, z. B. Motivation, eine Vertrauensperson anzurufen, aushändigen von Informationsmaterialien, Kontaktdaten einer Selbsthilfegruppe, Umgang mit Schuldgefühlen und Selbstvorwürfen

Tab. 2.19 Ausgewählte prä- und postoperative Pflegeschwerpunkte bei der abdominellen und vaginalen Hysterektomie

Pflegeschwerpunkte	Abdominelle Hysterektomie	Vaginale Hysterektomie
Präoperative Darmreinigung	Orales Abführmittel am Vortag oder Suppositorium am Vorabend	
Präoperativer Nahrungsabbau	6 Std. vor OP nichts essen, bis 2 Std. vor OP ggf. Trinken möglich	
Postoperative Beobachtung der Urinausscheidung	Beobachtung der Urinausscheidung, ggf. Katheterpflege, ggf. Blasentraining	
Postoperative Wundbeobachtung	Wundbeobachtung und aseptischer Verbandwechsel, Drainagekontrolle	Vorlagenkontrolle
Postoperative Genitalhygiene	1- bis 2-mal tgl. Bidet benutzen, Genitalspülungen, Anleitung zur hygienischen Händedesinfektion im Zusammenhang mit der Intimhygiene	
Postoperative Mobilisation	Stufenweise Mobilisation	Sofortmobilisation
Postoperativer Nahrungsaufbau	Operationsabhängiger Kostaufbau, zumeist abends Tee und leichte Kost	i. d. R. sofortige Nahrungsaufnahme

Unerfüllter Kinderwunsch

- Geht mit psychischer Belastung einher
- Ursachen sind bei der Frau z. B. Funktionsstörungen der Eierstöcke, Fehlbildungen der Gebärmutter, Verklebung der Eileiter, Veränderungen im Bereich der Zervix
- Ursachen sind beim Mann z. B. zu wenige, zu unbewegliche, fehlgeformte Spermien, Verschluss der Samenwege
- Beeinflussende Lebensstilfaktoren sind z. B. Rauchen, Alkohol- oder Drogenmissbrauch, psychische Belastung
- Reproduktionsmedizinische Behandlungen sind z. B. intrauterine Insemination *(Einspritzen von Ejakulat in die Gebärmutter)*, Stimulationstherapie *(hormonelle Förderung der Eizellreifung)* oder In-vitro-Fertilisation *(Befruchtung in einem Gefäß und Einbringen in die Gebärmutter)*

Mammakarzinom

Ursachen

Risikofaktoren sind Genmutationen (BRCA 1/2), Vorerkrankungen der Brust, frühe Menarche, späte Menopause, starkes Übergewicht, keine Schwangerschaft, kein bzw. kurzes Stillen, Rauchen, Alkoholkonsum.

Mammakarzinom
Bösartiger Tumor des Brustdrüsengewebes (Leitlinienprogramm Onkologie 2021a).

Symptome

Zu Beginn zumeist symptomlos, schmerzloser, leicht verschieblicher Knoten in der Brust, Hautveränderungen, Asymmetrie der Brust, eingezogene Brustwarzen

Komplikationen

Rezidiv, Metastasierung, Lymphödem

Behandlungen

Operative Tumor-, Lymphknotenentfernung *(Mastektomie),* Chemotherapie, antihormonelle Therapie, ggf. Strahlentherapie, ggf. Brustrekonstruktion, psychoonkologische Therapie (➤ 3.1.5)

Pflege

- Psychische Begleitung, z. B. bei Angst, verändertem Selbstwertgefühl, veränderter Weiblichkeit, ggf. präoperativ Bestellung einer Erstversorgungsprothese
- Unterstützung bei den Lebensaktivitäten, z. B. Körperpflege, Ankleiden
- Mobilisationsförderung, z. B. Förderung der Beweglichkeit im Schultergelenk zur Kontrakturenprophylaxe, Vermeidung einer Schonhaltung, Haltungskontrolle vor dem Spiegel
- Lymphödemprophylaxe am Arm

Entzündliche Erkrankungen des weiblichen Genitals

Ursachen

Infektion z. B. aus dem Anogenitalbereich oder sexuell übertragen

Vulvitis
Entzündungen des äußeren weiblichen Genitals.

Kolpitis
Entzündung der Scheide.

Zervizitis
Entzündung der Schleimhaut des Zervixkanals.

Symptome

Weiß-gelblicher, übel riechender Ausfluss, Juckreiz, Krämpfe, Unterleibsschmerzen

Komplikationen

Pelveoperitonitis *(Bauchfellentzündung im Beckenbereich),* Sepsis, Abszessbildung, Eileiterverschluss, Unfruchtbarkeit

Behandlung

Medikamentöse Therapie mit Antimykotika, Antibiotika, Analgetika

Rezidivprophylaxe

- Sorgfältige Therapie, z. B. häufige Vorlagenwechsel, häufige Intimpflege, Lokaltherapeutikum nutzen
- Behandlung des Partners bei infektiöser Ursache, um Pingpong-Effekt zu vermeiden
- Tägliche Intimhygiene ohne übermäßige Verwendung von Seife, gut abtrocknen
- Atmungsaktive Unterwäsche, keine Vorlagen mit Plastikfolie
- Lockere, nicht reibende Unterwäsche

KERNAUSSAGE
Erkrankungen der weiblichen Geschlechtsorgane zeigen vielfältige psychische Auswirkungen, die es bei der Pflege zu berücksichtigen gilt, z. B. Schamgefühl, Störung des Selbstbilds, Angst vor Verlust der Weiblichkeit.

2.1.18 Pflege bei urologischen Erkrankungen

Ausscheidung (➤ 1.1.8)
Pflege bei nephrologischen Erkrankungen (➤ 2.1.16)

Pflegephänomene/Hauptbeschwerden/Leitbefunde

- **Schmerzen,** u. a. Dauerschmerzen oder Koliken, der (meist einseitig) akute Hodenschmerz mit Schwellung und Rötung *(akutes Skrotum)* ist ein Notfall und bedarf der sofortigen diagnostischen Abklärung
- **Hodenschwellung,** z. B. infolge einer Entzündung oder eines Hämatoms
- **(Situationsbedingtes) geringes Selbstwertgefühl und gestörtes Körperbild,** z. B. infolge der Entfernung eines Hodens *(Orchiektomie)*
- **Sexuelle Funktionsstörung,** z. B. Erektionsprobleme und Zeugungsunfähigkeit infolge einer radikalen Prostatektomie
- **Beeinträchtigte Harnausscheidung,** z. B. Harninkontinenz infolge einer Prostataoperation oder häufig erschwertes Wasserlassen beim benignen Prostatasyndrom

Urologie
Teilgebiet der Medizin, Gegenstandsbereich sind die Krankheiten der harnbildenden und -ableitenden Organe sowie der männlichen Geschlechtsorgane (➤ Abb. 2.19).

Häufige diagnostische Maßnahmen

- Urologische Untersuchungen, z. B. Inspektion und Palpation, digital-rektale Untersuchung der Prostata
- Laboruntersuchungen:
  - PSA-Bestimmung im Blut als wichtigster Tumormarker des Prostatakarzinoms
  - Harnröhrenabstrich bei Verdacht auf Harnröhren- oder Prostataentzündung, letzte Miktion > 3 Std. zurückliegend, zuvor Genital und Harnröhrenmündung mit Wasser und Seife waschen

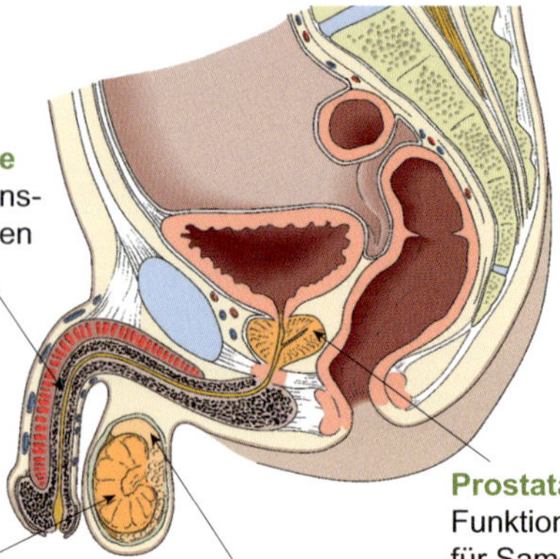

Abb. 2.19 Die männlichen Geschlechtsorgane im Längsschnitt mit der Erläuterung wichtiger Funktionen [L190]

- Spermauntersuchung, z. B. Hoden- und Prostataentzündung oder Zeugungsfähigkeit
- Bildgebende Verfahren, z. B. (transrektale) Sonografie, Doppler- und Duplexsonografie

Prostatabiopsie

Prostatabiopsie
Gewebeentnahme aus der Prostata, bei der transrektalen Prostatastanzbiopsie wird die Probe mit einer Biopsienadel über das Rektum gewonnen.

- Reinigung des Rektums vorab mit Klysma
- Seltene Komplikationen: Infektionen, Blutungen → ½–1 Woche vor dem Eingriff Medikamente mit Einfluss auf die Blutstillung absetzen, Antibiotikatherapie, nach dem Eingriff Beobachtung der Vitalzeichen und Harnausscheidung, rektale Tamponade nach ca. 4–6 Std. ziehen
- Beratung: auf Komplikationen wie große Blutbeimengungen, Fieber und Schüttelfrost achten, viel trinken, um Blutreste herauszuspülen, fünf Tage keine intensive Wärmeeinwirkung, 4 Wochen keine schweren Lasten heben oder Fahrrad fahren

Perioperative Pflege

Hodenoperationen

- Präoperativ u. a. die Information zur Möglichkeit der Kryokonservierung und Prothesen
- Postoperativ u. a. Schmerz- und Urinbeobachtung, Verbands- und Drainagenkontrolle, Lage des Hodens kontrollieren

Tab. 2.20 Perioperative Pflege bei Prostataoperationen

	Prostataresektion	Prostatektomie
Definition	Teilweise Entfernung der Prostata, Wundheilung nach ca. 6 Wochen	Gesamte Entfernung der Prostata, Wundheilung bis zu drei Monate
Präoperative Pflege	• Schulung zu bauchdeckenschonendem Aufstehen • Schulung zum Beckenbodentraining	
Postoperative Pflege	Spülung des Wundgebiets mit speziellem Katheter, größere Blockungsmenge beachten, reichlich trinken nach Entfernung des Spülkatheters	Vermeidung von Anastomoseverletzungen durch Belassen des Katheters, keine Maßnahmen zur Darmreinigung, Drainagenkontrolle
	Schmerzreduktion, ggf. Hodenbänkchen, kein Anspannen der Bauchdecke, z. B. beim Positionieren	
Beratung	• Bis zu vollständiger Wundheilung Obstipationsprophylaxe, Druck auf Prostata und Damm vermeiden, kein Geschlechtsverkehr, kein schweres Heben > 5 kg, keine Vollbäder, keine Sauna • Nutzung von Inkontinenzhilfsmitteln, Beckenbodentraining	

Prostataoperationen

Pflege abhängig vom Operationsverfahren (➤ Tab. 2.20)

Phimose

Ursachen

- Primäre Phimose: über das Säuglingsalter hinaus bestehende Verklebung von innerem Vorhautblatt und Eichel
- Sekundäre Phimose: Ausprägung in jedem Alter, z. B. infolge einer Entzündung

Phimose
Vorhautverengung, Vorhaut kann nicht vollständig über die Eichel zurückgezogen werden (DGKCH 2017).

Symptome

Beschwerden beim Wasserlassen, bei Entzündung, beim Geschlechtsverkehr

Komplikationen

Entzündungen von Vorhaut, Eichel, Harnwegen

Behandlung

- < 8 Jahre ggf. medikamentös durch Auftragen von Glukokortikoidsalbe
- Operationen: Zirkumzision *(Beschneidung)*, Erweiterungsplastik

Postoperative Pflege

- Beobachtung: Schwellung, Wundheilung, Urinausscheidung, Nachblutung, Schmerzen
- Intervention: Hochlagerung und Kühlen bei Schwellung, Wundheilungssalbe mit Watteträger auftragen, regelmäßig Vorhaut zurückstreifen, Kind ggf. Maßnahmen selbst durchführen lassen
- Beratung: Möglichkeit des Sensibilitätsverlusts durch Hautverlust, auf Zeichen erneuter Phimose achten, 3 Wochen kein Geschlechtsverkehr

Benignes Prostatasyndrom

Ursachen

Benignes Prostatasyndrom (Variabler) Symptomkomplex mit subjektiven Beschwerden und objektiver Veränderung der Prostata, meist infolge einer benignen Prostatahyperplasie *(gutartige Prostatavergrößerung).*

Alter, Übergewicht, mangelnde Bewegung, Testosteronverminderung

Symptome

Beschwerden beim Wasserlassen, z. B. verzögerter Miktionsbeginn, dünner Harnstrahl, Nachträufeln

Komplikationen

Harnwegsinfektionen, Balkenblase, Restharnbildung, Harnstau

Behandlung

- Reizstadium → Ziel = Leidensdruck reduzieren: gleichmäßige Flüssigkeitszufuhr, Vermeidung harnblasenreizender Lebensmittel (Kaffee, Alkohol), Ausstreichen der Harnröhre nach Wasserlassen, Blasentraining
- Restharnstadium → Ziel = Restharnbildung und Harninkontinenz verbessern: transurethrale Resektion der Prostata (TUR-P), medikamentöse Therapie mit pflanzlichen Arzneimitteln, z. B. α_1-Blocker, Phosphodiesterase-5-Hemmer, 5α-Reduktase-Hemmer
- Dekompensationsstadium → Ziel = Beseitigung Harnstau, Schutz der Nieren: Katheterisierung, Operation

Pflege

- Perioperative Pflege bei Prostataoperationen
- Blasentraining, Förderung der Harnkontinenz, Katheterpflege
- Beratung: Krankheitsverlauf, Durchführung von Beckenbodentraining, Umgang mit Inkontinenzhilfsmitteln, Umgang mit Katheter, Beratung nach Prostataoperation

Prostatakarzinom

Symptome

Zu Beginn nur selten Beschwerden, später beeinträchtigte Harnausscheidung, sexuelle Funktionsstörungen

Prostatakarzinom
Bösartiger Tumor unklarer Ursache, von den Drüsenzellen der Prostata ausgehend (Leitlinienprogramm Onkologie 2021b).

Komplikationen

Fortschreiten und Metastasieren des Tumors, Nebenwirkungen der Behandlung

Behandlung

Abhängig von Tumorart und -größe: aktive Überwachung, abwartendes Verhalten, radikale Prostatektomie, Strahlentherapie, Hormontherapie, Chemotherapie

Beratung

- Psychoonkologische Betreuung, u. a. Ermutigung zur Teilhabe am Leben, Unterstützung bei der Krankheitsbewältigung, Umgang mit Therapienebenwirkungen, Möglichkeit von Selbsthilfegruppen oder rehabilitativer Anschlussheilbehandlung,
- Maßnahmen zur Förderung der Harnkontinenz, Kompensation von Inkontinenz
- Hilfsmittel bei Erektionsstörungen
- Möglichkeit der operativen Entfernung des Brustgewebes bei Gynäkomastie
- Bedeutung körperlicher Bewegung → Gewicht, Lebensqualität

KERNAUSSAGE

Erkrankungen der männlichen Geschlechtsorgane sind für Männer sehr schambesetzt. Manche Männer fühlen sich nach operativen Eingriffen weniger männlich. Pflegefachpersonen berücksichtigen diesen Aspekt, indem sie z. B. den Kontakt zu Selbsthilfegruppen vermitteln.

2.2 Informieren, schulen und beraten

KOMPETENZBEREICH

In diesem Abschnitt finden Sie die Inhalte zu den Kompetenzen aus dem **Kompetenzbereich II** „Kommunikation und Beratung personen- und situationsorientiert gestalten". Sie erfahren die prüfungsrelevanten Inhalte, um Information, Schulung und Beratung bei Menschen aller Altersstufen verantwortlich zu organisieren, zu gestalten, zu steuern und zu evaluieren *(II. 2)* (➤ Abb. 2.20).

2

Die Absolventinnen und Absolventen
a) informieren Menschen aller Altersstufen zu komplexen gesundheits- und pflegebezogenen Fragestellungen und weitergehenden Fragen der pflegerischen Versorgung (➤ 2.2.1),
b) setzen Schulungen mit Einzelpersonen und kleineren Gruppen zu pflegender Menschen aller Altersstufen um (➤ 2.2.2),
c) beraten zu pflegende Menschen aller Altersstufen und ihre Bezugspersonen im Umgang mit krankheits- sowie therapie- und pflegebedingten Anforderungen und befähigen sie, ihre Gesundheitsziele in größtmöglicher Selbstständigkeit und Selbstbestimmung zu erreichen (➤ 2.2.3),
d) reflektieren ihre Möglichkeiten und Begrenzungen zur Gestaltung von professionellen Informations-, Instruktions-, Schulungs- und Beratungsangeboten bei Menschen aller Altersstufen (➤ 2.2.4).

(Anlage 2 zu § 9 Absatz 1 Satz 1 PflAPrV)

Interaktion und Beziehungsgestaltung (➤ 1.2)

2.2.1 Informationen geben

Struktur

1. **Analysephase:** Erhebung des Vorwissens, Einstellung auf den Adressaten der Information, Einschätzung, wie viel Information auf einmal verkraftet werden kann, potenzielle Ängste berücksichtigen und auf diese im Verlauf eingehen

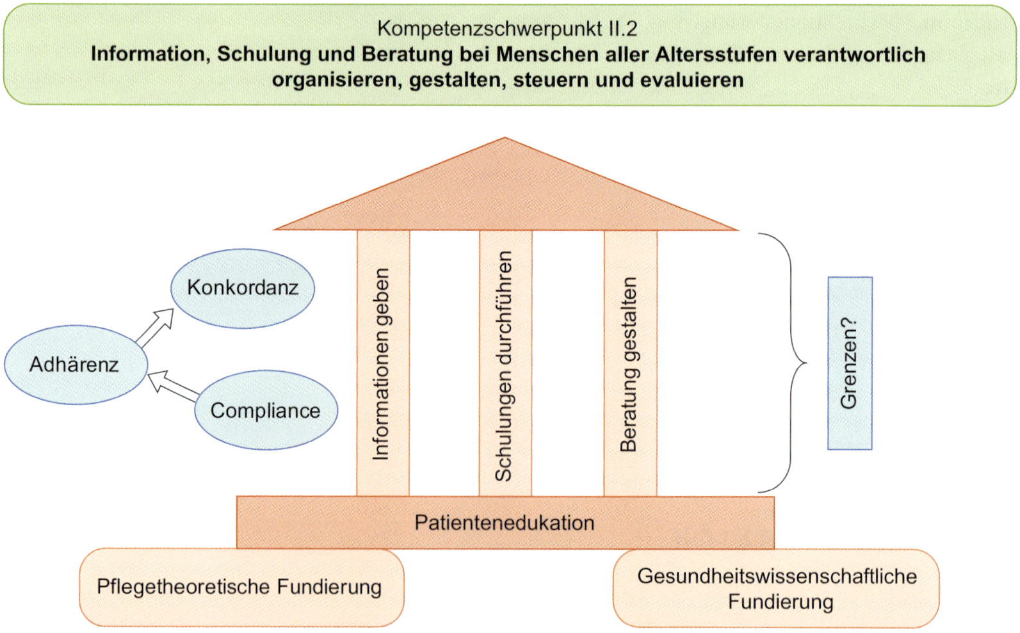

Abb. 2.20 Information, Schulung und Beratung bei Menschen aller Altersstufen verantwortlich organisieren, gestalten, steuern und evaluieren [P554/L138]

2. **Informationsphase:** Vermittlung evidenzbasierter und korrekter Inhalte, Prioritäten setzen, um den Adressaten nicht zu erschlagen, Berücksichtigung der Lebenswelt und alltagsrelevante Aspekte behandeln, den Nutzen der Information für den Alltag hervorheben, falsche Vorinformationen behutsam korrigieren, Rückfragen und Verständnisfragen zulassen, Aussagen durch Visualisierungen, z. B. Informationsbroschüren oder Modelle, unterstreichen
3. **Prüfungsphase:** Rückfrage, ob die Inhalte verstanden wurden, indem z. B. gebeten wird, Sachverhalte mit eigenen Worten zu wiederholen, loben und bekräftigen, Missverständnisse klären
4. **Abschluss:** Ausblick geben, weitere Informationsquellen nennen, weitere Gesprächsbereitschaft signalisieren

Information
Gezielte und strukturierte Vermittlung von Inhalten oder Erklärung von Sachverhalten; Informationen können mündlich, schriftlich oder digital vermittelt werden.

Informationsmaterialien

- **Informationsbroschüren:** können in einem Informationsgespräch genutzt oder als weiterführende Quelle ausgehändigt werden, bestehende Broschüren nutzen oder eigene erstellen, Qualität einer Informationsbroschüre kann anhand der Wittener Liste beurteilt werden (➤ Abb. 2.21)
- **Modelle/Poster:** können den Fokus erhöhen, können komplexe Sachverhalte durch vereinfachte Darstellung anschaulich machen
- **Digitale Medien:** Trennung unseriöser und seriöser Quellen ist wichtig, Foren und Homepages von Anbietern bieten vielfältige Gelegenheiten zur Information, Filme und Podcasts nutzen, z. T. auch Möglichkeit einer Online-Beratung nutzen
- **Patienteninformationszentren (PIZ):** bieten die Gelegenheit, sich wie in einer Bibliothek oder Mediathek selbstgesteuert oder unter Begleitung von Pflegefachpersonen zu gewissen Themen zu informieren

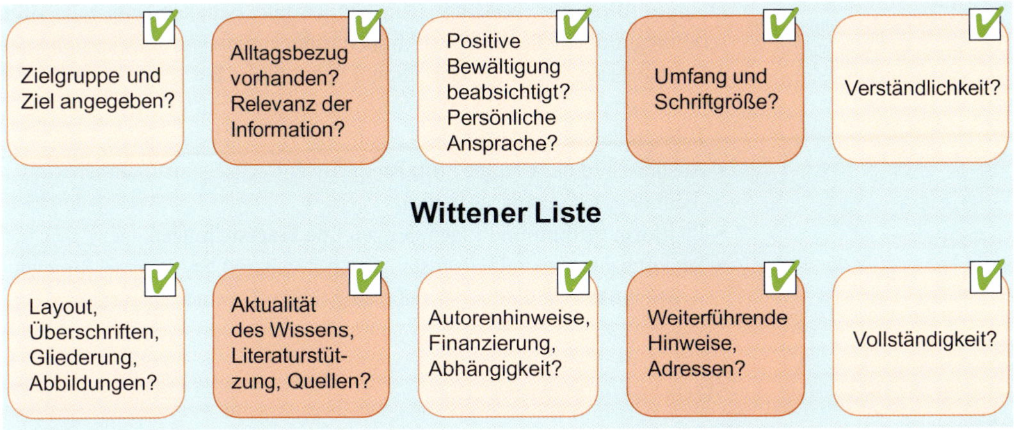

Abb. 2.21 Aspekte der Wittener Liste zur Beurteilung der Qualität einer Informationsbroschüre [P554/L138]

Grundsätze der Informationsvermittlung

- Anschauliche und verständliche Sprache, z. B. Analogien oder Metaphern nutzen
- Begrenzung der Aufnahmeleistung der Adressaten berücksichtigen, max. 15 Min., oder Pause einfügen
- Verschiedene Sinneskanäle ansprechen durch Nutzung unterschiedlicher Informationsmaterialien
- Körpersprache, Gestik und Mimik unterstreichen als nonverbale Kommunikation das gesprochene Wort (➤ 1.2.1)
- Evidenzbasierung und Aktualität wissenschaftlich bestätigter Inhalte haben Vorrang vor subjektiven Ansichten und veralteten Aspekten (➤ 2.3)
- Reduktion der Inhalte auf ein verständliches und dennoch vollständiges Maß
- Information nicht nur nebenbei vermitteln, sondern mit Zeit und Raum einen Rahmen geben
- Notwendigkeit der persönlichen Einschätzung des persönlichen Wissensumfangs zum Themengebiet, ggf. Fachexperten hinzuziehen

KERNAUSSAGE

Die Informationsvermittlung ist eine von Pflegefachpersonen häufig durchgeführte Maßnahme der Patientenedukation. Die Qualität der Informationsvermittlung steigt mit der Größe des theoretischen und praktischen Wissens sowie der Etablierung einer klaren Struktur.

2.2.2 Schulungen durchführen

Schulung
Gezielte, strukturierte und didaktisch aufbereitete Vermittlung von Inhalten und Fertigkeiten mit einer klaren, überprüfbaren Zielsetzung.

Es existieren verschiedene Formen von Schulungen, sie können an einen oder mehrere Adressaten gerichtet sein, können kurz gehalten sein, z. B. Mikroschulungen oder knappe Instruktionen, oder umfassend und komplex sein, z. B. Diabetes- oder Asthmaschulung. Effekte sind z. B.:

- Verbesserung des Krankheitsselbstmanagements mit Erhöhung der Lebensqualität
- Austausch in der Gruppe hilft, Perspektivenwechsel einzunehmen, und dient dem Erfahrungsaustausch
- Plattform für Empfindungen, Sorgen und Fragestellungen
- Senkung von Gesundheitskosten durch Reduktion bzw. Vermeidung von Arbeitsunfähigkeit oder der Belastung für das Gesundheitssystem

Struktur

➤ Tab. 2.21

Tab. 2.21 Strukturierter Ablauf einer Schulung

Phase	Beschreibung
Vorbereitungs- und Planungsphase	• Erhebung des Vorwissens • Erhebung der Lernvoraussetzungen, z. B. Schulbildung, Lesefähigkeit, Vorhandensein einer den Lernprozess beeinträchtigenden Erkrankung, Allgemeinzustand • Erhebung der Motivation des Adressaten • Analyse der Bedingungen, unter denen die Schulung erfolgt, wie Zeit, Ort, eigenes Vorwissen und persönliche Expertise • Didaktische Planung des Vorgehens durch Festlegung von Lernzielen, Recherche nach Inhalten mit dem Fokus auf Aktualität, Relevanz und Gültigkeit, Methoden zur Erreichung der Ziele festlegen, geeignete Medien zum Transport der Inhalte auswählen
Durchführungsphase	• Geeignetes Ambiente zum Lernen herstellen • Inhalte vermitteln • Zu Diskussionen und Rückfragen ermutigen • Demonstrationen/Instruktionen integrieren • Übungsmöglichkeiten geben
Evaluationsphase	• Gemeinsame Reflexion und Beurteilung des Verlaufs und des Ergebnisses, z. B. anhand eines Wissenstests • Dokumentation der Schulungseinheit

Ablauf einer Demonstration

Eine Demonstration (*Instruktion*), z. B. subkutane Selbstinjektion, Nutzung eines Dosieraerosols oder Nabelpflege bei Neugeborenen, kann Bestandteil von Schulungen sein oder auch losgelöst für sich stehen, in diesem Fall wird sie auch als Mikroschulung bezeichnet.

Demonstration
Gezielte und strukturierte Vermittlung von Handlungsketten.

Ablauf einer Demonstration anhand der Vier-Schritt-Methode nach Peyton:

1. **Demonstration:** Vorführung des vollständigen Handlungsablaufs in Echtzeit
2. **Dekonstruktion:** Zerlegung des Handlungsablaufs in Teilschritte, parallel wird das Handeln beschrieben und begründet
3. **Formulierung:** erneute Durchführung des Handlungsablaufs, der Anzuleitende erläutert das Vorgehen und leitet den Anleiter Schritt für Schritt an
4. **Performanz:** Durchführung des Handlungsablaufs durch den Anzuleitenden mit Verbalisierung des Handelns, es folgen verschiedene Übungsschleifen

KERNAUSSAGE

Pflegefachpersonen beteiligen sich bei der Durchführung komplexer Schulungen und leiten Pflegeempfänger und Angehörige mit Demonstrationen zur korrekten Durchführung von Techniken an. Dabei kommt u. a. der Planung und Vorbereitung sowie der Vermittlung von Sicherheit bei der Durchführung Bedeutung zu.

2.2.3 Beratung gestalten

Es existieren verschiedene klassische und pflegespezifische Beratungsansätze (➤ Tab. 2.22), Beratungen können geplant oder situiert *(spontan und ortsunabhängig)* stattfinden.

Beratung
Ergebnisoffener Prozess mit dem Ziel, infolge eines Dialogs eine individuelle Lösung zu finden.

Tab. 2.22 Unterscheidung der Beratungsansätze in Vorannahmen, Ziele und Vorgehen

Klassische Beratungsansätze			
Ansatz	**Vorannahme**	**Ziel**	**Vorgehen**
Verhaltens- und vermittlungsorientierter Ansatz	Pflegeempfängern und Angehörigen fehlen Wissen und Fähigkeiten	Anpassung des Verhaltens und Integration gesunder Handlungsweisen	Strukturierter, z.T. standardisierter Ablauf, indem der Berater als Trainer auftritt, der weiß, was Pflegeempfänger oder Angehörige benötigen
Humanistisch-personenzentrierter Ansatz	Der Mensch ist ein selbstbestimmtes Wesen, das sich weiterentwickeln kann	Unterstützung bei der (Wieder-)Entdeckung von Kräften und Ressourcen zur selbstständigen Lösung	Stützung und Begleitung bei der Problemlösung auf Basis eines wirklichen Verständnisses für die Situation
Systemisch-konstruktivistischer Ansatz	Problemstellungen und Lösungen betreffen nicht nur das Individuum, sondern auch sein soziales Umfeld	Klärung von Beziehungen in Systemen zur Lösung für das gesamte System	Systemische Fragen zur Aufdeckung von Beziehungen und Verbindungen
Lösungsorientierter Ansatz	Menschen können ihre Zukunft infolge positiver Visionen aktiv beeinflussen *(selbsterfüllende Prophezeiung)*	Entdeckung von Lösungsstrategien und Stärkung der Selbstwirksamkeit	Fragen mit dem Fokus auf den Ressourcen, zur kreativen Lösungssuche und durch positive Verstärkung
Pflegespezifische Beratungsansätze			
Ansatz	**Vorannahme**	**Ziel**	**Vorgehen**
Integrativ leiborientierter Ansatz nach Koch-Straube	Der Mensch ist ein ganzheitliches Wesen mit körperlichen, psychischen, sozialen und spirituellen Anteilen	Unterstützung zum „Ganz-Werden" eines Menschen, durch Verstehen eigener Erfahrungen und ihre Integration in den Lebensentwurf, keine Lösung des Problems	Einnahme verschiedener Perspektiven und Interpretation von Erfahrungen zur Suche von Handlungsalternativen
Biografieorientierter Ansatz nach Darmann und Sahm	Der Mensch ist ein biografisch gewachsenes Wesen mit eigenen Überzeugungen und Werten	Sinnfindung, Etablierung gesundheitsförderlicher Verhaltensweisen und Betrachtung des Lebensentwurfs	Rekonstruktion des Lebensentwurfs durch freie Schilderung der Biografie
Kooperatives Pflegeberatungsmodell nach Hellige und Hüper	Chronisch kranke Menschen haben je nach Verortung auf dem Gesundheits- und Krankheitskontinuum andere Problemstellungen in den Bereichen Krankheit, Biografie und Alltag (➤ 3.1.1)	Anpassung an sich verändernde Lebenssituationen und Stärkung des Kohärenzgefühls (➤ 2.1.1)	Gemeinsame Deutung von Alltagserfahrungen, Ermutigung und Integration des sozialen Umfelds
Wittener Werkzeuge nach Zegelin und Bamberger	Pflegebedürftige und erkrankte Menschen benötigen Unterstützung bei der Anpassung angesichts zahlreicher neuer Themen	Unterstützung bei der Orientierung, Anpassung und Stärkung der Ressourcen	Orientierung an fünf Beratungsmodalitäten (Sehen, Hören, Fühlen, Sprechen und Tun), die einem Double-Care-Ansatz folgen, sodass der Pflegeempfänger wie auch der Berater betrachtet werden

Merkmale guter Beratung

- Sachliche Richtigkeit
- Reflexive Haltung des Beraters
- Anwendung sachlichen Wissens
- Persönliches Wissen des Beraters
- Bereitschaft, das allgemeine Wissen auf einen konkreten Fall anzuwenden (ZQP 2016: 5)

Kompetenzen zur Durchführung von Beratung

- **Fachkompetenz:** breites Wissen, praktische Erfahrungen, fachlich korrekte Einschätzung der Situation, Fähigkeit zur praktischen Unterstützung nach Beurteilung der Beeinträchtigung, Fähigkeit zur Planung und Steuerung des Beratungsprozesses, Fähigkeit zur aktiven Gestaltung des Beratungsprozesses, Fähigkeit zur Anwendung von Kommunikationsmodellen und -techniken, z. B. aktives Zuhören, Fähigkeit zum Umgang mit herausfordernden und schwierigen Situationen
- **Personale Kompetenz:** Kommunikationsfähigkeit, Empathiefähigkeit, kontinuierliche Selbstreflexion, Fähigkeit zur Akzeptanz und Offenheit in der Begegnung, Fähigkeit zur interdisziplinären Zusammenarbeit, Fähigkeit, das vorhandene Methodenrepertoire situativ passend und eigenständig anzuwenden

Durchführung eines Beratungsgesprächs

- Kann einmalig erfolgen oder sich über mehrere Termine erstrecken
- Problemlagen sind nicht immer eindeutig, häufig vielschichtig und mehrdimensional
- Durchführung der Beratung ist auch von dem Beratungsansatz mit der entsprechenden Zielsetzung abhängig (➤ Tab. 2.22)

Kontaktaufnahme und Orientierungsphase

- Erster Kontakt mit Klärung der Rollen, des Begriffs der Beratung, des Beratungsprozesses und der Zielsetzung
- Sicherheit und Fachkompetenz vermitteln, damit der Ratsuchende sich öffnen kann
- Gegenseitiges Kennenlernen und gemeinsame Formulierung von Regeln, es wird Verbindlichkeit geschaffen und eine Beziehung aufgebaut

Klärungsphase

- Erzählaufforderung an den Ratsuchenden
- Fragen dienen zur Klärung der Situation
- Gesprächstechniken sind z. B. Paraphrasieren, Spiegeln und Verbildlichen

- Persönliche Wertungen und Einstellungen werden zurückgehalten
- Ziele und Vorgehen klar formulieren

Veränderungsphase

- Interventionen oder Initiierung von Veränderungen
- Sammlung von Lösungsmöglichkeiten und Ressourcen, unentdeckte Handlungsmöglichkeiten können aufgezeigt werden
- Ggf. Umsetzung und Erprobung der Lösungsansätze

Abschlussphase

- Verabschiedung des Ratsuchenden in seine Lebenswirklichkeit
- Abschluss findet auf Inhalts- und Beziehungsebene statt, ggf. letzte verbindliche Ziele und Absprachen treffen
- Reflexion des Beratungsprozesses

KERNAUSSAGE

Pflegefachpersonen benötigen zur Durchführung von qualitativ guten Beratungsgesprächen vielfältige Kompetenzen. Der Ablauf einer Beratung unterscheidet sich je nach Beratungsansatz und Zielsetzung.

2.2.4 Patientenedukation

Hintergrund

Patientenedukation
Zusammenfassung aller psychologischen und pädagogischen Maßnahmen zur Verbesserung des Gesundheitszustands des zu pflegenden Menschen und seiner Angehörigen; edukative Maßnahmen sind Informieren, Schulen und Beraten.

- Steigende Zahl chronisch erkrankter Menschen, Pflegeempfänger müssen sich z. B. mit ihrem Krankheitsbild auseinandersetzen und Verhaltensstrategien in den Alltag integrieren
- Verkürzte Verweildauern im akutstationären Versorgungsbereich, Pflegeempfänger müssen z. B. Therapien fortsetzen oder Komplikationen selbst erkennen und einschätzen
- Steigende Auswahl an Behandlungsmöglichkeiten und die Veränderung des Rollenbilds der Pflegeempfänger hin zum „informierten Entscheider" heben die Bedeutung hervor, dass sich der Pflegeempfänger ein vollständiges Bild machen kann, um eine für ihn sinnhafte Entscheidung zu treffen *(Empowerment)* (➤ 2.1.1)
- Paradigmenwechsel weg von der Compliance hin zu Adhärenz und Konkordanz (➤ Abb. 2.22)
- „Charta der Rechte hilfe- und pflegebedürftiger Menschen" definiert in Artikel 5 u. a. das Recht auf Information, Beratung und Aufklärung (➤ 3.4.2)
- Verhinderung und Verzögerung von Pflegebedürftigkeit und Krankheit, um einer Belastung auf individueller, aber auch gesellschaftlicher Ebene vorzubeugen
- Orientierung und Sicherheit für pflegebedürftige Menschen und deren Angehörige, z. B. bei Information zu gesetzlich geltenden Ansprüchen bei Pflegebedürftigkeit

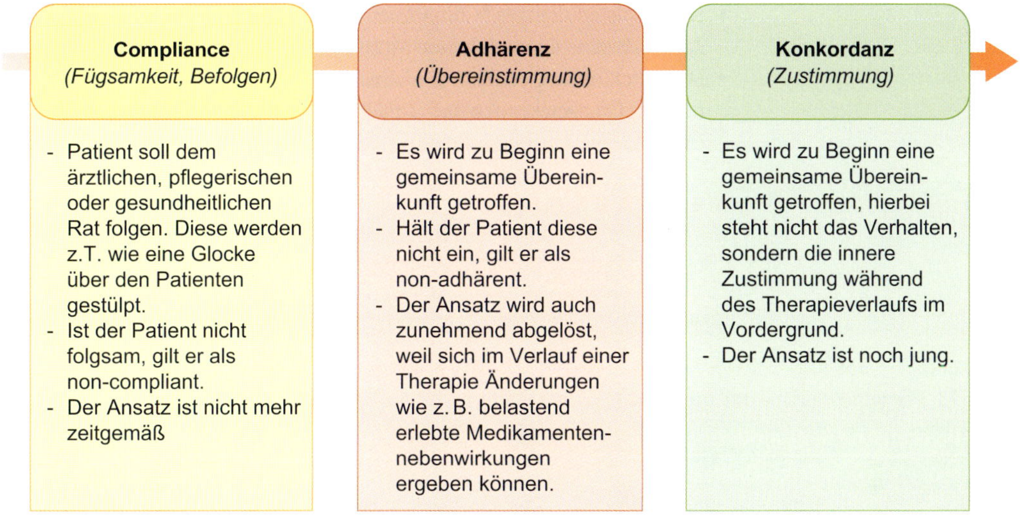

Abb. 2.22 Compliance, Adhärenz und Konkordanz; der Begriff der Compliance wurde durch den Begriff der Adhärenz abgelöst, ein relativ junger Begriff ist Konkordanz [P554/L138].

- Pflegeberufegesetz → Beratung, Anleitung und Unterstützung sind eigenständig durchzuführende Aufgaben
- Sozialgesetzbücher → Beschreibung von Zuständigkeit und Vergütung von Beratungsleistungen u. a. durch Pflegekassen oder Pflegefachpersonen, z. B. an Pflegestützpunkten
- Edukative Maßnahmen sind Bestandteil der nationalen Expertenstandards und damit auch Teil der aktuell allgemein anerkannten wissenschaftlichen Erkenntnisse, edukative Maßnahmen haben damit u. a. auch einen Einfluss auf die Pflegequalität
- Patientenedukation verfügt über eine breite pflegetheoretische und gesundheitswissenschaftliche Fundierung (➤ Tab. 2.23)

Grenzen von Information, Schulung und Beratung

- Großer unüberschaubarer Markt an Informationen mit der Gefahr, durch unseriöse Quellen zu Falschangaben oder Halbwahrheiten zu gelangen (Fake News) (➤ 2.3).
- Strukturell defizitäre Arbeitsbedingungen mit Zeitmangel und Personalknappheit erschweren die Vorbereitung, Durchführung und Nachbereitung edukativer Maßnahmen.
- Edukative Maßnahmen benötigen auch kulturelle Kompetenzen, um den individuellen Lebenswelten gerecht zu werden; in der Beratung von Menschen mit Migrationshintergrund kann es zu Sprachbarrieren kommen (➤ 1.3).
- Edukative Maßnahmen sind kein Gespräch zwischen Tür und Angel oder ein simpler Plausch, sondern strukturierte und gezielte Maßnahmen.
- Den Mehrwert und die Bedeutung edukativer Maßnahmen haben längst nicht alle erkannt, wodurch edukative Maßnahmen nicht immer den Stellenwert genießen, den sie verdienen.

- Der Erfolg edukativer Maßnahmen ist auch vom Empfänger abhängig, so kann z. B. eine unzureichende Motivation den Erfolg beeinträchtigen.
- Die Durchführung edukativer Maßnahmen setzt voraus, dass Pflegefachpersonen ihre Grenzen kennen und einhalten, bei drohender z. B. thematischer oder emotionaler Grenzüberschreitung sollten weitere Hilfen aktiviert werden.

2

KERNAUSSAGE

Es existieren zahlreiche gesellschaftliche und gesundheitspolitische Gründe für die Notwendigkeit von Maßnahmen zur Patientenedukation durch Pflegefachpersonen. Die Bedeutung edukativer Maßnahmen lässt sich pflegetheoretisch und gesundheitswissenschaftlich untermauern.

Tab. 2.23 Pflegetheoretische und gesundheitswissenschaftliche Fundierung

Pflegetheoretische Begründung	
Pflegetheorie	**Beispielhafte Erläuterung**
Theorie der 14 Grundbedürfnisse nach Henderson	Edukation dient als Instrument, um Pflegehandlungen nachvollziehbar zu machen.
Roper-Logan-Tierney-Modell	Edukation dient als Instrument, um den Pflegeempfänger aktiv an der Pflegehandlung zu beteiligen. Dem Modell liegt ein handlungsorientiertes Menschenbild zugrunde, d. h., der Mensch möchte lernen, um handeln zu können. Die vermittelten Informationen haben Einfluss auf die individuelle Ausgestaltung der Lebensaktivitäten.
Theorie der fördernden Prozesspflege als System nach Krohwinkel	Der Mensch wird unabhängig von Alter oder Krankheit als ein entwicklungsfähiges und wachsendes Wesen gesehen. Anleiten, beraten, unterrichten und fördern sind hierbei wichtige Maßnahmen der professionellen Pflege.
Pflegetheorie nach Orem	Edukative Maßnahmen befähigen zur Selbstpflege, sie erhöhen die Selbstpflegefähigkeit und unterstützen dadurch die Deckung von Selbstpflegeerfordernissen. Maßnahmen der Patientenedukation nehmen im anleitend-unterstützenden System in der Theorie der Pflegesysteme eine zentrale Rolle ein.
Theorie der psychodynamischen Pflege nach Peplau	Edukation spielt in den Phasen zur Befähigung des Pflegeempfängers und einer gelingenden Ablösung eine zentrale Rolle. Die Pflegefachperson nimmt immer wieder die Rolle des Beraters ein.
Adaptionsmodell nach Roy	Edukation kann das Coping-Verhalten von Pflegeempfängern positiv beeinflussen, dadurch verbessert sich die Anpassungsleistung und damit die Adaptionsfähigkeit.
Bezugswissenschaftliche Begründung aus der Gesundheitswissenschaft	
Gesundheitswissenschaftliches Modell (➤ 2.1.1)	**Erläuterung**
Salutogenese-Modell nach Antonovsky	Edukation stärkt das Kohärenzgefühl: • Verstehbarkeit, z. B. durch Verständnis zu den (theoretischen) Hintergründen • Sinnhaftigkeit, z. B. durch Auseinandersetzung mit den eigenen Emotionen • Handhabbarkeit durch Kenntnis zu Techniken und Förderung der Alltagskompetenz
Konzept der Selbstwirksamkeitserwartung nach Bandura	Edukative Maßnahmen unterstützen beim Suchen und Finden von Intentionen und der Formulierung von Ergebniserwartungen. Daneben wird durch Edukation das Vorhaben zur Umsetzung von Verhaltensänderungen positiv beeinflusst. Damit steigt das Kontrollgefühl.
Empowerment	Edukative Maßnahmen fördern die individuelle Gesundheitskompetenz. Dadurch wird der Pflegeempfänger befähigt, sein Lebensumfeld zu gestalten. Das Gefühl von Ohnmacht und Fremdbestimmung rückt in den Hintergrund.
Health-Literacy	Edukation erhöht die Gesundheitskompetenz von Pflegeempfängern, dadurch werden Gesundheitsinformationen immer besser verstanden, um sich im Gesundheitssystem zunehmend selbstständiger zurechtzufinden.

2.3 Pflegewissenschaft

KOMPETENZBEREICH

In diesem Abschnitt finden Sie die Inhalte zu den Kompetenzen aus dem **Kompetenzbereich V** „Das eigene Handeln auf der Grundlage von wissenschaftlichen Erkenntnissen und berufsethischen Werthaltungen und Einstellungen reflektieren und begründen". Sie erfahren die prüfungsrelevanten Inhalte, um Pflegehandeln an aktuellen wissenschaftlichen Erkenntnissen, insbesondere an pflegewissenschaftlichen Forschungsergebnissen, Theorien und Modellen auszurichten *(V.1)* (➤ Abb. 2.23).

Die Absolventinnen und Absolventen

a) vertreten die Notwendigkeit, die Wissensgrundlagen des eigenen Handelns kontinuierlich zu überprüfen und gegebenenfalls zu verändern (➤ 2.3.1, ➤ 2.3.2),
b) erschließen sich pflege- und bezugswissenschaftliche Forschungsergebnisse bezogen auf die Pflege von Menschen aller Altersstufen und bewerten sie hinsichtlich der Reichweite, des Nutzens, der Relevanz und des Umsetzungspotenzials (➤ 2.3.3, ➤ 2.3.4),
c) begründen und reflektieren das Pflegehandeln kontinuierlich auf der Basis von vielfältigen oder spezifischen pflegewissenschaftlichen und bezugswissenschaftlichen evidenzbasierten Studienergebnissen, Theorien, Konzepten und Modellen (➤ 2.3.5),
d) leiten aus beruflichen Erfahrungen in der pflegerischen Versorgung und Unterstützung von Menschen aller Altersstufen und ihren Angehörigen mögliche Fragen an Pflegewissenschaft und -forschung ab (➤ 2.3.4).

(Anlage 2 zu § 9 Absatz 1 Satz 1 PflAPrV)

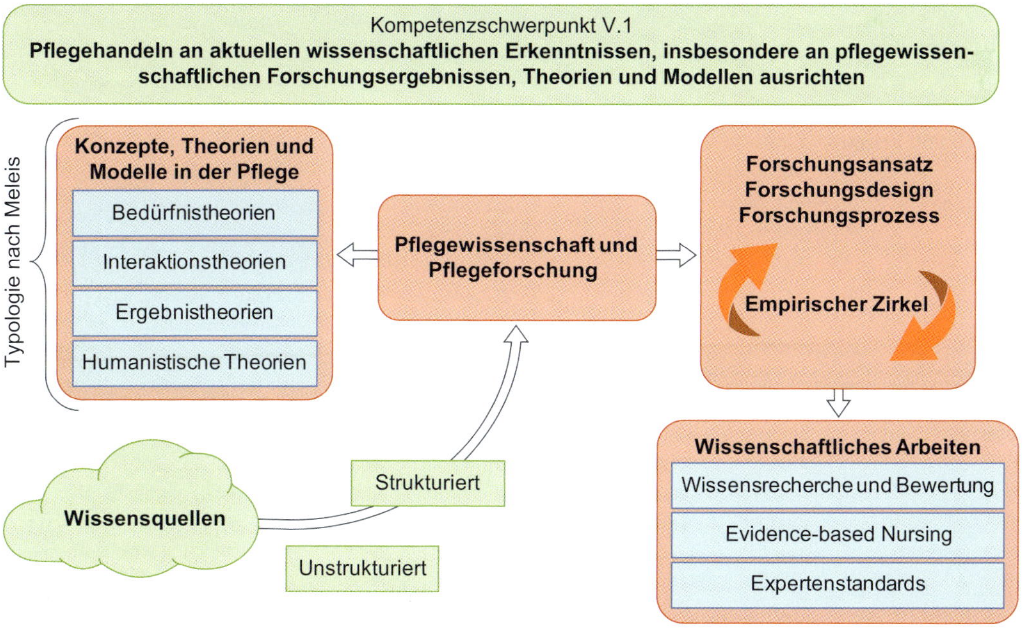

Abb. 2.23 Pflegehandeln an aktuellen wissenschaftlichen Erkenntnissen, insbesondere an pflegewissenschaftlichen Forschungsergebnissen, Theorien und Modellen ausrichten [P554/L138]

2.3.1 Wissensquellen

Zum **Wissen** zählt die Gesamtheit der Kenntnisse und Fähigkeiten von Individuen zur Lösung von Problemen.

Wissensquellen sind der Ursprung des Wissens, sie können in unstrukturierte und strukturierte Quellen unterschieden werden (➤ Tab. 2.24).

Alltagswissen

- Basiert auf unstrukturierten Wissensquellen
- Wird unsystematisch hergeleitet
- Nicht verallgemeinerbar und subjektiv an die Person gebunden
- Wird selten schriftlich dokumentiert und nicht überprüft

Tab. 2.24 Unterscheidung der Wissensquellen (Mayer 2018)

Unstrukturierte Wissensquellen		
Form	**Beschreibung**	**Reflexionsanstoß**
Intuition	Unmittelbares Erkennen oder Erfassen eines Sachverhalts	• Kein schlussfolgerndes, reflektierendes oder theoriegestütztes Vorgehen • Kann nicht übertragen oder systematisiert werden • Benötigt einen anwachsenden Erfahrungsschatz
Erfahrung	Erkenntniszuwachs infolge praktischer Arbeit und Wiederholung	• Unsystematische Ansammlung von Erfahrungen mit der Gefahr von blinden Flecken • Erfahrungen müssen selbst gesammelt werden, können nicht übertragen werden • Erfahrungswissen ist begrenzt auf einen Bereich • Bedarf der regelmäßigen Reflexion, um nicht falsches Wissen zu festigen
Versuch und Irrtum	Erkenntnis und Lösung durch Ausprobieren	• Hoher Zeit- und Energieaufwand • Evtl. Provokation gefährlicher Situationen
Tradition	Entwicklung von Wissen durch Weitergabe von Generation an Generation	• Mutmaßliche Annahme, dass etwas, das lange existiert, auch so sein muss • Historische Aufarbeitung und Hinterfragen wichtig
Autorität	Befragung oder Rat von Experten einholen	• Amtsautoritäten müssen keine Fachautoritäten sein • Interessenkonflikte können Inhalte beeinflussen
Strukturierte Wissensquellen		
Form	**Beschreibung**	**Reflexionsanstoß**
Logisches Denken	Induktion = Schlussfolgerung vom Besonderen auf das Allgemeine	Kritische Betrachtung der Grenze, ab wann Einzelfälle auf die Gesamtheit übertragen werden können und welche Einschränkungen bei der Übertragbarkeit beachtet werden müssen
	Deduktion = Schlussfolgerung vom Allgemeinen auf das Besondere	Kritische Betrachtung, inwiefern die allgemeinen Erkenntnisse der individuellen Lebenswelt entsprechen und welche Ausnahmen von der Regel existieren
Wissenschaftliche Forschung	Systematische Weiterentwicklung des logischen Denkens entlang des empirischen Zirkels (➤ Abb. 2.24)	Kritische Betrachtung der Gütekriterien und der Einhaltung des wissenschaftlichen Regelwerks, um z. B. die Gefahr von Manipulationen oder Interessenkonflikten auszuschließen

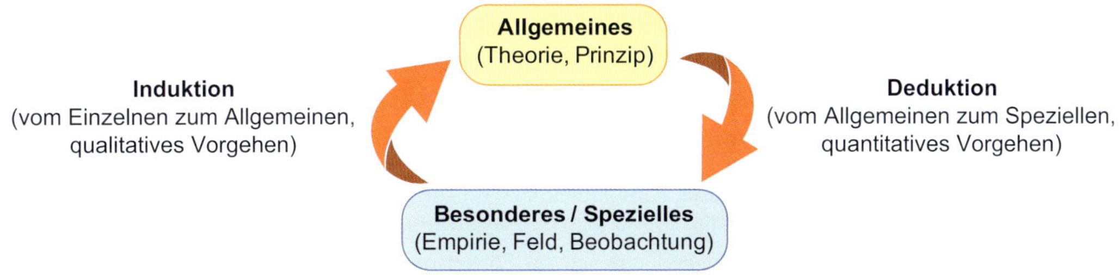

Abb. 2.24 Der empirische Zirkel bildet den kreisförmigen Verlauf induktiver und deduktiver Forschung ab [P554/L138].

Wissenschaftliches Wissen

- Basiert auf strukturierten Wissensquellen
- Wird systematisch und reflektiert hergeleitet
- Ist übertragbar, objektiv und nachvollziehbar
- Wird in anerkannten wissenschaftlichen Zeitschriften verbreitet und überprüft

KERNAUSSAGE

Wissenschaftliche Forschung ist als Methode zur Wissensaneignung am besten entwickelt. Durch wissenschaftliche Forschung können z. B. Gedanken, Vermutungen oder Aussagen von Autoritäten systematisch überprüft, bewiesen oder widerlegt werden.

2.3.2 Pflegewissenschaft und -forschung

Inhalte pflegewissenschaftlichen Interesses

- Pflegetheorien und -modelle
- Leben mit und Einfluss durch Pflegebedürftigkeit, Einschränkung oder Krankheit
- Lehr-Lern-Prozesse in der Pflege
- Einflussfaktoren auf Pflegequalität
- Einschätzung von Pflegesituationen
- Wirkungsweise von Pflegeinterventionen
- Probleme, Fragen und Sachverhalte aus der Pflegepraxis

Pflegewissenschaft
Wissenschaft, deren Gegenstandsbereich *(inhaltlicher Bereich)* die Pflege ist; zählt zu den problem- und praxisorientierten Wissenschaftsbereichen und kann den Human- und Sozialwissenschaften zugeordnet werden.

Gegenseitige Beeinflussung von Pflegewissenschaft und Praxis

1. Pflegepraxis identifiziert Probleme, stellt Fragen und sucht nach Lösungen für in der Praxis erlebte Situationen.
2. Pflegewissenschaft gibt Hilfestellungen, recherchiert Lösungen, betreibt Pflegeforschung.
3. Pflegepraxis unterstützt bei der Umsetzung, der Erprobung, prüft kritisch und gibt Anmerkungen.
4. Pflegewissenschaft greift dies auf und entwickelt die Erarbeitungen weiter.

Pflegeforschung
Instrument der Pflegewissenschaft durch Forschung auf dem Gebiet des Gesundheitswesens sowie im Verantwortungsbereich von Pflegefachpersonen. Ziel: Entwicklung und Vermehrung von Pflegewissen.

Ziele der Pflegeforschung und Bedeutung für die Praxis

- Schaffung einer Wissensgrundlage zur Verbesserung der Pflege → Sicherung und Verbesserung der Pflegequalität, Identifikation effektiver und sicherer Maßnahmen
- Schaffung einer Grundlage für die Theorieentwicklung und -überprüfung → Generierung von Theorien und Modellen als Fundament, Erstellung von Pflegediagnosen zur Förderung einer einheitlichen Terminologie
- Anpassung und Weiterentwicklung von Forschungsmethoden → Weiterentwicklung von Methoden
- Entwicklung von Instrumenten zur Einschätzung von Pflegephänomenen → Entwicklung von Assessments, um geeignete Maßnahmen abzuleiten
- Beitrag zur Professionalisierung und beruflichen Emanzipation → Professionalisierung und Emanzipation der Pflege

Bereiche der Pflegeforschung

- Makroebene, z. B. gesellschaftliche Strukturen pflegerischer Versorgung, Epidemiologie von Pflegebedürftigkeit
- Mesoebene, z. B. Organisationsformen, Pflegequalität, Arbeitsbedingungen
- Mikroebene, z. B. praktische Handlungen entlang des Pflegeprozesses, Beziehung und Interaktion, Perspektive pflegebedürftiger Menschen und deren Angehörigen
- Historische Pflegeforschung zu Ursprüngen und Entwicklungen der Pflege

Rollen in der Pflegeforschung

- Wer Forschungsergebnisse für die eigene Tätigkeit nutzt, benötigt das Verständnis für die Notwendigkeit von Pflegeforschung sowie die Fähigkeit zum Lesen, zur kritischen Reflexion und Anwendung von Forschungsergebnissen.
- Wer Forschung selbst durchführt, benötigt eine umfassende wissenschaftliche Ausbildung.
- Pflegefachpersonen mit einem Berufsabschluss wirken bei der Identifikation von Forschungsproblemen, Hilfe bei der Datenerhebung und Anwendung von Forschungsergebnissen mit.
- Pflegefachpersonen mit einem Bachelorabschluss können bei der Analyse, Assistenz und Anwendung von Forschungsergebnissen mitwirken.

Forschungsethik

Forschungsethik ist der Oberbegriff für alle ethischen Aspekte wissenschaftlicher Forschung, beinhaltet die Merkmale richtigen und guten Handelns in der Forschung (➤ Tab. 2.25).

Tab. 2.25 Grundsätze der Forschungsethik

Bereiche	Aspekte
Wissenschaftliche Güte und Integrität	• Befolgung allgemeiner wissenschaftlicher Standards • Faire Behandlung der Forschungsteilnehmer, u.a. durch korrekte Interpretation • Unbestechlichkeit, z.B. durch Aufdeckung von Interessenkonflikten
Vermeiden von Schäden	• Wahrung der Menschenwürde und der Rechte • Schutz vor Situationen, die zu Schaden führen können • Einhaltung des Datenschutzes
Informierte Einwilligung	• Berücksichtigung des Selbstbestimmungsrechts • Ausreichende Information und freiwillige Einwilligung unter Berücksichtigung der Einwilligungsfähigkeit

KERNAUSSAGE

Pflegepraxis und Pflegewissenschaft befinden sich in einem untrennbaren, endlosen Kreislauf miteinander. Zentrum ihres Tuns ist jeweils der gleiche Gegenstandsbereich – die Pflege. Pflegefachfrauen und -männer sind zwar unterschiedlich stark in Forschung und Wissenschaft involviert, doch Pflegewissenschaft und -forschung geht alle an, denn Pflegefachpersonen sind verpflichtet, ihr Handeln an aktuellen wissenschaftlichen Erkenntnissen auszurichten.

2.3.3 Forschungsansätze, Forschungsdesign und Forschungsprozess

Die Auswahl des **Forschungsansatzes** ist vom Forschungsinteresse und der Forschungsfrage abhängig. Unterschieden werden qualitative und quantitative Forschungsansätze. Beide Forschungsansätze haben ihre Daseinsberechtigung und ergänzen sich (➤ Tab. 2.26).

Forschungsansatz
Grundlegende wissenschaftliche Herangehensweise, basiert auf unterschiedlichen wissenschaftstheoretischen Weltanschauungen.

Tab. 2.26 Gegenüberstellung des qualitativen und quantitativen Forschungsansatzes

Aspekt	Qualitativer Ansatz	Quantitativer Ansatz
Grundlage	Geisteswissenschaft	Naturwissenschaft
Logisches Denken	Induktion	Deduktion
Ziel	Verstehen der Wirklichkeit	Erklären der Wirklichkeit
Wahrheitsverständnis	Wahrheit ist subjektiv	Wahrheit ist objektiv
Vorgehen	Nicht oder halb standardisiert	Standardisiert
Stichprobe	Geringe und gezielte Probandenauswahl *(theoretische Sättigung)*	Große und zufällige Probandenauswahl *(Repräsentativität)*
Gütekriterien	• Glaubwürdigkeit • Folgerichtigkeit • Angemessenheit • Übertragbarkeit	• Objektivität • Reliabilität • Validität

2

Forschungsdesign ist die konzeptionelle Form einer wissenschaftlichen Arbeit, Grundlage jeder wissenschaftlichen Untersuchung, es werden experimentelle, nicht experimentelle Forschungsdesigns, Mixed-Method-Designs und Spezialformen unterschieden (➤ Tab. 2.27).

Forschungsprozess ist der logische Ablauf einer Forschungsarbeit, besteht aus mehreren aufeinanderfolgenden Phasen (➤ Abb. 2.25).

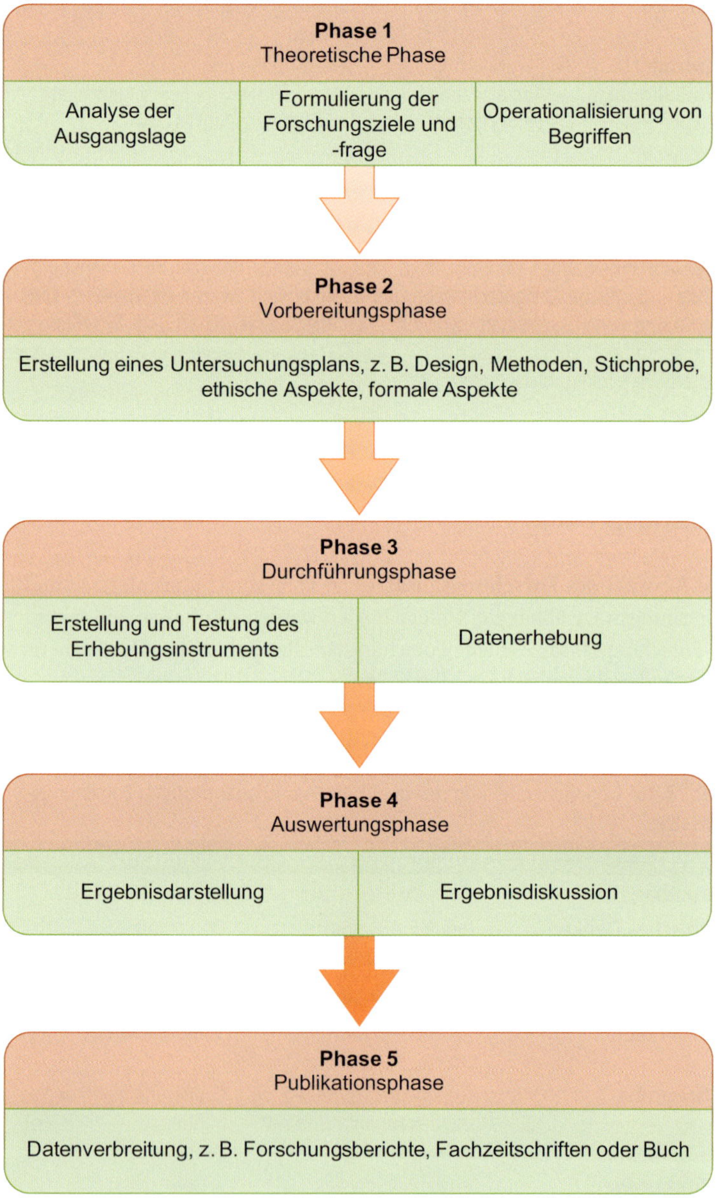

Abb. 2.25 Phasen des Forschungsprozesses [P554/L138]

Tab. 2.27 Forschungsdesigns auf einen Blick

Forschungsdesigns	Spezifikation	Erläuterung
Experimentelles Forschungsdesign	Randomisierte kontrollierte Studien (RCT)	Prätest-Posttest-Design mit den Merkmalen Randomisierung *(Zufallsverteilung)*, Manipulation *(Veränderung des Einflussfaktors)*, Kontrolle *(vor Manipulation und nach Manipulation)* und Messung. RCTs gelten in der klinischen Forschung als der Goldstandard für den Beleg von Wirksamkeit und Sicherheit von Therapien.
	Quasi-Experimente	Haben einen ähnlichen Aufbau wie die RCTs, allerdings fehlen hierbei ein oder mehrere Merkmale des klassischen Aufbaus, z. B. keine Randomisierung oder nur eine einmalige Messung.
Nicht experimentelles Forschungsdesign *(können im* **Querschnitt,** *d. h. nur einmalige Messung, oder im* **Längsschnitt,** *d. h. mehrmalige Messung, erfolgen)*	Korrelationsstudien	Untersuchung der Wechselbeziehungen bzw. des Zusammenhangs zwischen zwei Variablen. Wichtig: Korrelationen stellen keine Kausalitäten (ursächliche Wirkbeziehungen) dar.
	Deskriptive Studien	Beschreibung eines Phänomens oder Zustands durch Darstellung und Analyse.
Mixed-Method-Design	Fusionierung	Qualitative und quantitative Forschungsansätze laufen parallel.
	Verknüpfung	Der qualitative und quantitative Forschungsansatz baut aufeinander auf oder andersherum.
	Einbettung	Der eine Forschungsansatz wird zur Unterstützung in den anderen integriert.
Spezialformen	Aktionsforschung	Praxisnahe Forschung durch Verknüpfung von Praxis und Wissenschaft mit dem Ziel, die Praxis zu verändern.
	Evaluationsforschung	Bewertung von Programmen, Behandlungen oder der Praxis anhand wissenschaftlicher Methoden zur Gewinnung neuer Erkenntnisse.

KERNAUSSAGE

Die Auswahl eines Forschungsansatzes und eines Forschungsdesigns erfolgt nicht willkürlich. Die Auswahl leitet sich aus dem Forschungsinteresse und der Forschungsfrage ab.

2.3.4 Konzepte, Theorien und Modelle in der Pflege

- **Konzepte** sind sprachliche Begriffe für wahrgenommene Phänomene, kleinste Bausteine von Modellen und Theorien.
- **Theorien** sind ein abstraktes Bild der Wirklichkeit oder von Bestandteilen dieser. Sie sind eine Beschreibung von speziellen Phänomenen und deren Beziehung; Theorien sind abstrakte Gedankenkonstrukte und beschreiben einen Ideal- oder Soll-Zustand der Pflege.
- **Modelle** sind eine vereinfachte und modifizierte Darstellung eines tatsächlichen Sachverhalts, Vereinfachung der Wirklichkeit. Merkmale: Reduktion der Realität und Komplexität, die Hervorhebung bestimmter Perspektiven, die Generierung von Übersichtlichkeit.
- Das **Metaparadigma** ist die grundsätzliche Denkweise, „Weltanschauung", einheitliche Sichtweise einer Disziplin wie Pflege auf die Welt, kleinster

Tab. 2.28 Unterschiede in der Klassifikation von Theorien anhand der Typologie nach Meleis und der Typologie nach Walker und Avant

	Typologie nach Meleis	Typologie nach Walker und Avant
Ordnung	Nach Denkschule	Nach Abstraktionsgrad
Aufbau	• Denkschule der *Bedürfnisse („Was ist Pflege?")* • Denkschule der Interaktion *(„Wie wird Pflege gelebt?")* • Denkschule der Ergebnisse *(„Zu welchem Zweck soll gepflegt werden?")* • Denkschule der Humanisten *(„Wie ist Pflege zu gestalten?")*	• Metatheorien sind „Theorien über Theorien", es werden generelle Überlegungen angestellt. • Globale Theorien sind allgemeingültig und umfassend, sie sind empirisch nicht überprüfbar. • Theorien mittlerer Reichweite sind spezifisch und praxisnah, sie sind empirisch überprüfbar. • Praxisnahe Theorien sind Handlungsanweisungen zur Erreichung konkreter Ziele, direkt in der Praxis einsetzbar und überprüfbar.

gemeinsamer Nenner, beschreibt zentrale Schlüsselbegriffe für Theorie und Praxis: Person, Umwelt, Gesundheit und Pflege. Zu diesen Begriffen müssen Theorien Aussagen treffen.

Klassifikation von Theorien

Typologie: Klassifikation von Theorien anhand von Einteilungskriterien (➤ Tab. 2.28).

Theorie der 14 Grundbedürfnisse nach Henderson

Von Virginia Henderson (1897–1996) 1955 entwickelte Bedürfnistheorie. Kernaussage: Der Mensch hat 14 Grundbedürfnisse. Pflegehandlungen sollen auf einer systematischen Grundeinschätzung der Bedürfnisse und Pflegebedarfe erfolgen.

Henderson benennt in ihrer Theorie **Einflussfaktoren** des Pflegeempfängers auf die Pflegesituation: Alter, Gemütszustand, soziokultureller Hintergrund, körperliche und geistige Fähigkeiten, vorhandene Erkrankung oder Behinderung.

Die **Grundbedürfnisse** sind: (1) normal atmen, (2) ausreichend essen und trinken, (3) Abfallprodukte des Körpers ausscheiden, (4) sich bewegen und eine gewünschte Körperhaltung beibehalten, (5) ruhen und schlafen, (6) passende Kleidung auswählen und sich an- und auskleiden, (7) Körpertemperatur durch passende Kleidung und Veränderung der Umwelt im Normalbereich halten, (8) den Körper reinigen, pflegen und die Haut schützen, (9) Gefahren für sich und andere vermeiden, (10) Kommunikation durch das Ausdrücken von Emotionen, Bedürfnissen, Ängsten oder Meinungen, (11) seine Religion ausüben, (12) so arbeiten, dass sich ein Gefühl der Erfüllung einstellt, (13) spielen oder an verschiedenen Formen der Erholung teilnehmen, (14) lernen, entdecken und Neugierde befriedigen.

Das Roper-Logan-Tierney-Modell (RLT-Modell)

Ein von Nancy Roper (1918–2004), Winifred W. Logan (1931–2010) und Alison Tierney (*1948) in den 1970er- und 1980er-Jahren entwickeltes Modell der Bedürfnistheorie (Roper et al. 2016). Kernaussage: Der Grund für Pflegehandeln ist eine Einschränkung der Lebensaktivitäten mit einer unzureichenden Befriedigung der individuellen Bedürfnisse. Das beschriebene Menschenbild ist handlungsorientiert, d. h., der eingeschränkte Mensch möchte wieder selbstständig werden.

- Im RLT-Modell wird die gesamte **Lebensspanne** des Menschen betrachtet.
- Während des Lebens wirken **Einflussfaktoren** auf den Menschen und die Umsetzung der Lebensaktivitäten ein: biologische, psychologische, soziokulturelle, umgebungsabhängige und wirtschaftspolitische.
- Dadurch bewegt sich der Mensch stets in einem **Abhängigkeits-Unabhängigkeits-Kontinuum** entweder mehr zur Autonomie oder zur Unselbstständigkeit.
- Die **Lebensaktivitäten** sind: (1) für eine sichere Umgebung sorgen, (2) kommunizieren, (3) atmen, (4) essen und trinken, (5) ausscheiden, (6) sich sauber halten und kleiden, (7) regulieren der Körpertemperatur, (8) sich bewegen, (9) arbeiten und spielen, (10) seine Geschlechtlichkeit leben, (11) schlafen, (12) sterben.

Fördernde Prozesspflege als System nach Krohwinkel

Ein von Monika Krohwinkel 1993 entwickeltes Modell der Bedürfnistheorie. Kernaussage: Der Pflegeanlass ergibt sich aus einer eingeschränkten Befriedigung der Bedürfnisse des Menschen. Der Pflegebedürftige steht im Mittelpunkt des Interesses. Die ABEDL® sind Bestandteile eines Pflegemodells, das sich aus fünf Komponenten zusammensetzt (Krohwinkel 2013).

Fünf **Komponenten** des Modells:
- Rahmenmodell ganzheitlich fördernder Prozesspflege
- Pflegeprozessmodell als Beziehungs-, Problembearbeitungs- und Entwicklungsprozess
- ABEDL®-Strukturierungsmodell *(**A**ktivitäten, **B**eziehungen und **e**xistenzielle Erfahrungen **d**es **L**ebens):* (1) kommunizieren können, (2) sich bewegen können, (3) vitale Funktionen des Lebens aufrechterhalten können, (4) sich pflegen können, (5) sich kleiden können, (6) ausscheiden können, (7) essen und trinken können, (8) ruhen, schlafen, sich entspannen können, (9) sich beschäftigen, lernen, sich entwickeln können, (10) die eigene Sexualität leben können, (11) für eine sichere, fördernde Umgebung sorgen können, (12) Beziehungen sichern und gestalten können, (13) mit existenziellen Erfahrungen des Lebens umgehen können.

- Managementmodell
- Qualitätsmanagementmodell

Pflegetheorie nach Orem

Eine von Dorothea E. Orem (1914–2007) 1971 entwickelte Bedürfnistheorie. Kernaussage: Ein Selbstpflegedefizit beschreibt das Unvermögen, den Selbstpflegebedarf eines Menschen durch Selbstpflege alleine zu decken. Menschen können einen unterschiedlichen Bedarf an Ausgleichsmaßnahmen haben.

Die Pflegetheorie nach Orem ist in drei Theorien untergliedert:

1. Die **Selbstpflegetheorie** beschreibt, was Selbstpflege ist. Selbstpflege ist das erlernte und zielgerichtete Verhalten eines Menschen zur eigenen Pflege. Die Entwicklung der Selbstpflegefähigkeit wird durch folgende Faktoren beeinflusst: Alter, Geschlecht, Familie, soziokultureller Hintergrund, individueller Gesundheitszustand.
2. Die **Theorie des Selbstpflegedefizits** erklärt, unter welchen Bedingungen eine Person einen Pflegebedarf entwickelt. Das Selbstpflegedefizit resultiert aus dem Unvermögen, den Selbstpflegebedarf durch die vorhandenen Selbstpflegefähigkeiten zu decken. Es existieren (1) universelle Selbstpflegeerfordernisse, z. B. Flüssigkeits- und Nahrungsaufnahme, Vorbeugung von Gefahren, (2) situative, entwicklungs- oder gesundheitsbezogene Selbstpflegeerfordernisse, z. B. Verlust von Bezugspersonen, Beschwerden oder Nebenwirkungen.
3. Die **Theorie der Pflegesysteme** erläutert, welche Ausgleichsmaßnahmen Menschen bei einem bestehenden Selbstpflegedefizit benötigen: (1) vollständig kompensatorisches System, d. h. keine Möglichkeit der eigenen Übernahme, daher komplette Unterstützung, (2) teilweise kompensatorisches System, d. h. Ergänzung vorhandener Selbstpflegeaktivitäten, (3) anleitend unterstützendes System, d. h. Unterstützung durch Maßnahmen der Motivation und Patientenedukation.

Theorie der psychodynamischen Pflege nach Peplau

Eine von Hildegard E. Peplau (1909–1999) 1952 entwickelte Interaktionstheorie. Kernaussage: Jeder Mensch lebt in einem instabilen Gleichgewicht. Anleitend-unterstützende Pflege kann einen Beitrag zur Stabilisierung leisten und die persönliche Entwicklung fördern. Entscheidend ist die Beziehung zwischen Pflegefachperson und -empfänger.

Die Entwicklung in der interpersonalen Beziehung verläuft in vier **Phasen:**

- Orientierungsphase mit gemeinsamer Einschätzung des Pflegeproblems und der Unterstützung bei der Identifikation von Problemstellungen
- Identifikationsphase mit der Identifikation des Pflegeempfängers mit der Pflegefachperson und einem zunehmenden Vertrauensaufbau

- Ausbeutungs- oder Nutzungsphase, indem der Pflegeempfänger die Beziehung zur Pflegefachperson nutzt bei zunehmender Verantwortungsübernahme
- Ablösungsphase infolge der Lage des Pflegeempfängers, seine Fähigkeiten zur eigenständigen Versorgung zu nutzen

Pflegende nehmen in den Phasen verschiedene Rollen ein: Fremder, Ressource, Lehrer, Führungsperson, Ersatzperson, Berater.

Systemmodell nach Neuman

Eine von Betty Neuman (*1924) 1972 entwickelte Ergebnistheorie. Kernaussage: Die pflegerische Aufgabe ist die Stabilisierung des Patientensystems, insbesondere durch präventive Maßnahmen zur Ressourcenförderung und die Erhöhung der Widerstandsfähigkeit.

- Jeder Mensch ist laut Neuman ein **System,** dessen Kern von **Widerstands- und Abwehrlinien** umgeben ist.
- Die Linien schützen vor Stressoren von außen, der Kern enthält **Energieressourcen.**
- Krankheit ist die Folge einer Destabilisierung des Kerns und einer Überforderung der Widerstands- und Abwehrlinien.
- Das System kann gestützt werden durch physiologische, psychische, soziokulturelle, entwicklungsgeschichtliche und spirituelle Variablen.

Sunrise-Modell nach Leininger

Eine von Madeleine Leininger (1925–2012) 1966 entwickelte humanistische Theorie. Kernaussage: Die Pflege von Menschen ohne Berücksichtigung ihrer kulturell geprägten Lebensweise ist nur wenig erfolgreich. Die Berücksichtigung kultureller Besonderheiten trägt einen bedeutenden Anteil an der ganzheitlichen Gesundheit des Menschen (➤ 1.3.4).

Das Sunrise-Modell ist Bestandteil der **Theorie der kulturspezifischen Fürsorgevielfalten und -gemeinsamkeiten.** Kulturspezifische Pflege soll auf mehreren **Ebenen** stattfinden:

- In der individuellen Pflegehandlung in der Pflegepraxis
- Durch Berücksichtigung von Einflussfaktoren, wie religiöse und ethische Faktoren, die Bedeutung von Familie und sozialer Umwelt, politische und rechtliche Faktoren
- Mit der Ausprägung eines kulturellen Weltverständnisses
- Transkulturelle Pflege findet bei Individuen, Familien, Gruppen, Institutionen und Organisationen Anwendung

KERNAUSSAGE

Pflegefachpersonen können ihr Handeln anhand pflegewissenschaftlicher Erkenntnisse, Theorien und Modelle begründen. Das Handeln nach Theorien und Modellen bildet das Fundament für das prozesshafte Vorgehen im Pflegealltag und dient als gedankliche Richtschnur.

2.3.5 Wissenschaftliches Arbeiten in der Pflege

Wissenschaftliches Arbeiten
Oberbegriff für systematisches und methodisch kontrolliertes Vorgehen im wissenschaftlichen Bereich.

Art und Weise des Arbeitens in der Wissenschaft, u.a. bei der Wissensvermehrung durch Recherche und Bewertung, der Durchführung von Forschung und der Implementierung von Forschungserkenntnissen in die Praxis (Panfil 2017).

Wissensrecherche und Bewertung

Literaturrecherche

- Zugangswege: Internet mit Suchmaschinen, Literaturdatenbanken, Printmedien, Expertenbefragungen
- Systematische Literaturrecherche: gezielte Suche und Identifikation der gesamten relevanten Literatur, u.a. durch Schlagwortbenennung, Formulierung von Ein- und Ausschlusskriterien und der nachvollziehbaren Darstellung des Rechercheverlaufs, Primärquellen haben vor Sekundärquellen Vorrang

Aufbau einer wissenschaftlichen Arbeit

1. Einleitung: Einführung in das Thema, weckt Interesse, strukturiert die Arbeit
2. Theoretischer Teil: theoretische Auseinandersetzung mit dem Thema, Erläuterung des Hintergrunds der Arbeit, Definition zentraler Begrifflichkeiten, Darstellung des aktuellen Forschungsstands, Ausformulierung der Forschungsfrage und des Forschungsziels
3. Methodischer Teil: nachvollziehbare Beschreibung des Vorgehens zur Beantwortung der Forschungsfrage, Erläuterung und Begründung zur Auswahl des Forschungsdesigns und der Forschungsmethodik
4. Ergebnisdarstellung: übersichtliche Darstellung der gewonnenen Ergebnisse
5. Diskussion: Interpretation der Ergebnisse und Einordnung im aktuellen Diskurs des Forschungsstandes
6. Schluss: Zusammenfassung, Hinweis auf etwaige Limitationen der Arbeit, Empfehlungen für die Praxis und Ausblick auf zu beantwortende Forschungsfragen

Kriterien zur Bewertung einer wissenschaftlichen Arbeit

- **Inhaltliche Aspekte:** ausreichende Beschreibung des Hintergrunds und der Problemstellung inkl. Definitionssetzung, verständliche Formulierung der Forschungsfrage, logische Ableitung der Zielsetzung, ausreichende und breite Ergebnisdarstellung, Eingliederung in den Forschungsstand, Praxisempfehlungen, Angaben zur Limitation der Ergebnisse
- **Methodische Aspekte:** sinnvolle und begründete Auswahl von Forschungsdesign und -methode, Nachvollziehbarkeit des Vorgehens
- **Formale Aspekte:** korrekte Zitation und Bibliografie, ansprechende Visualisierung von Ergebnissen

Evidence-based Nursing

1. Auftragsklärung: Klärung der Erwartungshaltung in einem dialogischen Prozess
2. Fragestellung: Formulierung einer klaren Fragestellung
3. Literaturrecherche: Identifikation relevanter Forschungsergebnisse
4. Kritische Beurteilung: Begutachtung der Forschungsergebnisse anhand der Gütekriterien qualitativer und quantitativer Forschung (➢ 2.3.3)
5. Implementierung und Adaption: Integration der wissenschaftlich geprüften Erkenntnisse *(externe Evidenz)* in die individuelle Pflegesituation *(interne Evidenz)*
6. Evaluation: Durchführung einer prozessbegleitenden *(formativen)* und abschließenden *(summativen)* Evaluation

Evidence-based Nursing
Nutzung der derzeit besten wissenschaftlich belegten Erkenntnisse in der individuellen Pflegepraxis (Behrens & Langer 2022).

Expertenstandards in der Pflege

In einem Expertenstandard werden pflegewissenschaftliche Erkenntnisse und pflegepraktische Erfahrungen berücksichtigt, auf der gesetzlichen Grundlage des § 113a SGB XI „Expertenstandards zur Sicherung und Weiterentwicklung der Qualität in der Pflege“ verfasst (➢ Tab. 2.29).

Expertenstandard
Darstellung des aktuellen Wissens- und Forschungsstands zu einem gewissen Thema, Instrument zur Sicherung und Weiterentwicklung der Qualität in der Pflege.

Struktur von Expertenstandards

- **Horizontale Ebene:** Struktur-, Prozess- und Ergebniskriterien in Anlehnung an die Qualitätsdimensionen Struktur-, Prozess- und Ergebnisqualität nach Avedis Donabedian
- **Vertikale Ebene:** Schritte der Pflegeprozessmethode von der Informationssammlung bis zur Evaluation
- **Inhaltliche Ebene:** Bericht über die Entwicklung und Konsentierung oder die Aktualisierung, Präambel *(Einleitung, Vorbemerkung),* Kommentierung der Standardkriterien, Literaturstudie mit detaillierten Ausführungen, Bericht über die Implementierung und das Audit-Instrument

2

Tab. 2.29 Expertenstandards auf einen Blick (Stand 20.08.2021)

Expertenstandard	Zentrale Definition	Beispiele für Ziele
Dekubitusprophylaxe in der Pflege, 2. Aktualisierung *(Juni 2017)* (➤ 1.1.4)	**Dekubitus** als lokal begrenzte Schädigung der Haut und/oder des darunterliegenden Gewebes, typischerweise über knöchernen Vorsprüngen, infolge von Druck oder Druck in Verbindung mit Scherkräften, daneben stehen weitere Faktoren mit der Entstehung in Verbindung (DNQP 2017a: 11)	• Verhinderung eines Dekubitus • Nennung von Interventionen u. a. zur Druckentlastung und -verteilung
Entlassungsmanagement in der Pflege, 2. Aktualisierung *(Juni 2019)* (➤ 4.1.8)	Ein bedarfsangemessenes und fachlich einwandfreies **Entlassungsmanagement** beinhaltet die bestmögliche Vorbereitung und Begleitung von Patienten und Angehörigen bei der Entlassung (DNQP 2019a: 22)	• Gewährleistung einer kontinuierlichen Versorgung • Entgegenwirken von Versorgungsbrüchen bei der Entlassung
Schmerzmanagement in der Pflege, Aktualisierung 2020 *(Juni 2020)* (➤ 3.1.2)	• **Akuter Schmerz** als plötzlich auftretender und über einen begrenzten Zeitraum andauernder Schmerz, durch eine Gewebeschädigung verursacht, ist eine lebenserhaltende Warn- und Schutzfunktion mit physiologischen Begleiterscheinungen, wie z. B. Anstieg des Blutdrucks, des Pulses und der Atemfrequenz (DNQP 2020a: 23) • **Chronischer Schmerz** als dauerhafter oder wiederkehrender für mindestens drei Monate vorhandener Schmerz, keine akute Warnfunktion der physiologischen Schmerzwahrnehmung (DNQP 2020a: 23)	• Vorbeugung der Entstehung und Chronifizierung von Schmerzen und schmerzbedingten Krisen • Beseitigung von Schmerzen • Beitrag zu einer akzeptablen Schmerzsituation mit bestmöglicher Lebensqualität und Funktionsfähigkeit
Sturzprophylaxe in der Pflege, 1. Aktualisierung *(Juni 2013)* (➤ 1.1.10)	**Sturz** als ein Ereignis, bei dem der Betroffene unbeabsichtigt auf dem Boden oder einer anderen tieferen Ebene aufkommt, dabei muss nicht der gesamte Körper aufkommen, auch Sitzen und Hocken sind als Endposition möglich (DNQP 2013: 20)	• Vorbeugung von Stürzen • Minimierung von Sturzfolgen • Keine Einschränkung der Bewegungsfreiheit, sondern Erhaltung und Förderung der Mobilität
Förderung der Harnkontinenz in der Pflege, 1. Aktualisierung *(März 2019)* (➤ 1.1.8)	• **Harninkontinenz** als jeglicher unwillkürliche Harnabgang • **Harnkontinenz** als Fähigkeit, willkürlich und zu passender Zeit an einem geeigneten Ort die Blase zu entleeren, beinhaltet auch die Fähigkeit, Bedürfnisse zu kommunizieren, um Hilfestellungen zu erhalten (DNQP 2014: 10)	• Erkennung und Analyse von Kontinenzproblemen und Erhebungsmethoden zur Einschätzung von Kontinenzproblemen, Auswahl geeigneter Interventionen • Professionalisierung des Sprachgebrauchs. z. B. nicht „pampern"
Pflege von Menschen mit chronischen Wunden, 1. Aktualisierung *(September 2015)* (➤ 3.3.6)	**Chronische Wunde** als Wunde, die innerhalb von vier bis zwölf Wochen nach Wundentstehung unter fachgerechter Therapie keine Heilungstendenzen zeigt, z. B. Dekubitus, diabetisches Fußulkus oder gefäßbedingtes Ulcus cruris (DNQP 2015: 11)	• Förderung und Erhaltung des gesundheitsbezogenen Selbstmanagements und des Wohlbefindens • Beschreibung von Maßnahmen zur Übernahme und Begleitung der Wundversorgung sowie der Rezidivprophylaxe
Ernährungsmanagement zur Sicherung und Förderung der oralen Ernährung in der Pflege, 1. Aktualisierung *(Januar 2017)* (➤ 1.1.7)	**Mangelernährung** als lang anhaltendes Defizit an Energie und/oder Nährstoffen, d. h. eine negative Bilanz zwischen Aufnahme und Bedarf mit der Konsequenz von Einbußen beim Ernährungs- und Gesundheitszustand sowie physiologischer Funktion (DNQP 2017b: 11)	• Sicherung und Förderung einer bedürfnis- und bedarfsgerechten oralen Ernährung kranker und pflegebedürftiger Menschen • Verhinderung von Mangelernährung • Bestehenden Ernährungsdefiziten entgegenwirken

Tab. 2.29 Expertenstandards auf einen Blick (Stand 20.08.2021) *(Forts.)*

Expertenstandard	Zentrale Definition	Beispiele für Ziele
Förderung der physiologischen Geburt *(Dezember 2014)* (> 1.1.12)	**Physiologische Geburt** als Geburt, bei der keine oder möglichst wenige, gut begründete Interventionen durchgeführt werden (DNQP, Verbund Hebammenforschung 2014: 10)	• Ermöglichung einer physiologischen Geburtserfahrung für Frauen • Reflexion des geburtshilflichen Handelns
Beziehungsgestaltung in der Pflege von Menschen mit Demenz *(Mai 2019)* (> 3.1.3)	**Personenzentrierte Pflege** als solche, die mit der Haltung verbunden ist, den Menschen als einzigartiges Subjekt mit individuellem Beratungs- und Unterstützungsbedarf in den Mittelpunkt und nicht die medizinische Diagnose in den Vordergrund zu stellen (DNQP 2019b: 29)	• Aufrechterhaltung des Person-Seins • Menschen mit Demenz als gleichberechtigte Gegenüber zu begegnen • Förderung der Verstanden-Werdens
Erhaltung und Förderung der Mobilität, Aktualisierung 2020 *(Oktober 2020)* (> 1.1.10)	**Mobilität** als Eigenbewegung des Menschen mit dem Ziel, sich fortzubewegen oder eine Lageveränderung des Körpers vorzunehmen (DNQP 2020b: 14)	• Pflegerische Unterstützung zum Erhalt und zur Förderung der Mobilität als Beitrag zur Selbstbestimmung jedes pflegebedürftigen Menschen • Gesundheitsförderung und Prävention von immobilitätsbedingten Begleiterscheinungen
Förderung der Mundgesundheit in der Pflege *(September 2021)* (> 1.1.4)	**Mundpflege** als allgemeine Pflege und Reinigung des Mundes, der Schleimhaut, der Zunge, der Zähne und des Zahnersatzes. Die **Mundgesundheit** zeigt sich in der Fähigkeit, ohne Einschränkungen zu kauen und zu essen, deutlich sprechen und lächeln zu können (DNQP 2021)	• Bedarfs- und bedürfnisgerechte individuelle Unterstützung bei der Mundpflege • Erkrankungen, Verletzungen und Komplikationen vorbeugen • Verbesserung der Mundgesundheit

Entwicklung von Expertenstandards

1. **Entwicklung:** Themenfindung, Literaturrecherche, Bildung einer unabhängigen Expertengruppe, Verfassung eines Entwurfs
2. **Konsentierung:** Vorstellung durch einen strukturierten Fachdiskurs in der Fachöffentlichkeit, Erkenntnisse fließen in den Expertenstandard ein
3. **Implementierung:** modellhafte Einführung in ca. 25 unterschiedlichen Pflege- und Gesundheitseinrichtungen zur Erprobung der Akzeptanz und Praxistauglichkeit unter wissenschaftlicher Begleitung, Veröffentlichung des Expertenstandards
4. **Aktualisierung:** reguläre Aktualisierung spätestens nach fünf Jahren oder vorzeitige bei Änderung der Evidenz

KERNAUSSAGE

Pflegefachpersonen richten ihr Handeln am aktuellen Stand wissenschaftlicher Erkenntnisse aus. Dazu zählen die Expertenstandards. Die Recherche und die Bewertung wissenschaftlicher Forschungsergebnisse sind komplexe Vorhaben.

2.4 Campus

2.4.1 Wiederholungsaufgaben (> 2.4.3)

Gesundheitliche Problemlagen (> 2.1)

1. Nennen Sie die zentralen Fragestellungen, die bei der Prävention und der Gesundheitsförderung verfolgt werden.
2. Nennen Sie die fünf Ebenen des Mehrebenen-Ansatzes zu den Maßnahmen der Gesundheitsförderung.
3. Nennen Sie die drei Komponenten des Kohärenzgefühls.
4. Nennen Sie fünf Aspekte zur Einschätzung der Gesundheitskompetenz bei Pflegeempfängern.
5. Nennen Sie fünf Maßnahmen zur Förderung der Gesundheitskompetenz.
6. Unterscheiden Sie die Primär- von der Sekundär- und Tertiärprävention.
7. Definieren Sie die Begriffe Verhaltens- und Verhältnisprävention. Nennen Sie je zwei Beispiele für verhaltens- und verhältnispräventive Maßnahmen.
8. Nennen Sie drei Maßnahmen zur Förderung der Resilienz.
9. Beschreiben Sie die Bestandteile der zwei Phasen des sozial-kognitiven Prozessmodells nach Schwarzer.
10. Nennen Sie drei Vorteile der Erhebung der familiären Strukturen mit einen Genogramm.
11. Nennen Sie die vier Aufgaben, die eine gesunde Familie zu erfüllen hat.
12. Nennen Sie sieben Maßnahmen zur Förderung der Familiengesundheit
13. Nennen Sie je fünf allgemeine Anzeichen physischer und psychischer Gewalt.
14. Nennen Sie fünf Anzeichen, die auf sexualisierte Gewalt hindeuten können.
15. Nennen Sie je drei spezielle Anzeichen von Gewalt bei Säuglingen, Kindern und Pflegebedürftigen.
16. Nennen Sie die Schritte des Verhaltens bei Verdacht auf Gewalt.
17. Beschreiben Sie drei Aspekte der pflegerischen Betreuung nach einer Linksherzkatheteruntersuchung.
18. Benennen Sie fünf Parameter, die beim Monitoring von Pflegeempfängern mit Herz-Kreislauf-Erkrankungen bedeutungsvoll sind.
19. Erläutern Sie die Wirkung von RAAS-Hemmern und Betablockern.
20. Entwerfen Sie eine Liste mit thematischen Schwerpunkten zur Beratung bei Menschen mit Herzschrittmachern.
21. Benennen Sie drei spezielle postoperative pflegerische Maßnahmen nach kardiochirurgischen Eingriffen.
22. Benennen Sie die Symptome, die auf ein Lungenödem hinweisen können.
23. Erläutern Sie fünf inhaltliche Schwerpunkte einer Beratung bei Pflegeempfängern mit koronarer Herzkrankheit.
24. Erläutern Sie drei Aspekte, die Sie bei der Mobilisation von Pflegeempfängern nach Herzinfarkt berücksichtigen.

25. Erläutern Sie fünf inhaltliche Schwerpunkte einer Beratung bei Pflegeempfängern mit einer arteriellen Hypertonie.
26. Unterscheiden Sie die Anzeichen eines akuten Beinarterienverschlusses und einer tiefen Venenthrombose.
27. Erläutern Sie Maßnahmen zur Positionierung und Mobilisierung bei arteriellen Gefäßerkrankungen.
28. Erläutern Sie Maßnahmen zur Positionierung und Mobilisierung bei venösen Gefäßerkrankungen.
29. Nennen Sie vier Aspekte, die Sie bei der Anlage eines Kompressionsverbandes berücksichtigen.
30. Nennen Sie drei Inhalte eines Beratungsgesprächs bei einem Pflegeempfänger mit Arteriosklerose.
31. Nennen Sie fünf pflegerische Interventionen zur Durchblutungsförderung bei Menschen mit pAVK.
32. Unterscheiden Sie die Stadien und Symptome der chronisch venösen Insuffizienz.
33. Nennen Sie drei Beobachtungsschwerpunkte bei beatmeten Pflegeempfängern.
34. Erläutern Sie die Verwendung eines Dosieraerosols mit Spacer.
35. Nennen Sie je drei Beobachtungs- und Pflegeschwerpunkte bei Pflegeempfängern mit einer Pleuradrainage.
36. Erläutern Sie Inhalte eines Informationsgesprächs bei Asthma bronchiale.
37. Nennen Sie fünf Pflegemaßnahmen bei Appetitlosigkeit.
38. Erläutern Sie drei Maßnahmen zur Obstipationsprophylaxe.
39. Beschreiben Sie fünf spezielle postoperative Pflegemaßnahmen nach einer Magenoperation.
40. Erläutern Sie Inhalte eines Informationsgesprächs bei Pflegeempfängern mit einer gastroduodenalen Ulkuskrankheit.
41. Nennen Sie fünf pflegerische Interventionen, die Sie bei Pflegeempfängern mit einer Leberzirrhose ergreifen.
42. Beschreiben Sie drei Maßnahmen zur Entkrampfung und Schmerzlinderung bei Pflegeempfängern mit einer Cholelithiasis.
43. Nennen Sie drei Aspekte, die Sie bei der Verwendung von Unterarmgehstützen beachten.
44. Nennen Sie drei Komplikationen bei Infektionen des Bewegungsapparates.
45. Unterscheiden Sie Frakturen anhand von vier verschiedenen Merkmalen.
46. Grenzen Sie die sicheren von den unsicheren Frakturzeichen ab.
47. Erläutern Sie, woran Sie ein Kompartmentsyndrom bei Pflegeempfängern mit einer Fraktur erkennen.
48. Nennen und beschreiben Sie die drei „R“ der Frakturbehandlung.
49. Beschreiben Sie zwei entscheidende postoperative Maßnahmen bezüglich der Mobilisation und Lagerung bei Pflegeempfängern mit TEP.
50. Nennen Sie vier Maßnahmen zur Prävention einer Osteoporose.
51. Nennen Sie vier Ziele des Bobath-Konzepts.
52. Erläutern Sie die Zielsetzung und die Prinzipien der Facio-Oralen-Trakt-Therapie.

53. Nennen Sie restituierende, kompensatorische und adaptive Maßnahmen der funktionellen Dysphagietherapie.
54. Nennen Sie fünf Hirndruckzeichen.
55. Nennen Sie fünf Pflegemaßnahmen bei Aphasie.
56. Nennen Sie fünf Symptome einer Meningitis.
57. Beschreiben Sie fünf Aspekte, die Inhalt eines Beratungsgesprächs zur Reduktion von Pruritus sein können.
58. Nennen Sie drei präventive Maßnahmen bei Dermatomykosen.
59. Beschreiben Sie drei Aspekte eines Beratungsgesprächs bei einem Pflegeempfänger mit atopischer Dermatitis.
60. Nennen Sie vier spezielle postoperative Pflegemaßnahmen nach einer Schilddrüsenoperation.
61. Nennen Sie fünf präventive Maßnahmen zur Vorbeugung einer Struma.
62. Nennen Sie je vier sichtbare und nicht sichtbare Symptome, die beim Cushing-Syndrom auftreten.
63. Nennen Sie vier spezielle Pflegeinterventionen, die Sie bei Pflegeempfängern mit einem Cushing-Syndrom ergreifen.
64. Definieren Sie den Begriff metabolisches Syndrom.
65. Nennen Sie drei Warnzeichen von Stoffwechselerkrankungen bei Säuglingen.
66. Beschreiben Sie drei Aspekte, die Sie bei der Fuß- und Nagelpflege von Diabetikern beachten.
67. Nennen Sie fünf Maßnahmen zur Förderung der oralen Ernährung bei einer Mangelernährung.
68. Nennen Sie vier Maßnahmen, die Sie bei Schwindel ergreifen.
69. Nennen Sie fünf Maßnahmen, die Sie bei Schwerhörigkeit ergreifen.
70. Beschreiben Sie vier Aspekte der perioperativen Pflege bei Tonsillektomie.
71. Nennen Sie fünf Maßnahmen, die Sie in der postoperativen Pflege nach Laryngektomie ergreifen.
72. Nennen Sie drei Aspekte, die Sie bei der Gabe von Augentropfen und -salben berücksichtigen.
73. Unterscheiden Sie die Katarakt und das Glaukom bezüglich Definition, Ursache, Symptomen und Behandlung.
74. Nennen Sie fünf Aspekte, die bei der Diagnostik psychischer Erkrankungen beim psychopathologischen Befund erhoben werden.
75. Nennen Sie drei nichtmedikamentöse somatische Therapieverfahren bei psychischen Erkrankungen.
76. Beschreiben Sie drei Aspekte der Beziehungsgestaltung bei Menschen mit psychischen Erkrankungen.
77. Nennen Sie drei Risikofaktoren für eine erhöhte Suizidalität.
78. Erläutern Sie die Behandlungsstrategie bei einer bestehenden Suizidalität.
79. Nennen Sie fünf spezielle Pflegeinterventionen bei Pflegeempfängern mit einer Depression.
80. Definieren Sie die Begriffe defizitäres und übermäßiges Flüssigkeitsvolumen.
81. Nennen Sie zwei gefährdete Personengruppen für eine Dehydratation.

82. Nennen Sie vier Maßnahmen zur Dehydratationsprophylaxe.
83. Nennen Sie fünf Maßnahmen zur Zystitisprophylaxe.
84. Nennen Sie je drei Komplikationen der extra- und intrakorporalen Nierenersatztherapie.
85. Beschreiben Sie drei Maßnahmen zur Shuntpflege.
86. Nennen Sie vier Beobachtungsschwerpunkte von Pflegefachpersonen bei der Gabe von Diuretika.
87. Nennen Sie fünf Maßnahmen, auf die Sie Pflegeempfänger nach einer Steinentfernung zur Rezidivprophylaxe hinweisen.
88. Erklären Sie Inhalte eines Beratungsgesprächs zur Selbstuntersuchung der Brust zur Früherkennung von Brustkrebs.
89. Beschreiben Sie fünf Maßnahmen, die Sie zur Lymphödempropylaxe am Arm infolge einer Mastektomie ergreifen.
90. Erläutern Sie zwei Maßnahmen, die Sie bei Betroffenen infolge einer Vergewaltigung ergreifen.
91. Nennen Sie zwei Ursachen beim Mann und bei der Frau, die mit einem unerfüllten Kinderwunsch einhergehen.
92. Nennen Sie drei spezielle Pflegemaßnahmen bei Pflegeempfängerinnen mit Mammakarzinom.
93. Nennen Sie fünf spezielle Pflegemaßnahmen bei Pflegeempfängerinnen zur Rezidivprophylaxe bei einer Entzündung des weiblichen Genitals.
94. Nennen Sie drei Beratungsaspekte nach einer Prostatabiopsie.
95. Erläutern Sie, welche prä- und postoperativen Pflegemaßnahmen bei einer Prostataresektion und Prostatektomie ergriffen werden.
96. Beschreiben Sie die Behandlung des benignen Prostatasyndroms anhand der Phasen des Krankheitsverlaufs.

Informieren, schulen und beraten (➢ 2.2)

1. Nennen Sie fünf gesellschaftliche oder politische Aspekte, welche die Notwendigkeit der Patientenedukation hervorheben.
2. Erläutern Sie exemplarisch anhand einer Pflegetheorie die Bedeutung der Patientenedukation.
3. Erläutern Sie exemplarisch anhand eines gesundheitswissenschaftlichen Modells die Bedeutung der Patientenedukation.
4. Definieren Sie die Begriffe Compliance, Adhärenz und Konkordanz.
5. Beschreiben Sie vier Grenzen edukativer Maßnahmen.
6. Beschreiben Sie die vier Phasen eines Informationsgesprächs.
7. Identifizieren Sie weitere Materialien zur Informationsvermittlung.
8. Nennen Sie mindestens fünf Aspekte der Wittener Liste zur Beurteilung der Qualität einer Informationsbroschüre.
9. Beschreiben Sie fünf Grundsätze, die Sie bei der Informationsvermittlung berücksichtigen.
10. Nennen Sie drei Gründe, die für die Schulung von Pflegeempfängern und Angehörigen sprechen.
11. Erläutern Sie die Phasen eines strukturierten Ablaufs einer Schulung.

12. Beschreiben Sie den Ablauf einer Demonstration anhand der Vier-Schritt-Methode nach Peyton.
13. Nennen Sie vier Merkmale einer guten Beratung.
14. Nennen Sie je fünf Aspekte der Fachkompetenz und der personalen Kompetenz, die Pflegefachpersonen zur Durchführung eines Beratungsgesprächs benötigen.
15. Beschreiben Sie die vier Phasen der Durchführung eines Beratungsgesprächs.
16. Stellen Sie zwei klassische Beratungsansätze bezüglich Vorannahme und Zielsetzung gegenüber.
17. Beschreiben Sie die Zielsetzung des integrativ leiborientierten Ansatzes nach Koch-Straube und des kooperativen Pflegeberatungsmodells nach Hellige und Hüper.

Pflegewissenschaft (> 2.3)

1. Nennen Sie die unstrukturierten und strukturierten Wissensquellen.
2. Üben Sie Kritik an je einer unstrukturierten und strukturierten Wissensquelle.
3. Definieren Sie die Begriffe Induktion und Deduktion.
4. Unterscheiden Sie das Alltagswissen vom wissenschaftlichen Wissen anhand von drei Aspekten.
5. Definieren Sie die Begriffe Pflegewissenschaft und Pflegeforschung.
6. Nennen Sie fünf Inhalte pflegewissenschaftlichen Interesses.
7. Erläutern Sie, inwiefern sich Pflegewissenschaft und Pflegepraxis wechselseitig beeinflussen.
8. Nennen Sie drei Ziele der Pflegeforschung und beschreiben Sie die sich daraus ergebende Bedeutung für die Pflegepraxis.
9. Unterscheiden Sie die Rolle von Pflegefachpersonen mit einem Berufsabschluss und solchen mit Bachelorabschluss in der Pflegeforschung.
10. Beschreiben Sie die drei Bereiche der Grundsätze der Forschungsethik.
11. Stellen Sie den qualitativen und den quantitativen Forschungsansatz gegenüber und unterscheiden Sie diese bezüglich ihrer Zielsetzung, ihres Wahrheitsverständnisses und der Gütekriterien.
12. Erläutern Sie den Unterschied zwischen einer randomisierten kontrollierten Studie und einem quasi-experimentellen Studiendesign.
13. Definieren Sie die Begriffe Korrelationsstudie und deskriptive Studie.
14. Nennen Sie die Phasen des Forschungsprozesses.
15. Definieren Sie die Begriffe Konzept, Theorie und Modell.
16. Beschreiben Sie den Aufbau der Typologie nach Meleis sowie der Typologie nach Walker & Avant.
17. Beschreiben Sie den Inhalt des RLT-Modells.
18. Definieren Sie die Begriffe Selbstpflege, Selbstpflegedefizit und Pflegesystem nach der Pflegetheorie laut Orem.
19. Nennen Sie die Phasen des interpersonalen Beziehungsaufbaus nach Peplau.

20. Beschreiben Sie, welche pflegerische Aufgabe Pflegefachpersonen laut dem Systemmodell nach Neuman zukommt.
21. Nennen Sie die sechs Teile, die den typischen Aufbau einer wissenschaftlichen Arbeit charakterisieren.
22. Nennen Sie je zwei inhaltliche, methodische und formale Kriterien zur Bewertung einer wissenschaftlichen Arbeit.
23. Definieren Sie den Begriff Evidence-based Nursing.
24. Beschreiben Sie die grundsätzliche Struktur von Expertenstandards auf horizontaler und vertikaler Ebene.
25. Beschreiben Sie die vier Schritte der Entwicklung von Expertenstandards.

2.4.2 Lernsituationen (➤ 2.4.4)

Lars hat Diabetes

Lernsituation

Lars hat Diabetes

Das Ehepaar Sybille und Dirk Gottwohl lebt in einer Großstadt und hat drei Söhne: Max, 15 Jahre alt, Noah, 11 Jahre alt, und Lars 7 Jahre. Herr Gottwohl ist als Ingenieur berufstätig, hat aber die Möglichkeit, im Homeoffice zu arbeiten. Frau Gottwohl arbeitet teilzeitbeschäftigt in einer Bankfiliale in einem anderen Stadtteil.

In den vergangenen Wochen hat sich der Gesundheitszustand von Lars zunehmend verschlechtert. Der sonst gute Schüler hatte Probleme, sich im Unterricht zu konzentrieren. Er klagte über Schwäche und wollte sich gar nicht mehr mit seinen Freunden zum Fußballspielen treffen. Sybille und Dirk Gottwohl haben begonnen, sich große Sorgen zu machen, als er sehr häufig auf die Toilette musste, um Wasser zu lassen, und einen gesteigerten Durst hatte. Da er nachts über starke Bauchschmerzen klagte, haben die Gottwohls beschlossen, die Notaufnahme des nächstgelegenen Klinikums zu besuchen. Dort wurde u. a. aufgrund des hohen Blutzuckerwerts die klinische Diagnose Diabetes mellitus Typ 1 gestellt. Lars ist nun seit drei Tagen auf der pädiatrischen Station. Er zeigt ein auffällig reduziertes Körpergewicht und wiegt 35 kg bei einer Körpergröße von 162 cm.

Die Eltern und Geschwister von Lars besuchen ihn regelmäßig. Die Familie erweckt, bis auf Noah, den Eindruck, die Situation zu akzeptieren. Gegenüber einer Pflegerin auf der Station äußert Noah: „Es dreht sich mal wieder alles um Lars."

Die Eltern von Lars haben um ein Beratungsgespräch gebeten. Langfristig wird eine Insulinpumpentherapie angestrebt, kurz- und mittelfristig steht zur optimalen Einstellung des Blutzuckers die intensivierte konventionelle Insulintherapie im Vordergrund. Alle Familienmitglieder besitzen keine Vorerfahrungen zum Krankheitsbild. So möchte Herr Gottwohl z. B. wissen, ob man nicht auch Tabletten nehmen könne. Lars wirkt motiviert, denn er möchte schnellstmöglich wieder seine Freunde in der Schule treffen.

Aufgabenstellung

Lars hat Diabetes

1. Identifizieren Sie zwei aktuell vordergründige Pflegeprobleme bei Lars. Identifizieren Sie ein weiteres potenzielles Pflegeproblem.
2. Erklären Sie, weshalb bei Diabetes mellitus Typ 1 im Gegensatz zum Diabetes mellitus Typ 2 immer und lebenslang Insulin verabreicht werden muss.
3. Unterscheiden Sie die Zielsetzung der Ernährungstherapie bei Diabetes mellitus Typ 1 und Typ 2.
4. Filtern Sie mögliche Widerstandsressourcen und Stressoren von Lars und seiner Familie aus der Fallbeschreibung heraus.
5. Formulieren Sie die Kernaussagen des Salutogenese-Konzepts von Antonovsky. Diskutieren Sie, inwiefern die Bestandteile des Kohärenzgefühls bei einer Beratung von Lars und seinen Eltern von Bedeutung sind.
6. Entwerfen Sie ein Konzept zur Schulung der Blutzuckermessung und Insulin-Selbstinjektion für Lars und seine Eltern.
7. Beschreiben Sie drei Aspekte, die Sie im Umgang mit Insulinpens beachten.
8. Sie recherchieren in der wissenschaftlichen Literatur nach einem geeigneten Konzept zur Durchführung einer Insulin-Injektion bei Kindern und Jugendlichen.
   a) Beschreiben Sie das Vorgehen einer systematischen Literaturrecherche.
   b) Sie haben einen Beitrag gefunden. Nennen Sie zwei inhaltliche und formale Aspekte, die Sie bei der Bewertung berücksichtigen.
9. Sie möchten Lars und seinen Eltern geeignete Informationsmaterialien zum Thema Diabetes mellitus Typ 1 zukommen lassen. Beschreiben Sie vier Aspekte, die Sie bei der Auswahl berücksichtigen.

Das Ehepaar Kraus: Gemeinsam alt werden

Lernsituation

Das Ehepaar Kraus: Gemeinsam alt werden

Das Ehepaar Kraus ist schon seit 50 Jahren verheiratet, kinderlos und wohnt im ländlichen Bereich in einem kleinen Dorf. In diesem Sommer wollen sie ihre goldene Hochzeit feiern. Frau Kraus, 71 Jahre, bewerkstelligt im Haushalt die meisten anfallenden Aufgaben gut. Obwohl sie merkt, dass es alles nicht mehr so schnell wie früher geht, sind ihr ein ordentliches Haus und eine selbst gekochte warme Mahlzeit am Tag wichtig. Frau Kraus kocht gerne salzig und deftig. Vor fünf Jahren wurde bei Frau Kraus eine kompensierte Herzinsuffizienz diagnostiziert. Sie erhält ACE-Hemmer und Betablocker. Ihren Allgemeinzustand bezeichnet Frau Kraus selbst als gut. Frau Kraus wiegt 95 kg bei einer

Körpergröße von 164 cm. Ihr Blutdruck ist laut ihrem Blutdrucktagebuch, das sie gewissenhaft führt, meistens erhöht.
Herr Kraus, 77 Jahre, hatte vor sieben Jahren einen Schlaganfall. Durch eine schnelle und konsequente Rehabilitation war es ihm möglich, seine Selbstpflegefähigkeiten wiederzuerlangen. So war er, bis vor Kurzem, trotz seiner Hemiparese der linken Körperhälfte, mit dem Rollator mobil. An manchen Tagen hat er starke Schmerzen in seiner linken Schulter und benötigt Unterstützung bei der Körperpflege durch seine Frau.
Herr Kraus war langjähriger Raucher und leidet deswegen an einer COPD. Er erhält Langzeitsauerstofftherapie. Infolge eines pulmonalen Infekts wurde er vor zwei Wochen mit einer akuten Exazerbation ins Krankenhaus eingeliefert. Sein Zustand hat sich seitdem verschlechtert. Er leidet bereits bei geringer Intensität unter Dyspnoe. Daher wurde im Entlassungsmanagement gemeinsam beschlossen, einen ambulanten Pflegedienst zur Entlastung von Frau Kraus hinzuzuziehen. Herr Kraus benötigt Unterstützung bei der Mobilisation, dem Toilettengang und der Körperpflege.
Herr und Frau Kraus sind sich unsicher, wie sie das Dosieraerosol verwenden sollen, und bitten Sie um Beratung. Sie bemerken, dass der Sauerstoff trotz der Anordnung von 2 l/h auf 5 l/h eingestellt ist.

Aufgabenstellung

Das Ehepaar Kraus: Gemeinsam alt werden

1. Identifizieren Sie zwei aktuell vordergründige Pflegeprobleme bei Herrn Kraus. Identifizieren Sie ein weiteres potenzielles Pflegeproblem.
2. Nennen Sie drei Maßnahmen, um die Gesundheitskompetenz bei Frau Kraus zu verbessern.
3. Erläutern Sie fünf spezielle Pflegemaßnahmen, die Sie bei Pflegeempfängern mit einer dekompensierten Herzinsuffizienz ergreifen.
4. Erläutern Sie, welche Inhalte Sie in einem Informationsgespräch zur Raucherentwöhnung vermitteln.
5. Nennen Sie fünf Aspekte, die Herr und Frau Kraus bei der Langzeitsauerstofftherapie zu berücksichtigen haben.
6. Entwerfen Sie ein Schulungskonzept zur Verwendung eines Dosieraerosols.
7. Formulieren Sie Inhalte für ein Informationsgespräch mit Frau Kraus bezüglich ihres Lebensstils in Bezug auf ihre Herzinsuffizienz.
8. Erörtern Sie die Situation von Herrn Kraus unter Verwendung der Pflegetheorie nach Orem. Gehen Sie hierbei auf die Selbstpflegetheorie, die Theorie des Selbstpflegedefizits und die Theorie der Pflegesysteme ein.
9. Nennen Sie drei Pflegemaßnahmen, die Sie bei Schulterkomplikationen infolge eines Schlaganfalls ergreifen können.
10. Beurteilen Sie, ob es unbedenklich ist, den Sauerstoff bei Herrn Kraus nach eigenem Ermessen zu erhöhen. Begründen Sie Ihre Antwort.

Frau Odin schreit

Lernsituation

Frau Odin schreit

Frau Odin, 82 Jahre, lebt seit vier Jahren im Pflegeheim St. Lorenzen. Sie leidet seit vielen Jahren an Morbus Parkinson, der u. a. mit L-Dopa therapiert wird. Zudem hat sie eine Schilddrüsenunterfunktion, die medikamentös mit Schilddrüsenhormonen therapiert wird.
Frau Odin war zu Beginn ihrer Aufnahme mobil und in Abhängigkeit von ihrem Gemütszustand in der Lage, Anteile der Körperpflege zu übernehmen. Diese Fähigkeit hat sie in den vergangenen Jahren zunehmend verloren. Zudem ist sie dem Pflegepersonal vermehrt ablehnend und beleidigend gegenübergetreten.
Vor Kurzem hatte sich, infolge eines gastrointestinalen Infekts, ihr Zustand rapide verschlechtert, sodass sie mit einer akinetischen Krise ins nächstgelegene Klinikum überwiesen wurde.
Seit zwei Wochen befindet sich Frau Odin wieder im Pflegeheim. Ihr Zustand hat sich massiv verschlechtert. Frau Odin möchte nicht mehr aufstehen und wehrt sich bei Körperpflegemaßnahmen massiv. Dadurch ist das Pflegepersonal sehr belastet, da die Körperpflege nun vollkompensatorisch im Bett übernommen werden muss. Frau Odin ist harninkontinent und benötigt Unterstützung bei der Nahrungsaufnahme.
Bei der Körperpflege von Frau Odin ist Ihnen heute aufgefallen, dass sie eine münzgroße, nicht wegdrückbare Rötung am Steiß hat. Weiter fällt Ihnen auf, dass sie bei schnellen Bewegungen ängstlich reagiert und laut „Hilfe“ ruft. An ihrem Oberarm beobachten Sie verdächtige Hämatome.

Aufgabenstellung

Frau Odin schreit

1. Identifizieren Sie zwei aktuell vordergründige Pflegeprobleme bei Frau Odin. Identifizieren Sie ein weiteres potenzielles Pflegeproblem.
2. Benennen Sie fünf ABEDL® nach Krohwinkel, die in der pflegerischen Betreuung von Frau Odin von Bedeutung sind.
3. Grenzen Sie fünf verschiedene Formen der Gewalt voneinander ab. Nennen Sie dabei mindestens ein Beispiel für die entsprechenden Formen.
4. Nennen Sie fünf Anzeichen körperlicher Gewalt, die Sie bei Pflegeempfängern beobachten können. Identifizieren Sie die Anzeichen, die bei Frau Odin vorliegen.
5. Diskutieren Sie mögliche Bestandteile eines Präventionskonzepts zur Vermeidung von Gewalt allgemein für das Pflegeheim St. Lorenzen und speziell für die Pflegesituationen mit Frau Odin.
6. Definieren Sie die Komplikation einer akinetischen Krise.
7. Nennen Sie fünf Maßnahmen, die Sie im Umgang bei Pflegeempfängern mit Morbus Parkinson berücksichtigen.

8. Frau Odin hat eine nicht wegdrückbare Rötung am Steiß. Beurteilen Sie die Situation und leiten Sie geeignete Maßnahmen ab.
9. Unterscheiden Sie die Hyperthyreose und die Hypothyreose anhand der Definition, Ursache und Behandlung voneinander.

2.4.3 Lösungen zu den Wiederholungsaufgaben

Gesundheitliche Problemlagen (> 2.1)

1. Bei der Prävention lautet die zentrale Frage: „Was macht krank?" Damit stehen die krankheitsauslösenden Faktoren und Risiken im Vordergrund. Bei der Gesundheitsförderung lautet die zentrale Frage: „Was erhält gesund?" Damit stehen die Ressourcen und Schutzfaktoren im Vordergrund.
2. Die Ebenen des Mehrebenen-Ansatzes zu den Maßnahmen der Gesundheitsförderung lauten: gesundheitsfördernde Gesamtpolitik, gesundheitsförderliche Lebenswelten, gesundheitsbezogene Gemeinschaftsaktionen, persönliche Kompetenzen, Gesundheitsdienst.
3. Die Komponenten des Kohärenzgefühls sind Verstehbarkeit, Handhabbarkeit und Sinnhaftigkeit.
4. Aspekte zur Einschätzung der Gesundheitskompetenz bei Pflegeempfängern sind z. B. Wissen und Fähigkeiten, u. a. zur gesunden Lebensführung, Umsetzung gesundheitsförderlicher Aktivitäten, Umgang mit Krankheit, Vorhandensein von Gesundheitsdiensten, Vorhandensein von Angeboten zur Unterstützung.
5. Maßnahmen zur Förderung der Gesundheitskompetenz sind z. B. Unterstützung bei der Krankheitsbewältigung, Patientenedukation zur Behebung von Wissensdefiziten, Einbezug der Angehörigen, Verbesserung der Versorgungsbereiche, Berücksichtigung benachteiligter Personengruppen und der Folgen einer eingeschränkten Gesundheitskompetenz.
6. Die Primärprävention erfolgt zeitlich vor Krankheitsbeginn, z. B. durch die Vermeidung der Krankheit. Die Sekundärprävention gilt als Früherkennung von Krankheit bei eingetretener Krankheit ohne Beschwerden und Symptome. Die Tertiärprävention ist die Vermeidung der Krankheitsverschlimmerung bei einer bestehenden Krankheit.
7. Verhaltensprävention wird definiert als Verhaltensänderung bei Einzelpersonen oder Gruppen, z. B. Raucherentwöhnung oder Rückenschule. Verhältnisprävention wird definiert als Veränderung der Verhältnisse durch strukturelle oder politische Eingriffe, z. B. Rauchverbot, Fahrverbot in Innenstädten.
8. Maßnahmen zur Förderung der Resilienz sind z. B. Förderung des Selbstwertgefühls, des Selbstvertrauens, der Selbstbestimmungsfähigkeit und der Selbstwirksamkeit.
9. Die Motivationsphase besteht aus der realistischen Risikowahrnehmung, der Handlungsergebniserwartung und der Selbstwirksamkeitserwartung.

Die Willensphase besteht aus der Zielsetzung, der Handlungsplanung, der Handlung nach einem Rückfall und der Handlungsbewertung.

10. Vorteile der Erhebung familiärer Strukturen mit einen Genogramm sind z. B. Überblick über die Familienverhältnisse, Informationen für die Gestaltung und Organisation des Pflegeprozesses, Ableitung von Aufträgen, Identifikation von Mustern und Ressourcen.
11. Die Aufgaben, die eine gesunde Familie zu erfüllen hat, sind: Systemerhalt u. a. für Sicherheit und Geborgenheit, Systemänderung u. a. zur Anpassung an die Umwelt, Kohärenz u. a. zur sozialen Unterstützung, Individuation u. a. zur Förderung der einzelnen Individuen.
12. Maßnahmen zur Förderung der Familiengesundheit sind z. B. gemeinsames Formulieren von Pflegezielen, Unterstützung der Eltern beim Eltern-Werden, Familienleben in den Versorgungsbereichen ermöglichen, Unterstützung und Vermittlung bei unterschiedlichen Werten, Unterstützung pflegender Angehöriger.
13. Physische Anzeichen von Gewalt sind z. B. Verletzungen, Hämatome, gleichzeitige Verletzungen an Rücken und Bauch, Verletzungen, die auf Einwirkung eines Gegenstands schließen lassen, Verbrennungen oder Verbrühungen. Anzeichen psychischer Gewalt sind z. B. Ängste, Depressionen, Suizidgedanken, -versuche, selbstverletzendes Verhalten, Angehörige, die kontrollierend oder überbehütend auftreten.
14. Anzeichen, die auf sexualisierte Gewalt hindeuten können, sind z. B. Hämatome an Oberschenkel und Brüsten, Wunden und Schürfungen an den Dornfortsätzen der Wirbelsäule, Verletzungen des Genital-, Analbereichs, Infektionen, ungewollte Schwangerschaft, chronische Darm- oder Beckenschmerzen, später Beginn der Schwangerschaftsvorsorge.
15. Spezielle Anzeichen von Gewalt bei Säuglingen und Kindern sind z. B. Unter-, Fehlernährung, unbehandelte Gesundheitsprobleme, lang anhaltendes Schreien, rückschrittige Entwicklung. Spezielle Anzeichen von Gewalt bei Pflegebedürftigen sind z. B. unversorgte Gesundheitsprobleme, Verschlechterung des Allgemeinzustands, Misstrauen.
16. Die Schritte des Verhaltens bei Verdacht auf Gewalt sind Diagnostik, Ansprache des Betroffenen, Dokumentation der Verletzungen und das Anbieten bzw. Einschalten von Unterstützung.
17. Die pflegerische Betreuung nach einer Linksherzkatheteruntersuchung umfasst Einhaltung der Bettruhe nach Punktion der A. femoralis, Arme und Beine nicht beugen, engmaschige Überprüfung des Druckverbands und Vitalzeichenkontrolle, Fußpulse an zuvor festgelegten Punkten tasten, Beobachtung der Einstichstelle, reichlich trinken zur Ausscheidung des Kontrastmittels, Punktionsstelle nicht belasten.
18. Parameter beim Monitoring von Pflegeempfängern mit Herz-Kreislauf-Erkrankungen sind Blutdruck, Puls, Atmung, Körpertemperatur, Gewichtskontrolle und Beobachtung auf Ödeme, Urinausscheidung, Stuhlausscheidung, Medikamenteneinnahme.
19. RAAS-Hemmer blockieren das blutdrucksteigernde Renin-Angiotensin-Aldosteron-System, senken den Blutdruck mit Gefäßerweiterung, Natrium- und Wasserrückresorption. Betablocker wirken blutdrucksenkend und herzentlastend.

20. Thematische Schwerpunkte zur Beratung bei Menschen mit Herzschrittmachern sind Umgang mit elektronischen Geräten, Lebensführung, Führung des Schrittmacherausweises und Information zur regelmäßigen Schrittmacherkontrolle.
21. Spezielle postoperative pflegerische Maßnahmen nach kardiochirurgischen Eingriffen sind z. B. Monitoring der Vitalzeichen, Schmerzbehandlung, Positionierung mit leicht erhöhtem Oberkörper, en-bloc-Mobilisation, Beobachtung der Ein- und Ausfuhr.
22. Symptome, die auf ein Lungenödem hinweisen können, sind Ruhedyspnoe, Orthopnoe, rasselnde Atemgeräusche, Zyanose, Tachykardie, Hypotonie, Angst, Unruhe.
23. Inhaltliche Schwerpunkte einer Beratung bei Pflegeempfängern mit koronarer Herzkrankheit sind die Wissensvermittlung, z. B. zu Risikofaktoren, Verhalten bei Warnzeichen, jährliche Grippeschutzimpfungen, Anfallsauslöser erkennen und meiden, Begrenzung des Genussmittelkonsums, Notwendigkeit der Behandlung anderer Erkrankungen, gesundheitsförderliche Ernährung und Bewegung.
24. Bei der Mobilisation von Pflegeempfängern nach Herzinfarkt gilt es, Folgendes zu berücksichtigen: Intensität des Herzinfarkts, Puls- und Blutdruckkontrollen vor, während und nach einer Belastung, Belastung bei Blässe, Kaltschweißigkeit, Blutdruckabfall, Dyspnoe oder Herzrhythmusstörungen sofort abbrechen, Pulsbeobachtung im Anschluss an die Belastung.
25. Inhaltlicher Schwerpunkt einer Beratung bei Pflegeempfängern mit einer arteriellen Hypertonie ist zunächst die Wissensvermittlung zu Ursache, Risikofaktoren, Medikamenten. Daneben ist die Befähigung zur Blutdruckselbstmessung und zum Führen eines Blutdrucktagebuchs wichtig. Die Beratung sollte den Stellenwert der Bewegung im Alltag, z. B. Ausdauertraining, und der Ernährung, z. B. größtenteils pflanzenbasiert, berücksichtigen.
26. Die Anzeichen eines akuten Beinarterienverschlusses sind Schmerz (pain), Blässe (paleness), Pulslosigkeit (pulselessness), Lähmung (paralysis), Schock (prostration). Die Anzeichen einer tiefen Venenthrombose sind Beinschwellung, rötlich blaue Verfärbung, sichtbare Venen, Schwere- und Spannungsgefühl, Schmerzen.
27. Maßnahmen zur Positionierung und Mobilisierung bei arteriellen Gefäßerkrankungen sind u. a. Tieflagerung, keine Hochlagerung, Intervalltraining mit Gehen bis zum Schmerz und anschließende Pause, Nordic Walking, auf Zehen stehen.
28. Maßnahmen zur Positionierung und Mobilisierung von venösen Gefäßerkrankungen sind u. a. Hochlagerung, keine Tieflagerung, selten Stehen und Sitzen, häufig Laufen und Liegen, Schwimmen, Wassergymnastik, Kneipp-Anwendungen, „Fahrrad fahren“ im Liegen, Füße kreisen.
29. Aspekte, die es bei der Anlage eines Kompressionsverbandes zu berücksichtigen gilt, sind u. a. Verwendung einer Wickeltechnik nach Pütter, Sigg und Fischer, Bein zuvor 30 min hochlagern, Fuß steht in rechtem Winkel zum Unterschenkel, Knochenvorsprünge und Schienbein polstern, am Fuß und Zehengrundgelenk mit Wickeln beginnen,

Bindendruck nimmt vom Fuß kontinuierlich ab, Entfernung des Verbands u. a. bei Verrutschen, kalten Zehen, Taubheitsgefühlen.

30. Inhalt eines Beratungsgesprächs bei Arteriosklerose sind u. a. Raucherentwöhnung, Senkung des Blutdrucks, Einstellung eines Diabetes mellitus, Ernährungsumstellung, Bewegungsförderung.
31. Interventionen zur Durchblutungsförderung sind u. a. keine einengenden Kleidungsstücke oder Kompressionsstrümpfe, Beine nicht hoch, nur tief positionieren, Verletzungen vermeiden, Füße warm halten.
32. Die Stadien und Symptome der chronisch venösen Insuffizienz sind:
    a) I: reversible Ödeme, erweiterte Hautvenen an den Fußrändern
    b) II: dauerhafte Ödeme, Stauungsdermatitis, Hyper-/Depigmentierung, Fibrosierung von Haut und Unterhaut, weißfleckige Hautatrophien (Atrophie blanche)
    c) IIIa: abgeheiltes Ulcus cruris
    d) IIIb: bestehendes Ulcus cruris
33. Beobachtungsschwerpunkte bei beatmeten Pflegeempfängern sind Atmung, Hautzustand, Vitalzeichen, Ausscheidung. Bei Sedierung außerdem: Sedierungstiefe, verbale und nonverbale Äußerungen, Agitiertheit, Bewegungsdrang, Tubusabwehr.
34. Bei einem Dosieraerosol mit Spacer sollte vor der Verwendung das Aerosol geschüttelt werden. Das Mundstück des Spacers wird mit den Lippen umschlossen. Nachdem der Spacer mit der Arzneimitteldosis gefüllt wurde, wird langsam mehrfach tief eingeatmet, die Luft angehalten und tief ausgeatmet.
35. Beobachtungsschwerpunkte sind z. B. Vitalzeichen mit Atmung, Schmerzen, Einstichstelle, Funktionsfähigkeit des Systems, Sekret. Pflegeschwerpunkte sind z. B. Unterstützung bei der Mobilisation, Atemübungen und -therapie, aseptischer Verbandswechsel, luftdichtes Abkleben der Einstichstelle bei versehentlichem Herausrutschen der Drainage.
36. Inhalte eines Informationsgesprächs bei Asthma bronchiale sind Krankheitsentstehung, Umgang mit Peak-Flow-Meter, Aerosol-Inhalationstherapie, atemtherapeutische Übungen, Erkennen und Handeln bei Asthmaanfall, gesundheitsförderliche Lebensweise, z. B. Sport, Rauchfreiheit, Infektionsprophylaxe, Urlaub am Meer oder im Hochgebirge, Fragen zur Berufsausübung.
37. Pflegemaßnahmen bei Appetitlosigkeit sind u. a. Lieblingsspeisen erfragen und Wunschkost anbieten, kleine Portionen reichen, ruhige Atmosphäre beim Essen, Angehörige einbeziehen, Appetitförderung durch Bewegung an der frischen Luft, appetitanregende Mittel oder Tees anbieten, z. B. Pepsinwein, Ingwertee.
38. Maßnahmen zur Obstipationsprophylaxe beinhalten eine Umstellung der Ernährung mit einer Erhöhung der Ballaststoffzufuhr, ausreichender Flüssigkeitszufuhr und darmanregenden Lebensmitteln. Daneben gilt es, die Bewegung durch aktive oder passive Übungen zu fördern. Außerdem können die Ausscheidungsgewohnheiten beeinflusst und physikalische Maßnahmen ergriffen werden.
39. Spezielle postoperative Pflegemaßnahmen nach einer Magenoperation sind die Pneumonieprophylaxe aufgrund einer schmerzbedingten Schon-

atmung, bauchdeckenentlastende Positionierungen, Kostaufbau mit verheilter Anastomose und bis dahin parenterale Ernährung oder Nutzung einer nasojejunalen Sonde, Pflege bei Drainagen, Berücksichtigung des Syndroms des operierten Magens.
40. Inhalte bei gastroduodenaler Ulkuskrankheit sind: Schädigungsfaktoren durch die Ernährung meiden, Raucherentwöhnung, Stressreduktion, Erkennen von Warnzeichen.
41. Interventionen bei Leberzirrhose sind u. a. Ernährungstherapie mit Alkoholverzicht, Infektionsprophylaxe, Hautbeobachtung, Vermeidung von Verletzungen, Behandlung und Beratung bei Komplikationen, z. B. hepatische Enzephalopathie, Aszites oder Ösophagusvarizenblutung.
42. Maßnahmen zur Entkrampfung und Schmerzlinderung bei Cholelithiasis sind z. B. Schmerzbeobachtung und Beobachtung der Bauchdeckenspannung, bauchdeckenentlastende Positionierung, lokale feuchtwarme Bauchwickel nach Absprache.
43. Bei der Verwendung von Unterarmgehstützen gilt es zu beachten, dass diese korrekt eingestellt sind, die korrekte Technik in Abhängigkeit vom Bewegungsgrad ausgewählt wird und Techniken zum Hinsetzen, Aufstehen und Treppensteigen vermittelt werden.
44. Komplikationen sind Abszesse, Knochennekrosen, Sepsis, Chronifizierung, Wachstumsstörungen, Bewegungseinschränkungen, Deformität.
45. Merkmale zur Unterscheidung von Frakturen sind u. a. Entstehung, z. B. traumatisch oder durch Ermüdung; Art der Gewalteinwirkung, z. B. Biegungs- oder Torsionsfraktur; Fragmentzahl, z. B. einfache Fraktur oder Mehrfragmentfraktur; Weichteilverletzung als offene oder geschlossene Fraktur.
46. Sichere Frakturzeichen sind abnorme Beweglichkeit, Fehlstellung, hör- und fühlbares Knochenreiben, erkennbare Knochenbruchstücke. Unsichere Frakturzeichen sind Schmerzen, Schwellung, Funktionsstörung.
47. Ein Kompartmentsyndrom bei einer Fraktur lässt sich durch folgende Symptome erkennen: Spannungsgefühl, Schmerzen, Schwellungen oder Sensibilitätsstörungen.
48. Die drei „R" der Frakturbehandlung lauten Reposition, d. h. Wiederherstellung der ursprünglichen Knochenstellung; Retention, d. h. Fixierung der anatomisch korrekten Stellung; Rehabilitation, d. h. physiotherapeutische Maßnahmen zur Wiederherstellung der Funktionsfähigkeit.
49. Entscheidende postoperative Maßnahmen bezüglich der Mobilisation und Lagerung bei Pflegeempfängern mit TEP dienen u. a. der Vermeidung einer Gelenkluxation. Diese sind z. B. postoperative Lagerung mit Beinflachlagerungsschiene, Nachtschrank auf die operierte Seite stellen, immer auf die gesunde Seite drehen, keine Hüftbeugung über 90° z. B. bei niedrigen Stühlen, Beine nicht übereinanderschlagen (Abduktion im Hüftgelenk).
50. Maßnahmen zur Prävention einer Osteoporose sind Ernährung mit ausreichend Kalzium, vermehrt Bewegung an der frischen Luft, Raucherentwöhnung, Erhalt der Muskelmasse durch Muskelaufbau.
51. Ziele des Bobath-Konzepts sind Bewegung anbahnen und erleichtern, Orientierung an normalen Bewegungsabläufen, Normalisierung des

Muskeltonus, Potenziale und Ressourcen erkennen, individuelle Bewältigungsstrategien entwickeln, größtmögliche Selbstständigkeit erreichen.
52. Die Facio-Orale-Trakt-Therapie verfolgt das Ziel, als interdisziplinäres und ganzheitliches Konzept zur Regulation des Muskeltonus im gesamten Körper und einer damit einhergehenden Verbesserung der facio-oralen Funktionen beizutragen. Prinzipien sind die Erarbeitung einer funktionellen Sitzhaltung, Kopfkontrolle, Koordination von Funktionen und Bewegungsabläufen, Einbezug von Händen und Sinnen, geeignete Positionierungen.
53. Restituierende Maßnahmen dienen der Wiederherstellung normaler Funktionen, z. B. durch ein Beißrohr. Kompensatorische Maßnahmen dienen dem Ausgleich von Funktionsstörungen, z. B. spezielle Schlucktechniken. Adaptive Maßnahmen dienen der Anpassung der Umgebungsfaktoren, z. B. spezielle Ess- und Trinkhilfen, Anpassung der Nahrungskonsistenz.
54. Hirndruckzeichen sind dumpfe Kopfschmerzen, Schluckauf, Übelkeit, schwallartiges Erbrechen, psychische Veränderungen, veränderte Pupillenreaktion, Bradykardie, Hypertonie, Veränderung der Atmung, Vigilanzminderung.
55. Pflegemaßnahmen bei Aphasie sind u. a. Nutzung nichtsprachlicher Mittel zur Kommunikation, Ruhe, Zeit und Blickkontakt, Umgebungsgeräusche reduzieren, klare Signale für Kommunikationsbeginn, einfache und kurze Sätze, wiederholen, Ermutigung zur Kommunikation und Fortschritte aufzeigen, Sprach- und Sprechübungen mit Logopäden.
56. Symptome einer Meningitis sind u. a. Meningismus, schneller Fieberanstieg, Kopfschmerzen, Übelkeit, Erbrechen, Lichtscheu, Geräuschempfindlichkeit.
57. Inhalt eines Beratungsgesprächs zur Reduktion von Pruritus sind u. a. Umgebung, z. B. kühle Raumtemperatur, Kleidung, z. B. keine warme Kleidung und Bettwäsche, Hautreinigung, z. B. kein langes oder heißes Duschen/Baden, bei starkem Juckreiz kalte Auflagen und Druck statt Kratzen, Fingernägel kurz schneiden, nachts Handschuhe anziehen, Entspannungstechniken und Ablenkung.
58. Präventive Maßnahmen bei Dermatomykosen sind u. a. sorgfältiges Abtrocknen nach der Körperpflege, Körperregionen wie Zehenzwischenräume trocken halten, luftige und atmungsaktive Kleidung tragen, nicht barfuß gehen.
59. Inhalt eines Beratungsgesprächs bei atopischer Dermatitis sind u. a. Ernährung, z. B. Allergene meiden, und Führung eines Ernährungs-, Lebensstil-, Juckreiztagebuchs, Maßnahmen bei Juckreiz z. B. kein Schwimmen im chlorhaltigen Wasser, Kleidung aus Baumwolle bevorzugen, keine extreme Hitze oder Kälte, Stressreduktion, Kontakt zu Selbsthilfegruppen, Möglichkeit stationärer Rehamaßnahmen v. a. an der Nordsee oder im Hochgebirge.
60. Spezielle postoperative Pflegemaßnahmen nach einer Schilddrüsenoperation sind z. B. Positionierung mit erhöhtem Oberkörper, Beobachtung des Halsumfangs, Drainagen, Atmung und Anzeichen einer Atemnot, Beobachtung auf Kribbeln oder Missempfindungen an Mund, Händen

oder Füßen als Anzeichen einer Hypokalzämie, Reduktion der Nachblutungsgefahr durch eine Eiskrawatte, Beratung u. a. zur lebenslangen medikamentösen Therapie, Vermeidung reibender Kleidung bis 12 Wochen postoperativ, Kontrolle der Stimmbandfunktion.

61. Präventive Maßnahmen zur Vorbeugung einer Struma sind eine ausreichende Jodzufuhr, eine abwechslungsreiche Ernährung, ca. zweimal wöchentlich Seefisch, Verwendung von Jodsalz mit einem erhöhten Bedarf in Pubertät, Schwangerschaft und Stillzeit, Vegetarier und Veganer sollten sich testen lassen.
62. Sichtbare Symptome sind z. B. eine stammbetonte Adipositas mit Rundgesicht und Fettansammlung im Nacken, Hautveränderungen, z. B. dünne Haut, schlechte Wundheilung, Rundrücken, Wachstumsrückstand. Nicht sichtbare Krankheitszeichen sind z. B. Leistungsabfall, Müdigkeit, psychische Veränderungen, arterielle Hypertonie, erhöhte Infektionsneigung, Muskelschwäche, sexuelle Funktionsstörung.
63. Spezielle Pflegeinterventionen bei Cushing-Syndrom sind regelmäßige Vitalzeichen-, Blutzucker- und Gewichtskontrolle, Hygienemaßnahmen aufgrund der Infektionsgefährdung, kalorien- und salzarme, kalziumreiche Ernährung, vorsichtige Hautpflege der empfindlichen Haut, Pflaster und enge Verbände meiden, psychische Unterstützung u. a. zum veränderten Aussehen.
64. Das metabolische Syndrom ist das gemeinsame Auftreten mehrerer Erkrankungen bzw. Symptome mit der Gefahr von Herz-Kreislauf-Erkrankungen. Faktoren des metabolischen Syndroms sind: Übergewicht, gestörter Fett- und Cholesterinhaushalt, Bluthochdruck, erhöhter Blutzuckerspiegel.
65. Warnzeichen von Stoffwechselerkrankungen bei Säuglingen sind auffälliger Körpergeruch, Trinkschwäche, Zustandsverschlechterung nach Nahrungsaufnahme, Erbrechen, veränderter Muskeltonus, Leber-/Milzvergrößerung, Ikterus, Teilnahmslosigkeit, Gedeih- und Entwicklungsstörungen.
66. Bei der Fuß- und Nagelpflege von Diabetikern gilt es Folgendes zu beachten: tägliche Waschung mit körperwarmem Wasser und Seife mit saurem pH-Wert, keine Fußbäder, sorgfältig abtrocknen, trockene und rissige Haut mit angepasster Pflegecreme behandeln, tägliche Inspektion der Füße, Zehen, Fußballen, Fersen auf Druckstellen, Hornhaut, Blasen, Rhagaden, Verletzungen, Zehennägel gerade schneiden oder feilen, Podologen bei kleinsten Veränderungen hinzuziehen, kleinste Verletzungen desinfizieren, Vermeidung von Verletzungen.
67. Maßnahmen zur Förderung der oralen Ernährung bei einer Mangelernährung sind flexible Essenszeiten, Gestaltung der Tisch- und Essumgebung, Rituale einführen, Hilfsmittel auswählen, Unterstützung, z. B. Nahrung klein schneiden, Nahrungsmittel eingeben, Zeit lassen.
68. Maßnahmen bei Schwindel sind Anamnese, z. B. zu Auslösern, Häufigkeit und Dauer, sowie die Behebung von Teilursachen, wie Medikamentenüberdosierung, Maßnahmen der Sturzprophylaxe, ausreichend Flüssigkeitszufuhr, Unterstützung bei der Mobilisation.

69. Maßnahmen bei Schwerhörigkeit sind Risikogruppen identifizieren, z. B. Kleinkinder mit gestörter Sprachentwicklung oder ältere Menschen, die häufiger nachfragen, Einschätzung der Schwerhörigkeit nach WHO in geringgradig, mittelgradig oder an Taubheit grenzend, Nutzung von Hörgeräten, Kommunikation anpassen, z. B. frontal, laut und deutlich sprechen, Alltagshilfen nutzen, z. B. Block und Stift, Beleuchtung, ggf. Gebärdensprachendolmetscher hinzuziehen, Geduld und Zeit aufwenden.
70. Die perioperative Pflege bei Tonsillektomie beinhaltet regelmäßige Inspektion der Mundhöhle auf Zeichen der Nachblutung, Oberkörper leicht erhöht positionieren, Coldpack im Nacken, langsamer Kostaufbau mit vorheriger Schmerzmittelgabe, kein Alkohol, kein Nikotin, nicht heiß duschen, Mund mehrmals ausspülen und nicht gurgeln, vorsichtige Zahnpflege mit mentholfreier Zahnpasta, Beratung, z. B. keine körperliche Anstrengung, keine Wärmeeinwirkung.
71. Postoperative Pflegemaßnahmen nach Laryngektomie sind u. a. Überwachung der Atmung, ggf. endotracheales Absaugen bei Atemnot, aseptischer Verbandswechsel, tägliche Reinigung der Stimmprothese, Sicherstellung der enteralen Sondenernährung, Mund- und Nasenpflege.
72. Bei der Gabe von Augentropfen und -salben gilt es, diese patientenbezogen zu verwenden, Tropfen und Salben werden in den Bindehautsack gegeben, zwischen den Medikamenten ist ca. 10 min Abstand zu lassen, im Anschluss an Applikation den Pflegeempfänger auffordern, in alle Richtungen zu blicken und die Augen zu schließen.
73. Die Katarakt (grauer Star) ist als eine Trübung der Augenlinse auf eine Verletzung oder das Alter zurückzuführen sowie z. T. angeboren. Symptome sind eine zunehmende Lichtempfindlichkeit, verminderte Sehschärfe mit trübem, grauem Schleier. Die Katarakt wird operativ behandelt. Das Glaukom (grüner Star) ist als fortschreitende, irreversible Schädigung des Sehnervs bis zur Erblindung entweder angeboren oder z. B. durch einen erhöhten Augeninnendruck erworben. Die Symptome können entweder schleichend oder als Notfall mit starken Augen-/Kopfschmerzen, Schwindel und Erbrechen einhergehen. Das Glaukom wird operativ oder medikamentös behandelt.
74. Aspekte des psychopathologischen Befunds sind Bewusstsein, Orientierung, Gedächtnis, Denken, Wahrnehmung, Affektivität, Antrieb, Konzentration, Ich-Erleben, Psychomotorik.
75. Nichtmedikamentöse somatische Therapieverfahren bei psychischen Erkrankungen sind z. B. die Lichttherapie, die Schlafentzugstherapie, die Elektrokrampftherapie, die transkranielle Magnetstimulationstherapie.
76. Aspekte der Beziehungsgestaltung bei Menschen mit psychischen Erkrankungen sind u. a. Einfühlungsvermögen, Empathie, Vertrauen, offene, wertschätzende, aktiv-zuhörende und aufmerksame Gesprächsführung, Pflegesystem mit Bezugspflege/Primary Nursing zum Schaffen von Vertrauen, ausgewogenes Verhältnis zwischen Nähe und Distanz, Umgang mit Misstrauen, Ablehnung und Konflikten.

77. Risikofaktoren für eine erhöhte Suizidalität sind Lebenskrisen, Liebeskummer, finanzielle Probleme, schwere körperliche oder psychische Erkrankung, Trigger in Medien.
78. Bei einer bestehenden Suizidalität gilt es, jede Suizidäußerung ernst zu nehmen und psychiatrisch abzuklären. Pflegende beobachten suizidale Tendenzen und besprechen dies im Team. In der Akutphase erfolgt die Behandlung auf einer geschlossenen Station, ggf. mit Beruhigungsmitteln. Pflegende begleiten die Pflegeempfänger bei der psychotherapeutischen Therapie zum Abbau ungünstiger Denkweisen. Pflegende zeigen sich in der Gesprächsführung empathisch und offen. Sie ermuntern, den Kontakt zu suchen. Die Nachbesprechung eines Suizids oder Suizidversuchs u. a. zu Schuldgefühlen erfolgt in einer Suizidkonferenz.
79. Spezielle Pflegeinterventionen bei einer Depression sind Beziehungsgestaltung, z. B. Geduld, Einfühlungsvermögen, keinen Druck aufbauen, Gefühl der Ausweglosigkeit akzeptieren, keine Floskeln wie „Das wird schon wieder", Entlastung in der Akutphase, z. B. Entscheidungen abnehmen, Rückzugsmöglichkeit anbieten, zunehmende Aktivierung mit Verantwortungsübergabe u. a. zur Steigerung des Selbstvertrauens, Tagesstrukturierung, z. B. Nahrungsaufnahme, Körperpflege, Freizeitgestaltung, Pflege bei Suizidalität sowie Rezidivprophylaxe.
80. Ein defizitäres Flüssigkeitsvolumen meint eine Verminderung der intravaskulären, interstitiellen, intrazellulären Flüssigkeit. Ein übermäßiges Flüssigkeitsvolumen meint eine überschüssige Flüssigkeitszufuhr oder die Retention von Wasser.
81. Gefährdete Personengruppen für eine Dehydratation sind Säuglinge und Kleinkinder sowie ältere Menschen.
82. Maßnahmen zur Dehydratationsprophylaxe sind Information von Pflegeempfängern und Angehörigen, Umgebungsbedingungen verbessern, z. B. Hitze meiden, Flüssigkeitszufuhr erhöhen, z. B. durch Lieblingsgetränke, Hilfsmittel anbieten, regelmäßige Motivation, Einfuhrkontrolle führen, Symptome der Dehydration erkennen.
83. Maßnahmen zur Zystitisprophylaxe sind Flüssigkeitszufuhr erhöhen, normalen Miktionsrhythmus anstreben und Miktion nicht aufschieben, Hygiene, z. B. Intimpflege mit Wischrichtung von vorne nach hinten, Verwendung pH-saurer Waschlotionen, hygienisches Arbeiten im Umgang mit transurethralem Katheter, Waschen des Intimbereichs vor und nach dem Geschlechtsverkehr, anschließend Wasser lassen, Unterkühlung vermeiden, nasse Badewäsche rasch wechseln, Cranberry-Produkte verzehren.
84. Komplikationen der extrakorporalen Nierenersatztherapie sind Shuntkomplikationen, Infektion, Blutungsgefahr, Elektrolytstörungen, Herzkomplikationen, Blutdruckschwankungen, ZNS-Störungen, Risiko eines unausgeglichenen Flüssigkeitshaushalts. Komplikationen der intrakorporalen Nierenersatztherapie sind Infektionen bis zur Peritonitis, Katheterleckagen, Hernien, Stoffwechselstörungen bei Diabetes mellitus (Dialysat enthält Glukose), Risiko eines unausgeglichenen Flüssigkeitshaushalts.
85. Maßnahmen zur Shuntpflege sind tägliche Funktionskontrolle mit Inspektion, Palpation, Auskultation, Hautreinigung mit Wasser, Schutz des

Arms, d. h. keine Injektionen, keine Blutdruckmessung, keine Kompression, keine einschnürende Kleidung, keine direkte Sonneneinstrahlung, keine starke Belastung, Vermeidung von Verletzungen, Durchblutungsförderung durch Kneten von Bällen.

86. Beobachtungsschwerpunkte bei der Gabe von Diuretika sind Ausscheidung, Flüssigkeitsvolumen, Gewicht, Blutdruck, Blutzucker mit Anzeichen einer Hypo- oder Hyperglykämie.
87. Hinweise zur Rezidivprophylaxe nach einer Steinentfernung sind Erhöhung der Trinkmenge auf 2,5–3 l/Tag, Fleisch und Wurst ↓, ballaststoffreiche und pflanzenbasierte Ernährung ↑, Kochsalzzufuhr ↓, Stress ↓, Sport ↑.
88. Inhalte eines Beratungsgesprächs zur Selbstuntersuchung der Brust zur Früherkennung von Brustkrebs sind der Zeitpunkt der Untersuchung, am besten einmal monatlich wenige Tage vor Einsetzen der Menstruation vor dem Spiegel bei guten Lichtverhältnissen. Beim Vorgehen soll zunächst die Brust mit Armen in Hüfte gestützt und mit erhobenen Armen betrachtet werden. Danach werden alle vier Quadranten der Brust im Stehen abgetastet. Anschließend werden die Brustwarzen mit Daumen und Zeigefinger zusammengedrückt und auf Sekretaustritt kontrolliert. Danach werden alle vier Quadranten im Liegen abgetastet. Abschließend werden die Achselvorhöhlen auf vergrößerte, veränderte Lymphknoten untersucht.
89. Maßnahmen zur Lymphödemprophylaxe am Arm infolge einer Mastektomie sind erhöhte Positionierung des Arms in leichter Abduktion, z. B. mit Keilkissen, Arm nicht länger hängen lassen, keine schweren Gegenstände heben, regelmäßige Bewegungsübungen, Schutz vor Verletzungen, einengender Kleidung, längerer Sonneneinstrahlung, Wärmebehandlung. Blutdruckmessung, Blutabnahme, i. m.-Injektion nur auf der nicht operierten Seite, Lymphdrainage und Kompressionstherapie bei Lymphödem.
90. Maßnahmen nach einer Vergewaltigung umfassen die Untersuchung ohne Wartezeit durch eine Ärztin zur Überführung des Täters, z. B. Sicherstellung der Kleidung, Ganzkörperuntersuchung auf Verletzungen, Auskämmen der Schamhaare, Abstriche zum Spermanachweis, Blutuntersuchung u. a. auf HIV, Gonorrhö, bei Möglichkeit einer Schwangerschaft „Pille danach". Es erfolgt eine einfühlsame, psychische Begleitung, z. B. Motivation, eine Vertrauensperson anzurufen, Aushändigen von Informationsmaterialien, Kontaktdaten einer Selbsthilfegruppe, Umgang mit Schuldgefühlen und Selbstvorwürfen.
91. Ursachen beim Mann sind z. B. zu wenige, zu unbewegliche oder fehlgeformte Spermien sowie ein Verschluss der Samenwege. Ursachen bei der Frau sind z. B. Funktionsstörungen der Eierstöcke, Fehlbildungen der Gebärmutter, Verklebung der Eileiter, Zervixveränderungen.
92. Spezielle Pflegemaßnahmen bei Mammakarzinom sind u. a. psychische Begleitung, z. B. bei Angst, verändertem Selbstwertgefühl, veränderter Weiblichkeit, ggf. präoperativ Bestellung einer Erstversorgungsprothese, Unterstützung bei den Lebensaktivitäten, z. B. Körperpflege, Ankleiden, Mobilisationsförderung, z. B. Förderung der Beweglichkeit im Schulter-

gelenk zur Kontrakturenprophylaxe, Vermeidung einer Schonhaltung, Haltungskontrolle vor dem Spiegel, Lymphödemprophylaxe.

93. Spezielle Pflegemaßnahmen zur Rezidivprophylaxe bei einer Entzündung des weiblichen Genitals sind sorgfältige Pflege, z. B. häufige Vorlagenwechsel, häufige Intimpflege, Lokaltherapeutikum nutzen, Behandlung des Partners bei infektiöser Ursache, um Pingpong-Effekt zu vermeiden, tägliche Intimhygiene ohne übermäßige Verwendung von Seife, gut abtrocknen, atmungsaktive Unterwäsche.
94. Beratungsaspekte nach einer Prostatabiopsie sind auf Komplikationen wie große Blutbeimengungen, Fieber und Schüttelfrost achten, viel trinken, um Blutreste herauszuspülen, fünf Tage keine intensive Wärmeeinwirkung, vier Wochen keine schweren Lasten heben oder Fahrrad fahren.
95. Die präoperative Pflege umfasst bei der Prostataresektion/-ektomie die Schulung zum bauchdeckenschonenden Aufstehen und zum Beckenbodentraining. Postoperativ wird bei einer Prostataresektion das Wundgebiet mit einem speziellen Katheter gespült. Nach der Entfernung des Spülkatheters ist die Flüssigkeitszufuhr zu erhöhen. Postoperativ wird bei einer Prostatektomie der Katheter als Anastomosenschutz belassen, die Drainage kontrolliert und keine zusätzlichen Maßnahmen zur Darmreinigung ergriffen. Es werden allgemein Maßnahmen zur Schmerzreduktion ergriffen.
96. Im Reizstadium soll der Leidensdruck reduziert werden, z. B. durch gleichmäßige Flüssigkeitszufuhr, Vermeidung harnblasenreizender Lebensmittel (Kaffee, Alkohol), Ausstreichen der Harnröhre nach dem Wasserlassen, Blasentraining. Im Restharnstadium soll die Restharnbildung und Harninkontinenz verbessert werden, z. B. durch transurethrale Resektion der Prostata (TUR-P), medikamentöse Therapie mit pflanzlichen Arzneimitteln, z. B. α_1-Blocker, Phosphodiesterase-5-Hemmer, 5α-Reduktase-Hemmer. Im Dekompensationsstadium soll ein Harnstau beseitigt und die Nieren geschützt werden, z. B. durch Katheterisierung, Operation.

Informieren, schulen und beraten (➤ 2.2)

1. Gesellschaftliche oder politische Aspekte, welche die Notwendigkeit der Patientenedukation hervorheben, sind u. a. die steigende Zahl chronisch erkrankter Menschen, mit der zunehmenden Notwendigkeit, sich mit dem jeweiligen Krankheitsbild auseinanderzusetzen und Verhaltensstrategien in den Alltag zu integrieren, verkürzte Verweildauern im akutstationären Versorgungsbereich, steigende Auswahl an Behandlungsmöglichkeiten und die Veränderung des Rollenbilds der Patienten hin zum „informierten Entscheider“, Paradigmenwechsel weg von der Compliance hin zu Adhärenz, Belastungsreduktion durch Vorbeugung von Pflegebedürftigkeit und Krankheit auf individueller, aber auch gesellschaftlicher Ebene, gesetzlich geltende Ansprüche zur Beratung.
2. Zur Erläuterung wird die Pflegetheorie nach Dorothea Orem herangezogen. Laut Orem befähigen edukative Maßnahmen zur Selbstpflege,

erhöhen die Selbstpflegefähigkeit und unterstützen dadurch die Deckung von Selbstpflegeerfordernissen. Maßnahmen der Patientenedukation nehmen im anleitend-unterstützenden System in der Theorie der Pflegesysteme bei Orem eine zentrale Rolle ein.

3. Zur Erläuterung wird das Salutogenese-Modell nach Antonovsky herangezogen. Laut Antonovsky stärkt Edukation das Kohärenzgefühl. Die Verstehbarkeit wird z. B. durch Verständnis zu den (theoretischen) Hintergründen erhöht, die Sinnhaftigkeit z. B. durch Auseinandersetzung mit den eigenen Emotionen gefördert. Die Handhabbarkeit wird durch Kenntnis zu Techniken und Förderung der Alltagskompetenz gestärkt.
4. Bei der Compliance soll der Patient dem ärztlichen, pflegerischen oder gesundheitlichen Rat folgen. Ist der Patient nicht folgsam, gilt er als non-compliant. Bei der Adhärenz wird zu Beginn eine gemeinsame Übereinkunft getroffen. Hält der Patient diese nicht ein, gilt er als non-adhärent. Bei der Konkordanz wird zu Beginn eine gemeinsame Übereinkunft getroffen, hierbei steht nicht das Verhalten, sondern die innere Zustimmung während des Therapieverlaufs im Vordergrund.
5. Grenzen edukativer Maßnahmen sind u. a. großer unüberschaubarer Markt an Informationen mit der Gefahr, durch unseriöse Quellen zu Falschangaben oder Halbwahrheiten zu gelangen (Fake News); strukturell defizitäre Arbeitsbedingungen mit Zeitmangel und Personalknappheit erschweren die Vorbereitung, Durchführung und Nachbereitung edukativer Maßnahmen; edukative Maßnahmen benötigen auch kulturelle Kompetenzen, um den individuellen Lebenswelten gerecht zu werden, in der Beratung von Menschen mit Migrationshintergrund kann es zu Sprachbarrieren kommen; fehlende Kompetenzen aufseiten der Pflegefachperson oder fehlende Bereitschaft aufseiten des Pflegeempfängers.
6. Die vier Phasen eines Informationsgesprächs lauten Analysephase, u. a. mit der Erhebung des Vorwissens; Informationsphase, u. a. zur Vermittlung evidenzbasierter und korrekter Inhalte; Prüfungsphase, u. a. zur Rückfrage, ob die Inhalte verstanden wurden; Abschluss, u. a. Ausblick geben.
7. Materialien zur Informationsvermittlung sind z. B. Informationsbroschüren, deren Qualität anhand der Wittener Liste beurteilt werden kann, Modelle/Poster, die komplexe Sachverhalte durch vereinfachte Darstellung anschaulich machen können, digitale Medien, die vielfältige Gelegenheiten zur Information bieten.
8. Aspekte der Wittener Liste sind z. B. Angaben zur Zielgruppe, Autorenhinweise, Aktualität des Wissens, Verständlichkeit, Vollständigkeit.
9. Grundsätze der Informationsvermittlung sind u. a. anschauliche und verständliche Sprache, Berücksichtigung der Begrenzung der Aufnahmeleistung des Adressaten, verschiedene Sinneskanäle ansprechen, Körpersprache, Gestik und Mimik unterstreichen als nonverbale Kommunikation das gesprochene Wort, Evidenzbasierung und Aktualität der Inhalte, Reduktion der Inhalte auf ein verständliches und dennoch vollständiges Maß.
10. Gründe für die Schulung von Pflegeempfängern und Angehörigen sind Verbesserung des Krankheitsselbstmanagements mit Erhöhung der

Lebensqualität, Perspektivenwechsel, Erfahrungsaustausch, Plattform für Empfindungen, Sorgen und Fragestellungen, Senkung von Gesundheitskosten durch Reduktion bzw. Vermeidung von Arbeitsunfähigkeit oder der Belastung für das Gesundheitssystem.

11. Die Phasen einer Schulung sind Vorbereitungs- und Planungsphase, z. B. zur Erhebung des Vorwissens und der didaktischen Planung des Vorgehens; Durchführungsphase, z. B. zur Vermittlung der Inhalte mittels Demonstration in einem geeigneten Umfeld; Evaluationsphase, z. B. zur gemeinsamen Reflexion.
12. Der Ablauf der Vier-Schritt-Methode nach Peyton durchläuft verschiedene Phasen: Demonstration zur Vorführung des vollständigen Handlungsablaufs in Echtzeit; Dekonstruktion zur Zerlegung des Handlungsablaufs in Teilschritte, parallel wird das Handeln beschrieben und begründet; Formulierung mit der erneuten Durchführung des Handlungsablaufs, der Anzuleitende erläutert das Vorgehen und leitet Schritt für Schritt an; Performanz zur Durchführung des Handlungsablaufs durch den Anzuleitenden mit Verbalisierung des Handelns, es folgen verschiedene Übungsschleifen.
13. Merkmale einer guten Beratung sind u. a. sachliche Richtigkeit, reflexive Haltung des Beraters, Anwendung sachlichen Wissens, persönliches Wissen des Beraters, Bereitschaft, das allgemeine Wissen auf einen konkreten Fall anzuwenden.
14. Aspekte der Fachkompetenz sind u. a. breites Wissen, praktische Erfahrungen, fachlich korrekte Einschätzung der Situation, Fähigkeit zur praktischen Unterstützung nach Beurteilung der Beeinträchtigung, Fähigkeit zur Planung und Steuerung des Beratungsprozesses, Fähigkeit zur aktiven Gestaltung des Beratungsprozesses. Aspekte der personalen Kompetenz sind Kommunikationsfähigkeit, Empathiefähigkeit, kontinuierliche Selbstreflexion, Fähigkeit zur Akzeptanz der Ratsuchenden, Offenheit in der Begegnung mit dem Ratsuchenden, Fähigkeit zur interdisziplinären Zusammenarbeit.
15. Die vier Phasen eines Beratungsgespräch sind Kontaktaufnahme und Orientierungsphase, z. B. Klärung der Zielsetzung; Klärungsphase, z. B. Klärung der Situation; Veränderungsphase, z. B. Sammlung von Lösungsmöglichkeiten und Ressourcen; Abschlussphase, z. B. letzte verbindliche Ziele und Absprachen treffen.
16. Beim verhaltens- und vermittlungsorientierten Ansatz geht man von der Vorannahme aus, dass den Pflegeempfängern und Angehörigen Wissen und Fähigkeiten fehlen. Es wird das Ziel verfolgt, das Verhalten anzupassen und gesunde Lebensweisen zu integrieren. Beim humanistisch-personenzentrierten Ansatz geht man von der Vorannahme aus, dass der Mensch ein selbstbewusstes Lebewesen ist, das sich weiterentwickeln möchte. Es wird das Ziel verfolgt, den Pflegeempfänger bei der Entdeckung seiner Kräfte und Ressourcen zur selbstständigen Lebensführung zu unterstützen.
17. Die Zielsetzung des integrativ leiborientierten Ansatzes nach Koch-Straube ist es, den Menschen bei der „Ganz-Werdung" zu unterstützen. Dies gelingt durch das Verstehen eigener Erfahrungen und ihre Integration in den

Lebensentwurf. Die Zielsetzung des kooperativen Pflegeberatungsmodells nach Hellige und Hüper ist eine Anpassung an sich verändernde Lebenssituationen und eine Stärkung des Kohärenzgefühls.

Pflegewissenschaft (> 2.3)

1. Die unstrukturierten Wissensquellen sind Intuition, Erfahrung, Versuch und Irrtum, Tradition und Autorität. Die strukturierten Wissensquellen sind logisches Denken und wissenschaftliche Forschung.
2. Die unstrukturierte Wissensquelle Intuition folgt keinem schlussfolgernden, reflektierten oder theoriegestützten Vorgehen. Intuition kann weder übertragen noch systematisiert werden. Die strukturierte Wissensquelle der wissenschaftlichen Forschung kann bei bestehenden Interessenkonflikten oder Manipulation in ihrer Qualität beeinträchtigt werden.
3. Induktion wird definiert als die Schlussfolgerung vom Besonderen auf das Allgemeine. Deduktion kann definiert werden als die Schlussfolgerung vom Allgemeinen auf das Besondere.
4. Alltagswissen basiert auf unstrukturierten Wissensquellen, wissenschaftliches Wissen hingegen auf strukturierten Wissensquellen. Alltagswissen wird unsystematisch, wissenschaftliches Wissen hingegen systematisch hergeleitet. Alltagswissen wird selten schriftlich dokumentiert und nicht überprüft, wissenschaftliches Wissen wird in anerkannten wissenschaftlichen Zeitschriften verbreitet und überprüft.
5. Pflegewissenschaft ist die Wissenschaft, deren Gegenstandsbereich die Pflege ist. Sie zählt zu den problem- und praxisorientierten Wissenschaftsbereichen. Pflegeforschung ist das Instrument der Pflegewissenschaft durch Forschung im Gesundheitswesen und im Verantwortungsbereich von Pflegefachpersonen.
6. Inhalte pflegewissenschaftlichen Interesses sind u. a. Pflegetheorien und -modelle, Leben mit und Einfluss durch Pflegebedürftigkeit sowie Einschränkung oder Krankheit, Lehr-Lern-Prozesse in der Pflege, Einflussfaktoren auf Pflegequalität, Wirkungsweise von Pflegeinterventionen, Probleme, Fragen und Sachverhalte aus der Pflegepraxis.
7. In der Pflegepraxis werden Problem- und Fragestellungen identifiziert. In der Pflegewissenschaft wird mittels Pflegeforschung nach möglichen Lösungen recherchiert. Diese werden in der Praxis umgesetzt und z. B. auf ihre Handhabbarkeit überprüft. Die daraus resultierenden Erkenntnisse sowie die Kritik werden erneut von der Pflegewissenschaft aufgegriffen.
8. Durch Pflegeforschung wird erstens eine Wissensgrundlage zur Verbesserung der Pflege geschaffen. Dies führt zu einer Sicherung und Verbesserung der Pflegequalität. Durch Pflegeforschung wird zweitens eine Grundlage für die Theorieentwicklung und -überprüfung geschaffen. Dadurch werden neue Theorien und Modelle entwickelt, die z. B. als Fundament dienen. Pflegeforschung trägt drittens zur Professionalisierung und beruflichen Emanzipation bei. Dadurch emanzipiert sich die Pflege zunehmend.

9. Pflegefachpersonen mit einem Berufsabschluss wirken bei der Identifikation von Forschungsproblemen, Hilfe bei der Datenerhebung und Anwendung von Forschungsergebnissen mit. Pflegefachpersonen mit einem Bachelorabschluss können bei der Analyse, Assistenz und Anwendung von Forschungsergebnissen mitwirken.
10. Die drei Bereiche der Grundsätze der Forschungsethik sind:
    a) wissenschaftliche Güte und Integrität als die Befolgung allgemeiner wissenschaftlicher Standards, die Unbestechlichkeit der Forscher sowie die faire Behandlung der Teilnehmer
    b) Vermeidung von Schäden als die Wahrung der Menschenwürde und -rechte, des Datenschutzes und der Schutz vor potenziell schadhaften Situationen
    c) informierte Einwilligung als Berücksichtigung des Selbstbestimmungsrechts sowie ausreichende Information zur freiwilligen Einwilligung
11. Der qualitative Forschungsansatz verfolgt das Ziel, die Wirklichkeit zu verstehen, beim quantitativen Forschungsansatz soll die Wirklichkeit erklärt werden. Während im qualitativen Forschungsansatz das Wahrheitsverständnis subjektiv ist, ist dieses im quantitativen objektiv. Die Gütekriterien der qualitativen Forschung lauten: Glaubwürdigkeit, Folgerichtigkeit, Angemessenheit und Übertragbarkeit. Die Gütekriterien der quantitativen Forschung lauten Objektivität, Reliabilität, Validität.
12. Bei einer randomisierten kontrollierten Studie finden sich die Merkmale Randomisierung, Manipulation, Kontrolle und Messung. Bei einem quasi-experimentellen Studiendesign fehlen ein oder mehrere Merkmale.
13. Bei einer Korrelationsstudie werden Wechselwirkungen oder Zusammenhänge zwischen zwei Variablen untersucht. Bei einer deskriptiven Studie wird ein Phänomen oder Zustand durch Darstellung und Analyse beschrieben.
14. Die Phasen des Forschungsprozesses lauten: (1) theoretische Phase, (2) Vorbereitungsphase, (3) Durchführungsphase, (4) Auswertungsphase, (5) Publikationsphase.
15. Ein Konzept ist der kleinste Baustein von Modellen und Theorien. Eine Theorie ist ein abstraktes Bild der Wirklichkeit oder ihrer Bestandteile. Sie ist abstrakt und beschreibt einen Ideal- oder Soll-Zustand der Pflege. Ein Modell ist eine vereinfachte und modifizierte Darstellung eines tatsächlichen Sachverhalts bzw. der Wirklichkeit.
16. Bei der Typologie nach Meleis werden die Theorien nach der Denkschule geordnet. Dazu zählen die Denkschule der Bedürfnisse, der Interaktion, der Ergebnisse und der Humanisten. Bei der Typologie nach Walker & Avant werden die Theorien nach dem Abstraktionsgrad geordnet. Dazu zählen die Metatheorien, die globalen Theorien, die Theorien mittlerer Reichweite und die praxisnahen Theorien.
17. Im RLT-Modell wird die gesamte Lebensspanne des Menschen betrachtet. Im Lebensverlauf wirken Einflussfaktoren auf den Menschen und die Umsetzung der Lebensaktivitäten ein: biologische, psychologische, soziokulturelle, umgebungsabhängige und wirtschaftspolitische. Dadurch bewegt sich der Mensch stets in einem Abhängigkeits-Unabhängigkeits-Kontinuum entweder mehr zur Autonomie oder zur Unselbstständigkeit.

Die Lebensaktivitäten sind: (1) für eine sichere Umgebung sorgen, (2) kommunizieren, (3) atmen, (4) essen und trinken, (5) ausscheiden, (6) sich sauber halten und kleiden, (7) regulieren der Körpertemperatur, (8) sich bewegen, (9) arbeiten und spielen, (10) seine Geschlechtlichkeit leben, (11) schlafen, (12) sterben.

18. Selbstpflege ist laut Orem das erlernte und zielgerichtete Verhalten eines Menschen zur eigenen Pflege. Das Selbstpflegedefizit beschreibt das Unvermögen, den Selbstpflegebedarf durch die vorhandenen Selbstpflegefähigkeiten zu decken. Die Pflegesysteme beschreiben, in welchem Ausmaß ein Mensch Unterstützung bei einem bestehenden Selbstpflegedefizit benötigt.
19. Die Phasen des interpersonalen Beziehungsaufbaus nach Peplau lauten Orientierungsphase, Identifikationsphase, Ausbeutungs- oder Nutzungsphase, Ablösungsphase.
20. Die pflegerische Aufgabe von Pflegefachpersonen laut dem Systemmodell nach Neuman ist die Stabilisierung des Patientensystems durch präventive Maßnahmen zur Ressourcenförderung und Erhöhung der Widerstandsfähigkeit.
21. Die Teile des typischen Aufbaus einer wissenschaftlichen Arbeit sind Einleitung, theoretischer Teil, methodischer Teil, Ergebnisdarstellung, Diskussion, Schluss.
22. Inhaltliche Kriterien sind z. B. verständliche Formulierung der Forschungsfrage, ausreichende und breite Ergebnisdarstellung, Praxisempfehlungen. Methodische Kriterien sind z. B. begründete Auswahl des Forschungsdesigns, Nachvollziehbarkeit des Vorgehens. Formale Kriterien sind z. B. korrekte Zitation, ansprechende Visualisierung.
23. Evidence-based Nursing ist die Nutzung der derzeit besten wissenschaftlich belegten Erkenntnisse in der individuellen Pflegepraxis.
24. Die grundsätzliche Struktur von Expertenstandards basiert in der Matrix auf horizontaler Ebene auf den Qualitätsdimensionen nach Avedis Donabedian (Struktur-, Prozess- und Ergebnisqualität). Auf vertikaler Ebene der Matrix lehnt sich der Expertenstandard am Pflegeprozess an.
25. Bei der Entwicklung wird basierend auf einem relevanten Themenvorschlag durch Literaturrecherche in einer Expertengruppe ein Entwurf verfasst. Anschließend folgt die Konsentierung. Dabei wird der Entwurf in der Fachöffentlichkeit vorgestellt und diskutiert. Bei der nachfolgenden Implementierung werden die Expertenstandards modellhaft eingeführt und u. a. auf Akzeptanz und Praxistauglichkeit erprobt. Es folgt eine regelmäßige Aktualisierung spätestens nach fünf Jahren oder bei vorzeitigem Bedarf.

2.4.4 Lösungen zu den Lernsituationen

Lars hat Diabetes

Lösungsvorschlag zur Lernsituation

Lars hat Diabetes

1. Pflegeprobleme sind:
   a) **Wissensdefizit von Lars und seinen Familienangehörigen im Krankheitsmanagement** aufgrund des fehlenden Vorwissens zum Thema Diabetes mellitus, z. B. speziell zur Blutzuckermessung, Insulininjektion und Ernährung, angezeigt durch die Äußerungen. Ressourcen sind die Bereitschaft zum Lernen von Inhalten zum verbesserten Krankheitsmanagement.
   b) **Reduziertes Körpergewicht** potenziell aufgrund der Verschlechterung des Allgemeinzustands mit der Gefahr einer Kachexie, angezeigt durch das Körpergewicht von 35 kg bei einer Körpergröße von 162 cm. Ressourcen sind u. a. die Fähigkeit von Lars zu essen und zu trinken und die Unterstützung des Ernährungsmanagements durch seine Eltern.
   c) **Risiko eines instabilen Blutglukosespiegels** mit Abweichungen vom Normbereich aufgrund potenzieller Unsicherheiten im Krankheitsmanagement des neu diagnostizierten Diabetes mellitus Typ 1. Ressourcen sind u. a. die mutmaßlich vorhandenen kognitiven Fähigkeiten von Lars und seiner Familie, nach einer Schulung die Symptome eines instabilen Blutzuckers zu erkennen.
2. Beim Diabetes mellitus Typ 1 muss immer und lebenslang Insulin verabreicht werden, weil ein absoluter Insulinmangel bei normaler Insulinwirkung durch autoimmun bedingte Zerstörung der β-Zellen des Pankreas vorliegt.
3. Die Ernährungstherapie bei Diabetes mellitus Typ 2 zielt auf eine Kalorien- und Fettreduktion mit einer Reduktion von Übergewicht ab. Dadurch kann das klinische Bild beeinflusst werden. Bei der Ernährungstherapie des Diabetes mellitus Typ 1 steht die Abstimmung der Kohlenhydrataufnahme auf die Insulininjektion im Vordergrund. Das Gewicht sollte bei Lars wegen seines reduzierten Körpergewichts beobachtet und erhöht werden.
4. Interne generalisierte Widerstandsressourcen von Lars sind u. a. die Motivation von Lars, seine kognitiven Ressourcen angezeigt durch die guten schulischen Leistungen. Externe generalisierte Widerstandsressourcen von Lars sind u. a. die soziale Unterstützung durch seine Familie und die vorhandenen materiellen Ressourcen. Stressoren von Lars und seiner Familie sind die neu diagnostizierte Krankheit, das bestehende Untergewicht, potenzielle Sorgen zur Prognose wegen des fehlenden Wissens und die ablehnende Haltung von Noah.
5. Das Salutogenese-Konzept von Antonovsky thematisiert die Entstehung von Gesundheit und die Beantwortung der Frage, was Menschen gesund erhält. Die Gesundheit kann durch bestimmte Schutzfaktoren vor schädigenden Einflüssen bewahrt werden. Das Kohärenzgefühl hat

2

insofern eine Bedeutung, weil es als Gefühl von Zusammenhang und Stimmigkeit sowie die Grundüberzeugung, dass das Leben sinnvoll ist, ein maßgebliches Fundament für die Akzeptanz der Erkrankung und Bereitschaft zur Mitarbeit ist. In der Beratung sollte auf die drei Teilkomponenten eingegangen werden. So sollte die Verstehbarkeit zum Krankheitsbild gefördert werden, indem z. B. Zusammenhänge erläutert werden. Daneben sollte das Gefühl der Handhabbarkeit verbessert werden, indem z. B. die Ressourcen zur Bewältigung aktiviert und konkrete Techniken wie die Insulininjektion erlernt werden. Zudem gilt es, das Gefühl der Bedeutsamkeit und Sinnhaftigkeit zu fördern, indem z. B. die persönliche Motivation und Zielsetzung in den Beratungs- und Pflegeprozess integriert werden.

6. Eine Schulung ist eine gezielte, strukturierte und didaktisch aufbereitete Vermittlung von Inhalten und Fertigkeiten mit einer klaren, überprüfbaren Zielsetzung. Das Schulungskonzept zur Blutzuckermessung und Insulin-Selbstinjektion für Lars und seine Eltern orientiert sich an drei Phasen:
   a) Vorbereitungs- und Planungsphase zur Erhebung des Vorwissens u. a. zur Krankheitsentstehung und der Wirkungsweise von Insulin. Es werden Lernziele festgelegt, z. B. Sicherheit und korrekte Durchführung bei der Blutzuckermessung oder die korrekte Injektionstechnik. Als Methode kann die 4-Schritt-Methode nach Peyton genutzt werden.
   b) Durchführungsphase zum Erlernen der Tätigkeiten Blutzuckermessung und Insulininjektion unter ruhigen Bedingungen und der Ermunterung zu Zwischenfragen. Die 4-Schritt-Methode nach Peyton folgt den Schritten Demonstration, Dekonstruktion, Formulierung, Performanz.
   c) Evaluationsphasen zur Reflexion und Bewertung des Vorwissens. Dabei werden Lars und seine Eltern ermuntert, Feedback zu geben. Die erlernten Techniken können anhand einer Demonstration überprüft werden. Auch durch Fragen kann spielerisch der Wissensgewinn bewertet werden.
7. Beim Umgang mit Insulinpens gilt es, u. a. Folgendes zu beachten: korrekte Lagerung des Pens mit Patrone bis zu sechs Wochen bei Raumtemperatur. Der Vorrat kann im Gemüsefach des Kühlschranks gelagert werden. Es sollen geeignete Injektionsstellen ausgewählt werden, z. B. kurz wirksames Insulin im Bauchraum, Verzögerungsinsulin am Oberschenkel, Mischinsuline morgens in Bauch und abends in Oberschenkel. Die Injektionsorte sollen regelmäßig anhand eines Spritzenkalenders ausgewählt werden. Es gilt, die Funktion des Pens vor jeder Injektion zu prüfen, z. B. Pen entlüften mit 1–2 IE.
8. Wissenschaftliche Recherche:
   a) Bei der systematischen Literaturrecherche werden verschiedene Zugangswege genutzt, z. B. Internet mit Suchmaschinen, Literaturdatenbanken, Printmedien. Zur gezielten Suche werden u. a. im Vorhinein Schlagworte zur Recherche benannt sowie Ein- und

Ausschlusskriterien formuliert. Bei der Recherche haben Primärquellen vor Sekundärquellen Vorrang.
   b) Inhaltliche Aspekte sind u. a. ausreichende Beschreibung des Hintergrunds und der Problemstellung, verständliche Formulierung der Forschungsfrage, logische Ableitung der Zielsetzung, ausreichende und breite Ergebnisdarstellung. Formale Aspekte sind u. a. korrekte Zitation und Bibliografie, ansprechende Visualisierung von Ergebnissen.
9. Ob Informationsmaterialien geeignet sind, kann anhand der Wittener Liste beurteilt werden. Erstens sollte das Material zur Zielgruppe u. a. bezüglich der Altersgruppe und zum Thema Diabetes mellitus Typ 1 passen. Zweitens sollten die Inhalte für Laien verständlich beschrieben sein, z. B. Fachwörter sollten erklärt werden. Drittens sollte der Inhalt aktuell sein, z. B. die Erkenntnisse aus aktuellen Leitlinien berücksichtigen. Viertens können weiterführende Adressen und Hinweise zu weiteren Informationen bei der Orientierung behilflich sein.

Das Ehepaar Kraus: Gemeinsam alt werden

Lösungsvorschlag zur Lernsituation

Das Ehepaar Kraus: Gemeinsam alt werden

1. Pflegeprobleme bei Herrn Kraus sind:
   a) **Ineffektives Atemmuster** mit unzureichender Belüftung der Lunge, aufgrund der Verschlechterung des Allgemeinzustands infolge einer Exazerbation bei einer bestehenden COPD, angezeigt durch Dyspnoe bei Belastung mit geringer Intensität. Ressourcen sind u. a.: Herr Kraus kann Belastungsgrenzen benennen und Techniken wie die Lippenbremse anwenden.
   b) **Selbstversorgungsdefizit** im Bereich der Körperpflege, der Harn- und Stuhlausscheidung sowie der Mobilisation, aufgrund der Verschlechterung des Allgemeinzustands, angezeigt durch die unzureichend befriedigten Selbstpflegeerfordernisse. Ressourcen sind u. a.: Herr Kraus kann abführen und einzelne Handlungsschritte der Körperpflege übernehmen.
   c) **Schmerzen** in der linken Schulter, aufgrund einer Schulterkomplikation infolge des Schlaganfalls, angezeigt durch die wiederkehrenden Schmerzäußerungen. Ressourcen sind u. a.: Herr Kraus kann Schmerzen äußern.
   d) **Risiko einer beeinträchtigten Spontanatmung** aufgrund der bestehenden COPD mit der Gefahr einer Atemlähmung bei selbstregulierter Sauerstofferhöhung bei bestehendem Wissensdefizit zum Umgang mit der Langzeitsauerstofftherapie. Ressourcen sind u. a.: Herr und Frau Kraus sind kognitiv imstande, Informationsinhalte aufzunehmen und zu verarbeiten.
2. Maßnahmen zur Förderung der Gesundheitskompetenz bei Frau Kraus umfassen die Unterstützung bei der Krankheitsbewältigung

der eigenen chronischen Krankheit und der ihres Mannes sowie der Pflegebedürftigkeit ihres Mannes. Daneben werden Maßnahmen der Patientenedukation zur Behebung von Wissensdefiziten und der Befähigung zur eigenständigen Wissensvermehrung ergriffen. Frau Kraus wird von den Pflegefachpersonen in Entscheidungen eingebunden.

3. Spezielle Pflegemaßnahmen bei einer dekompensierten Herzinsuffizienz sind u. a. Bettruhe in Herzbettlagerung, Trinkmengenbeschränkung ca. 1,5 l/Tag, leicht verdauliche und eiweißreiche Ernährung, ggf. Sauerstoffgabe, Unterstützung bei den Lebensaktivitäten, Pneumonie-, Thrombose-, Obstipations-, Dekubitusprophylaxe, Kompressionstherapie zur Thromboseprophylaxe bei ausgeprägten Unterschenkelödemen erst ärztlich abklären.
4. Inhalte eines Informationsgesprächs zur Raucherentwöhnung sind Hinweise zu professionellen und nicht professionellen Unterstützungsangeboten. Dies dient u. a. der Reflexion und dem Umgang mit alten Gewohnheiten. Es sollte ein festes, zeitnahes Datum gesetzt werden, und Techniken zum Umgang mit Entzugserscheinungen, ggf. Verwendung von Nikotinersatzprodukten, sollten diskutiert werden. Wichtig sind auch Hinweise zu gesundem Lebensstil mit gesunder Ernährung und regelmäßiger Bewegung sowie Möglichkeiten zur Selbstbelohnung.
5. Bei der Langzeitsauerstofftherapie gilt es, u. a. folgende Aspekte zu berücksichtigen: absolutes Feuerverbot sowie keine Lagerung an Heizungen oder in warmen Räumen, keine Manipulation am Ventil sowie kein Einfetten oder Einölen, ärztliche Verordnung beachten bzgl. Menge, Verabreichung, Dauer, mind. einmal täglich Maßnahmen zur Nasenpflege ergreifen, Dekubitusprophylaxe z. B. bei Sauerstoffbrillen hinter dem Ohr.
6. Zur Verwendung eines Dosieraerosols kann eine Mikroschulung durchgeführt werden. Eine Mikroschulung ist eine knappe, gezielte und strukturierte Vermittlung von Handlungsketten. Diese kann sich an der 4-Schritt-Methode nach Peyton orientieren. Bei der Demonstration wird die Nutzung des Dosieraerosols in Echtzeit und vollständig durchgeführt. Bei der anschließenden Dekonstruktion wird der Handlungsablauf in Teilschritte zerlegt, parallel wird das Handeln beschrieben und begründet. Anschließend folgt die Formulierung mit einer erneuten Durchführung des Handlungsablaufs. Hierbei würde Frau Kraus das Vorgehen Schritt für Schritt mit ihren eigenen Worten wiederholen. Bei der abschließenden Performanz wird der Handlungsablauf durch Frau Kraus mit Verbalisierung des Handelns durchgeführt. Es können verschiedene Übungsschleifen folgen. Inhaltlich sind u. a. folgende Aspekte zu vermitteln: Dosieraerosol vorab schütteln, Mundstück soll mit Lippen umschlossen werden, bei notwendiger Handauslösung gleichzeitig mit Einatmung drücken, die Luft anschließend anhalten und langsam ausatmen.
7. Frau Kraus zeigt im Bereich der Gesundheitsförderung ein risikobehaftetes Gesundheitsverhalten. Inhalte für ein Informationsgespräch

bezüglich ihres Lebensstils in Bezug auf ihre Herzinsuffizienz sind u. a. Beibehaltung der Selbstkontrolle des Blutdrucks, ggf. Erweiterung auf Puls, Atmung und Gewicht und die Notwendigkeit der Ernährungsanpassung zur Reduktion von Übergewicht und Reduktion der Salzzufuhr. Weiter können Möglichkeiten zur Förderung der körperlichen Aktivität wie Herzsportgruppen aufgezeigt werden.

8. Zunächst wird die Situation von Herrn Kraus anhand der Selbstpflegetheorie erörtert. Die Selbstpflegetheorie beschreibt, was Selbstpflege ist. Selbstpflege ist das erlernte und zielgerichtete Verhalten eines Menschen zur eigenen Pflege. Die Selbstpflege von Herrn Kraus wird durch die Verschlechterung seines Allgemeinzustands negativ beeinflusst. Nun wird die Situation von Herrn Kraus anhand der Theorie des Selbstpflegedefizits erörtert. Die Theorie des Selbstpflegedefizits erklärt, unter welchen Bedingungen eine Person einen Pflegebedarf entwickelt. Herr Krause kann seinen Selbstpflegebedarf mit seinen vorhandenen Selbstpflegefähigkeiten nicht mehr decken. So ist er z. B. bei den universellen Selbstpflegeerfordernisse, z. B. der Ausscheidung und der Atmung, beschränkt. Bei den situativen, entwicklungs- oder gesundheitsbezogenen Selbstpflegeerfordernissen leidet er z. B. an Beschwerden infolge seiner Krankheit, z. B. Schmerzen und Dyspnoe. Zum Schluss wird die Theorie der Pflegesysteme erläutert. Sie beschreibt, welche Ausgleichsmaßnahmen Menschen bei einem bestehenden Selbstpflegedefizit benötigen. Diese werden unterschieden in ein vollständig kompensatorisches System, ein teilweise kompensatorisches System und ein anleitend unterstützendes System. Herr Kraus benötigt im Bereich der Körperpflege, der Mobilisation und der Ausscheidung ein teilweise kompensatorisches System.
9. Pflegemaßnahmen, die bei Schulterkomplikationen infolge eines Schlaganfalls ergriffen werden können, sind z. B. Erkennen einer subluxierten Schulter durch Lücke zwischen Schulterdach und Oberarmkopf zur Vermeidung eines Schulter-Arm-Syndroms, Herabfallen des Armes verhindern, Arm nicht abduziert über 50° nach oben heben, bei Transfer Oberarmkopf in der Gelenkpfanne ausrichten, Gewicht des Armes übernehmen.
10. Es ist *nicht* unbedenklich, den Sauerstoff bei Herrn Kraus nach eigenem Ermessen zu erhöhen, weil die Gefahr der Atemlähmung bei Pflegeempfängern mit COPD besteht. Menschen mit COPD haben sich an einen ständig erhöhten Kohlendioxidgehalt im Blut gewöhnt. Dadurch besteht der Atemanreiz nun bei Sauerstoffmangel. Bei Sauerstoffgabe fehlt der Atemanreiz mit der Gefahr der Atemlähmung. Das Eintrüben bei Sauerstoffgabe erfordert sofortige Beendigung der Sauerstoffzufuhr und Arztinformation.

Frau Odin schreit

Lösungsvorschlag zur Lernsituation

Frau Odin schreit

1. Pflegeprobleme sind u. a.:
   a) **Selbstversorgungsdefizit** u. a. in den Bereichen der Körperpflege und Nahrungsaufnahme, aufgrund des verschlechterten Allgemeinzustands, angezeigt durch die zunehmende Immobilität. Ressourcen von Frau Odin sind u. a. die mutmaßliche Fähigkeit, Nahrung sowie Flüssigkeit zu schlucken.
   b) **Beeinträchtigte körperliche Mobilität** aufgrund des verschlechterten Allgemeinzustands, angezeigt durch die fehlende Motivation von Frau Odin aufzustehen. Ressourcen sind u. a. die mutmaßliche Fähigkeit, ihre Extremitäten anzuheben.
   c) **Beeinträchtigte Gewebeintegrität** aufgrund der beeinträchtigten Mobilität, angezeigt durch die nicht wegdrückbare Rötung am Steiß (Dekubitus Grad 1). Ressourcen sind u. a. die mutmaßliche Akzeptanz von Positionierungsmaßnahmen.
   d) **Risiko eines Inaktivitäts-Syndroms** aufgrund der Verschlechterung des Gesundheitszustands mit einer zunehmenden Inaktivität des Bewegungsapparates. Ressourcen sind u. a. die mutmaßliche Akzeptanz von passiven Bewegungsübungen.
2. Bedeutsame ABEDL® nach Krohwinkel sind u. a. „sich bewegen können" infolge der zunehmenden Immobilität, „vitale Funktionen des Lebens aufrechterhalten können" mit der Gefahr einer akinetischen Krise, „sich pflegen können" mit der Notwendigkeit der vollkompensatorischen Übernahme, „ausscheiden können" mit der Beeinträchtigung durch die vorliegende Harninkontinenz, „essen und trinken" bei bestehendem Unterstützungsbedarf.
3. Es existieren verschiedene Formen der Gewalt. Diese sind u. a. die direkte Gewalt, bei der sich Täter und Opfer gegenüberstehen, z. B. ein tätlicher Angriff. Es gibt auch die körperliche Gewalt mit Handlungen, die dem Opfer Schmerzen zufügen, z. B. Schlagen, Treten. Daneben existiert die psychische Gewalt, bei der das Opfer psychisch belastet wird, z. B. durch Drohungen. Außerdem gibt es die Vernachlässigung, bei der Handlungen entweder aktiv *(willentlich)* oder passiv *(Falscheinschätzung der Bedürfnisse)* ausgelassen werden, z. B. Verweigerung von Unterstützung.
4. Anzeichen körperlicher Gewalt sind Verletzungen, Hämatome, gleichzeitige Verletzungen an Rücken und Bauch, Verletzungen, die auf Einwirkung eines Gegenstands schließen lassen, Verbrennungen oder Verbrühungen, Würgemale, kahle Stellen am Kopf durch Ausreißen der Haare, Verschlechterung des Allgemeinzustands, Unter-, Fehlernährung, Dehydratation, Dekubitus, Vergiftungsanzeichen. Bei Frau Odin liegen Hämatome vor. Auch die Verschlechterung ihres Allgemeinzustands sowie der beginnende Dekubitus am Steiß könnten ein Anzeichen für eine Vernachlässigung sein. Ihre psychische Reaktion bei hastigen Bewegungen kann ebenfalls als Zeichen gedeutet werden.

5. Bestandteile eines Präventionskonzepts zur Vermeidung von Gewalt für die Einrichtung sind u. a. eine zufriedenstellende Arbeits(zeit) organisation sowie eine quantitativ und qualitativ gute Personalausstattung mit hoher personeller Qualifikation. Daneben sind eine zeitgemäße Ausstattung und Verfügbarkeit von Arbeitsmaterialien, eine menschenwürdige, an den Bedürfnissen des Pflegeempfängers orientierte Umgebung, z. B. mit ausreichend Platz und Privatsphäre, sowie die Einrichtung eines Beschwerdemanagements wichtig. Die Pflegefachpersonen sollten einen Zugang zu Fort- und Weiterbildung, Supervision, Fallbesprechungen und kollegialer Beratung haben. Jede Pflegefachperson kann speziell in der Situation mit Frau Odin u. a. folgende Maßnahmen ergreifen: Reflexion des eigenen Auftretens und der eigenen Routinen, gewaltfreie Kommunikation, Hilfe holen bei Überforderung, Auszeit nehmen, Ausgleich durch Freizeitaktivitäten schaffen, Selbstpflege.
6. Eine akinetische Krise entsteht durch eine Medikationsunterbrechung oder Infektion und zeigt sich an folgenden Symptomen: akut starker Rigor, vollständige Bewegungs-, Sprach- und Schluckunfähigkeit, Dehydratation, Fieber.
7. Spezielle Pflegeinterventionen bei Morbus Parkinson sind u. a. Unterstützung bei der medikamentösen Therapie mit L-Dopa, Selbstständigkeit fördern, Langsamkeit akzeptieren, z. B. Pausen einplanen, keine Bevormundung, Körperpflege mit Waschlotionen und Haarshampoos für fettige Haut und Haare, Intertrigoprophylaxe, häufiger Kleidungswechsel aufgrund von Schwitzen, Unterstützung bei der Ausscheidung, z. B. Obstipationsprophylaxe, Hilfsmittel nutzen, Kommunikation, z. B. bei leiser Stimme nachfragen, täglich sprechen und schreiben üben.
8. Bei Frau Odin liegt ein Dekubitus Grad 1 vor. Dieser wird definiert als nicht wegdrückbare, umschriebene Hautrötung bei intakter Haut. Diese kann auch schmerzempfindlich, verhärtet, weicher, wärmer oder kälter als das umgebende Gewebe sein. Geeignete Maßnahmen sind u. a. Druckentlastung und -reduktion, Bewegungsförderung, Rezidivprophylaxe, Vermeidung von Hautschäden, Schmerzbehandlung, Ernährungsmanagement zur Behebung einer Mangelernährung und Stärkung des Immunsystems. Langfristig sollten Maßnahmen zur Dekubitusprophylaxe, insbesondere durch Führung eines Bewegungsplans, ergriffen werden. Dabei sollte der Expertenstandard berücksichtigt werden.
9. Die Hyperthyreose ist eine Schilddrüsenüberfunktion mit Überschuss an Schilddrüsenhormonen durch eine Schilddrüsenautonomie oder Morbus Basedow. Die Behandlung erfolgt medikamentös mit Thyreostatika, operativ oder mit Radiojodtherapie. Die Hypothyreose ist eine Schilddrüsenunterfunktion mit Mangel an Schilddrüsenhormonen durch eine Hashimoto-Thyreoiditis oder unzureichenden Ersatz an Schilddrüsenhormonen nach Schilddrüsenoperationen. Die Behandlung erfolgt medikamentös mit Schilddrüsenhormongabe.

KAPITEL

3 Schriftlicher Prüfungsteil III

Im **dritten schriftlichen Prüfungsteil** werden folgende Kompetenzbereiche geprüft (➤ Abb. 3.1):

- Pflegeprozesse und Pflegediagnostik in akuten und dauerhaften Pflegesituationen verantwortlich planen, organisieren, gestalten, durchführen, steuern und evaluieren (*Kompetenzbereich I*)
- Kommunikation und Beratung personen- und situationsorientiert gestalten (*Kompetenzbereich II*)
- Intra- und interprofessionelles Handeln in unterschiedlichen systemischen Kontexten verantwortlich gestalten und mitgestalten (*Kompetenzbereich III*)

Den Schwerpunkt des dritten schriftlichen Prüfungsteils bildet die Pflegeprozesssteuerung in kritischen und krisenhaften Pflegesituationen in Verbindung mit der eigenständigen Durchführung ärztlicher Anordnungen und ethischen Entscheidungsprozessen.

Weitere **inhaltliche und organisatorische Aspekte** sind:

- Bearbeitung einer schriftlich gestellten fallbezogenen Aufgabe
- Prüfungsaufgabe variiert in Bezug auf die Altersstufe sowie das soziale und kulturelle Umfeld des zu pflegenden Menschen und den Versorgungsbereich
- Dauer der Prüfung beträgt 120 Minuten
- Benotung erfolgt durch mindestens zwei Fachprüfer

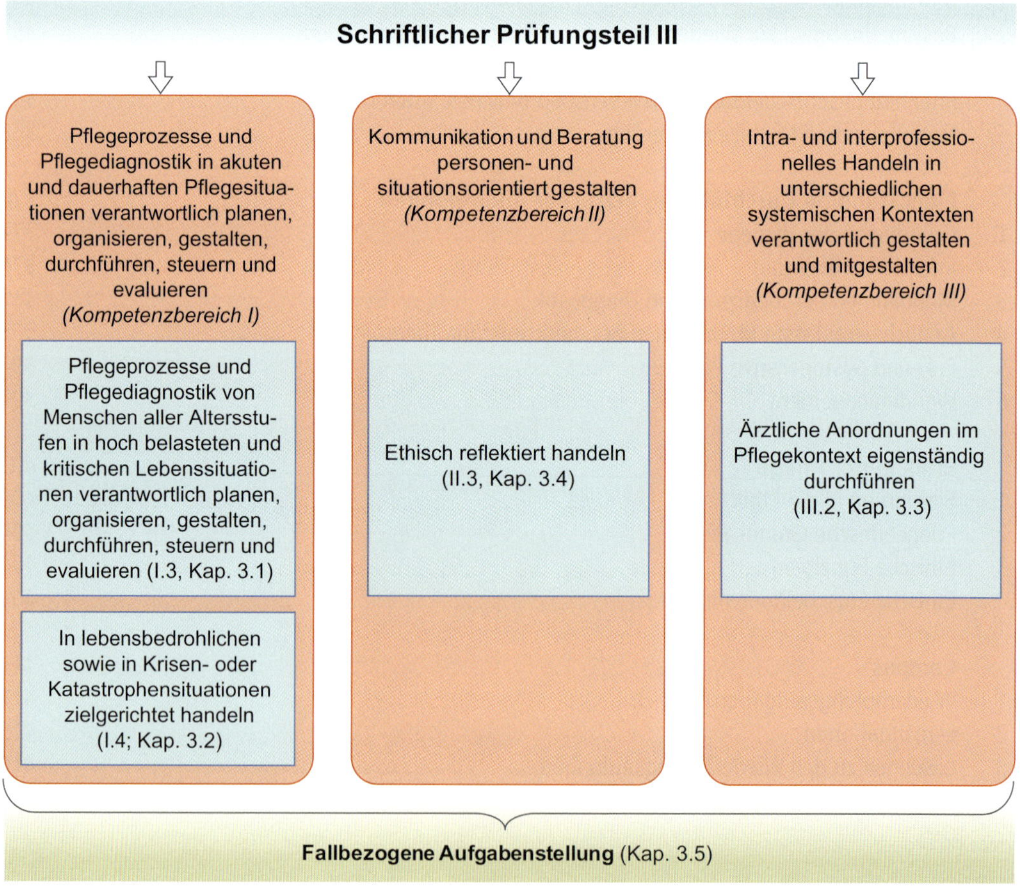

Abb. 3.1 Kompetenzbereiche der dritten schriftlichen Prüfung [P554/L138]

3.1 Pflege in hoch belasteten und kritischen Pflegesituationen

KOMPETENZBEREICH

In diesem Abschnitt finden Sie die Inhalte zu den Kompetenzen aus dem **Kompetenzbereich I** „Pflegeprozesse und Pflegediagnostik in akuten und dauerhaften Pflegesituationen verantwortlich planen, organisieren, gestalten, durchführen, steuern und evaluieren". Sie erfahren die prüfungsrelevanten Inhalte, um Pflegeprozesse und Pflegediagnostik von Menschen aller Altersstufen in hoch belasteten und kritischen Lebenssituationen verantwortlich zu planen, zu organisieren, zu gestalten, durchzuführen, zu steuern und zu evaluieren *(I.3)* (➤ Abb. 3.2).

Die Absolventinnen und Absolventen

- pflegen, begleiten, unterstützen und beraten Menschen aller Altersstufen sowie deren Bezugspersonen in Phasen fortschreitender Demenz (➤ 3.1.3) oder schwerer chronischer Krankheitsverläufe (➤ 3.1.1) sowie am Lebensende (➤ 3.1.6),
- unterstützen Familien, die sich insbesondere infolge einer Frühgeburt (➤ 3.1.4), einer schweren chronischen oder einer lebenslimitierenden Erkrankung in einer Lebenskrise befinden (➤ 3.1.5), und wirken bei der Stabilisierung des Familiensystems mit (➤ 3.1.6),
- steuern, verantworten und gestalten den Pflegeprozess bei Menschen aller Altersstufen mit akuten und chronischen Schmerzen (➤ 3.1.2),
- gestalten einen individualisierten Pflegeprozess bei schwerstkranken (➤ 3.1.5) und sterbenden Menschen aller Altersstufen (➤ 3.1.6) in verschiedenen Handlungsfeldern und integrieren die sozialen Netzwerke in das Handeln (➤ 3.1.7),
- begleiten und unterstützen schwerstkranke Menschen aller Altersstufen sowie nahe Bezugspersonen in Phasen des Sterbens, erkennen und akzeptieren deren spezifische Bedürfnisse und bieten Unterstützung bei der Bewältigung und Verarbeitung von Verlust und Trauer an (➤ 3.1.6),
- informieren schwer kranke und sterbende Menschen aller Altersstufen sowie deren Angehörige zu den spezifischen Schwerpunkten palliativer Versorgungsangebote (➤ 3.1.6).

(Anlage 2 zu § 9 Absatz 1 Satz 1 PflAPrV)

3.1.1 Pflege von Menschen mit chronischen Krankheitsverläufen

Verlaufsformen

Chronische Erkrankungen *(von langer Dauer)* sind Erkrankungen ohne Aussicht auf Heilung und/oder Ursachenbehebung, z. B. Krebs- und Herz-Kreislauf-Erkrankungen (➤ Tab. 3.1). Sie zählen derzeit zu den bedeutendsten Gesundheitsproblemen, beeinflussen die Lebensqualität, Arbeitsfähigkeit und Sterblichkeit.

- Chronisch-kontinuierlicher Verlauf, d. h. stabil bestehendes Krankheitsniveau, z. B. angeborene Störung des Farbensehens
- Chronisch-rezidivierender Verlauf, d. h. nicht permanent vorhandene, aber wiederkehrende Beschwerden, z. B. bei Asthma bronchiale oder Colitis ulcerosa

Multimorbidität
(Mehrfacherkrankung) Gleichzeitiges Bestehen mehrerer chronischer Erkrankungen (➤ 3); die Krankheiten und Therapien, z. B. Medikamente, beeinflussen sich gegenseitig.

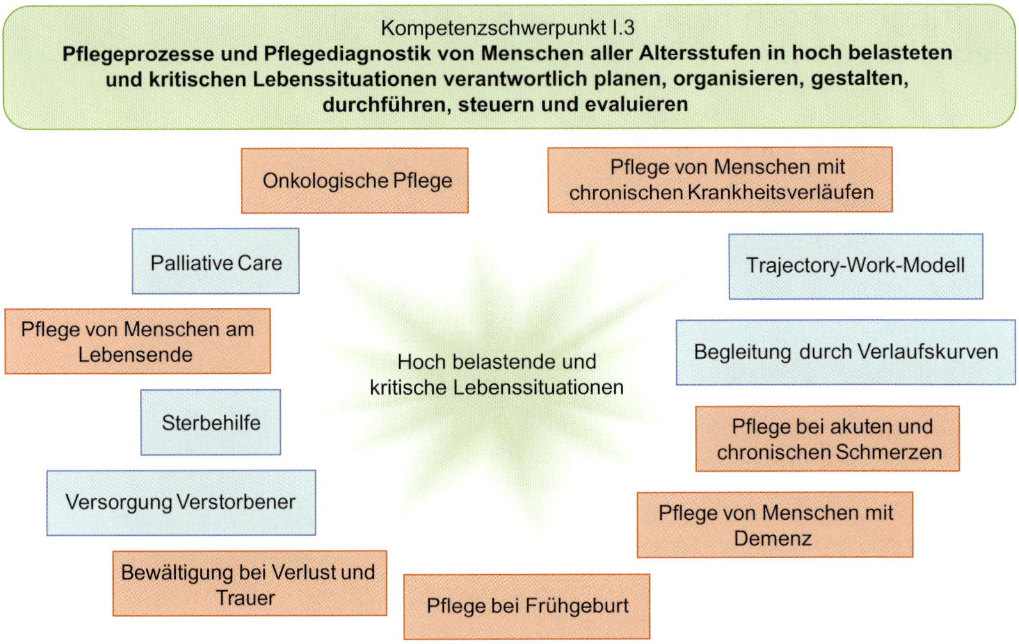

Abb. 3.2 Pflegeprozesse und Pflegediagnostik von Menschen aller Altersstufen in hoch belasteten und kritischen Lebenssituationen verantwortlich planen, organisieren, gestalten, durchführen, steuern und evaluieren [P554/L138]

Tab. 3.1 Beispiele für chronische Erkrankungen

Organsystem	Erkrankung
Herz-Kreislauf-Erkrankungen	• Herzinsuffizienz (➤ 2.1.4) • Chronisch venöse Insuffizienz (CVI) (➤ 2.1.5) • Hypertonie (➤ 1.1.6, ➤ 2.1.4)
Magen-Darm-Erkrankungen	• Colitis ulcerosa (➤ 2.1.7) • Morbus Crohn (➤ 2.1.7)
Lungenerkrankungen	• Asthma bronchiale (➤ 2.1.6) • COPD *(chronisch-obstruktive Lungenerkrankung)* (➤ 2.1.6)
Erkrankungen des Bewegungsapparates	• Rheumatoide Arthritis (➤ 2.1.8) • Osteoporose (➤ 2.1.8)
Neurologische Erkrankungen	• Morbus Parkinson (➤ 2.1.9) • Epilepsie (➤ 2.1.9) • Multiple Sklerose (➤ 2.1.9)
Stoffwechselerkrankungen	• Diabetes mellitus (➤ 2.1.12) • Mukoviszidose (➤ 2.1.6) • Schilddrüsenüber-/-unterfunktion (➤ 2.1.11)
Psychische Erkrankungen	• Depression (➤ 2.1.15) • Suchterkrankung (➤ 2.1.15) • Demenz (➤ 3.1.3)

- Chronisch-progredienter Verlauf, d. h. zunehmende Verschlimmerung der Krankheitssituation, z. B. bei Multipler Sklerose, Morbus Parkinson oder Morbus Alzheimer
- Kompensierter chronischer Verlauf, d. h. funktionell ausgeglichenes Krankheitsniveau, z. B. bei einer kompensierten Herzinsuffizienz

Trajectory-Work-Modell

Trajectory-Work-Modell: *(Corbin-Strauss-Modell, trajectory = engl. Verlaufskurve)* Pflegemodell mit dem Fokus auf chronisch erkrankten Menschen, untergliedert den chronischen Krankheitsverlauf in verschiedene Stadien (➤ Tab. 3.2), durch Juliet M. Corbin und Anselm L. Strauss entwickelt (Corbin & Strauss 2010).

- Modell legt den Fokus auf Aspekte, die zur Verbesserung oder Verschlechterung chronischer Krankheit führen.
- Modell gibt Handlungsempfehlungen zum Erhalt der Lebensqualität und der Stabilisierung des Krankheitsniveaus.

Begleitung durch Verlaufskurven

Verlaufskurven beschreiben die Entwicklung chronischer Krankheiten, geben Hinweise auf Maßnahmen zur Bewältigung und Lebensstilveränderung. Wichtige Aspekte sind:

- Stadien verlaufen nicht immer in der beschriebenen Reihenfolge, es können auch Wechsel stattfinden
- Pflegefachpersonen unterstützen bei der Bewältigung der Symptome und dem Erlangen eines Kontrollgefühls
- Pflegefachpersonen führen die Begleitung und die Planung mit der Verlaufskurve gemeinsam mit dem Pflegeempfänger durch
- Pflegefachpersonen unterstützen Pflegeempfänger bei der Bewältigung der durch die Krankheit ausgelösten Körperbildstörung und der damit verbundenen Einschränkungen und Empfindungen
- Beratung und Unterstützung bezieht sich nicht nur auf technisch-materielle Aspekte, sondern auch auf persönliche Belange, dazu bedarf es der Wahrnehmung psychischer und sozialer Aspekte u. a. mit sensiblem Zuhören
- Einbezug der Partner und Einschätzung der Qualität der vorhandenen Unterstützungssysteme
- Unterstützung der Partner, die häufig Überforderung, Erschöpfung oder Frustration empfinden, da die Beziehung unter der chronischen Erkrankung leidet, Partner ermutigen, die Erkrankung im sozialen Netz anzusprechen und Unterstützung hinzuzuziehen

Verlaufskurvenentwurf
Beschreibt den potenziellen, zu erwartenden Krankheitsverlauf.

Verlaufskurvenplan
Beschreibt die geplanten Maßnahmen zur Bewältigung für Pflegeempfänger, Angehörige und Gesundheitsdienstleister.

3

Tab. 3.2 Stadien des Trajectory-Work-Modells mit Handlungsempfehlungen

Stadium*	Erläuterung	Beispiele für Handlungsempfehlungen
1. Stadium: Präklinische Phase	Es sind keine Symptome vorhanden.	• Durchführung von verhaltens- und verhältnispräventiven Maßnahmen • Gesundheitsberatung und -förderung (➤ 2.1.1)
2. Stadium: Diagnostische Phase	Die diagnostische Phase wird unterteilt in die prädiagnostische Phase, die Mitteilung der Diagnose und die postdiagnostische Phase. Der diagnostische Schwebezustand bringt Unsicherheit mit sich und wird als belastend erlebt.	• Beobachtung auf Anspannung • Berücksichtigung biografischer Beeinträchtigungen mit Identitätsbrüchen und Beruhigung mit Gesprächsangeboten und edukativen Maßnahmen • Behandlung der Symptome
3. Stadium: Akute Phase	In der akuten Phase bricht die Erkrankung durch und kann zu einer lebensbedrohlichen Situation führen.	• Interventionen zur Stabilisierung • Notfallsituationen erkennen
4. Stadium: Phase der Normalisierung	In der Phase der Normalisierung kommt es zu einer Verbesserung des Zustands (ggf. mit physischer Genesung); dabei werden physische Einschränkungen überwunden und bestehende in die Alltagsgestaltung integriert.	• Maßnahmen zur Verbesserung des Selbstbilds: – Kontextualisierung, d. h., die Krankheit wird in die Biografie integriert – Bewältigung, d. h. Verständnis und Akzeptanz der Krankheit – Wiederherstellung der Identität, d. h. Selbstbild mit den Einschränkungen in Einklang bringen – Erneuerung des Biografie-Entwurfs, d. h. die Richtung der Biografie neu ausrichten • Unterstützung bei der alltäglichen Lebensgestaltung • Vermittlung zu Selbsthilfegruppen • Edukative Maßnahmen
5. Stadium: Stabile Phase	In der stabilen Phase ist die Krankheit oder Behinderung in einem gleichbleibenden Zustand.	• Fortlaufende Bewältigung der Erkrankung • Routinen entwickeln und Neuanpassungen vornehmen • Krisen und Gefahren vorausahnen und ihnen präventiv begegnen
6. Stadium: Instabile Phase	In der instabilen Phase wird das etablierte Gleichgewicht gestört, wirkt sich negativ auf das existenzielle Erleben aus, u. a. durch ein destabilisierendes Ereignis, schleichend oder durch eine zusätzliche Erkrankung.	• Unterstützung zum Wiedererlangen von Stabilität, z. B. durch Informationen zu angemessenen Hilfsdiensten • Unterstützung bei der Bewältigung lang andauernder Instabilität, auch durch Aktivierung des sozialen Netzwerks
7. Stadium: Phase der Verschlechterung	Die Phase ist durch körperlichen Verfall und soziale sowie persönliche Einschränkungen verbunden. Es erfolgen Anpassungen an die Einschränkungen.	• Unterstützung bei Anpassungsvorgängen • Erhöhung des Hilfsangebots • Gesprächsangebote zur realistischen Einschätzung der Situation
8. Stadium: Sterbephase	Die Phase beschreibt den Zeitraum unmittelbar vor dem Tod.	• Maßnahmen der Sterbebegleitung • Einfühlungsvermögen im Kontakt

* Corbin und Strauss führen im Zusammenhang mit der Verlaufskurve nur die akute Phase, die Phase der Normalisierung, die stabile sowie instabile Phase und die Verschlechterungsphase auf (Corbin & Strauss 2010: 61). Die anderen Phasen finden sich häufig in der Literatur und sind einem vollumfassenden Bild zuträglich.

KERNAUSSAGE

Pflegefachpersonen unterstützen Pflegeempfänger mit chronischen Krankheitsverläufen. Dabei orientieren sie sich am Trajectory-Work-Modell, um eine phasengerechte Begleitung durch Verlaufskurven zu gewährleisten.

3.1.2 Pflege bei akuten und chronischen Schmerzen

Schmerzmanagement

Schmerzen
Unangenehmes Sinnes- und Gefühlserlebnis, geht mit aktueller oder potenzieller Gewebeschädigung einher.

Zielsetzungen des Expertenstandards Schmerzmanagement in der Pflege sind u. a. die Vorbeugung der Entstehung und Chronifizierung von Schmerzen und schmerzbedingten Krisen, die Beseitigung von Schmerzen sowie der Beitrag zu einer akzeptablen Schmerzsituation mit bestmöglicher Lebensqualität und Funktionsfähigkeit.

Das Schmerzmanagement ist ein multiprofessioneller Ansatz zur Behandlung von Schmerzen, es beinhaltet Schmerzerkennung, Schmerztherapie, Prävention, Information und Beratung.

Schmerzentstehung

Nozizeption *(Wahrnehmung des Schmerzreizes)* ist der Prozess der Schmerzentstehung, -weiterleitung, -wahrnehmung und -beeinflussung von Schmerzen (➤ Tab. 3.3).

Tab. 3.3 Prozess der Nozizeption

Prozess	Beschreibung
Schmerzentstehung *(Transduktion)*	1. Gewebeschädigung durch mechanische, chemische oder physikalische Einflüsse/Reize *(Noxen),* bei neuropathischen Schmerzen existiert kein Reiz von außen 2. Ausschüttung von chemischen Botenstoffen *(Schmerzmediatoren),* z. B. Serotonin, Histamin, Prostaglandine 3. Steigerung der Sensibilität der Schmerzrezeptoren im Gewebe *(Nozizeptoren)* 4. Mit Anstieg der Botenstoffe entsteht im Schmerzrezeptor ein Aktionspotenzial *(kurze, blitzartige, elektrische Impulse)*
Schmerzweiterleitung *(Transmission)*	5. Weiterleitung des Aktionspotenzials ins Rückenmark 6. Schmerzreiz verlässt peripheres Nervensystem und geht ins zentrale über, Botenstoffe sind Glutamat und Substanz P 7. Weiterleitung des Schmerzreizes über den Thalamus *(Teil des Zwischenhirns)* an Regionen der Großhirnrinde
Schmerzwahrnehmung	8. Schmerz wird bewusst wahrgenommen 9. Komponenten des Schmerzempfindens: a) sensorisch-diskriminativ: Lokalisation, Stärke, Qualität b) affektiv-motivational: einhergehende Gefühle, z. B. Angst, Aufregung c) kognitiv-evaluativ: Bewertung als bedrohlich, nebensächlich oder wichtig
Schmerzbeeinflussung *(Modulation)*	10. Absteigende Hemmung: Ausschüttung von Endorphinen als schmerzreduzierende Stoffe bewirken reduzierte Schmerzweiterleitung im Rückenmark (siehe 5.), dient der Aufrechterhaltung lebensnotwendiger Handlungen 11. Segmentale Hemmung: Hemmung der Umschaltung von schmerzleitenden Neuronen im Rückenmark durch Interneuronen *(dazwischen befindliche Neuronen)*

Beeinflussende Faktoren auf das Schmerzempfinden

- Schmerzschwelle, d. h., ab wann wird der Schmerz als solcher wahrgenommen
- Schmerztoleranz, d. h., wie viele Schmerzen können ausgehalten werden
- Schmerzverstärkende psychosoziale Faktoren, z. B. Einsamkeit, Angst, Abhängigkeit, Schlafstörungen
- Schmerzlindernde psychosoziale Faktoren, z. B. Verständnis erleben, Hoffnung, Freude, Sicherheit, Zuwendung, Schlaf, Ablenkung
- Kulturelle Schmerzkonzepte, z. B. mitteleuropäische Annahme, Jungen und Männer dürfen keine Schmerzen zeigen, da dies ein Zeichen von Schwäche sei (➤ 1.3.4)
- Individuelle Schmerzkonzepte als persönliche Einstellung zu Schmerzen und dem Effekt therapeutischer Ansätze

Schmerzformen

- **Nozizeptive Schmerzen** werden durch Schädigungen des Körpergewebes ausgelöst, z. B. bei einer Verbrennung.
- **Neuropathische Schmerzen** werden durch bestehende Schädigungen des peripheren oder zentralen Nervensystems ausgelöst, z. B. infolge einer Querschnittslähmung oder Amputation.
- **Somatoforme Schmerzen** weisen keine diagnostizierbare Ursache auf, z. B. chronische Schmerzen oder psychische Erkrankung *(psychosomatischer Schmerz)*.
- **Mixed-Pain** beschreibt Schmerzen, die sowohl eine nozizeptive als auch eine neuropathische Komponente aufweisen, z. B. Rückenschmerzen.

Schmerzdauer

- **Akute Schmerzen** sind plötzlich auftretend, auf einen Zeitraum begrenzt (maximal Tage bis Wochen), erfüllen eine Warn- und Schutzfunktion des Körpers; Behandlung: Schmerzfreiheit oder -reduktion durch Beseitigung der Ursache, symptomatisch, medikamentöse Schmerztherapie vorrangig, nichtmedikamentöse Schmerztherapie ergänzend
- **Chronische Schmerzen** sind dauerhaft oder chronisch-intermittierend auftretend (für mind. 3 Monate), sie erfüllen keine Warnfunktion, eine genaue Ursache ist nicht immer auszumachen, Schmerz wird zur eigenständigen Erkrankung; Behandlung: Stabilität der Schmerzsituation und Erhöhung der Selbstmanagementkompetenzen durch einen multimodalen Ansatz (mehrere Bausteine), z. B. aus psychologischen, somatischen und psychotherapeutischen Verfahren:
  - **Chronisch-maligne Schmerzen** *(Tumorschmerzen)* lassen sich auf eine bösartige Neubildung zurückführen, zur Behandlung werden

starke Schmerzmittel verabreicht, es werden auch psychische, soziale, emotionale und spirituelle Aspekte berücksichtigt *(Total-Pain-Konzept aus der palliativen Pflege)* (➤ 3.1.6)
- **Chronisch-nichtmaligne Schmerzen** als eigenständige Erkrankung durch Ausprägung eines Schmerzgedächtnisses können die Lebensqualität in allen Bereich reduzieren, z. B. bei Rheuma, Arthrose, Kopfschmerzen, Phantomschmerzen

Schmerzerhebung

Schmerzerhebung
Erkennen und Erfassen des Schmerzes, Bestandteil der Anamnese, auch fortlaufend zur Verlaufskontrolle, bei akuten Erkrankungen oder Situationsveränderungen mind. einmal pro Schicht.

- **Initiales Schmerzassessment** bei allen Pflegeempfängern, mittels Selbst- und Fremdeinschätzung, zur Einschätzung einer stabilen oder instabilen Schmerzsituation
- **Differenziertes Schmerzassessment** bei Pflegeempfängern mit Schmerzen oder schmerzbedingten Problemen:
  - Schmerzlokalisation, z. B. streng lokalisiert bei einer Wunde, diffus bei Grippe, ausstrahlend bei Herzinfarkt
  - Schmerzintensität in Ruhe, Bewegung, Belastung
  - Schmerzqualität, z. B. stechend, brennend, ziehend, klopfend, krampfartig
  - Zeitliche Aspekte, z. B. konstanter Schmerz, Tageszeit-abhängiger Schmerz
  - Beeinflussung des Alltagslebens, z. B. gestörter Schlaf, Sexualleben, Freizeitgestaltung
  - Verstärkende Faktoren, z. B. nach dem Essen bei Gastritis, bei Anstrengung bei Herzerkrankungen
  - Lindernde Faktoren, z. B. Entspannungsverfahren, Wärme- und Kälteanwendungen
- **Selbsteinschätzung** mit unterschiedlichen Instrumenten (➤ Tab. 3.4)

Tab. 3.4 Instrumente zur Selbsteinschätzung der Schmerzen

Instrument	Beschreibung
Numerische Rangskala (NRS)	• Schmerz-Zuordnung auf einer Skala von 0 bis 10 → 0 = kein Schmerz, 10 = stärkster vorstellbarer Schmerz • Erhebung mittels Sprache, aufgedruckter Nummerierung in Papierform oder als Schieber
Visuelle Analogskala (VAS)	• Einschätzung mittels eines Schiebers auf einem Kontinuum von 0 bis 10 • Zugehöriger Zahlenwert ist auf der Rückseite ersichtlich
Verbale Rangskala	• Zuordnung des Schmerzes zu Ausdrücken wie keine, mäßige oder starke Schmerzen • Einschätzung gibt nur grobe Orientierung
Gesichterskala	• Zuordnung mittels eines Schiebers anhand von Gesichtsausdrücken, die Gesichter sind mit Zahlen versehen • Anwendung häufig bei Kindern
Schmerztagebuch	• Tägliche Dokumentation zur Informationssammlung • Beobachtungsschwerpunkte u. a. Lokalisation, lindernde und verstärkende Faktoren • Anwendung bei chronischen Schmerzen

- **Fremdeinschätzung** bei Menschen mit Demenz:
  - Beobachtung auf Gesichtsausdruck, Lautäußerungen, abnormale Körperbewegungen, Veränderungen der Interaktion wie Aggression oder Rückzug, Veränderung der Gewohnheiten wie veränderter Appetit, Veränderungen des mentalen Status wie Weinen oder verstärkte Verwirrtheit
  - Nutzung des Einschätzungsbogens BESD *(Beurteilung von Schmerzen bei Demenz)* oder BISAD *(Beobachtungsinstrument für das Schmerzassessment bei Menschen mit schwerer Demenz)*
- **Fremdeinschätzung** bei neurologischen Erkrankungen durch den Einschätzungsbogen ZOPA *(Zurich Observation Pain Assessment)*
- **Fremdeinschätzung** bei Kindern:
  - Einschätzung der Wahrscheinlichkeit von Schmerzen aufgrund der Situation und physiologischer Merkmale wie Hyperglykämie oder gesteigerter Eiweißstoffwechsel
  - Beobachtung auf Gesichtsausdruck, Weinen, Motorik, Körperhaltung, Aktivität, Ruhelosigkeit, Apathie, Erscheinungsbild
  - Nutzung des Einschätzungsbogens NIPS *(Neonatal Infant Pain Scale)* bei Früh- und Neugeborenen oder KUSS *(Kindliche Unbehagens- und Schmerzskala)*

Medikamentöse Schmerztherapie

Behandlung der Schmerzen mit Medikamenten, Grundlage ist das WHO-Stufenschema (➤ Abb. 3.3). Die medikamentösen Verfahren werden unterschieden in:

- lokal-regionale Verfahren, z. B. Salben, Gels, Lokalanalgesie mit Lokalanästhetika, und
- systemische Verfahren, z. B. orale, sublinguale, rektale, transdermale, subkutane oder intravenöse Gabe.

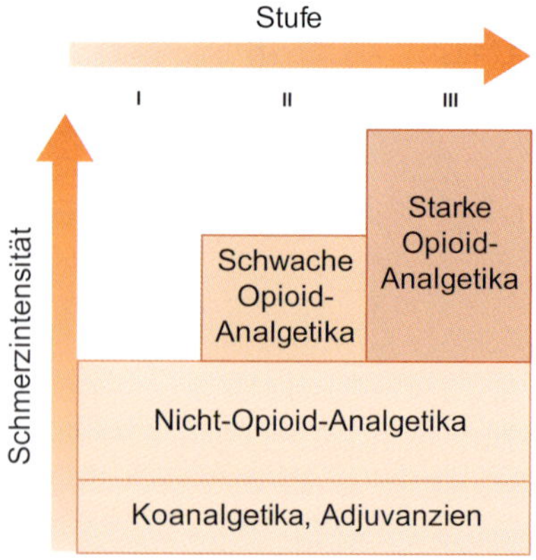

Abb. 3.3 WHO-Stufenschema, auf der Stufe 2 und 3 werden Arzneimittel der Stufe 1 mitverabreicht, auf jeder Stufe werden Koanalgetika und Adjuvanzien verabreicht. [L138]

Analgetika

Nicht-Opioid-Analgetika

- Wirken schmerzlindernd (analgetisch), entzündungshemmend (antiphlogistisch), fiebersenkend (antipyretisch)
- Werden unterteilt in saure antipyretische und nicht saure antipyretische Analgetika (➤ Tab. 3.5)

Analgetika
(Schmerzmittel) Medikamente zur Hemmung der Schmerzentstehung und -wahrnehmung, Unterscheidung in Nicht-Opioid-Analgetika und Opioid-Analgetika.

Opioid-Analgetika

- Wirken stark schmerzlindernd und sedierend, wirken im peripheren und zentralen Nervensystem, viele Nebenwirkungen (➤ Tab. 3.6)
- Unterliegen überwiegend dem Betäubungsmittelgesetz

Koanalgetika

- Glukokortikoide, u. a. zur Entzündungshemmung bei ödematös bedingten oder entzündlichen Schmerzen
- Benzodiazepine, u. a. zur Reduktion von Angst
- Spasmolytika, u. a. zur Herabsetzung der Wandspannung der glatten Muskulatur bei Krämpfen im Magen-Darm-Trakt

Koanalgetika
Unterstützende Medikation bei Gabe von Analgetika, verbessern die Wirkung der Analgetika.

Adjuvanzien

- Magenschutz, z. B. bei NSAR-Gabe durch Einsatz von Protonenpumpeninhibitoren
- Antiemetika, z. B. zur Reduktion von Übelkeit und Erbrechen
- Laxanzien, z. B. zur Vermeidung oder Behandlung einer Obstipation bei Opioidgabe

Adjuvanzien
(Begleitmedikamente) Medikation zur Vorbeugung oder Behandlung von Nebenwirkungen, keine schmerzlindernde Wirkung.

Patientenkontrollierte Analgesie (PCA)

Bei der patientenkontrollierten Analgesie *(patient controlled analgesia, PCA)* wird die PCIA *(patientenkontrollierte intravenöse Analgesie)* und die PCEA *(patientenkontrollierte epidurale Analgesie)* unterschieden. Die PCA dient häufig zur postoperativen Schmerzreduktion.

PCA
Besondere Form der medikamentösen Schmerztherapie, Gabe von Schmerzmedikation mit speziellen Infusionsgeräten zur selbstgesteuerten Abgabe durch einen Auslöser.

Tab. 3.5 Nicht-Opioid-Analgetika

Saure antipyretische Analgetika	Nicht saure antipyretische Analgetika
• Stoffgruppe der nichtsteroidalen Antirheumatika (NSAR), z. B. Ibuprofen oder ASS • Nebenwirkungen: Blutungsneigung ↑ durch eine Hemmung der Thrombozytenaggregation, Magen- und Zwölffingerdarmgeschwüre, allergische Reaktionen, Nierenfunktionsstörungen • Stressulkusprophylaxe, z. B. Gabe von Protonenpumpenhemmern wie Pantozol, Daueranwendung nur bei strenger Indikationsstellung, ASS nicht bei Kindern unter 12 Jahren	• Stoffgruppe der Pyrazolone, z. B. Metamizol und Paracetamol • Nebenwirkungen: gastrointestinale Beschwerden geringer ausgeprägt • Paracetamol aufgrund der Leberschädigung nicht dauerhaft verabreichen • Metamizol wirkt spasmolytisch → Einsatz bei Krämpfen im Magen-Darm-Trakt

Tab. 3.6 Nebenwirkungen und Maßnahmen bei Gabe von Opioid-Analgetika

Nebenwirkungen	Maßnahmen
Atemdepression mit einer Atemfrequenz < 8 Atemzüge/Min., pCO_2-Anstieg	• Präventiv Atmung engmaschig überwachen • Reaktiv Atmung sicherstellen, Opioidzufuhr stoppen, Hilfe holen, Naloxon als Gegenmittel bereithalten
Bewusstseins- und Kreislaufstörungen	• Engmaschige Kontrolle des Bewusstseins und der Vitalparameter • Auf Halluzinationen achten • Auf Bradykardie und Hypotonie achten
Gastrointestinale Beschwerden	• Zur Obstipationsprophylaxe begleitende Gabe von Laxanzien • Bei Übelkeit und Erbrechen Antiemetika als Bedarfsmedikation anordnen lassen
Entzugssymptomatik (bei andauernder Gabe > 3 Wochen)	• Präventiv Opioide ausschleichen • Weiter eine adäquate Schmerzbehandlung gewährleisten

- Anleitung des Patienten und Kontrolle der Sperrzeiten, in denen keine Bolusgabe erfolgen kann → Vermeidung einer Überdosierung
- Beobachtung auf Bewusstseins-, Atmungs- und Kreislaufstörungen
- Bei PCEA Prüfung der Sensibilität und Motorik in den Beinen → Gefahr von Bewegungseinschränkungen

Nichtmedikamentöse Schmerztherapie

Bei der nichtmedikamentösen Schmerztherapie werden die Schmerzen ohne Medikamente behandelt; Unterscheidung in zentral wirksame und peripher wirksame Verfahren.

Zentral wirksame Verfahren

- Maßnahmen der Entspannung und Imagination, z. B. Progressive Muskelrelaxation (PMR), Autogenes Training (AT), Meditationsübungen, Atemtechniken, Körperübungen
- Ziele: Verringerung der Schmerzreaktion, Ablenkung, Erhöhung des Gefühls der Kontrollierbarkeit, Auflösung von muskulären Verspannungen
- Zumeist bei Menschen mit chronischen Schmerzen

Peripher wirksame Verfahren

- Transkutane elektrische Nervenstimulation (TENS) zur Dämpfung des Schmerzsignals und Ausschüttung schmerzhemmender Botenstoffe, bei akuten Schmerzen wird eine hohe Frequenz genutzt, bei chronischen Schmerzen wird eine niedrige Frequenz genutzt, Anwendung z. B. bei Schmerzen im Bewegungsapparat, Kopfschmerzen oder Phantomschmerzen, Kontraindikationen sind u. a. Herzschrittmacher, Schwangerschaft, Epilepsie, Herzrhythmusstörungen

- Kälteanwendungen zur Verlangsamung der Nervenimpulse und des Stoffwechsels, dienen der Herabsetzung der Schmerzweiterleitung und der Entzündungshemmung, z. B. mit Sprays, Gelkompressen, Quarkwickel
- Wärmeanwendungen zur Durchblutungsförderung und Reduktion von Muskelspannungen, Anwendung bei Rheuma mit Gelenksteifigkeit, Krämpfen im Magen-Darm- oder Urogenitaltrakt, Muskelverspannungen, z. B. mit feuchter Wärme, Bäder, Gelkompressen, Rotlichtlampe
- Schmerzentlastende Positionierungen (➤ Tab. 3.7)

Schmerzprävention

- Schmerzlindernde und -verstärkende Faktoren erheben
- Notwendigkeit von potenziell schmerzhaften Maßnahmen und Eingriffen prüfen
- Prophylaktische Durchführung schmerztherapeutischer Maßnahmen, z. B. vor Mobilisation, Verbandswechsel, dabei Wirkeintritt beachten
- Bündelung pflegerischer Tätigkeiten, um die Belastung zeitlich zu begrenzen
- Schmerzarme und vorausschauende Durchführung von Pflegetätigkeiten, dabei regelmäßige Schmerzerhebung
- Pflegeempfänger in Handlungen integrieren
- Bedarfsmedikationen anordnen lassen, um eine schnelle Gabe bei Bedarf zu ermöglichen
- Unterstützung des Pflegeempfängers zur Durchführung etablierter Maßnahmen des persönlichen Schmerzmanagements

Tab. 3.7 Schmerzentlastende Positionierungen

Schmerzsituation	Positionierung
Schmerzende Durchblutungsstörungen	Flache Positionierung oder unter Herzniveau
Postoperative Schwellungen von Extremitäten	Hohe Positionierung über Herzniveau
Bauchschmerzen	Entlastung der Bauchdeckenspannung durch Knierolle oder Anwinkeln der Beine
Akute Rückenschmerzen	Rückenlage mit 90° Hüft- und Kniebeugung (Stufenbett)
Gelenkschmerzen	Physiologische Mittelstellung oder Stabilisierung mit Bandagen, Orthesen o.Ä.

KERNAUSSAGE

Schmerzen haben einen großen Einfluss auf die Lebensqualität der Pflegeempfänger. Daher erheben Pflegefachpersonen die Schmerzsituation und ergreifen geeignete Maßnahmen zur Schmerzreduktion. Gutes Schmerzmanagement bedarf einer interdisziplinären Herangehensweise.

3.1.3 Pflege von Menschen mit Demenz

Formen

Demenz
Kognitive Störung mit Verlust zuvor vorhandener Fähigkeiten, geht mit Gedächtnis- und Denkstörungen, Persönlichkeitsveränderungen und Alltagsbeeinträchtigung mit Absinken des individuellen Leistungsniveaus einher.

3

- Primäre Demenz *(Demenz als ursächliche Erkrankung):* Alzheimer-Demenz, vaskuläre Demenz (➤ Tab. 3.8), Mischformen
- Sekundäre Demenz *(Demenz als Folge einer anderen Erkrankung):* frontotemporale Demenz, Demenz bei Schilddrüsenunterfunktion, Lewy-Körperchen-Demenz, Demenz bei Parkinson-Syndrom

Symptome

Die **Symptome** variieren je nach Schweregrad (➤ Abb. 3.4):
- **Kognitive Symptome:** Gedächtnisstörungen, eingeschränktes Urteilsvermögen, eingeschränkte Fähigkeiten zur Problemlösung, Orientierungsstörungen,

Tab. 3.8 Alzheimer-Demenz und vaskuläre Demenz im Fokus

	Alzheimer-Demenz	Vaskuläre Demenz
Definition	Demenz vom Alzheimer-Typ, die sich auf degenerative *(abbauende)* Prozesse zurückführen lässt	Demenz, die sich auf eine Gefäßerkrankung zurückführen lässt
Entstehung	Unklare Ursache, intrazelluläre Einlagerung von Tau-Proteinen und extrazellulär Einlagerung von Beta-Amyloid-Eiweiß → Hirnatrophie *(Hirnverkleinerung)*, krankhafte Veränderung des Neurotransmitterhaushalts *(zu wenig Acetylcholin, zu viel Glutamat)*	Minderdurchblutung des Gehirns durch viele kleine Schlaganfälle *(Multiinfarktdemenz)*, einzelne Infarkte an wichtigen Stellen *(strategische Infarkte)* oder eine Mikroangiopathie der kleinen Hirngefäße, z. B. infolge lang andauernden Bluthochdrucks
Erste Symptome	Schleichender Beginn, langsames und stetiges Voranschreiten der Krankheit	Wechselhafter, schubweiser Verlauf (bei erneuter Mangeldurchblutung), neurologische Ausfälle wie Gangstörungen, Lähmungen
Diagnostik und Befund	Durchführung neuropsychologischer Tests, Liquoruntersuchungen, bildgebende Verfahren	Bildgebende Verfahren zum Nachweis von Durchblutungsstörungen und/oder eines Schlaganfalls
Besonderheiten der Behandlung	Medikamentöse Therapie mit Cholinesterasehemmern	• Therapie der ursächlichen Gefäßerkrankung, Behandlung einer Herzrhythmusstörung und arteriellen Hypertonie • Medikamentöse Therapie mit Thrombozytenaggregationshemmern und Statinen, ggf. Antidementiva

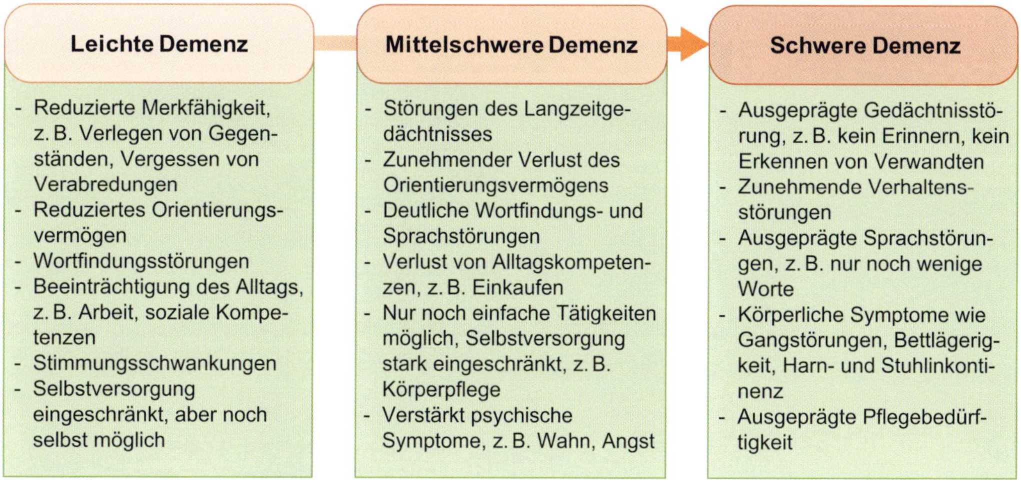

Abb. 3.4 Schweregrade der Demenz [P554/L138]

eingeschränkte Fähigkeit zum Wiedererkennen *(Agnosie),* Unfähigkeit zum Rechnen *(Akalkulie),* Leseunfähigkeit *(Alexie),* Schreibunfähigkeit *(Agrafie),* Aufmerksamkeitsstörungen, Störungen im Erkennen von Formen und Mustern, Einschränkung praktischer Fähigkeiten, Aphasie *(Sprachstörung),* Apraxie *(Werkzeugstörung, gestörte Steuerung eines geordneten Handlungsablaufs, z. B. Gebrauch von Besteck)*
- **Psychische Symptome:** Angst, Depressivität, Verkennungen, Halluzinationen, Frustration
- **Verhaltensänderungen:** Unruhe, u. a. erkennbar an Umherwandern, Rufen, Agitiertheit *(krankhaft gesteigerte, unproduktive Aktivität),* Aggressivität, Sammeln von Gegenständen oder Horten von Nahrungsmitteln, Veränderung des sexuellen Verhaltens wie distanzüberschreitende oder provokante Handlungen, allgemein herausforderndes Verhalten
- **Körperliche Symptome:** reduzierter Geschmacks- und Geruchssinn, Schluck- und Essstörungen, Harn- und Stuhlinkontinenz, Schlafstörungen, gestörter Schlaf-wach-Rhythmus, herabgesetzte Immunabwehr, veränderte Schmerzwahrnehmung, gestörte Temperaturregulation, Mobilitätseinschränkungen

Diagnostik

- Anamnese mit Fremdanamnese
- Untersuchung auf Symptome
- Blutuntersuchungen u. a. zur Differenzialdiagnose
- Bildgebende Verfahren wie Doppler-/Duplexsonografie bei Verdacht auf vaskuläre Demenz
- Fachärztliche Begutachtung, z. B. zum Ausschluss einer Depression (Pseudodemenz) oder eines Delirs
- Neuropsychologische Tests (➤ Tab. 3.9)

Tab. 3.9 Neuropsychologische Tests auf einen Blick

Testverfahren	Erläuterung
Mini-Mental-Status-Test *(MMST)*	• Fragen zu Orientierung, Merkfähigkeit, Aufmerksamkeit, Rechenfähigkeit, Erinnerungsvermögen, Sprache, Schreibfähigkeit • Verwendung i. d. R. zur Schweregradeinteilung, leichte Demenzen werden häufig übersehen
DemTect *(Demenz-Detektion)*	• Merkfähigkeit, Umwandlungsfähigkeit von Zahlen in Buchstaben, Rückwärts-Wiederholen von Zahlenfolgen • Auch für leichte Demenzen geeignet
Moca-Test *(Montreal Cognitive Assessment)*	• Abstraktionsvermögen, Sprache, Wortfindung, Gedächtnis, Aufmerksamkeit, Orientierung, Zahlen und Buchstaben verbinden • Zunehmend in der Früherkennung
Uhrentest	• Uhr mit vorgegebener Uhrzeit zeichnen • Wird ergänzend zu anderen Tests angewendet
Test zur Früherkennung von Demenzen mit Depressionsabgrenzung *(TFFD)*	• Erinnerungsvermögen, zeitliche Orientierung, Wortflüssigkeit, Selbst- und Fremdeinschätzung • Ergänzend wird ein Uhrentest durchgeführt

Therapie

Die **Therapie** erfolgt abhängig von der Demenzform und ist meist nur symptomatisch. Die medikamentöse Therapie umfasst:

- Antidementiva zur Verbesserung der Hirnleistung → kein Heilen, kein Aufhalten, lediglich Verzögerung:
  - Cholinesterasehemmer: bei leichter bis mittelschwerer Demenz, Nebenwirkungen sind Magen-Darm-Beschwerden, Kopfschmerzen, Schwindel
  - NMDA-Rezeptor-Antagonisten: ab mittelschwerer Demenz, Nebenwirkungen sind Hypertonie, Müdigkeit, Schwindel, Kopfschmerzen, Obstipation
- Psychopharmaka werden symptomorientiert eingesetzt. z. B. bei ausgeprägter Agitiertheit

Demenz

Konzepte im Umgang mit Demenzkranken

Personenzentrierte Pflege
Ist mit der Haltung verbunden, den Menschen als einzigartiges Subjekt mit individuellem Beratungs- und Unterstützungsbedarf in den Mittelpunkt und nicht die medizinische Diagnose in den Vordergrund zu stellen (DNQP 2019b: 29).

Zielsetzung des Expertenstandards Beziehungsgestaltung in der Pflege von Menschen mit Demenz ist u. a. die Aufrechterhaltung des Person-Seins, Menschen mit Demenz als gleichberechtigte Gegenüber zu begegnen sowie die Förderung der Verstanden-Werdens.

Biografiearbeit und Erinnerungspflege

Die **Erinnerungspflege** ist eine Arbeits- und Kommunikationsweise zur Anknüpfung an Lebenserfahrungen und Erinnerungen, durch Anstöße zum Erinnern von außen *(„triggern")*, z. B. durch Erzählungen, Musik, Gerüche oder Gegenstände.

Ziele:

- Unterstützung zur Wertschätzung der eigenen Biografie
- Aktivierung und Förderung kognitiver Prozesse
- Stärkung des Selbstvertrauens und der Wiedererlangung von Identität
- Verbesserung der Kommunikationsfähigkeit
- Überwindung von Einsamkeit und Isolation

Biografiearbeit
Beschäftigung mit der Lebensgeschichte, Interesse und Würdigung der persönlichen Lebensgeschichte; in Einzel- oder Gruppengesprächen möglich (➤ 1.3.1).

Personenzentrierter Ansatz im Umgang mit Menschen mit Demenz nach Tom Kitwood

Das Konzept stellt die Person mit ihren Bedürfnissen in den Vordergrund, nicht die Erkrankung. Es gilt, entpersonalisierte Verhaltensweisen zu vermeiden, z. B. Betrug, Zwang, Entwertung, Infantilisierung, Einschüchterung, Stigmatisierung oder zum Objekt erklären.

Die drei Aspekte des personenzentrierten Ansatzes sind:

- Zugangswege zur Lebenswelt von Menschen mit Demenz: Berichte alter Menschen sammeln, aufmerksames und ungeteiltes Zuhören, Verhaltensbeobachtung, Rollenspiele, um sich ernsthaft einzufühlen
- Bedürfnisse von Menschen mit Demenz: Liebe, Trost, Bindung, Einbeziehung, Beschäftigung, Erhalt oder Wiedererlangen der Identität
- Positive Arbeit mit verwirrten Menschen: Anerkennung, Verhandlung zu Maßnahmen, d. h. Integration in den Pflegeprozess zur Erhöhung des Kontrollgefühls, Zusammenarbeit und Vermeidung von Zwang, Spielen, Feiern, sensorische und sinnesbezogene Anwendungen, Entspannung und Rückzug ermöglichen, Validation, Erleichterung durch Ab/- und Übernahme von Tätigkeiten

Psychobiografisches Pflegemodell nach Erwin Böhm

- Ganzheitlicher Ansatz für die Pflege und Betreuung dementer Menschen
- Ziele u. a. psychische Wiederbelebung des demenziell erkrankten Menschen, Förderung der Ressourcen, Steigerung der Lebensqualität und des Selbstwertgefühls
- Erhebung einer thymopsychischen *(mit den Gefühlen verwobenen)* Biografie, v. a. der ersten 25 prägenden Lebensjahre, z. B. Umgangsformen, Verhaltensweisen, Dialekte, Welt- und Lebensanschauungen
- Orientierung an den Erreichbarkeits- und Interaktionsstufen, in denen sich an Demenz Erkrankte zunehmend zurückentwickeln (➤ Tab. 3.10)

Tab. 3.10 Erreichbarkeits- und Interaktionsstufen nach Erwin Böhm (Böhm 2009)

Stufe	Erläuterung und Beispiele für Interaktion
Tertiäre Sozialisation	• Erreichbarkeit als Erwachsener • Interaktion → aktivierende Pflege, Kenntnis zu Verhaltensmustern und Lieblingsthemen
Mutterwitz	• Erreichbarkeit als humorvoller und fröhlicher Mensch • Interaktion → Witz, Fantasie, Redewendungen
Seelische und soziale Grundbedürfnisse	• Erreichbarkeit über Erreichung der Grundbedürfnisse • Interaktion → Vermittlung von Sicherheit, Befriedigung der Grundbedürfnisse
Prägung	• Erreichbarkeit als Mensch, der im Kindes- und Jugendalter durch Rituale und Ereignisse geprägt wurde • Interaktion → Ermöglichung von Zeremonien, Rituale aufgreifen und ausleben lassen
Höhere Antriebe	• Erreichbarkeit des stark kognitiv eingeschränkten Menschen über Motive und Triebe • Interaktion → kurze Sätze, Erkennen und Lenken von Trieben
Intuition	• Erreichbarkeit des kognitiv schwer eingeschränkten Menschen mit intuitiv wahrzunehmenden Verhaltensweisen • Interaktion → Symbole, ruhige und klare Umwelt schaffen
Urkommunikation	• Erreichbarkeit erfolgt basalstimulierend • Interaktion → nonverbal über Geräusche, Mimik, Gestik, Gerüche, wiederholte Reizanbahnungen zur Vermeidung eines seelischen Stillstands

Validation nach Naomi Feil

Validation
Technik zur Kommunikation mit dementen oder desorientierten Menschen.

Grundidee der Validation ist, dass jeder alte Mensch noch unvollständig bewältigte Entwicklungsaufgaben zu lösen hat und diese im Alter wiederholt. Validationstechniken werden in Abhängigkeit von der Aufarbeitungsphase ausgewählt (➤ Tab. 3.11).

Milieutherapie und -gestaltung

Milieutherapie
Therapeutischer Ansatz mit Anpassung der Umwelt an die Wahrnehmung, Empfindung und Leistungsfähigkeit des dementiell erkrankten Menschen, soll Sicherheit und Normalität vermitteln.

Milieugestaltung
Gestaltung von Umgebung, Strukturen, Betreuungsangeboten an die Situation des an Demenz erkrankten Menschen.

- Vereinbarkeit der Lebenswelt der demenziell erkrankten Menschen und der Arbeitswelt der Pflegefachpersonen
- Gleichartigkeit der Gruppe der zu pflegenden Menschen, z. B. ähnliches Alter, ähnliches Krankheitsbild
- Tagesstrukturierung, u. a. zur Vermeidung von Über- und Unterforderung, zur Erhöhung der Lebensqualität
- Orientierung an der Biografie, z. B. sichtbar an der Haltung der Pflegefachpersonen und der Kommunikation
- Architektur, z. B. Möglichkeit zum sozialen Kontakt, Möglichkeit zum Rückzug, Sicherheit, barrierefreie Rundwanderwege, kleine Einheiten, barrierefreie Außenbereiche

Tab. 3.11 Aufarbeitungsphasen und Validationstechniken

Phase	Beschreibung	Validationstechnik
Phase der mangelhaften Orientierung	Konflikt aus der Vergangenheit tritt in der Gegenwart verschleiert zutage	• Eindeutige Wörter verwenden mit Interesse an der Sache (Wie statt Warum) • Wiederholen • Bevorzugte Sinnesorgane ansprechen
Phase der Zeitverwirrtheit	Zunehmender Rückzug in sich selbst, Realität tritt in den Hintergrund	• Berührung • Gefühle, z. B. mit Mimik, an Gegenüber anpassen • Musizieren
Phase der sich wiederholenden Bewegungen	Wörter werden durch Bewegungen ersetzt	• Sprache rückt in den Hintergrund, Berührung in den Vordergrund • Spiegeln des Verhaltens durch Imitation der Handlung
Phase des Vegetierens	Beschluss zur Bewältigung verschwindet, Welt wird ausgeschlossen	• Berührung • Musik

Pflegerische Interventionen

Haltung

- Verständnis für Gefühle und alternative Lebenswirklichkeit
- Orientierung an der Biografie
- Ruhe und Gelassenheit
- Ermutigung erwünschten Verhaltens
- Ressourcenfördernde, unterstützende Pflege
- Vermeidung von überzogener Kontrolle und Verboten
- Orientierungsförderung (➤ Abb. 3.5)

Kommunikation

- Blickkontakt aufbauen
- Kurze, einfache Sätze
- Klare und eindeutige Fragen stellen
- Nonverbale Kommunikation, z. B. Mimik und Gestik unterstützen das gesprochene Wort
- Zeit nehmen und Zeit lassen
- Nicht die Gefühle herunterspielen, über den Kopf hinwegreden, korrigieren, tadeln, abfragen

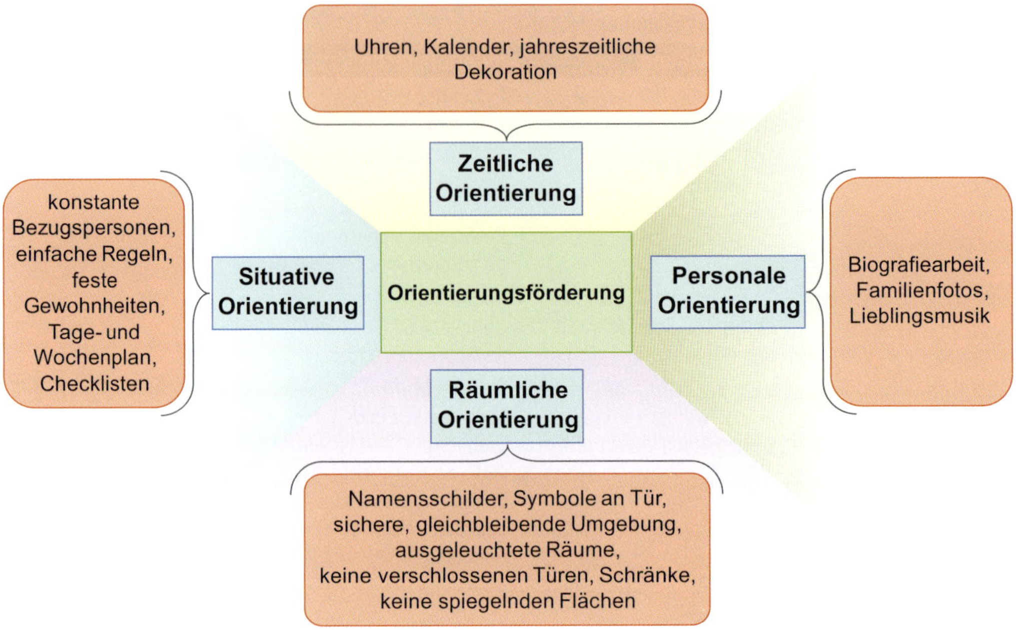

Abb. 3.5 Pflegerische Interventionen zur Orientierungsförderung [P554/L138]

Tagesgestaltung

- Rituale und Gewohnheiten erheben, integrieren und erhalten
- Kontinuität und Sicherheit vermitteln
- Stress und Überforderung vermeiden
- Biografieorientierte Maßnahmen zur Aktivierung anbieten
- Schlaf-wach-Rhythmus fördern, z. B. tagsüber wenig schlafen lassen durch Beschäftigung mit geliebten Tätigkeiten
- Abend- und Einschlafrituale etablieren, z. B. beruhigende Waschung, atemstimulierende Einreibung, Einsatz ätherischer Öle wie Lavendel

Umgang mit herausforderndem Verhalten

- Unruhe und Agitiertheit begegnen, z. B. Ursachen erkennen, wie etwa Stimmung, aktuelle Ereignisse, unverarbeitete Konflikte, Einsamkeit
- Hinlauf-Tendenzen begegnen, beachten von Gefährdung im Straßenverkehr, Stürze und Sturzfolgen, Gewichtsreduktion, gefährdende Situationen
- Bedürfnisse hinter distanzüberschreitendem Verhalten erkennen, unerwünschte Handlungen des demenziell erkrankten Menschen stehen in Verbindung mit der Krankheit und nicht mit dem Individuum

Förderung der oralen Ernährung

- Teilhabe an Nahrungszubereitung ermöglichen
- Vorlieben und Abneigungen erheben und berücksichtigen (Essbiografie)
- Rituale zur Nahrungsaufnahme einführen

- Gleicher Sitzplatz, gewohnte Umgebung
- Ruhige Atmosphäre, Vermeidung von Ablenkungen
- Bei hohem Bewegungsdrang Fingerfood oder Imbiss-Stationen anbieten
- Förderung der Flüssigkeitsaufnahme durch Lieblingsgetränke und feste Trinkzeiten
- Bedürfnisse wie Harndrang erkennen und Ausscheidung vor der Mahlzeit ermöglichen

Weitere pflegerische Maßnahmen

- Unterstützung bei der Körperpflege, z. B. Autonomie berücksichtigen, feste Bezugspersonen, sexuelle Annäherung nicht fehlinterpretieren
- Unterstützung bei der Ausscheidung in Abhängigkeit von der Pflegebedürftigkeit, z. B. regelmäßig angebotene Toilettengänge, gut ausgeschilderte Wege, Symbole an der Tür, leicht zu öffnende Kleidung, Nutzung von körpernahen und -fernen aufsaugenden Hilfsmitteln
- Unterstützung beim Ankleiden, z. B. Ausdruck der Persönlichkeit durch Kleidung ermöglichen, bei Auswahl beteiligen
- Unterstützung bei therapeutischen Maßnahmen, z. B. Medikamente richten und verabreichen, Abwendung von Gefahren wie Ziehen eines Katheters oder einer Venenverweilkanüle

Angehörigenarbeit

Ziele

- Aufbau eines Vertrauensverhältnisses, Förderung der Bereitschaft zur Unterstützung
- Vergrößerung des Wissens und Verständnisses für das Krankheitsbild
- Integration in Entscheidungsprozesse und weitere Planungen
- Würdigung der Angehörigenarbeit

Angehörigenarbeit
Einbezug von Angehörigen in die Betreuung und Pflege; sie sind eine wertvolle Ressource, z. B. für Informationen oder zur Beruhigung, und durch Betreuung und Pflege demenziell erkrankter Menschen stark belastet.

Belastungen für Angehörige

- Gefühl der Hilflosigkeit bei herausforderndem Verhalten
- Entfremdung vom Angehörigen durch Wesensveränderungen
- Veränderte Partnerschaft, Einnehmen neuer (erzwungener) Rollen
- Gefühle von Ekel, z. B. bei Inkontinenz
- Konflikte in der Familie
- Reduzierte Möglichkeiten zur Erholung und Entspannung

Maßnahmen zur Belastungsreduktion

- Gesprächsangebote geben
- Kontakt zu Unterstützungs- und Selbsthilfegruppen herstellen

- Kontakt zu weiteren professionellen Dienstleistern herstellen, auch um z. B. Auszeiten zu ermöglichen
- Schulung, u. a. zum Krankheitsbild und zum Umgang mit demenziell erkrankten Menschen

KERNAUSSAGE

Die Alzheimer-Demenz und die vaskuläre Demenz zählen zu den häufigsten Demenzformen; ihr Verlauf und die Therapie sind z. T. unterschiedlich. Die Pflege von Menschen mit Demenz ist von Wertschätzung für die individuelle Biografie des Pflegeempfängers geprägt. Pflegefachpersonen integrieren Konzepte in den Pflegeprozess und unterstützen Angehörige bei der Bewältigung der belastenden Situation.

3.1.4 Pflege bei Frühgeburt

Frühgeburt
Geburt von Kindern vor der abgeschlossenen 37. Schwangerschaftswoche (SSW) bzw. vor 259 Tagen.

Neonatologie
Pädiatrisches Fachgebiet, im Fokus stehen Erkrankungen von Früh- und Neugeborenen.

Frühgeburten könnten unterteilt werden in:
- moderate Frühgeburt in der 32.–36. SSW sowie
- frühe Frühgeburt vor der 32. SSW

Das Geburtsgewicht ist dabei nicht relevant, mit zunehmender Schwangerschaftswoche → Überlebenswahrscheinlichkeit ↑, Erkrankungs-/Behinderungsrisiko ↓.

Ursachen

- Probleme der Plazenta, z. B. Plazentainfarkt oder vorzeitige Plazentalösung
- Probleme der Gebärmutter, z. B. Fehlbildungen, Myome *(gutartige Tumore)*
- Junges Alter der Mutter (< 18 Jahre), hohes Alter der Mutter (> 35 Jahre)
- Körperliche oder psychische Belastungen, Trauma
- Schwangerschaftsgestosen *(Erkrankungen, die ausschließlich in der Schwangerschaft vorkommen)*, z. B. Präeklampsie mit den Symptomen Hypertonie, Kopfschmerzen, verschwommene Sicht, Eiweiß im Urin, Beinödeme
- Amnioninfektionssyndrom *(bakterielle Infektion der Eihäute, der Gebärmutterschleimhaut, des Fruchtwassers und evtl. des Fötus)*
- Vorzeitige Wehen, vorzeitiger Blasensprung
- Zervixinsuffizienz *(Muttermund-/Gebärmutterhalsschwäche)*
- Medikamenteneinnahme, Drogen- und Nikotinkonsum
- Mangelernährung der Mutter
- Kontakt mit Schadstoffen und Umweltgiften
- Stress u. a. durch das soziale Umfeld, finanzielle Sorgen

Behandlung und Pflege

Entbindung in Perinatalzentrum:
- Schwangerschaft so lange wie möglich erhalten
- Perinatalzentrum Level 1: Versorgung von Früh- und Neugeborenen mit höchstem Risiko z. B. > 500 g

- Perinatalzentrum Level 2: Versorgung von Früh- und Neugeborenen ab vollendeter 29. SSW, > 1.250 g

Übernahme eines Frühgeborenen:

- Erhöhung der Umgebungstemperatur (> 25 °C), Bereitlegen wärmender Tücher
- Absaugkatheter, Materialien zur Sauerstoffgabe
- Utensilien zum apparativen Monitoring
- Utensilien zur Nabelversorgung
- Nabelgefäßkatheter, Utensilien zum Legen von Venenverweilkanülen

Zielbereiche des Monitorings eines Frühgeborenen:

- Herzfrequenz 100–200 Schläge/Minute
- Blutdruck entsprechend der Schwangerschaftswoche
- Sauerstoffsättigung 90–95 %
- Atemfrequenz 40–60 Atemzüge/Minute
- Körpertemperatur 36,8 °C – 37,3 °C

Umgebungsgestaltung:

- Gewicht < 1.500–2.000 g → Pflege im **Inkubator:** abgeschlossener Raum, Isolierung, Infektionsschutz, Möglichkeit des Anwärmens, der Anfeuchtung und Sauerstoffanreicherung der Umgebungsluft, leichte Beobachtung ohne Kleider, keine Gegenstände auf dem Inkubator ablegen → hohe Lautstärke bis zu 90 dB
- Gewicht > 2.000 g → Pflege in einer **offenen Einheit:** Versorgung mit Wärme, Notwendigkeit des Einsatzes weiterer Geräte
- Stabile Körpertemperatur 36,8 °C – 37,3 °C, keine Bradykardien, keine Notwendigkeit der Sauerstoffgabe → **Wärmebett:** zunehmende Versorgung durch die Eltern, Tragen von Kleidern

Prinzipien:

- Entwicklungsfördernde Pflege durch Optimal Handling *(so viel wie nötig, so wenig wie möglich)*
- Pflegehandlungen an Schlaf-wach-Rhythmus anpassen, Unruhe und Schmerzen vermeiden
- Abstimmung ärztlicher und pflegerischer Maßnahmen

NIDCAP®-Konzept

Nach dem NIDCAP®-Konzept von Heideliese Als *(**N**ewborn **I**ndividualized **D**evelopmental **C**are and **A**ssessment **P**rogram)* beeinflussen äußere Reize das Frühgeborene außerhalb des Mutterleibs in seiner Gehirnentwicklung negativ. Ziele sind ein stabiler Gesundheitszustand und die Herabsetzung des Risikos von körperlichen und mentalen Entwicklungsstörungen.

NIDCAP®-Konzept
Konzept zur Reduktion intensivmedizinischer Einflüsse auf die Entwicklung des Kindes.

Reduktion von Störfaktoren:

- Lärm, z. B. Telefonklingeln, laute Gespräche
- Häufige, unkoordinierte Maßnahmen
- Lichteinfall
- Starke Gerüche
- Trennung von den Eltern
- Körpertemperaturschwankungen

Beobachtung und Einschätzung anhand des APIB-Scores *(Assessment of Preterm Infants' Behavior):*

- Autonomie: Hautfarbe, Darmmotorik, Herz- und Atemfrequenz
- Motorik: Muskelspannung, Körperhaltung, Mimik
- Bewusstsein: Schreien, Schlaf-wach-Rhythmus
- Aufmerksamkeit: Kontakt mit dem Umfeld
- Selbstregulation: Greifen, Hand-Mund-Koordination

Stabilisierung des Familiensystems

- Probleme in der Beziehung zum Kind erkennen und thematisieren, auf Gefühle wie Hilflosigkeit, Schuldzuweisungen, Machtlosigkeit, Trauer eingehen
- Verständnisvoller Umgang mit den Eltern, da sich diese und das Frühgeborene in einer enormen Stresssituation befinden, Sorgen ernst nehmen
- Zunehmender Einbezug der Eltern in Pflegetätigkeiten
- Regelmäßige Informationsweitergaben
- Kontakt zum psychosozialen Dienst herstellen

Komplikationen und Erkrankungen

➢ Tab. 3.12

Tab. 3.12 Komplikationen und Erkrankungen bei Frühgeburt (Gwuzdz, Zimmermann 2019: 89–100)

Erkrankung	Definition	Entstehung	Behandlung und Pflege
Anämie (➢ 2.1.12)	Blutarmut mit reduziertem Hämoglobin, Erythrozytenanzahl und/oder Hämatokrit	• Vor der Geburt, z. B. durch Infektionen, Blutgruppenunverträglichkeit • Während der Geburt, z. B. durch Einrisse in der Nabelschnur, Geburtstraumen • Nach der Geburt, z. B. unzureichende Neubildung infolge zu niedriger Produktion von Erythropoetin	• Transfusion • Flüssigkeitsausgleich mit physiologischer Kochsalzlösung • Verabreichung von Eisen-Präparaten • Engmaschige Vitalzeichenkontrolle
Apnoe-Bradykardie-Syndrom	Unreife des Atemzentrums mit Atempausen und Bradykardie (< 80 Schläge pro Minute)	Unzureichende Entwicklung neuronaler Verknüpfungen im Hirnstamm, begünstigt durch Anämie und Hypoglykämie, Verlegung der Atemwege, z. B. durch Aspiration, abdominelle Überblähung mit Zwerchfellhochstand	• Monitorüberwachung mit EKG, Sauerstoffsättigung, Atemfrequenz • Gabe von Atemstimulans, z. B. Coffein i. v. • Ggf. Beatmung • Stimulation durch Streicheln, z. B. an Rumpf, Rücken oder Armen, um Wiedereinsetzen der Atmung anzuregen • Keine starke Stimulation der Fußsohle → Gefahr der Überreizung

Tab. 3.12 Komplikationen und Erkrankungen bei Frühgeburt (Gwuzdz, Zimmermann 2019: 89–100) *(Forts.)*

Erkrankung	Definition	Entstehung	Behandlung und Pflege
Dekubitusrisiko und Hautläsionen (➤ 1.1.4)	Druckstellen und Verletzungen mit Infektionsgefahr und Nekrose	Begünstigende Faktoren sind die Unreife der Haut, das empfindliche Elektrolytsystem und die Proteinzusammensetzung, selbst nach kurzer Zeit oder geringer mechanischer Manipulation	• Hautbeobachtung und -pflege • Vorsichtiges Entfernen von Elektroden • Kein routinemäßiges Waschen oder Baden
Ductus arteriosus Botalli	Gefäßverbindung zwischen Hauptschlagader *(Aorta)* und Lungenarterie *(Truncus pulmonalis)*, die sich für gewöhnlich nach der Geburt verschließen sollte	Unreife des Frühgeborenen → Spiralmuskulatur um die Gefäßverbindung zieht sich nicht zusammen → Druck im Körperkreislauf steigt an → Blut fließt stärker in Richtung Lunge → Lungenüberdurchblutung → erniedrigter Blutdruck → Risiko u. a. für Gehirnblutung, Enterolitis, Niereninsuffizienz	• Bei Verdacht Echokardiografie • Bedarfsangepasste Flüssigkeitstherapie und Bilanzierung • Tägliche Gewichtskontrolle • Beobachtung auf Ödeme • Medikamentöse Therapie u. a. mit Ibuprofen • Ggf. operativer Verschluss des Ductus
Frühgeborenenretinopathie	Netzhautschädigung infolge einer Unreife der Netzhaut	Unzureichende Blutversorgung der Netzhaut und überschießende Gefäßneubildung niederer Qualität	• Überwachung der Sauerstoffsättigung • Regelmäßige Augenuntersuchungen • Ggf. Lasertherapie
Hirnblutung	Blutung im Gehirn, die sich meist vollständig zurückbildet	Begünstigt durch die Unreife des zentralnervösen Gewebes in Kombination mit u. a. erhöhtem intrazerebralen Druck, Hypothermie, Blutzuckerschwankungen, schnellem Blutdruckanstieg	• Ausgleichen des Blutverlusts • Behandlung von Blutdruckschwankungen und Hyperglykämien • Behandlung von Krampfanfällen
Hörminderung	Hörverlust durch Schädigung des Innenohrs oder Gehirns	Begünstigende Faktoren sind u. a. Infektionen, Krampfanfälle, Opiatentzug, Fehlbildungen, Gabe gehörschädigender Medikamente, z. B. Furosemid	• Vermeidung der Gabe gehörschädigender Medikamente • Durchführung von Hörscreenings • Lärm reduzieren und vermeiden
Nekrotisierende Enterokolitis	Akute Entzündung des Magen-Darm-Trakts mit Schädigung und Nekrose der Darmwand inkl. Perforation, häufigste akute Erkrankung bei Frühgeborenen mit Gewicht < 1.500 g	Unbekannte Ursache, begünstigende Faktoren sind u. a. Darmunreife, Transportstörungen, z. B. durch Mekoniumpfropf, Formulanahrung	• Antibiotika i. v. • Orale Nahrungskarenz, Magenablaufsonde, Ernährung i. v. • Ggf. operative Entfernung geschädigter Darmabschnitte
Nierenfunktionsstörungen	Beeinträchtigte Konzentrations- und Filtrationsleistung der Niere mit Ödemneigung	Unreife der Niere mit beeinträchtigter Funktion der Niere, u. a. sichtbar an veränderter Urinausscheidung	• Flüssigkeitsbilanzierung • Ggf. Blasenkatheter legen • Regelmäßige Blutdruckkontrollen, ggf. Flüssigkeitszufuhr i. v.
Periventrikuläre Leukomalazie	Hirnschädigung infolge einer Sauerstoffunterversorgung und/oder mangelnder Durchblutung (Infarkte)	Begünstigende Faktoren sind Blutdruckschwankungen, Sauerstoffüber- und -unterversorgung, Infektionen	• Keine Therapie, weil meist asymptomatisch • Später erhöhtes Risiko von Krampfanfällen, motorische Ausfälle

KERNAUSSAGE

Die Pflege von Frühgeborenen erfolgt in speziellen Perinatalzentren und orientiert sich u.a. am NIDCAP®-Konzept. Die Unreife des Frühgeborenen ist ursächlich für viele Komplikationen und Erkrankungen. Pflegefachpersonen wirken bei der Behandlung mit und nehmen Einfluss auf die Stabilisierung des Familiensystems.

3.1.5 Onkologische Pflege

Tumorentstehung

Onkologie
Lehre von der Entstehung, Diagnostik und Behandlung von Tumoren.

Ein Tumor ist eine pathologische Zellansammlung durch überschießendes, ungebremstes Wachstum körpereigener Zellen. Tumoren werden in benigne *(gutartige)* und maligne *(bösartige)* Tumoren (➤ Tab. 3.13) unterschieden.

- Irreversible Umwandlung einer normalen in eine bösartige Zelle, Voraussetzungen sind:
  - DNA-Veränderung durch Kontakt mit Kanzerogenen (krebserzeugenden Stoffen)
  - Angeborene DNA-Veränderung durch Tumorgene
  - Spontane DNA-Veränderungen
- Präkanzerosen als (potenzielle) Vorstadien von Tumoren
- Zellwachstum mit zunehmenden Mutationen
- Eindringung in Nachbargewebe (invasiver Tumor)
- Bildung eigener Blutgefäße (Angiogenese)
- Metastasierung (Bildung von Tochtergeschwülsten):
  - Lymphogene Metastasierung mit der Lymphe
  - Hämatogene Metastasierung mit dem Blut
  - Kavitäre Metastasierung innerhalb seröser Höhlen

Pflegephänomene, Hauptbeschwerden, Leitbefunde

- Unerklärbarer Leistungsknick
- Ungewollte Gewichtsabnahme

Tab. 3.13 Unterscheidung benigner und maligner Tumoren

Benigne Tumoren	Maligne Tumoren
Langsame Größenzunahme	Rasche Größenzunahme
Zumeist scharf abgegrenzt	Zumeist unscharf oder nicht abgegrenzt
• Adenom aus Drüsenepithel • Papillom aus Oberflächenepithel • Fibrom aus gefäßreichem Bindegewebe • Lipom aus Fettgewebe • Myom aus Muskulatur • Chondrom aus Knorpelgewebe	• Karzinome aus Epithelgewebe, z.B. mit Adenokarzinom aus Drüsenepithel • Sarkome aus Binde- und Stützgewebe, z.B. Liposarkom aus Fettgewebe
Keine Metastasierung, meist operative Behandlung, Prognose gut	Oft Metastasierung, meist multimodale Behandlung, ohne Behandlung tödlich

- Erhöhte Infektionsneigung, v. a. bei Leukämien
- Meist schmerzlose und harte Lymphknotenvergrößerung
- Milzvergrößerung, z. B. bei Leukämie
- Lebenskrise, u. a. mit Ängsten, Hoffnungslosigkeit, Machtlosigkeit
- Krebsassoziierte Fatigue als komplexes Beschwerdebild, u. a. mit Müdigkeit, mangelnder Energie, erhöhtem Ruhebedürfnis
- Selbstversorgungsdefizite in unterschiedlichen Lebensaktivitäten, u. a. abhängig von der Krebserkrankung, dem Stadium und dem Allgemeinzustand

Häufige diagnostische Maßnahmen

- Labordiagnostische Untersuchungen wie Blutsenkung, Blutbilduntersuchungen, Identifikation von Tumormarkern
- Knochenmarkuntersuchungen
- Bildgebende Verfahren, z. B. Röntgen, CT, MRT
- Endoskopische Verfahren, z. B. Bronchoskopie, Koloskopie
- Staging zur Bestimmung der Ausdehnung eines malignen Tumors mit einem Tumorklassifikationssystem, z. B. TNM-System:
  - **T**umor = Ausdehnung des Primärtumors
  - **N**odus = Fehlen oder Vorhandensein von Lymphknotenmetastasen
  - **M**etastasen = Fehlen oder Vorhandensein von Fernmetastasen

Therapieformen

- Multimodale Therapie als Kombination verschiedener therapeutischer Ansätze
- Antineoplastische Therapie unmittelbar gegen die Tumorzelle, zumeist durch Operation, Strahlentherapie, medikamentöse Therapie
- Supportive Therapie als Ergänzung zur antineoplastischen Therapie zur Reduktion von Komplikationen
- Neoadjuvante Therapie zur Verkleinerung des Tumors vor einer Lokaltherapie, z. B. Operation
- Adjuvante Therapie zur Vernichtung verbleibender Tumorzellen nach Lokaltherapie

Chemotherapie (Zytostatikatherapie)

- Pflege bei Übelkeit und Erbrechen (➤ 2.1.7), z. B. Lutschen von Bonbons während Infusion, orale Medikamenteneinnahme auf vollen Magen nach der Mahlzeit, Erlernen von Atem- und Entspannungstechniken
- Pflege bei Appetitlosigkeit (➤ 2.1.7)
- Pflege bei Hautveränderungen wie Hautschuppung oder -rötung (➤ 2.1.10)

- Spezielle Mundpflege bei erhöhtem Risiko einer Mukositis (➤ 1.1.4), z. B. weiche Zahnbürste verwenden, Bevorzugung weicher und säurearmer Lebensmittel
- Information zu vorübergehender oder bleibender Fruchtbarkeitsminderung, z. B. Kryokonservierung von Samen- oder Eizellen
- Umgang mit Zytostatika nur durch ausgebildetes Personal
- Paravasate bei Zytostatikagabe vermeiden und rechtzeitig erkennen, Infusion sofort stoppen, sofortige Arztinformation, Bereitstellung eines Paravasat-Notfallsets
- Beobachtung auf Nebenwirkungen bei weiteren medikamentösen Therapien, z. B. zielgerichtete Therapien, Hormontherapie, Immuntherapie
- Pflege bei Leukozytopenie mit erhöhtem Infektionsrisiko mit den Maßnahmen der Umkehrisolierung (Schutzisolierung) (➤ 3.3.2)
- Pflege bei Thrombozytopenie mit erhöhter Blutungsneigung, z. B. auf Anzeichen einer Hirnblutung achten, atraumatische Zahnpflege, Trocken- statt Nassrasur, Obstipationsprophylaxe, Stolperfallen und Verletzungsgefahren reduzieren, keine rektale Manipulation, Haut- und Schleimhautbeobachtung, z. B. Petechien, Hämatome

Beratung bei Haarausfall

- Vorbereitung auf den therapiebedingten Haarausfall
- Information, dass Haare 2–4 Wochen nach Beendigung der Therapie nachwachsen
- Kopfhautpflege mit feuchtigkeitsspendenden Hautpflegeprodukten
- Möglichkeiten zur Verdeckung, z. B. Kopftuch, Perücke, Nachschminken der Augenbrauen
- Schutz der Kopfhaut vor Kälte, UV-Strahlung

Strahlentherapie

- Pflege bei Strahlenkater als frühe allgemeine Nebenwirkung mit Müdigkeit, Appetitlosigkeit, Übelkeit, Erbrechen (➤ 2.1.7), bei Schwindel z. B. Sturzprophylaxe (➤ 1.1.10)
- Frühe lokale Nebenwirkungen sind abhängig vom Bestrahlungsgebiet, z. B. Bestrahlung der Blase → Flüssigkeitszufuhr ↑, sorgfältige Intimhygiene, Bestrahlung des Dünndarms → hochkalorische, eiweißreiche, fett- und ballaststoffarme Kost
- Information zum Rauchverzicht während der Strahlentherapie, u. a., weil die Wirksamkeit sonst beeinträchtigt ist

Pflege der bestrahlten Haut

- Markierung mit wasserfestem Fettstift belassen
- Schutz des Bestrahlungsgebiets, z. B. keine Pflaster, keine Injektionen, keine Rasur, keine direkte Sonneneinstrahlung, keine Sauna, kein Vollbad

- Körperpflege mit lauwarmem Wasser, Bestrahlungsgebiet nicht Einseifen, Verschmutzung mit weichem Tuch und panthenolhaltiger Lösung entfernen
- Kleidung luftdurchlässig, nicht scheuernd
- Hautveränderungen und Reizungen ärztlich abklären lassen

Knochenmark- und Stammzelltransplantation

- Umgang mit der Körperbildstörung
- Unterstützende Pflegeleistungen bei bestehenden Selbstversorgungsdefiziten

Beratung nach Transplantation

- Behandlungspass immer bei sich tragen
- Infektionsschutz
- Rücksprache mit dem Arzt zu Sport, Reisen, Medikamenteneinnahme, Impfungen
- Vermeidung direkter Sonneneinstrahlung → Abstoßungsreaktion (Graft-versus-Host-Krankheit)
- Regelmäßig Kontrolltermine wahrnehmen

Pflege bei krebsassoziierter Fatigue

- Balance zwischen Aktivität und Ruhe finden
- Individuelles angepasstes körperliches Training
- Kräfte sparen, z. B. durch Delegation, Prioritäten setzen
- Tag-Nacht-Rhythmus herstellen, tagsüber < 1 Std. schlafen
- Angenehme Aktivitäten planen, Ruhepausen planen
- Angehörige informieren

Psychoonkologische Betreuung

- Psychische und soziale Begleitung, u. a. Umgang mit Hilflosigkeit, Reduktion einer depressiven Verstimmung
- Thematisierung, u. a. von Schuldgefühlen, Ängsten
- Umgang mit dem veränderten Körperbild, sich als Mann oder Frau zu fühlen
- Förderung der Familiengesundheit (➤ 2.1.2), Maßnahmen zur Stabilisierung des Familiensystems (➤ 3.1.7)
- Unterstützung bei der Bewältigung (➤ 3.1.7)
- Vermittlung zu Kontaktdaten zu psychoonkologischen Angeboten, z. B. Psychotherapeuten, Seelsorger, Selbsthilfegruppen

Weitere Therapie und Pflege

- Schmerztherapie (➤ 3.1.2)
- Perioperative Pflege bei operativer Therapie (➤ 3.3.5)
- Spezielle Pflege bei unterschiedlichen onkologischen Erkrankungen (➤ Tab. 3.14)

Spezielle Pflege bei Leukämie

Leukämie
Bösartige Erkrankung der weißen Blutzellen.

Leukämien werden im zeitlichen Verlauf in akute und chronische Leukämien unterschieden sowie nach Abstammung der entarteten Zellen in lymphatische *(aus dem Lymphsystem)* und myeloische *(nichtlymphatisch, betroffen ist die Vorstufe der Granulozyten)* Leukämie.

Akute Leukämie

- Unterscheidung in akute lymphatische Leukämie (ALL) zumeist bei Kindern und akute myeloische Leukämie (AML) zumeist bei Erwachsenen
- Symptome: Anämie mit Müdigkeit, Schwäche, Blässe, erhöhte Blutungsneigung, Hämatome, Hautblutungen, vermehrte Infektionen, Fieber, Lymphknotenschwellung und Milzvergrößerung bei ALL
- Behandlung: Induktionstherapie durch intensive Zytostatikatherapie, Konsolidierungstherapie mit Behandlung von Infektionen, ggf. Stammzelltransplantation, Erhaltungstherapie, weitere Therapie, z. B. Bestrahlung des Gehirns
- Pflegeschwerpunkte: Pflege bei erhöhter Infektionsgefahr, Pflege bei Anämie, Pflege bei erhöhter Blutungsneigung, Haut- und Schleimhautpflege, Pflege bei Übelkeit und Erbrechen, Schmerztherapie, Ernährungstherapie, Bewegungstherapie, psychoonkologische Betreuung
- Stabilisierung des familiären Systems, z. B. Bewusstsein, dass Kinder und Familien plötzlich aus ihrem vorherigen Leben gerissen werden, fachliche Information, z. B. zur Möglichkeit einer Familienkur, psychosoziale Unterstützung, Geschwisterkinder nicht vergessen, Normalität durch Musik- und Kunsttherapie oder Schulunterricht vermitteln, feste Bezugspersonen schaffen

Chronische Leukämie

- Unterscheidung in chronische myeloische Leukämie (CML) und chronische lymphatische Leukämie (CLL)
- Symptome: uncharakteristisch und schleichend, Abgeschlagenheit, Müdigkeit, unklare Hautausschläge, Juckreiz, Milzvergrößerung bei CML, schmerzlose Lymphknotenvergrößerung bei CLL
- Behandlung: CML → medikamentöse Therapie mit Tyrosinkinasehemmern und z. T. Blutstammzelltransplantation, CLL → multimodale Behandlung erst bei starken Beschwerden

Tab. 3.14 Spezielle Pflege, exemplarisch bei onkologischen Erkrankungen in unterschiedlichen Systemen

System	Onkologische Erkrankung	Spezielle Pflege
Atmungssystem (➤ 1.1.5, ➤ 2.1.6)	Lungenkarzinom	• Prävention durch Vermeidung von Rauchen und Passivrauch • Schmerzmanagement (➤ 3.1.2) • Pflege bei Dyspnoe (➤ 3.1.6)
Hormonsystem (➤ 2.1.11)	Schilddrüsenkarzinom	• Pflege zur Linderung von Hustenreiz, Heiserkeit, Schluckbeschwerden bei Bestrahlung im Halsbereich • Beratung zum lebenslangen Ersatz fehlender Schilddrüsenhormone sowie Kalzium und Vitamin D bei Entfernung der Nebenschilddrüse
Magen-Darm-System (➤ 1.1.7, ➤ 1.1.8, ➤ 2.1.7)	Magenkarzinom	• Mangelernährung nach Operation am Magen vorbeugen, regelmäßige Beurteilung des Ernährungszustands (➤ 1.1.7) • Individuelle Begleitung in der palliativen Begleitung, z. B. Durst stillen, Völlegefühl vermeiden
	Pankreaskarzinom	• Zumeist palliative Begleitung (➤ 3.1.6) • Schmerzmanagement (➤ 3.1.2)
	Kolorektales Karzinom	• Prävention mit Darmkrebsscreenings, d. h. ab 50 Jahre Stuhluntersuchung auf okkultes Blut und/oder Koloskopien • Spezielle perioperative Pflege (➤ 3.3.5) • Stomapflege (➤ 1.1.8)
Nieren- und Harnwegssystem (➤ 1.1.8, ➤ 2.1.16)	Nierenzellkarzinom	• Pflege bei künstlicher Harnableitung (➤ 3.3.4) • Spezielle perioperative Pflege (➤ 3.3.5)
	Harnblasenkarzinom	• Pflege bei Harninkontinenz (➤ 1.1.8) • Pflege bei künstlicher Harnableitung (➤ 3.3.4) • Blasenspülungen
Lymph- und Blutsystem	Maligne Lymphome	• Hodgkin-Lymphome: Beratung zur langjährigen Nachsorge, u. a. zur Rezidiv-Erkennung bei oft jungen Patienten • Non-Hodgkin-Lymphome: Pflege ist von Therapie und Symptomen abhängig, z. B. bei multiplem Myelom Gefahr einer Polyneuropathie
	Leukämien	Siehe Spezielle Pflege bei Leukämien
Bewegungssystem (➤ 1.1.10, ➤ 2.1.8)	Knochentumoren	• Unterstützung bei den Lebensaktivitäten mit Nutzung spezieller Hilfsmittel (➤ 2.1.8) • Spezielle perioperative Pflege (➤ 2.1.8)
Haut (➤ 1.1.4, ➤ 2.1.10)	Basalzell-, Plattenepithelkarzinom, malignes Melanom	• Prä- und postoperative Pflege (➤ 3.3.5) mit Wundmanagement (➤ 3.3.6) • Prävention, z. B. UV-Exposition reduzieren, Sonnenschutzcreme mit angepasstem Sonnenschutzfaktor, Hautkrebsfrüherkennungsuntersuchung ab 35 Jahren
Hals-Nasen-Ohren (➤ 2.1.13)	Kehlkopfkarzinom	• Pflege bei Tracheostoma (➤ 2.1.13) • Postoperative Pflege nach Laryngektomie, z. B. Atembeobachtung, enterale Ernährung mit Kostaufbau, alternative Kommunikationsformen zur Stimmrehabilitation nutzen
Weibliche Geschlechtsorgane (➤ 2.1.17)	Mammakarzinom	• Pflege bei Mammakarzinom • Spezielle perioperative Pflege (➤ 2.1.17)
	Zervixkarzinom	• Spezielle perioperative Pflege, z. B. bei Hysterektomie (➤ 2.1.17) • Pflege bei Harninkontinenz (➤ 1.1.8) • Pflege bei künstlicher Harnableitung (➤ 3.3.4) • Prävention durch Früherkennungsuntersuchung auf Gebärmutterhalskrebs durch Tastuntersuchung, PAP-Abstrich, HPV-Test, aktive Impfung gegen HPV-Hochrisikotypen
Männliche Geschlechtsorgane (➤ 2.1.18)	Prostatakarzinom	• Spezielle perioperative Pflege bei Prostataoperationen (➤ 2.1.18) • Pflege bei Harninkontinenz (➤ 1.1.8)

KERNAUSSAGE

Die Diagnose einer onkologischen Erkrankung katapultiert den Betroffenen in eine hoch belastende Situation und Lebenskrise. Pflegefachpersonen begleiten und unterstützen den Pflegeempfänger bei seinem Weg durch diesen Prozess. Die pflegerischen Schwerpunkte sind abhängig von der Art der Krebserkrankung und dem Therapieansatz.

3.1.6 Pflege von Menschen am Lebensende

Palliative Care
Ansatz zur Verbesserung der Lebensqualität bei lebensbedrohlicher Erkrankung für den Pflegeempfänger und die Angehörigen

Palliative Care beinhaltet Maßnahmen zur Vorbeugung und Linderung von Leiden, u. a. durch Früherkennung und Behandlung von Schmerzen; es werden körperliche, psychologische und spirituelle Beschwerden berücksichtigt (WHO 2002, Keller & Brentle 2021).

Palliativphasen

Palliativphasen
Zuordnung und Einteilung der Abschnitte in den letzten Lebensphasen.

Laut der Palliativärztin Ingeborg Jonen-Thielemann werden vier Palliativphasen voneinander unterschieden (➤ Tab. 3.15).

Tab. 3.15 Palliativphasen nach Ingeborg Jonen-Thielemann

Palliativphase	Beschreibung
Rehabilitationsphase	• Beginn mit dem Einsetzen einer nicht heilbaren Erkrankung • Dauer Monate bis Jahre • Pflege u. a. durch unterstützende Maßnahmen zur weitestgehend selbstständigen Lebensführung
Präterminalphase	• Fortgeschrittenes Krankheitsbild mit Symptomen, welche die selbstständige Lebensführung einschränken • Dauer Wochen bis Monate • Pflege u. a. durch Erhöhung der Lebensqualität und Ermöglichung sozialer Teilhabe
Terminalphase	• Verstärkter Rückzug, Isolation, Handlungsfähigkeit reduziert bis hin zur Bettlägerigkeit • Dauer Tage bis Wochen • Pflege u. a. durch Linderung von Leiden und Förderung des Wohlbefindens
Finalphase	• Sterbephase mit beinahe vollständiger Orientierung auf die Innenwelt und Bewusstseinsveränderung • Dauer Stunden bis Tage • Pflege u. a. durch Begleitung des Sterbeprozesses, Vermeidung von Belastung

Sterbephasen

Laut Elisabeth Kübler-Ross werden fünf Phasen des Sterbens anhand der psychischen Verarbeitungsprozesse und des emotionalen Erlebens voneinander unterschieden. Die Phasen laufen nicht idealtypisch in der Reihenfolge ab. Dieses Modell ist in der modernen Sterbeforschung nicht kritiklos.

1. **Phase – Nicht wahrhaben wollen:** Zustand des Schocks nach Konfrontation mit der Prognose, Infragestellen der Wahrheit, Suche nach alternativen Meinungen, Rückzug in sich selbst, Situation wird nicht besprochen
2. **Phase – Zorn:** starke Emotionen wie Wut und Zorn als Reaktion auf die Unausweichlichkeit der Situation, Emotionen richten sich mit Schuldzuweisungen und Vorwürfen gegen die Krankheit, Angehörige, Pflegefachpersonen
3. **Phase – Verhandeln:** Versuch, das Unausweichliche aufzuschieben oder abzuwenden, z. B. durch Versprechen, Buße, Beten zu einer höheren Macht
4. **Phase – Depression:** starke Emotionen wie Trauer, Hoffnungslosigkeit und Resignation bezüglich falscher Entscheidungen in der Vergangenheit und der fehlenden Zukunft, eigene Schuldzuweisungen
5. **Phase – Akzeptanz:** Annahme des nahenden Tods, Emotionen treten in den Hintergrund, Ruhe kehrt ein, Aufmerksamkeit richtet sich zunehmend nach innen

Dimensionen des Sterbens

Psychische Dimension

Dimensionen des Sterbens
Blickwinkel mit unterschiedlichen Aspekten des Erlebens bezogen auf das Sterben eines Menschen (Heller & Theissing 2019).

- Angst, z. B. vor Abhängigkeit, Ungewissheit, Schmerzen
- Trauer, z. B. Gefühl, keine Zukunft mehr zu haben, Verlust von Privatsphäre
- Verdrängung und Verleugnung, z. B. als Möglichkeit, sich selbst eine „Pause" von der Erkrankung zu nehmen und sich zu entlasten
- Demoralisation, d. h. durchdringende Erkenntnis, dass die Situation nicht bewältigt werden kann, geht u. a. mit Hoffnungslosigkeit, Scham und Angst einher
- Hoffnung, z. B. durch stärkende Faktoren wie die bevorstehende Geburt eines Enkels oder die Vorstellung, den Sterbeverlauf zu seinen Vorstellungen beeinflussen zu können
- Ambivalenz, d. h. gegensätzliche Verhaltensmuster, z. B. auf der einen Seite den Wunsch zu sterben äußern, auf der anderen Seite therapeutische Maßnahmen in Anspruch nehmen, um weiterzuleben

Körperliche Dimension

- Veränderung des Körperbilds, z. B. Wunden, Ödeme, Alter, therapeutische Eingriffe

- Beschwerden, z. B. Schmerzen (➤ 3.1.2), Übelkeit (➤ 1.1.8), Inkontinenz (➤ 1.1.8), Atemnot (➤ 1.1.5)
- Verlust von Fähigkeiten, z. B. Mobilität, Selbstständigkeit
- Erschöpfung und Müdigkeit, u. a. mit reduziertem Antrieb

Soziale Dimension

- Rollenirritation und -verlust, z. B. sich nicht mehr als Partner oder Elternteil wahrnehmen, „Schonung" durch Freunde
- Verlust der beruflichen Identität, z. B. fehlende Möglichkeit, seinem Beruf nachzugehen (➤ 1.3.2)
- Gefahr der Destabilisierung des Familiensystems, z. B. Auseinanderfallen von Strukturen und keine Neubesetzung familiärer Aufgaben (➤ 2.1.2)

Spirituelle Dimension

- Sinnsuche, z. B. Leben Revue passieren lassen
- Fragen zum Leben nach dem Tod, z. B. „Was kommt danach?", „Werde ich dich dort wiedersehen?"
- Auseinandersetzung mit Schuld, z. B. Bedürfnis nach einer Aussprache mit einem Angehörigen zur Versöhnung

Hospizbewegung und Versorgungsbereiche

Hospiz
Versorgungsbereiche zur umfassenden Betreuung und Pflege sterbender Menschen unter Berücksichtigung ihrer individuellen Bedürfnisse.

Die Hospizbewegung ist eine Bewegung zur verbesserten Behandlung sterbender Menschen und zu der Ermöglichung eines würdevollen Abschieds aus dem Leben. Als Pionierin gilt die britische Krankenschwester, Ärztin und Sozialarbeiterin Cicely Saunders, die 1967 in London mit dem St. Christopher's Hospice das erste Hospiz gründete.

- **Hospizgruppen und -initiativen:** Ziel ist die Unterstützung von Betroffenen und Angehörigen, rein ehrenamtlich organisiert
- **Hospizvereine und -dienste:** Ziel ist die psychosoziale Begleitung von Betroffenen und Angehörigen, das Team setzt sich aus Hospizbegleitern *(speziell qualifizierte Ehrenamtliche)* und einer Koordinationskraft zusammen
- **Ambulante Hospizdienste:** Ziel ist das würdevolle Sterben im eigenen Wohnumfeld, das Team setzt sich aus Hospizbegleitern und mindestens einer Pflegefachperson mit Weiterbildung Palliative Care zusammen
- **Stationäre Hospize:** Ziel ist die bedürfnisorientierte und ganzheitliche Versorgung von Menschen mit fortschreitenden tödlichen Erkrankungen bei nicht ausreichender häuslicher Versorgung, es gibt spezielle Kinderhospize, das Team besteht aus haupt- und nebenamtlichen interdisziplinären Mitarbeitern unter pflegerischer Leitung
- **Spezialisierte ambulante Palliativversorgung (SAPV):** Ziel ist das würdevolle Sterben im eigenen Wohnumfeld bei herausfordernden Umständen und Pflegeempfängern mit besonders aufwändigem Betreu-

ungs- und Pflegebedarf, das Team setzt sich aus interdisziplinären, hoch qualifizierten Mitarbeitern zusammen
- **Palliativmedizinischer Konsiliardienst:** Ziel ist die Unterstützung von Betroffenen, die nicht auf einer Palliativstation liegen, und die Beratung von an der Versorgung beteiligten Berufsgruppen, das Team setzt sich aus weiterqualifizierten Ärzten und Pflegefachpersonen zusammen
- **Palliativstation:** Ziel ist die Versorgung von Betroffenen bei Notwendigkeit einer Krankenhausbehandlung und Stabilisierung der Krankheitssituation, sodass eine Entlassung, z. B. zum würdevollen Sterben im eigenen Umfeld, erfolgen kann, das interdisziplinäre Team ist meist weitergebildet

Sterbebegleitung

Die Sterbebegleitung beinhaltet Maßnahmen zur Pflege und Betreuung von todkranken und sterbenden Menschen.

Total-Pain-Konzept

Total-Pain-Konzept
Beschreibung einer Symptomeskalation verschiedenster vorhandener Symptome am Lebensende.

Das Total-Pain-Konzept wird als Schmerzerleben auf körperlicher, emotionaler, sozialer und spiritueller Ebene wahrgenommen, es geht auf Cicely Saunders zurück und bildet eine Grundlage der Palliative Care- und Hospizarbeit (➤ 3.1.2).
- Laut dem Total-Pain-Konzept erleben Sterbende eine Destabilisierung und Verletzung auf verschiedenen Ebenen
- Gestörte Faktoren haben Auswirkungen, z. B. körperlicher Schmerz reduziert die soziale Teilhabe, dies wirkt sich negativ auf die emotionale Lage aus, dies stört die Spiritualität usw.
- Stabilisierung von Faktoren und Symptomen wirkt sich positiv auf andere Faktoren aus
- Mit einem multidimensionalen Ansatz wird auf körperlicher, emotionaler, sozialer und spiritueller Ebene das Leid reduziert → große Bedeutung für interdisziplinäre Teamarbeit

Interdisziplinarität in der Sterbebegleitung

In der interdisziplinären Sterbebegleitung übernehmen verschiedene Berufsgruppen unterschiedliche Rollen (Heller & Theissing 2019: 480–481):
- Ärzte, z. B. medikamentöse Linderung von Schmerzen, Aufklärung von Patienten und Angehörigen
- Pflegefachpersonen, z. B. Symptomkontrolle, Alltagsfähigkeit erhalten, enger Beziehungsaufbau
- Sozialarbeiter, z. B. Vermittlung von Hilfsangeboten, Entlassungsmanagement
- Seelsorger, z. B. Ansprechperson bei religiösen oder spirituellen Fragen, Unterstützung bei der Sinnfrage
- Atem-, Kunst- und Musiktherapeuten, z. B. Unterstützung zur Entspannung und Ablenkung, Möglichkeiten, seinen Empfindungen Ausdruck zu verleihen

- Physiotherapeuten, z. B. Alltagsfähigkeit erhalten, Leiden wie Schmerzen lindern
- Psychotherapeuten, z. B. Trauerarbeit, Krankheitsbewältigung

Kommunikation

- Durch Auftreten und Haltung das Gefühl vermitteln, Fragen, Anliegen und Beschwerden äußern zu können
- Berücksichtigung und Eingehen auf Symbolsprache, z. B. auf eine Reise gehen oder heimkehren
- Möglichkeit, Zeit und Raum für Gespräche, die vom Betroffenen ausgehen, zu schaffen
- Offene und klare Sprache
- Zeit und Ruhe im Kontakt mit geschwächten und kranken Menschen
- Nonverbale Kommunikation, z. B. Blickkontakt, Zustimmung mit den Augen signalisieren, Hände reichen

Symptomkontrolle

Symptomkontrolle
Linderung der Symptome bei Menschen am Lebensende, um die Lebensqualität zu erhöhen bzw. einen weiteren Verlust zu vermeiden oder hinauszuzögern.

- Diagnostische Maßnahmen nur bei therapeutischen Konsequenzen → unnötige Belastung durch die Untersuchung vermeiden
- Therapeutische Maßnahmen an die Bedürfnisse und den Krankheitsverlauf anpassen → wirkliche Hilfestellung und Erhalt der Unabhängigkeit, z. B. medikamentöse Therapie in der Darreichungsform der individuellen Situation anpassen
- Terminale Dehydratation *(= langsamer, physiologischer Verlust von Flüssigkeiten und Elektrolyten beim sterbenden Menschen)* → individuelle Anpassung der Flüssigkeitszufuhr infolge eines potenziell reduzierten Durstgefühls
- Mundtrockenheit → Mund- und Lippenpflege zum Schutz der Schleimhäute vor dem Austrocknen und Erhöhung des Wohlbefindens, Ziel ist nicht die vollständige Reinigung, Aspirationsgefahr beachten
- Kachexie *(= Verlust von Fett- und Muskelmasse)* → Auswahl einer geeigneten Zusammensetzung und Form der Speisen, dabei bestimmt das Hungergefühl die Zufuhrmenge
- Schmerzen → konsequente und rasche medikamentöse sowie nicht-medikamentöse Schmerzlinderung
- Atemnot *(Dyspnoe)* → medikamentöse Therapie, z. B. Opiatgabe zur Dämpfung des Atemzentrums, die Gabe von Sauerstoff wird wegen der Gefahr der Abhängigkeit vom Sauerstoff und einer fehlenden Adaption des Körpers an eine niedrige Sättigung mit der Folge, immer wieder unter Atemnot zu leiden, kritisch gesehen; weitere Maßnahmen sind Fenster öffnen, atemerleichternde Positionierungen, warme Lavendelwickel
- Rasselatmung → nur in wenigen Fällen eine Intervention, da sie selten von den Sterbenden als belastend empfunden wird, Angehörige können darüber informiert werden, bei Belastung durch die Sekretansammlung vor der Stimmritze können Positionierungsmaßnahmen z. B. in Seitenlage ergriffen werden

- Allgemeine Schwäche → individuell angepasste Belastung und Belastungsreduktion, Berücksichtigung des Ruhebedürfnisses
- Übelkeit und Erbrechen → Entscheidung, ob Flüssigkeit substituiert wird, und Ergreifen von Maßnahmen zur Reduktion der Übelkeit, z. B. langsame Positionierungen, unangenehme Gerüche vermeiden
- Verwirrtheit → Zuwendung und beruhigender Umgang, z. B. Ängste und Schamgefühl reduzieren
- Palliative Wundversorgung zur Reduktion der Belastung durch die Wunde, z. B. Schmerzen, unangenehme Gerüche, bei Blutungen sind Entscheidungen zur Durchführung blutungsstillender Maßnahmen zu treffen

Begleitung in der Sterbephase

- Beistand leisten und nicht alleine sterben lassen, d. h. keine permanente Anwesenheit, vielmehr engmaschige Kontaktaufnahmen und Dasein
- Integration und Begleitung der Angehörigen beim Sterbeprozess, um Hilflosigkeit entgegenzuwirken und das Gefühl der Handlungsfähigkeit zu erhöhen, z. B. Fuß- oder Handmassagen durchführen lassen
- Würdevolle Atmosphäre zum Abschied schaffen
- Spirituelle und religiöse Aspekte berücksichtigen (➢ Tab. 3.16)

Tab. 3.16 Ausgewählte Religionen und exemplarische Sterberituale (➢ 1.3.4)

Religion	Sterberitual
Christentum	• Sakrament der Krankensalbung (katholisch) • Gemeinsames Beten • Auf Wunsch letzte Beichte und Absolution durch den Priester; alternativ die Chance geben, sich auszusprechen
Judentum	• Der Sterbende und der Leichnam werden bis zur Beerdigung nicht allein gelassen, ggf. Rabbi hinzuziehen • Gebete mit und für den Sterbenden, Anzünden einer Kerze • Nach dem Tod wird eine Feder unter die Nase gehalten, um sich zu vergewissern, dass der Verstorbene nicht mehr atmet
Islam	• Vortragen des Glaubensbekenntnisses in der Sterbephase • Eventuell Kopf Richtung Mekka ausrichten • Waschung des Toten durch eine Person des gleichen Geschlechts oder den Ehepartner, Andersgläubige sollten bei Kontakt Handschuhe tragen • Nach dem Tod wird eine Trauerklage angestimmt • Bestattung noch am Todestag
Buddhismus	• Ermutigende Worte aussprechen, da die letzten Gedanken im Buddhismus die nächste Wiedergeburt beeinflussen • Nach Herz- und Atemstillstand gilt der Leichnam noch nicht als tot, dieser muss nun vier Phasen bis zur Auflösung durchlaufen – der Verstorbene ist in dieser Zeit (max. 3 Tage) in Ruhe zu lassen
Hinduismus	• Vorlesen von Texten in der Sterbephase • Eventuell wird eine Flasche mit Wasser aus dem Ganges bereitgestellt • Sterbende und Verstorbene werden mit dem Kopf nach Süden gelegt (Ausrichtung zum Totengott Yama) • Waschung des Leichnams

Tab. 3.17 Leitsätze und Inhalte der Charta zur Betreuung schwer kranker und sterbender Menschen

Leitsatz	Inhalt
Gesellschaftspolitische Herausforderungen – Ethik, Recht und öffentliche Kommunikation	Recht auf ein Sterben unter würdigen Bedingungen, z. B. Berücksichtigung individueller Vorstellungen und Werte, Sterben als besonderer Teil des Lebens
Bedürfnisse der Betroffenen – Anforderungen an die Versorgungsstruktur	Recht auf umfassende medizinische, pflegerische, psychosoziale und spirituelle Betreuung und Begleitung, z. B. Orientierung an der Lebenswelt und Einbezug der Angehörigen
Anforderungen an die Aus-, Weiter- und Fortbildung	Recht auf angemessene, qualifizierte und multiprofessionelle Behandlung und Begleitung, z. B. Etablierung von Bildungsangeboten
Entwicklungsperspektiven und Forschung	Recht, nach aktuellem Stand der Erkenntnisse behandelt und betreut zu werden, z. B. Berücksichtigung ethischer und rechtlicher Regeln in der Forschung
Europäische und internationale Dimension	Recht auf Berücksichtigung etablierter und anerkannter internationaler Empfehlungen und Standards zur Palliativversorgung

Charta zur Betreuung schwer kranker und sterbender Menschen

Die Charta zur Betreuung schwer kranker und sterbender Menschen benennt Anforderungen an die Betreuung von Menschen mit fortschreitenden und lebensbegrenzenden Erkrankungen und dient Pflegefachpersonen als Leitfaden in der letzten Lebensphase (➤ 3.4) (➤ Tab. 3.17).

Sterbehilfe

Euthanasie
(griech. eu = schön, thanatos = Tod) Sterbehilfe.

Unter Sterbehilfe versteht man die Unterstützung eines Menschen zum Sterben, es werden verschiedene Formen unterschieden (➤ Tab. 3.18).

Versorgung verstorbener Menschen

Die Versorgung verstorbener Menschen beinhaltet Maßnahmen im Zusammenhang mit der Versorgung des Leichnams, u. a. die Feststellung des Todes, die einfühlsame Benachrichtigung der Angehörigen und die würdevolle Versorgung des Leichnams, u. a. um Abschied nehmen zu können.

Feststellung des Todes

- Leichenschau und Ausstellung der Todesbescheinigung nur durch einen approbierten *(staatlich anerkannten)* Arzt bei Vorliegen sicherer Todeszeichen (➤ Tab. 3.19)

Tab. 3.18 Formen der Sterbehilfe (Taupitz 2014)

Form	Erläuterung
Tötung auf Verlangen (aktive Sterbehilfe)	• Tötung eines anderen Menschen, z. B. um Leiden zu lindern • Strafbar (§ 216 StGB)
Therapien am Lebensende (indirekte Sterbehilfe)	• Durchführung von Maßnahmen zur Leidenslinderung, bei denen ein früherer Tod als Nebenfolge in Kauf genommen wird • Straffrei, wenn Tötung nicht Ziel der Maßnahmen war
Beihilfe zur Selbsttötung	• Unterstützung zur selbstbestimmten Durchführung eines Suizids, indem der Helfer das todbringende Medikament beschafft • Nicht strafbar, die geschäftsmäßige Förderung der Selbsttötung gilt als strafbar (§ 217 StGB)
Sterbenlassen (passive Sterbehilfe)	• Behandlungsabbruch oder Unterlassen lebenserhaltender Maßnahmen, sodass der Betroffene an seiner Krankheit verstirbt • Straffrei, wenn der Todeswille eindeutig bezeugt ist

Tab. 3.19 Unterscheidung sicherer und unsicherer Todeszeichen

Todeszeichen	Beschreibung
Sichere Todeszeichen	• **Totenflecken** als nicht wegdrückbare bläulich-rötliche Verfärbung der gesamten Liegefläche des Körpers durch schwerkraftbedingtes Absinken des Bluts in tiefer liegende Hautgefäße • **Totenstarre** als Kontraktion der Muskeln, die sich später wieder auflöst • **Leichenfäulnis** als Geruchsentwicklung durch Fäulnis- und Auflösungsprozesse • **Mit dem Leben nicht vereinbare Verletzungen,** z. B. Enthauptung
Unsichere Todeszeichen	• Atemstillstand • Herz-Kreislauf-Stillstand • Kalter Körper • Schlaffer Körper • Weite und lichtstarre Pupillen

- Bestandteil der Todesbescheinigung ist u. a. Zeitpunkt des Todes, Angaben zu den Umständen des Todes, d. h. natürlicher oder nicht natürlicher Tod bzw. unklare Todesursache
- Bescheinigung eines unnatürlichen Todes → keine weitere Versorgung des Leichnams vor dem Eintreffen der Staatsanwaltschaft und der Polizei

Versorgung des Leichnams

- Durchgehend respekt- und würdevoller Umgang
- Berücksichtigung kultureller und religiöser Aspekte, z. B. Fensteröffnen nach dem Sterben, „um die Seele freizulassen“

- Entfernung von Zugängen und Ableitungen, ggf. solche, aus denen größere Mengen an Sekret austreten, belassen
- Teil- oder Ganzkörperpflege, Haare kämmen, ggf. Rasur, Ankleiden, Angehörige können in die Maßnahme integriert werden
- Inkontinenzmaterial wechseln, da es mit Erschlaffung des Leichnams zu einer Blasen- und Darmentleerung kommt
- Stark sezierende Wunden mit einem Verband bedecken
- Mund schließen, ggf. durch Kinnstütze oder Handtuchrolle unter dem Kinn stützen, vorab Zahnprothese einsetzen
- Augenlider schließen, ggf. durch feuchten Tupfer beschweren
- Schmuck entfernen und sicher verwahren
- Gerade Positionierung des Leichnams mit leicht erhöhtem Oberkörper, Leichnam mit Decke oder Laken bedecken, Hände liegen neben dem Körper oder übereinander, ggf. religiöse Symbole oder Gegenstände wie ein Kuscheltier bei Kindern hineinlegen

KERNAUSSAGE

Die Pflege von Menschen in der letzten Lebensphase ist durch eine radikale Patientenorientierung gekennzeichnet. Die Lebensqualität des sterbenden Menschen und seine Bedürfnisse sind die oberste Handlungsmaxime. Das würdevolle und respektvolle Sterben wird dabei als einmalige Lebenserfahrung angesehen.

3.1.7 Bewältigung bei Verlust und Trauer

Kennzeichen der Trauer

Trauer
Schmerzhafte Gefühlsreaktion auf einen aktuellen oder zukünftig erwarteten Verlust oder Tod, die Trauerreaktion ist von verschiedenen Einflussfaktoren abhängig (➢ Abb. 3.6).

- Emotionale Aspekte, z. B. Stimmungsschwankungen, seelische Labilität, Ausdruck von Gefühlen wie Trauer, Zorn, Schuldgefühle u. a., sichtbar an Weinen, Klagen, verbalaggressiven Äußerungen, Risiko der Entwicklung einer Depression oder von Suchterkrankungen
- Kognitive Aspekte, z. B. Gedankenkreisen, geringe geistige Belastbarkeit
- Soziale Aspekte, z. B. sozialer Rückzug, Vernachlässigung von Aktivitäten, Isolation
- Psychosomatische Aspekte, z. B. Kopf- oder Magenschmerzen, Appetitlosigkeit, Schwächung des Immunsystems

Trauerphasen

Laut Verena Kast werden vier Phasen der Trauer voneinander unterschieden, die Phasen werden nicht zwingend linear durchlaufen, jeder Trauerweg gilt als einzigartig (➢ Tab. 3.20) (Kast 2013).

Tab. 3.20 Trauerphasen nach Verena Kast

Phase	Erläuterung
Phase: Nicht wahrhaben wollen	• Verlust geht mit einem Schockerlebnis einher, der Verlust wird geleugnet, Phänomene sind Verzweiflung, Hilflosigkeit und Erstarrung • Dauer: wenige Stunden bis Wochen
Phase: Aufbrechende Emotionen	• Gefühle bahnen sich ihren Weg und können nicht mehr zurückgehalten werden, erlebte Emotionen können sich abwechseln und gegensätzlich sein, zu den Emotionen zählen u. a. Leid, Wut, Traurigkeit, Angst, Freude, Schuld • Dauer: Wochen bis mehrere Monate
Phase: Suchen und sich trennen	• Suche in der Erinnerung nach gemeinsamen Erlebnissen, Aufsuchen gemeinsamer Orte, Gewohnheiten werden übernommen, zunehmende Trennung vom Verstorbenen • Dauer: Wochen, Monate bis Jahre
Phase: Neuer Selbst- und Weltbezug	• Erkenntnis, dass das Leben weitergeht und man dafür Verantwortung trägt, persönliche Einstellungen des Menschen haben sich durch den Trauerprozess verändert, neue Perspektiven und Pläne werden entwickelt • Beginn nach mehreren Monaten bis Jahren

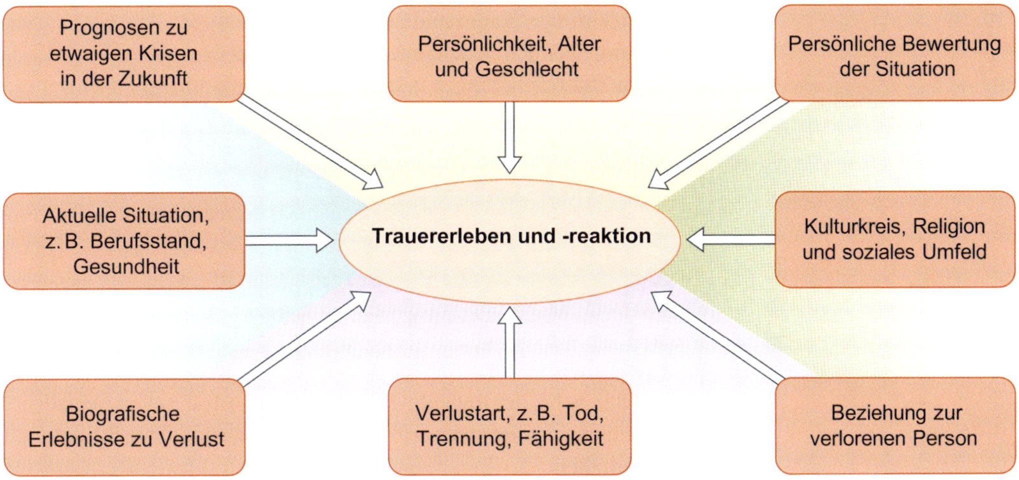

Abb. 3.6 Einflussfaktoren auf Trauererleben und -reaktion [P554/L138]

Unterstützung zur Bewältigung

Coping-Strategien können anhand der Richtung und des Ziels voneinander unterschieden (➤ Tab. 3.21) und kombiniert werden, sie können förderlich, ineffektiv oder ungesund sein.

Coping
(Bewältigung) Beschreibt Reaktionen auf Herausforderungen im Leben und den Umgang damit.

Tab. 3.21 Richtungen und Ziele von Coping-Strategien

Richtung	Ziel
Internales Coping: Bewältigung mit Blick auf die eigene Person	Problemorientiertes Coping: Bewältigung mit Fokussierung der Problemlösung
Externales Coping: Bewältigung mit Blick auf das Umfeld, die Umwelt	Emotionsorientiertes Coping: Bewältigung mit Zentrierung der Gefühlswelt

Typische Bewältigungsmuster laut Lazarus & Folkman

- Konfrontierendes Coping als aggressiver Änderungsversuch der Situation
- Distanzierung als Rückzug zur Minimierung des Auslösers
- Selbstkontrolle als Zurückhalten der Gefühle
- Suche nach sozialer Unterstützung als Recherche nach Informationen oder emotionalem Support
- Selbstbeschuldigung als gerechte Strafe für ein Fehlverhalten
- Wunschdenken, Vermeidung, um das Problem zu umgehen
- Geplantes Problemlösen als strukturierter und lösungsorientierter Ansatz
- Positive Umdeutung als Perspektivenwechsel

Pflegerische Maßnahmen bei Verlust und Trauer

- Abschied, Rituale und Bräuche ermöglichen, Symbole zur Erinnerung an den Verstorbenen aufstellen, z. B. Erinnerungsbuch oder Fotografie des Verstorbenen
- Gesprächsbereitschaft signalisieren, Gesprächen einen würdigen Rahmen geben, z. B. ruhiger Raum und Zeit
- Aufklärung über den Verlauf des Trauerprozesses
- Gefühlen und Erinnerungen in der Verarbeitung Raum schenken
- Suizidäußerungen ernst nehmen (➤ 2.1.15)
- Unterstützung bei der Reaktivierung vorhandener Ressourcen und erfolgreicher Coping-Strategien
- Auf Trennungsängste bei hinterbliebenen Kindern achten

Maßnahmen zur Stabilisierung des Familiensystems

- Offene Kommunikation ermöglichen, um dem Thema Sterben und Tod Raum zu geben
- Unterstützung bei der Rollenfindung, da mit dem Tod Rollen wegfallen und Familienaufgaben neu verteilt werden, um die familiäre Struktur aufrechtzuerhalten
- Unterstützung von Geschwisterkindern, da ihre Bedürfnisse häufig zu kurz kommen
- Hinzuziehen professioneller Trauerbegleitung, Seelsorge, psychologischer Unterstützung

KERNAUSSAGE

Pflegefachpersonen unterstützen Angehörige bei der Bewältigung von Verlust und Trauer. Sie berücksichtigen, dass Trauerprozesse individuell verlaufen, signalisieren Gesprächsbereitschaft und stellen bei Bedarf den Kontakt zu professionellen Trauerbegleitern her.

3.2 Lebensbedrohliche und krisenhafte Pflegesituationen

KOMPETENZBEREICH

In diesem Abschnitt finden Sie die Inhalte zu den Kompetenzen aus dem **Kompetenzbereich I** „Pflegeprozesse und Pflegediagnostik in akuten und dauerhaften Pflegesituationen verantwortlich planen, organisieren, gestalten, durchführen, steuern und evaluieren". Sie erfahren die prüfungsrelevanten Inhalte, um in lebensbedrohlichen sowie in Krisen- oder Katastrophensituationen zielgerichtet zu handeln *(I.4)* (➤ Abb. 3.7).

Die Absolventinnen und Absolventen

- treffen in lebensbedrohlichen Situationen erforderliche Interventionsentscheidungen und leiten lebenserhaltende Sofortmaßnahmen (➤ 3.2.1, ➤ 3.2.2) bis zum Eintreffen der Ärztin oder des Arztes ein (➤ 3.2.3),
- koordinieren den Einsatz der Ersthelferinnen oder Ersthelfer bis zum Eintreffen der Ärztin oder des Arztes (➤ 3.2.1),
- erkennen Notfallsituationen in Pflege- und Gesundheitseinrichtungen (➤ 3.2.4) und handeln nach den Vorgaben des Notfallplanes und der Notfall-Evakuierung (➤ 3.2.5).

(Anlage 2 zu § 9 Absatz 1 Satz 1 PflAPrV)

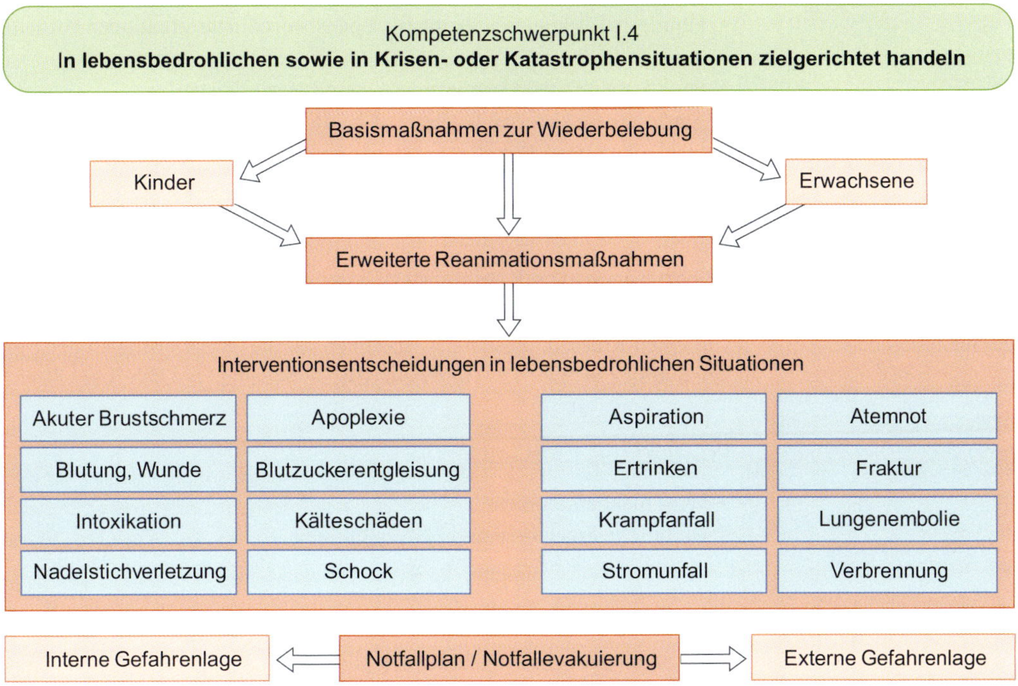

Abb. 3.7 In lebensbedrohlichen sowie in Krisen- oder Katastrophensituationen zielgerichtet handeln [P554/L138]

3.2.1 Basismaßnahmen zur Wiederbelebung bei Erwachsenen

Reanimation
Maßnahmen der Ersten Hilfe, die im Rahmen einer Notfallsituation ergriffen werden.

Basismaßnahmen zur Wiederbelebung *(Basis Life Support, BLS)* sind Maßnahmen der Ersten Hilfe, die im Rahmen einer Notfallsituation ergriffen werden. Sie beinhalten laut der ERC-Leitlinie *(European Resuscitation Council)* u. a. das Erkennen eines Kreislaufstillstands, die Alarmierung bzw. den Notruf, die Thoraxkompression, die Beatmung bzw. Atemspende, die automatisierte externe Defibrillation, die Sicherheit und Maßnahmen bei Verlegung der Atemwege durch Fremdkörper (Olasveengen et al. 2021).

Eine Wiederbelebung ist erfolgreich, wenn die Atmung einsetzt und der Puls tastbar wird und sich die Hautfarbe und Pupillenverkleinerung normalisieren.

Vorbereitung auf einen Notfall

- Notfallnummern im Telefon einspeichern, sichtbar aufhängen
- Vorhandensein und Ausstattung des Notfallequipments regelmäßig auf Funktionalität und Vollständigkeit überprüfen, z. B. Notfallkoffer, Absaugmöglichkeiten
- Kenntnis über Notfall-Algorithmus (Ablauf) besitzen und regelmäßig auffrischen (➤ Abb. 3.8)
- Fundierte Risikoeinschätzung für lebensbedrohliche Situationen vornehmen
- Funktionalität des Alarmierungssystems gewährleisten
- Alarmierungskriterien festlegen, d. h., ab wann handelt es sich um einen meldepflichtigen Notfall
- Im akutstationären Versorgungsbereich Notfallteams bilden

Erkennen eines Kreislaufstillstands

Kreislaufstillstand
Akuter Ausfall der Blutzirkulation, fehlendes Bewusstsein und fehlende bzw. anormale Atmung, z. B. Schnappatmung (langsames mühsames Atmen).

Um einen Kreislaufstillstand zu erkennen, ist die Orientierung an der Überlebenskette (➤ Tab. 3.22) und dem ABCDE-Schema (➤ Abb. 3.9) hilfreich.

Prüfung des Kreislaufs

- Wird nicht empfohlen
- Oft falsche Ergebnisse und Zeitvergeudung

Prüfung des Bewusstseins

- Leicht an der Schulter schütteln, laut ansprechen
- Bei vorhandenem Bewusstsein u. a. Positionierungsmaßnahmen wie stabile Seitenlage ergreifen
- Bei fehlendem Bewusstsein → Überprüfung der Atmung in Rückenlage

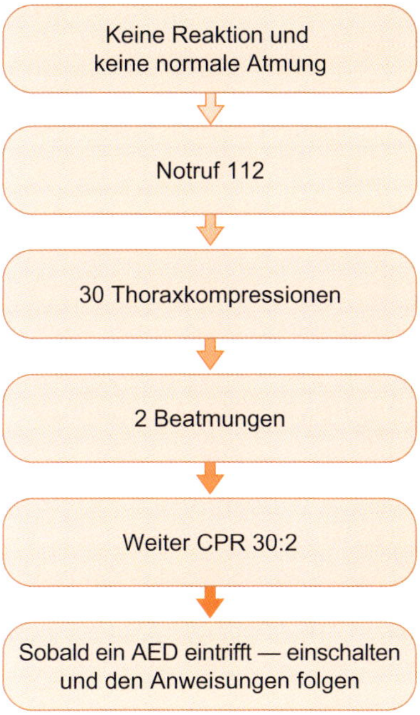

Abb. 3.8 Algorithmus der Basismaßnahmen zur Wiederbelebung (BLS) [P554/L138]

Tab. 3.22 Die Überlebenskette

Schritt	Erläuterung
Frühes Erkennen und Notruf	• Schnelles Erkennen eines Kreislaufstillstands mit den Schlüsselsymptomen fehlende Reaktion und fehlende normale Atmung • Umgehend Rettungsdienst rufen
Frühe Wiederbelebung durch Notfallzeugen	• Ausgebildete Helfer führen Herzdruckmassagen und Atemspenden durch • Nicht ausgebildete Helfer ggf. ausschließlich Herzdruckmassagen
Frühe Defibrillation	• Nutzung öffentlicher und hauseigener AED-Geräte • Anweisungen des Gerätes folgen
Frühe erweiterte Maßnahmen und Postreanimationsmanagement	• Atemwegsmanagement • Notfallmedikation

Prüfung der Atmung

- Überstreckung des Kopfs, d. h. Beugung zum Nacken hin, Kinn zum Himmel hin anheben, um einem Zurückfallen der Zunge mit Verlegung der Atemwege vorzubeugen
- Wange über Mund und Nase bringen, dabei Brustkorb beobachten → Atmung sehen, hören oder spüren
- Überprüfung maximal 10 Sekunden, bei Zweifeln an vorhandener Atmung → Beginn der kardiopulmonalen Reanimation

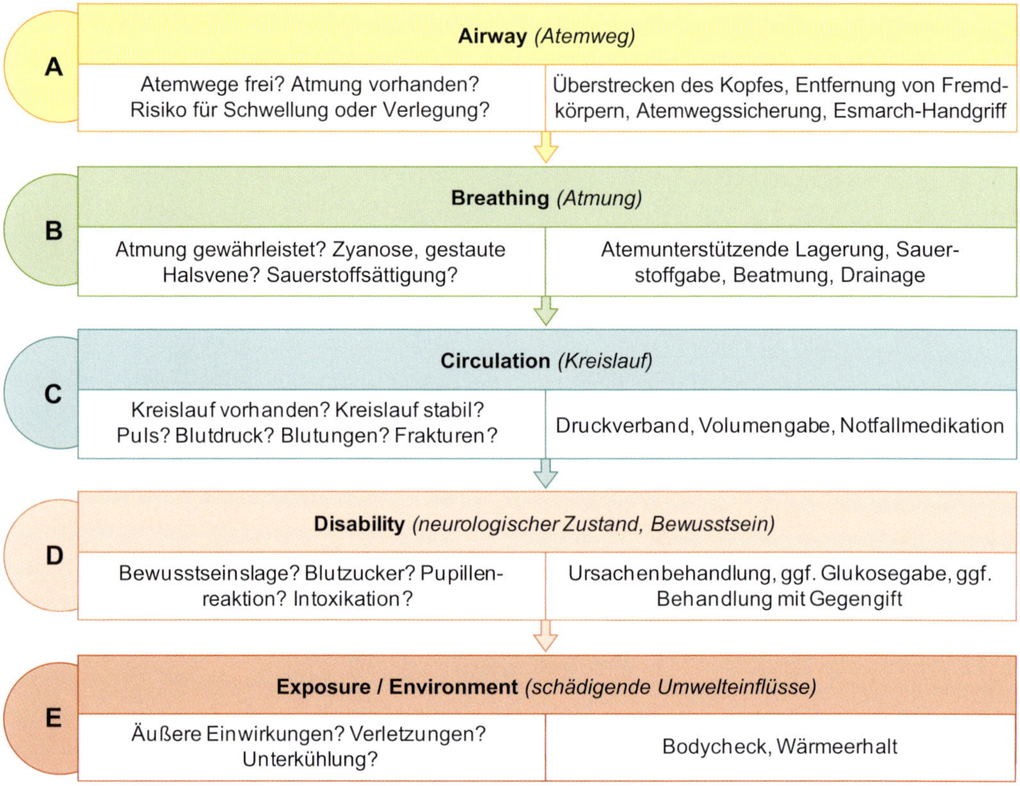

Abb. 3.9 ABCDE-Schema mit diagnostischen Fragestellungen und Maßnahmen [P554/L138]

Stabile Seitenlage

Stabile Seitenlage
(Recovery Position) Seitliche Standardlagerung bei selbstständig atmenden Menschen ohne Notwendigkeit einer Thoraxkompression mit verminderter Reaktionsfähigkeit, u. a. bei medizinischer Erkrankung oder nichtphysischem Trauma.

- Beine ausstrecken
- Zugewandten Arm rechtwinklig zum Körper legen, Handfläche zeigt nach oben
- Anderen Arm über den Brustkorb legen, Handfläche an zugewandter Wange im Gesicht
- Gegenüberliegendes Bein anwinkeln, Fuß steht auf dem Boden
- Patienten zu sich rollen, Hand verbleibt unter Wange
- Oberes Bein ist in Hüfte und Knie rechtwinklig
- Nacken überstrecken, damit Atemwege frei bleiben
- Mund zeigt nach unten, damit Flüssigkeiten aus dem Mund abfließen können
- Regelmäßige Atemkontrolle, beim Patienten bleiben

Notruf

- Sofort, bei fehlender oder anormaler Atmung
- Notruf per Telefon (Tel. 112) oder Notfallklingel
- Koordination von Ersthelfern: Lautsprecher oder Freisprechoption des Mobiltelefons betätigen, um mit dem Leitstellendisponenten in Kontakt zu bleiben, AED *(automatischen externen Defibrillator)* organisieren lassen
- Einziger Ersthelfer → Patienten für die Alarmierung/Notruf verlassen
- Inhalte des Notrufs orientieren sich an den fünf **W: Wo** ist der Notfall? **Was** ist passiert? **Wie viele** sind verletzt bzw. beteiligt? **Welche** Erkrankungen oder Verletzungen sind wichtig? **Warten** auf Rückfragen.

Herzdruckmassage

- Sofort nach Absetzen des Notrufs beginnen
- Auf harter Unterlage durchführen
- Kopfende frei zugänglich machen
- Lokalisation des Druckpunkts: Entkleidung des Brustkorbs, Mitte des Brustkorbs
- Handballen auflegen, andere Hand auf Handrücken legen, Finger verschränken, Arme durchstrecken
- Brustkorb im Wechsel ca. 5–6 cm eindrücken und Druck entfernen
- Frequenz ca. 100–120 Kompressionen/Min.
- Wechsel von 30 Thoraxkompressionen und zwei Atemspenden im Wechsel, beginnend mit der Herzdruckmassage
- Koordination von Ersthelfern: Abwechseln von Herzdruckmassage und Atemspende nach ca. 2 Min. zur Entlastung

Herzdruckmassage *(Thoraxkompression)* Sofortmaßnahme der Basismaßnahmen zur Wiederbelebung, rhythmische Kompression des Herzens, Ziel ist die Blut- und Sauerstoffversorgung überlebenswichtiger Organe bei Kreislaufstillstand.

Atemspende

- Zwei Atemspenden nach 30 Thoraxkompressionen
- Verwendung von Hilfsmitteln, die verfügbar sind, z. B. Notfallbeatmungstücher, Taschenmasken
- Mund-zu-Mund-Beatmung: Lippen zur Abdichtung um Mund des Patienten legen, gleichmäßig einblasen, Brustkorb hebt sich, Lippen vom Mund des Patienten nehmen, Brustkorb senkt sich; hebt und senkt sich der Brustkorb nicht, kann der Atemweg z. B. durch einen Fremdkörper verlegt sein
- Atemspende maximal 10 Sekunden
- Eigenschutz: Handschuhe tragen, Kontakt mit infektiösem Material vermeiden, Mullkompressen bei Mund-zu-Mund-Beatmung

Atemspende *(Beatmung)* Sofortmaßnahme der Basismaßnahmen zur Wiederbelebung, Einblasen der Ausatemluft des Atemspenders oder durch Nutzung von Hilfsmitteln.

Defibrillation

Mithilfe einer Defibrillation *(Entflimmerung)* können lebensbedrohliche Herzrhythmusstörungen mit Gleichstromimpulsen behoben werden, u. a. durch automatisierte externe Defibrillatoren *(AED),* besonders bei:

- Kammerflimmern: rasche unkoordinierte Zuckungen der Herzkammer mit unzureichendem Blutauswurf aus dem Herzen
- Pulslose ventrikuläre Tachykardie: zu schnelles Zusammenziehen der Herzkammer, Puls kommt nicht in der Peripherie an

Ablauf einer Defibrillation:

- AED mit Pads (Klebeelektroden) anbringen, sobald verfügbar
- Bild und Sprachanweisungen des AED folgen
- Es erfolgt alle 2 Minuten eine Analyse
- Koordination der Ersthelfer und Eigenschutz: sicherstellen, dass niemand den Patienten während der Stromschocks berührt, Sicherheitsabstand einnehmen, daher stets Ankündigung eines Schocks
- Nach dem Schock Herzdruckmassage und Atemspende fortsetzen
- Defibrillation max. 5 Sek.

KERNAUSSAGE

Pflegefachpersonen ergreifen sämtliche Maßnahmen, um zu jedem Zeitpunkt auf einen Notfall vorbereitet zu sein. Bei der Durchführung der Basismaßnahmen orientieren sie sich an der Überlebenskette. Sie koordinieren Ersthelfer, indem sie diesen u. a. klare Aufgaben zuweisen.

3.2.2 Basismaßnahmen zur Wiederbelebung bei Säuglingen und Kindern

Die **Reanimation bei Neugeborenen***(Newborn Life Support, NLS)* umfasst Maßnahmen zur Wiederbelebung bei reifen Neugeborenen und Frühgeborenen, um den Zeitraum der Geburt gelegen; orientiert sich am NLS-Algorithmus.

Die **Reanimation bei Kindern** *(Pediatric Basic Life Support, PBLS)* umfasst Maßnahmen zur Wiederbelebung bei Säuglingen, Kleinkindern und Jugendlichen bis 18 Jahre; Patienten, die wie Erwachsene aussehen, werden als solche behandelt; orientiert sich am PBLS-Algorithmus (➤ Abb. 3.10).

- Häufige Ursachen für Kreislaufstörungen bei Kindern: Atemstörungen, z. B. durch Fremdkörperaspiration, Störungen des Kreislaufs, z. B. Volumenmangelschock
- Ersthelfer *ohne* spezifische Ausbildung gehen vor wie bei Erwachsenen
- Ersthelfer *mit* spezifischer Ausbildung gehen anhand des PBLS-Algorithmus vor

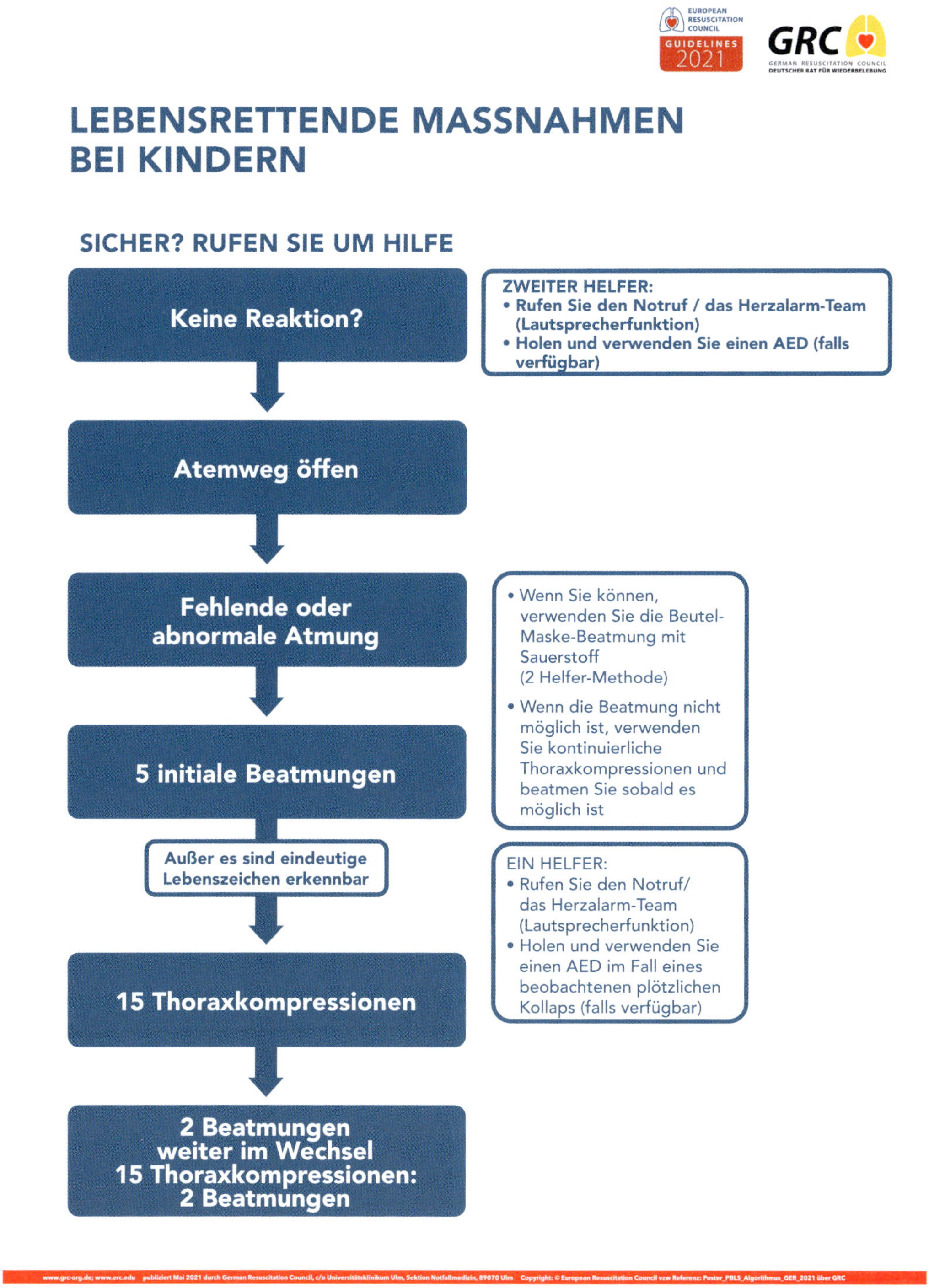

Abb. 3.10 Lebensrettende Maßnahmen bei Kindern oder auch PBLS (Pediatric Basic Life Support) by © German Resuscitation Council (GRC) und Austrian Resuscitation Council (ARC) 2021 [F781-041]

Besonderheiten

- Notruf erst nach 1 Minute Reanimation tätigen, wenn der Ersthelfer alleine ist
- Initial werden 5 Atemspenden gegeben, folgen keine Lebenszeichen, wird mit der Herzmassage begonnen:
  - Bei Neugeborenen 3 Thoraxkompressionen und 1 Beatmung (3:1)
  - Bei Kindern 15 Thoraxkompressionen und 2 Atemspenden im Wechsel (15:2)
- Einsatz eines AEDs bei Kindern über 8 Jahren wie bei Erwachsenen, bei 1- bis 8-Jährigen wird die Verwendung von Kinderpads empfohlen, bei Säuglingen kann ebenfalls ein AED verwendet werden, wenn es keine andere Option gibt (➤ Tab. 3.23)

KERNAUSSAGE

Die Reanimationsmaßnahmen bei Säuglingen und Kindern unterscheiden sich im Gegensatz zu Erwachsenen u. a. dadurch, dass der Notruf, wenn der Ersthelfer alleine ist, erst nach 1 Minute Reanimation abgesetzt wird, initial mit 5 Atemspenden begonnen wird und das Verhältnis zwischen Herzdruckmassage und Atemspende abweicht.

3.2.3 Erweiterte Reanimationsmaßnahmen

Zu den erweiterten Reanimationsmaßnahmen *(Advanced Life Support, ALS)* gehören Maßnahmen der Ersten Hilfe, die im Rahmen einer Notfallsituation ergriffen werden. Sie bauen auf den Basismaßnahmen auf, beinhalten laut der ERC-Leitlinie *(European Resuscitation Council)* u. a. präventive Maßnahmen im innerklinischen Bereich und außerhalb des Klinikums, spezielle Reanimationsmaßnahmen, Atemmanagement und Notfallmedikation.

Tab. 3.23 Atemspende und Herzdruckmassage bei Säuglingen und Kindern

<table>
<tr><th colspan="2">Atemspende</th><th colspan="2">Herzdruckmassage</th></tr>
<tr><th>Säuglinge</th><th>Kinder</th><th>Säuglinge</th><th>Kinder</th></tr>
<tr><td colspan="2">• Kopf in neutraler Position, leicht nach hinten gestreckt, keine Überstreckung
• Anheben des Unterkiefers („Schnüffelstellung")
• Können zur Beatmung auf den Arm genommen werden
• Luftmenge der Körpergröße anpassen</td><td colspan="2">Druckpunkt liegt mittig ein Fingerbreit oberhalb der Stelle, an der die untersten Rippenbögen zusammenkommen (Brustbein)</td></tr>
<tr><td>Mund und Nase mit Mund umschließen</td><td>Nur Mund umschließen</td><td>• Brustkorb wird um ein Drittel seines Durchmessers eingedrückt, d. h. ca. 4 cm beim Säugling
• Es wird der gestreckte Zeige- und Mittelfinger genommen oder der Brustkorb mit den Händen umfasst und mit den Daumen gedrückt</td><td>• Brustkorb wird um ein Drittel seines Durchmessers eingedrückt, d. h. ca. 5 cm beim älteren Kind
• Bei älteren Kindern wird entweder nur ein Handballen genommen oder wie beim Erwachsenen gedrückt</td></tr>
</table>

Prävention

➤ Tab. 3.24

Atemwegsmanagement

- Beutel-Masken-Beatmung mit Gesichtsmaske (z. B. Ambu®-Beutel): Mund und Nase dicht verschließen, Kopf nackenwärts beugen, rhythmisches und langsames Zusammenpressen (> 2 Sek.) und Entfalten des Beutels, sodass sich der Brustkorb hebt, eine Überblähung der Lunge vermeiden, ggf. Unterstützung durch einen Guedel-Tubus, um eine effektive Beatmung trotz zurückgefallener Zunge zu gewährleisten
- Intubationsbeatmung, z. B. durch supraglottische Atemwegshilfen (SAD), endotracheale Intubation mit Intubationsbeatmung

Atemwegsmanagement
Maßnahmen zur Atemwegssicherung unter Nutzung von Atemwegshilfen, dienen der Ventilation (Belüftung) der Lunge und der Versorgung des Körpers mit Sauerstoff.

Notfallmedikation

Die Notfallmedikation besteht aus Arzneimitteln, die im Rahmen der erweiterten Reanimationsmaßnahmen bei Kreislaufstillstand intravenös oder intraossär verabreicht werden (➤ Tab. 3.25).

Gründe für Abbruch der Reanimation

- Sicherheit der Helfer nicht gewährleistet
- Tödliche Verletzung oder Zeichen des irreversiblen Todes
- Gültige und zutreffende Patientenverfügung
- Anhaltende Asystolie *(Pulslosigkeit)* trotz 20 Minuten erweiterter Reanimationsmaßnahmen ohne erkennbare reversible Ursache
- Starker Hinweis, dass die Fortführung der Reanimation nicht den Werten und Vorstellungen des Patienten entspricht (➤ 3.4)

Tab. 3.24 Präventive Maßnahmen

Innerklinischer Bereich	Außerklinischer Bereich
• Schulung zu Symptomen und Vorgehen bei Verschlechterung anhand des Notfall-Algorithmus (➤ Abb. 3.11) • Angemessenes und häufiges Monitoring der Vitalzeichen • Klare Anleitung u. a. zu Alarmierungskriterien • Eindeutiges und einheitliches Notrufsystem • Angemessene und rechtzeitige Reaktion durch die Beteiligten des Notrufsystems	• Beobachtung der Krankheitsgeschichte auf Anzeichen, z. B. Identifizierung angeborener oder erworbener Risikofaktoren, Screening von Familienangehörigen • Vorzeichen und Symptome ernst nehmen, z. B. Brustschmerzen, Herzrasen • Fachkundige Hilfe hinzuziehen

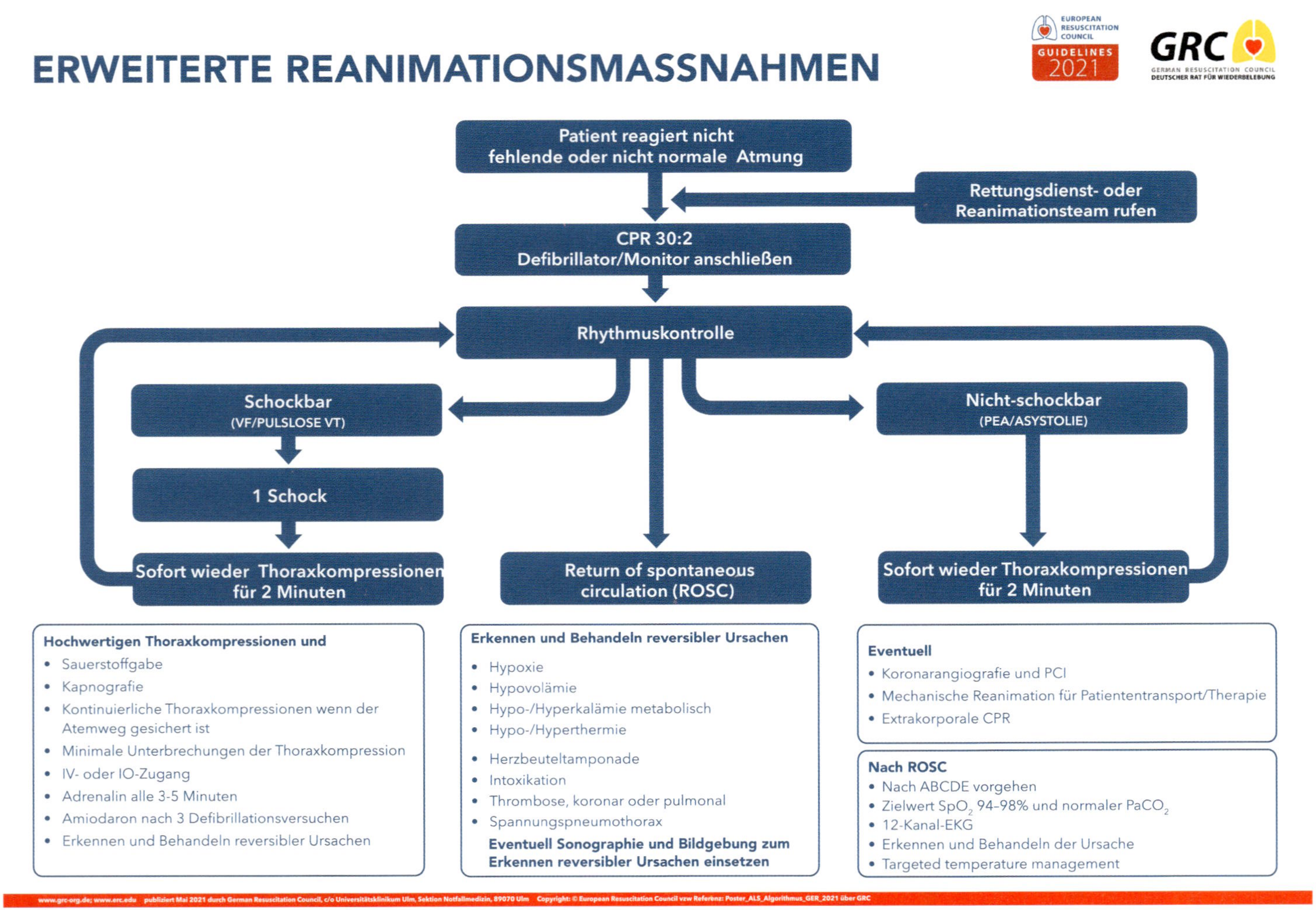

Abb. 3.11 Erweiterte Reanimationsmaßnahmen oder auch:
ALS (Advanced Life Support) by © German Resuscitation Council (GRC) und Austrian Resuscitation Council (ARC) 2021 [F781-035]

Tab. 3.25 Notfallmedikation auf einen Blick

Notfallmedikation	Hinweis
Vasopressoren	• Anwendung bei fehlendem Herzschlag und erfolgloser Defibrillation bei Kammerflimmern • Wirkung von Adrenalin: Förderung der Schlagkraft, Schlagfrequenz, Reizleitung und Erregbarkeit des Herzens, Standarddosis bei Erwachsenen ist 1 mg, Gabe kann alle 3–5 Minuten wiederholt werden • Wirkung von Vasopressin: Blutdruckerhöhung durch Vasokonstriktion *(Engstellung der Gefäße)*
Antiarrhythmika	• Anwendung z. B. bei bestehendem Kammerflimmern nach dreimaliger Defibrillation • Wirkung: Dämpfung der Erregungsleitung, Reduktion von Extrasystolen in der Herzkammer
Natriumbikarbonat	• Anwendung bei Kreislaufstillstand bei Hyperkaliämie oder Überdosierung trizyklischer Antidepressiva • Wirkung: Abpuffern einer metabolischen Azidose
Intravenöse Flüssigkeitsgabe	• Anwendung bei einer (vermuteten) Hypovolämie *(reduzierte Blutmenge im Körper)*, z. B. durch Ringer- oder isotone Kochsalzlösung, zum Freihalten peripher-venöser Zugänge • Keine Glukosegabe, wegen der Gefahr einer Schädigung der Gehirnzellen durch eine Hyperglykämie

Postreanimationsmanagement

Das **Postreanimationsmanagement** beinhaltet Maßnahmen, die nach erfolgreicher Reanimation ergriffen werden. Sie dienen der Unterstützung des Kreislaufs und der Atmung, der Temperatursenkung, der Normalisierung des Blutzuckerspiegels, Ursachensuche und -behandlung.

Postreanimationssyndrom
Organschäden infolge einer lang andauernd unzureichenden Durchblutung.

Zum **Postreanimationssyndrom** zählen Herz- und Gehirnschäden, Herzschwäche/-versagen, Bewusstseinsstörungen, Krampfanfälle, Symptome sind u. a. Hyperthermie, Hyperglykämie, Nieren-/Leberfunktionsstörungen.

Maßnahmen des Postreanimationsmanagements:

- Erweiterte Atemwegssicherung durch endotracheale Intubation und Sauerstoffgabe
- Legen eines intravenösen Zugangs
- Ggf. Herzkatheter bei vermuteter kardialer Ursache
- Temperaturmanagement bei komatösen Patienten durch Absenkung der Körpertemperatur auf 32–36 °C zur Reduktion neurologischer Schäden mittels Verlangsamung des Gehirnstoffwechsels
- Prognosestellung und Entscheidung über weitere Maßnahmen

KERNAUSSAGE

Die erweiterten Reanimationsmaßnahmen knüpfen an die Basismaßnahmen zur Wiederbelebung an. Dabei kommt dem Atemmanagement, der Verabreichung von Notfallmedikamenten und dem Postreanimationsmanagement eine zentrale Bedeutung zu. Pflegefachpersonen berücksichtigen ethische Überlegen bei der Entscheidung zur Fortführung oder zum Abbruch der Reanimation.

3.2.4 Interventionsentscheidungen in lebensbedrohlichen Situationen

Ein Notfall ist eine oft unvorhergesehene Situation mit lebensbedrohlicher Störung der Vitalparameter.

Akuter Brustschmerz

Thoraxschmerz
Schmerz im Brustkorb.

Akute Brustschmerzen sind plötzlich auftretende, z. T. ausstrahlende Schmerzen in der Region des Brustkorbs; unterschiedliche Ursachen, z. B.:
- Kardiovaskulär, z. B. akutes Koronarsyndrom, Lungenembolie (➤ 2.1.4)
- Pulmonal, z. B. Pneumothorax
- Gastrointestinal, z. B. Refluxösophagitis, Cholelithiasis (➤ 2.1.7)

Symptome

- Brustschmerzen
- Verstärkte Beschwerden bei Belastung
- Atemnot *(Dyspnoe)*
- Angst
- Herzrhythmusstörungen

Erstmaßnahmen

- Schnellstmögliche Diagnosestellung wegen der vielen möglichen Ursachen, d. h. Arzt informieren bzw. Notarzt rufen
- Sauerstoffgabe (➤ 2.1.6)
- Engmaschige Vitalzeichenkontrolle (➤ 1.1.5)

Apoplexie

Symptome

Apoplexie
(Schlaganfall) Plötzliche Durchblutungsstörung des Gehirns mit Ausfall von Hirnfunktionen, z. B. durch Blutgerinnsel oder Hirnblutung (➤ 2.1.9).

- Sehstörungen
- Schwäche oder Lähmung von Extremitäten oder Körperhälften
- Gangunsicherheit
- Schwindel
- Sprachstörungen, verwaschene Sprache
- Schluckstörungen

Erstmaßnahmen

- Abklärung des Verdachts mit FAST-Abfrage:
  - **F**ace *(Gesicht)*: herabhängender Mundwinkel bei Aufforderung zum Lächeln

  - **A**rms *(Arme):* Unvermögen, beide Arme gerade, mit Handfläche nach oben nach vorn auszustrecken
  - **S**peech *(Sprache):* Unvermögen, einen Satz klar und deutlich nachzusprechen
  - **T**ime *(Zeit):* schnelle Arztinformation bzw. Notruf bei erhärtetem Verdacht
- Beruhigen und beim Pflegeempfänger bleiben
- Oberkörperhochpositionierung
- Kein Essen oder Trinken verabreichen

Aspiration

In die Luftwege können ungewollt verschiedene Stoffe gelangen:
- Flüssige Stoffe sind z. B. Speichel, Blut, Erbrochenes, Getränke
- Feste Stoffe sind z. B. Fremdkörper wie Bonbons, Kleinteile oder Nahrungsmittel

Aspiration
Eindringen *(„Einatmen")* von festen oder flüssigen Stoffen in die Atemwege.

Symptome

- Bei Flüssigkeiten: Husten, hörbare, z. B. rasselnde Atemgeräusche, Zyanose
- Bei Fremdkörpern: zusätzlich keuchende Atmung, Unvermögen zum Sprechen, stilles Husten, Bewusstlosigkeit

Erstmaßnahmen

- Absaugen aspirierter Flüssigkeit mit Gefahr des Bronchospasmus, verlangsamter Herzschlag, sinkende Sauerstoffsättigung (➤ 1.1.5)
- Gestuftes Vorgehen bei Erwachsenen mit Fremdkörperaspiration:
  - Fünf Rückenschläge bei gestütztem Brustkorb mit vornübergebeugtem Oberkörper
  - Fünf Kompressionen des Oberbauchs mit geballter Faust zwischen Nabel und Brustkorb nach innen und oben
  - Fünf Rückenschläge und fünf Kompressionen im Wechsel
  - Bei Bewusstlosigkeit Entfernung des Fremdkörpers mit spezieller Zange oder Laryngoskop
- Vorgehen bei Säuglingen:
  - Säugling auf dem Schoß, Bauchlage mit Kopf nach unten, Kopf stützen
  - Maximal fünf Schläge mit Handballen zwischen die Schulterblätter
  - Schnelle und kräftige Kompressionen des Oberbauchs in Rückenlage mit Kopf nach unten
  - Bei Bewusstlosigkeit Mund auswischen und einmalige Suche nach Fremdkörper mit der Gefahr, diesen tiefer zu schieben, fünfmalige Beatmung, anschließend ggf. Reanimation

Atemnot

Dyspnoe
(Atem-, Luftnot) Luftmangel in Zusammenhang mit/ohne körperliche Belastung, mit der Lage; akuter oder langsamer Beginn.

Für Atemnot kann es vielfältige Ursachen geben, z. B. pulmonal bei Asthma bronchiale, kardial bei Herzinsuffizienz, neuromuskulär bei Amyotropher Lateralsklerose (ALS), psychogen bei Stress (➤ 1.1.5, ➤ 2.1.6).

Symptome

- Veränderte Atemfrequenz, -tiefe, -geräusche
- Angst, Panik
- Schwindel
- Husten
- Herzrasen, Brustschmerzen

Erstmaßnahmen

- Pflegeempfänger ernst nehmen
- Beruhigen, um den Sauerstoffbedarf zu senken
- Pflegeempfänger nicht alleine lassen, Vitalzeichenmessung
- Frischluftzufuhr, beengende Kleidung entfernen
- Bedarfsmedikamente verabreichen, z. B. Dosieraerosole
- Sauerstoffgabe, Vorsicht bei COPD-Patienten aufgrund der Gefahr einer CO_2-Narkose
- Atemerleichternde Positionierungen, z. B. Kutschersitz, Torwarthaltung
- Atemtechniken, z. B. Lippenbremse bei Asthma bronchiale

Blutung, Wunde

Blutung
Austritt von Blut aus dem Gefäßsystem des Körpers.

Blutungen können in innere und äußere Blutungen unterschieden werden. Sie sind u. U. lebensbedrohlich, erfordern Maßnahmen der Wundabdeckung, Blutstillung und/oder Versorgung von Amputationsverletzungen (➤ Tab. 3.26).

Tab. 3.26 Erstmaßnahmen zur Wundabdeckung, Blutstillung und bei Amputationsverletzungen (➤ 3.3.6)

Wundabdeckung	Blutstillung	Versorgung von Amputationsverletzungen
• Keimfreie Bedeckung • Fixierung der Bedeckung • Große Fremdkörper in der Wunde belassen, wegen Gefahr einer weiteren Blutung	• Druckverband mit steriler Wundauflage, Druckpolster und Binden • Hochlagerung der betroffenen Extremität	• Stumpf trocken steril verbinden • Amputat suchen, nicht behandeln, in steriles Verbandtuch wickeln, in saubere, flüssigkeitsdichte Plastiktüte geben • Diese Plastiktüte in einer weitere mit Eis und Wasser gefüllte Plastiktüte geben • Rettungsdienst kann bei Information ggf. Spezialklinik ansteuern

Tab. 3.27 Symptome und Erstmaßnahmen bei Hypo- und Hyperglykämie

	Hypoglykämie	Hyperglykämie
Definition	Blutzucker < 40 mg/dl (2,22 mmo/l) *(Unterzuckerung)*	Blutzucker nüchtern > 110 mg/dl (6,1 mmol/l), Blutzucker > 140 mg/dl (7,8 mmol/l) *(Überzuckerung)*
Symptome	• Unruhe • Heißhunger • Übelkeit • Reduzierte Hirnleistung • Aggressivität • Sprachstörungen • Krampfanfälle • Bewusstlosigkeit	• Starker Durst • Kopfschmerzen • Benommenheit • Leistungsknick • Azetongeruch des Atems • Schock, Bewusstlosigkeit, Koma
Erstmaßnahmen	• Orale oder intravenöse Zufuhr schnell wirkender Kohlenhydrate, z. B. Traubenzucker, zuckerhaltige Limonade • Gabe von Glukagon s. c. nach Arztanordnung • Vitalzeichenkontrolle inkl. Bewusstsein und Blutzucker	• Notruf bzw. Arztinformation • Langsame Senkung des Blutzuckerspiegels innerhalb von 24 Stunden unter intensivmedizinischer Beobachtung

Blutzuckerentgleisung

Bei einer Blutzuckerentgleisung kommt es zur Veränderung des Blutzuckerspiegels, die mit leichten oder schwerwiegenden Komplikationen verbunden sein kann (➤ Tab. 3.27) (➤ 2.1.12).

Ertrinken

Ertrinken
Füllung der Lunge mit Wasser mit Verdrängung der Atemluft, u. a. durch fehlende Schwimmkenntnisse, Erschöpfung, Intoxikation, Trauma, Herzinfarkt.

Symptome

- Bewusstlosigkeit
- Zyanose
- Atemstillstand oder Schnappatmung
- Krampfanfälle
- Weißlich blutiger Schaum vor Nase und Mund

Erstmaßnahmen

- Rettung aus dem Wasser in horizontaler Lage zur Verhinderung einer weiteren Hirnschädigung
- Mund-zu-Nase- oder Mund-zu-Mund-Beatmung, mit fünf Atemspenden beginnen, weil Sauerstoffversorgung Vorrang hat
- Kardiopulmonale Reanimation bei Pulslosigkeit
- Unterkühlung behandeln

Fraktur

Symptome

Fraktur
(Knochenbruch) Teilweise oder vollständige Unterbrechung des Knochengewebes, werden in geschlossene und offene unterschieden (➤ 2.1.8).

- Unsichere Frakturzeichen: Schmerzen, Schwellung, Hämatom, Bewegungseinschränkung
- Sichere Frakturzeichen: Achsenfehlstellung des Knochens, Reibegeräusche, abnorme Beweglichkeit, sichtbar herausstehende Knochenteile

Erstmaßnahmen

- Sterile Wundabdeckung
- Keine Mobilisation der Frakturstelle, Ruhigstellung und Stabilisierung
- Beobachtung auf Blutverlust, Vitalzeichen
- Bei Verdacht auf Wirbelsäulenverletzung: vollständige Immobilisation, Verletzten nicht bewegen, engmaschige Vitalzeichenkontrolle, motorische Funktionsprüfung, indem Hände und Füße nach Aufforderung bewegt werden sollen

Intoxikation

Intoxikation
Beabsichtigte oder unbeabsichtigte Vergiftung des Körpers durch Aufnahme einer für den Körper schädlichen Substanz.

Verschiedene Stoffe können zu einer Vergiftung führen, z. B. pflanzliche oder tierische Gifte, Gefahrstoffe wie Reinigungsmittel, Dämpfe, Rauch, Rausch- und Genussmittel, unsachgemäße Medikamenteneinnahme.

Symptome

- Übelkeit, Erbrechen
- Bauchschmerzen, Krämpfe
- Benommenheit, Bewusstlosigkeit
- Beeinträchtigte Atmung, Kreislaufinstabilität

Erstmaßnahmen

- Notruf, z. B. auch über die Giftnotrufzentrale (Tel. 030/19240)
- Anweisungen der Giftnotrufzentrale beachten, z. B. Wasser trinken lassen
- Eigenschutz, z. B. Distanz zur Substanz, Handschuhe tragen
- Kein Erbrechen herbeiführen, kann lebensbedrohlich sein
- Atemspende bei Atemstillstand
- Ggf. Erbrochenes, Ausscheidungen für Untersuchungen aufbewahren
- Therapeutisch, z. B. abwarten, Giftbindung durch Gabe von Aktivkohle, Gegengift verabreichen, Dialyse
- Beobachtung der Vitalparameter, Blutzucker, ggf. Entzugssymptomatik

Tab. 3.28 Symptome und Erstmaßnahmen bei Kälteschäden

Kälteschäden	Symptome	Erstmaßnahmen
Unterkühlung *(Hypothermie)* mit Absinken der Körperkerntemperatur unter 35 °C	• Mild (35–32 °C): Muskelzittern, Schmerzen, Hypertonie, Tachykardie, blasse und kalte Haut, zunehmende Apathie • Mäßig (31–28 °C): kein Muskelzittern, keine Schmerzen, reduzierte Reflexe, Schläfrigkeit, Hypotonie, Bradykardie • Schwer (< 28 °C): fehlende Reflexe, unzureichende Atmung, Puls nicht tastbar, Pupillen erweitert und starr	• Bei mäßiger bis milder Unterkühlung Erwärmungsmaßnahmen, z. B. Wärmepackungen unter die Achseln, Extremitäten nicht isoliert erwärmen • Gefahr des Kammerflimmerns beachten, daher keine Lageänderungen oder Autotransfusionslagerungen • Kardiopulmonale Reanimation bei Kreislaufstillstand
Erfrierung als lokal begrenzte Schädigung v. a. der Haut	• Grad 1: zunächst weiße, kalte, gefühllose Haut; später blaurot und schmerzhaft • Grad 2: Frostbeulen (Blasen und Schwellung), Schmerzen • Grad 3: Nekrose des betroffenen Gewebes mit schwarzblauer Verfärbung	• Langsame Erwärmung des Körperteils, z. B. Wasserbad • Bei schwerer Erfrierung und Unterkühlung: langsame Erwärmung des gesamten Körpers

Kälteschäden

Bei einem Kälteschaden kommt es zu einer thermischen Schädigung durch starke oder lang anhaltende Kälteeinwirkung auf den Organismus, hierzu zählen Unterkühlung und Erfrierung (➤ Tab. 3.28) (➤ 1.1.9).

Krampfanfall

Krampfanfälle unterscheiden sich in Dauer, Stärke und Ausprägung, bei steigender Intensität steigt die Gefahr der Hirnschädigung. Ursachen sind z. B. Schlafmangel, Medikamentennebenwirkungen, Entzugssyndrom, Fieber, Epilepsie (➤ 2.1.9).

Krampfanfall
Plötzlich eintretendes Ereignis mit unwillkürlichen, zuckenden Bewegungen und Bewusstseinsausfällen.

Fieberkrampf
Häufigster Krampfanfall im Kindesalter, geht mit hohem Fieber ≥ 39 °C einher, Dauer meist ca. 10 Min. (➤ 1.1.9).

Symptome

- Teilweise Aura als Vorbote mit Kribbeln oder Halluzinationen
- Von der Art des Anfalls abhängig (➤ Tab. 3.29)

Erstmaßnahmen

- Verletzungsgefahr durch Sturz und Gegenstände in der Nähe reduzieren
- Komplikationen berücksichtigen, z. B. Verlegung der Atemwege, Aspiration, Bisswunden (Zungenbiss), Sturzfolgen, Gehirnschädigungen
- Fieberkrampf ggf. ab 15 Min. oder dauerhaft aussetzender Atmung

Tab. 3.29 Symptome bei Krampfanfällen

Krampfanfälle	Symptome
Absencen *(Abwesenheit)*	Kurze Bewusstlosigkeit ohne Sturz
Klonische Anfälle *(heftige Bewegungen)*	Rhythmische Zuckungen der Beugemuskulatur
Tonische Anfälle *(Spannung)*	Angespannte Muskulatur ohne rhythmische Zuckungen
Tonisch-klonische Anfälle *(Grand Mal, großer Anfall)*	Bewusstseinsverlust mit Sturz, Verkrampfung und anschließend rhythmischer Zuckung der Extremitäten
Atonische Anfälle *(Erschlaffung)*	Erschlaffung eines Körperteils

Lungenembolie

Symptome

Lungenembolie
Verschluss einer Lungenarterie, meist durch ein Blutgerinnsel; Ursache ist häufig eine tiefe Bein- oder Beckenvenenthrombose.

- Dyspnoe mit erhöhter Atemfrequenz
- Tachykardie und Herzrhythmusstörungen
- Hypotonie
- Schmerzen im Brustkorb

Erstmaßnahmen

- Arzt informieren, Notruf absetzen
- Sauerstoffgabe
- Atemunterstützende Positionierungen
- Medikamentöse Blutverdünnung und Kreislaufunterstützung, ggf. Lysetherapie

Nadelstichverletzung

Nadelstichverletzungen sind Stich-, Schnitt-, Kratzverletzungen der Haut durch scharfe oder spitze medizinische, mit Patientenmaterial verunreinigte Gegenstände, z. B. Kanülen, Gefahr der Infektion mit Krankheitserregern.

Prävention

- Umsichtiges Arbeiten
- Schulung im Umgang mit Sicherheitsinstrumenten, z. B. Kanülen und Lanzetten
- Umgehende und fachgerechte Entsorgung spitzer Gegenstände, z. B. kein Recapping
- Schutzausrüstung verwenden

Erstmaßnahmen

- Blutfluss aus Wunde fördern, z. B. Ausstreichen für ca. 1 Min.
- Desinfektion der Wunde ggf. mit viruzidem Antiseptikum, dabei Stichkanal spreizen
- Unverzügliche Vorstellung beim Durchgangsarzt mit Zulassung der Berufsgenossenschaft (D-Arzt) mit Blutentnahme, Erhebung des Impfstatus, ggf. Postexpositionsprophylaxe
- Untersuchung des Patientenbluts auf Infektionskrankheiten, Patient muss vorab zustimmen

Schock

Symptome

- Bewusstseinsveränderung, z. B. Teilnahmslosigkeit, Verwirrung, Eintrübung, Bewusstlosigkeit
- Tachykardie (> 100/Min), Puls schwach und kaum tastbar
- Sinkender systolischer Blutdruck (< 80 mm/Hg)
- Blasse, zyanotische Haut mit kaltem kleinperligen und klebrigen Schweiß
- Tachypnoe oder Dyspnoe
- Oligurie *(verminderte Urinmenge)*

Schock
Generalisiertes Kreislaufversagen unterschiedlicher Ursachen (➤ Tab. 3.30) mit mangelhafter Sauerstoffversorgung des Gewebes, kann zur Bewusstlosigkeit bis zum Tod führen.

Erstmaßnahmen

- Schockursache identifizieren, z. B. durch Anamnese, EKG, Röntgen-Thorax, Labordiagnostik, Sonografie
- Schockursache beseitigen
- Kreislaufstillstand → Notruf und kardiopulmonale Reanimation, Verlegung auf Intensivstation
- Positionierung bei:
  - Bewusstsein und ausreichender Atmung, außer bei kardiogenem Schock → flache Rückenlage mit max. 45° erhöhten Beinen *(Autotransfusionslage)*
  - fehlendem Bewusstsein und vorhandener Atmung → stabile Seitenlage
  - Patienten mit kardiogenem Schock und systolischem Druck > 100 mmHg → Herzbettlagerung (Oberkörper um 30–45° erhöht, Beine tief)
- Rasch peripher-venöse Zugänge legen zur etwaigen Infusionstherapie und Flüssigkeitsgabe, ansonsten intraossärer Zugang durch Arzt
- Sauerstoffgabe bei unzureichender Atmung
- Engmaschiges oder durchgehendes Monitoring der Vitalparameter Puls, Blutdruck, Atmung, Bewusstsein und des Hautzustandes

Tab. 3.30 Definition, Entstehung und Erstmaßnahmen bei den Schockformen

<table>
<tr><th>Schockform</th><th colspan="2">Ursachen und Entstehung</th><th>Spezielle Symptome</th><th>Ergänzende Erstmaßnahmen</th></tr>
<tr><td>Hypovolämischer Schock (Volumenmangelschock) durch starken Flüssigkeitsverlust</td><td colspan="2">• Verlust von Blut, z. B. nach Unfällen, inneren Blutungen
• Verlust von Plasma, z. B. nach Verbrennung</td><td>• Kreislaufzentralisation mit marmorierter, blasser und kaltschweißiger Haut, eingefallenem Gesicht, kollabierter Halsvene, Frieren, herabgesetzter Reaktionsfähigkeit
• Gefahr der metabolischen Azidose mit Schädigung der Zellen, Lungen- und Nierenversagen</td><td>• Starke Blutungen mit Druckverband behandeln, ggf. Transfusionen
• Infusionsgabe zum Volumenausgleich
• Gabe von Katecholaminen</td></tr>
<tr><td>Kardiogener Schock durch unzureichende Pumpleistung des Herzens</td><td colspan="2">• Herzinsuffizienz
• Herzrhythmusstörung
• Myokardinfarkt</td><td rowspan="2">• Graue und zyanotische Haut
• Brustschmerzen
• Dyspnoe</td><td rowspan="2">• Sauerstoffgabe
• flache oder Herzbettlagerung
• medikamentöse Unterstützung der Herzaktivität, z. B. Dopamin- oder Diuretikagabe
• Ursachenbehandlung wie Lysetherapie bei Lungenembolie</td></tr>
<tr><td>Obstruktiver Schock durch Einengung der großen Gefäße</td><td colspan="2">• Lungenembolie
• Spannungspneumothorax</td></tr>
<tr><td rowspan="3">Distributiver Schock (Verteilungsschock) mit Durchblutungsstörung in den kleinen Gefäßen und Kapillaren</td><td>Septischer Schock bei einer Sepsis</td><td>Bei schweren bakteriellen Infektionen, z. B. bei Infektionen der ableitenden Harnwege, Pneumonien, Katheterinfektionen</td><td>• Verbrauchskoagulopathie (erhöhter Verbrauch von Gerinnungsfaktoren)
• Mikroembolien durch Erythrozyten- und Thrombozytenaggregation</td><td>• Infusionsgabe zum Volumenausgleich
• Heparintherapie zur Vorbeugung einer Verbrauchskoagulopathie
• i. v.-Antibiotikatherapie</td></tr>
<tr><td>Anaphylaktischer Schock bei allergischer Reaktion</td><td>Erhöhte Histaminfreisetzung durch Allergene, z. B. in Nahrungsmitteln, Arzneimitteln, Transfusionen, Insektengiften</td><td>• Unruhe, Juckreiz, Niesen, Quaddelbildung
• Schwindel, Übelkeit, Erbrechen
• Dyspnoe mit Bronchospasmus und Larynxödem</td><td>• Allergenzufuhr unterbrechen
• Infusionen zum Volumenausgleich
• Autotransfusionslagerung
• Wärmeerhalt, z. B. mit Decke
• Medikamentös Adrenalin, Glukokortikoide, Antihistaminika i. v., Inhalation von Salbutamol bei Bronchospasmus</td></tr>
<tr><td>Neurogener Schock bei Schädigung des Nervensystems</td><td>Störung der Gefäßregulation, z. B. bei Schädel-Hirn-Trauma oder Rückenmarksläsionen</td><td>• Hypotonie
• Stark vermindertes oder aufgehobenes Schwitzen
• Gestörte Temperaturregulation</td><td>Ursachenidentifikation und Behandlung</td></tr>
</table>

Stromunfälle

Symptome

- Muskelverkrampfungen bei bestehender Stromspannung mit Gefahr von Verletzungen des Bewegungsapparates
- Herzrhythmusstörungen mit Gefahr des Herzstillstands, auch noch nach Tagen möglich, daher 24 Std. Monitorüberwachung notwendig
- Verbrennungen v. a. an Ein- und Austrittsstellen *(Strommarken)*
- Zentralnervöse Schädigung wie Verwirrung, Atembeeinträchtigung/-stillstand, Koma

Stromunfall
Stromverletzung durch Stromeinwirkung, auch Blitzschlag, geht mit elektrischer Schädigung (Störung der Reizweiterleitung) und/oder thermischer Schädigung (Verbrennung) einher.

Erstmaßnahmen

- Stromzufuhr unterbrechen, Eigenschutz beachten
- Ggf. Reanimation und Defibrillation bei Kammerflimmern
- Keimfreies Abdecken von Strommarken

Verbrennung

Ursachen von Verbrennungen sind u. a. Verbrühungen, Dämpfe, Flammen, Explosionen, starke Sonneneinstrahlung, Reibung.

Verbrennung
Hautschädigung durch thermische, chemische oder elektrische Einwirkung, je nach Lokalisation und Umfang schmerzhaft bis lebensbedrohlich.

Symptome und Einschätzung

Flächenausdehnung, d. h. die Größe der Schädigung:
- Abschätzung mit der Neuner-Regel: Körperoberfläche lässt sich in elf „Neun-Prozent"-Bereiche unterteilen (Kopf = 9 %, 2-mal Arm je 9 %, 2-mal Bein je 18 %, Rumpf vorne und hinten je 18 %
- Abschätzung mit der Hand: Handfläche des Patienten entspricht 1 % der Körperoberfläche
- Bei Kindern und Säuglingen mit großem Kopf gelten andere Regeln, z. B. Kopf hat einen größeren Anteil

Tiefenausdehnung, d. h. die Tiefe der Schädigung:
- Grad 1: nur Epidermis betroffen, lokale Schwellung und Rötung, später Schuppung der Haut, keine Narbenbildung
- Grad 2a: auch obere Schichten der Lederhaut betroffen, oberflächliche Schädigung, wegdrückbare Rötung, feuchter Wundgrund, keine Narbenbildung
- Grad 2b: alle Schichten der Lederhaut betroffen, tiefe Schädigung, nicht wegdrückbare Rötung, trockener Wundgrund, Narbenbildung möglich
- Grad 3: alle Hautschichten betroffen, vollständige Schädigung, lederartiger und weiß bis schwarz verkohlter Wundgrund, Narbenbildung
- Grad 4: auch Muskeln, Sehnen und Knochen betroffen, Verkohlung, oft Amputation

Erstmaßnahmen

- Brennende Menschen und Kleider sofort löschen und vor dem Wegrennen hindern, z. B. mit Wasser übergießen, Flammen mit Decken ersticken, auf dem Boden rollen *(„stop, drop, roll")*
- Schmerzintensität erheben, ab Grad 3 werden die Schmerzrezeptoren zerstört, d. h. keine Schmerzwahrnehmung
- Lose aufliegende Kleider und Schmuck entfernen
- Schmerzende Stellen mit lauwarmem Wasser für ca. 10 Min. kühlen, eine längere Kühlung großer Verbrennungen kann den Wärmeverlust erhöhen, keine Hausmittel nutzen
- Verbrennungen Grad 1 ggf. mit Salbe behandeln
- Sterile oder saubere Wundabdeckung, Blasen nicht öffnen
- Bei mehr als 10–13 % verbrannter Haut (Kinder > 5 %), Gefahr eines Volumenmangelschocks, stationäre Behandlung notwendig
- Inhalationsschäden der Lunge können mit Schleimhautschäden oder Lungenödem einhergehen

KERNAUSSAGE

Pflegefachpersonen können aus Symptomen in lebensbedrohlichen oder krisenhaften Situationen Ursachen identifizieren und geeignete Interventionsentscheidungen ableiten.

3.2.5 Notfallplan und Notfallevakuierung

Notfallplan
(Katastrophenplan) Verschriftlichung des hierarchischen Aufbaus mit Zuständigkeiten und Vorgehenshinweisen bei akuten Katastrophensituationen.

Eine **Katastrophe** ist ein Großschadensereignis mit Gefahr für Leben und Gesundheit vieler Menschen oder für die Umwelt. Katastrophen werden in externe (➤ Tab. 3.31) und interne Gefahrenlagen unterschieden.

Tab. 3.31 Externe Gefahrenlagen

<table>
<tr><th>Gefahrenlage</th><th>Definition</th><th>Bedeutung für die Pflege</th></tr>
<tr><td>Massenanfall von Verletzten (MANV)</td><td>Notfall mit großer Anzahl an Patienten, Erkrankten, Geschädigten oder Betroffenen, z. B. Bombenexplosion in einem Hochhaus</td><td rowspan="4">• Beteiligung bei der Behandlung der Patienten auf den Stationen der Kliniken, in der Notaufnahme, als Transportassistenz, Betreuung im Einsatz bei der Schadensbekämpfung
• Eigenschutz berücksichtigen
• Umgang mit Panik und Angst, z. B. Blickkontakt suchen, ruhige Atmosphäre schaffen, Kriseninterventionsteams informieren</td></tr>
<tr><td>Massenanfall intoxikierter Patienten (INTOX)</td><td>Notfall mit großer Anzahl an intoxikierten, vergifteten Menschen, z. B. nach Einnahme verunreinigter Lebensmittel oder Drogen</td></tr>
<tr><td>Allgemeingefährliche Infektionskrankheiten (INFEKT)</td><td>Notfall mit großer Anzahl infizierter Menschen, z. B. pandemische Influenzainfektion, SARS</td></tr>
<tr><td>ABC/CBRN-Gefahrenlagen</td><td>Notfall nach Kontakt mit atomaren, biologischen oder chemischen Gefahrstoffen, z. B. Giftgasanschlag</td></tr>
</table>

Interne Gefahrenlagen:
- Brände und Umweltgefahren wie Überschwemmungen oder Erdbeben: umgehend Feuermelder betätigen, Feuerwehr und technische Leitwarte informieren, Ursachenermittlung unter Berücksichtigung des Eigenschutzes, Warnung der Mitarbeiter im eigenen Bereich, Menschenrettung vor Schadensbegrenzung, brennende Menschen löschen, betroffene Bereiche räumen, Aufzug nicht benutzen, Türen und Fenster schließen
- (Lang anhaltender) Ausfall der Strom-, Sauerstoff-, Wasserversorgung, der Heizungsanlage oder Kommunikationseinrichtung: Umstellung auf interne Netzwerke, Überprüfung, ob Geräte mit Strom versorgt sind, Nutzung von Beatmungsbeuteln bei Sauerstoffausfall
- Bombendrohung, Amoklauf, Geiselnahme: Alarmierung der Polizei, keine unüberlegten Maßnahmen, sich selbst und andere in Sicherheit bringen, Panik vermeiden

Triage

Sichtungskategorien bei einer Katastrophe:
- SK 1 (rot): akute vitale Bedrohung, sofortige Behandlung
- SK 2 (gelb): schwer verletzt oder erkrankt, Behandlung kann aufgeschoben werden
- SK 3 (grün): leicht verletzt oder erkrankt, Behandlung kann später erfolgen
- SK 4 (blau): keine Überlebenschance, Behandlung findet betreuend und abwartend statt
- SK 5 (schwarz): verstorben

Triage
Einteilung der Verletzten bei einer Katastrophe in verschiedene Sichtungskategorien (SK); dient der Entscheidung, wer bei begrenzten Ressourcen vorrangig behandelt wird.

Notfallevakuierung

Die Notfallevakuierung beinhaltet das dringliche Wegbringen von Pflegeempfängern aus Einrichtungen des Gesundheitswesens bei akuter Gefahrenlage. Wichtige Aspekte sind dabei:
- Vorbereitung in Brandschutzfortbildungen
- Ruhe bewahren
- Informationen weitergeben und einholen
- Flucht- und Rettungsplan beachten, auf Aushänge achten
- Rettungstechniken nutzen, z. B. Einlagenrettung
- Festgelegte Rettungswege und -abschnitte nutzen
- Sammelplätze nutzen

KERNAUSSAGE

Pflegefachpersonen wirken an der Umsetzung von Notfallplänen mit, um angemessen auf interne und externe Gefahrenlagen zu reagieren. Dabei beteiligen sie sich u. a. an der Notfallevakuierung.

3.3 Eigenständige Durchführung ärztlicher Anordnungen

KOMPETENZBEREICH

In diesem Abschnitt finden Sie die Inhalte zu den Kompetenzen aus dem **Kompetenzbereich III** „Intra- und interprofessionelles Handeln in unterschiedlichen systemischen Kontexten verantwortlich gestalten und mitgestalten". Sie erfahren die prüfungsrelevanten Inhalte, um ärztliche Anordnungen im Pflegekontext eigenständig durchzuführen *(III.2)* (➤ Abb. 3.12).

Die Absolventinnen und Absolventen

- beachten umfassend die Anforderungen der Hygiene (➤ 3.3.1) und wirken verantwortlich an der Infektionsprävention in den unterschiedlichen pflegerischen Versorgungsbereichen mit (➤ 3.3.2),
- führen entsprechend den rechtlichen Bestimmungen eigenständig ärztlich veranlasste Maßnahmen der medizinischen Diagnostik und Therapie bei Menschen aller Altersstufen durch (➤ 3.3.3),
- beobachten und interpretieren die mit einem medizinischen Eingriff bei Menschen aller Altersstufen verbundenen Pflegephänomene und Komplikationen auch in instabilen oder krisenhaften gesundheitlichen Situationen (➤ 3.3.4),
- unterstützen und begleiten zu pflegende Menschen aller Altersstufen umfassend auch bei invasiven Maßnahmen der Diagnostik und Therapie (➤ 3.3.3),
- schätzen chronische Wunden bei Menschen aller Altersstufen prozessbegleitend ein, versorgen sie verordnungsgerecht und stimmen die weitere Behandlung mit der Ärztin oder dem Arzt ab (➤ 3.3.5),
- vertreten die im Rahmen des Pflegeprozesses gewonnenen Einschätzungen zu Pflegediagnosen und erforderlichen Behandlungskonsequenzen bei Menschen aller Altersstufen in der interprofessionellen Zusammenarbeit (➤ 1.1.3, ➤ 4.1).

(Anlage 2 zu § 9 Absatz 1 Satz 1 PflAPrV)

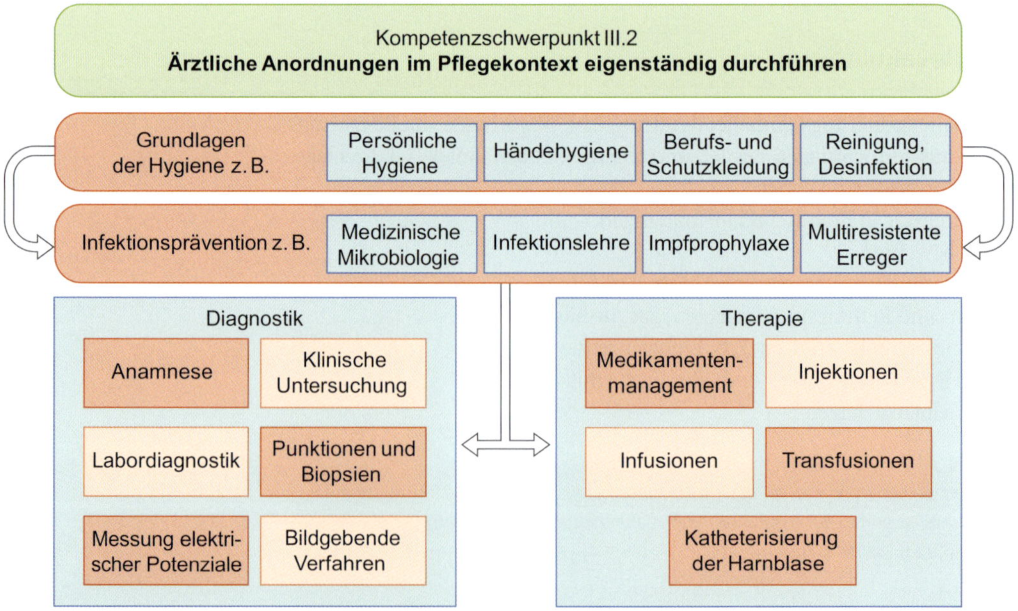

Abb. 3.12 Ärztliche Anordnungen im Pflegekontext eigenständig durchführen [P554/L138]

3.3.1 Grundlagen der Hygiene

Bereiche der Hygiene sind u. a. persönliche Hygiene, Arbeits-, Psycho-, Sozial- und Umwelthygiene (Schmal 2021d).

Hygiene
Lehre von der Verhütung von Krankheiten und von der Erhaltung, Förderung und Festigung der Gesundheit.

Persönliche Hygiene

Zur persönlichen Hygiene gehören Maßnahmen eines adäquaten persönlichen Verhaltens, insbesondere das persönliche Auftreten und Handeln:

- Tägliche Körper- und Mundpflege, auch Verzicht auf den Verzehr von Knoblauch und Alkohol am Vortag vor dem Dienst
- Hygienegerechter Umgang mit Haaren, z. B. lange Haare zusammenbinden, nicht in die Haare greifen
- Verzicht auf Schmuck an Händen und Unterarmen
- Religiöse Kopfbedeckungen täglich wechseln, bei mindestens 40 °C waschen
- Bei Erkrankungen zu Hause bleiben

Händehygiene

Die Händehygiene beinhaltet Händewaschen, Haut- und Nagelpflege sowie die hygienische Händedesinfektion.

Händehygiene
Maßnahmen zur Reduktion von Erregern auf den Händen mit der Gefahr der Keimverschleppung.

Händewaschen

- Weniger effektiv als Desinfektion
- Indikationen: bei Verschmutzung, Verunreinigung und Befall loser adhärenter Krankheitserreger, vor Dienstbeginn und nach Dienstende, nach dem Toilettengang, vor der Ausgabe und Zubereitung von Speisen, nach Kontakt mit Haustieren

Haut- und Nagelpflege

- Zur Vermeidung von Rissen und Beschädigungen (Eintrittspforten)
- Beispiele für Maßnahmen: Hautpflegemittel ohne Duft- und Konservierungsstoffe bevorzugen, nur Tuben oder Spender verwenden, Fingernägel kurz schneiden, keine künstlichen Fingernägel, kein Nagellack, Schutz vor Witterung, z. B. Handschuhe bei Kälte tragen

Hygienische Händedesinfektion

- Zur Abtötung von Keimen auf den Händen (Aktion Saubere Hände o. J.)
- Indikationen laut WHO: vor unmittelbarem Kontakt mit einem Pflegeempfänger, vor aseptischen Tätigkeiten, nach Kontakt mit potenziell infektiösen Materialien, nach Kontakt mit Pflegeempfängern, nach Kontakt mit Oberflächen in der unmittelbaren Umgebung des Pflegeempfängers

Berufskleidung
Kleidung zum Schutz und zur Signalisierung der Berufsgruppenzugehörigkeit, auch in speziellen Bereichen (➤ Tab. 3.32).

Schutzkleidung
Kleidung zum Schutz vor schädlichen Einflüssen, z. B. Verunreinigungen oder Infektionen.

Berufs- und Schutzkleidung

Indikationen für Schutzkleidung:
- Schutzhandschuhe, z. B. bei Kontakt mit Blut und Sekret, Intimpflege
- Schutzbrille, z. B. bei Gefahr des Verspritzens erregerhaltigen Materials, diagnostischen Maßnahmen wie Bronchoskopie
- Schutzkittel, z. B. zum Schutz vor Nässe oder erregerhaltigem Material
- Kopfhaube, z. B. bei invasiven Eingriffen oder Umkehrisolierung
- Mund-Nasen-Schutz, z. B. bei Aerosolbildung bei Niesen oder Erbrechen und invasiven Eingriffen mit Infektionsgefahr
- FFP2/3-Maske, z. B. bei hoch ansteckenden Erkrankungen oder Umgang mit gesundheitsschädlichen Dämpfen

Hygiene im Pflegeprozess

Zur Hygiene im Pflegeprozess gehören Maßnahmen zur Hygiene bei der Planung und Durchführung von Pflegeinterventionen:
- Keine Ablage von Pflegeutensilien im Bett
- Vollständige Vorbereitung und sinnvolle Anordnung von Materialien
- Trennung des Arbeitsplatzes in eine reine und unreine Seite
- Fenster schließen zur Reduktion von Luftbewegungen, Durchzug, Staubaufwirbelung
- Unverzügliche Entsorgung von Abfällen in bereitgestellten Abwürfen
- Non-Touch-Prinzip, z. B. bei Verbandwechseln (➤ 3.3.6)
- Sprechen und Husten bei der Durchführung invasiver Maßnahmen vermeiden
- Nicht auf das Bett setzen, ggf. Handtuch unterlegen
- Im Umgang mit Ausscheidungen Reinigungsautomaten verwenden

Hygienischer Umgang mit Wäsche

Zum hygienischen Umgang mit Wäsche zählen Maßnahmen zur korrekten Reinigung und zum nachhaltigen Umgang mit Wäsche.

Tab. 3.32 Hinweise zur Berufskleidung

Art	Hinweis
Kasak und Hose	• Bequem • Atmungsaktiv • Gut desinfizierbar • Wechsel am besten täglich, unverzüglich bei Verschmutzung
Arbeitsschuhe	• Geschlossen • Rutschfest • Abwaschbar • Wasserabweisend

Stationäre Einrichtungen

- Infektiöse und normale Schmutzwäsche in getrennten Säcken (farblich kodiert) sammeln
- Keine Zwischenlagerung von Schmutzwäsche auf Boden oder Stuhl
- Täglicher Abtransport
- Aufbereitung in der Einrichtung oder in externer Wäscherei
- Wäsche in sauberen Schränken, nicht offen lagern

Häusliche Pflege

- Aufbereitung im Haushalt
- Kontaminierte Wäsche nur mit Handschuhen berühren und bei $\geq 60\,°C$ waschen, bei meldepflichtigen Erregern mit höherer Temperatur (90°)
- Sichtbar verschmutzte Wäsche, z. B. mit Blut oder Stuhl, vor der Wäsche mit Desinfektionsmittel reinigen

Hygiene im Umgang mit Lebensmitteln

Bei der Hygiene im Umgang mit Lebensmitteln sind Maßnahmen zur Vermeidung einer Gefährdung relevant, die durch kontaminierte Lebensmittel und deren Verzehr ausgeht, z. B. Salmonellose oder Vergiftung, geregelt im HACCP-Konzept (engl. *hazard analysis and critical control points, Gefahrenanalyse und kritische Kontrollpunkte).*

Umgang mit Lebensmitteln in stationären Einrichtungen

- Bedarfsgerechte Warenbestellung und -kontrolle
- Lagerungstemperaturen und Mindesthaltbarkeitsdatum beachten
- Kühlung, z. B. tägliche Überprüfung der Kühlschranktemperatur, Kühlkette einhalten, kein erneutes Einfrieren
- Buffet, z. B. keine Nutzung bei Magen-Darm-Erkrankungen, Hust-, Nies- und Spuckschutz
- Erwärmung in der Mikrowelle nach max. 2 Std. nach der Entnahme aus dem Kühlschrank, wenn die Kühlkette eingehalten wurde
- Zur Teezubereitung nur kochendes Wasser verwenden
- Regelmäßige Reinigung und Abfallentsorgung

Umgang mit Lebensmitteln im häuslichen Bereich

- Sauberkeit, z. B. regelmäßig Hände waschen, Oberflächen regelmäßig reinigen, Schutz vor Schädlingsbefall
- Ungegarte Lebensmittel von gekochten trennen, z. B. rohes Fleisch von Gemüse trennen
- Vollständig garen, z. B. Suppen auf $> 70\,°C$ erhitzen, korrektes Wiedererwärmen

- Sichere Temperatur beachten, z. B. verderbliche Lebensmittel unverzüglich kühlen
- Umgang mit Wasser und frischen Lebensmitteln, z. B. sauberes Wasser verwenden, keine verdorbenen Speisen konsumieren

Hygienische Entsorgung von Abfall

Zur hygienischen Entsorgung von Abfall gehören Maßnahmen zur ordnungsgemäßen Abfallentsorgung mit dem Ziel, Krankheitsübertragung und Umweltbelastung zu vermeiden, geregelt in stationären Einrichtungen durch die LAGA *(Bund/**L**änder **A**rbeits**g**emeinschaft **A**bfall):*
- Entsorgung von *scharfen und spitzen Gegenständen,* z. B. Kanülen in bruch- und stichfesten Einmalbehältern
- Entsorgung von *Körperteilen, Organen, Blutkonserven,* z. T. durch zentrale Abholung, z. T. über das Abwasser
- Entsorgung von *infektiösen Abfällen,* z. B. bei Cholera oder Meningitis in kompakten, reißfesten, feuchtigkeitsbeständigen und dichten Behältnissen
- Entsorgung von *nichtinfektiösen krankenhausspezifischen Abfällen* in reißfesten, feuchtigkeitsbeständigen und dichten Mülltüten
- Gesonderte Entsorgung *zytotoxischer, zytostatischer Abfälle,* z. B. Reste einer Infusionslösung in zugelassenen Gefahrengutbehältern
- Entsorgung von *Arzneimitteln* in nichtinfektiösem, krankenhausspezifischem Abfall mit Schutz vor unbefugten Dritten
- Getrennte Sammlung und Entsorgung von *Wertstoffen*

Besonderheiten in der ambulanten Pflege:
- Entsorgung von Pflegeabfällen über den Hausmüll
- Scharfe und spitze Gegenstände in durchstichsicheren Einwegbehältnissen sammeln, kein Glas wegen der Bruchgefahr

Reinigung, Desinfektion und Sterilisation

Die **Reinigung** umfasst die Entfernung von Schmutz und Staub, Verminderung der Keimbelastung, jedoch keine Inaktivierung oder Abtötung der Keime, z. B. bei Geschirr, Verschmutzung von Flächen und Gegenständen zur Befreiung von Staub auf Ablagen, Berücksichtigung des Reinigungsplans.

Desinfektion
Reduzierung der Keimbelastung von Gegenständen, Flächen, Haut, Schleimhaut und Wunden mit dem Ziel, die Infektionsgefahr zu eliminieren *(Antisepsis),* Berücksichtigung des Desinfektionsplans.

Sterilisation
Abtöten von Keimen mit dem Ziel der vollkommenen Keimfreiheit von Gegenständen oder Zubereitungen *(Asepsis).*

Wirksamkeit

- Viruzid *(gegen Viren)*
- Bakterizid *(gegen Bakterien)*
- Fungizid *(gegen Pilze)*

Desinfektionsverfahren

- Thermisch, z. B. Verbrennen, Kochen, Dampfdesinfektion; Vorteile sind Umweltverträglichkeit, sichere Anwendung

- Chemisch, z. B. Alkohole, Aldehyde, oberflächenaktive Substanzen; Vorteile sind die Anwendbarkeit bei thermolabilen Materialien und großen Gegenständen

Indikationen von Desinfektionsverfahren

- Hautdesinfektion, z. B. vor Injektionen, Punktionen, Operationen
- Schleimhautdesinfektion, z. B. vor Katheterisierung, in der Wundversorgung, Mundhygiene
- Flächendesinfektion, z. B. nach Kontamination, regelmäßig laut Plan, Schlussdesinfektion nach Verlegung oder Entlassung

Sterilisationsverfahren

- Physikalisch, z. B. Autoklavierung, Vaporisation
- Chemisch-physikalisch, z. B. Formaldehyd, Plasmasterilisation

Angaben auf Sterilgut

- Inhalt
- Art der Sterilisation
- Datum der Sterilisation und Verfallsdatum
- Chargennummer
- Kontrollstreifen (Verfärbung bei Erreichen der Sterilisationstemperatur)

Umgang mit Sterilgut ➢ Tab. 3.33

Organisationen und Struktur der Hygiene

- Rechtliche Rahmenbedingungen, z. B. Infektionsschutzgesetz (IfSG), Medizinproduktegesetz (MPG), Arbeitsschutzgesetz (ArbSchG)
- Hygienerichtlinien und Hygienepläne, erstellt durch die Kommission für Krankenhaushygiene und Infektionsprävention am Robert Koch-Institut (KRINKO), Berufsgenossenschaft für Gesundheitsdienst und Wohlfahrtspflege (BGW)

Tab. 3.33 Umgang mit Sterilgut

Lagerung	Kontrolle vor Entnahme	Entnahme
• Schutz vor Verschmutzung, Staub, Feuchtigkeit, Ungeziefer, UV-Strahlung, mechanischer Beanspruchung, extremen Temperaturen • First-in-First-out-Prinzip, Bedarfsanpassung	• Beschädigung? • Korrekte Sterilisation? • Sterilisationsverfallsdatum? • Feuchtigkeit?	• Hygienische Händedesinfektion • Platz zum Arbeiten schaffen • Information über steriles Arbeiten • Peel-Öffnung nutzen

- Hygienekommissionen in den Einrichtungen zur Organisation des Hygienemanagements und zur Erstellung von Hygieneplänen, Pflege ist durch eine weitergebildete Hygienefachkraft vertreten
- Hygieneplan als schriftliche Festlegung innerbetrieblicher Verfahrensweisen zur Infektionshygiene, zur Einhaltung und Gewährleistung von Hygienestandards
- Reinigungs-/Desinfektionsplan als Bestandteil des Hygieneplans mit genauen Angaben zu Reinigungs- und Desinfektionsvorgängen, z. B. Gegenstand der Reinigung oder Desinfektion, Vorgehensweise, Häufigkeit, Zuständigkeit

KERNAUSSAGE

Hygienemaßnahmen zählen zu den zentralen pflegerischen Tätigkeiten. Hygienisches Arbeiten dient in der Prävention dem Selbst- und Fremdschutz.

Infektionsprophylaxe

3.3.2 Infektionsprävention

Expositionsprophylaxe
Reduktion des Infektionsrisikos durch Vermeidung des Kontakts zu Erregern.

Dispositionsprophylaxe
Reduktion des Infektionsrisikos durch Stärkung des Organismus mit Verringerung der Empfänglichkeit einer Infektion.

Die **Infektionsprävention** *(Infektionsprophylaxe)* dient der Minimierung des individuellen Ansteckungsrisikos durch Mikroorganismen, sie beinhaltet Maßnahmen zur Expositionsprophylaxe und Dispositionsprophylaxe.

Medizinische Mikrobiologie

Die **medizinische Mikrobiologie** ist Teil der Mikrobiologie, der sich mit pathogenen *(krank machenden)* Mikroorganismen beschäftigt, u. a. Physiologie und Struktur der Mikroorganismen, Diagnostik, Therapie, Epidemiologie und Prävention der verursachten Erkrankungen:

- **Bakterien:** Einzeller ohne Zellkern, die eine Vielzahl von typischen Erkrankungen verursachen können, z. B. Wundinfektionen, Durchfallerkrankungen, Lyme-Borreliose oder Tuberkulose
- **Viren:** Mikroorganismen, die sich in Wirtszellen vermehren; verantwortlich z. B. für typische Kinderkrankheiten wie Mumps, Masern, Röteln und Windpocken, aber auch für AIDS oder Influenza
- **Pilze:** Ein- oder mehrzellige Organismen mit Zellkern; haben Krankheitsbedeutung, wenn sie die Haut, Nägel oder Schleimhäute (z. B. Mund oder Vagina) befallen oder bei erheblicher Abwehrschwäche auch innere Organe wie Speiseröhre oder Lungen
- **Parasiten:** Unterschiedliche Lebewesen, z. B. Läuse und Flöhe, Würmer, Zecken als Überträger der Borreliose, Plasmodien, die die Malaria verursachen

Infektionslehre

Stadien der Infektionskrankheit

1. Infektion ist das Eindringen, Ansiedeln und Vermehren von Mikroorganismen
2. Inkubationszeit ist der Zeitraum von der Ansteckung bis zum Krankheitsausbruch, viele Infektionskrankheiten sind zum Ende der Ansteckungszeit hoch ansteckend
3. Kranksein variiert in der Stärke von unbemerkt zu leichten und schweren Verläufen
4. Überwindung als Entfernung des Erregers aus dem Körper, alternativ Versterben oder Überdauern des Erregers mit der Gefahr wiederaufzuflammen

Infektionskrankheit
Vorhandensein von Symptomen nach einer Infektion.

Infektionskette
Weg der Weitergabe von Infektionen, besteht aus Infektionsquellen, Übertragungswegen und Eintrittspforten (➤ Abb. 3.13).

Diagnose

- Anamnese, z. B. Erkrankungen im Umfeld, Reisen, Tierkontakte
- Häufige Symptome sind allgemeines Krankheitsgefühl, Kopf- und Gliederschmerzen, Fieber, Lymphknotenschwellung, Hautausschläge
- Lokale Entzündungszeichen sind Rötung *(Rubor)*, Schwellung *(Tumor)*, Überwärmung *(Calor)*, Schmerzen *(Dolor)*, Funktionseinschränkung *(Functio laesa)*
- Direkter Erregernachweis erfolgt per Mikroskopie, Erregerkultur, immunologischem Antigennachweis, Nachweis auf Erregererbsubstanz
- Indirekter Erregernachweis erfolgt durch Bestimmung von Antikörpern

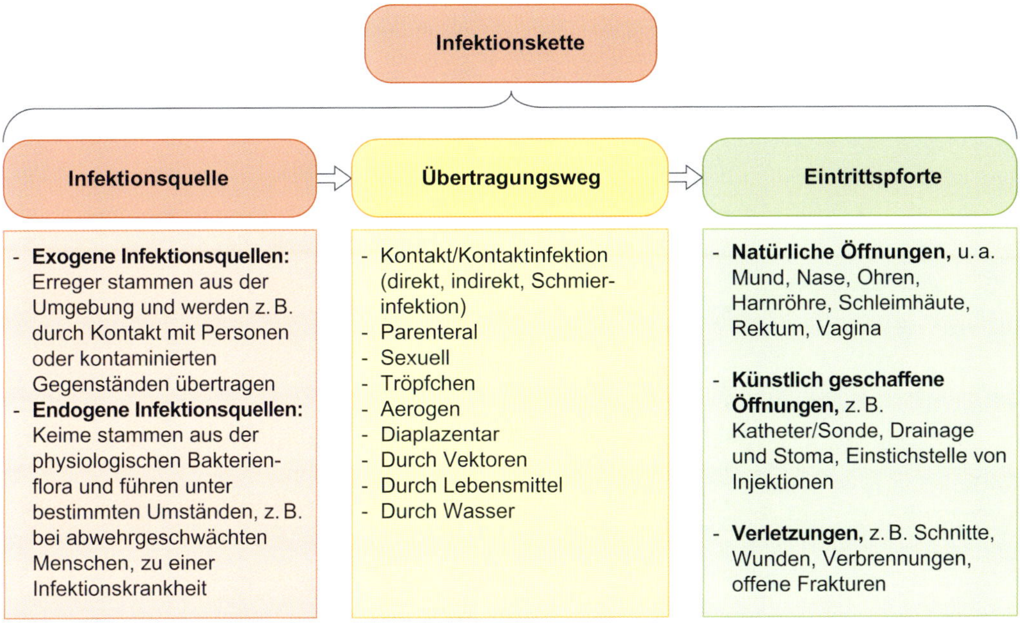

Abb. 3.13 Bestandteile der Infektionskette [P554/L138]

Nachweis von Erregern

- Labordiagnostisch mittels Entzündungswerten wie CRP *(C-reaktives-Protein)* oder Prokalzitonin, Blutbildveränderungen wie Leukozytose *(Anstieg der Leukozyten)* oder Lymphozytose (*Anstieg der Lymphozyten*)
- Erregernachweis entweder direkt durch Nachweis von Erreger, Bestandteilen, Produkten oder indirekt durch Nachweis von Antikörpern

Sepsis

Sepsis
Lebensbedrohliche Störung der Organfunktion infolge einer fehlregulierten Antwort des Körpers auf eine Infektion.

- Entstehung: infektiöse Erreger gelangen aus einer Entzündungsquelle ins Blut, führen zu einer Immunantwort, z. B. Aktivierung des Gerinnungssystems, Freisetzung zytotoxischer Substanzen, u. a. mit der Komplikation des Multiorganversagens und septischen Schocks
- Symptome: hohes intermittierendes Fieber mit Fieberspitzen (kann bei Kindern, älteren oder abwehrgeschwächten Menschen fehlen), Tachykardie, Tachypnoe, Hypotonie, Appetitlosigkeit, Leber- und Milzvergrößerung
- Behandlung: Antibiotikagabe i. v., Volumengabe i. v., Ursachensuche und -behebung, z. B. Herdsanierung, intensivmedizinische Pflege, u. a. mit engmaschiger Kontrolle der Vitalzeichen, Sauerstofftherapie, Bilanzierung

Nosokomiale Infektionen

Häufigste nosokomiale Infektionen

Nosokomiale Infektion
Infektion, die im Zusammenhang mit einer medizinischen Maßnahme erworben wurde, z. B. im Krankenhaus, in einer Pflegeeinrichtung oder auch in ambulanten Praxen.

- Untere Atemwegsinfektionen *(Pneumonie)* (➤ 1.1.5)
- (Postoperative) Wundinfektionen (➤ 3.3.5)
- Harnwegsinfekte aufgrund von Blasenkathetern (➤ 2.1.16, ➤ 3.3.4)
- *Clostridioides difficile*-Infektionen als Folge einer Antibiotikatherapie
- Gefäßkatheterassoziierte Infektionen (➤ 3.3.4)

Vermeidung nosokomialer Infektionen

- Fortlaufende systematische Erfassung, Analyse und Interpretation nosokomialer Infektionen zur Planung, Einführung und Evaluation von medizinischen Maßnahmen (*Surveillance*)
- Organisation einer einrichtungsinternen Hygiene, Ausbildung von Hygienepersonal und regelmäßige Schulung von pflegerischen und anderen Mitarbeitern
- Grundlagen der Hygiene (➤ 3.3.1)
- Impfprophylaxe des Personals
- Maßnahmen zur räumlichen Isolierung
- Abwägen von diagnostischen Maßnahmen und Therapien, die mit einer Verletzung der Haut oder Schleimhaut einhergehen, Sonden und Drainagen zeitnah entfernen
- Information, Beratung und Schulung von Pflegeempfängern und Angehörigen zu hygienischem Verhalten

Tab. 3.34 Vergleich passive und aktive Immunisierung

	Passive Immunisierung	Aktive Immunisierung
Definition	Übertragung von Antikörpern gegen Erreger	Übertragung von Erregerbestandteilen als abgeschwächter Lebend-, Tot- oder Toxoidimpfstoff
Besonderheiten	• Wird bei sofortiger Notwendigkeit verabreicht • Kurze Wirksamkeit	• Körpereigene Ausprägung eines immunologischen Gedächtnisses • Zum Teil mehrere Impfungen notwendig

Impfprophylaxe

Bei der Impfprophylaxe wird die passive von der aktiven Immunisierung unterschieden (➤ Tab. 3.34). Impfempfehlungen werden jährlich durch die Ständige Impfkommission am Robert Koch-Institut (STIKO) herausgegeben.

Impfprophylaxe
Vorbeugung einer Krankheit durch Impfung, künstliche Immunisierung ohne Krankheitsverlauf.

Räumliche Isolierung

Arten der Quellen- und Kohortenisolierung

- **Standardisolierung** bei meldepflichtiger Erkrankung, Infektionsgefahr bei direktem Kontakt oder Kontakt mit Körperflüssigkeiten oder Ausscheidungen, z. B. bei Norovirus, Masern
- **Strikte Isolierung** bei hoher Infektionsgefahr bei direktem Kontakt durch Körperflüssigkeiten, Ausscheidungen oder per Tröpfcheninfektion, z. B. bei Lungentuberkulose, virusbedingtem hämorrhagischen Fieber

Räumliche Isolierung
Vorübergehende Absonderung eines Menschen, bei infektiösen Pflegeempfängern zur Vermeidung einer Weiterverbreitung des Erregers *(Quellen- und Kohortenisolierung)*, bei infektionsgefährdeten Pflegeempfängern zum Schutz vor Erregern aus der Umwelt (*Umkehrisolation*).

Ziele und Maßnahmen der Umkehrisolierung

- Reduktion der Umgebungskeime, u. a. durch Einzelzimmer, wenig Besuch, keimarme Kost, Desinfektion von Utensilien vor Betreten des Zimmers
- Reduktion der körpereigenen Keime, u. a. durch Verwendung desinfizierender Waschsubstanzen, täglicher Bettwäsche- und Handtuchwechsel
- Frühzeitiges Erkennen einer Infektion, u. a. durch regelmäßige Temperaturkontrolle, Beschwerden erfragen

Psychische Betreuung

- Besuche und/oder Kontakte ermöglichen
- Bei der Ablenkung unterstützen
- Persönliche Gegenstände und Vorlieben integrieren
- Ggf. Seelsorge hinzuziehen

Maßnahmen bei multiresistenten Erregern

Ursachen

Multiresistente Erreger
Keime, die eine Unempfindlichkeit *(Resistenz)* gegen Antibiotika aufweisen, z. B. der Methicillin-resistente Staphylococcus aureus (MRSA); die Behandlung beinhaltet besondere hygienische Maßnahmen.

- Zunahme schwer kranker, pflegebedürftiger Menschen
- Hygienische Mängel im Gesundheitswesen
- Unsachgemäßer Umgang mit Antibiotika in Tier- und Humanmedizin

Screening auf MRSA

- Es existiert keine gesetzliche Regelung zur routinemäßigen Kontrolle.
- Begründeter Verdacht ist dem Hygienefachpersonal zu melden.
- Indikationen: Wiederaufnahme bekannter Patienten mit vorhergehender MRSA-Besiedlung, Krankenhausaufenthalt (> 3 Tage) in den letzten 12 Monaten, auffällige Wunden, infizierte Katheter, regelmäßiger Kontakt zu landwirtschaftlichen Nutztieren, gehäuftes Auftreten in einem gemeinsamen Personenkreis, Dialysepatienten, chronische Pflegebedürftigkeit mit Antibiotikatherapie in den letzten 6 Monaten oder liegender Katheter.
- Abstrich erfolgt nach Arztanordnung im Nasen-Rachen-Raum, der Perinealregion, in Wundgebieten.

Pflege bei MRSA

- Isolierung im Einzelzimmer, ambulant im Wohnraum
- Maßnahmen zum Schutz vor Kontamination sind u. a. Händehygiene, Nutzung von persönlicher Schutzausrüstung, Information von Besuchern
- Visiten, Tourenbesuche, OPs und Untersuchungen zum Schluss, Essenstablett zum Schluss abräumen
- Mindestens tägliche Flächendesinfektion der patientennahen Bereiche, Desinfektion aller Kontaktflächen nach Gebrauch
- Patientengebundener Einsatz von Pflegeutensilien
- Abfall und Wäsche in flüssigkeitsdichten und reißfesten Behältnissen im Zimmer sammeln und täglich entsorgen
- Sanierung u. a. nasaler Kolonialisierung 2- bis 3-mal tgl. über ca. 5–7 Tage durch spezielle Salben in den Nasenvorhöfen, des Rachens mittels oral applizierter Antiseptika, kolonialisierter Haut mit antiseptisch wirkenden Seifen und Lösungen, Ganzkörper- und Haarwäsche
- Unterstützung der Sanierung durch täglichen Wechsel bzw. Desinfektion von Bettwäsche, Bekleidung und Utensilien zur Körperpflege sowie Gebrauchsgegenständen
- Aufhebung der Isolierung drei Tage nach Sanierung, mit drei aufeinanderfolgenden MRSA-negativen Abstrichen
- Verlegung und Entlassung auch bei bestehender Kolonisation möglich, Information an nachversorgende Einrichtung, Aufklärung, Schlussdesinfektion

Meldepflicht bei Infektionskrankheiten

Ziele der Meldepflicht aus dem Infektionsschutzgesetz sind die frühzeitige Erkennung und die Verhinderung der Weiterverbreitung von Infektionskrankheiten.
- In Krankenhäusern wird die Aufgabe von Ärzten übernommen.
- Kommt kein Arztkontakt zustande, sind auch Pflegefachpersonen verpflichtet.

Beispiele für meldepflichtige Infektionskrankheiten: Cholera, Clostridioides-difficile-Infektionen, Diphtherie, enteropathisches hämolytisch-urämisches Syndrom (HUS), (virusbedingtes) hämorrhagisches Fieber, Keuchhusten

Meldepflicht
Vorgabe, als meldepflichtig deklarierte Infektionskrankheiten (teilweise bereits bei Verdacht) innerhalb von 24 Std. beim zuständigen Gesundheitsamt zu melden.

KERNAUSSAGE
Pflegefachpersonen nehmen eine zentrale Rolle zur Infektionsprävention ein. Sie helfen dabei, Infektionsketten zu identifizieren und zu durchbrechen.

3.3.3 Maßnahmen der medizinischen Diagnostik

Ziel der **Funktionsdiagnostik** ist die systematische Prüfung der Leistung von Organen oder Organsystemen, unter Zuhilfenahme technischer Hilfsmittel, z. B. Laboruntersuchungen, bildgebender Verfahren oder Katheteruntersuchungen.

Die **Diagnoseklassifikation** ist ein Ordnungssystem für Krankheiten, hierzu zählen u. a. die Internationale Statistische Klassifikation der Krankheiten (ICD), die Internationale Klassifikation der Funktionsfähigkeit, Behinderung und Gesundheit (ICF), der Operatoren- und Prozedurenschlüssel (OPS).
- Patienten haben ein Recht auf Diagnoseaufklärung.
- Diagnoseaufklärung ist eine nicht delegierbare ärztliche Aufgabe.
- Pflegefachpersonen dürfen die Inhalte des erfolgten Diagnoseaufklärungsgesprächs wiederholen und erklären.

Diagnostik
Maßnahmen zur Erkennung und Benennung von Erkrankungen durch Sammlung und Bewertung von Krankheitszeichen und Abgrenzung zu anderen Erkrankungen (Differenzialdiagnostik).

Ärztliche Anamnese

Bestandteile der ärztlichen Anamnese sind:
- Aktuelle Situation, z. B. Beschwerden, persönliche Daten
- Vorgeschichte der Krankheit, z. B. Therapieversuche, Komorbidität
- Vegetative Anamnese, z. B. Appetit, Stuhlgang
- Medikamentenanamnese, z. B. Medikamentenplan, Neben- und Wechselwirkungen
- Familien- und Sozialanamnese, z. B. genetisch bedingte Erkrankungen, Beruf, Familienstand

Anamnese
Systematische Erhebung der Krankheitsgeschichte, kann in Eigen- und Fremdanamnese unterschieden werden, dient auch dem Beziehungsaufbau.

Techniken der klinischen Untersuchung

Die klinische Untersuchung besteht in der körperlichen Untersuchung des Patienten mit den Sinnen unter Zuhilfenahme einfacher Hilfsmittel, z. B. Stethoskop.

- Inspektion *(Betrachten),* z. B. Körperbau, Hautveränderungen
- Palpation *(Tasten),* z. B. Puls, Schmerzempfindung
- Perkussion *(Klopfen),* z. B. Flüssigkeitsansammlung im Bauchraum, Lungengrenzen
- Auskultation *(Abhören),* z. B. Herz- und Darmgeräusche

Labordiagnostik

3

Labordiagnostik
Untersuchung von Proben durch technische Verfahrensweisen, werden in Laboren durchgeführt, einige Verfahren können als patientenbezogene Diagnostik auch an anderen Orten erfolgen, z. B. Blutzuckermessung.

Blutuntersuchungen

- Allgemeine Hinweise, z. B. korrekte Vorbereitung, Entnahme und Transport der Blutprobe
- Standard zur Blutgewinnung berücksichtigen, z. B. gleiche Zeit, vorheriges Liegen, zuvor keine körperliche Anstrengung
- Einflussfaktoren reduzieren, z. B. lange Stauung führt zur Hämolyse, Nahrungsaufnahme führt zu Blutzuckeranstieg
- Kapillare Blutentnahme, u. a. zur schnellen Blutzuckerbestimmung, Blutgasanalyse, Neugeborenen-Screening
- Venöse Blutentnahme, u. a. zur hämatologischen, serologischen oder mikrobiologischen Untersuchung, Bestimmung der Gerinnung oder Blutgruppe
- Komplikationen sind u. a.:
  - Hämatome → Kühlung oder heparinhaltige Salbe
  - Synkopen → Ruhe und Liegemöglichkeit anbieten
  - Infektionen → hygienisches Vorgehen
  - Nachblutung → Kompression

Urin- und Stuhluntersuchungen

➢ Tab. 3.35

Tab. 3.35 Urin- und Stuhluntersuchungen (➢ 1.1.8)

	Urinuntersuchung	Stuhluntersuchung
Probengewinnung	• Spontanurin als Mittelstrahlurin: sorgfältige Reinigung des Genitals, Zurückstreifen der Vorhaut, Urin in sterilem Gefäß auffangen • Katheterurin: Entnahme mit Spritze und Kanüle durch Silikonmembran des Katheters • Urinbeutel • Blasenpunktion • Sammelurin	• Stuhlfänger • Toilettenstuhl • Bettpfanne
Untersuchungsmethoden	• Klinisch-chemisch, z. B. mit Streifenschnelltest • Endokrinologisch, z. B. zur Bestimmung auf Katecholamine • Mikrobiologisch, z. B. Keimbelastung mit Urinkultur	• Klinisch-chemisch, z. B. bei Malabsorption • Immunologischer Stuhlbluttest zur Bestimmung von okkultem *(nicht sichtbarem)* Blut im Stuhl • Mikrobiologisch, z. B. pathogene Keime wie Salmonellen

Punktionen und Biopsien

Die **Punktion** erfolgt durch Einstechen mit einer Hohlnadel in Gefäße, Körperhöhlen oder Organe zur Entnahme von Flüssigkeit oder Gewebe (➤ Tab. 3.36).

Tab. 3.36 Punktionen

Punktionsform	Indikation	Pflegerische Aspekte	Komplikationen
Lumbalpunktion	Diagnostisch bei Erkrankungen des zentralen Nervensystems, z. B. Meningitis, Multiple Sklerose (➤ 2.1.9)	• Bei Positionierung in Embryonalhaltung oder im Katzenbuckel assistieren • Beruhigung, gemeinsames Atmen • Beobachtung der Punktionsstelle auf Nachblutung und Flüssigkeitsaustritt	• Postpunktionelles Syndrom (Erbrechen, Kopfschmerzen, Übelkeit, Schwindel) • Infektionen • Lähmungen
Aszitespunktion	Diagnostisch zur Ursachensuche der krankhaften Flüssigkeitsansammlung im Bauchraum oder therapeutisch zur Entlastung (➤ 2.1.7)	• Bauchumfang vor und nach Punktion messen • Engmaschige Vitalzeichenkontrolle	• Schock durch Volumenmangel • Peritonitis *(Bauchfellentzündung)* • Blutungen im Bauchraum
Pleurapunktion	Diagnostisch zur Ursachensuche oder therapeutisch zur Instillation von Medikamenten und Entlastung, z. B. bei Pleuraempyem	• Bei Positionierung, sitzend, Oberkörper nach vorne gebeugt, unterstützen • Nach Punktion Positionierung auf punktierte Seite mit leichter Oberkörperhochlagerung	• Pneumo- und Hämatothorax • Lungenödem infolge schnellen Volumenverlustes • Infektionen
Knochenmarkspunktion	Diagnostisch bei Erkrankungen des blutbildenden Systems, z. B. Leukämie (➤ 3.1.5)	• Unterstützung bei der Positionierung je nach Punktionsort • Punktionsstelle für mind. 3 Min. komprimieren	• Nachblutungen • Hämatome • Infektionen
Leberpunktion	Diagnostisch bei Erkrankungen der Leber, z. B. Leberzirrhose, chronische Hepatitis (➤ 2.1.7)	• Nahrungskarenz vor und nach Punktion beachten • Bettruhe einhalten lassen	• Peritonitis durch Gallenflüssigkeit • Nachblutungen • Pneumothorax

Eine **Biopsie** ist die Entnahme einer Gewebeprobe zur histologischen *(feingeweblichen)* oder zytologischen *(zellulären)* Untersuchung.

Messung elektrischer Potenziale

Mit der Messung elektrischer Potenziale werden elektrische Impulse im menschlichen Körper gemessen, z. B. Elektrokardiogramm und Elektroenzephalogramm (➤ Tab. 3.37).

3

Tab. 3.37 Messung elektrischer Potenziale

	Elektrokardiogramm (EKG)	Elektroenzephalogramm (EEG)
Definition	Messung der Aktionspotenziale des Herzens, Unterscheidung in Monitoring, Ruhe-, Belastungs- und Langzeit-EKG	Messung der Hirnströme und Hirnzellaktivität
Indikation	Differenzialdiagnose bei Herzerkrankungen wie Herzinfarkt oder Herzrhythmusstörungen	Diagnose bei Epilepsie, hirnorganischen Schäden, Tumoren, neurologischen Störungen, Feststellung Hirntod
Pflegerische Aspekte (Bsp.)	• Starke Brustbehaarung ggf. rasieren • Saugelektroden nach Schema anbringen	• Zuvor ggf. Haare waschen, fettige Haare können die Ableitung beeinflussen • Zuvor keine anregenden Getränke

Bildgebende Verfahren

Bildgebende Verfahren bieten eine visuelle Darstellung von Strukturen, Organen und allgemein dem menschlichen Körper zur Diagnosestellung (➤ Tab. 3.38).

Tab. 3.38 Bildgebende Verfahren

Verfahren	Definition	Pflegerische Aspekte
Sonografie	Darstellung menschlichen Gewebes mittels Ultraschallwellen, Verfahren sind z. B. B-Bild-Verfahren, Doppler-, Farbdoppler-, Duplex- und Farbduplexsonografie	• Reduktion von blähenden Speisen am Vortag und Tag der Untersuchung (Darmgasüberlagerungen beeinträchtigen die Qualität der Darstellung) • Füllung der Harnblase absprechen, z. B. verbessert eine gefüllte Harnblase die Qualität der sonografischen Darstellung der Harnblase • Beim Abwischen des Gels behilflich sein
Röntgen	Darstellung des menschlichen Gewebes mittels Röntgenstrahlung, Verfahren sind z. B. (kontinuierliches) Röntgen mit und ohne Kontrastmittel	• Röntgendichte Gegenstände wie Uhren oder Schienen entfernen • Bei Gabe von Kontrastmittel Schilddrüsen- und Kreatininwerte bestimmen lassen, Patienten nüchtern lassen, Beobachtung auf Symptome der Kontrastmittelunverträglichkeit (Unruhe, Tachykardie, Hypotonie, Atembeschwerden bis zur Kehlkopfschwellung, Übelkeit, Krampf, Schock), nach Röntgen ausreichendes Trinken zum Ausschwemmen des Kontrastmittels, Vitalzeichen engmaschig kontrollieren

KERNAUSSAGE

Pflegefachpersonen wirken bei der Vorbereitung und Durchführung von Maßnahmen der medizinischen Diagnostik mit. In der Nachbereitung beobachten sie den Patienten auf etwaige Komplikationen wie Nachblutungen, Infektionen, allergische Reaktionen und Schmerzen.

Tab. 3.38 Bildgebende Verfahren *(Forts.)*

Verfahren	Definition	Pflegerische Aspekte
Computertomografie (CT)	Darstellung von Schnittbildern des Körpers mittels Röntgenstrahlung	• Ggf. Unterstützung bei Sedierung v. a. bei Platzangst • Metallhaltige Gegenstände ablegen lassen
Magnetresonanztomografie (MRT)	Schichtweise Darstellung des Körpers mittels Magnet- und Radiowellen	• Ggf. Unterstützung bei Sedierung v. a. bei Platzangst • Angebot eines Gehörschutzes wegen der erheblichen Geräuschkulisse • Metallische Gegenstände erhitzen sich und können zu Verbrennungen führen, magnetische Gegenstände werden geschossartig angezogen → daher ablegen • Nicht für Menschen mit Herzschrittmacher geeignet
Nuklearmedizin	Diagnostik und Therapie mittels radioaktiver Substanzen und kernphysikalischen Verfahren, z. B. Skelett- oder Schilddrüsen-Szintigrafie, Positronenemissionstomografie (PET)	• Flüssigkeit und Nahrung nach Arztanordnung • Medikamente nach Arztanordnung absetzen • Metallhaltige Gegenstände ablegen lassen
Endoskopie	Darstellung von Körperhohlräumen und Hohlorganen durch Endoskope	• Gastroskopie: Nahrungskarenz am Untersuchungstag und Vorabend, Zahnprothese entfernen, Beobachtung auf gastrointestinale Beschwerden, Blutungen, Schmerzen • Koloskopie: am Vortag orthograde Darmspülung durchführen, Vitalzeichenkontrolle, Beobachtung auf Blut im Stuhl, Schmerzen • Bronchoskopie: Nahrungskarenz am Untersuchungstag, Zahnprothese entfernen, Beobachtung auf Schleimhautverletzungen, Aspirationen, Bronchospasmus, Infektionen

3.3.4 Ärztlich veranlasste Maßnahmen der medizinischen Therapie

Medikamentenmanagement

Das **Medikamentenmanagement** umfasst den Umgang mit Arzneimitteln, beinhaltet Bestellung, Lagerung, Richten, Verabreichung, Beobachtung und Dokumentation der (Neben-)Wirkungen.

Therapie
Maßnahmen zur Verbesserung der Situation des Pflegeempfängers infolge von Behinderung, Krankheit oder Verletzung.

Medikamente bestellen und lagern

- Über die Apotheke, zumeist über EDV-gestützte Systeme, z. T. auch individuelle Verblisterung
- In Pflegeheimen und in der ambulanten Pflege werden Arzneimittel personengebunden verschrieben, eine Weitergabe ist nicht erlaubt
- Bestellmenge orientiert sich am Verbrauch
- Sonderbestellungen bedürfen der Genehmigung
- Auswahl geeigneter Arzneimittelformen, z. B. bei Neugeborenen, Säuglingen, Kleinkindern oder bei Menschen mit Schluckstörung
- Berücksichtigung des Lebensalters und der Lebenssituation bei der Arzneimittelgabe, z. B. bei älteren Menschen erhöhtes Sturzrisiko und Veränderung der Magen-Darm-Tätigkeit mit unklarer Aussage zur Resorption

- Überprüfung der Arzneimittellieferung auf intakte Plombe am Behälter, Vollständigkeit und Richtigkeit der Medikamente
- Medikamente verbleiben in der Originalverpackung
- Lagerung von temperaturempfindlichen oder angebrochenen Medikamenten im Kühlschrank, Lagerung von Betäubungsmitteln im Betäubungsmittelschrank
- Lichtempfindliche Medikamente werden dunkel gelagert oder im Umkarton belassen
- Schutz vor Wärme und Feuchtigkeit

Medikamente richten

- Zu festen Zeiten an einem ruhigen Ort (Konzentration!)
- 5-R-Regel: richtiger Patient, richtiger Zeitpunkt, richtiges Medikament, richtige Dosierung, richtige Verabreichungsform
- Verpackung begutachten auf Inhaltsstoff, Chargennummer, Verfallsdatum, Unversehrtheit, z. B. Verfärbungen, Geruchsveränderungen oder Beschädigungen
- Ampullen, Tropfen o. Ä. mit Anbruchdatum und -uhrzeit sowie Aufbrauchfrist versehen, Tropfen werden unmittelbar vor Verabreichung gerichtet
- Dreifache Kontrolle des Medikaments: beim Herausnehmen aus dem Schrank, beim Herausholen aus der Schachtel, beim Zurückstellen
- Augen- und Nasentropfen/-salben verbleiben beim Pflegeempfänger
- Gegenkontrolle der Medikamente, wenn sie nicht selbst gerichtet wurden
- Reinigung von Hilfsmitteln wie Mörsern oder Tablettenteilern

Medikamente verabreichen

- Information des Pflegeempfängers zu den verschriebenen Medikamenten, u. a. zu Wirkung und möglichen Nebenwirkungen
- Zeiten zur Speiseeinnahme berücksichtigen
- Tabletten und Kapseln mit ca. 150–200 ml Wasser einnehmen, Teilung nur bei Genehmigung durch Hersteller, Tabletten mit magensaftresistentem Überzug oder Retardformen nicht zerkleinern oder mörsern
- Aseptisches Vorgehen bei Gabe von Augentropfen, Kontaktlinsen vorab entfernen, Kappe darf Auge nicht berühren
- Suspensionen vor Gebrauch schütteln
- Pulver und Granulate in Wasser auflösen oder Suppe und Joghurt zufügen
- Transdermale Pflaster (TTS) nicht zerschneiden, ca. 30 Sek. andrücken, Hautstelle wechseln
- Zäpfchen können mit Wasser angefeuchtet werden
- Bei Ernährungssonden: Sonde vor und nach Arzneimittelgabe mit 20–30 ml Flüssigkeit spülen, Medikament unmittelbar vor Verabreichung mörsern, auflösen und langsam verabreichen, Medikamente nicht mischen, dickflüssige Flüssigkeiten vorab verdünnen

Medikamentenwirkung beobachten und dokumentieren

- Beobachtung der Wirkung und des Wirkungseintritts, z. B. Effekt auf den Blutdruck durch Gabe eines Medikamentes zur Blutdrucksenkung oder Effekt auf den Blutzucker nach Insulininjektion
- Hinweise von Pflegeempfängern zu wahrgenommenen Veränderungen ernst nehmen
- Beobachtung auf allergische Reaktionen, z. B. Ausschlag oder Schwellungen
- Beobachtung der Vitalzeichen, z. B. Puls, Blutdruck, Atmung, Bewusstsein
- Beobachtung der Ausscheidung
- Beobachtung auf Symptome, wie Übelkeit, Erbrechen, Durchfall oder Verstopfung
- Dokumentation der verabreichten Medikamente mit Handzeichen, Beobachtungen im Rahmen der Einnahme und Wirkung

Besonderheiten im Umgang mit Betäubungsmitteln (BtM)

- Bestellung anhand eines dreiteiligen BtM-Anforderungsschein
- Getrennte Lagerung in einem abgeschlossenen Betäubungsmittelschrank (Safe)
- Dokumentation der Zugänge und Abgänge
- Monatliche Kontrolle des Bestands
- Verfallene BtM an Apotheke zurückgeben oder unter Gegenwart von zwei Zeugen vernichten, dies ist zu protokollieren
- Die Gabe erfordert die schriftliche Anordnung durch den Arzt

Injektionen

Aufziehen von Injektionslösungen

- Auswahl des korrekten Materials, z. B. richtige Spritzengröße, richtige Kanülengröße, ggf. Mehrfachentnahmekanülen, Transferkanüle zum Mischen von Trockensubstanzen
- Kontrolle des Medikaments, z. B. 5-R-Regel, Unversehrtheit, korrekte Lagerung, Ablaufdatum, Farbe, Konsistenz
- Korrektes Aufziehen, z. B. Spritzenkolben bleibt beim Aufziehen steril, Abwurf der Aufziehkanüle in stichfestes Behältnis, Luft aus Spritze entfernen
- Bei Glasampullen, z. B. Ampullenkopf mit keimarmem Tupfer umschließen und abbrechen
- Bei Stechampullen, z. B. Gummistopfen desinfizieren, außer der Hersteller garantiert Keimfreiheit, Menge Raumluft in Ampulle geben, um das Aufziehen zu erleichtern
- Im Umgang mit Trockensubstanz, z. B. bei Stechampullen, Transferkanüle verwenden, Trockensubstanz vollständig lösen lassen

Injektion
Einspritzen von Arzneimitteln in Gewebe, Gefäß- oder Organsysteme.

Subkutane Injektion

Subkutane Injektion
Einspritzen eines Arzneimittels in das Unterhautfettgewebe (Subkutis); zur Applikation wässriger, isotonischer Lösungen, verzögerter Wirkeintritt durch verlangsamte Resorption über die Kapillaren in die Blutbahn.

Injektionsorte:
- Allgemein alle Körperregionen mit ausgeprägtem Unterhautfettgewebe
- Speziell Bauchdecke halbmondförmig unterhalb des Bauchnabels oder Vorder- und Außenseite der Oberschenkel
- Bestenfalls Wechsel der Injektionsstelle nach einem Injektionsschema, sonst droht eine geschwulstartige Verhärtung des Unterhautfettgewebes
- Kontraindikationen der Injektionsstelle sind Narben, Hämatome, Muttermale, Hauterkrankungen, Ödeme, Infektionen

Durchführung:
- Vollständige Vorbereitung des Materials und korrektes Aufziehen der Injektionslösung
- Hautdesinfektion durchführen
- Hautfalte mit Daumen und Zeigefinger bilden, Falte nicht vom Muskel abheben
- Kanüle ca. 1–2 cm einstechen, langsam applizieren

Besonderheiten bei der Insulininjektion (➤ 2.1.12):
- Verzögerungsinsulin durch mehrmaliges Kippen mischen
- Nadel nach Injektion ca. 5 Sek. in der Hautfalte belassen, um einen Austritt von Insulin zurück durch den Injektionskanal zu vermeiden
- Funktionskontrolle des Pens vor Injektion, indem zwei Einheiten aufgezogen und verworfen werden
- Gewünschte Einheitenmenge aufziehen
- Abdrehhilfe der Abwurfbehälter zur Entfernung der Kanüle bei Pens verwenden

Intramuskuläre Injektion

Intramuskuläre Injektion
Einspritzen eines Arzneimittels in den Muskel; auch zur Applikation schwer resorbierbarer Lösungen, z. B. Depotpräparate, ölige Lösungen, Emulsionen, Suspensionen; schneller Wirkeintritt durch schnelle Resorption durch gute Muskeldurchblutung.

Injektionsorte:
- Mittlerer Gesäßmuskel *(M. glutaeus medius)*, Lokalisation mit der ventroglutealen Methode nach von Hochstetter oder der Crista-Methode nach Sachtleben
- Äußerer breiter Oberschenkelmuskel *(M. vastus lateralis)*, Lokalisation mit der Methode nach von Hochstetter
- Deltamuskel am Oberarm *(M. deltoideus)*, Lokalisation drei Querfinger unterhalb der Schulterhöhe, wird vorrangig für Impfungen genutzt
- Kontraindikationen zzgl. zur s. c.-Injektion: Schockzustand, (Verdacht auf) Myokardinfarkt, Antikoagulanzien-/Heparintherapie

Durchführung:
- Vollständige Vorbereitung des Materials und korrektes Aufziehen der Injektionslösung
- Korrekte Lokalisation des Injektionsorts
- Hautdesinfektion durchführen
- Kanüle zügig senkrecht im 90°-Winkel einstechen
- Bei Missempfindungen, Schmerzen o. Ä. abbrechen und Arzt informieren

- Aspirationskontrolle durchführen, zum Ausschluss einer i. v.- oder i. a.-Injektion
- Langsame Injektion (ca. 2 ml/Min.)

Komplikationen:

- Allergische Reaktionen und Unverträglichkeiten mit der Gefahr eines anaphylaktischen Schocks
- Hämatome mit der Gefahr der Abszessbildung
- Gewebereaktionen mit der Gefahr von Nekrosen
- Infektionen durch unhygienisches Arbeiten
- Nervenschädigungen mit der Gefahr bleibender Lähmungen
- Schmerzhafte Verletzungen der Knochenhaut
- Verzögerte oder beschleunigte Resorption, z. B. durch falsche Kanülenwahl

Infusionen

Formen von Infusionslösungen

- Isotone Lösungen: gleich großer osmotischer Druck wie das Blutplasma (ca. 300 mosmol/l)
- Hypotone Lösungen: niedrigerer osmotischer Druck als das Blutplasma (< 270 mosmol/l)
- Hypertone Lösungen: höherer osmotischer Druck als das Blutplasma (> 300 mosmol/l), können Venenwände stark reizen, bei hoher Osmolarität (> 800 mosmol/l) Gabe über ZVK
- Kristalloide Lösungen: enthalten in Wasser gelöste kristallisierbare Substanzen
- Kolloidale Lösungen: binden Wasser aus Gewebe und Gefäßsystem, verbessern Mikrozirkulation, Volumenerhöhung
- Kurzinfusionen: werden in max. 3 Stunden verabreicht, z. B. zur Schmerzreduktion, Antibiotikagabe
- Dauerinfusionen: werden über mehrere Stunden bis Tage verabreicht, z. B. parenterale Ernährung, Flüssigkeitszufuhr

Infusion
Einfließen einer sterilen Flüssigkeit in den Körper (➤ Tab. 3.39); Indikationen: Flüssigkeitszufuhr, Medikamentengabe, parenterale Ernährung, Stabilisierung des Elektrolyt-, Wasser-, Basen- und Säurehaushalts.

Tab. 3.39 Infusionsformen

Intravenöse Infusion	Subkutane Infusion	Intraarterielle Infusion	Intraossäre Infusion
Zugang über periphere oder zentrale Vene häufig im klinischen Bereich	Zugang über die Unterhaut, häufig im ambulanten Bereich und in der stationären Langzeitversorgung	Zugang über Arterie, seltene Variante	Zugang über einen Röhrenknochen, wird im Notfall, z. B. bei Schock, genutzt, wenn keine Vene verfügbar ist

Verabreichung einer venösen Infusionslösung

- Vollständige Vorbereitung des Materials, z. B. Infusionsständer oder -pumpe
- Korrekte Vorbereitung der Infusionslösung, z. B. hygienisches Vorgehen, 5-R-Regel beachten, ggf. Zumischen von Medikamenten, Infusionssystem entlüften, Beschriftung der Infusionslösung mit einem Etikett
- Berechnung der Infusionsgeschwindigkeit: Infusionsmenge in ml geteilt durch Zeit in Stunden
- Berechnung der Tropfenanzahl pro Minute: Infusionsmenge in ml × 20 Tropfen/ml geteilt durch Infusionsdauer in Stunden × 60 Min./Stunde

Pflegerische Aufgaben bei der Infusionstherapie

- Überwachung der Infusion, z. B. Reihenfolge der angeordneten Infusionen, Kontrolle der Infusions- und Tropfgeschwindigkeit, Kontrolle des Infusionssystems auf Füllungszustand (keine Luft), Flüssigkeitsbilanzierung
- Tägliche Inspektion der Einstichstelle bei transparentem Folienverband auf Entzündungszeichen, tägliche Palpation der Einstichstelle bei geschlossenen Verbänden, z. B. Schmerzen, Schwellung
- Aseptischer Verbandswechsel der Einstichstelle bei Folienverbänden routinemäßig nach ca. 72 Stunden, bei Verschmutzung, Ablösung, Durchfeuchtung oder Infektionsverdacht früher, täglich aseptischer Verbandswechsel bei geschlossenen Verbänden, wenn die Kooperationsfähigkeit des Pflegeempfängers eingeschränkt ist
- Korrekter Umgang mit dem Infusionssystem, z. B. Lösung nicht unter Kopfniveau hängen, Zug auf das System und Manipulation vermeiden, hygienischer Umgang

Besonderheiten bei der subkutanen Infusion

- Besondere Indikationen sind erhöhter Flüssigkeitsbedarf, keine Möglichkeit einer intravenösen Infusionsgabe
- Meist nur Gabe von Vollelektrolytlösungen, z. B. NaCl 0,9 %
- Kontraindikationen sind u. a. schwere Dehydratation, bekannte Stoffwechselentgleisungen, gestörte Blutgerinnung, Schock
- Verabreichung in der Mittagsruhe oder nachts zum Erhalt der Mobilität
- Butterfly-Kanüle im 45°-Winkel bevorzugt an Bauchdecke oder Oberschenkel einbringen
- Tropfgeschwindigkeit ca. 60 Tr./Min.

Besonderheiten beim zentralen Venenkatheter

- Indikationen sind u. a. langfristige Infusionstherapie, Massen- und Druckinfusion, Verabreichung hypertoner Infusionslösungen, Gabe venenreizender Arzneimittel, sehr schlechter Gefäßstatus, Messung des zentralvenösen Drucks
- Anlage erfolgt durch den Arzt

ZVK
Zentraler **V**enen**k**atheter: Katheter mit Spitze in der oberen Hohlvene *(V. cava superior)* vor dem rechten Vorhof des Herzens; es werden nicht implantierbare von implantierbaren (Ports) unterschieden.

- Komplikationen sind u. a. Hämatome, Pneumothorax, Hämatothorax, Luftembolie, Nervenschäden, Herzrhythmusstörungen, Infektionen, Venenthrombosen
- Streng aseptischer Umgang mit dem ZVK

Komplikationen:

- Allergische Reaktionen, angezeigt u. a. durch Rötung, Übelkeit, Hitzewallungen, Atemnot, Schock → Infusion abstellen, Arzt informieren, Vitalzeichen erheben, ggf. Schockpositionierung, ggf. Sauerstoff verabreichen
- Luftembolie, angezeigt u. a. durch plötzlich stechenden Schmerz in der Brust, Atemnot, Schock → Infusion diskonnektieren, venösen Zugang verschließen, Arzt informieren, Vitalzeichen erheben, ggf. Kopftieflage
- Blutverlust, angezeigt u. a. durch Blutung, große Hämatombildung (bei ZVK im Hals-Thorax-Bereich) → Infusion diskonnektieren, venösen Zugang verschließen, Arzt informieren, Vitalzeichen erheben
- Thrombophlebitis, angezeigt u. a. durch Entzündungszeichen an Einstichstelle, Schmerzen → periphere Verweilkanüle entfernen, ZVK zunächst belassen, Arzt informieren
- Sepsis, angezeigt u. a. durch hohes Fieber, rasche Verschlechterung des Allgemeinzustands → Arzt informieren, Blutkultur vorbereiten

Transfusionen

Blutzusammensetzung

- Das Blutvolumen beschreibt die Gesamtmenge des im Kreislauf zirkulierenden Bluts.
- Blut besteht allgemein aus Blutzellen (Hämatokrit) und Blutplasma.
- Blut besteht speziell aus Wasser, Elektrolyten, Nährstoffen, Vitaminen, Gasen, Proteinen wie Albumin, Globuline, Fibrin und Fibrinogen sowie den zellulären Bestandteilen Erythrozyten, Leukozyten, Thrombozyten (➤ Tab. 3.40).

Transfusion
Intravenöse Übertragung von Blut oder Blutbestandteilen auf einen Menschen.

Tab. 3.40 Zelluläre Blutbestandteile

Erythrozyten	Leukozyten	Thrombozyten
• Rote Blutkörperchen • Mit 95 % größter Bestandteil des Bluts • Lebensdauer von 120 Tagen • Aufgabe u. a. Atemgastransport durch Sauerstoffbindung an den Eiweißkomplex Hämoglobin	• Weiße Blutkörperchen • Bestehen aus Granulozyten, Monozyten, T- und B-Lymphozyten • Lebensdauer Tage bis Jahre • Aufgabe u. a. Aufrechterhaltung des Immunsystems	• Blutplättchen • Lebensdauer ca. 5–11 Tage • Aufgabe u. a. Blutstillung durch Gerinnung

Blutgruppen

Blutgruppe
Einteilung des Bluts anhand vererbter Merkmale im AB0- und Rhesussystem.

- AB0-System: Unterscheidung der vier Blutgruppen A, B, AB und 0, eine Transfusion verläuft nur komplikationslos, wenn gleiche oder verträgliche Blutgruppen transfundiert werden *(Antigen-Antikörper-Reaktion)*, Träger der Blutgruppe 0 besitzen keine Antigene und sind damit Universalspender
- Rhesussystem: Unterscheidung verschiedener Rhesusfaktoren basierend auf Proteinantigenen, als Rhesus-positiv gilt, wer über das Antigen D verfügt
- Bestimmung der Blutgruppe und Überprüfung der Blutgruppenverträglichkeit mit einer Kreuzprobe und Bedside-Test ist Aufgabe des Arztes

Beispiele für Blutprodukte

- Erythrozytenkonzentrat zum Ersatz von Erythrozyten, z. B. bei akutem Blutverlust, Anämie
- Thrombozytenkonzentrat zum Ersatz von Thrombozyten, z. B. bei Thrombozytopenie *(verminderte Anzahl von Blutplättchen)*
- Gefrorenes Frischplasma zum Ersatz von Plasma, z. B. bei komplexen Gerinnungsstörungen
- Prothrombinkonzentrat zum Ersatz von einzelnen Plasmabestandteilen, z. B. bei Blutungen infolge Marcumar®-Überdosierung, Leberblutung oder Hämophilie

Pflegerische Aufgaben bei einer Transfusion

- Ggf. Nutzung spezieller Blutwärmegeräte
- Beteiligung bei der Sicherheitsüberprüfung zum Vergleich der Angaben auf der Blutkonserve mit den Begleitpapieren und der Anordnung
- Anschluss und Start der Transfusion ist Aufgabe des Arztes
- 10-minütige engmaschige Beobachtung unter Sicht
- Später regelmäßige Erhebung des Allgemeinzustands, Kontrolle von Puls, Blutdruck, Atmung und Bewusstsein
- Hautbeobachtung auf Quaddelbildung, v. a. Gesicht und Körperstamm
- Kontrolle des Systems und der Einstichstelle
- 24-stündige, gekühlte Aufbewahrung des leeren Konservenbeutels und Infusionsbestecks für etwaige Nachuntersuchungen bei Transfusionszwischenfällen

Komplikationen

- Transfusionsreaktionen, angezeigt u. a. durch Unverträglichkeits- oder allergische Reaktionen wie Unruhe, Atemnot, Hautrötung, Kopf-, Gliederschmerzen → Transfusion stoppen, Arzt informieren
- Bakterielle oder virale Infektionen, angezeigt u. a. durch Fieber, Schüttelfrost → Transfusion stoppen, Arzt informieren, Blutkultur richten
- Hämolytische Transfusionsreaktion, angezeigt u. a. durch Schweißausbruch, Atemnot, Übelkeit, Juckreiz → Transfusion stoppen, Arzt informieren, ggf. Volumensubstitution vorbereiten

Katheterisierung der Harnblase

Materialkunde

- Material: einlumige PVC-Katheter zur Einmalkatheterisierung, zweilumige Latexkatheter, zweilumige Silikonkatheter zur längeren Anwendung
- Beschichtung: Hydrogel-, Silber- oder Antibiotikabeschichtung
- Katheterspitzen z. B. Nelaton-Spitze ist gerade, zylindrisch und oben abgerundet, werden häufig verwendet
- Katheterstärken werden in der Einheit Charrière angegeben, Farbcodierung gibt Orientierung bezüglich der Größe
- Harnableitungssysteme werden in herkömmliche und komplexe Systeme u. a. mit Kammersystem zur Messung der stündlich ausgeschiedenen Urinmenge unterschieden, es gibt Urinbeutel zum Aufhängen und Beinbeutel
- Besondere Katheterarten sind Spülkatheter mit einem dritten Lumen zum Spülen und Katheter mit Temperatursonde in der Katheterspitze zur Feststellung der Körperkerntemperatur in der Harnblase

Katheterisierung
Einführen eines Katheters in ein Hohlorgan des Körpers zur dauerhaften, vorübergehenden oder intermittierenden Flüssigkeitsableitung.

3

Katheterisierung der Harnblase

➢ Tab. 3.41

KERNAUSSAGE

Pflegefachpersonen wirken bei ärztlich veranlassten Maßnahmen der medizinischen Therapie mit oder führen diese nach ärztlicher Anordnung eigenständig durch. Damit übernehmen sie die Durchführungsverantwortung, während der Arzt die Anordnungs- und Gesamtverantwortung trägt. Pflegefachpersonen übernehmen keine Aufgaben, die nur Ärzten vorbehalten sind.

Tab. 3.41 Katheterisierung der Harnblase

	Transurethraler Blasenkatheterismus	Suprapubischer Blasenkatheterismus
Indikationen	• Diagnostische Indikationen, z. B. Gewinnung von Urinproben, exakte Bilanzierung, Einbringung von Kontrastmittel • Therapeutische Indikationen, z. B. Harnabflussbehinderungen, Blasenspülung, Blasenentleerungsstörung	• Durchführung von Blasen- und Kontinenztraining • Längere Liegedauer • Harnröhrenverletzungen und -verengungen
Legen	• Gleichgeschlechtliches Personal auswählen, bestenfalls zu zweit • Strenge aseptische Bedingungen, u. a. mit sterilen Handschuhen und/oder steriler Pinzette • Flache Positionierung auf dem Rücken, leicht erhöhtes Becken auf Kissen • Zur Desinfektion des Genitalbereichs nur einen Kugeltupfer pro Wischbewegung verwenden • Einwirkzeit des Desinfektionsmittels beachten • Katheter einführen, bis Urin fließt, bei Schmerzen oder Widerstand abbrechen • Prävention einer Paraphimose beim Mann durch Zurückstreifen der Vorhaut	• Durchführung durch Ärzte • Blasenfüllung mit ca. 300 ml zur Verbesserung der sonografischen Darstellung der Harnblase und Sicherheit bei Punktion • Clipping 1–2 cm oberhalb des Schambeins • Beobachtung der Ausscheidung und der Vitalparameter nach der Durchführung • Schmerzen aufgrund der Peritonitisgefahr erheben

	Transurethraler Blasenkatheterismus	Suprapubischer Blasenkatheterismus
Pflege	• Hygienischer Umgang mit dem Katheter • Tägliche Reinigung des Katheters und der Harnröhrenöffnung mit Wasser und pH-neutraler Seife • Beobachtung des Urins, der Urinmenge • Ausreichend Flüssigkeit zuführen • Prüfung der Durchgängigkeit des Katheterschlauchs, z. B. Knicke oder Klemme • Zug auf den Katheter vermeiden • Katheterbeutel stets unter Blasenniveau belassen, bei kurzfristiger Erhöhung Klemme schließen • Mindestens einmal täglich Beutel leeren	• Erster steriler Verbandswechsel nach Arztanordnung, dann alle 2–3 Tage • Beobachtung der Punktionsstelle auf Rötung, Reizung, Heilung
Wechsel/Entfernung	• Liegedauer ist stets zu begrenzen, Herstellerangaben beachten • Spontane Blasenentleerung nach Entfernung abwarten	• Wechsel ca. alle 6 Wochen durch Arzt mit speziellem Wechselset • Nach Entfernung kurz komprimieren und trocken verbinden

3.3.5 Prä- und postoperative Pflege

Präoperative Pflege

Präoperative Pflege
Pflegemaßnahmen zeitlich vor und im Zusammenhang mit einer Operation, beginnt bei der Aufnahme.

Kommunikation und Interaktion

- Psychische Begleitung und Umgang mit Angst, z. B. Gesprächsangebote, Verständnis zeigen, Ängste ernst nehmen, Kontakt zu Selbsthilfegruppen oder Betroffenen ermöglichen, Angehörige einbeziehen
- Information, Beratung und Schulung, z. B. zu Atemtechniken, Mobilisationstechniken wie das En-bloc-Aufstehen, Nutzung von Hilfsmitteln, Umgang mit Prothesen, Kontakt zu Stomaberatung

Körperpflege

- Körperreinigung zur Infektionsprophylaxe durch Reduktion der Hautkeime, auch Nagellack entfernen, auf Make-up und Lotion verzichten, Reinigung des Bauchnabels bei abdominalen Eingriffen
- Haarentfernung reduziert Infektionsrisiko, und Wundauflagen können besser angebracht werden, keine Einmalrasierer oder Rasiermesser verwenden, elektrisches Clipping bevorzugen

Nahrung und Ausscheidung

- Nahrungskarenz ist abhängig von Operationsort und Anästhesie:
  - Operation innerhalb des Magen-Darm-Trakts mit Nahrungsabbau über mehrere Tage mit Darmreinigung
  - Operation außerhalb des Magen-Darm-Trakts ohne Nahrungsabbau
  - Bei Regionalanästhesie muss man nicht nüchtern sein
  - Bei Vollnarkose ca. 6 Std. vor OP-Beginn nüchtern ohne Essen und ca. 2 Std. nüchtern ohne Trinken

- Alters-, operations- und häuserspezifische Besonderheiten sind zu berücksichtigen
- Darmvorbereitung und -reinigung zur Vermeidung einer Darmentleerung während der OP und zur Reduktion des Infektionsrisikos, abhängig von OP- und Hausstandard, genutzt werden bei einer Eröffnung des Magen-Darm-Trakts z. B. Reinigungseinläufe, orale Abführmittel oder orthograde Darmspülungen, d. h. Trinken von Lösungen

Transfer in den OP

- Prämedikation verabreichen, Beobachtung auf Unverträglichkeit, Maßnahmen zur Sturzprophylaxe
- Patientenunterlagen vollständig zusammenstellen
- Transfer in den OP, zuvor Schmuck, Zahnprothese, Brille, Kontaktlinsen, Hörgerät entfernen, Toilettengang anbieten, frisches Klinikhemd, MTS und Kopfhaube anziehen, Begleitung von Eltern bis zur Schleuse möglich
- Einschleusen mit Übergabe an zuständige OP- oder Anästhesiefachkraft, Besonderheiten mitteilen, z. B. Schmerzen, unterbrochene Nüchternheit, eingeschränkte Sinneswahrnehmung

Postoperative Pflege

Übernahme aus dem Aufwachraum

- Vorbereitung der Übernahme und Richten des Bettenplatzes, z. B. Sauerstoff, Absauggerät, Infusionsständer, Mobilisationshilfsmittel
- Informationen sind u. a. Name, Art und Verlauf der Operation, Sonden, Drainagen, Katheter, verabreichte Infusionen und Medikation, Verlauf der Aufwachphase, Anordnungen wie Therapien und Kontrollen
- Blickkontrolle der Sonden, Drainagen, Katheter, Wundverbände

Postoperative Pflege
Pflegemaßnahmen zeitlich nach und im Zusammenhang mit einer Operation, endet mit der Entlassung.

Überwachung

- Überwachung gemäß der Vierer-Regel (4-mal alle 15 Min., 4-mal alle 30 Min., 4-mal alle 60 Min., 4-mal alle 4 Std.)
- Bewusstsein, Orientierung (➤ 1.1.11), u. a. aufgrund der Gefahr eines Durchgangssyndroms, Apoplex
- Blutdruck (➤ 1.1.6), u. a. aufgrund der Gefahr eines Volumenmangelschocks, Herzinsuffizienz
- Atmung (➤ 1.1.5), u. a. aufgrund der Gefahr einer Verlegung der Atemwege, Lungenembolie
- Körpertemperatur (➤ 1.1.9), u. a. aufgrund der Gefahr eines Resorptionsfiebers, Infektion
- Ausscheidung (➤ 1.1.8), u. a. aufgrund der Gefahr eines Harnverhalts, Obstipation
- Schmerzerfassung (➤ 3.1.2), u. a. aufgrund der Gefahr einer Nervenschädigung

- Kontrolle des Wundverbands auf Nachblutung, Entzündungszeichen, korrekter Sitz des Verbands (➤ 3.3.6)
- Kontrolle der mit einem Gips versorgten Extremitäten auf Durchblutung, Motorik und Sensibilität (DMS-Kontrolle)
- Mitwirkung bei der Umsetzung ärztlicher Anordnungen zur Diagnostik, z. B. Laborkontrollen, Röntgen oder Sonografie (➤ 3.3.3)

Bewegung und Mobilität

- Frühe Mobilisation zur Reduktion von Komplikationen wie Immobilität, Pneumonie, Thrombose, Arztanordnung beachten
- Schmerzerhebung und ggf. Schmerzmittelgabe vor Mobilisation
- Schrittweise Mobilisation, zuerst aufrichten, dann Sitzen am Bettrand, langsames Aufstehen, später erst mit Unterstützung gehen, begleitet durch Vitalzeichenmessung
- En-bloc-Mobilisation bei Operationen im Abdomen oder Thorax, vermeidet Zug auf die Wunde
- Medikamentöse Thromboembolieprophylaxe zur Vermeidung einer tiefen Bein- oder Beckenthrombose (Phlebothrombose), begleitet durch nichtmedikamentöse Maßnahmen (➤ 1.1.5)

Nahrung und Ausscheidung

- Infusionstherapie und parenterale Ernährung gemäß Anordnung
- Kostaufbau ist abhängig von dem Operationsort und der Anästhesie (➤ Abb. 3.14)

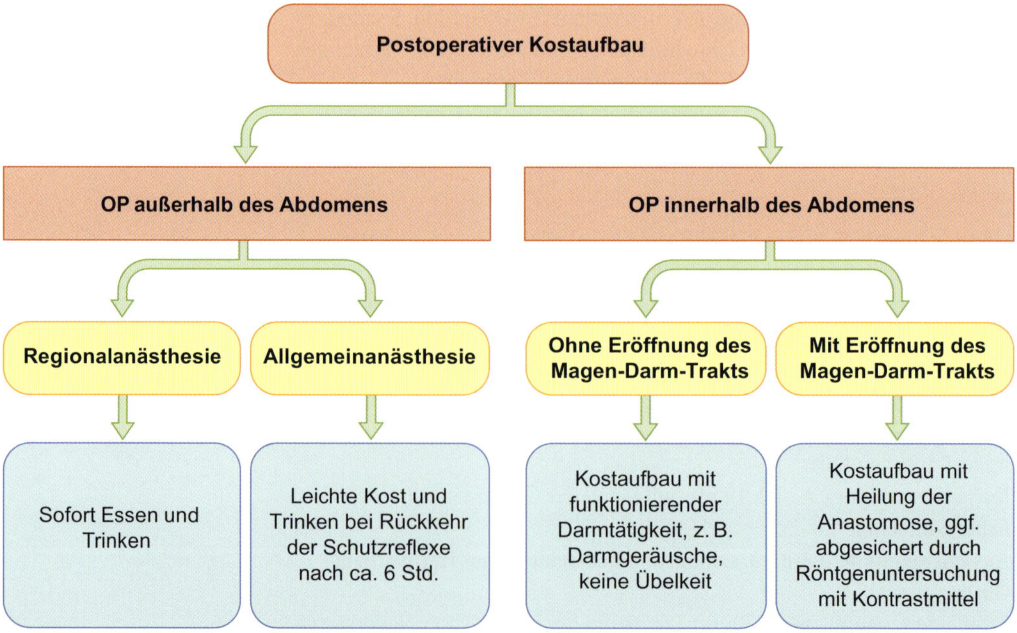

Abb. 3.14 Postoperativer Kostaufbau [P554/L138]

Umgang mit Wunddrainagen

Ziele einer Wunddrainage sind Infektionsprävention, Reduktion der Spannung im Wundgebiet, u. a. zur Vorbeugung einer Nahtdehiszenz.

- Passive Drainagen leiten durch Schwerkraft und Kapillarwirkung ab, z. B. Robinson-Drainage, müssen sich immer unter Patientenniveau befinden
- Aktive Drainagen leiten durch steuerbaren oder nicht steuerbaren Sog ab, z. B. Redon- oder Thoraxdrainagen
- Halb offene Drainagen, d. h. trennbar zwischen Drainageschlauch und Sekretbeutel
- Geschlossene Drainagen, d. h. nicht trennbar zwischen Drainageschlauch und Sekretbeutel
- Beobachtung: keine Knicke im Schlauch, sichere Fixierung, Fördermenge und Farbe, Geruch, Konsistenz, Beimengungen, Sogstärke, Verband, bei Auffälligkeiten sofort Arzt informieren
- Nummerierung mehrerer Drainagen
- Abgeführte Fördermenge bei Flüssigkeitsbilanzierung berücksichtigen

Wunddrainage
Präventive oder kurative Ableitung von Blut und Wundsekret aus dem Operationsgebiet.

Umgang mit Wunden und Nähten

- Erster postoperativer Verbandwechsel ca. 24–48 Std. durch den Arzt außer bei Durchblutung
- Übernahme der Entfernung von Nahtmaterial wie Intrakutannähten oder Hautklammern nach Arztanordnung mit sterilen Instrumenten nach Hautdesinfektion

KERNAUSSAGE

Pflegefachpersonen berücksichtigen die allgemeinen Aspekte der perioperativen Pflege. Sie informieren sich zu speziellen perioperativen Pflegemaßnahmen und berücksichtigen die hausinternen Standards.

3.3.6 Wundmanagement

Chronische Wunden

Eine **Wunde** ist ein pathologischer Zustand durch Zellschädigung, -zerstörung oder Trennung von Körpergewebe unterschiedlicher Entstehungsursachen (➤ Tab. 3.42) und unterschiedlicher Keimbesiedelung (➤ Tab. 3.43); geht mit Funktionseinschränkung und Substanzverlust einher.

Beim Wundmanagement geht es um die interdisziplinäre und strukturierte Versorgung von Wunden. Es beinhaltet u. a. die Wundbeobachtung, -versorgung und -dokumentation (Protz & Keller 2021).

Zielsetzung des Expertenstandards Pflege von Menschen mit chronischen Wunden ist u. a. die Förderung und Erhaltung des gesundheitsbezogenen Selbstmanagements und des Wohlbefindens sowie die Beschreibung von Maßnahmen zur Übernahme und Begleitung der Wundversorgung wie auch zur Rezidivprophylaxe (DNQP 2015).

Akute Wunde
Wunde, die durch ein Trauma oder eine Operation entstanden ist; kleine Wunden verheilen i. d. R. komplikationslos, größere benötigen eine chirurgische Wundversorgung.

Tab. 3.42 Entstehungsursachen von Wunden

Ursache	Beschreibung
Mechanische Wunden	• Durch äußere Gewalteinwirkung • Beispiele: Platz-, Riss-, Quetsch-, Schürf- und Bisswunden
Thermische Wunden	• Durch unphysiologische Temperatureinwirkungen • Beispiele: Verbrennungen, Verbrühungen und Erfrierungen
Strahlenschäden	• Durch Einwirkung von Strahlung • Beispiel: Bestrahlung bei Krebspatienten
Chemische Wunden	• Durch Einwirkung von Chemikalien • Beispiel: Verätzung durch Säuren oder Laugen

Tab. 3.43 Keimbesiedlung von Wunden

Art	Beschreibung
Aseptische Wunde	• Fast keimfrei, keine Entzündungszeichen • Beispiel: frische Verletzung oder Operation • Glatt durchtrennte und dicht aneinanderliegende Wundränder • Primäre Wundheilung • Versorgung mit Nähten, Klammern, Klebern oder Steri-Strips
Kontaminierte Wunde	• Besiedlung mit sich nicht vermehrenden Bakterien, keine Entzündungszeichen • Beispiel: Verbrennung oder chronischer Verlauf • Sekundäre Wundheilung
(Kritisch) Kolonisierte Wunde	• Besiedlung mit sich vermehrenden Bakterien, keine Benachteiligung der Heilung • Beispiel: Dekubitus oder Ulcus cruris • Bei einer kritisch kolonisierten Wunde ist eine größere Anzahl vermehrungsfähiger Bakterien vorhanden
Infizierte Wunde	• Symptome sind die Entzündungszeichen (Rötung, Schwellung, Überwärmung, Schmerzen, Funktionseinschränkung), große und/oder eitrige Exsudatmengen, auffälliger Geruch, dichte Keimbesiedlung • Keimbesiedlung ist auf den Körper übergegangen • Lokale Wundinfektion → lokale Behandlung, z. B. mit Antiseptika • Systemische Wundinfektion im gesamten Körper → systemische Behandlung, z. B. durch intravenöse Antibiotikagabe

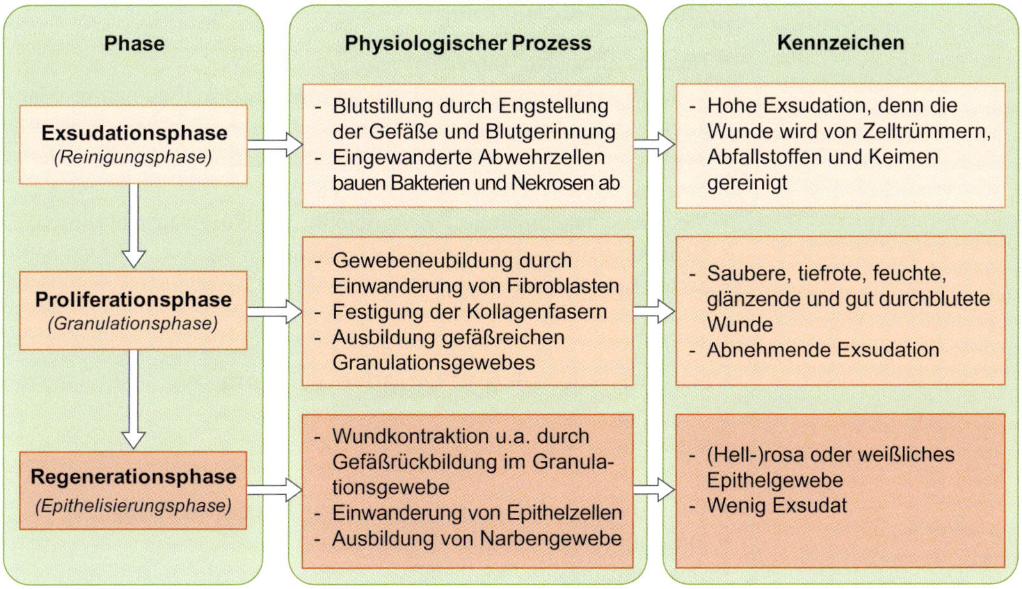

Abb. 3.15 Physiologischer Wundheilungsverlauf [P554/L138]

Physiologische Wundheilung

- Primäre Wundheilung: rasch und komplikationslos, beinahe vollständige Wiederherstellung, minimale Narbenbildung durch eng aneinanderliegende Wundränder
- Sekundäre Wundheilung: länger dauernde, offene Wundheilung, von unten nach oben, geht mit verstärkter Narbenbildung einher, u. a. durch Infektion oder auseinanderklaffende Wundränder
- Heilungsverlauf erfolgt in beiden Fällen in drei Phasen (➤ Abb. 3.15)

Chronische Wunde
Wunde, die nach 8 Wochen nicht abgeheilt ist, einige Wunden sind von Beginn an als chronisch anzusehen, z. B. bei Ulcus cruris venosum; sind häufig Symptom einer chronischen Erkrankung, gehen u. a. mit Beeinträchtigung der Lebensqualität und Mobilität sowie mit Schmerzen einher.

Wundheilungsstörungen

Lokale Störfaktoren

- Keimbesiedlung, Wundinfektion
- Unzureichende Ruhigstellung, Druck und Spannung auf der Wunde
- Verletzungen bei Verbandswechseln
- Austrocknung, Auskühlung
- Hämatom (Bluterguss) mit Schwellung, Spannung und Schmerzen
- Unterminierungen, z. B. Taschen und Fisteln
- Nekrosen (totes Gewebe) fördern die Bakterienvermehrung und behindern die Granulation
- Fremdkörper in der Wunde
- Vorgeschädigtes Gewebe

Wundheilungsstörung
Verzögerung des Wundheilungsprozesses; wird in lokal und systemisch unterschieden, bedarf der Ursachenidentifikation und -beseitigung.

Systemische Störfaktoren

- Höheres Alter, ab 65 Jahren
- Reduzierter Allgemeinzustand, z. B. geringe Flüssigkeitsaufnahme, Mangelernährung, reduzierte Mobilität
- Grunderkrankungen wie Stoffwechselerkrankungen, immunologische Erkrankungen, Herz-Kreislauf-Erkrankungen
- Medikamenteneinnahme, z. B. Antibiotika, Antikoagulanzien, Diuretika
- Genussmittelkonsum, z. B. Alkohol oder Nikotin
- Systemische Infektionen

Verbandswechsel und Wundversorgung

Ziele

- Wundkontrolle und -beurteilung, u. a. zur Therapieanpassung
- Infektionsprophylaxe oder -bekämpfung
- Unterstützung der Wundheilung
- Schmerzreduktion und -vermeidung

Besonderheiten und Prinzipien

- Ggf. vorab Maßnahmen zur Schmerzreduktion einleiten
- Wundinspektion zur Wunddokumentation
- Non-Touch-Prinzip, d. h. Wunde nur mit sterilen Instrumenten oder sterilen Handschuhen berühren
- Aseptische Wundbehandlung und -reinigung zur Verhinderung einer Keimeinschleppung, d. h. von innen nach außen
- Phasengerechte Wundversorgung mit geeigneten Wundauflagen (➤ Tab. 3.44)
- Nutzung von transparentem Wundrandschutz → Vermeidung einer Mazeration, Verbesserung des Gasaustauschs, Verbesserung der Haftung der Wundauflage
- Wundspülungen dienen dem Entfernen von Restbelägen, Verbandsrückständen, Zelltrümmern und Bakterien
- Wundreinigung (Débridement) dient dem Entfernen von abgestorbenem Gewebe oder Fibrinbelägen:
  - chirurgisch → radikale Form u. a. mit Skalpell und Shaver, z. T. im OP
  - mechanisch → auswischen oder spülen, z. B. mit Kompressen oder Spülkatheter
  - autolytisch → aufweichen von Belägen, z. B. durch Auftragen von Gelen
  - biochirurgisch → Nutzung von speziell gezüchteten Fliegenlarven, die das abgestorbene Gewebe fressen
  - enzymatisch → Nutzung eiweißabbauender Enzyme
  - ultraschallassistiert → Ausspülen von Keimen, Fibrinbelägen und Zelltrümmern mit niederfrequentem Ultraschall und Spüllösung

Tab. 3.44 Moderne Wundversorgung

Wundauflagen	Beispiele für Eigenschaften
Alginate	• Wundreinigend • Granulationsfördernd, blutstillend
Hydrofiber	• Schutz vor Wundmazeration, Absorption von Exsudat • Aufrechterhaltung eines feuchten Milieus
Hydrokolloidverbände	• Granulationsfördernd, feucht haltend • Wasserundurchlässig
Vlieskompressen mit Superabsorber	• Hohe und schnelle Absorptionsleistung bei hohen Exsudatmengen • Aufrechterhaltung eines feuchten Milieus
Silberhaltige Wundauflagen	• Bakterizide, fungizide Wirkung → Anwendung bei infizierten Wunden • Keine Resistenzbildung
Aktivkohlekompressen	• Geruchsbindend • Bei stark riechenden Wunden
Lokale Unterdrucktherapie	• Abtransport von Toxinen • Stimulation der Gewebebildung, granulationsfördernd • Erhöhte Blutungsgefahr beachten

- Reihenfolge einhalten: Pflegefachpersonen versorgen zuerst Pflegeempfänger mit aseptischen Wunden, dann mit kontaminierten und kolonisierten Wunden, dann mit infizierten Wunden und zum Schluss Wunden mit resistenten Keimen, z. B. MRSA
- Koordination der intra- und interprofessionellen Versorgung, z. B. Diabetesberater hinzuziehen

Wunddokumentation

Wundanamnese

- Patienten-/Angehörigenwissen, z. B. Ursache, Therapie
- Einschränkungen durch Wunde oder Therapie, z. B. Geruchsbelastung, Schmerzen, Bewegungseinschränkungen
- Psychosoziale Aspekte, z. B. Isolation, Ängste, Frustration, Körperbildstörungen
- Nutzung von Hilfsmitteln, z. B. Kompressionsstrümpfe, orthopädische Schuhe, An- und Ausziehhilfen, Positionierungshilfsmittel
- Lebensführung, z. B. Ernährungsumstellungen, Raucherentwöhnung, sportliche Aktivitäten

Wunddokumentation
Veranschaulichung des Wundzustands und des Heilungsverlaufs, besteht aus Wundanamnese, wundspezifischem Assessment (➤ Tab. 3.45) und Fotodokumentation.

Fotodokumentation

- Fotos unter gleichen Bedingungen erstellen, z. B. immer nach Wundreinigung, gleicher Winkel, gleiche Belichtung, gleiche Kamera

Tab. 3.45 Wundspezifisches Assessment

Beobachtungsschwerpunkt	Beschreibung
Medizinische Wunddiagnose	• Grunderkrankung • Wundart • Schweregrad
Lokalisation	• Schriftlich formuliert • Eingezeichnet auf Schaubild • Fotodokumentation
Dauer	• Zeit seit Entstehung der Wunde • Übergang in Heilungsphasen
Rezidive	• Häufigkeit • Anzahl
Wundgröße	• Größte Länge und Breite orientiert an der Körperachse • Wundtiefe • Taschen, Fisteln mit Uhrmethode festhalten
Wundrand	• Farbe, z. B. gerötet • Mazeration, Ödeme • Unterminierungen
Wundgrund	• Knochen, Sehnen • Fibrinbelag, Nekrose • Granulation
Wundgeruch	• Grad der Ausprägung der Geruchsbelastung
Exsudation	• Menge • Beschaffenheit, z. B. Farbe und Geruch
Infektionszeichen	• Lokale Entzündungszeichen • Systemische Entzündungszeichen
Wundschmerzen	• Intensität • Beschreibung der Qualität

- Einmalmaßband verwenden, um Wundgröße und -verlauf beurteilen zu können
- Datenschutz beachten
- Korrekte Zuordnung von Foto und Pflegeempfänger, Erstellungsdatum ggf. ergänzen
- Taschen, Fisteln u. Ä. können meist nicht besonders gut abgebildet werden

KERNAUSSAGE

Pflegefachpersonen nehmen im Wundmanagement eine zentrale Steuerungs- und Koordinationsfunktion ein. Sie können das Stadium der Wundheilung einschätzen, Verbandswechsel und Wundversorgungen durchführen und den Wundverlauf beschreiben und dokumentieren.

3.4 Ethik in der Pflege

KOMPETENZBEREICH

In diesem Abschnitt finden Sie die Inhalte zu den Kompetenzen aus dem **Kompetenzbereich II** „Kommunikation und Beratung personen- und situationsorientiert gestalten". Sie erfahren die prüfungsrelevanten Inhalte, um ethisch reflektiert zu handeln *(II.3)* (➤ Abb. 3.16).

Die Absolventinnen und Absolventen

- setzen sich für die Verwirklichung von Menschenrechten, Ethikkodizes und die Förderung der spezifischen Bedürfnisse und Gewohnheiten von zu pflegenden Menschen aller Altersstufen und ihren Bezugspersonen ein (➤ 3.4.1, ➤ 3.4.2),
- fördern und unterstützen Menschen aller Altersstufen bei der Selbstverwirklichung und Selbstbestimmung über das eigene Leben, auch unter Abwägung konkurrierender ethischer Prinzipien (➤ 3.4.3),
- tragen in ethischen Dilemmasituationen mit Menschen aller Altersstufen oder ihren Bezugspersonen im interprofessionellen Gespräch zur gemeinsamen Entscheidungsfindung bei (➤ 3.4.4).

(Anlage 2 zu § 9 Absatz 1 Satz 1 PflAPrV)

3

3.4.1 Einführung in die Ethik

Ein **moralischer Konflikt** ist ein auf einem moralischen Problem beruhender innerer Konflikt.

Ein **moralisches Dilemma** ist ein schwerer moralischer Konflikt, bei dem sich zwei zu erfüllende Prinzipien gegensätzlich gegenüberstehen.

Ethik
Wissenschaft und Theorie vom moralischen Handeln, Begleiter beim Treffen von Entscheidungen, dient der systematischen Reflexion von Normen und Werten, Teilgebiet der Philosophie.

Moral
Regelwerk aus Normen und Werten für Individuen oder Gruppen einer Gesellschaft.

Aufgaben und Ziele der Ethik

- Aufklären, d. h. aufzeigen, welche Werte dem eigenen Handeln zugrunde liegen
- Moral legitimieren, d. h. Rechtfertigung des eigenen Handelns
- Existierende Normen überprüfen, d. h. Werte und Prinzipien kritisch reflektieren
- Prinzipien und Normen erstellen und verfügbar machen, z. B. ethische Richtlinien entwerfen
- Handlungen auf Sittlichkeit überprüfen, d. h. praktische Handlungen kritisch betrachten
- Praktisches Handeln korrigieren, d. h. Lösungsvorschläge bei unmoralischer Praxis zur Verfügung stellen
- Zur Ausprägung der moralischen Kompetenz unterstützen, d. h. zunehmende Sensibilisierung für ethische Fragestellungen entwickeln

Klassifikation der Ethik

- Allgemeine Ethik zur Auseinandersetzung mit grundsätzlichen Aspekten der Ethik:

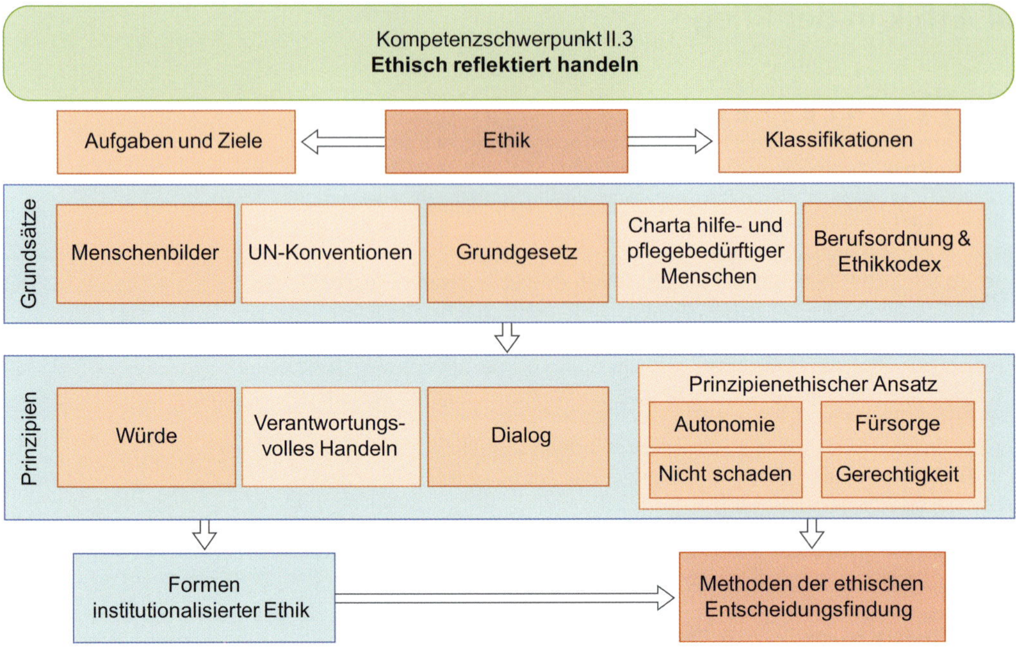

Abb. 3.16 Ethisch reflektiert handeln [P554/L138]

- Die deskriptive Ethik beschreibt lediglich wertfrei die Ist-Situation
- Die normative Ethik beschreibt und begründet darüber hinaus Soll-Zustände, z. B. Tugendethik oder Kantische Ethik
- Die Metaethik ist die theoretische Auseinandersetzung mit der Ethik an sich

• Angewandte Ethik:
  - Bereichsethiken mit der Auseinandersetzung ethischer Prinzipien in verschiedenen Bereichen
  - Berufsethiken mit der Auseinandersetzung ethischer Prinzipien in verschiedenen Berufen

KERNAUSSAGE

Ethik dient der Reflexion der Moral. Es wird somit darüber nachgedacht, welche Normen, Grundsätze und Werte (nicht) gelten sollen, dürfen oder müssen. Ethik kann als die Theorie der Moral verstanden werden.

3.4.2 Pflegeethische Grundsätze

Pflegeethische Grundsätze stellen die Grundlage ethischer Entscheidungsprozesse dar, dienen der Reflexion und Begründung berufsethischer Werthaltungen und Einstellungen.

Grundgesetz (➢ 4.3.1)

Tab. 3.46 Menschenbilder

Menschenbild	Mensch	Würde
Materialistisches Menschenbild	Mensch als physiologisch-maschinell bestimmtes Wesen mit Selbsterhaltungstrieb und egoistischem Streben nach Bedürfnisbefriedigung	Würde ist von Nützlichkeit, geistigem Vermögen und Produktivität abhängig
Biologistisches Menschenbild	Mensch als biologisch-physiologisches Wesen	Würde ist vom Gesundheitsstatus abhängig
Christliches Menschenbild	Mensch als ganzheitliches Wesen mit physiologischen, psychischen, sozialen und spirituellen Bedürfnissen	Würde ist von Gott geschenkt und daher u. a. von Gesundheit, Krankheit oder der Lebensspanne unabhängig
Humanistisches Menschenbild	Mensch als vernunftbegabtes und überwiegend gutes Wesen	Würde existiert aufgrund des Mensch-Seins

Menschenbilder

Menschenbilder resultieren u. a. aus Erziehung, Sozialisation und Erfahrung, den Lebensumständen und Einflüssen durch Politik, Kultur und Umwelt, sie beeinflussen das menschliche Handeln (➤ Tab. 3.46).

Menschenbilder
Beschreiben und beinhalten das Bild, das man von Menschen hat.

UN-Konventionen

- **UN-Zivilpakt** → Recht auf Gleichheit, auf Leben und persönliche Unversehrtheit, persönliche Sicherheit, Freiheit und Entfaltung der Persönlichkeit
- **UN-Sozialpakt** → Recht auf Selbstbestimmung, Recht auf das erreichbare Höchstmaß an körperlicher und geistiger Gesundheit
- **UN-Behindertenrechtskonvention** → Verbot der Diskriminierung aufgrund von Behinderung, die Achtung der Würde der Autonomie, der Unabhängigkeit, Freiheit für Menschen mit Funktionseinschränkungen, eigene Entscheidungen zu treffen
- **UN-Kinderrechtskonvention** → Recht auf vorrangige Berücksichtigung des Kindeswohls bei allen Maßnahmen, angemessene Berücksichtigung der Meinung des Kindes

UN-Konventionen
Bindende völkerrechtliche Verträge als Verhaltensnorm zwischen den Mitgliedsstaaten der Vereinten Nationen (UN), unterzeichnet von den Repräsentanten der Mitgliedsstaaten.

Charta der Rechte hilfe- und pflegebedürftiger Menschen

Die Charta der Rechte hilfe- und pflegebedürftiger Menschen ist die Grundlage für die Ausgestaltung einer würdevollen Pflege; sie dient Pflegefachpersonen, -wissenschaftlern und -managern als Leitfaden, wurde 2006 veröffentlicht (BMFSFJ 2019):

- Artikel 1: Selbstbestimmung und Hilfe zur Selbsthilfe, z. B. freie Wahl von Leistungen und Anbietern oder Berücksichtigung von Vollmachten und Verfügungen (➤ 1.4)
- Artikel 2: Körperliche und seelische Unversehrtheit, Freiheit und Sicherheit, z. B. Schutz vor Gewalt und Vernachlässigung
- Artikel 3: Privatheit, z. B. Beachtung des Schamgefühls oder Möglichkeit zum Rückzug anbieten
- Artikel 4: Pflege, Betreuung und Behandlung, z. B. individuelle und geplante Pflege durchführen (➤ 1.1.1) oder fachgerechte Linderung von Beschwerden
- Artikel 5: Information, Beratung, Aufklärung, z. B. Recht auf Wahl und Wechsel des Beraters oder Transparenz über Kosten und Leistungen (➤ 2.2)
- Artikel 6: Wertschätzung, Kommunikation und Teilhabe an der Gesellschaft, z. B. Mitsprachrecht in Einrichtungen oder respektvoller Umgang (➤ 1.2)
- Artikel 7: Religion, Kultur und Weltanschauung, z. B. kultursensible Pflege oder Hinzuziehen einer weiteren Person (➤ 1.3)
- Artikel 8: Palliative Begleitung, Sterben und Tod, z. B. Selbstbestimmung am Lebensende oder Unterstützung der Angehörigen (➤ 3.1.6, ➤ 3.1.7)

Berufsordnung und Ethikkodex

Ethikkodex
Beschreibung ideeller Wertvorstellungen und grundlegender moralischer Einstellungen von Pflegefachpersonen und deren Verpflichtungen gegenüber Pflegeempfängern.

Ethikkodex des ICN
Internationaler Leitfaden des ICN für ein an ethischen Werten und sozialem Handeln ausgerichtetes pflegefachliches Handeln; erstmalig 1953 veröffentlicht (ICN 2021).

Die Berufsordnung dient der Beschreibung von Rechten und Pflichten, Tätigkeiten und Prozessen der Berufsangehörigen, trifft auch Aussagen zu ethischen Aspekten zumeist in Anlehnung an den ICN-Ethikkodex, Grundlage eines selbstverwalteten Berufs (Pflegekammer).

Aufgaben von Pflegefachpersonen laut ICN-Ethikkodex

1. Gesundheit fördern (gesundheitsförderliche und präventive Pflege) (➤ 2.1.1)
2. Krankheit lindern (kurative Pflege)
3. Gesundheit wiederherstellen (rehabilitative Pflege) (➤ 1.4.5)
4. Leiden lindern (palliative Pflege) (➤ 3.1)

Grundelemente des ICN-Ethikkodex

- **Pflegefachpersonen und Patientinnen und Menschen mit Pflegebedarf** z. B. Verantwortungsübernahme durch Pflegefachpersonen, Berücksichtigung der Menschenrechte, Ermöglichung verständlicher und rechtzeitiger Information für Pflegebedürftige und ihre Angehörigen, Berücksichtigung der Schweigepflicht, Einsatz für Chancengleichheit und gerechte Ressourcenverteilung, Gestaltung einer sicheren Pflegepraxis, „evidence-informed“ und personenzentrierte Pflege, Risiken im Umgang mit wissenschaftlichen und technologischen Fortschritten beachten

- **Pflegefachpersonen und die Praxis** z. B. kontinuierliche berufliche Weiterentwicklung und lebenslanges Lernen, kompetentes Handeln im gesetzlich vorgegebenen Verantwortungsbereich, Wertschätzung der eigenen Würde und Gesundheit, angemessenes und repräsentatives Verhalten des Berufs nach außen, Teilen von Wissen und Erfahrungen u. a. mit Berufsanfängern, Übernahme einer Fürsprecher-Funktion für Pflegebedürftige, Förderung der Patientensicherheit durch eine reflektierte Fehlerkultur
- **Pflegefachpersonen und der Beruf** z. B. Übernahme einer führenden Rolle bei der Festlegung und Umsetzung „evidence-informed" und akzeptabler Standards, Entwicklung und Erhaltung beruflicher Werte, Beteiligung in Berufsorganisationen, Förderung einer positiven und ethischen Arbeitsumgebung, Beteiligung an Erstellung, Verarbeitung und Anwendung von Forschung, Vorbereitung auf Notfälle, Entwicklung von Richtlinien am Arbeitsplatz u. a. zu Diskriminierung und Mobbing
- **Pflegefachpersonen und globale Gesundheit** z. B. Einhaltung der Menschenrechte und das Recht auf Gesundheitsversorgung für alle, Positionierung gegen alle Formen der Ausbeutung wie Menschenhandel oder Kinderarbeit, Einsatz für Frieden, Friedensdiplomatie und Friedensförderung, Mitwirkung bei einer soliden gesundheitspolitischen Entwicklung, Reduktion umweltschädlicher Praktiken

KERNAUSSAGE

Pflegefachpersonen beziehen sich bei der Auswahl und Begründung ihrer Handlungen auf pflegeethische Grundsätze. Dazu zählen u.a. die Menschenbilder, die UN-Konventionen, das Grundgesetz, die Charta der Rechte hilfe- und pflegebedürftiger Menschen sowie die Berufsordnung und auch der ICN-Ethikkodex.

3.4.3 Ethische Prinzipien

Ethische Prinzipien sind allgemeine, andauernde Grundsätze, sie werden in der ethischen Reflexion zur ethischen Entscheidungsfindung genutzt und können im Konflikt zueinander stehen.

Prinzip Würde

Würdevolle Pflege zeichnet sich u. a. aus durch:
- Individualität, z. B. im Rahmen der Pflegeorganisation, der Berücksichtigung der Gewohnheiten und biografischer sowie kultureller Aspekte
- Ermöglichung einer selbstbestimmten Lebensführung
- Würdevolle Kommunikation, z. B. mit Nachnamen ansprechen, keine entwürdigenden Begriffe
- Professionelle Durchführung pflegerischer Interventionen

Würde
Achtung vor dem Leben; universelles, grundlegendes Prinzip, geschützt durch das Grundgesetz.

Prinzip Verantwortungsvolles Handeln

Verantwortungsvolles Handeln
Argumentativ begründetes bzw. begründbares Handeln; eigenes Handeln muss (mit seinen Konsequenzen) verantwortet werden.

Verantwortungsvolles Handeln zeichnet sich u. a. aus durch:
- Abgrenzung zu willkürlichem Handeln nach spontanem Ermessen
- Abgrenzung zu prinzipiellem Handeln nach sturen Prinzipien
- Sorgfältige Analyse der Situation und Abwägung der Handlungsoptionen
- Reflexion der Macht- und Überlegenheitsverhältnisse

Prinzip Dialog

Dialog
(Bereitschaft zur) Auseinandersetzung und Austausch mit dem Gegenüber; geht mit dem Wissen über die Begrenztheit des persönlichen und subjektiven Wahrheitsverständnisses einher.

Pflege nach dem **Prinzip Dialog** zeichnet sich u. a. aus durch:
- Unvoreingenommenes Verstehen-Wollen anderer Positionen und Ansichten
- Bereitschaft zum Gespräch und zur Vermittlung, auch zwischen zwei sich gegensätzlich gegenüberstehenden Werten
- Erhöhung der Möglichkeit der Teilhabe für Pflegeempfänger und Angehörige

Prinzipienethischer Ansatz

Der prinzipienethische Ansatz ist ein Ansatz aus der Medizinethik, er dient der Auflösung ethischer Herausforderungen in der Praxis, geht auf Tom Beauchamp und James Childress zurück (➤ Tab. 3.47).

Tab. 3.47 Bestandteile des prinzipienethischen Ansatzes

Prinzip	Definition	Pflege (Bsp.)
Autonomie	Recht, über sein Leben zu bestimmen, mit dem Ziel, das Selbstbestimmungsrecht zu fördern und dieses zu respektieren	• Pflegeempfänger in den Pflegeprozess integrieren • Recht auf Information beachten • Zustimmung für Maßnahmen einholen
Fürsorge	Verpflichtung, bei seinem Handeln das Wohlbefinden des Gegenübers zu berücksichtigen, mit dem Ziel, die Würde zu fördern	• Vorstellungen, Werte und Bedürfnisse von Pflegeempfängern erheben • Pflegehandeln am aktuellen Stand wissenschaftlicher Erkenntnisse ausrichten • Individualität berücksichtigen
Nicht-Schaden	Unterlassen von Handlungen, die mit unangemessenem Schaden einhergehen, mit dem Ziel, Leid zu vermeiden und Maßnahmen in Nutzen und Schaden abzuwägen	• Regelmäßig aktuelles Fachwissen erwerben • Eigene Handlungen reflektieren • Organisatorische und gesellschaftliche Defizite aufzeigen
Gerechtigkeit	Gleichmäßige und diskriminierungsfreie Verteilung von Ressourcen, mit dem Ziel, Transparenz herzustellen sowie Fairness und Freiheit sicherzustellen	• Gesellschaftlich schwächer gestellte Gruppen berücksichtigen • Gegen Rassismus und Fremdenfeindlichkeit distanzieren • Keine Bevorzugung aufgrund von Merkmalen wie Geschlecht, Religion etc.

KERNAUSSAGE

Pflegefachpersonen nutzen die ethischen Prinzipien im Rahmen der ethischen Entscheidungsfindung u.a. zur ethisch-moralischen Begründung ihres Handelns. Die Prinzipien können sich konträr gegenüberstehen.

3.4.4 Ethische Entscheidungsfindung

Institutionelle Formen der ethischen Entscheidungsfindung

Ethische Entscheidungsfindung
Wege zum ethisch reflektierten Handeln; finden u.a. in institutionellen Formen statt, folgen einem methodischen Vorgehen.

Beteiligungsformen institutionalisierter Ethik sind:

- Individuelle Form in (wiederkehrenden) Einzelsituationen mit Bedarf an rascher Entscheidungsfindung
- Dialogische Form bei Bedarf an einem Dialogpartner, u.a. zum Spiegeln der eigenen Gedanken
- Diskursform mit Nutzung eines bestehenden Rahmens, u.a. mit dem Bedarf weiterer Perspektiven oder größerer Komplexität
- Delegationsform als Weiterleitung der Problemstellung an ein (externes) Gremium (➢ Tab. 3.48)

Tab. 3.48 Formen der institutionalisierten Ethik

Formen	Beschreibung
Ethische Fallbesprechung	• Strukturiertes Gruppenverfahren zur Lösung ethischer Problemstellungen • Unterstützung zur Findung der besten ethisch vertretbaren Entscheidung
Ethikkomitee	• Interdisziplinäres Gremium zur Auseinandersetzung mit ethischen Fragestellungen • Aufgaben sind u.a. Entwicklung von Ethik-Leitlinien oder Organisation von Fortbildungen
Ethikcafé	• Niederschwelliger Ansatz mit Raum zum offenen Austausch, charakterisiert durch lockere Atmosphäre • Wechsel von Plenum und Kleingruppenarbeit in wechselnder Zusammensetzung
Ethikleitlinien	• Systematische und lösungsorientierte Beschreibung von Vorgehensweisen bei ethischen Fragestellungen • Dienen u.a. dem einheitlichen Vorgehen und zur juristischen Absicherung
Ethik-Liaisondienst	• Längerfristige Zusammenarbeit zwischen einem (externen) Berater und einer Station • Zur Unterstützung, Begleitung und Beratung des Teams

Methoden der ethischen Entscheidungsfindung

Nimwegener Methode

- Methode besteht aus vier Phasen (➢ Abb. 3.17)
- Geht auf Norbert Steinkamp und Bert Gordijn zurück

Reflexionsmodell nach Rabe

- Methode besteht aus drei Schritten (➢ Abb. 3.18)
- Geht auf Marianne Rabe zurück

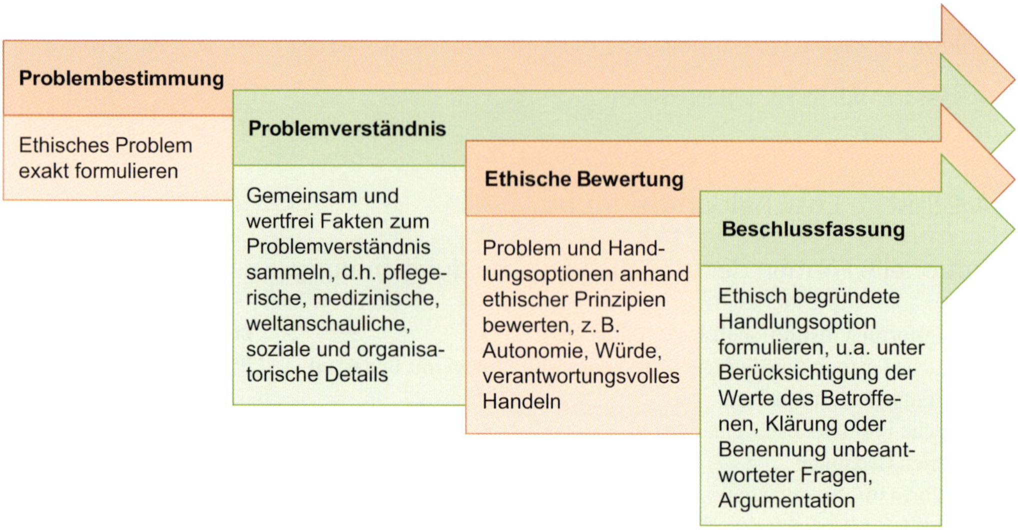

Abb. 3.17 Ablauf der Nimwegener Methode

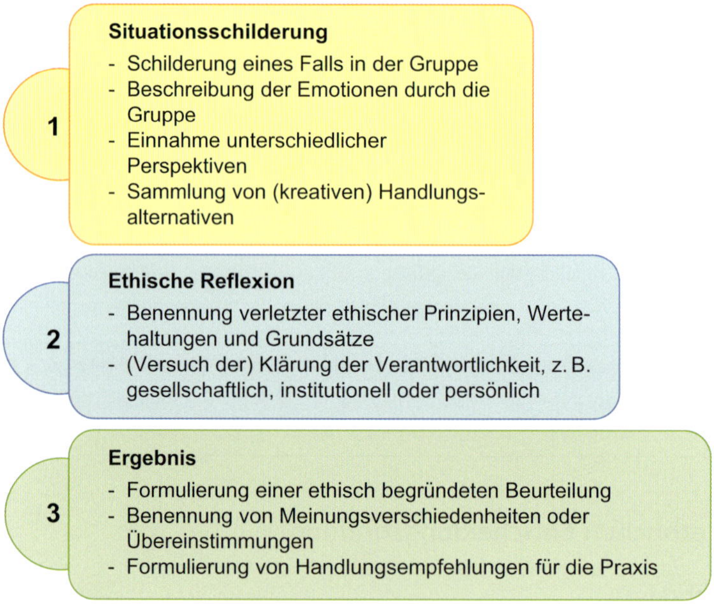

Abb. 3.18 Ablauf des Reflexionsmodells nach Rabe [P554/L138]

KERNAUSSAGE

Pflegefachpersonen entwickeln ein ethisch fundiertes berufliches Selbstverständnis. Sie nutzen Formen und Methoden der ethischen Entscheidungsfindung und berücksichtigen dabei ethische Prinzipien.

3.5 Campus

3.5.1 Wiederholungsaufgaben (> 3.5.3)

Pflege in hoch belasteten und kritischen Pflegesituationen (> 3.1)

1. Nennen Sie je zwei Beispiele für chronische Erkrankungen, die das Herz-Kreislauf-System, den Magen-Darm-Trakt und den Bewegungsapparat betreffen.
2. Unterscheiden Sie einen chronisch kontinuierlichen Krankheitsverlauf von einem chronisch-rezidivierenden und chronisch-progredienten.
3. Nennen Sie die Stadien des Trajectory-Work-Modells.
4. Definieren Sie die Begriffe Verlaufskurve, Verlaufskurvenentwurf und Verlaufskurvenplanung.
5. Nennen Sie drei Besonderheiten, die Sie bei der pflegefachlichen Begleitung durch Verlaufskurven berücksichtigen.
6. Erläutern Sie den Prozess der Nozizeption.
7. Nennen Sie vier Faktoren, die das Schmerzempfinden beeinflussen.
8. Unterscheiden Sie akute und chronische Schmerzen bezüglich ihrer Funktion, Dauer und Behandlung.
9. Nennen Sie fünf Aspekte, die im Rahmen eines differenzierten Schmerzassessments erhoben werden.
10. Erläutern Sie, wie Sie die Fremdeinschätzung der Schmerzen:
    a) bei Menschen mit Demenz durchführen.
    b) bei Kindern durchführen.
11. Nennen Sie zwei Nebenwirkungen von Opioid-Analgetika und beschreiben Sie Maßnahmen, die von Pflegefachpersonen daraufhin im interdisziplinären Team ergriffen werden können.
12. Nennen Sie drei nichtmedikamentöse Maßnahmen der peripheren Schmerztherapie.
13. Nennen Sie fünf Maßnahmen, die Sie zur Schmerzprävention ergreifen können.
14. Unterscheiden Sie die Alzheimer-Demenz und die vaskuläre Demenz bezüglich ihrer Entstehung.
15. Nennen Sie je fünf kognitive und körperliche Symptome sowie Verhaltensänderungen, die bei einer Demenz auftreten können.
16. Nennen Sie vier Ziele der Biografiearbeit.
17. Nennen Sie für jede Aufarbeitungsphase nach Naomi Feil eine geeignete Validationstechnik.
18. Beschreiben Sie fünf Aspekte der pflegerischen Haltung im Umgang mit Menschen mit Demenz.
19. Nennen Sie vier Pflegemaßnahmen:
    a) zur Orientierungsförderung bei Menschen mit Demenz.
    b) zur Tagesstrukturierung bei Menschen mit Demenz.
    c) zur Förderung der oralen Ernährung bei Menschen mit Demenz.

20. Beschreiben Sie Belastungen pflegender Angehöriger von Menschen mit Demenz und nennen Sie vier mögliche Unterstützungsangebote zur Belastungsbewältigung.
21. Nennen Sie fünf Ursachen bzw. Risikofaktoren, die eine Frühgeburt begünstigen können.
22. Beschreiben Sie je eine pflegerische Besonderheit im Wärmebett, in der offenen Einheit und im Inkubator.
23. Definieren und beschreiben Sie das NIDCAP®-Konzept.
24. Nennen Sie fünf Maßnahmen, um Störungen für das Neugeborene zu reduzieren.
25. Nennen Sie die Beobachtungs- und Einschätzungsmerkmale des APIB-Scores.
26. Beschreiben Sie drei Maßnahmen, um bei einer Frühgeburt stabilisierend auf das Familiensystem einzuwirken.
27. Nennen Sie drei mögliche Ursachen für eine Anämie bei Frühgeborenen.
28. Definieren Sie das Apnoe-Bradykardie-Syndrom.
29. Nennen Sie vier Behandlungs- und Pflegemaßnahmen bei einem Ductus arteriosus Botalli.
30. Unterscheiden Sie einen benignen von einem malignen Tumor anhand Größenwachstum, Behandlung und Metastasierung.
31. Definieren Sie die Begriffe Präkanzerose und Metastasierung.
32. Erläutern Sie fünf Pflegeschwerpunkte bei der Chemotherapie.
33. Beschreiben Sie drei Pflegemaßnahmen zur Hautpflege bei der Strahlentherapie.
34. Nennen Sie fünf Pflegemaßnahmen bei krebsassoziierter Fatigue.
35. Nennen Sie drei Pflegeschwerpunkte bei einer akuten Leukämie.
36. Beschreiben Sie drei Maßnahmen zur Stabilisierung des Familiensystems infolge einer Erkrankung des Kindes durch eine akute Leukämie.
37. Nennen und beschreiben Sie die vier Palliativphasen nach Ingeborg Jonen-Thielemann.
38. Nennen Sie die fünf Sterbephasen nach Elisabeth Kübler-Ross.
39. Unterscheiden Sie die spezielle ambulante Palliativversorgung (SAPV) vom ambulanten Hospizdienst bezüglich seiner Zielsetzung.
40. Erklären Sie, weshalb das Total-Pain-Konzept als Grundlage für den interdisziplinären Ansatz in der Palliativ Care dient.
41. Nennen Sie je zwei Sterberituale aus Christentum, Judentum und Islam.
42. Nennen Sie die sicheren Todeszeichen.
43. Nennen Sie fünf Maßnahmen, die Sie bei der Versorgung des Leichnams ergreifen.
44. Nennen Sie je zwei emotionale, kognitive, soziale und psychosomatische Kennzeichen der Trauer.
45. Nennen Sie die vier Trauerphasen nach Verena Kast.
46. Unterscheiden Sie das internale vom externalen sowie das problemorientierte vom emotionsorientierten Coping.
47. Nennen Sie vier typische Bewältigungsmuster nach Lazarus und Folkman.
48. Nennen Sie fünf Maßnahmen, die Sie zur Unterstützung der Bewältigung bei Verlust und Trauer ergreifen können.

Lebensbedrohliche und krisenhafte Pflegesituationen (➤ 3.2)

1. Nennen Sie fünf Maßnahmen, die Sie zur Vorbereitung auf einen Notfall ergreifen.
2. Beschreiben Sie das Vorgehen zur Überprüfung des Bewusstseins und der Atmung.
3. Nennen Sie die vier Schritte der Überlebenskette.
4. Nennen Sie die fünf „W", die beim Absetzen eines Notrufs relevant sind.
5. Beschreiben Sie das Vorgehen bei der Herzdruckmassage und Atemspende.
6. Beschreiben Sie drei Besonderheiten der Reanimation bei Säuglingen und Kindern.
7. Erläutern Sie die Lokalisation des Druckpunkts zur Herzdruckmassage bei Säuglingen und Kindern.
8. Beschreiben Sie drei Aspekte, die es bei der Beutel-Masken-Beatmung zu berücksichtigen gilt.
9. Nennen Sie die Wirkung der Notfallmedikamente Adrenalin und Vasopressin.
10. Begründen Sie, weshalb im Rahmen der Reanimation intravenös Flüssigkeit verabreicht wird.
11. Definieren Sie den Begriff des Postreanimationssyndroms.
12. Nennen Sie fünf Gründe, die für den Abbruch einer Reanimationsmaßnahme sprechen können.
13. Unterscheiden Sie die Ursachen eines hypovolämischen Schocks im Gegensatz zu einem kardiogenen, obstruktiven und distributiven.
14. Nennen Sie fünf Erstmaßnahmen, die Sie bei Dyspnoe ergreifen.
15. Erläutern Sie das gestufte Vorgehen bei einer Fremdkörperaspiration bei Erwachsenen.
16. Beschreiben Sie das Vorgehen in der FAST-Abfrage bei Verdacht auf einen Schlaganfall.
17. Unterscheiden Sie die Symptome eines klonischen, tonischen und tonisch-klonischen Krampfanfalls voneinander.
18. Nennen Sie je fünf Symptome einer Hypo- und Hyperglykämie.
19. Erläutern Sie die Gradeinteilung bezüglich der Tiefenausdehnung von Verbrennungen.
20. Unterscheiden Sie die drei Grade einer Erfrierung anhand der Symptome.
21. Nennen Sie vier Erstmaßnahmen nach Ertrinken.
22. Definieren Sie den Begriff des Notfallplans.
23. Nennen Sie zwei externe Gefahrenlagen mit Bedeutung für die Pflege.
24. Nennen Sie zwei interne Gefahrenlagen und erläutern Sie daraus resultierende Interventionen.
25. Beschreiben Sie die Farbcodierung der Triage.
26. Nennen Sie fünf Maßnahmen, die Sie bei der Notfallevakuierung berücksichtigen.

Eigenständige Durchführung ärztlicher Anordnungen (➤ 3.3)

1. Nennen Sie fünf Maßnahmen, die Sie im Rahmen der persönlichen Hygiene ergreifen.
2. Nennen Sie die fünf Indikationen zur Durchführung der hygienischen Händedesinfektion.
3. Unterscheiden und beschreiben Sie die drei Begriffe Reinigung, Desinfektion und Sterilisation.
4. Erläutern Sie die Funktion eines Reinigungs- und Desinfektionsplans.
5. Unterscheiden Sie Bakterien, Viren und Pilze voneinander.
6. Beschreiben Sie die vier Stadien einer Infektionskrankheit.
7. Nennen Sie drei Symptome einer Sepsis.
8. Nennen Sie fünf Pflegemaßnahmen, die bei Pflegeempfängern mit einer MRSA-Kolonisation notwendig sind.
9. Nennen Sie die fünf Perspektiven der ärztlichen Anamnese.
10. Nennen Sie die vier Techniken der klinischen Untersuchung.
11. Nennen Sie drei Komplikationen bei der Blutentnahme und je eine geeignete pflegerische Maßnahme zur Vermeidung bzw. Behandlung.
12. Nennen Sie die Symptome des postpunktionellen Syndroms nach Lumbalpunktion.
13. Nennen Sie vier Symptome, die beim Röntgen mit Kontrastmittel auf eine Kontrastmittelunverträglichkeit hindeuten können.
14. Begründen Sie, weshalb bei der Magnetresonanztomografie metallische und magnetische Gegenstände abgelegt werden müssen.
15. Nennen Sie die 5-R-Regel.
16. Nennen Sie drei Besonderheiten, die es bei der Medikamentengabe über die Sonde zu berücksichtigen gilt.
17. Nennen Sie fünf Beobachtungsschwerpunkte nach der Medikamentengabe.
18. Nennen Sie die drei Injektionsorte für die intramuskuläre Injektion.
19. Unterscheiden Sie isotone von hypo- und hypertonen Infusionslösungen.
20. Nennen Sie drei pflegerische Aufgaben bei der Infusionstherapie.
21. Beschreiben Sie drei Komplikationen der Infusionstherapie mit Symptomen und reaktiven Maßnahmen.
22. Nennen und unterscheiden Sie die drei zellulären Blutbestandteile voneinander.
23. Nennen Sie fünf pflegerische Aufgaben, die Sie im Umgang mit einem transurethralen Blasenkatheter berücksichtigen.
24. Beschreiben Sie zwei relevante Aspekte im Zusammenhang mit der präoperativen Körperpflege.
25. Nennen Sie drei Maßnahmen, die Sie beim Transfer in den OP berücksichtigen.
26. Erläutern Sie die Vierer-Regel der postoperativen Überwachung.
27. Nennen Sie fünf postoperative Beobachtungsschwerpunkte.
28. Nennen Sie drei Beobachtungsschwerpunkte im Umgang mit Drainagen.

29. Beschreiben Sie die drei physiologischen Wundheilungsphasen mit den entsprechenden Kennzeichen.
30. Nennen Sie die Symptome, die auf eine infizierte Wunde hinweisen.
31. Nennen Sie je vier lokale und systemische Störfaktoren der Wundheilung.
32. Nennen Sie acht Beobachtungsschwerpunkte im Rahmen des wundspezifischen Assessments.
33. Erläutern Sie drei Aspekte, die Sie beim Fotoprotokoll im Rahmen der Wunddokumentation berücksichtigen.

Ethik in der Pflege (➢ 3.4)

1. Definieren Sie den Begriff der Ethik in Abgrenzung zur Moral.
2. Nennen Sie vier Aufgaben und Ziele der Ethik.
3. Unterscheiden Sie die vier Menschenbilder zu ihren Ansichten zur Würde des Menschen.
4. Nennen Sie vier Artikel der Charta der Rechte hilfe- und pflegebedürftiger Menschen. Nennen Sie je Artikel einen exemplarischen Inhalt.
5. Nennen Sie die vier Aufgaben für Pflegefachpersonen gemäß dem ICN-Ethikkodex.
6. Beschreiben Sie drei Aspekte, anhand derer sich eine würdevolle Pflege erkennen lässt.
7. Grenzen Sie das Prinzip des verantwortungsvollen Handelns von der Willkür und dem prinzipiellen Handeln ab.
8. Nennen Sie die vier Prinzipien des prinzipienethischen Ansatzes.
9. Unterscheiden Sie die vier Beteiligungsformen der institutionalisierten Ethik.
10. Nennen und beschreiben Sie drei Formen der institutionalisierten Ethik.
11. Beschreiben Sie den Ablauf der Nimwegener Methode.

3.5.2 Lernsituationen (➢ 3.5.4)

Ein Notfall bei Herrn Friese

Lernsituation

Ein Notfall bei Herrn Friese

Herr Walther Friese, 77 Jahre, wohnt seit drei Jahren im Theodor-Fontanello-Stift. Da er bereits seit mehreren Jahren an einer Alzheimer-Demenz leidet, lebt er im Wohnbereich Süd, der sich auf die Versorgung von demenziell erkrankten Menschen konzentriert. Herr Friese zeigt ausgeprägte Gedächtnis- und Orientierungsstörungen, was auch am langen Umherwandern im Wohnbereich deutlich wird. Gegenüber weiblichen Pflegefachpersonen zeigt er vermehrt sexuell grenzüberschreitendes und aggressives Verhalten. In den vergangenen Tagen hat er seine Tochter Birgit nicht mehr erkannt und vehement gefordert, dass die fremde Frau endlich das Weite suchen solle. Herr Friese benötigt seit einigen Wochen

verstärkt eine Übernahme bei der Körperpflege, dem Ankleiden und der Darreichung der Nahrung. Die Nahrungsaufnahme ist erschwert, da er kaum Appetit hat. Herr Friese hat einen insulinpflichtigen Diabetes mellitus Typ 2. Das Pflegepersonal ist häufig unsicher, welche Insulinmenge mit welchem Spritz-Ess-Abstand zu erfolgen hat. Herr Friese hat bereits seit mehreren Jahren infolge einer Prostatektomie bei einem Prostatakarzinom einen suprapubischen Blasenkatheter, den er lange akzeptiert hat. Nun aber beginnt er damit, immer wieder am Katheterschlauch zu ziehen oder den Beutel in seinem Zimmer auszuleeren. Gestern ist dem zuständigen Pflegefachmann Karl Sauter aufgefallen, dass die Punktionsstelle gerötet ist.
Sie übernehmen heute Herrn Friese im Spätdienst. Der Frühdienst informiert Sie darüber, dass er besonders unruhig war und aggressive Verhaltensweisen mit lautem Schreien gezeigt habe. Seine Sprache sei noch schwerer verständlich als sonst gewesen.
Als Sie das Zimmer betreten, liegt Herr Friese im Bett. Er ist ansprechbar und erweckbar, schließt aber immer wieder lange die Augen. Seine Haut fühlt sich kaltschweißig an, und er gibt an, dass sich alles drehe.

Aufgabenstellung

Ein Notfall bei Herrn Friese

1. Benennen Sie die Notfallsituation, die bei Herrn Friese vorliegt. Begründen Sie Ihre Antwort.
2. Beschreiben Sie die erforderlichen Maßnahmen, die nun zu ergreifen sind.
3. Herr Friese leidet mit der Alzheimer-Demenz an einer chronischen Krankheit. Benennen Sie die für eine Alzheimer-Demenz typische Verlaufsform.
4. Ordnen Sie die derzeitige Situation von Herrn Friese den Stadien des Trajectory-Work-Modells zu und begründen Sie Ihre Zuordnung.
5. Beschreiben Sie den personenzentrierten Ansatz im Umgang mit Menschen mit Demenz nach Tom Kitwood und entwickeln Sie Lösungsmöglichkeiten für die weiblichen Pflegefachpersonen im Umgang mit dem sexuell herausfordernden Verhalten.
6. Nennen Sie vier Maßnahmen, die Sie ergreifen können, um die orale Nahrungsaufnahme bei Herrn Friese zu fördern.
7. Erläutern Sie die Belastungen, unter denen die Tochter von Herrn Friese vermutlich leidet. Erklären Sie Maßnahmen, die Sie zur Belastungsreduktion ergreifen können.
8. Herr Friese scheint den Katheter zunehmend weniger zu akzeptieren. Diskutieren Sie mögliche Lösungen für diese Problemstellung.
9. Benennen Sie zwei Artikel der Charta der Rechte hilfe- und pflegebedürftiger Menschen und erörtern Sie, inwiefern diese mit der Situation von Herrn Friese in Verbindung gebracht werden können.

Am Lebensende

Lernsituation

Am Lebensende

Bei Frau Silke Schneider, 47 Jahre, wurde vor sieben Jahren Brustkrebs diagnostiziert. Die durchgeführte Mastektomie, Chemo- und Strahlentherapie haben Erfolge erzielt, und es schien so, als wäre der Krebs besiegt worden. Vor einem Jahr wurde bei einer Nachsorgeuntersuchung der Befund eines metastasierten Mammakarzinoms gestellt. Von den Metastasen sind Knochen, Lunge und Leber betroffen. Frau Schneider hat nach längerer Überlegung und Gesprächen mit Ärzten beschlossen, keine weiteren therapeutischen Maßnahmen zu ergreifen, da diese allenfalls geringfügig lebensverlängernd wären und sie die Komplikationen aus den Therapien noch gut in Erinnerung hatte.
Frau Schneider ist gläubig und ein geschätztes Mitglied in der evangelischen Kirchengemeinde in ihrem Stadtteil. Sie hat sich immer Kinder gewünscht, doch ihre langjährige Partnerin Stephanie Winter wollte dies nicht. Diese hat Frau Schneider bei den Therapien stets unterstützt und ihr zur Seite gestanden. Seit der Diagnose steht Frau Winter unter Schock und kann nicht verstehen, weshalb ihre Partnerin keine weiteren Behandlungen absolvieren möchte und „aufgegeben hat".
Im letzten Monat hat sich der Allgemeinzustand von Frau Schneider rapide verschlechtert. Vergangene Woche wurde sie als Gast im städtischen Hospiz aufgenommen. Frau Schneider trinkt und isst kaum, und sie klagt immer wieder über starke Schmerzen in Ruhe. Zeitweise leidet sie unter Atemnot und muss immer wieder stark husten. Sie erhält nach Bedarf 2–4 l Sauerstoff und eine angepasste Schmerztherapie. Frau Schneider liegt die meiste Zeit im Bett und möchte ihre Ruhe haben. Ihre Partnerin besucht sie täglich. Gestern hat Frau Schneider sie nach draußen gebeten und sie aufgefordert, einen Tag eine Besuchspause einzulegen. Im Flur hat Frau Winter deswegen stark geweint. Im Nachtdienst fragt Frau Schneider Sie, ob man nicht etwas tun könne, damit es schneller gehe.

Aufgabenstellung

Am Lebensende

1. Identifizieren Sie zwei aktuell vordergründige Pflegeprobleme. Identifizieren Sie ein weiteres potenzielles Pflegeproblem.
2. Erklären Sie den Aufbau des WHO-Stufenschemas zur medikamentösen Schmerztherapie.
3. Erläutern Sie das Total-Pain-Konzept und stellen Sie einen Bezug zur Situation von Frau Schneider her.
4. Formulieren Sie pflegerische Maßnahmen zur Behandlung der Atemnot am Lebensende bei Frau Schneider.

5. Beschreiben Sie Pflegemaßnahmen, die sich aus der reduzierten Flüssigkeits- und Nahrungsaufnahme ableiten lassen.
6. Entwickeln Sie Lösungen, um Frau Winter in ihrer Situation bei der Bewältigung zu unterstützen.
7. Unterscheiden und beschreiben Sie die Formen der Sterbehilfe.
8. Erläutern Sie den prinzipienethischen Ansatz und stellen Sie einen Bezug zur Fallsituation her.

Vom Pferd gestürzt

Lernsituation

Vom Pferd gestürzt

Larissa Stein, 15 Jahre, lebt in einem kleinen Dorf in Norddeutschland. Zum Ende der Sommerferien hat sie ihren Verdienst aus einem kleinen Nebenjob in Reitstunden investiert. Ihre Eltern Lothar und Mareike Stein unterstützen ihr Hobby, wenn die finanzielle Situation es zulässt. Herr Stein leidet an einer Depression und ist seit geraumer Zeit arbeitslos. Frau Stein ist bemüht, neben ihren beiden Jobs den Haushalt und das Familienleben aufrechtzuhalten.
Heute Nachmittag war Larissas Pferd beim Reitunterricht sehr unruhig, und sie ist, als es überraschend stark gebuckelt hat, vom Pferd gestürzt. Sie hat sofort über starke Schmerzen im rechten Arm geklagt und geweint, weshalb ihre Reitlehrerin ihre Eltern informiert hat. Frau Stein hat Larissa daraufhin in die Notaufnahme des nächstgelegenen Krankenhauses gebracht. Der Röntgenbefund hat die Verdachtsdiagnose einer dislozierten Humeruskopffraktur bestätigt. Aufgrund der Komplexität des Bruchs hat der zuständige Chirurg beschlossen, die Fraktur operativ zu versorgen.
Sie übernehmen Larissa am ersten postoperativen Tag im Frühdienst. Ihre Temperatur beträgt 38,6 °C, sie gibt an, starke Schmerzen im rechten Arm im Gilchrist zu haben. Sie fühlt sich schwach. In einer Stunde ist die chirurgische Visite geplant.

Aufgabenstellung

Vom Pferd gestürzt

1. Identifizieren Sie zwei aktuell vordergründige Pflegeprobleme. Identifizieren Sie ein weiteres potenzielles Pflegeproblem.
2. Als Larissa vom Pferd gestürzt ist, hat sie Schmerzen angegeben. Nennen Sie die sicheren und unsicheren Frakturzeichen.
3. Beschreiben Sie, welche Erstmaßnahmen bei Verdacht auf eine Fraktur durchgeführt werden.
4. Larissa leidet unter Schmerzen. Beschreiben Sie die Art ihrer Schmerzen bezüglich Form und Dauer.
5. Benennen Sie geeignete Maßnahmen zur Schmerzerhebung bei Larissa. Begründen Sie Ihre Auswahl.

6. Larissa soll mit Ibuprofen ein Nicht-Opioid-Analgetikum zur Schmerzreduktion erhalten. Beschreiben Sie Wirkungsweise und mögliche Nebenwirkungen.
7. Beschreiben Sie, welche Maßnahmen zur Schmerzprävention bei Larissa ergriffen werden können.
8. Erörtern Sie, welche Aspekte Sie beim Richten von Medikamenten berücksichtigen.
9. Larissa hat eine Temperatur von 38,6 °C. Benennen Sie den Schweregrad und die mögliche Ursache. Nennen Sie Kriterien, die Sie im Zusammenhang mit der Temperatur noch beobachten.
10. Beschreiben Sie drei Prinzipien, die Sie beim Verbandswechsel der Wunde an der chirurgischen Eingriffsstelle berücksichtigen.

3.5.3 Lösungen zu den Wiederholungsaufgaben

Pflege in hoch belasteten und kritischen Pflegesituationen

1. Beispiele für chronische Erkrankungen des Herz-Kreislauf-Systems sind Herzinsuffizienz, chronisch venöse Insuffizienz (CVI), Hypertonie. Beispiele für chronische Erkrankungen des Magen-Darm-Trakts sind Colitits ulcerosa und Morbus Crohn. Beispiele für chronische Erkrankungen des Bewegungsapparates sind rheumatoide Arthritis, Arthrose, Osteoporose.
2. Bei einem chronisch-kontinuierlichen Verlauf ist das Krankheitsniveau stabil. Bei einem chronisch-rezidivierenden Verlauf ist die Krankheit durch nicht permanent vorhandene, aber wiederkehrende Beschwerden gekennzeichnet. Bei einem chronisch-progredienten Verlauf verschlimmert sich die Krankheitssituation zunehmend.
3. Die Stadien des Trajectory-Work-Modells lauten: (1) präklinische Phase, (2) diagnostische Phase, (3) akute Phase, (4) Phase der Normalisierung, (5) stabile Phase, (6) instabile Phase, (7) Phase der Verschlechterung, (8) Sterbephase.
4. Eine Verlaufskurve beschreibt die Entwicklung einer chronischen Krankheit. Anhand der Verlaufskurve lassen sich Hinweise auf Maßnahmen zur Bewältigung und Lebensstilveränderung ableiten. Der Verlaufskurvenentwurf beschreibt den potenziellen, zu erwartenden Krankheitsverlauf. Die Verlaufskurvenplanung beschreibt die geplanten Maßnahmen zur Bewältigung für Pflegeempfänger, Angehörige und Gesundheitsdienstleister.
5. Bei der pflegefachlichen Begleitung durch Verlaufskurven gilt es u. a. Folgendes zu berücksichtigen: Unterstützung bei der Bewältigung, gemeinsame Durchführung und Planung mit dem Pflegeempfänger, Berücksichtigung der Situation der Angehörigen.
6. Die Nozizeption verläuft in mehreren Phasen. Schmerzen entstehen (außer bei neuropathischem Schmerz) durch eine Gewebeschädigung. Es werden chemische Botenstoffe ausgeschüttet, die Sensibilität im Gewebe erhöht und Aktionspotenziale in den Schmerzrezeptoren ausgelöst. Dieses

Aktionspotenzial wird über das Rückenmark und den Thalamus in die Großhirnrinde weitergeleitet. Jetzt wird der Schmerz bewusst wahrgenommen. Das Schmerzempfinden kann unterschiedliche Komponenten haben.

7. Faktoren, die das Schmerzempfinden beeinflussen können, sind z. B. Schmerzschwelle, Schmerztoleranz, schmerzverstärkende oder -lindernde psychosoziale Faktoren, kulturelle und individuelle Schmerzkonzepte.
8. Akute Schmerzen erfüllen eine Warn- und Schutzfunktion des Körpers. Sie treten plötzlich und begrenzt auf. Die Behandlung erfolgt durch zumeist medikamentöse Schmerztherapie zur Beseitigung der Ursache. Chronische Schmerzen erfüllen keine spezielle Funktion. Sie treten dauerhaft oder chronisch-intermittierend auf. Die Behandlung zielt durch einen multimodalen Ansatz zur Stabilität der Schmerzsituation und Erhöhung der Selbstmanagementkompetenzen.
9. Aspekte, die im Rahmen eines differenzierten Schmerzassessments erhoben werden, sind z. B. Schmerzlokalisation, -intensität, -qualität, zeitliche Aspekte, Beeinflussung des Alltagslebens, verstärkende und lindernde Faktoren.
10. Die Fremdeinschätzung der Schmerzen:
    a) bei Menschen mit Demenz erfolgt zum einen durch die Beobachtung von Faktoren wie Gesichtsausdruck, Lautäußerungen, abnormale Körperbewegungen, Veränderungen der Interaktion der Gewohnheiten oder des mentalen Status. Zum andern werden die Schmerzen durch die Nutzung von Einschätzungsbögen wie BESD oder BISAD erhoben.
    b) bei Kindern erfolgt erstens durch die Einschätzung der Wahrscheinlichkeit von Schmerzen aufgrund der Situation und physiologischer Merkmale. Zweitens durch die Beobachtung von Faktoren wie Gesichtsausdruck, Weinen, Motorik, Körperhaltung, Aktivität, Ruhelosigkeit, Apathie, Erscheinungsbild. Drittens werden die Schmerzen durch die Nutzung von Einschätzungsbögen wie NIPS oder KUSS erhoben.
11. Opioid-Analgetika können zu einer Atemdepression führen. Daher überwachen Pflegefachpersonen präventiv die Atemsituation. Bei einer eintretenden Atemdepression holen sie rasch Hilfe, stoppen die Opioidzufuhr, halten Naloxon als Gegenmittel bereit und ergreifen lebensrettende Sofortmaßnahmen. Opioid-Analgetika können auch zu gastrointestinalen Beschwerden führen. Pflegefachpersonen ergreifen so z. B. Maßnahmen zur Obstipationsprophylaxe.
12. Nichtmedikamentöse Maßnahmen der peripheren Schmerztherapie sind transkutane elektrische Nervenstimulation (TENS), Kälte- und Wärmeanwendungen, schmerzentlastende Positionierungen.
13. Maßnahmen zur Schmerzprävention sind u. a. Erhebung schmerzlindernder und -verstärkender Faktoren, Prüfung von Maßnahmen und Eingriffen auf Notwendigkeit, prophylaktische Durchführung schmerztherapeutischer Maßnahmen, schmerzarme und vorausschauende Durchführung von Pflegetätigkeiten, Bedarfsmedikationen anordnen lassen, um eine schnelle Gabe bei Bedarf zu ermöglichen.
14. Bei der Alzheimer-Demenz ist die Ursache unklar. Es kommt zu intra- und extrazellulären Einlagerungen. Dies führt zu einer Hirnverkleinerung und krankhaften Veränderungen im Neurotransmitterhaushalt. Die

vaskuläre Demenz entsteht durch eine Minderdurchblutung des Gehirns durch viele kleine Schlaganfälle, einzelne Infarkte oder Mikroangiopathien.

15. Zu den kognitiven Symptomen zählen u. a. Gedächtnisstörungen, eingeschränktes Urteilsvermögen, eingeschränkte Fähigkeiten zur Problemlösung, Orientierungsstörungen, eingeschränkte Fähigkeit zum Wiedererkennen (Agnosie), Aufmerksamkeitsstörungen, Einschränkung praktischer Fähigkeiten, Aphasie. Zu den körperlichen Symptomen zählen u. a. reduzierter Geschmacks- und Geruchssinn, Schluck- und Essstörungen, Harn- und Stuhlinkontinenz, Schlafstörungen, gestörter Schlaf-wach-Rhythmus, veränderte Schmerzwahrnehmung, Mobilitätseinschränkungen. Zu den Verhaltensänderungen zählen u. a. Unruhe, Agitiertheit, Aggressivität, Sammeln von Gegenständen, Veränderung des sexuellen Verhaltens, herausforderndes Verhalten.
16. Ziele der Biografiearbeit sind Unterstützung zur Wertschätzung der eigenen Biografie, Aktivierung und Förderung kognitiver Prozesse, Stärkung des Selbstvertrauens und der Wiedererlangung von Identität, Verbesserung der Kommunikationsfähigkeit, Überwindung von Einsamkeit und Isolation.
17. In der Phase der mangelhaften Orientierung steht die Eindeutigkeit der Sprache im Vordergrund. Techniken sind die Wiederholung und die Ansprache bevorzugter Sinnesorgane. In der Phase der Zeitverwirrtheit können die Berührung, die Gefühlsanpassung oder das Musizieren genutzt werden. In der Phase der sich wiederholenden Bewegungen rückt die Berührung in den Vordergrund, und das Verhalten kann durch Imitation gespiegelt werden. In der Phase des Vegetierens können Berührung und Musik genutzt werden.
18. Die Haltung von Pflegefachpersonen ist u. a. geprägt von Verständnis für Gefühle und alternative Lebenswirklichkeit, die Orientierung an der Biografie, Ruhe und Gelassenheit, ressourcenfördernder und unterstützender Pflege, Vermeidung überzogener Kontrolle und Verboten sowie Orientierungsförderung.
19. Pflegemaßnahmen:
    a) zur Orientierungsförderung sind z. B. zeitliche Orientierung durch Uhren und Kalender, zur personalen Orientierung durch Familienfotos, zur räumlichen Orientierung durch Symbole an Türen und gute Ausleuchtung, situative Orientierung durch feste Bezugspersonen und einfache Regeln.
    b) zur Tagesstrukturierung sind z. B. Rituale und Gewohnheiten erheben, integrieren und erhalten, Kontinuität und Sicherheit vermitteln, Stress und Überforderung vermeiden, Biografie-orientierte Maßnahmen zur Aktivierung anbieten, Schlaf-wach-Rhythmus fördern.
    c) zur Förderung der oralen Ernährung sind z. B. Teilhabe an Nahrungszubereitung, Essbiografie erheben, Rituale zur Nahrungsaufnahme einführen, Routinen schaffen, ruhige Atmosphäre, Vermeidung von Ablenkungen.

3

20. Belastungen pflegender Angehöriger von Menschen mit Demenz sind u. a. Gefühl der Hilflosigkeit, Entfremdung vom Angehörigen, veränderte Partnerschaft, Gefühle von Ekel, Konflikte in der Familie, fehlende Erholung und Entspannung. Mögliche Unterstützungsangebote zur Belastungsbewältigung sind Gesprächsangebote, Kontakt zu Unterstützungs- und Selbsthilfegruppen oder weiteren professionellen Dienstleistern, Schulung u. a. zum Krankheitsbild.
21. Ursachen bzw. Risikofaktoren, die eine Frühgeburt begünstigen können, sind u. a. Probleme der Plazenta oder Gebärmutter, junges Alter (< 18 Jahre) oder hohes Alter der Mutter (> 35 Jahre), körperliche oder psychische Belastungen, Schwangerschaftsgestosen, Medikamenteneinnahme, Drogen- und Nikotinkonsum, Mangelernährung der Mutter, Kontakt mit Schadstoffen und Umweltgiften, Stress.
22. Pflege im Inkubator erfolgt bei einem Gewicht von unter 1.500–2.000 g. Der abgeschlossene Raum dient u. a. dem Infektionsschutz und der Möglichkeit des Anwärmens, der Anfeuchtung und Sauerstoffanreicherung der Umgebungsluft. Die Pflege in der offenen Einheit erfolgt bei einem Gewicht > 2.000 g. Sie dient u. a. der Versorgung mit Wärme und ist erforderlich, wenn der Einsatz weiterer Geräte notwendig ist. Die Pflege im Wärmebett erfolgt bei einer stabilen Körpertemperatur von 36,8–37,3 °C, wenn keine Bradykardien vorliegen und eine Sauerstoffgabe nicht notwendig ist.
23. Das NIDCAP®-Konzept dient der Reduktion intensivmedizinischer Einflüsse auf die Entwicklung des Kindes. Weil äußere Reize das Frühgeborene außerhalb des Mutterleibs in seiner Gehirnentwicklung negativ beeinflussen, werden diese reduziert. Ziele sind ein stabiler Gesundheitszustand und die Herabsetzung des Risikos von körperlichen und mentalen Entwicklungsstörungen.
24. Maßnahmen, um Störungen für das Neugeborene zu reduzieren, sind z. B. Lärm reduzieren, keine häufigen, unkoordinierten Maßnahmen durchführen, Lichteinfall regulieren, starke Gerüche meiden, häufiger Kontakt zu den Eltern, Körpertemperaturschwankungen vermeiden.
25. Die Beobachtungs- und Einschätzungsmerkmale des APIB-Scores lauten Autonomie, Motorik, Bewusstsein, Aufmerksamkeit, Selbstregulation.
26. Maßnahmen, um stabilisierend auf das Familiensystem einzuwirken, sind u. a. Probleme in der Beziehung zum Kind erkennen und thematisieren, auf Gefühle wie Hilflosigkeit, Schuldzuweisungen, Machtlosigkeit, Trauer eingehen, verständnisvoller Umgang mit den Eltern, zunehmender Einbezug der Eltern in Pflegetätigkeiten, regelmäßige Informationsweitergaben, Kontakt zum psychosozialen Dienst.
27. Ursachen für eine Anämie bei Frühgeborenen sind z. B. vor der Geburt durch Infektionen oder Blutgruppenunverträglichkeit, während der Geburt durch Einrisse in der Nabelschnur oder Geburtstraumen, nach der Geburt durch unzureichende Neubildung infolge zu niedriger Produktion von Erythropoetin bedingt.
28. Das Apnoe-Bradykardie-Syndrom ist eine Unreife des Atemzentrums mit Atempausen und Bradykardie (< 80 Schläge pro Minute).

29. Behandlungs- und Pflegemaßnahmen bei einem Ductus arteriosus Botalli sind u. a. Durchführung einer Echokardiografie bei Verdacht und ggf. operativer Verschluss, bedarfsangepasste Flüssigkeitstherapie und Bilanzierung, tägliche Gewichtskontrolle, Beobachtung auf Ödeme, medikamentöse Therapie u. a. mit Ibuprofen.
30. Ein benigner Tumor wächst langsam, ein maligner schnell. Ein benigner Tumor wird zumeist operativ behandelt, beim malignen Tumor erfolgt die Behandlung multimodal. Ein benigner Tumor bildet keine Metastasen, ein maligner bildet häufig Metastasen.
31. Eine Präkanzerose ist ein (potenzielles) Vorstadium eines Tumors. Die Metastasierung meint die Bildung von Tochtergeschwülsten.
32. Pflegeschwerpunkte bei der Chemotherapie sind u. a.: (1) Pflege bei Übelkeit und Erbrechen, z. B. mit Erlernen von Atem- und Entspannungstechniken, (2) spezielle Mundpflege bei erhöhtem Risiko einer Mukositis, z. B. weiche Zahnbürste verwenden, Bevorzugung weicher und säurearmer Lebensmittel, (3) Beratung bei Haarausfall, z. B. Kopfhautpflege mit feuchtigkeitsspendenden Hautpflegeprodukten oder Schutz der Kopfhaut vor Kälte, UV-Strahlung, (4) Pflege bei Thrombozytopenie mit erhöhter Blutungsneigung, z. B. atraumatische Zahnpflege, Trocken- statt Nassrasur, Stolperfallen und Verletzungsgefahren reduzieren, (5) Pflege bei Leukozytopenie mit erhöhtem Infektionsrisiko mit den Maßnahmen der Umkehrisolierung.
33. Pflegemaßnahmen zur Hautpflege bei der Strahlentherapie zielen u. a. darauf ab, die Haut des Bestrahlungsgebiets zu schützen, z. B. keine Pflaster, keine Injektionen, keine Rasur, keine direkte Sonneneinstrahlung, keine Sauna, kein Vollbad. Daher erfolgt die Körperpflege mit lauwarmem Wasser. Das Bestrahlungsgebiet soll nicht eingeseift werden. Pflegefachpersonen raten ihren Pflegeempfängern zu luftdurchlässiger Kleidung, die nicht scheuert.
34. Pflegemaßnahmen zur krebsassoziierten Fatigue sind u. a. Balance zwischen Aktivität und Ruhe finden, Förderung eines individuell angepassten körperlichen Trainings, Kräfte sparen, Tag-Nacht-Rhythmus herstellen, angenehme Aktivitäten planen, Ruhepausen planen, Angehörige informieren.
35. Pflegeschwerpunkte bei einer akuten Leukämie sind u. a. Pflege bei erhöhter Infektionsgefahr, Pflege bei Anämie, Pflege bei erhöhter Blutungsneigung, Haut- und Schleimhautpflege, Pflege bei Übelkeit und Erbrechen, Schmerztherapie, Ernährungstherapie, Bewegungstherapie, psychoonkologische Betreuung.
36. Maßnahmen zur Stabilisierung des Familiensystems infolge einer Erkrankung des Kindes durch eine akute Leukämie sind u. a. fachliche Information, z. B. zur Möglichkeit einer Familienkur, psychosoziale Unterstützung, Geschwisterkinder nicht vergessen, Normalität durch Musik- und Kunsttherapie oder Schulunterricht vermitteln, feste Bezugspersonen schaffen.
37. Die Rehabilitationsphase beginnt bei einer nicht heilbaren Erkrankung bei weitestgehend selbstständiger Lebensführung. Mit fortschreitendem Krankheitsbild und Symptomen, welche die Lebensführung beeinflussen,

beginnt die Präterminalphase. In der folgenden Terminalphase zieht sich der Pflegeempfänger verstärkt zurück, und die Handlungsfähigkeit wird zunehmend reduziert. Die abschließende Finalphase ist durch eine beinahe vollständige Orientierung auf die Innenwelt mit Bewusstseinsveränderungen gekennzeichnet.

38. Die Sterbephasen nach Elisabeth Kübler-Ross lauten: (1) Nicht wahrhaben wollen, (2) Zorn, (3) Verhandeln, (4) Depression, (5) Akzeptanz.
39. Das Ziel des ambulanten Hospizdienstes ist das würdevolle Sterben im eigenen Wohnumfeld. Das Ziel der spezialisierten ambulanten Palliativversorgung (SAPV) ist das würdevolle Sterben im eigenen Wohnumfeld bei herausfordernden Umständen und besonders aufwändigem Betreuungs- und Pflegebedarf.
40. Das Total-Pain-Konzept beschreibt eine Symptomeskalation verschiedenster vorhandener Symptome am Lebensende. Laut dem Total-Pain-Konzept wird Schmerz auf körperlicher, emotionaler, sozialer und spiritueller Ebene wahrgenommen. Diese Ebenen beeinflussen sich gegenseitig. Eine erfolgreiche Stabilisierung dieser Situation setzt ein interdisziplinäres Vorgehen voraus, weil nur multimodale Ansätze der Komplexität gerecht werden. Daher ist die interdisziplinäre Teamarbeit von großer Bedeutung, denn keine Berufsgruppe kann diesem alleine gerecht werden.
41. Sterberituale im Christentum sind z. B. Sakrament der Krankensalbung, gemeinsames Beten, letzte Beichte und Absolution durch den Priester. Sterberituale im Judentum sind z. B. Sterbenden und Leichnam bis zur Beerdigung nicht allein lassen, ggf. Rabbi hinzuziehen, Gebete mit und für den Sterbenden, Anzünden einer Kerze. Sterberituale im Islam sind z. B. Vortragen des Glaubensbekenntnisses in der Sterbephase, ggf. Kopf Richtung Mekka ausrichten, Waschung des Toten durch eine Person des gleichen Geschlechts oder den Ehepartner, Andersgläubige sollten bei Kontakt Handschuhe tragen, Trauerklage nach dem Tod.
42. Die sicheren Todeszeichen sind Totenflecken, Totenstarre, Leichenfäulnis, mit dem Leben nicht vereinbare Verletzungen, z. B. Enthauptung.
43. Maßnahmen, die Pflegefachpersonen bei der Versorgung des Leichnams ergreifen, sind u. a. respekt- und würdevoller Umgang, kulturelle und religiöse Aspekte berücksichtigen, Entfernung von Zugängen und Ableitungen, Teil- oder Ganzkörperpflege, Haare kämmen, Inkontinenzmaterial wechseln, stark sezierende Wunden mit einem Verband bedecken, Mund und Augenlider schließen.
44. Emotionale Kennzeichen der Trauer sind z. B. Stimmungsschwankungen, seelische Labilität. Kognitive Kennzeichen der Trauer sind z. B. Gedankenkreisen, geringe geistige Belastbarkeit. Soziale Kennzeichen der Trauer sind z. B. sozialer Rückzug, Vernachlässigung von Aktivitäten, Isolation. Psychosomatische Kennzeichen der Trauer sind z. B. Kopf- oder Magenschmerzen, Appetitlosigkeit, Schwächung des Immunsystems.
45. Die vier Trauerphasen nach Verena Kast lauten: (1) Nicht wahrhaben wollen, (2) Aufbrechende Emotionen, (3) Suchen und sich trennen, (4) Neuer Selbst- und Weltbezug.

46. Beim internalen Coping erfolgt die Bewältigung mit Blick auf die eigene Person. Beim externalen Coping werden das Umfeld und die Umwelt in den Blick genommen. Beim problemorientierten Coping erfolgt die Bewältigung mit Fokussierung der Problemlösung. Beim emotionsorientierten Coping wird die eigene Gefühlswelt in den Mittelpunkt gerückt.
47. Typische Bewältigungsmuster nach Lazarus und Folkman sind konfrontierendes Coping, Distanzierung, Selbstkontrolle, Suche nach sozialer Unterstützung, Selbstbeschuldigung, Wunschdenken, geplantes Problemlösen, positive Umdeutung.
48. Maßnahmen, die Pflegefachpersonen zur Unterstützung der Bewältigung bei Verlust und Trauer ergreifen können, sind u. a. Abschied, Rituale und Bräuche ermöglichen, Gesprächsbereitschaft signalisieren, Aufklärung über den Verlauf des Trauerprozesses, Gefühlen und Erinnerungen Raum schenken, Suizidäußerungen ernst nehmen, Unterstützung zum erfolgreichen Coping, auf Trennungsängste bei hinterbliebenen Kindern achten.

Lebensbedrohliche und krisenhafte Pflegesituationen

1. Maßnahmen zur Vorbereitung auf einen Notfall sind u. a. Notfallnummern sichtbar machen bzw. einspeichern, Notfallequipment regelmäßig auf Funktionalität und Vollständigkeit überprüfen, Kenntnis über Notfall-Algorithmus (Ablauf) besitzen und regelmäßig auffrischen, Alarmierungskriterien festlegen, Funktionalität des Alarmierungssystems gewährleisten.
2. Zur Prüfung des Bewusstseins wird der Betroffene leicht an der Schulter geschüttelt und/oder laut angesprochen. Bei vorhandenem Bewusstsein werden z. B. Positionierungsmaßnahmen ergriffen. Bei fehlendem Bewusstsein wird die Atmung in Rückenlage überprüft. Zur Prüfung der Atmung wird der Kopf überstreckt. Die Wange wird über Mund und Nase gebracht, dabei wird der Brustkorb beobachtet (max. 10 Sekunden). Bei Zweifeln an vorhandener Atmung wird mit der kardiopulmonalen Reanimation begonnen.
3. Die Schritte der Überlebenskette lauten: (1) frühes Erkennen und Notruf, (2) frühe Wiederbelebung durch Notfallzeugen, (3) frühe Defibrillation, (4) frühere erweiterte Maßnahmen und Postreanimationsmanagement.
4. Die fünf „W" lauten: Wo ist der Notfall? Was ist passiert? Wie viele sind verletzt bzw. beteiligt? Welche Erkrankungen oder Verletzungen sind wichtig? Warten auf Rückfragen.
5. Die Herzdruckmassage wird auf einer harten Unterlage durchgeführt. Der Druckpunkt ist in der Mitte des Brustkorbs. Dort wird der Handballen aufgelegt, die andere Hand wird auf den Handrücken gelegt, die Finger verschränkt und die Arme durchgestreckt. Nun wird der Brustkorb im Wechsel ca. 5–6 cm eingedrückt und der Druck entfernt. Die Frequenz beträgt ca. 100–120 Kompressionen/Min. Es erfolgt ein

Wechsel von 30 Thoraxkompressionen und zwei Atemspenden, beginnend mit der Herzdruckmassage. Zur Atemspende können Hilfsmittel verwendet werden. Bei der Mund-zu-Mund-Beatmung werden die Lippen zur Abdichtung um den Mund des Patienten gelegt. Eine Atemspende dauert maximal 10 Sekunden.

6. Besonderheiten bei der Reanimation bei Säuglingen und Kindern sind u. a. Notruf erst nach 1 Min. Reanimation tätigen, wenn der Ersthelfer alleine ist. Zu Beginn werden initial 5 Atemspenden gegeben. Wenn keine Lebenszeichen folgen, wird mit der Herzmassage begonnen. Bei Neugeborenen beträgt das Verhältnis zwischen Thoraxkompressionen und Beatmung 3:1, bei Kindern 15:1.
7. Der Druckpunkt zur Herzdruckmassage bei Säuglingen und Kindern liegt mittig ein Fingerbreit oberhalb der Stelle, an der die untersten Rippenbögen zusammenkommen.
8. Bei der Beutel-Masken-Beatmung mit Gesichtsmaske (z. B. Ambu®-Beutel) sollen Mund und Nase dicht verschlossen sein. Es wird eine Nackenwärtsbeugung des Kopfes vorgenommen, und der Beutel wird sowohl rhythmisch als auch langsam zusammengepresst (> 2 Sek.) und entfaltet. Ggf. wird die Beatmung durch einen Guedel-Tubus unterstützt.
9. Adrenalin fördert die Schlagkraft, Schlagfrequenz, Reizleitung und Erregbarkeit des Herzens. Vasopressin erhöht den Blutdruck durch eine Engstellung der Gefäße.
10. Bei der Reanimation wird intravenös Flüssigkeit verabreicht, um einer (vermuteten) Hypovolämie *(reduzierte Blutmenge im Körper)* vorzubeugen und die peripher-venösen Zugänge freizuhalten.
11. Das Postreanimationssyndrom beschreibt Organschäden infolge einer lang andauernd unzureichenden Durchblutung. Dazu zählen Herz- und Gehirnschäden, Herzschwäche/-versagen, Bewusstseinsstörungen, Krampfanfälle. Zu den Symptomen zählen u. a. Hyperthermie, Hyperglykämie, Nieren-/Leberfunktionsstörungen.
12. Gründe, die für den Abbruch einer Reanimationsmaßnahme sprechen können, sind z. B. Sicherheit der Helfer ist nicht gewährleistet, tödliche Verletzung oder Zeichen des irreversiblen Todes, gültige und zutreffende Patientenverfügung, anhaltende Asystolie (Pulslosigkeit) trotz 20 Min. erweiterter Reanimationsmaßnahmen ohne erkennbare reversible Ursache, starker Hinweis, dass die Fortführung der Reanimation nicht den Werten und Vorstellungen des Patienten entspricht.
13. Der hypovolämische Schock entsteht durch einen starken Flüssigkeitsverlust. Der kardiogene Schock entsteht durch eine unzureichende Pumpleistung des Herzens. Der obstruktive Schock entsteht durch eine Einengung der großen Gefäße. Der distributive Schock entsteht durch Durchblutungsstörungen in den kleinen Gefäßen.
14. Erstmaßnahmen bei Dyspnoe sind u. a. ernst nehmen, beruhigen, nicht alleine lassen, Vitalzeichenmessung, Frischluftzufuhr, beengende Kleidung entfernen, Bedarfsmedikamente verabreichen, z. B. Dosieraerosole, Sauerstoffgabe (CAVE: COPD-Patienten), atemerleichternde Positionierungen, z. B. Kutschersitz, Torwarthaltung, Atemtechniken, z. B. Lippenbremse bei Asthma bronchiale.

15. Das gestufte Vorgehen bei einer Fremdkörperaspiration bei Erwachsenen lautet: (1) fünf Rückenschläge, (2) fünf Kompressionen des Oberbauchs, (3) fünf Rückenschläge und fünf Kompressionen im Wechsel, (4) bei Bewusstlosigkeit Entfernung des Fremdkörpers mit spezieller Zange oder Laryngoskop.
16. Das Vorgehen in der FAST-Abfrage bei Verdacht auf einen Schlaganfall lautet: (1) Face *(Gesicht)* → Aufforderung zum Lächeln → herabhängender Mundwinkel? (2) Arms *(Arme)* → Aufforderung, beide Arme gerade mit Handfläche nach oben nach vorne auszustrecken → Unvermögen? (3) Speech *(Sprache)* → Aufforderung, Satz nachzusprechen → Unvermögen, einen Satz klar und deutlich nachzusprechen? (4) Time *(Zeit)* bei erhärtetem Verdacht → schnelle Arztinformation bzw. Notruf
17. Symptome eines klonischen Krampfanfalls sind rhythmische Zuckungen der Beugemuskulatur. Symptome eines tonischen Krampfanfalls sind eine angespannte Muskulatur ohne rhythmische Zuckungen. Symptome eines tonisch-klonischen Krampfanfalls sind Bewusstseinsverlust mit Sturz, Verkrampfung und anschließend rhythmischer Zuckung der Extremitäten.
18. Symptome einer Hypoglykämie sind Unruhe, Heißhunger, Übelkeit, reduzierte Hirnleistung, Aggressivität, Sprachstörungen, Krampfanfälle, Bewusstlosigkeit. Symptome einer Hyperglykämie sind starker Durst, Kopfschmerzen, Benommenheit, Leistungsknick, Azetongeruch des Atems, Schock, Bewusstlosigkeit, Koma.
19. Bei Grad 1 ist nur die Epidermis betroffen. Bei Grad 2a sind auch obere Schichten der Lederhaut betroffen. Bei Grad 2b sind alle Schichten der Lederhaut betroffen. Bei Grad 3 sind alle Hautschichten betroffen. Bei Grad 4 sind auch Muskeln, Sehnen und Knochen betroffen.
20. Bei einer Erfrierung ersten Grades ist die Haut zunächst weiß, kalt und gefühllos. Später verfärbt sie sich blaurot und schmerzt. Eine Erfrierung zweiten Grades geht mit Frostbeulen (Blasen und Schwellung) und Schmerzen einher. Bei einer Erfrierung dritten Grades kommt es zu einer Nekrose des betroffenen Gewebes mit schwarzblauer Verfärbung.
21. Erstmaßnahmen nach Ertrinken sind Rettung aus dem Wasser in horizontaler Lage zur Verhinderung einer weiteren Hirnschädigung, Mund-zu-Nase- oder Mund-zu-Mund-Beatmung, mit fünf Atemspenden beginnen, weil Sauerstoffversorgung Vorrang hat, kardiopulmonale Reanimation bei Pulslosigkeit, Unterkühlung behandeln.
22. Ein Notfallplan ist eine Verschriftlichung des hierarchischen Aufbaus mit Zuständigkeiten und Vorgehenshinweisen bei akuten Katastrophensituationen.
23. Zu den externen Gefahrenlagen zählen Massenanfall von Verletzten *(MANV)*, Massenanfall intoxikierter Patienten *(INTOX)*, allgemein gefährliche Infektionskrankheiten *(INFEKT)*, ABC/CBRN-Gefahrenlagen.
24. Eine interne Gefahrenlage ist ein Brand oder eine Umweltgefahr. Pflegefachpersonen betätigen umgehend den Feuermelder, informieren die Feuerwehr und technische Leitwarte, ermitteln die Ursachen unter Berücksichtigung des Eigenschutzes, warnen ihre Mitarbeiter. Es gilt das Prinzip der Menschenrettung vor Schadensbegrenzung. Eine weitere

interne Gefahrenlage ist eine Bombendrohung oder ein Amoklauf. Pflegefachpersonen alarmieren die Polizei, ergreifen keine unüberlegten Maßnahmen und bringen sich und andere in Sicherheit.

25. Die Triage ist eine Einteilung der Verletzten bei einer Katastrophe in verschiedene Sichtungskategorien (SK). Dies erfolgt anhand einer Farbcodierung, SK 1 (rot) steht beispielsweise für eine akute vitale Bedrohung, die eine sofortige Behandlung benötigt. SK 4 (blau) bedeutet, dass es keine Überlebenschance gibt, sodass die Behandlung betreuend und abwartend stattfindet.
26. Maßnahmen, die es bei der Notfallevakuierung zu berücksichtigen gilt, sind u. a. Ruhe bewahren, Informationen weitergeben und einholen, Flucht- und Rettungsplan beachten, Rettungstechniken nutzen, z. B. Einlagenrettung, festgelegte Rettungswege und -abschnitte nutzen, Sammelplätze nutzen.

Eigenständige Durchführung ärztlicher Anordnungen

1. Maßnahmen der persönlichen Hygiene sind u. a. tägliche Körper- und Mundpflege, Verzicht auf Verzehr von Knoblauch und Alkohol am Vortag vor dem Dienst, hygienegerechter Umgang mit Haaren, Verzicht auf Schmuck an Händen und Unterarmen, religiöse Kopfbedeckungen täglich wechseln, bei Erkrankung zu Hause bleiben.
2. Die Indikationen zur Durchführung der hygienischen Händedesinfektion: vor unmittelbarem Kontakt mit einem Pflegeempfänger, vor aseptischen Tätigkeiten, nach Kontakt mit potenziell infektiösen Materialien, nach Kontakt mit Pflegeempfängern, nach Kontakt mit Oberflächen in der unmittelbaren Umgebung des Pflegeempfängers.
3. Reinigung dient der Entfernung von Schmutz und Staub. Eine Reinigung vermindert die Keimbelastung. Sie führt zu keiner Inaktivierung oder Abtötung von Keimen. Desinfektion dient der Reduzierung der Keimbelastung. Sie verfolgt das Ziel, die Infektionsgefahr zu eliminieren *(Antisepsis)*. Sterilisation dient dem Abtöten von Keimen mit dem Ziel der vollkommenen Keimfreiheit *(Asepsis)*.
4. Der Reinigungs- und Desinfektionsplan konkretisiert als Bestandteil des Hygieneplans die Angaben zu Reinigungs- und Desinfektionsvorgängen, z. B. Gegenstand der Reinigung oder Desinfektion, Vorgehensweise, Häufigkeit, Zuständigkeit.
5. Bakterien sind Einzeller ohne Zellkern. Viren vermehren sich in Wirtszellen und haben keinen eigenen Stoffwechsel. Pilze sind ein- oder mehrzellige Organismen mit Zellkern.
6. Die Stadien einer Infektionskrankheit lauten: (1) Infektion als Eindringen, Ansiedeln und Vermehren von Mikroorganismen, (2) Inkubationszeit als Zeitraum von der Ansteckung bis zum Krankheitsausbruch, (3) Kranksein mit Variation in der Intensität, (4) Überwindung als Entfernung des Erregers aus dem Körper oder Versterben oder Überdauern des Erregers mit Gefahr eines Rezidivs.

7. Symptome einer Sepsis: hohes intermittierendes Fieber mit Fieberspitzen (kann bei Kindern, älteren Menschen oder Abwehrgeschwächten fehlen), Tachykardie, Tachypnoe, Hypotonie, Appetitlosigkeit, Leber- und Milzvergrößerung.
8. Pflegemaßnahmen bei einer MRSA-Kolonisation sind u. a. Isolierung, Maßnahmen zum Schutz vor Kontamination wie Händehygiene und Nutzung persönlicher Schutzausrüstung, mindestens tägliche Flächendesinfektion der patientennahen Bereiche, Desinfektion aller Kontaktflächen nach Gebrauch, patientengebundener Einsatz von Pflegeutensilien, Sanierungsmaßnahmen, flüssigkeitsdichte und reißfeste Abfall- und Wäscheentsorgung, Visiten, Tourenbesuche, OPs und Untersuchungen zum Schluss, Essenstablett zum Schluss abräumen.
9. Die fünf Perspektiven der ärztlichen Anamnese lauten: aktuelle Situation, Vorgeschichte der Krankheit, vegetative Anamnese, Medikamenten, Familien- und Sozialanamnese.
10. Die vier Techniken der klinischen Untersuchung lauten: Inspektion, Palpation, Perkussion, Auskultation.
11. Hämatome → Kühlung oder heparinhaltige Salbe, Synkopen → Ruhe und Liegemöglichkeit anbieten, Infektionen → hygienisches Vorgehen, Nachblutung → Kompression.
12. Die Symptome des postpunktionellen Syndroms nach Lumbalpunktion lauten: Erbrechen, Kopfschmerzen, Übelkeit, Schwindel.
13. Symptome, die auf eine Kontrastmittelunverträglichkeit hindeuten können, sind z. B. Unruhe, Tachykardie, Hypotonie, Atembeschwerden bis zur Kehlkopfschwellung, Übelkeit, Krampf, Schock.
14. Metallische und magnetische Gegenstände müssen bei einem MRT abgelegt werden, weil sich metallische Gegenstände erhitzen und zu Verbrennungen führen können. Magnetische Gegenstände werden geschossartig angezogen und können Verletzungen verursachen.
15. Die 5-R-Regel lautet: richtiger Patient, richtiger Zeitpunkt, richtiges Medikament, richtige Dosierung, richtige Verabreichungsform.
16. Besonderheiten bei der Medikamentengabe über die Sonde sind z. B. Sonde vor und nach Arzneimittelgabe mit 20–30 ml Flüssigkeit spülen, Medikament unmittelbar vor Verabreichung mörsern, auflösen und langsam verabreichen, Medikamente nicht mischen, dickflüssige Flüssigkeiten vorab verdünnen.
17. Beobachtungsschwerpunkte nach der Medikamentengabe sind z. B. Wirkung, Wirkungseintritt, Hinweise von Pflegeempfängern, allergische Reaktion, Vitalzeichen, Ausscheidung, Symptome wie Übelkeit, Erbrechen, Durchfall oder Verstopfung.
18. Die Injektionsorte für die intramuskuläre Injektion sind mittlerer Gesäßmuskel *(M. glutaeus medius)*, äußerer breiter Oberschenkelmuskel *(M. vastus lateralis)*, Deltamuskel am Oberarm.
19. Isotone Lösungen haben einen gleich großen osmotischen Druck wie das Blutplasma. Hypotone Lösungen haben einen niedrigeren osmotischen Druck als das Blutplasma. Hypertone Lösungen haben einen höheren osmotischen Druck als das Blutplasma.

20. Pflegerische Aufgaben bei der Infusionstherapie sind: (1) Überwachung der Infusion, z. B. Kontrolle der Infusions- und Tropfgeschwindigkeit, Kontrolle des Infusionssystems auf Füllungszustand (keine Luft), (2) Beobachtung der Einstichstelle, z. B. tägliche Inspektion der Einstichstelle bei transparentem Folienverband auf Entzündungszeichen, tägliche Palpation der Einstichstelle bei geschlossenen Verbänden, (3) aseptischer Verbandswechsel der Einstichstelle bei Folienverbänden routinemäßig nach ca. 72 Stunden, täglich aseptischer Verbandswechsel bei geschlossenen Verbänden, (4) korrekter Umgang mit dem Infusionssystem, z. B. Lösung nicht unter Kopfniveau hängen, Zug auf das System vermeiden, hygienischer Umgang.
21. Eine Thrombophlebitis ist durch Entzündungszeichen an der Einstichstelle und Schmerzen sichtbar. Pflegefachpersonen entfernen eine periphere Verweilkanüle. Ein ZVK wird zunächst belassen, und der Arzt wird informiert. Eine allergische Reaktion ist sichtbar durch Rötung, Übelkeit, Hitzewallungen, Atemnot, Schock. Pflegefachpersonen stellen die Information ab, informieren einen Arzt, erheben die Vitalzeichen, geben ggf. Sauerstoff und führen ggf. eine Schockpositionierung durch. Eine Luftembolie ist durch einen plötzlich stechenden Schmerz in der Brust, Atemnot und Schock gekennzeichnet. Pflegefachpersonen diskonnektieren den venösen Zugang, informieren einen Arzt, erheben die Vitalzeichen und nehmen ggf. eine Kopftieflage vor.
22. Erythrozyten als rote Blutkörperchen erfüllen u. a. die Aufgabe des Atemgastransports. Leukozyten als weiße Blutkörperchen erfüllen u. a. die Aufgabe der Aufrechterhaltung des Immunsystems. Thrombozyten als Blutplättchen erfüllen u. a. die Aufgabe der Blutstillung durch Gerinnung.
23. Pflegerische Aufgaben im Umgang mit einem transurethralen Blasenkatheter sind u. a. hygienischer Umgang mit dem Katheter, tägliche Reinigung des Katheters und der Harnröhrenöffnung mit Wasser und pH-neutraler Seife, Beobachtung des Urins, der Urinmenge, ausreichend Flüssigkeit zuführen, Prüfung der Durchgängigkeit des Katheterschlauchs, Zug auf den Katheter vermeiden, Katheterbeutel stets unter Blasenniveau belassen, mindestens einmal täglich Beutel leeren.
24. Die Körperreinigung dient der Infektionsprophylaxe durch Reduktion der Hautkeime. Nagellack wird entfernt sowie auf Make-up und Lotion verzichtet. Die Haarentfernung reduziert ebenfalls das Infektionsrisiko. Daneben können Wundauflagen besser angebracht werden. Zur Durchführung wird das elektrische Clipping bevorzugt.
25. Maßnahmen, die es beim Transfer in den OP zu berücksichtigen gilt, sind u. a. Patientenunterlagen vollständig zusammenstellen, Schmuck, Zahnprothese, Brille, Kontaktlinsen, Hörgerät entfernen, Toilettengang anbieten, frisches Klinikhemd, MTS und Kopfhaube anziehen, Begleitung von Eltern bis zur Schleuse möglich, Einschleusen mit Übergabe an zuständige OP- oder Anästhesiefachkraft.

26. Die Vierer-Regel gibt eine sich ausweitende Frequenz vor, in der die zuständige Pflegefachperson den Patienten beobachten soll. Zu Beginn besucht sie ihn 4-mal alle 15 Min., danach 4-mal jede halbe Stunde, danach 4-mal jede Stunde und abschließend 4-mal alle 4 Stunden.
27. Beobachtungschwerpunkte der postoperativen Überwachung sind u. a. Bewusstsein und Orientierung, Blutdruck, Atmung, Körpertemperatur, Ausscheidung, Schmerzen, Wundverband, Kontrolle einer mit Gips versorgten Extremität auf Durchblutung, Motorik und Sensibilität (DMS-Kontrolle).
28. Beobachtungsschwerpunkte im Umgang mit Drainagen sind u. a. keine Knicke im Schlauch, sichere Fixierung, Fördermenge und Farbe, Geruch, Konsistenz, Beimengungen, Sogstärke, Verband, bei Auffälligkeiten sofort Arzt informieren.
29. Die Exsudationsphase ist gekennzeichnet durch eine hohe Exsudation, denn die Wunde wird von Zelltrümmern, Abfallstoffen und Keimen gereinigt. Die Proliferationsphase ist gekennzeichnet durch eine abnehmende Exsudation sowie eine saubere, tiefrote, feuchte, glänzende und gut durchblutete Wunde. Die Regenerationsphase ist gekennzeichnet durch ein (hell-)rosa oder weißliches Epithelgewebe bei geringem Exsudat.
30. Symptome, die auf eine infizierte Wunde hinweisen, sind die Entzündungszeichen (Rötung, Schwellung, Überwärmung, Schmerzen, Funktionseinschränkung), große und/oder eitrige Exsudatmengen, auffälliger Geruch, dichte Keimbesiedlung.
31. Lokale Störfaktoren sind z. B. Keimbesiedlung, Wundinfektion, unzureichende Ruhigstellung, Druck und Spannung auf der Wunde, Verletzungen bei Verbandswechseln, Austrocknung, Auskühlung, Nekrosen, Fremdkörper in der Wunde. Systemische Störfaktoren sind höheres Alter, reduzierter Allgemeinzustand, Grunderkrankungen wie Stoffwechselerkrankungen, immunologische Erkrankungen, Herz-Kreislauf-Erkrankungen, Medikamenteneinnahme, z. B. Antibiotika, Antikoagulanzien, Diuretika, Genussmittelkonsum, z. B. Alkohol oder Nikotin.
32. Beobachtungsschwerpunkte des wundspezifischen Assessments sind u. a. Lokalisation, Dauer, Rezidive, Wundgröße, -rand, -geruch, -lokalisation, -schmerzen, Exsudation, Infektionszeichen.
33. Aspekte der Fotodokumentation sind u. a. Fotos unter gleichen Bedingungen erstellen, Einmalmaßband verwenden, um Wundgröße und -verlauf beurteilen zu können, Datenschutz beachten, korrekte Zuordnung von Foto und Patient, Erstellungsdatum ggf. ergänzen.

Ethik in der Pflege

1. Moral ist ein Regelwerk aus Normen und Werten für Individuen oder Gruppen einer Gesellschaft. Ethik ist die Wissenschaft und Theorie vom moralischen Handeln. Ethik kann als Begleiter beim Treffen von Entscheidungen verstanden werden. Mit der Ethik werden Normen und Werte systematisch reflektiert.
2. Aufgaben und Ziele der Ethik sind u. a. die Aufklärung zu den dem Handeln zugrunde liegenden Werten, die Legitimation der Moral zur Rechtfertigung des eigenen Handelns, die Überprüfung existierender Normen und die Erstellung von Prinzipien und Normen.
3. Beim materialistischen Menschenbild ist die Würde von der Nützlichkeit, dem geistigen Vermögen und der Produktivität abhängig. Beim biologistischen Menschenbild ist die Würde vom Gesundheitsstatus abhängig. Beim christlichen Menschenbild gilt die Würde als von Gott geschenkt. Beim humanistischen Menschenbild existiert die Würde aufgrund des Mensch-seins.
4. Im ersten Artikel der Charta werden Aussagen zur Selbstbestimmung und Hilfe zur Selbsthilfe getroffen. Pflegeempfänger haben so z. B. die freie Wahl von Leistungen und Anbietern. Im zweiten Artikel werden die körperliche und seelische Unversehrtheit sowie die Freiheit und Sicherheit hervorgehoben. Pflegeempfänger sollen so z. B. vor Gewalt geschützt werden. Im dritten Artikel wird die Privatheit in den Mittelpunkt gerückt. Pflegefachpersonen sollen so z. B. ihren Pflegeempfängern die Möglichkeit zum Rückzug anbieten. Im vierten Artikel werden grundsätzliche Aussagen zu Pflege, Betreuung und Behandlung getroffen. Pflegefachpersonen sollen so z. B. eine individuelle und geplante Pflege durchführen.
5. Die vier Aufgaben für Pflegefachpersonen gemäß dem ICN-Ethikkodex lauten: Gesundheit fördern, Krankheit lindern, Gesundheit wiederherstellen, Leiden lindern.
6. Eine würdevolle Pflege zeigt sich u. a. in der Individualität, wenn die Gewohnheiten und biografischen sowie kulturellen Aspekte des Pflegeempfängers Berücksichtigung erfahren. Eine würdevolle Pflege zeigt sich in der Ermöglichung einer selbstbestimmten Lebensführung, wenn die Pflegefachpersonen die Autonomie fördern und erhalten. Würdevolle Pflege beinhaltet eine würdevolle Kommunikation, indem keine entwürdigenden Begriffe wie „Pampern“ bei älteren Pflegeempfängern genutzt werden. Letztendlich zeigt sich würdevolle Pflege auch darin, wenn Pflegehandlungen professionell gemäß dem aktuellen wissenschaftlichen Kenntnisstand professionell durchgeführt werden.
7. Verantwortungsvolles Handeln lässt sich von willkürlichem Handeln nach spontanem Ermessen abgrenzen, weil beim verantwortlichen Handeln eine sorgfältige Analyse der Situation unter Abwägung der Handlungsoptionen mit einer Reflexion der Macht- und Überlegenheitsverhältnisse erfolgt.
8. Die vier Prinzipien des prinzipienethischen Ansatzes lauten Autonomie, Fürsorge, nicht schaden, Gerechtigkeit.

9. Die vier Beteiligungsformen der institutionalisierten Ethik unterscheiden sich u. a. in der Nähe zur ethischen Problemstellung und der Anzahl der beteiligten Diskurspartner voneinander. So wird bei der individuellen Form eine rasche Entscheidung in einer aktuell vorhandenen Einzelsituation benötigt. Bei der dialogischen Form besteht der Bedarf nach einem Dialogpartner u. a. zum Spiegeln der eigenen Gedanken. Bei der Diskursform werden Strukturen wie Ethikkomitees genutzt, da die Problemstellung komplex ist und der Bedarf nach weiteren Perspektiven vorhanden ist. Bei der Delegationsform wird die Problemstellung an ein (externes) Gremium weitergeleitet, weil es z. B. einer grundsätzlichen Stellungnahme bedarf oder persönlich eine Distanz zum Thema benötigt wird.
10. Die ethische Fallbesprechung ist ein strukturiertes Gruppenverfahren zur Lösung ethischer Problemstellungen. Sie dient der Unterstützung zur Findung der besten ethisch vertretbaren Entscheidung. Das Ethikkomitee ist ein interdisziplinäres Gremium zur Auseinandersetzung mit ethischen Fragestellungen. Aufgaben sind u. a. Entwicklung von Ethik-Leitlinien oder Organisation von Fortbildungen. Ein Ethik-Café ist ein niederschwelliger Ansatz mit Raum zum offenen Austausch. Dieser ist charakterisiert durch eine lockere Atmosphäre sowie den Wechsel von Plenum und Kleingruppenarbeit in wechselnder Zusammensetzung.
11. Die Nimwegener Methode verläuft in vier Phasen. In der ersten Phase wird das ethische Problem exakt formuliert (Problembestimmung). In der zweiten Phase wird das Problemverständnis erweitert, indem z. B. aus den unterschiedlichen Disziplinen und Perspektiven Fakten gesammelt werden. In der dritten Phase erfolgt eine ethische Bewertung. Es werden Problem- und Handlungsoptionen anhand der ethischen Prinzipien betrachtet. In der vierten Phase folgt eine Beschlussfassung. Es wird eine ethisch begründete Handlungsoption formuliert.

3.5.4 Lösungen zu den Lernsituationen

Ein Notfall bei Herrn Friese

Lösungsvorschlag zur Lernsituation

Ein Notfall bei Herrn Friese

1. Herr Friese hat mit einer Hypoglykämie eine Blutzuckerentgleisung. Dies lässt sich zum einen aus dem Kontext ableiten, da er als Diabetiker wenig Appetit zeigt und unklar ist, wie viel Insulin er erhalten hat. Zum anderen lässt sich dies an der Symptomatik erkennen. Herr Friese wurde als zunehmend unruhig, aggressiv und herausfordernd beschrieben. Zudem ist seine Aussprache unverständlicher als sonst gewesen. Letztlich deuten die kaltschweißige Haut und der veränderte Bewusstseinszustand mit Schwindel darauf hin.
2. Es ist erforderlich, Hilfe hinzuzuziehen und den Blutzucker zu kontrollieren. Von einer Hypoglykämie spricht man, wenn der Blutzucker < 40 mg/dl (2,22 mmo/l) ist. Da Herr Friese bei Bewusstsein ist, sollten

ihm schnellstmöglich oral schnell wirkende Kohlenhydrate verabreicht werden, z. B. Traubenzucker, zuckerhaltige Limonade. Danach sollten die Vitalzeichen, das Bewusstsein und der Blutzucker engmaschig kontrolliert werden. Bei Bewusstlosigkeit ist ein Notruf zu veranlassen.

3. Bei einer Alzheimer-Demenz handelt es sich um einen chronisch-progredienten Verlauf, d. h., die Krankheitssituation verschlechtert sich zunehmend.
4. Herr Friese befindet sich im siebten Stadium der Verschlechterung. Diese Phase ist durch körperlichen Verfall und soziale sowie persönliche Einschränkungen verbunden. Es erfolgen Anpassungen an die Einschränkungen. Dies ist daran ersichtlich, dass er seit einigen Wochen verstärkt eine Übernahme bei der Körperpflege, dem Ankleiden und der Darreichung der Nahrung benötigt. Zudem geht die Akzeptanz für den suprapubischen Katheter zunehmend verloren. Herr Friese benötigt daher vermehrt Unterstützung, und das Hilfeangebot muss erhöht werden. Die Tochter wird vermutlich von einem Gesprächsangebot profitieren, um die Situation besser einschätzen zu können.
5. Das Konzept des personenzentrierten Umgangs mit Menschen mit Demenz nach Tom Kitwood stellt die Person mit ihren Bedürfnissen in den Vordergrund, nicht die Erkrankung. Daher sollten die Pflegefachpersonen auf jeden Fall entpersonalisierte Verhaltensweisen vermeiden, z. B. Zwang, Entwertung, Infantilisierung oder Einschüchterung. Die drei Aspekte des personenzentrierten Ansatzes sind:
   a) Identifikation von Zugangswegen zur Lebenswelt von Menschen mit Demenz, z. B. durch die Biografiearbeit und die Verhaltensbeobachtung
   b) Identifikation der Bedürfnisse von Menschen mit Demenz, z. B. bei Herrn Friese das hinter dem sexuell herausfordernden Verhalten vorhandene Bedürfnis herausfinden, wie Bedürfnis nach Liebe oder Bindung
   c) Durchführung einer positiven Arbeit mit verwirrten Menschen, z. B. Entspannung und Rückzug ermöglichen, Validation, Erleichterung durch Ab- und Übernahme von Tätigkeiten, wie z. B. männliche Kollegen bitten, die Tätigkeit zu übernehmen
6. Maßnahmen zur Förderung der oralen Ernährung bei Herrn Friese sind z. B. Vorlieben und Abneigungen erheben und berücksichtigen (Essbiografie), Rituale zur Nahrungsaufnahme einführen, gleicher Sitzplatz, gewohnte Umgebung, ruhige Atmosphäre, Vermeidung von Ablenkungen, bei hohem Bewegungsdrang Fingerfood oder Imbiss-Stationen anbieten, Förderung der Flüssigkeitsaufnahme durch Lieblingsgetränke und feste Trinkzeiten, Ausscheidung vor der Mahlzeit ermöglichen. Daneben können Maßnahmen zur Anregung des Appetits genutzt werden, z. B. appetitanregende Mittel wie Ingwertee oder den Appetit durch Bewegung an der frischen Luft fördern.
7. Frau Friese wird vermutlich ein Gefühl der Hilflosigkeit empfinden, da sie von ihrem Vater nicht als seine Tochter erkannt wird. Dadurch kann sie sich in eine neue Rolle gedrängt fühlen. Sie kann nicht länger

nur Tochter sein, sondern muss auch eine betreuende und unterstützende Rolle einnehmen. Daneben kann sie sich ihrem Vater durch die Wesensveränderung fremd fühlen. Die Pflegefachpersonen können Gespräche und den Kontakt zu Unterstützungs- und Selbsthilfegruppen anbieten. Durch den Austausch mit anderen Betroffenen wird sie sich zum einen verstanden fühlen und kann zum anderen für sich geeignete Maßnahmen zur Bewältigung ergreifen. Sachliche Informationen zum Krankheitsbild können helfen, die Situation besser zu verstehen und einzuordnen.

8. Zunächst gilt es, die Punktionsstelle gezielt auf Rötung, Reizung und Heilung zu beobachten. Daneben gilt es, die Situationen, in denen die Manipulation am Katheterschlauch und -beutel stattfindet, genauer zu erheben. Eventuell lassen sich hieraus geeignete präventive Maßnahmen ableiten, wie das rechtzeitige Leeren des Beutels und das Angebot einer alternativen Handlung. Bei vorhandenen Entzündungszeichen gilt es, einen Arzt darüber zu informieren. Gegebenenfalls steht bald ein Wechsel an, sodass die Punktionsstelle dabei begutachtet werden kann. Sollten die Maßnahmen zum Erhalt des suprapubischen Katheters nicht greifen, und sollte dadurch eine erhebliche Gefahr für Herrn Friese entstehen, muss abgewogen werden, ob der Katheter entfernt wird. In diesem Fall müssen alternative inkontinenzkompensierende Maßnahmen ergriffen werden.
9. Der zweite Artikel hebt das Recht auf körperliche und seelische Unversehrtheit, Freiheit und Sicherheit hervor. So ist Herr Friese vor unsachgemäßer Behandlung und Pflege zu schützen. Herr Friese soll vor Gewalt geschützt werden, z. B. als unprofessionelle Reaktion auf herausforderndes Verhalten. Die Pflegenden sind sich des Spannungsfelds zwischen Sicherheit und Freiheit bewusst und reflektieren ihre Entscheidungsprozesse. Der vierte Artikel hebt das Recht auf Pflege, Betreuung und Behandlung hervor. So hat Herr Friese das Recht auf eine individuelle und geplante Pflege. Die Pflegefachpersonen sind somit aufgefordert, gemeinsam mit Herrn Friese und seinen Angehörigen geeignete Maßnahmen zur Problemlösung zu ergreifen und im Pflegeprozess zu verankern.

Am Lebensende

Lösungsvorschlag zur Lernsituation

Am Lebensende

1. Zu den aktuellen und potenziellen Pflegeproblemen zählen:
   a) **Atemnot mit beeinträchtigter Atmung und Husten** aufgrund der Metastasen in der Lunge und des reduzierten Allgemeinzustands angezeigt durch die subjektive Äußerung. Ressourcen sind u. a., dass Frau Schneider den Sauerstoff toleriert und abhusten kann.

b) **Chronisch-maligne Schmerzen in Ruhe** aufgrund der Tumoren und Metastasen in Lunge, Knochen und Leber, angezeigt durch die Äußerung. Ressourcen sind u. a., dass Frau Schneider Schmerzen äußern kann und die Schmerzmitteltherapie akzeptiert.
c) **Selbstversorgungsdefizit** u. a. zu dem Bereich Körperpflege, aufgrund der allgemeinen Schwäche, angezeigt durch den Zustand in der (Prä-)Terminalphase. Ressourcen von Frau Schneider sind u. a., dass sie gezielt Ruhebedürfnisse formulieren kann.
d) **Risiko der terminalen Dehydratation** aufgrund der reduzierten Flüssigkeitszufuhr infolge eines potenziell reduzierten Durstgefühls, einhergehend mit Mundtrockenheit. Ressourcen von Frau Schneider sind u. a. ihre Fähigkeit, zu schlucken und ihren Mund zu öffnen.

2. Das WHO-Stufenschema besteht aus drei Stufen. Mit steigender Schmerzintensität wird die Schmerztherapie stufenweise angehoben. In der ersten Stufe werden Nicht-Opioid-Analgetika verabreicht. In der zweiten Stufe werden zusätzlich schwache, in der dritten Stufe starke Opioid-Analgetika verabreicht. Ergänzend können auf jeder Stufe Koanalgetika und Adjuvanzien verabreicht werden.
3. Das Total-Pain-Konzept geht auf Cicely Saunders zurück und beschreibt eine Symptomeskalation verschiedenster vorhandener Symptome am Lebensende. Das Schmerzerleben findet auf körperlicher, emotionaler, sozialer und spiritueller Ebene statt. Laut dem Total-Pain-Konzept erleben Sterbende eine Destabilisierung und Verletzung auf verschiedenen Ebenen, die gestörten Faktoren ziehen wiederum andere in Mitleidenschaft, z. B. körperlicher Schmerz reduziert die soziale Teilhabe, dies wirkt sich negativ auf die emotionale Lage aus, dies stört die Spiritualität usw. Somit können die Schmerzen die Interaktion zwischen Frau Schneider und Frau Winter und auch ihr spirituelles Erleben beeinträchtigen. Die Stabilisierung von Faktoren und Symptomen wirkt sich positiv auf andere Faktoren aus. Nichtmedikamentöse Maßnahmen können so einen positiven Einfluss nehmen.
4. Eine zentrale Maßnahme zur Behandlung der Atemnot bei Frau Schneider ist u. a. die medikamentöse Therapie, z. B. mit Opiaten zur Dämpfung des Atemzentrums. Die Gabe von Sauerstoff wird kritisch gesehen wegen der Gefahr der Abhängigkeit vom Sauerstoff und einer fehlenden Adaption des Körpers an eine niedrige Sättigung mit rezidivierender Atemnot. Weitere Maßnahmen sind Fenster öffnen, atemerleichternde Positionierungen, warme Lavendelwickel.
5. Pflegemaßnahmen, die sich aus der reduzierten Flüssigkeits- und Nahrungsaufnahme ableiten lassen, sind u. a. eine individuelle Anpassung der Flüssigkeitszufuhr, z. B. durch Bereitstellung von Wunschgetränken oder Infusionen. Die reduzierte Flüssigkeitsaufnahme führt zur Mundtrockenheit, die der Mund- und Lippenpflege zum Schutz der Schleimhäute vor dem Austrocknen und der Erhöhung des Wohlbefindens bedarf. Das Ziel ist nicht die vollständige Reinigung. Pflegefachpersonen beachten eine mögliche Aspirationsgefahr.

6. Frau Winter fühlt sich, wie viele Angehörige in dieser Situation, machtlos. In der Trauerbewältigung kann sie anhand der Trauerphasen nach Verena Kast begleitet werden. Daneben gilt es, einen würdevollen Abschied mit den Ritualen und Bräuchen zu ermöglichen, die biografisch verankert sind. Die Pflegefachpersonen signalisieren Gesprächsbereitschaft und können so bei der individuellen Bewältigung helfen. Aus einem solchen Gespräch lassen sich ggf. auch geeignete Maßnahmen wie die Durchführung einer Handmassage ableiten. Dies sorgt bei Frau Schneider für Wohlbefinden, schenkt Frau Winter eine Aufgabe und schenkt beiden eine gelungene Interaktion.
7. Bei der aktiven Sterbehilfe (Tötung auf Verlangen) erfolgt die Tötung eines anderen Menschen. Sie ist strafbar. Bei der indirekten Sterbehilfe werden Maßnahmen zur Leidenslinderung durchgeführt und dabei der Tod als Nebenfolge in Kauf genommen. Sie ist straffrei, wenn die Tötung nicht das Ziel der Maßnahme war. Bei der Beihilfe zur Selbsttötung wird ein Mensch bei der selbstbestimmten Durchführung eines Suizids unterstützt. Sie ist nicht strafbar, solange sie nicht geschäftsmäßig ist. Bei der passiven Sterbehilfe (Sterbenlassen) tritt der Tod durch einen Behandlungsabbruch oder das Unterlassen lebenserhaltender Sofortmaßnahmen ein. Sie ist straffrei, wenn der Todeswille eindeutig bezeugt ist.
8. Die Bestandteile des prinzipienethischen Ansatzes sind:
   a) Autonomie, d. h., jeder Mensch hat das Recht, selbst über sein Leben zu bestimmen. Die Pflegefachpersonen holen bei Frau Schneider so z. B. die Zustimmung zur Durchführung von Pflegemaßnahmen ein und respektieren ihre Entscheidung, auch wenn diese nicht ihren persönlichen Vorstellungen entspricht.
   b) Fürsorge, d. h., Pflegefachpersonen sind verpflichtet, bei ihrem Handeln das Wohlbefinden des Gegenübers zu berücksichtigen und seine Würde zu fördern. So erheben sie bei Frau Schneider ihre Vorstellungen, Werte und Bedürfnisse. Insbesondere am Lebensende erfolgt eine Reduktion der Maßnahmen auf das wesentliche, das subjektive Wohlbefinden positiv beeinflussende Minimum.
   c) Nicht schaden, d. h., Pflegefachpersonen unterlassen Handlungen, die mit unangemessenem Schaden einhergehen mit dem Ziel, Leid zu vermeiden und Maßnahmen in Nutzen und Schaden abzuwägen. Dazu reflektieren sie ihre eigenen Bedürfnisse und suchen therapeutische Maßnahmen mit Bedacht aus.
   d) Gerechtigkeit, d. h., Pflegefachpersonen sorgen für eine gleichmäßige und diskriminierungsfreie Verteilung von Ressourcen mit dem Ziel, Transparenz herzustellen sowie Fairness und Freiheit sicherzustellen. So bevorzugen oder begünstigen sie Frau Schneider nicht zum Vor- oder Nachteil anderer Pflegeempfänger.

Vom Pferd gestürzt

Lösungsvorschlag zur Lernsituation

Vom Pferd gestürzt

1. Zu den vordergründigen Pflegeproblemen zählen:
   a) **Akuter Schmerz** aufgrund des Traumas am rechten Arm und der operativen Versorgung, angezeigt durch die Schmerzäußerung. Ressourcen sind u. a. die Möglichkeit zur Selbsteinschätzung und zur verbalen Äußerung.
   b) **Beeinträchtigte Gewebeintegrität** aufgrund der chirurgischen Eingriffsstelle, angezeigt durch die Schmerzen und die vorhandene Wunde. Ressourcen sind u. a., dass keine allgemeinen oder speziellen Störfaktoren zur verzögerten Wundheilung vorhanden sind.
   c) **Beeinträchtigte körperliche Mobilität** mit einem **Selbstversorgungsdefizit** bei der Körperpflege, dem An- und Auskleiden und der Nahrungsaufnahme, aufgrund der Immobilisation des rechten Arms infolge der operativen Versorgung der Humeruskopffraktur sowie des derzeit schwachen Allgemeinzustands. Ressourcen sind die Mobilität ihres verbliebenen Arms und eine augenscheinlich altersentsprechende Fitness, die sich aus der Aktivität im Reitsport ableiten lässt.
   d) **Risiko einer Infektion der chirurgischen Eingriffsstelle,** ein Risikofaktor ist z. B. Fieber infolge unhygienischer Arbeitsweise.
   e) **Risiko einer beeinträchtigten elterlichen Fürsorge** oder **Risiko einer ineffektiven Beziehung zum Vater** durch die Grunderkrankung Depression und die damit häufig verbundenen veränderten Rollenzuschreibungen. Diese können sich psychisch belastend auswirken. Ressourcen sind z. B. die familiäre Stabilität durch die Mutter und die Fähigkeit, sich Hobbys zu suchen, diesen nachzugehen und so ggf. Spannung abzubauen.
2. Zu den sicheren Frakturzeichen zählen die Achsenfehlstellung des Knochens, Reibegeräusche, abnorme Beweglichkeit, sichtbar herausstehende Knochenteile. Zu den unsicheren Frakturzeichen zählen Schmerzen, Schwellung, Hämatom, Bewegungseinschränkung.
3. Zu den Erstmaßnahmen zählen die Ruhigstellung und Stabilisierung der Fraktur. Die betroffenen Bereiche sollten nicht mobilisiert werden. Bei einer offenen Fraktur sollte eine sterile Wundabdeckung erfolgen. Daneben erfolgen eine Beobachtung auf Blutverlust und die Erhebung der Vitalzeichen. Es wird schnellstmöglich ein Notruf abgesetzt oder die Notaufnahme aufgesucht.
4. Die Schmerzform ist vermutlich Mixed-Pain, da die Schmerzen sowohl einen nozizeptiven als auch neuropathischen Anteil aufweisen. Zum einen wurde das Körpergewebe mitunter durch die Operation geschädigt (nozizeptiv) und zum anderen wurde intraoperativ ggf. das periphere Nervensystem geschädigt (neuropathisch). Larissa hat akute Schmerzen, weil diese plötzlich entstanden sind und mit dem Reitunfall und der damit einhergehenden Fraktur eine wirkliche Ursache aufweisen.

5. Bei Larissa erfolgt ein differenziertes Assessment zur Erhebung der Schmerzsituation. Bestandteile sind die Schmerzlokalisation, -intensität, -qualität, zeitliche Aspekte, die Beeinflussung des Alltagslebens, verstärkende und lindernde Faktoren. Larissa ist aufgrund ihres Entwicklungsstands in der Lage, eine Selbsteinschätzung der Schmerzsituation vorzunehmen. Hierzu stehen verschiedene Assessments zur Verfügung. So kann z. B. die Numerische Rangskala (NRS) ausgewählt werden. Hier erfolgt die Schmerzzuordnung auf einer Skala von 0 bis 10. Dabei steht 0 für keinen Schmerz und 10 für den stärksten vorstellbaren Schmerz. Die Erhebung kann mittels Sprache oder eines Schiebers mit aufgedruckter Nummerierung erfolgen.
6. Nicht-Opioid-Analgetika wirken schmerzlindernd (analgetisch), entzündungshemmend (antiphlogistisch) und fiebersenkend (antipyretisch). Zu den Nebenwirkungen zählen v. a. Magen- und Zwölffingerdarmgeschwüre, allergische Reaktionen und Nierenfunktionsstörungen. Zur Vorbeugung eines Geschwürs (Stressulkusprophylaxe) werden häufig parallel Protonenpumpenhemmer wie Pantozol verabreicht.
7. Maßnahmen zur Schmerzprävention sind z. B. die prophylaktische Durchführung schmerztherapeutischer Maßnahmen, z. B. vor Mobilisation, Verbandswechsel. Dabei gilt es, den Wirkeintritt zu beachten. Die Pflegefachpersonen sollten regelmäßig die Schmerzen erheben und Pflegetätigkeiten schmerzarm und vorausschauend durchführen. Es ist ebenfalls sinnvoll, Larissa in die Handlungen zu integrieren, um in der Aktion den gemeinsamen Handlungsspielraum zu betrachten.
8. Pflegefachpersonen richten die Medikamente zu festen Zeiten an einem ruhigen Ort, damit sie mit ihrer Konzentration bei der Sache bleiben können. Sie begutachten die Verpackung bezüglich Inhaltsstoff, Chargennummer, Verfallsdatum, Unversehrtheit, z. B. Verfärbungen, Geruchsveränderungen oder Beschädigungen. Sie führen eine dreifache Kontrolle des Medikaments durch: beim Herausnehmen aus dem Schrank, beim Herausholen aus der Schachtel, beim Zurückstellen. Beim Richten der Medikamente beachten sie die 5-R-Regel: richtiger Patient, richtiger Zeitpunkt, richtiges Medikament, richtige Dosierung, richtige Verabreichungsform.
9. Bei einer Temperatur von 38,6 °C handelt es sich um mäßiges Fieber. Vermutlich handelt es sich bei Larissa um Resorptionsfieber infolge der Aufnahme des Körpers von Gewebetrümmern, Wundsekret und Blutergüssen, z. B. infolge der Verletzung und Operation. Es gilt, sie weiter zu beobachten, um ein infektiöses Fieber durch eine Keimbesiedlung auszuschließen. Beobachtungskriterien im Zusammenhang mit der Temperatur sind die Fieberverlaufsform, die Symptome in der jeweiligen Fieberphase sowie Begleiterscheinungen, wie z. B. Schüttelfrost.
10. Prinzipien des Verbandswechsels an der chirurgischen Eingriffsstelle sind, dass der erste postoperative Verbandswechsel nach ca. 24–48 Stunden durch den Arzt erfolgt. Vorab gilt es, ggf. Maßnahmen zur

Schmerzreduktion einzuleiten. Die aseptische Wundbehandlung und -reinigung dient der Verhinderung einer Keimeinschleppung, d. h., es wird von innen nach außen vorgegangen. Es wird das Non-Touch-Prinzip angewendet, d. h., die Wunde wird nur mit sterilen Instrumenten oder sterilen Handschuhen berührt. Aseptische Wunden sind im Stationsablauf vor kontaminierten, kolonisierten oder infizierten Wunden zu versorgen.

KAPITEL

4 Mündliche Prüfung

In der **mündlichen Prüfung** werden folgende Kompetenzbereiche geprüft (➤ Abb. 4.1):

- Intra- und interprofessionelles Handeln in unterschiedlichen systemischen Kontexten verantwortlich gestalten und mitgestalten *(Kompetenzbereich III)*
- Das eigene Handeln auf der Grundlage von Gesetzen, Verordnungen und ethischen Leitlinien reflektieren und begründen *(Kompetenzbereich IV)*
- Das eigene Handeln auf der Grundlage von wissenschaftlichen Erkenntnissen und berufsethischen Werthaltungen und Einstellungen reflektieren und begründen *(Kompetenzbereich V)*

Den Schwerpunkt des mündlichen Teils der Prüfung bilden die Auseinandersetzung mit der eigenen Berufsrolle und dem beruflichen Selbstverständnis und teambezogene, einrichtungsbezogene sowie gesellschaftliche Kontextbedingungen und ihr Einfluss auf das pflegerische Handeln.

Weitere **inhaltliche und organisatorische Aspekte** sind:

- Prüfung der drei Kompetenzbereiche anhand einer komplexen Aufgabenstellung
- Prüfungsaufgabe bezieht sich auf einen anderen Versorgungskontext und Altersgruppe der zu pflegenden Menschen als die praktische Prüfung
- Prüfung erfolgt einzeln oder zu zweit
- Dauer der Prüfung beträgt für jeden Prüfling mindestens 30, maximal 45 Minuten
- Es ist eine angemessene Vorbereitungszeit unter Aufsicht zu gewährleisten
- Prüfung wird von mindestens zwei Fachprüfern durchgeführt, der Vorsitzende des Prüfungsausschusses darf sich beteiligen

(§ 15 PflAPrV)
(Anlage 2 zu § 9 Absatz 1 Satz 1 PflAPrV)

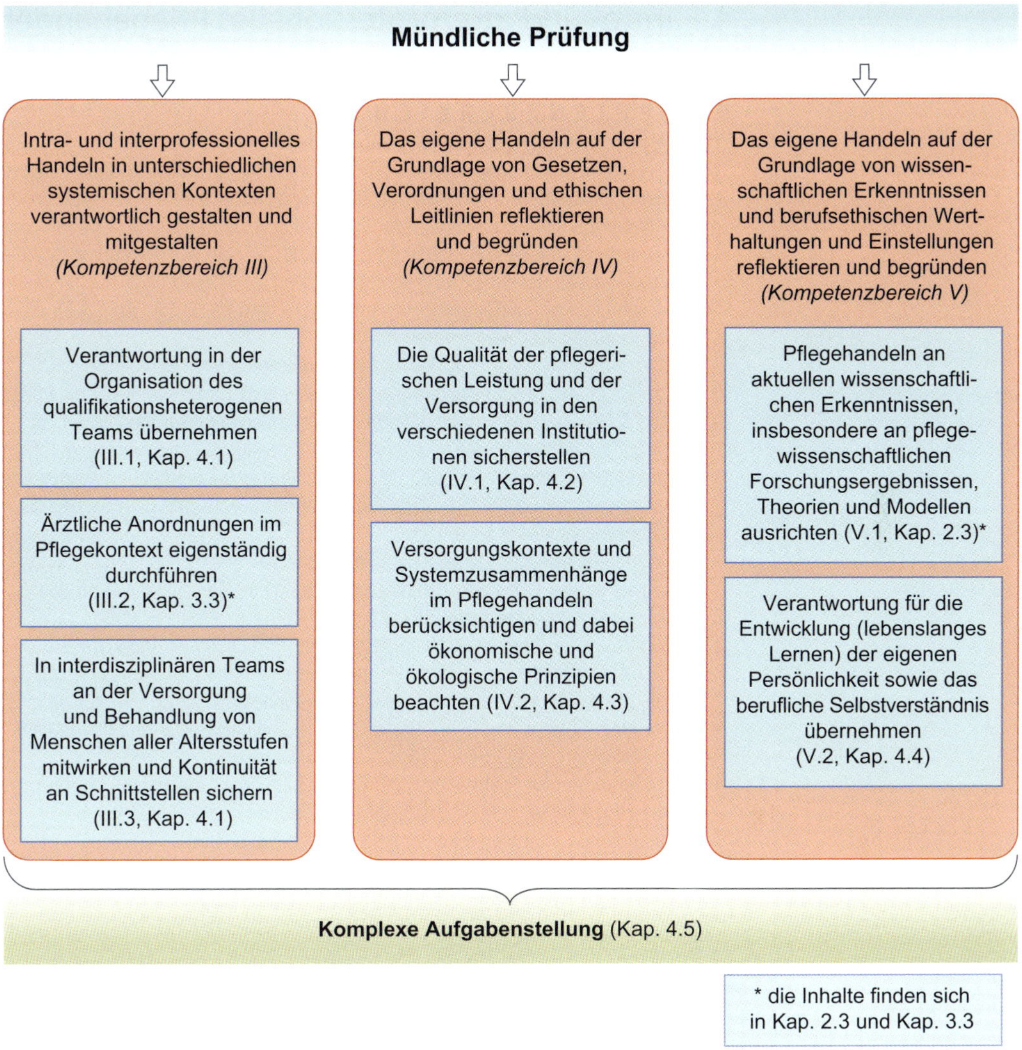

Abb. 4.1 Kompetenzbereiche der mündlichen Prüfung [P554/L138]

4.1 Intra- und interprofessionelles Pflegehandeln

KOMPETENZBEREICH

In diesem Abschnitt finden Sie die Inhalte zu den Kompetenzen aus dem **Kompetenzbereich III** „Intra- und interprofessionelles Handeln in unterschiedlichen systemischen Kontexten verantwortlich gestalten und mitgestalten". Sie erfahren die prüfungsrelevanten Inhalte, um die Verantwortung in der Organisation des qualifikationsheterogenen Pflegeteams zu übernehmen *(III. 1)* (➤ Abb. 4.2) und um in interdisziplinären Teams an der Versorgung und Behandlung von Menschen aller Altersstufen mitzuwirken und Kontinuität an Schnittstellen zu sichern *(III. 3)* (➤ Abb. 4.3).

Die Absolventinnen und Absolventen

- stimmen ihr Pflegehandeln zur Gewährleistung klientenorientierter komplexer Pflegeprozesse im qualifikationsheterogenen Pflegeteam ab und koordinieren die Pflege von Menschen aller Altersstufen unter Berücksichtigung der jeweiligen Verantwortungs- und Aufgabenbereiche in unterschiedlichen Versorgungsformen (➤ 4.1.1),
- delegieren unter Berücksichtigung weiterer rechtlicher Bestimmungen ausgewählte Maßnahmen an Personen anderer Qualifikationsniveaus und überwachen die Durchführungsqualität (➤ 4.1.2),
- beraten Teammitglieder kollegial bei pflegefachlichen Fragestellungen und unterstützen sie bei der Übernahme und Ausgestaltung ihres jeweiligen Verantwortungs- und Aufgabenbereiches (➤ 4.1.3),
- beteiligen sich im Team an der Einarbeitung neuer Kolleginnen und Kollegen (➤ 4.1.4) und leiten Auszubildende, Praktikantinnen und Praktikanten sowie freiwillig Engagierte in unterschiedlichen Versorgungssettings an (➤ 4.1.5),
- übernehmen Mitverantwortung für die Organisation und Gestaltung der gemeinsamen Arbeitsprozesse (➤ 4.1.6),
- sind aufmerksam für Spannungen und Konflikte im Team, reflektieren diesbezüglich die eigene Rolle und Persönlichkeit und bringen sich zur Bewältigung von Spannungen und Konflikten konstruktiv im Pflegeteam ein (➤ 4.1.7),
- übernehmen Mitverantwortung in der interdisziplinären Versorgung und Behandlung von Menschen aller Altersstufen und unterstützen die Kontinuität an interdisziplinären und institutionellen Schnittstellen (➤ 4.1.8),
- bringen die pflegefachliche Sichtweise in die interprofessionelle Kommunikation ein (➤ 4.1.9),
- bearbeiten interprofessionelle Konflikte in einem gemeinsamen Aushandlungsprozess auf Augenhöhe (➤ 4.1.7) und beteiligen sich an der Entwicklung und Umsetzung einrichtungsbezogener Konzepte zum Schutz vor Gewalt (➤ 2.1.3),
- koordinieren die Pflege von Menschen aller Altersstufen in verschiedenen Versorgungskontexten und organisieren Termine sowie berufsgruppenübergreifende Leistungen (➤ 4.1.8),
- koordinieren die integrierte Versorgung von chronisch kranken Menschen aller Altersstufen in der Primärversorgung (➤ 4.1.8),
- evaluieren den gesamten Versorgungsprozess gemeinsam mit dem therapeutischen Team im Hinblick auf Patientenorientierung und -partizipation (➤ 4.1.10).

Die Aspekte aus dem Kompetenzbereich *III.2* sind ebenfalls prüfungsrelevant, finden sich aber bereits in ➤ Kapitel 3 (3.3).

(Anlage 2 zu § 9 Absatz 1 Satz 1 PflAPrV)

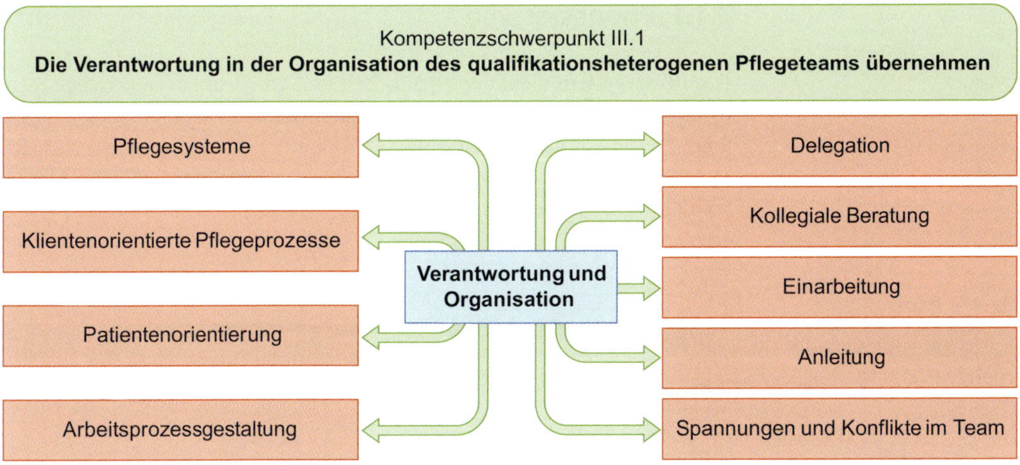

Abb. 4.2 Verantwortung in der Organisation des qualifikationsheterogenen Pflegeteams übernehmen [P554/L138]

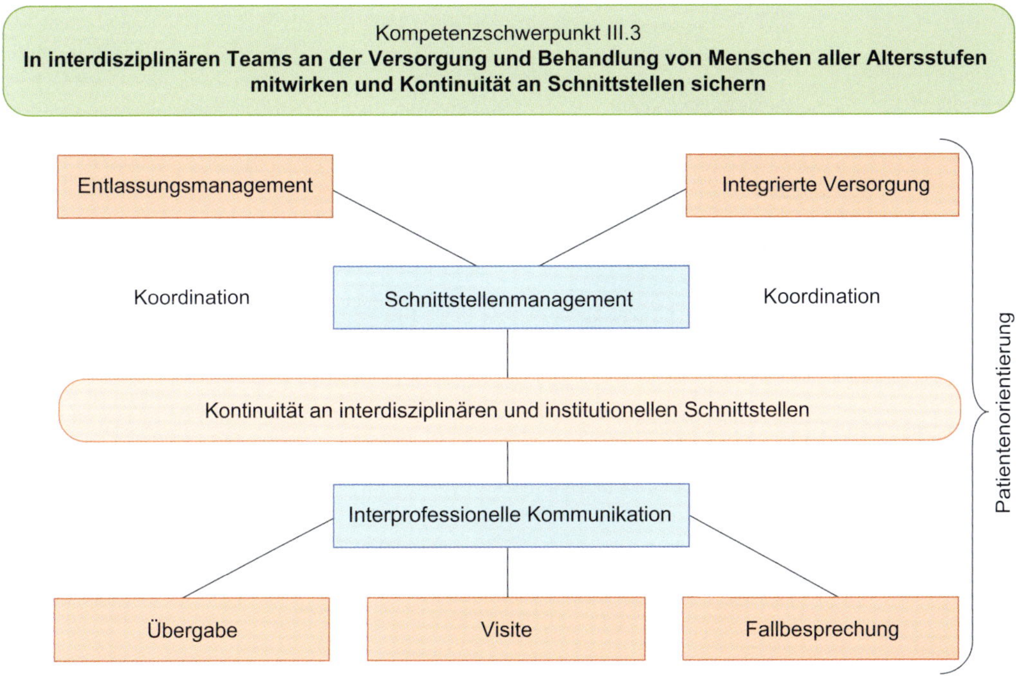

Abb. 4.3 In interdisziplinären Teams an der Versorgung und Behandlung von Menschen aller Altersstufen mitwirken und Kontinuität an Schnittstellen sichern [P554/L138]

4.1.1 Pflegesysteme

Das **Pflegesystem** dient der inhaltlichen und arbeitsorganisatorischen Strukturierung einer Pflege- oder Organisationseinheit *(Pflegeorganisationssystem).* Es werden Aussagen darüber getroffen, wer im Team welche Aufgaben zu erfüllen hat. Es existieren drei Formen und verschiedene Mischformen (➤ Tab. 4.1) (Salaja 2021, Schmal 2022).

Tab. 4.1 Pflegesysteme

	Funktionspflege	Bereichspflege	Primary Nursing
Arbeitsverteilung	Aufgabenbezogen	Schicht- und bereichsbezogen	Fortlaufend und personengebunden
Pflegeprozess	Starke Fragmentierung in Einzelteile	Mittlere Fragmentierung	Vollständige Abbildung des Pflegeprozesses
Vorteile	• Stabile Personalsteuerung • Spezialisierung • Feste Zuweisung von Aufgaben für gering Qualifizierte	• Feste Bezugspersonen • Ganzheitliche Sicht wird eingenommen • Größerer Handlungs- und Entscheidungsspielraum	• Intensiver Beziehungsaufbau • Hoher Handlungs- und Gestaltungsspielraum • Hohe Pflegequalität u. a. durch klare Kommunikationswege, kontinuierliche ganzheitliche Versorgung
Nachteile	• Fehlender Beziehungsaufbau • Koordinationsprobleme • Monotone Arbeitsabläufe	• Kenntnis besteht nur zu definierten Gruppen von Pflegeempfängern • Größerer Bedarf an Hilfsmitteln durch parallele Arbeit • Bedarf an Fachkräften	• Hoher Personalaufwand • Nähe zum Pflegeempfänger kann auch belastend sein • Hoher Qualifizierungs- und Fortbildungsbedarf

KERNAUSSAGE

Das Pflegesystem Primary Nursing entspricht dem aktuellen beruflichen Selbstverständnis am stärksten. Nur hier ist eine kontinuierliche, ganzheitliche und individuelle Pflege gewährleistet.

4.1.2 Delegation

Formen der Delegation

Delegation
Übertragung und Übernahme von Tätigkeiten in der horizontalen und vertikalen Arbeitsteilung.

- Delegation ärztlicher Aufgaben auf nicht ärztliches Personal, z. B. Injektionen, Blutentnahme
- Delegation pflegerischer Aufgaben auf nicht pflegerisches Personal, z. B. Körperpflege, Unterstützung bei der Nahrungsaufnahme

Voraussetzungen zur Delegation

- Maßnahme muss delegationsfähig sein, d. h. nicht an Berufsstand gebunden oder gefährlich
- Verständliche und präzise Verordnung der Maßnahme
- Qualifikation zur Übernahme muss bestehen
- Bereitschaft zur Übernahme muss gegeben sein
- Maßnahme muss arbeitsrechtlich zulässig sein
- Einverständnis des Pflegeempfängers mit der Maßnahme

Verantwortungsbereiche der Delegation

- Anordnungsverantwortung beim Delegierenden: Auswahl des Delegationsempfängers zur persönlichen (z. B. Zuverlässigkeit) und fachlichen Eignung (z. B. Qualifikation, Fertigkeiten), korrekte Instruktion und Überwachungspflicht bezüglich der durchzuführenden Aufgabe
- Übernahmeverantwortung beim Delegationsempfänger: Reflexion, ob die Tätigkeit korrekt durchgeführt werden kann, Wissen über und Inanspruchnahme der Pflicht, Bedenken oder Einwände zu äußern *(Remonstrationspflicht)*
- Durchführungsverantwortung beim Delegationsempfänger: korrekte Durchführung der Tätigkeit

KERNAUSSAGE

Die Delegation ist eine Maßnahme zur Arbeitsteilung. Bei einer Delegation gilt es, die Voraussetzungen zu prüfen und die Verantwortungsbereiche klarzustellen. Eine Delegation von Vorbehaltsaufgaben an nicht pflegerisches Personal, z. B. Pflegehilfskräfte, ist nicht gestattet und wird mit Bußgeld sanktioniert (§ 57 PflBG).

Tab. 4.2 Ziele und Merkmale der Kollegialen Beratung

Ziele	Merkmale
• Professionelle Bewältigung beruflicher Probleme • Gegenseitige ergebnisorientierte Beratung auf kollegialer Ebene • Reflexion von Praxisfragen und -problemen	• Gleichberechtigte und gleichrangige Zusammensetzung • Fünf bis zehn feste Teilnehmer mit unterschiedlichen, wechselnden Rollen (Fallerzähler, Moderator, Berater, Protokollant)

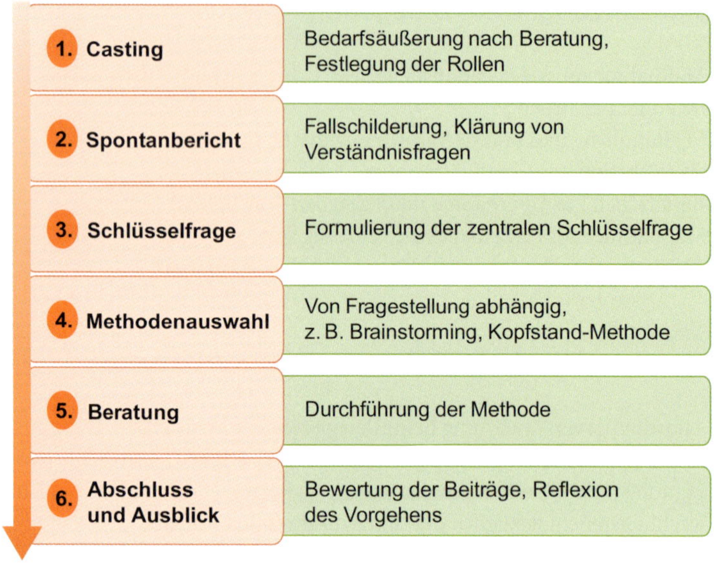

Abb. 4.4 Phasen der Kollegialen Beratung [L138]

4.1.3 Kollegiale Beratung

Die **Kollegiale Beratung** ist eine systematische Methode zur gegenseitigen kollegialen Unterstützung im Berufsalltag (➤ Tab. 4.2, ➤ Abb. 4.4) (Kocks et al. 2017).

KERNAUSSAGE
Die Kollegiale Beratung ist eine niederschwellige und systematische Form der Unterstützung im beruflichen Kontext. Sie hat positive Effekte für das Individuum und die Gruppe.

4.1.4 Einarbeitung

Einarbeitung
(Onboarding) Organisatorische Einführung und soziale Eingliederung in ein Arbeitsfeld (Integration, ➤ Tab. 4.3); dient der Befähigung zur Bewältigung der Arbeitsaufgaben.

Einarbeitungsstrategien:
- Schonstrategie: begleitete Einarbeitungsmaßnahme, Tätigkeiten werden nicht sofort in vollem Umfang übernommen, schrittweise und strukturierte Heranführung
- Entwurzelungsstrategie: schwere und (beinahe) unlösbare Aufgaben übertragen, Notwendigkeit, sich selbst organisiert Hilfe einzuholen, Stress und Unsicherheit hoch
- Ins kalte Wasser werfen: Tätigkeiten werden sofort in vollem Umfang übernommen, keine konzeptionelle Grundlage

Tab. 4.3 Ebenen der Integration

Ebene	Inhalt
Fachlich	• Wissen über Unternehmen und Arbeitsgebiet • Einarbeitung in Aufgabenstellungen, z. B. Pflegestandards, Leitlinien
Sozial	• Vertrauen in das neue Arbeitsumfeld gewinnen • Akzeptanz in der Gemeinschaft erleben, z. B. gemeinsame Frühstückspausen oder Unternehmungen
Werteorientiert	• Selbstverständnis des Unternehmens • Gelebte Werte, z. B. Leitbild • Interaktion und Kommunikation mit Pflegeempfängern und im Team

KERNAUSSAGE

Die Einarbeitung neuer Mitarbeiter ist ein sensibler Punkt in der beruflichen Laufbahn u.a. mit Auswirkungen auf die Pflegequalität und die Fluktuation. Ein schriftliches Einarbeitungskonzept und eine feste Ansprechperson unterstützen die fachliche, soziale und werteorientierte Integration.

4.1.5 Anleitung

Pflegefachpersonen beteiligen sich bei der Anleitung von Auszubildenden, Praktikanten und freiwillig Engagierten:

- Einschätzung des Kenntnisstands, in der Pflegeausbildung, z. B. durch den Ausbildungsnachweis
- Kenntnis über rechtlich zulässige Gestaltungsspielräume
- Einschätzung der Handlungsdimension und der Stufen der Pflegekompetenz

Anleitung
Form der Unterweisung, zielt auf die Befähigung ab, eine Aufgabe eigenständig durchführen zu können.

Pflegekompetenz

Christa Olbricht hat die **Handlungskompetenzen** der Pflegekompetenz beschrieben:

- Regelgeleitetes Handeln durch Wissen und Fähigkeiten
- Situativ-beurteilendes Handeln durch vertiefte Wahrnehmung und Einfühlungsvermögen
- Reflektierende Einschätzung durch bewussten Umgang mit der subjektiven Situation und der bewussten Auseinandersetzung mit der eigenen Person
- Aktiv-ethisches Handeln durch Ausprägung persönlicher Stärke und Aufzeigen von Verstößen gegen Werte

Tab. 4.4 Stufen der Pflegekompetenz

Stufe	Beschreibung
Anfänger	Pflegesituationen sind neu, Handeln erfolgt nach den bekannten und erlernten Regeln
Fortgeschrittener Anfänger	Wiederkehrende Pflegesituationen werden erfasst und bewältigt, Handlung baut auf Vorerfahrungen auf
Kompetente Pflegende	Pflegesituationen erfahren eine planvolle Steuerung und Durchführung
Erfahrene Pflegende	Pflegesituationen werden darüber hinaus im Ganzen erfasst
Pflegeexperte	Pflegesituationen werden intuitiv erfasst und mithilfe wissenschaftlicher Erkenntnisse bewältigt

Patricia Benner hat die **Stufen** der Pflegekompetenz beschrieben (> Tab. 4.4).

Praxisanleitung

Aufgaben von Praxisanleitern

Praxisanleitung
Planvolle und gezielte Vermittlung von Wissen und Kenntnissen im praktischen Handlungsfeld zur schrittweisen Heranführung an die beruflichen Aufgaben durch Praxisanleiter.

- Fachlich, z. B. Vermittlung von Kenntnissen und Fertigkeiten, Unterstützung beim Lernen
- Organisatorisch, z. B. Leistungsbeurteilungen und Prüfungen, Sicherstellung eines reibungslosen Ablaufs
- Erzieherisch, z. B. Förderung sozialer und personaler Kompetenzen und ethischer Verhaltensweisen

Beteiligung an der Praxisanleitung

- Benennung klarer Zuständigkeiten
- Austausch mit den Praxisanleitern
- Erläuterung von Abläufen
- Orientierung im Arbeitsbereich geben
- Integration ins Team
- Aufgeschlossenheit und Bereitschaft, pflegerische Tätigkeiten zu demonstrieren und zu erläutern
- Kenntnis zu aktuellem pflegewissenschaftlichen Wissen

KERNAUSSAGE

Pflegefachpersonen beteiligen sich bei der Anleitung. Die Durchführung liegt in erster Linie bei den Praxisanleitern. Anleitung kann aber auch „nebenbei" erfolgen. Pflegefachpersonen sind hierbei zu jedem Zeitpunkt Vorbild.

4.1.6 Arbeitsprozessgestaltung

- Pflegesystem (➤ 4.1.1) hat Einfluss auf das Schichtdienstmodell und den Dienstplan
- Schichtablauf unterscheidet sich je nach Dienst
- Führungskraft und Integration von Instrumenten des Qualitätsmanagements haben große Bedeutung für optimale Arbeitsprozessgestaltung (➤ 4.2.3)

Arbeitsprozessgestaltung
Instrumente und Maßnahmen zur Organisation und Gestaltung gemeinsamer Arbeitsprozesse.

Dienstplan

- Grundlage sind unterschiedliche Schichtdienstmodelle, z. B. Zeiten, Schichtformen
- Berücksichtigung gesicherter arbeitswissenschaftlicher Erkenntnisse zur Dienstplangestaltung, z. B. Anzahl von Nachtdienst gering halten (Schmal 2015)
- Planungssicherheit herstellen
- Potenzielle Etablierung von Wunschdienstplänen

Dienstplan
Instrument der Personal- und Einsatzplanung („Wer arbeitet wann wie lange mit wem in welcher Schicht?").

Schichtablauf

- Hervorhebung wichtiger und eiliger Aufgaben
- Kennzeichnung von Aufgaben, die zur Vermeidung einer Arbeitsüberlastung an die kommenden Dienste weitergegeben werden können
- Darstellung wiederkehrender Ereignisse und Aktivitäten

Schichtablauf
Beschreibung des schichtbezogenen Tagesablaufs mit direkten und indirekten pflegerischen Aufgaben und Zuständigkeiten.

Führungsstil

- Führungsverantwortung ist nicht gleichzusetzen mit Führungsqualität
- Führungsstile nach Kurt Lewin sind der autokratische, partnerschaftliche und der Laisser-faire-Führungsstil; der teamorientierte Ansatz beim partnerschaftlichen Führungsstil ist hier am meisten zeitgemäß
- Führungsstile nach Bernhard Bass (Full-Range-Leadership-Modell) sind Laisser-faire, transaktionale und transformationale Führung
- Die vier I's der transformationalen Führung sind:
  - Individuelle Berücksichtigung der Bedürfnisse und Fähigkeiten
  - Intellektuelle Stimulierung der Mitarbeiter zur Problemlösung
  - Inspirierende Motivation auf emotionaler Ebene, indem z. B. Stolz für die Arbeit aufgebaut wird
  - Idealisierter Einfluss, u. a. durch Auftreten als positives Rollenmodell, Werte und Überzeugungen kommunizieren

Führungsstil
Art und Verhaltensweisen von Führungskräften, mit Führungsaufgaben umzugehen und gegenüber den Mitarbeitern aufzutreten.

KERNAUSSAGE

Pflegefachpersonen zeigen Verantwortung zur Organisation und Gestaltung von Arbeitsprozessen. Sie entwickeln ihr Pflegesystem weiter, beteiligen sich bei der Dienstplangestaltung, optimieren ihre Schichtabläufe, wählen Instrumente des Qualitätsmanagements aus und treten in konstruktiven Austausch mit ihren Führungskräften.

4.1.7 Konfliktmanagement

Konflikt
Unvereinbarkeit oder Gegensatz im Denken, Fühlen und/oder Wollen; geht mit widerstreitendem Verhalten der Konfliktparteien und mit als unvereinbar empfundenen Zielen und Vorstellungen einher, emotional belastend oder sachlich inakzeptable Interaktion.

Beim **Konfliktmanagement** geht es um die systematische Auseinandersetzung mit Konflikten und Maßnahmen zur Lösung, dies beinhaltet die Feststellung, Steuerung und Regelung von Konflikten; Ziel ist die produktive und konstruktive Konfliktlösung.

Konfliktarten

Konfliktgegenstand

- Zielkonflikt: Uneinigkeit bezüglich der Ziele, durch Diskussion und Konsens zu lösen
- Wertekonflikt: Uneinigkeit bezüglich ethischer Überzeugungen, Glaubensfragen und Werte, tiefer verwurzelt und komplexer zu lösen
- Verteilungskonflikt: Uneinigkeit bezüglich der gerechten Verteilung von Ressourcen
- Beziehungskonflikt: Uneinigkeit bezüglich der Akzeptanz und Anerkennung der eigenen Grundbedürfnisse durch andere, Beziehungsebene steht im Vordergrund

Konfliktaustragung

- Verborgener vs. offener Konflikt, d. h. sichtbar oder schwelend unter der Oberfläche
- Formgebundener vs. formloser Konflikt, d. h. Konfliktlösung bedient sich institutioneller Mittel und Wege oder ufert wild aus
- Heißer vs. kalter Konflikt, d. h. sichtbarer produktiver oder alles einfrierender destruktiver Konflikt
- Verschobener vs. echter Konflikt, d. h. Ausweichen auf Nebenthemen oder Behandlung des ursprünglichen Themas

Konfliktebenen

➢ Tab. 4.5

Tab. 4.5 Konfliktebene und Beispiele

Konfliktebene	Beispiele
Einzelperson	• Appetenzkonflikt: Uneinigkeit zu mehreren positiven Angeboten • Aversionskonflikt: Uneinigkeit zu mehreren negativen Angeboten • Appetenz-Aversionskonflikt: Uneinigkeit, ob die Situation positiv oder negativ zu bewerten ist • Konflikt im inneren Team: Uneinigkeit bei den verschiedenen inneren Stimmen • Rollenkonflikt, z. B. Intra- oder Interrollenkonflikt
Interaktion	• Paarkonflikt, z. B. Identitätskonflikt mit dem Wunsch, seine Identität weiterzuentwickeln • Dreieckskonflikt, z. B. Koalitionskonflikt oder Rivalitätskonflikt • Gruppenkonflikt, z. B. Führungskonflikt mit der Frage, wer die Gruppe leitet
Organisation und Institution	• Konflikt unter Subgruppen • Konflikt zwischen Bereichen

4

Eskalationsstufen

Eskalationsstufen sind eine Verschärfung des Konfliktverlaufs, beim Stufenmodell der Konflikteskalation nach Friedrich Glasl werden drei Phasen mit neun Stufen voneinander unterschieden (➤ Tab. 4.6) (Glasl 2020).

Tab. 4.6 Konflikteskalation nach Friedrich Glasl

Phase	Stufe	Erläuterung
Win-win-Phase	Verhärtung	Gegensätzliche Meinungen mit festgefahrenen Positionen
	Polarisierung und Debatte	Zunehmendes Schwarz-Weiß-Denken, Positionen werden noch akzeptiert
	Taten statt Worte	Debatten sind nicht mehr zielführend, Kommunikation tritt in den Hintergrund
Win-lose-Phase	Sorge um Image und Koalition	Sachebene mehr im Hintergrund, Beziehungsebene nimmt Raum ein, Gegenüber wird schlechtgemacht
	Gesichtsverlust	Unterstellungen und Vorwürfe, um Gesichtsverlust zu erzwingen
	Drohstrategien	Drohungen führen zu Handlungsdruck, Schädigungsabsicht steigt an
Lose-lose-Phase	Begrenzte Vernichtung	Drohungen werden in die Tat umgesetzt, Entmenschlichung des Gegenübers
	Zersplitterung des Gegners	Nutzung von Taktiken zur Vernichtung des Unterstützungssystems
	Gemeinsam in den Abgrund	Kampf mit allen Mitteln, eigener Verlust wird in Kauf genommen

Konfliktlösung

Grundprinzipien nach dem Harvard-Konzept

- Menschen und Probleme getrennt voneinander behandeln
- Auf Interessen konzentrieren, nicht auf Positionen
- Verschiedene Wahlmöglichkeiten vor der Entscheidung entwickeln
- Neutrale Beurteilungskriterien anwenden

Lösungsprozess

1. Überprüfung der Konfliktökonomie: Welche Lösungen gibt es und welchen Nutzen haben diese?
2. Konfliktakzeptanz: Einsicht, dass sich die Konfliktbearbeitung lohnt und dadurch eine Verbesserung resultiert
3. Ansprechen des Konflikts: sachliche Beschreibung des Konflikts
4. Analyse des Konflikts: gemeinsame Diagnose der Ursache und des bisherigen Verlaufs
5. Suche nach Konfliktlösungen: Es werden Lösungsvorschläge gesammelt und bewertet. Man einigt sich auf eine Strategie.
6. Probezeit der Strategie: Die Strategie wird für einen fest definierten Zeitraum umgesetzt.
7. Beibehaltung oder Modifikation: Die Probezeit wird evaluiert und die Strategie weiterverfolgt, angepasst oder eine neue Lösung entwickelt.

Muster von Konfliktlösungen

- Flucht: Rückzug aus dem Konflikt, dieser kann weiterschwelen
- Vernichtung: Beseitigung, Zerstörung des Gegners mit sofortiger Regulation und negativen Konsequenzen
- Unterordnung: Aufgabe, Nachgeben, Anpassung
- Delegation: Schaffung neuer Funktionen und Aufgabenverteilungen
- Kompromiss: Verzicht auf Teile der eigenen Ansätze und Einigung auf eine gemeinsame Schnittmenge
- Konsens: Verhandlung zu einem Ergebnis, das allen Gegensätzlichkeiten gerecht wird, eine für alle Beteiligten optimale Lösung wird erreicht

Angebote zur Reflexion professioneller Kommunikation

- Kollegiale Beratung (➤ 4.1.3)
- Moderation, Coaching, Mediation, Supervision (➤ 4.4.6)

KERNAUSSAGE

Konflikte sind etwas vollständig Normales. Überall dort, wo Menschen aufeinandertreffen, kommt es zwangsläufig dazu, dass unterschiedliche Positionen vorherrschen und vertreten werden. Pflegefachpersonen bemühen sich um eine konstruktive Konfliktlösung.

4.1.8 Schnittstellen- und Entlassungsmanagement

Entlassungsmanagement

Der Expertenstandard Entlassungsmanagement in der Pflege umfasst die Organisation, Steuerung und Durchführung der Entlassung poststationär in die eigene Häuslichkeit oder eine nachversorgende Einrichtung (DNQP 2019a).

Entlassungsmanagement
Beinhaltet die bestmögliche Vorbereitung und Begleitung von Patienten und Angehörigen bei der Entlassung, erfolgt bedarfsangemessen und einwandfrei.

Gründe für Schnittstellen- und Entlassungsmanagement

- Kontinuierliche Versorgung gewährleisten durch Erstellung einer detaillierten, verpflichtenden und standardisierten Entlassungsplanung für alle Patientengruppen
- Entgegenwirkung der Entstehung von Versorgungsbrüchen, z. B. mit Gefahr der Verschlechterung der Gesundheitssituation, Belastungen für Angehörige, Verstärkung des Drehtüreffekts
- Reduktion von Problemen zwischen den Sektoren durch Verbesserung der Kommunikation
- Kürzere Verweildauern in den Kliniken führen zu „blutigen Entlassungen", nachversorgende Einrichtungen benötigen spezifische Informationen
- Reduktion des Drehtüreffekts mit Reduktion der Belastungen, Risiken und Kosten
- Gesetzliche Ansprüche, z. B. Anspruch auf ein Versorgungsmanagement beim Übergang in verschiedene Versorgungsbereiche (§ 11 Abs. 4 SGB V)

Schnittstellenmanagement
Organisation und Steuerung zwischen Funktionseinheiten in den ambulanten, stationären und teilstationären Sektoren.

Gründe für integrierte Versorgung

- Komplexe und lang andauernde Gesundheitsproblematiken und Zunahme von Pflegebedürftigkeit bedürfen einer vernetzten, langfristigen und multiprofessionellen Versorgung
- Lokale Gesundheitszentren können wohnortnah bereichsübergreifende Versorgungsangebote vorhalten
- Steigende Verantwortung für Pflegefachpersonen

Integrierte Versorgung
Versorgungsform auf Grundlage einer engen Zusammenarbeit zwischen verschiedenen Fachdisziplinen und Leistungsbereichen, im Fokus stehen häufig chronisch erkrankte Menschen.

Case-Management

Zielebenen

- Systemebene: Initiierung und Organisation fallübergreifender Versorgungsnetzwerke
- Fallebene: Organisation und Aufrechterhaltung eines Unterstützungssystems mit Orientierung an den individuellen Bedürfnissen (➤ Tab. 4.7)

Case-Management
(Fallmanagement) Fallbezogene Arbeitsweise zur Feststellung, Organisation und Koordination von Unterstützungsbedarfen sowie zur Beurteilung der Ergebnisse und Folgen.

4

Tab. 4.7 Phasen des Case-Managements

Phase	Erläuterung
Klärungsphase	Erstgespräch mit Klärung von Notwendigkeit und Vereinbarungen
Assessment	Feststellung der Bedarfe, Problemlagen und Ressourcen, u. a. durch Verwendung von Assessment-Instrumenten
Serviceplanung	Festlegung der Ziele und Unterstützungsleistungen, u. a. mit Klärung der Zuständigkeiten, Zeitplanung, Kosten und Kostenträger
Linking	Vermittlung passender Unterstützungsangebote, u. a. Durchführung von Fallkonferenzen
Monitoring	Fallsteuerung, Sicherung und Überprüfung der Unterstützungsangebote
Evaluation	Bilanzierung, Bewertung und Abschluss der Unterstützungsleistung

Merkmale

- Orientierung am Einzelfall
- Steuerung der regionalen Hilfsgefüge aus einer Hand mit aufeinander abgestimmten Hilfeleistungen
- Transparenz des Verfahrens
- Subsidiarität der Versorgung

Gründe für Case-Management

- Mehrdimensionale Problemkomplexität, u. a. mit überdurchschnittlichen Kosten oder hoher Akteursdichte
- Schwierige Prognosestellung, z. B. wenn Regelversorgungspfade nicht greifen oder Ressourcen des Klientensystems fehlen

Rollen des Case-Managers

- Anwaltliche Funktion *(Advocate):* Interessenvertretung und Erhöhung der Handlungsfähigkeit
- Vermittelnde Funktion *(Broker):* Verhandlung mit Anbietern und Vermittlung von Diensten
- Selektierende Funktion *(Gate Keeper):* Steuerung und Überwachung des Prozesses, u. a. Qualität, Ökonomie

Formen

- Abhängiges Case-Management *(institutionell eingebundenes Case-Management):* wird von den Finanzierern der zu koordinierenden Leistungen getragen
- Unabhängiges Case-Management: wird von neutralen und strukturell-organisatorisch unabhängigen Anbietern getragen

Entlassungsmanagement

Voraussetzungen

Vorhandensein von Verfahrensregeln:
- Organisatorische Aspekte, wie Vorliegen eines Ablaufplans oder Organigramms
- Fachlich-inhaltliche Aspekte, wie Vorliegen zielgruppenspezifischer Assessments
- Qualifikatorische und personelle Aspekte, wie Festlegung der Anzahl der Experten

Assessment

- Erhebung des poststationären Versorgungsbedarfs bei allen Patienten durch ein initiales *(orientierendes)* Assessment, z. B. Selbstversorgungsdefizit, Unterstützungsbedarf im häuslichen Umfeld
- Erhebung bei Patienten mit poststationärem Versorgungsbedarf durch ein differenziertes *(umfassendes)* Assessment, z. B. Hilfebedarf, benötigte Hilfsmittel, Vorstellungen zur Lebensführung
- Poststationärer Versorgungsbedarf, z. B. bei mehrfachen Krankenhausaufenthalten, kognitiven Einbußen, erheblichen Mobilitätseinschränkungen, drastischen Situationsveränderungen, andauerndem Pflege- und Therapiebedarf

Entlassungsplanung und -durchführung

- Einbezug des Patienten in die Planung und Entscheidungen
- Durchführung von Maßnahmen zur Schulung, Beratung und Information
- Zeitnahe Entlassungsplanung und Terminweitergabe an den Patienten
- Organisation von Hilfsmitteln und Dienstleistungen
- Nachversorgende Einrichtung rechtzeitig über die Entlassung informieren
- Überleitungsbögen nutzen, mit Hinweisen auf Fähigkeiten, Ressourcen und Hilfebedarf; Inhalte sind u. a. Informationen zur sozialen Situation, Ansprechpersonen, spezifische Pflegebedarfe, Informationen zur Kognition und Mobilität
- 24 Std. vor der Entlassung den Prozess auf Vollständigkeit überprüfen, z. B. Befunde, Unterlagen, Rezepte, Verschreibungen und Informationen rechtzeitig bereitlegen, Medikationsplan prüfen, ggf. Transport organisieren

Auswertung des Entlassungsprozesses

- Unterstützt durch Checklisten oder Indikatoren
- Stichprobenartig oder durch umfassende interne Audits
- 24–48 Std. nach der Entlassung Kontaktaufnahme zu den Patienten oder der nachversorgenden Einrichtung

KERNAUSSAGE

Pflegefachpersonen sind eine zentrale Verbindungsstelle zwischen verschiedenen Funktionsbereichen. Im Entlassungsmanagement tragen sie durch die Organisation, Steuerung und Durchführung einer rechtzeitig geplanten Entlassung zur Reduktion von Versorgungsbrüchen und Schnittstellenproblematiken bei. Case-Management dient der Stärkung und Aufrechterhaltung des individuellen Unterstützungssystems. Die pflegerische Überleitung im Rahmen des Entlassungsmanagements ist Bestandteil des Case-Managements.

4.1.9 Interprofessionelle Kommunikationsformen

Übergabe

Übergabe
Weitergabe aktueller Informationen zum Dienstwechsel zur Sicherung der Versorgungskontinuität

Es gibt zwei Arten der Übergabe: die patientennahe Übergabe *(Übergabe am Bett)* im Beisein des Patienten und die patientenferne Übergabe im Stationszimmer ohne Beisein des Patienten.

Leitfaden für eine strukturierte Übergabe

1. Stammdaten, z. B. Name, Alter
2. Soziale Anamnese, z. B. häusliche oder familiäre Situation
3. Medizinische Haupt- und Nebendiagnosen mit Behandlung und Therapie
4. Pflegediagnosen mit Pflegezielen und Pflegemaßnahmen
5. Aktuelle Situation, z. B. ausstehende Tätigkeiten, Therapieveränderungen, Termine
6. Sonstige wichtige Informationen, z. B. Reanimation, Patientenverfügung

Aspekte der Übergabe

- Schweigepflicht und Datenschutz beachten, z. B. bei Übergabe am Bett Mithörer herausbitten oder bei patientenferner Übergabe Fenster schließen
- Patienten und Angehörige miteinbeziehen
- Übergabe benötigt eine ruhige Atmosphäre und Zeit ohne Unterbrechungen, z. B. durch einen Stationsbereitschaftsdienst
- Präzise und sachliche Aussagen treffen, persönliche Vermutungen als solche bezeichnen
- Übergabebögen und Dokumentation nutzen

Visite

Visite
Besuch als Austausch- und Informationsgelegenheit zwischen Arzt, Pflegeempfänger, Pflegefachperson und anderen Berufsgruppen.

Aufgaben von Pflegefachpersonen

- Inhaltlich-fachliche Vorbereitung
- Ggf. vorbereitende Tätigkeiten, wie Bereitstellung von Materialien zur Wundversorgung
- Pflegerisch-fachliche Perspektive einbringen

- Gemeinsame Festlegung und/oder Bewertung von Therapie- und Pflegeentscheidungen
- Nachbereitung der Visite durch Überprüfung der Anordnungen oder Klärung von ausstehenden Patientenfragen

Weitere Formen sind die Pflegevisite und Fallbesprechung (➤ 4.2.3).

KERNAUSSAGE

Übergaben, Visiten und Fallbesprechungen zählen zu den bekanntesten interprofessionellen Kommunikationsformen. Sie verfolgen das Ziel, die Entwicklung zu beobachten und die Versorgungskontinuität sicherzustellen. Unterschiedliche Perspektiven wirken bereichernd.

4.1.10 Patientenorientierung und -partizipation

Der Begriff der **Adhärenz** verdrängt zunehmend den Begriff der **Compliance** (Abb. 2.22):

- Adhärenz als Einhaltung *gemeinsam* gesetzter Therapie- und Behandlungspläne
- Compliance *(Therapietreue)* als Einhaltung *von außen bestimmter* Therapie- und Behandlungspläne

Förderung der Patientenorientierung

- Integration des Pflegeempfängers in die Pflegeprozessplanung
- Bedürfnisse und Vorstellungen erfragen und in die Maßnahmenplanung integrieren
- Abläufe der Einrichtungen an die individuellen Bedürfnisse anpassen
- Etablierung von Maßnahmen zur Tagesgestaltung mit Berücksichtigung der Biografie
- Adressatengerechte Information, Schulung und Beratung, nicht über die Köpfe hinweg, dabei Nutzung partizipativer Kommunikationsformen (➤ 1.2.2)
- Gemeinsame Terminplanung zu organisationalen, pflegerischen oder medizinischen Interventionen
- Individuelle Situation bei der Entlassung und Verlegung berücksichtigen

Patientenpartizipation
Ansatz oder Vorgehensweise, nach dem/der Pflegeempfänger bei Entscheidungen eingebunden werden.

Patienten-/Klientenorientierung
Ansatz oder Vorgehensweise, nach dem/der Pflegeempfänger im Mittelpunkt der Bemühungen stehen.

Umsetzungsbarrieren

- Funktionalisierte Abläufe und die Tradition in Einrichtungen, dass sich die Pflegeempfänger anzupassen haben
- Zeitmangel, da aktive Teilnahme mehr Zeit in Anspruch nimmt
- Unterschiedliche Wertvorstellungen oder kulturelle Prägung, z. B. Entscheidungen des Pflegeempfängers kollidieren mit eigenen Prinzipien
- Sorge vor Kontrollverlust durch Abgabe von Entscheidungsmacht

KERNAUSSAGE

Bei der Evaluation von Versorgungsprozessen gilt es, die Perspektive der Pflegeempfänger zu berücksichtigen. Gesundheits- und Pflegedienstleistungen orientieren sich an den Bedarfen der Pflegeempfänger und integrieren diese in Entscheidungsprozesse.

4.2 Qualitätsmanagement

KOMPETENZBEREICH

In diesem Abschnitt finden Sie die Inhalte zu den Kompetenzen aus dem **Kompetenzbereich IV** „Das eigene Handeln auf der Grundlage von Gesetzen, Verordnungen und ethischen Leitlinien reflektieren und begründen". Sie erfahren die prüfungsrelevanten Inhalte, um die Qualität der pflegerischen Leistungen und der Versorgung in den verschiedenen Institutionen sicherzustellen *(IV.1)* (➤ Abb. 4.5).

Die Absolventinnen und Absolventen

- integrieren erweiterte Anforderungen zur internen und externen Qualitätssicherung in das Pflegehandeln und verstehen Qualitätsentwicklung und -sicherung als rechtlich verankertes und interdisziplinäres Anliegen in Institutionen des Gesundheitswesens (➤ 4.2.1, 4.2.2),
- wirken an Maßnahmen der Qualitätssicherung sowie -verbesserung mit, setzen sich für die Umsetzung evidenzbasierter und/oder interprofessioneller Leitlinien und Standards ein und leisten so einen Beitrag zur Weiterentwicklung einrichtungsspezifischer Konzepte (➤ 4.2.3),
- bewerten den Beitrag der eigenen Berufsgruppe zur Qualitätsentwicklung und -sicherung und erfüllen die anfallenden Dokumentationsverpflichtungen auch im Kontext von interner und externer Kontrolle und Aufsicht (➤ 4.2.4),
- überprüfen regelmäßig die eigene pflegerische Praxis durch kritische Reflexionen und Evaluation im Hinblick auf Ergebnis- und Patientenorientierung und ziehen Schlussfolgerungen für die Weiterentwicklung der Pflegequalität (➤ 4.1.10).

(Anlage 2 zu § 9 Absatz 1 Satz 1 PflAPrV)

4.2.1 Qualität und Pflegequalität

Qualität
Grad, in dem eine Gesamtheit von Merkmalen zuvor festgelegten Erfordernissen entspricht.

Pflegequalität
Grad der Übereinstimmung zwischen der geleisteten Pflege und den Erwartungen an die Pflegeleistung.

Damit **Qualität** erzielt werden kann, muss

- zuvor festlegt werden, was erreicht werden soll, d. h. Ziele formulieren
- das Ganze in kleine Teile portioniert und damit messbar gemacht werden, d. h. operationalisieren
- man messen, ob das erwartete Ergebnis mit dem tatsächlichen übereinstimmt, d. h. einen Soll-Ist-Vergleich durchführen

Erwartungen an die Qualität der Pflegeleistung existieren u. a. durch Pflegefachpersonen, Pflegeempfänger, Angehörige, Mitglieder des interdisziplinären Teams, Vertragspartner im Gesundheitssektor, Kostenträger, Vertreter aus Wissenschaft und Forschung oder Pflegeethik.

Qualitätsentwicklung ist ein für Pflegefachpersonen im SGB XI rechtlich verankertes Anliegen:

- Pflegefachpersonen wirken an Qualitätssicherung und -prüfung mit.
- Expertenstandards gelten als verbindliche Grundlage zur Leistungserbringung (§ 113a SGB XI).

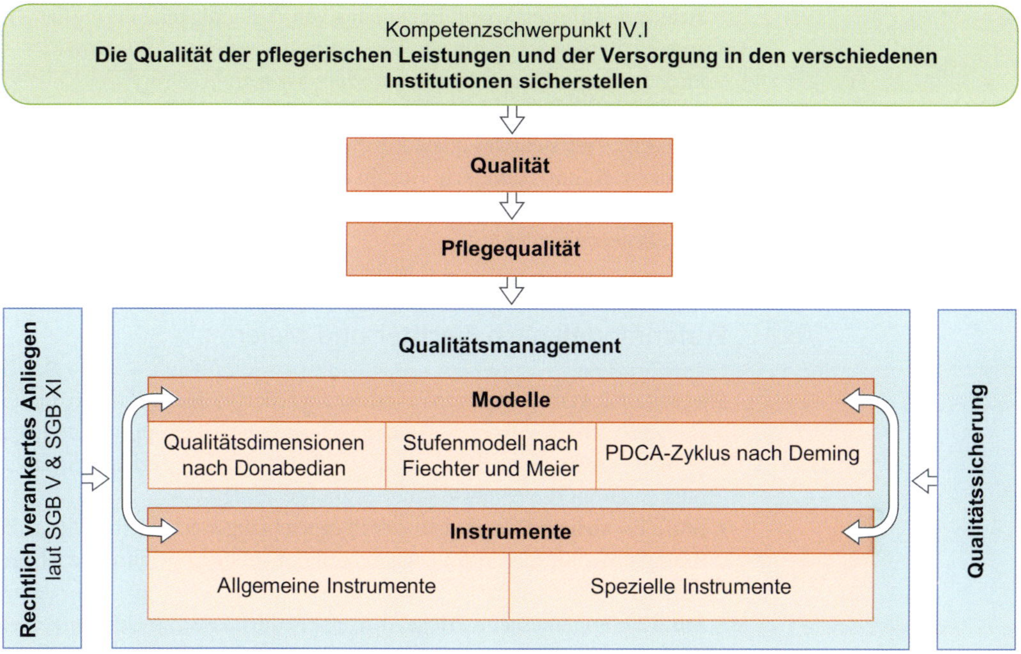

Abb. 4.5 Die Qualität der pflegerischen Leistungen und der Versorgung in den verschiedenen Institutionen sicherstellen [P554/L138]

KERNAUSSAGE

Aspekte der Pflegequalität müssen vorab definiert werden, um sie zu erreichen und sie zu bewerten; sonst wäre das Ergebnis nur Zufall und keine Qualität. Je größer die Schnittmenge zwischen den Erwartungen und der tatsächlich erbrachten Pflege, desto größer ist die Pflegequalität.

4.2.2 Modelle des Qualitätsmanagements

Maßnahmen des Qualitätsmanagements dienen der Darstellung, Steuerung, Verbesserung und Sicherung der Qualität von Strukturen und Prozessen einer Einrichtung.

Qualitätsdimensionen nach Donabedian

- **Strukturqualität** beinhaltet Bedingungen und Voraussetzungen einer Einrichtung, hat einen strukturellen Einfluss auf die Pflegeleistung, z. B. Qualifikation der Pflegefachpersonen, Personalschlüssel, Pflegeorganisationssystem, EDV-Ausstattung, finanzielle Ressourcen, vorhandene Hilfsmittel, bauliche Gegebenheiten *(„Was brauche ich, um gut pflegen zu können? Was sind Voraussetzungen für eine gute Pflege?“)*.
- **Prozessqualität** beinhaltet Arbeitsprozesse und -abläufe, stellt die Umsetzung der Pflegeleistung dar, z. B. Pflege nach Pflegestandards,

Qualitätsdimensionen (Donabedian)
Pflegequalität setzt sich laut Avedis Donabedian aus drei Dimensionen zusammen: Struktur-, Prozess- und Ergebnisqualität.

Strukturierung der Arbeit, Benennung von Zuständigkeiten und Hierarchien, Berücksichtigung von Verfahrensanweisungen *(„Wie wird die Pflegeleistung erbracht? Wer macht wann wie was?")*.
- **Ergebnisqualität** beinhaltet die Gesamtergebnisse der Leistung bzw. das anvisierte Ziel, stellt das qualitativ und/oder quantitativ gemessene Ergebnis dar, z. B. Sturzhäufigkeit, Anzahl der freiheitsentziehenden Maßnahmen, vollständige und korrekte Nutzung von Assessments, Zufriedenheit der Pflegeempfänger.

Stufenmodell nach Fiechter und Meier

Pflegequalität kann laut Verena Fiechter und Martha Meier anhand von vier Stufen eingeschätzt werden – von der gefährlichen bis zur optimalen Pflege:
- **Stufe 0 = gefährliche Pflege,** d. h., der Pflegeempfänger erleidet Schaden oder ist durch Fehler sowie Unterlassung gefährdet.
- **Stufe 1 = sichere Pflege,** d. h., der Pflegeempfänger erhält eine Pflege, die minimalen Anforderungen entspricht und nicht mehr gefährdend ist, ein Schaden entsteht nicht.
- **Stufe 2 = angemessene Pflege,** d. h., die Bedürfnisse und Gewohnheiten des Pflegeempfängers werden berücksichtigt.
- **Stufe 3 = optimale Pflege,** d. h., der Pflegeempfänger wird, ggf. mit seinen Angehörigen, in die Gestaltung des Pflegeprozesses einbezogen, Interventionen sind vollumfänglich am Individuum orientiert.

Das Stufenmodell gibt nur qualitative Hinweise auf die vorliegende Pflegequalität. Die Einschätzung anhand der Stufen kann zur persönlichen Reflexion, Bewertung und Ableitung von Maßnahmen genutzt werden.

PDCA-Zyklus nach Deming

Der PDCA-Zyklus nach Deming ist ein Instrument zur prozesshaften und kontinuierlichen Verbesserung der Pflegequalität:
- **Plan** *(planen):* Analyse der Ist-Situation, Erwartungen erheben, Ausarbeitung eines Verbesserungsplans, Formulierung von Zielen
- **Do** *(umsetzen):* qualitätsverbessernde Maßnahmen durchführen
- **Check** *(überprüfen):* Messung des Ergebnisses und Überprüfung der Zielerreichung
- **Act** *(agieren):* Standardisierung des Ergebnisses bei erfolgreicher Zielerreichung, Anpassung der Maßnahme und ggf. Neubeginn bei verfehlter Zielerreichung

KERNAUSSAGE

Die Qualitätsdimensionen nach Donabedian machen eine separate Betrachtung der Struktur-, Prozess- und Ergebnismerkmale möglich, das Stufenmodell nach Fiechter und Meier unterstützt die Reflexion der bestehenden Pflegequalität. Der PDCA-Zyklus ist ein standardisiertes und strukturiertes Vorgehen im Qualitätsmanagement.

4.2.3 Instrumente des Qualitätsmanagements

Instrumente des Qualitätsmanagements bieten Strukturen und Techniken zur Erhebung und Verbesserung der Qualität.

Allgemeine Instrumente für die gesamte Einrichtung

Unternehmensleitbild

- **Funktion nach innen:** Orientierung für Mitarbeiter, Richtschnur für das persönliche Handeln, z. B. gelebte Kommunikations- und Interaktionsform, Entscheidungshilfe, z. B. bei ethischen Fragestellungen, institutionelles Selbstverständnis, Erhöhung der Versorgungskontinuität
- **Funktion nach außen:** Marketing zur (über-)regionalen Positionierung, Orientierung für potenzielle Bewerber und Kunden
- **Unterscheidung Pflegeleitbild:** kann einrichtungsintern von Station zu Station variieren, trifft ausschließlich Aussagen zum Gegenstandsbereich der Pflege

Unternehmensleitbild
Schriftliche Beschreibung der Leitgedanken einer Einrichtung, z. B. ethische Grundsätze, Aussagen zum Menschenbild, Umgang mit Pflegeempfängern, Selbstbild und Beziehung zur Umwelt.

Benchmarking

- **Ablauf:** Prüfpunkte bestimmen, z. B. Häufigkeit von Gewaltereignissen, Vergleichspartner suchen, z. B. vergleichbare Station in derselben oder einer anderen Einrichtung, Daten erheben, z. B. Häufigkeit der Gewaltereignisse und ergriffene Maßnahmen zur Prävention, Vergleich der erbrachten Leistungen, z. B. stark unterschiedliche Häufigkeit von Gewaltereignissen, Analyse der Ursachen, z. B. intensive bzw. fehlende Fortbildung der Mitarbeiter zur Deeskalation, Verbesserungsschritte planen, z. B. Fortbildungen etablieren
- **Funktion:** Defizite und Verbesserungspotenziale aufzeigen, voneinander lernen und sich weiterentwickeln

Benchmarking
Methode zum Vergleich von Strukturen und Prozessen, Produkten und Dienstleistungen verschiedener Einrichtungen oder Abteilungen anhand von Prüfpunkten *(Benchmarks)*.

Qualitätszirkel

- **Ablauf:** orientiert sich am PDCA-Zyklus
- **Funktion:** Identifikation und Lösung von Problemstellungen im Praxisalltag, z. B. Hygienemängel oder Unzufriedenheit der Pflegeempfänger, Erarbeitung von Pflegestandards, Erstellung von Leitbildern

Qualitätszirkel
Interdisziplinäre Arbeitsgruppe zur Analyse und Bearbeitung von alltäglichen Problemstellungen, um die Qualität durch Erarbeitung von Lösungsvorschlägen zu verbessern.

Beschwerdemanagement

- **Ablauf:** Information der Pflegeempfänger über Beschwerdemöglichkeit und Ermutigung zur Nutzung, Annahme der Beschwerde, z. B. über Briefkasten auf der Station, telefonisch oder persönlich, Bearbeitung und Reaktion auf die Beschwerde nach außen, z. B. durch Geschäftsführung, Bearbeitung und Reaktion auf die Beschwerden nach innen, z. B. Etablierung eines Qualitätszirkels, Mitarbeitergespräche

Beschwerdemanagement
Systematischer Umgang einer Einrichtung mit Beschwerden, z. B. standardisierte schriftliche Erhebung und Beschwerdestelle.

- **Funktion:** Zufriedenheit der Pflegeempfänger erhöhen, Erhöhung der Partizipationsfähigkeit, Imageverbesserung in der Öffentlichkeit, Weiterentwicklung durch Identifikation von (unbekannten) Schwachstellen

Weitere allgemeine Instrumente

➤ Tab. 4.8

Spezielle Instrumente für Pflegefachpersonen

Fallbesprechung

Fallbesprechung
Interdisziplinäre, multiperspektivische Vorstellung und Diskussion komplexer Pflege-, Krankheits- oder Versorgungssituationen unter Berücksichtigung der subjektiven Sicht des Pflegeempfängers.

- **Einsatzorte** sind z. B. im psychiatrischen, langzeitstationären oder rehabilitativen Versorgungsbereich
- **Funktion:** Verbesserung des Verständnisses für die Gesamtsituation, Verbesserung der Behandlung, verbesserte Organisation und Steuerung des Pflegeprozesses, Verbesserung des Pflege- und Behandlungsergebnisses

Pflegevisite

Pflegevisite
Regelmäßige Gespräche zwischen Pflegefachkraft und Pflegeempfänger, u. a. zur Betrachtung und Diskussion von Problemstellungen, Entwicklung der aktuellen Pflegesituation, geplanten Interventionen.

- **Erfolgt** z. T. unter Einbezug anderer Berufsgruppen wie Ärzte, Logopäden etc.

Tab. 4.8 Weitere allgemeine Instrumente

Instrument	Definition	Funktion
Risikomanagement	Systematische Erhebung von Risiken, deren Analyse, Bewertung und Behebung	Identifikation von möglichen Ursachen für gefährliche Situationen, Vorkommnisse oder Pflege, Erhöhung der Sicherheit, Entwicklung von Risikostrategien
Fehlermeldesystem	Anonymes, niederschwelliges und sanktionsfreies Lern- und Berichtsystem für Fehler und kritische Ereignisse	Identifikation von Gefahrenstellen und Risiken durch systematische Aufarbeitung, Unterstützung zur Entwicklung und Etablierung präventiver Maßnahmen im Risikomanagement
Corporate Identity	Führungs- und Kommunikationsinstrument zur Stärkung der Mitarbeiterbindung *(„Wir-sind-die-Firma-Gefühl")*, stellt die Identität eines Unternehmens dar, beinhaltet einheitliches Design, einheitliche Kommunikationsform und einheitliche Verhaltensweisen	Marketing zur (über-)regionalen Positionierung, Steigerung der Attraktivität und Imageverbesserung, z. B. für Kunden und Bewerber, Mitarbeiterbindung durch Vermittlung, ein bedeutender Teil im Unternehmen zu sein

- **Funktion:** verbesserte Organisation und Steuerung des Pflegeprozesses, z. B. Maßnahmen umstellen oder neue Ziele formulieren, aktiver Einbezug des Pflegeempfängers, Kontrolle der erbrachten Pflegequalität

Pflegestandard

Pflegestandards geben Handlungsspielräume und alternative Maßnahmen vor, sie sind keine Handlungsrichtlinien mit genauen Beschreibungen zu Abläufen oder technischen Anweisungen.

- **Merkmale von Standards:** eindeutige Formulierung *(„Wer macht wann wie was zu welchem Zweck?")*, Praktikabilität für Pflegefachpersonen, Nützlichkeit für Pflegeempfänger, Überprüfbarkeit des Erfolgs, Aktualität, Wissenschaftlichkeit, Verbindlichkeit als Dienstanweisung
- **Funktion:** Orientierung für neue Mitarbeiter, z. B. Bestandteil des Einarbeitungskonzepts, Sicherung der Pflegequalität, überprüfbares Leistungsniveau, festgelegte Norm

Pflegestandard
Vorgabe zu Zielsetzung und Qualitätsniveau komplexer pflegerischer Aufgaben.

Expertenstandard

Expertenstandards sind Instrumente zur Sicherung und Weiterentwicklung der Qualität in der Pflege, sie berücksichtigen pflegewissenschaftliche Erkenntnisse und pflegepraktische Erfahrungen (➢ 2.3.5).

Expertenstandard
Darstellung des aktuellen Wissens- und Forschungsstands zu einem gewissen Thema.

Pflegedokumentation

- **Anforderungen** an Pflegedokumentation (➢ Tab. 4.9)
- **Funktion:** Informationsmanagement und Transparenz, Nachweis der durchgeführten Leistungen und Pflegetätigkeiten, z. B. gegenüber

Pflegedokumentation
Systematische und schriftliche Datensammlung, in analogen oder digitalen Pflegedokumentationssystemen.

Tab. 4.9 Anforderungen an Pflegedokumentation

Anforderung	Umsetzung
Datenschutz	• Nur den unmittelbar an der Behandlung Beteiligten zugänglich • Sicher verschlossene Aufbewahrung, z. B. abschließbarer Aktenwagen, nicht offen liegen lassen • Pflegeempfänger hat Recht auf Einsicht, Ausnahmen existieren in der psychiatrischen Pflege
Authentizität und Urkundenstatus	• Eintragung mit Handzeichen, Datum und Uhrzeit • Falscheintragungen mit einem geraden Strich korrigieren, es darf nichts unkenntlich gemacht werden, z. B. nicht schwärzen, nicht überkleben • Dokumentenechten Stift verwenden • Leserlich schreiben • Persönlich, wahrheitsgetreu und sachlich
Sicherheit und Eindeutigkeit	• Doppeldokumentation vermeiden, z. B. Abhaken eines standardisierten Pflegeplans und gleichzeitig Verschriftlichung im Bericht • Zeitnah dokumentieren • Kompakte Formulierungen • Fachterminologie verwenden • Lückenlose und nachvollziehbare Darstellung

Pflegeempfängern, Angehörigen und bei Kontrollen, Qualitätssicherung des Pflegeprozesses, z. B. können Lücken in der Dokumentation zu Doppel- oder Unterversorgung und damit zu gefährlicher Pflege führen, Überprüfung der Pflegequalität, haftungsrechtliches Beweismittel bei Schadensersatzklagen oder rechtlichen Streitigkeiten *(bei mangelhafter Dokumentation muss die Einrichtung per Beweislastumkehr beweisen, dass die Maßnahmen korrekt ausgeführt wurden)*, gesetzliche Verpflichtung, Abrechnungsgrundlage

KERNAUSSAGE

Pflegefachpersonen wirken bei der Umsetzung allgemeiner Instrumente des Qualitätsmanagements mit. Diese beeinflussen die Pflegequalität. Pflegefachpersonen implementieren und setzen spezielle Instrumente ein. Diese haben eine unmittelbare Auswirkung auf die Steigerung der Pflegequalität.

4.2.4 Qualitätssicherung

Zur Qualitätssicherung dienen Maßnahmen und Strategien zur Sicherstellung von Qualitätsansprüchen, sie werden in interne und externe unterschieden (➤ Tab. 4.10).

Mitwirkung bei Qualitätssicherung und -verbesserung:

- Unterstützung und Umsetzung von Maßnahmen zur Qualitätsentwicklung
- Mitwirkung bei den allgemeinen und speziellen Instrumenten des Qualitätsmanagements
- Berücksichtigung von Pflegestandards

Tab. 4.10 Unterscheidung interne und externe Qualitätssicherung

	Interne Qualitätssicherung	Externe Qualitätssicherung
Definition	Maßnahmen zur Sicherung der Qualität unter Nutzung einrichtungseigener Strukturen	Maßnahmen zur Sicherung der Qualität unter Nutzung einrichtungsunabhängiger Strukturen
Maßnahmen	• Internes Audit = systematische Überprüfung durch den eigenen Qualitätsbeauftragten • Durchführung von Qualitätszirkeln	• Externes Audit = systematische Überprüfung durch externe Fachperson oder Institution • Zertifizierung, z. B. nach Umsetzung eines Qualitätsmanagementsystems wie DIN ISO, KTQ oder EFQM • Externe Qualitätsprüfung, z. B. durch den Medizinischen Dienst der Krankenkassen (MD) und die Heimaufsicht in der langzeitstationären Pflege
Vorteil	• Niederschwelliger Zugang • Kostengünstig • Kann vor externer Qualitätssicherung genutzt werden	• Unabhängige Herangehensweise • Fachlich neutraler und umfassender Blick

- Sorgfältige Dokumentation der erbrachten Leistung
- Mitwirkung bei internen Audits, z. B. Qualitätszirkel
- Reflexion der Struktur-, Prozess- und Ergebnisqualität
- Befragung und Beobachtung der Pflegeempfänger auf Zufriedenheit
- Mitwirkung bei externen Audits, z. B. Bereitstellung von Informationen zur Prüfung oder Zertifizierung

KERNAUSSAGE

Pflegefachpersonen wirken bei der internen und externen Qualitätssicherung mit. Sie setzen etablierte Strukturen und Prozesse um, entwickeln, reflektieren und evaluieren diese.

4.3 Versorgungskontexte und Systemzusammenhänge

KOMPETENZBEREICH

In diesem Abschnitt finden Sie die Inhalte zu den Kompetenzen aus dem **Kompetenzbereich IV** „Das eigene Handeln auf der Grundlage von Gesetzen, Verordnungen und ethischen Leitlinien reflektieren und begründen". Sie erfahren die prüfungsrelevanten Inhalte, um die Versorgungskontexte und Systemzusammenhänge im Pflegehandeln zu berücksichtigen und dabei ökonomische und ökologische Prinzipien zu beachten *(IV. 2)* (➤ Abb. 4.6).

Die Absolventinnen und Absolventen

- üben den Beruf im Rahmen der gesetzlichen Vorgaben sowie unter Berücksichtigung ihrer ausbildungs- und berufsbezogenen Rechte und Pflichten eigenverantwortlich aus (➤ 4.3.1),
- erfassen den Einfluss gesamtgesellschaftlicher Veränderungen, ökonomischer Anforderungen, technologischer sowie epidemiologischer und demografischer Entwicklungen auf die Versorgungsverträge und Versorgungsstrukturen im Gesundheits- und Sozialsystem (➤ 4.3.2),
- erkennen die Funktion der Gesetzgebung im Gesundheits- und Sozialbereich zur Sicherstellung des gesellschaftlichen Versorgungsauftrags in stationären, teilstationären und ambulanten Handlungsfeldern (➤ 4.3.3),
- reflektieren auf der Grundlage eines breiten Wissens ihre Handlungs- und Entscheidungsspielräume in unterschiedlichen Abrechnungssystemen (➤ 4.3.4),
- wirken an der Umsetzung von Konzepten und Leitlinien zur ökonomischen und ökologischen Gestaltung der Einrichtung mit (➤ 4.3.5).

(Anlage 2 zu § 9 Absatz 1 Satz 1 PflAPrV)

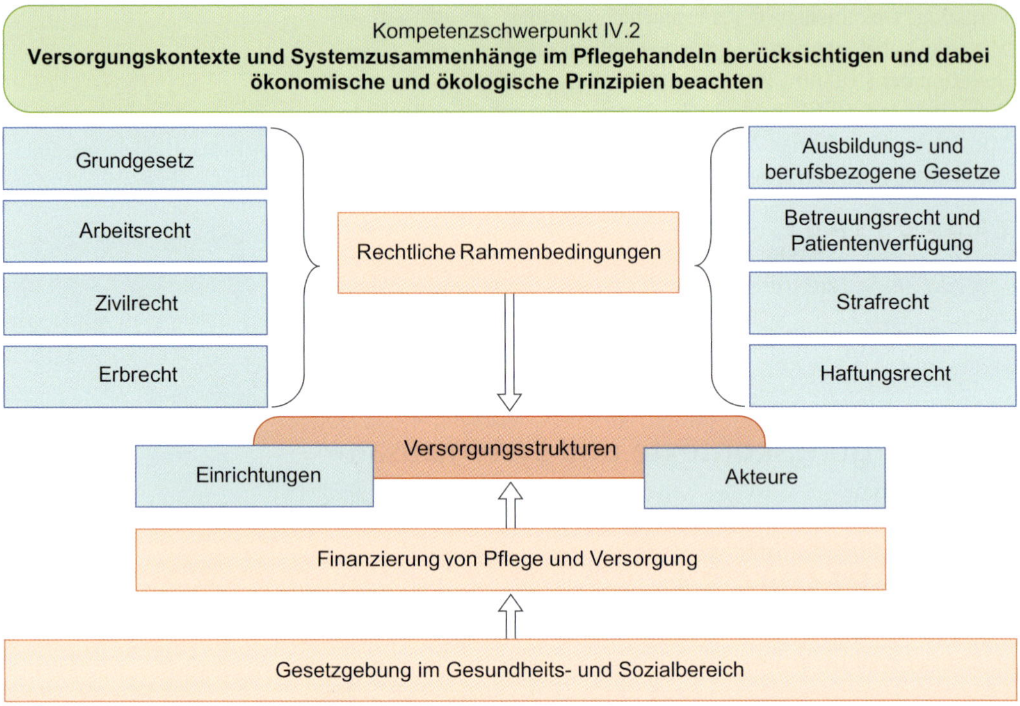

Abb. 4.6 Die Versorgungskontexte und Systemzusammenhänge im Pflegehandeln berücksichtigen und dabei ökonomische und ökologische Prinzipien beachten [P554/L138]

4.3.1 Rechtliche Rahmenbedingungen

Grundgesetz

Grundgesetz
Grundlegende Ordnung eines Staates, beinhaltet die Grundrechte *(Verfassung).*

- Grundrechte sind Abwehrrechte des Menschen gegenüber dem Staat, d.h., sie dürfen nur bei bestimmten Voraussetzungen eingeschränkt werden.
- Grundrechte sind Teilhaberechte des Menschen mit Leistungsansprüchen gegenüber dem Staat, d.h., der Staat hat diese umzusetzen.

Ausgewählte Grundrechte sind:

- Art. 1 Abs. 1: Die Würde des Menschen ist unantastbar
- Art. 2 Abs. 2: Recht auf Leben und körperliche Unversehrtheit
- Art. 4 Abs. 1: Glauben- und Religionsfreiheit

Ausbildungs- und berufsbezogene Rechte

Ausbildungs- und berufsbezogene Rechte gehören zum Rechtsgebiet zur Klärung pflegeausbildungsspezifischer Sachverhalte oder solcher mit pflegeberuflicher Relevanz.

- Im **Pflegeberufegesetz** und der **Ausbildungs- und Prüfungsverordnung** werden u.a. Regelungen zur beruflichen Ausbildung von Pflegefachpersonen und der hochschulischen Pflegeausbildung formuliert, z.B. Schutz der

Berufsbezeichnung (§ 1 PflBG), vorbehaltene Tätigkeiten (§ 4 PflBG), Ziele der Pflegeausbildung (§ 5 PflBG), Inhalt und Gliederung der Ausbildung (§ 1 PflAPrV), Umsetzung der Praxisanleitung (§ 4 PflAPrV).
- Im **Arznei- und Betäubungsmittelgesetz** werden Qualitätsanforderungen beschrieben, z. B. Regeln für Verpackungen, Umgang mit Betäubungsmitteln, wie getrennte und unter Verschluss gehaltene Aufbewahrung, Führung eines Betäubungsmittelbuchs mit Aktualisierung bei Bestandsänderung, regelmäßige Kontrolle.
- Im **Infektionsschutzgesetz** werden Angaben zur Verfolgung, Verhütung und Vermeidung der Weiterverbreitung von Infektionskrankheiten getroffen, z. B. Organisation von Schutzimpfungen, Meldepflicht bestimmter Infektionskrankheiten.
- Im **Medizinproduktegesetz** werden Angaben zum Verkehr von Medizinprodukten zur Qualitätssicherung gemacht, z. B. Instrumente, Apparate, Stoffe, Stoffzubereitungen, Software.

Arbeitsrecht

Arbeitsvertrag

- Kann formlos abgeschlossen werden, ist nach einem Monat auszuhändigen
- Beinhaltet Pflichten des Arbeitgebers, z. B. Pflicht zur Zahlung des Arbeitsentgelts, Fürsorgepflicht, Gleichbehandlungsgrundsatz
- Beinhaltet Pflichten des Arbeitnehmers, z. B. Pflicht zur Arbeitsleistung, Pflicht zum Gehorsam, Pflicht zur Treue, Pflicht zur Verschwiegenheit, Wettbewerbsverbot
- Enthält Angaben zu Tätigkeitsfeld, Arbeitszeiten, Urlaub, Vergütung und Beendigung des Arbeitsverhältnisses (ordentlich, fristlos, durch Aufhebungsvertrag, Zeitablauf bei Befristung, Ruhestand)

Arbeitsrecht
Rechtsgebiet mit Bestimmungen im Zusammenhang mit dem Arbeitsverhältnis.

Arbeitsschutzrecht

- Arbeitszeitgesetz zur Verhinderung von Überstunden und Gesundheitsschäden
- Jugendschutzgesetz zur Sicherung der ungestörten Entwicklung des Jugendlichen
- Mutterschutzgesetz zum Schutz der (werdenden) Mutter und des (ungeborenen) Kindes
- Pflegezeitgesetz zur Freistellung bei Pflegebedürftigkeit eines Angehörigen

Zivilrecht

- Natürliche Personen = Menschen
- Juristische Personen = Personenvereinigungen, wie eingetragene Vereine oder Aktiengesellschaften

Geschäftsfähigkeit ist die Fähigkeit, seine rechtlichen Angelegenheiten selbst und wirksam führen zu können:

Zivilrecht
Rechtsgebiet mit der Aufgabe, die Rechtsbeziehung zwischen rechtlich gleichgestellten Personen zu regeln *(Bürgerliches Recht)*, zentrale Regelungen finden sich im Bürgerlichen Gesetzbuch (BGB).

- Geschäftsunfähigkeit bei keiner Vollendung des siebten Lebensjahrs oder andauernder Störung der Geistestätigkeit
- Beschränkte Geschäftsfähigkeit bei Minderjährigen zwischen sieben und 18 Jahren und ausschließlich bei rechtlich günstigen Geschäften bzw. Zustimmung des gesetzlichen Vertreters
- Geschäftsfähigkeit bei Vollendung des 18. Lebensjahrs

Erbrecht

Erbrecht
Rechtsgebiet mit rechtlichen Bestimmungen, u. a. zur Regelung des Erbes und der Erbreihenfolge.

- Gesetzliche Erbfolge, d. h. Vorgabe, wer Erbe ist (von nah nach fern)
- Gewillkürte Erbfolge, d. h. eigenständige Bestimmung in einem Testament, wer Erbe sein soll (➢ Tab. 4.11)
- Testierfähigkeit beschreibt, wer ein gültiges Testament erstellen darf, z. B. bei Vollendung des 18. Lebensjahres, keine Bewusstseinsstörung

Betreuungsrecht

Betreuungsrecht
Rechtsgebiet zur Regelung von Schutzmaßnahmen und Hilfestellungen hilfebedürftiger, volljähriger Personen bei ihren Angelegenheiten.

- Ein Betreuer kann bestellt werden bei psychischer Krankheit, seelischer, geistiger oder körperlicher Behinderung.
- Der Umfang der Betreuung kann sich u. a. erschließen auf die Bereiche Vermögens- oder Gesundheitssorge, Aufenthaltsbestimmung, Vertretung vor Gericht und Behörden.
- Die Geschäftsfähigkeit bleibt bei Betreuung bestehen, außer bei gerichtlich angeordnetem Einwilligungsvorbehalt.
- Die Beantragung einer Betreuung erfolgt mündlich oder schriftlich beim Betreuungsgericht.
- Die Vorsorgevollmacht dient der Bestellung eines Bevollmächtigten für den Fall einer zukünftigen Handlungsunfähigkeit mit Beschreibung der Befugnisse.

Patientenverfügung

Patientenverfügung
Schriftliche Willensäußerung über zu ergreifende oder zu unterlassende Maßnahmen im Zusammenhang mit Krankheit, Unfall, Leid und Sterben.

- Patientenverfügungen sind rechtsgültige Dokumente.
- Es gilt zu prüfen, ob sie auf den Behandlungsfall anwendbar sind.
- Bedarf der Schriftform mit Unterschrift, sollte regelmäßig aktualisiert werden.

Tab. 4.11 Arten von Testamenten

Ordentliches Testament	Nottestament
• Notarielles Testament: Willen wird gegenüber dem Notar erklärt • Eigenhändiges Testament: Willen wird selbst geschrieben, kann auch in amtliche Verwahrung gegeben werden	• Dreizeugentestament: Verfassung bei bevorstehendem Tod oder drohender Testierunfähigkeit, nur drei Monate gültig, Voraussetzungen sind u. a. Zeugen dürfen keinen rechtlichen Vorteil erlangen, nicht in gerader Linie verwandt sein

Situationen, in denen die Patientenverfügung gelten soll, sind u. a.:
- Ergreifen von Maßnahmen zur Schmerzlinderung
- Umgang mit Flüssigkeits- und Nahrungsgabe am Lebensende
- Durchführung von Reanimationsmaßnahmen

Strafrecht

Straftaten (➤ Tab. 4.12) werden unterschieden in:
- fahrlässig, wenn die Sorgfalt verletzt wird, das Ergebnis ungewollt, aber vermeidbar wäre
- versucht, wenn die Tat nicht vollendet wurde oder ein Taterfolg ausbleibt
- vorsätzlich, wenn wissentlich und willentlich eine Straftat begangen wird

Strafrecht
Rechtsgebiet mit der Aufgabe, das Zusammenleben der Menschen eines Staates zu schützen, indem Rechtsgüter geschützt und bei Verletzung sanktioniert werden, geregelt im Strafgesetzbuch (StGB).

Tab. 4.12 Wichtige Straftaten in der Übersicht

Straftat	Inhalt	Hinweis	Beispiele
Aussetzung *(§ 221 StGB)*	Verbot, jemanden in eine hilflose Lage zu bringen oder zurückzulassen mit drohender Lebensgefahr oder ernster Gesundheitsschädigung	• Nicht erst strafbar, wenn es zu einer Schädigung kommt • Alleine die Gefahr reicht aus	• Patienten auf Toilettenstuhl zurücklassen ohne Chance, sich zu melden • Sitzwache verlassen
Freiheitsberaubung *(§ 239 StGB)*	Verbot, jemanden seines natürlichen Willens zur Fortbewegung zu berauben	• Genehmigt nur bei Einwilligung, Notstand oder Notwehr • Bedarf einer ärztlichen Anordnung und richterlichen Genehmigung	• Verwendung von Fixierungsmaßnahmen • Bettseitenteile hochstellen • Medikamentöse Sedierung
Körperverletzung *(§ 223 StGB)*	Verbot des körperlichen Eingriffs in die Unversehrtheit eines Menschen	• Beinhaltet auch psychische Unversehrtheit • Beinhaltet auch Folgen, die auf Unterlassen beruhen • Strafbarkeit entfällt bei wirksamer Einwilligung	• Haare schneiden • Katheterisierung • Operation • Wissentlich falsche Auskunft geben
Verletzung der Schweigepflicht *(§ 203 StGB)*	Verbot, Privatgeheimnisse an unbefugte Dritte zu offenbaren	• Beinhaltet mündliche, schriftliche oder sonstige Weitergabe • Gestattet bei Einwilligung, zur Abwendung einer ernsten Gefahr, gesetzliche Vorschriften	• Dokumentationsunterlagen liegen lassen • Patientendaten preisgeben • Auskunft am Telefon
Sterbehilfe *(§ 217 StGB)*	Verbot der geschäftsmäßigen Förderung der Selbsttötung (3.1.6)	• Beinhaltet die gewerbliche Sterbehilfe • Es wird die direkte, indirekte und passive Sterbehilfe unterschieden	• Verkauf einer tödlichen Injektion gegen Bezahlung • Vermittlung eines Dienstleisters zur geschäftsmäßigen Tötung
Unterlassene Hilfeleistung *(§ 323c StGB)*	Verbot, zumutbare Hilfe bei Unglücksfällen oder Gefahren für die Allgemeinheit abzulehnen	• Andere wichtige Pflichten müssen nicht verletzt werden • Hilfeleistung muss zumutbar sein	• Vorbeifahren an einem Autounfall ohne jegliche Hilfeleistung • Unterlassene Hilfe bei Überschwemmung oder Feuer
Urkundenfälschung *(§ 267 StGB)*	Verbot, Täuschungen im Dokumentenverkehr vorzunehmen	• Beinhaltet auch die nachträgliche Veränderung der Dokumentation • Bereits der Versuch ist strafbar	• Unkenntlichmachen von Inhalten • Fälschung eines Sachverhaltes

Bei Straftaten können verschiedene **Rollen** eingenommen werden:
- Täter ist, wer die Tat selbst oder durch einen andern begeht
- Anstifter ist, wer vorsätzlich zu einer Tat anstiftet
- Beihilfe übt aus, wer vorsätzlich Hilfe zur Tat leistet

Haftungsrecht

Haftungsrecht
Juristischer Sammelbegriff mit Anteilen aus den Rechtsgebieten Arbeits-, Zivil- und Strafrecht, zum Umgang mit nicht erfüllten Leistungspflichten und Schäden.

Unterscheidung eines:
- materiellen Schadens mit wirtschaftlichem Nachteil, d. h. weniger Vermögen, es wird Schadensersatz geleistet
- immateriellen Schadens ohne wirtschaftlichen Nachteil, aber psychischen Schäden oder Schmerzen, es wird Schmerzensgeld geleistet

Unterscheidung der:
- Haftung im Strafrecht bei Verletzung eines Rechtsguts mit Ahndung vonseiten des Staates
- Haftung im Zivilrecht bei Auftreten eines Schadens vonseiten der geschädigten Person

Bedeutung der Dokumentation:
- Hat bei korrekter Führung eine haftungsentlastende Funktion
- Bei fehlender oder mangelhafter Dokumentation, bei einem offensichtlichen und groben Behandlungsfehler, bei Unfähigkeit zur Handlung dreht sich die Beweislast um (Beweislastumkehr)
- Pflegebedürftige haben das Recht auf Einsicht in die Behandlungsdokumentation

KERNAUSSAGE
Pflegefachpersonen berücksichtigen bei ihrer Tätigkeit die gesetzlichen Vorgaben. Recht und Gesetz unterstützen mit wachsendem Kenntnisstand und deren Nutzung Pflegefachpersonen bei ihrer Tätigkeit.

4.3.2 Versorgungsstrukturen im Gesundheits- und Sozialsystem

Versorgungsstrukturen im Gesundheits- und Sozialwesen beinhalten Einrichtungen und Akteure im Gesundheits- und Sozialsystem.

Einrichtungen im Gesundheits- und Sozialsystem

- Krankenhäuser sind Einrichtungen, in denen eine voll-, teil-, vor- und nachstationäre, stationsäquivalente und ambulante Behandlung kranker Menschen erfolgt, werden bezüglich der Trägerschaft in öffentlich, gemeinnützig oder privat unterschieden, werden in Häuser der Grund-, Regel- und Maximalversorgung unterschieden, benötigen einen Versorgungsvertrag mit der Kasse, um zur Behandlung zugelassen zu werden.

- Ambulante Pflegedienste sind Einrichtungen, in denen Pflegeleistungen in der eigenen Häuslichkeit erbracht werden, beinhaltet auch betreute Wohnformen oder Einrichtungen der Behindertenhilfe.
- Stationäre Pflegeeinrichtungen dienen der voll-, teil- oder zeitstationären Versorgung pflegebedürftiger Menschen.
- Vorsorge- und Rehabilitationseinrichtungen dienen der stationären oder ambulanten medizinischen Rehabilitation.
- Palliativmedizinische Stationen und Hospize sind Einrichtungen, in denen Menschen ohne Heilungsaussicht bei chronischer Krankheit oder am Lebensende begleitet werden.

Akteure im Gesundheits- und Sozialsystem

- Bundesministerium für Gesundheit (BMG) als Gestalter der Gesundheitspolitik auf Bundesebene, z. B. Gesetzgebung und Vorschriften formulieren
- Institute und Behörden wie das Robert Koch-Institut (RKI), u. a. mit der Aufgabe des Infektionsschutzes, oder das Paul-Ehrlich-Institut (PEI), u. a. mit der Aufgabe der Impfstoffzulassung
- Gemeinsamer Bundesausschuss (G-BA) als oberstes Gremium in der gemeinsamen Selbstverwaltung im Gesundheitswesen, z. B. Entscheidung, welche medizinischen Leistungen durch die Krankenkassen bezahlt werden sollen
- Krankenkassen, u. a. mit den Aufgaben, die Bürger zu versichern und den Zugang zu Leistungen herzustellen
- Öffentlicher Gesundheitsdienst, u. a. mit den Aufgaben, die Bevölkerung in Form der kommunalen Gesundheitsämter vor Gesundheitsgefahren zu schützen
- Patientenorganisationen als Zusammenschluss von Betroffenen zur gegenseitigen Beratung und Unterstützung zur Selbsthilfe (➤ Tab. 4.13)

Tab. 4.13 Veränderungen und Auswirkungen auf die Versorgungsstrukturen

Veränderung	Beschreibung	Beispiele für Auswirkungen
Demografische Veränderungen	Zunehmend älter werdende Gesellschaft	• Anstieg der Pflegebedürftigen • Versorgungsengpässe • Ökonomische Belastungen für Gesundheits- und Pflegesystem
Epidemiologische Entwicklungen	Anstieg psychischer Erkrankungen und Zivilisationskrankheiten	• Anstieg chronisch erkrankter Patienten • Steigender Bedarf an psychiatrischer Behandlung
Medizinisch-technischer Fortschritt	Verbesserung der Lebensbedingungen und Erhöhung der Lebenserwartungen	• Längeres Leben mit (mehreren) Krankheiten • Digitalisierungsprozesse in den Einrichtungen
Ökonomisierung	Marktwirtschaftliche Überlegungen werden in das Gesundheitssystem übertragen	• Verkürzung von Behandlungs- und Verweildauern • Ressourceneinsparungen, z. B. Personal und Material
Rollenveränderungen	Pflegebedürftige nehmen zunehmend eine aktive Rolle in Behandlungsprozessen ein	• Steigender Informations- und Beratungsbedarf • Funktionsorientierung rückt hinter die Patientenorientierung

KERNAUSSAGE

Pflegefachpersonen können innerhalb der Versorgungsstrukturen als Akteure in unterschiedlichen Einrichtungen tätig sein. Aktuelle Veränderungen haben Auswirkungen auf das Gesundheits- und Sozialsystem. Diese Veränderungen betreffen auch die zukünftige Arbeitswelt.

4.3.3 Gesetzgebung im Gesundheits- und Sozialbereich

Zur sozialen Sicherung gehören gesetzliche Leistungen zur gesundheitlichen, pflegerischen, rehabilitativen und sozialen Versorgung, geregelt in den Sozialgesetzbüchern (SGB), es können auch private Versicherungssysteme genutzt werden (➤ Abb. 4.7).
*Pflegebedürftigkeit (*1.1.13*)*

4

Pflegeversicherung

Pflegeversicherung
Bestandteil der Sozialversicherung mit dem Ziel, Menschen mit drohendem oder bestehendem Hilfebedarf ein würdevolles Leben in Selbstständigkeit und Selbstbestimmung zu ermöglichen.

- Leistungen aus der Pflegeversicherung sind nachrangig zu behandlungsbezogenen Sozialleistungen und vorrangig zu Leistungen der Sozialhilfe.
- Leistungen der Pflegeversicherung werden unterschieden in:
  - Sach- bzw. Dienstleistungen, z. B. Erbringung körperbezogener Pflegemaßnahmen, Unterstützung zur Haushaltsführung
  - Zweckgebundene Dienstleistungen, z. B. für selbst beschaffte Hilfsmittel oder Dienstleistungen
  - Wählbare Kombinationen, d. h. Sach- und Dienstleistungen
- Leistungsbewilligung erfolgt nach dem Prinzip der Subsidiarität *(Unterstützung):*
  - Heranziehen von Familienvermögen oder der Sozialhilfe als Beitrag zur Leistung aus der Pflegeversicherung
  - Reihenfolge der Maßnahmen: vor vollstationärer Versorgung teilstationäre oder häusliche Angebote nutzen; vor Pflegeleistung Rehabilitation oder Prävention nutzen

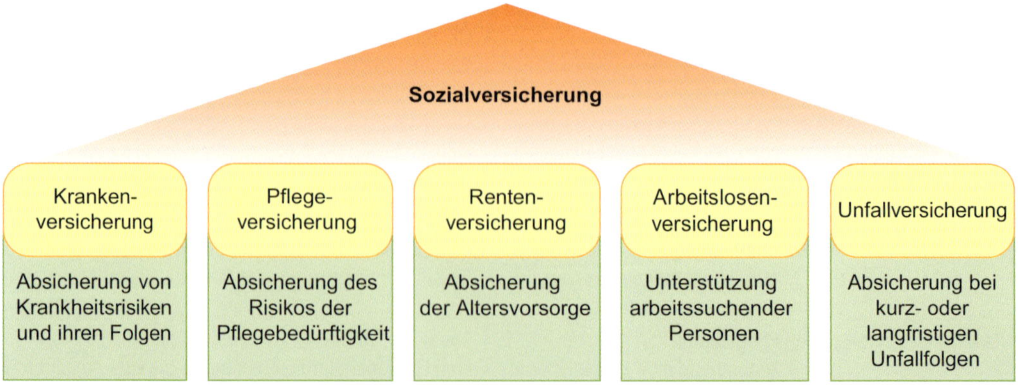

Abb. 4.7 Säulen der Sozialversicherung [P554/L138]

KERNAUSSAGE

Die Gesetzgebung erfüllt eine wesentliche Funktion im Gesundheits- und Sozialbereich. Durch die Leistungen aus der Sozialversicherung sollen Risiken und soziale Ungleichheiten reduziert werden. Die Definition zur Pflegebedürftigkeit ist zentral, weil sich hieraus Leistungsansprüche ableiten lassen.

4.3.4 Finanzierung von Pflege und Versorgung

Krankenhausleistungen mit DRG-Fallpauschalen

- Grundlage der Finanzierung von Krankenhausleistungen ist das Krankenhausfinanzierungsgesetz zur wirtschaftlichen Sicherung der Krankenhäuser.
- Das DRG-System wird laufend angepasst, um Veränderungen Rechnung zu tragen.
- Allgemeine medizinische Maßnahmen werden mit einem Operationen- und Prozedurenschlüssel (OPS) abgebildet.
- Kritikpunkte an den DRGs sind u. a.: ökonomische Überlegungen stehen gesundheitlich erforderlichen z. T. gegenüber, Verlust für Krankenhäuser bei aufwändigen Behandlungsverläufen, kürzere Verweildauern mit „blutigen" Entlassungen und Genesungsprozessen zu Hause oder in nachversorgenden Einrichtungen, Gefahr der Überversorgung.

DRG-Fallpauschalen
Diagnosebezogene-Fallgruppen-Pauschale *(**D**isease-**R**elated-**G**roups)* als pauschalisierte/r Vergütungsanspruch/-leistung bei einer stationären Behandlung, z. B. konkreter Geldbetrag je behandelter Appendizitis oder je Geburt.

Pflegeleistungen in der häuslichen Pflege

- Finanzierung über Einsatzpauschalen
- Grund- und Behandlungspflege sowie hauswirtschaftliche Leistungen werden pauschal und gedeckelt vergütet
- Basis der Budgethöhe ist die Vereinbarung zwischen dem Träger des Pflegedienstes und den Krankenkassenverbänden des jeweiligen Bundeslandes
- Übersteigen die erbrachten oder zu erbringenden Leistungen eines Pflegedienstes finanziell das Budget der Pflegeversicherung, sind diese vom Pflegebedürftigen selbst zu zahlen

Pflegeleistungen in der ambulanten und (teil-)stationären Pflege

- Finanzierung über monatliche Pauschalen der Pflegekassen
- Basis der Höhe der Pauschale sind die Leistungen, die mit den Pflegegraden gesetzlich festgeschrieben sind
- Übersteigen die erbrachten oder zu erbringenden Leistungen der ambulanten oder (teil-)stationären Einrichtung finanziell das Budget der Pflegeversicherung, sind diese vom Pflegebedürftigen selbst zu zahlen

Handlungs- und Entscheidungsspielräume in unterschiedlichen Abrechnungssystemen

Abrechnungssystem
Spezielles Instrument und Vorgehensweisen zur Erfassung des pflegerischen Aufwands zur finanziellen Abrechnung; Grundlage ist auch die konsequente Dokumentation entlang des Pflegeprozesses.

Die **Pflegepersonalregelung** *(PPR)* ist ein System zur quantitativen und qualitativen Ermittlung des Pflegeaufwands, Leistungen werden unterschieden in allgemeine (A) und spezielle (S) sowie vier Stufen: (1) Grundleistungen, (2) erweiterte Leistungen, (3) besondere Leistungen, (4) komplexe Leistungen. Die PPR wurde 1997 aufgehoben, wird aber noch immer als internes Steuerungsinstrument angewendet. Handlungs- und Entscheidungsspielräume sind z. B.:

- Einschätzung des Pflegeaufwands
- Dadurch wesentlicher Beitrag zur Personalbemessung in den einzelnen Schichten
- Argumentation in der langfristigen Bemessung des Personalbedarfs durch identifizierte Trends

Der **Pflegekomplexmaßnahmenscore** *(PKMS)* ist ein System zu Abbildung aufwändiger Pflegeleistungen. Die PKMS werden auf Normalstationen genutzt, um einen überdurchschnittlichen Aufwand in den Leistungsbereichen Körperpflege, Ernährung, Ausscheidung, Bewegung oder Kommunikation zu dokumentieren. Handlungs- und Entscheidungsspielräume sind z. B.:

- Identifikation möglicher aufwändiger Pflegesituationen und pflegefachliche Entscheidung bezüglich ihrer Feststellung
- Dokumentation ab der Aufnahme
- Leistungstägliche Erfassung

Durch die **Pflegeversicherung** werden infolge der Feststellung der Pflegebedürftigkeit Leistungen u. a. entsprechend den Pflegegraden erbracht. Die Begutachtung erfolgt anhand des Begutachtungsassessments (NBA) (➤ 1.1.13). Handlungs- und Entscheidungsspielräume sind z. B.:

- Information über gesetzlich verankertes Recht zur Pflegeberatung
- Unterstützung bei der Antragstellung
- Unterstützung im Gutachtungsverfahren, z. B. durch Bereitstellung notwendiger Dokumente

KERNAUSSAGE

Die Finanzierung von Pflege und Versorgung unterscheidet sich in den Versorgungsbereichen. Pflegefachpersonen nutzen die bestehenden Abrechnungssysteme, um ihre Pflegeleistung abzubilden und damit vergüten zu lassen.

4.3.5 Umsetzung und Konzeption von Leitlinien zur ökonomischen und ökologischen Gestaltung

Leitlinie
Systematisch entwickelte Unterstützungsleistungen zur Entscheidungsfindung; der Inhalt einer Leitlinie ist verpflichtend, begründete Ausnahmen sind erlaubt.

Ökonomie ist die Generierung und Regulierung von Angebot und Nachfrage durch Personen, Einrichtungen und Maschinen, wirtschaftliche Handlungsweise.

Ökologie ist die Gesamtheit der Wechselbeziehungen zwischen Lebewesen und Umwelt.

Inhalte, Bedarfe und Ziele

- Umsetzung nachhaltiger Strategien zum Umweltschutz, d. h. ohne künftige Generationen durch das eigene Handeln zu gefährden, z. B. Ressourcen wie Handschuhe sinnhaft und sparsam einsetzen
- Nachhaltige Finanzierung mit Neuausrichtung der gesetzlichen Kranken- und Pflegeversicherung, d. h. keine finanzielle Belastung kommender Generationen
- Wohnortnahe und bedarfsgerechte Versorgung
- Stellenwert der Prävention und Gesundheitsförderung erhöhen
- Förderung der pflegewissenschaftlichen Auseinandersetzung mit den Themen der Nachhaltigkeit
- Betrachtung des ökologischen Fußabdrucks
- Ökonomische und ökologische Überlegungen bei Entscheidungen und der Leitlinienentwicklung berücksichtigen

Mitwirkung bei der Leitliniengestaltung

- Identifikation von wiederkehrenden Situationen, die einer verbindlichen Regelung bedürfen
- Einbringen der unverzichtbaren pflegefachlichen Perspektive
- Anwendung von wissenschaftlichen Methoden, bei entsprechender akademischer Qualifikation, z. B. Literaturrecherche
- Recherche nach bestehenden Leitlinien, auf der Homepage des Zentrums für Qualität in der Pflege (ZQP) findet sich eine kostenlose Datenbank zu pflegerelevanten Leitlinien und Standards

KERNAUSSAGE

Pflegefachpersonen tragen eine ökologische und ökonomische Verantwortung. Durch die Mitwirkung an entsprechenden Leitlinien und deren Umsetzung tragen sie u. a. dieser Verantwortung Rechnung.

4.4 Entwicklung des beruflichen Selbstverständnisses

KOMPETENZBEREICH

In diesem Abschnitt finden Sie die Inhalte zu den Kompetenzen aus dem **Kompetenzbereich V** „Das eigene Handeln auf der Grundlage von wissenschaftlichen Erkenntnissen und berufsethischen Werthaltungen und Einstellungen reflektieren und begründen". Sie erfahren die prüfungsrelevanten Inhalte, um die Verantwortung für die Entwicklung (lebenslanges Lernen) der eigenen Persönlichkeit sowie das berufliche Selbstverständnis zu übernehmen *(V.2)* (➤ Abb. 4.8).

Die Absolventinnen und Absolventen

- bewerten das lebenslange Lernen als ein Element der persönlichen und beruflichen Weiterentwicklung (➤ 4.4.2) und übernehmen Eigeninitiative und

Verantwortung für das eigene Lernen und nutzen hierfür auch moderne Informations- und Kommunikationstechnologien (➤ 4.4.1),
- nehmen drohende Über- oder Unterforderungen frühzeitig wahr, erkennen die notwendigen Veränderungen am Arbeitsplatz und/oder des eigenen Kompetenzprofils und leiten daraus entsprechende Handlungsinitiativen ab (➤ 4.4.4),
- setzen Strategien zur Kompensation und Bewältigung unvermeidbarer beruflicher Belastungen gezielt ein (➤ 4.4.5) und nehmen Unterstützungsangebote frühzeitig wahr oder fordern diese aktiv ein (➤ 4.4.6),
- reflektieren ihre persönliche Entwicklung als professionell Pflegende und entwickeln ein eigenes Pflegeverständnis sowie ein berufliches Selbstverständnis unter Berücksichtigung berufsethischer und eigener ethischer Überzeugungen (➤ 4.4.3, 3.4),
- verfügen über ein Verständnis für die historischen Zusammenhänge des Pflegeberufs (➤ 4.4.7) und positionieren sich mit ihrer beruflichen Pflegeausbildung im Kontext der Gesundheitsberufe unter Berücksichtigung der ausgewiesenen Vorbehaltsaufgaben (➤ 4.4.9),
- verstehen die Zusammenhänge zwischen den gesellschaftlichen, soziodemografischen und ökonomischen Veränderungen und der Berufsentwicklung (➤ 4.4.7, 4.4.8, 4.3.2),
- bringen sich den gesellschaftlichen Veränderungen und berufspolitischen Entwicklungen entsprechend in die Weiterentwicklung des Pflegeberufs ein (➤ 4.4.8, 4.4.10).

Die Aspekte aus dem Kompetenzbereich *V.1* sind ebenfalls prüfungsrelevant, finden sich aber bereits in ➤ Kapitel 2 (2.3)

(Anlage 2 zu § 9 Absatz 1 Satz 1 PflAPrV)

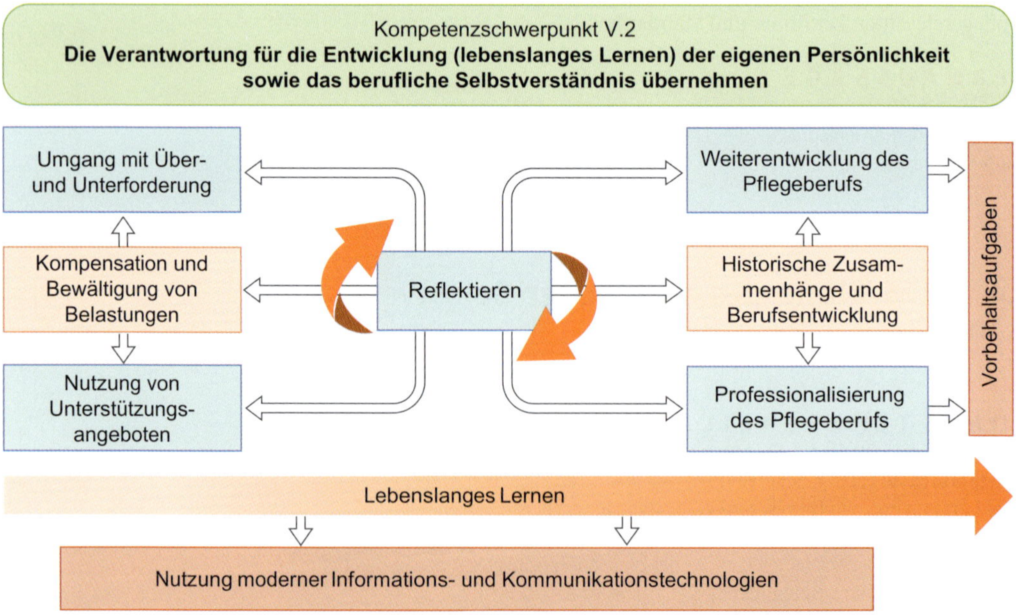

Abb. 4.8 Verantwortung für die Entwicklung (lebenslanges Lernen) der eigenen Persönlichkeit sowie das berufliche Selbstverständnis übernehmen [P554/L138]

Tab. 4.14 Analoge und digitale Informationsmedien

Analog	Digital
• Lehrbücher (für angehende Fachpersonen) • Fachbücher (primär beruflicher oder akademischer Nutzwert) • Fachzeitschriften (mit Peer-Review-Verfahren)	• Lernplattformen • Digitale Fortbildungsangebote • E-Books • Digitalisierte Fachzeitschriften (mit Peer-Review-Verfahren) • Datenbanken • Videoplattformen • Tonträger, z. B. MP3

4.4.1 Nutzung moderner Informations- und Kommunikationstechnologien

Als **Informations-** und **Kommunikationstechnologien** stehen Medien und Anwendungen zur Verfügung, u. a. zur Informationsbeschaffung, zum Informationsaustausch, zur Interaktion und Zusammenarbeit. Die Nutzung moderner Informations- und Kommunikationstechnologien setzt **Medienkompetenz** voraus:

- Medienwissen, z. B. Urheberrecht, Funktionsweise von Datenbanken, Datensicherheit
- Bewertung der Medien, z. B. Unterscheidung zwischen zitierwürdigen und -unwürdigen Quellen oder Fakten und Behauptungen
- Medienhandeln, z. B. Suchstrategien in Datenbanken, Nutzung von Office-Paketen

Informationstechnologien greifen auf analoge und digitale Informationsmedien zurück (➤ Tab. 4.14). Moderne Kommunikationstechnologien greifen auf **Kommunikationsmedien** zurück:

- Computer (Desktop, Laptop)
- Tablet
- Smartphone, -watch

Einsatz moderner Informations- und Kommunikationstechnologien:

- Elektronische Patientenakten
- Krankenhausinformationssysteme zur Dokumentation, Informationsverarbeitung, Organisation, Kommunikation
- Systeme zur Speicherung von Bildern, z. B. Wundmanagement
- Ausbildung, Fort- und Weiterbildung
- Robotik, z. B. Exoskelette und Assistenzsysteme *(Ambient Assisted Living, AAL)*, z. B. digitale Schranksysteme oder intelligente Pflegewagen (➤ 1.4.4)
- Telemonitoring
- Augmented Reality *(erweiterte Realität)*

KERNAUSSAGE

Die Digitalisierung geht mit Veränderungen in der Verfügbarkeit und der Anwendung moderner Informations- und Kommunikationsmittel einher. Pflegefachpersonen benötigen Medienkompetenzen, um Entwicklungen mitzuverfolgen und diese reflektieren zu können.

4.4.2 Lebenslanges Lernen

Lernen
Erwerb von geistigen, körperlichen und sozialen Kenntnissen und Fertigkeiten, beeinflusst Verhalten, Denken und Fühlen.

- **Explizites Lernen:** strukturiertes, gesteuertes oder gelenktes Lernen mit einer Zielsetzung, z. B. autodidaktisch, fremd- oder selbstorganisiert, integriert in strukturierte Lernumgebungen
- **Implizites Lernen:** unbewusstes Lernen durch Beobachtung, wiederholte Durchführung o. Ä., dabei wird das Verhalten beeinflusst, integriert in Arbeits- und Lebenszusammenhänge

Mehrspeichermodell nach Atkinson und Shiffrin

Das **Mehrspeichermodell** ist eine vereinfachte Darstellung des Wegs der Informationsspeicherung im menschlichen Gedächtnis (➤ Tab. 4.15).

4

Lerntechniken

- ABC-Technik zum Brainstorming
- Advance Organizer zum Strukturieren
- Cornell-Notizen zum Verstehen der Kernaussagen
- Erweiterte Befragung zum Verstehen
- Eselsbrücken und Loci-Methode zum Erinnern
- Lernkartei zum Verinnerlichen
- PQ4R-Methode zum Textverständnis
- Selbsttests zum Überprüfen
- Strukturlegeplan, um Zusammenhänge zu erkennen
- Wiederholen (laut sprechend mit Bewegung) zum Verinnerlichen

Tab. 4.15 Mehrspeichermodell nach Atkinson und Shiffrin

Speicher	Funktion	Tipp zum Lernen
Ultrakurzzeitgedächtnis	Filter zur Vermeidung einer Reizüberflutung, Irrelevantes wird verworfen, Wichtiges geht ins Kurzzeitgedächtnis	• Störungen und Reize reduzieren • Konzentration und Bewusstsein schulen
Kurzzeitgedächtnis	Mit den Inhalten kann gearbeitet werden (Arbeitsgedächtnis), Speicher ist begrenzt, ggf. weiter ins Langzeitgedächtnis	• Arbeiten mit den Inhalten, z. B. Wiederholung, Vernetzung, Transfer • Bündeln und Begrenzen von Lerninhalten
Langzeitgedächtnis	Nachhaltige bis lebenslange Speicherung	• Vorwissen aktivieren, weil die Anknüpfungsfähigkeit verbessert wird • Lerninhalte mit positiven Emotionen verknüpfen

Gründe für lebenslanges Lernen

- Wissen wird laufend überholt, stetig neue Forschungsergebnisse
- Ständig neue Herausforderungen, z. B. neue Medien, neue Fachbereiche
- Berufliche Anforderungen werden komplexer
- Aktuelles Wissen steigert Qualität in Diskussionen
- Verbesserte Arbeitsplatzperspektiven
- Persönliche Entwicklung
- Gesundheitsförderliche und präventive Wirkung, z. B. Coolout

Lebenslanges Lernen
Lernen während der gesamten Lebensspanne, im beruflichen Kontext die Notwendigkeit, sein Wissen auf dem aktuellen Stand zu halten (Schmal 2022).

Kritik am lebenslangen Lernen

- Lebenslanges Lernen als gesellschaftlicher Zwang mit Belastung und Verdichtung im Arbeitsumfeld *(„Nur wer am Ball bleibt, ist noch etwas wert")*
- Verdichtung auf berufliche anstatt auf persönliche Ziele *(„Ich lerne, was ich muss, nicht, was ich will")*
- Fokus auf die Dauer des Lernens anstatt auf die Breite *(alle menschlichen Tätigkeiten)* und Tiefe *(Emotionalität und Psyche)*

Fort- und Weiterbildung

Fortbildungen sind Maßnahmen zur Erhaltung und Erweiterung der persönlichen Kenntnisse, Fähigkeiten und Fertigkeiten (➤ Tab. 4.16).
Weiterbildungen sind Maßnahmen zur Erhöhung der beruflichen Handlungsfähigkeit durch eine höherqualifizierende Berufsausbildung mit beruflichem Aufstieg (➤ Tab. 4.16).

Tab. 4.16 Fort- und Weiterbildung

	Fortbildung	Weiterbildung
Dauer	Kürzer; wenige Stunden bis Tage	Länger; mehrere Monate bis Jahre
Inhalt	Auffrischung und neue Themenaspekte beleuchten	Vertiefung oder gänzlich neue Themenfelder
Formen	• Selbststudium • Seminar	• Aufstiegs- oder Anpassungsweiterbildung • Sekundärer oder tertiärer Bildungsbereich
Effekt	• Einfluss auf Qualität • Ggf. erweitertes Tätigkeitsfeld	• Einfluss auf Qualität • Neue Tätigkeitsfelder • Höhere Bezahlung
Abschluss	Teilnahmezertifikat über erfolgreiche Teilnahme	Zeugnis und Urkunde

Wissensmanagement

Wissensmanagement
Sämtliche Tätigkeiten, die auf den bestmöglichen Umgang mit Wissen abzielen; besteht als Managementaufgabe aus strategischen Überlegungen und operativen Tätigkeiten.

Aufgaben im Wissensmanagement:
- Identifikation des individuellen Bildungs- und Weiterqualifizierungsbedarfs
- Dokumentation des Wissenskapitals der Mitarbeiter
- Zugang zu Wissen ermöglichen
- Verankerung von Wissen

KERNAUSSAGE
Eine qualitativ hochwertige Pflege setzt die Bereitschaft von Pflegefachpersonen zum lebenslangen Lernen voraus. Durch gezielte Auswahl von Fort- und Weiterbildungsmaßnahmen können die eigene Persönlichkeit und der Pflegeberuf weiterentwickelt werden.

4.4.3 Reflektieren

Reflexion
Prüfende Betrachtung des eigenen Denkens und Tuns durch eine vertiefte Auseinandersetzung.

Metakognition bezeichnet das Nachdenken über das eigene Denken, z. B. Gedanken, Meinungen, Einstellungen, Motivation, Konzentrationsfähigkeit.
- Fähigkeit zur Reflexion zählt zu den Ausbildungszielen (§ 1 Abs. 1 PflBG)
- Reflexion als grundlegendes Prinzip des Pflegeprozesses (➤ 1.1.1)
- Reflexion als Bestandteil der ethischen Reflexion (➤ 3.4)

Effekt auf die Persönlichkeitsentwicklung

- Erhöhung der Stresstoleranz im Umgang mit Belastungen
- Identifikation mit dem Beruf, Hineinwachsen und Sozialisation in das Berufsfeld
- Verbesserung der Fähigkeit zur persönlichen Einschätzung
- Verbesserung der Handlungskompetenz
- Sichtbarkeit von persönlichen blinden Flecken (Johari-Fenster)

Effekt auf die Praxis

- Erleichterte Identifikation von Problemstellungen
- Verbesserte Zielfindung und -formulierung durch Reduktion enttäuschter Erwartungen
- Effektivitäts- und Effizienzsteigerung
- Verbesserte Analyse des Handelns und Ableitung von Handlungsalternativen
- Verbesserte Selbsteinschätzung
- Bewussterer Umgang mit Fehlern (Fehlerkultur)

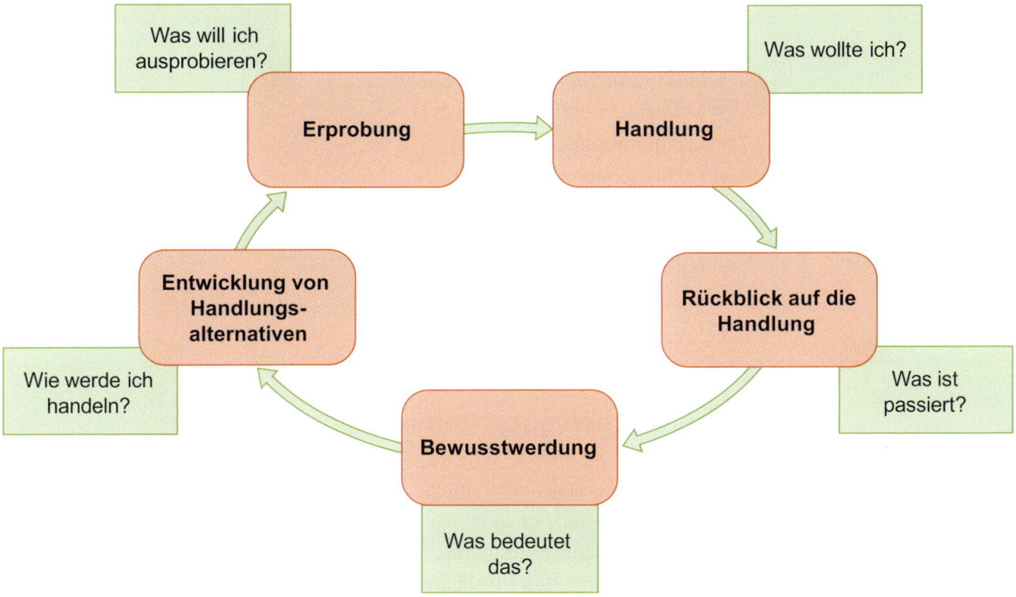

Abb. 4.9 ALACT-Modell nach Korthagen (Neuzeichnung modifiziert nach Korthagen & Vasalos 2005: 49, Korthagen 1999) [L138]

Reflexionsmodelle

ALACT-Modell nach Korthagen (**A**ction, **L**ooking, **A**wareness, **C**reating, **T**rial) (➤ Abb. 4.9):

1. Handlung: Rückblick auf Intention und Handlungsergebniserwartung
2. Rückblick auf die Handlung: Rückblick auf Situation mit Geschehnissen, Einflussfaktoren, Gefühlen, Gedanken etc.
3. Bewusstwerdung essenzieller Aspekte: Rückblick auf einzelne Bestandteile mit Gründen für Entscheidung, Gefühlen, Kontextfaktoren etc.
4. Entwicklung alternativer Handlungsmöglichkeiten: Schlussfolgerungen weiterentwickeln
5. Erprobung: Vorausblick auf bestehende Handlung

Reflexionszyklus nach Gibbs (Gibbs 2013):

1. Initiale Erfahrung, d. h. Erleben einer besonderen oder erstmaligen Erfahrung
2. Sachliche Beschreibung anhand von W-Fragen *(„Wer hat was wann wie unter Beteiligung von wem womit und wozu gemacht?“)*
3. Erläuterung der Gefühle und Reaktionen
4. Überprüfung, d. h. Bilanz ziehen, was gut und schlecht an der Erfahrung war
5. Analyse durch Sinnfrage, Kontextfaktoren, Perspektivenwechsel
6. Generelle Schlussfolgerung *(„Allgemein kann man sagen…“)*
7. Spezifische Schlussfolgerung *(„Das lerne ich daraus…“)*
8. Persönlichen Aktionsplan mit konkreten Handlungsschritten beschreiben

Reflexionsmethoden

- Fallbesprechungen (➤ 4.2.3)
- Kollegiale Beratung (➤ 4.1.3)
- Lernberatung
- Lerntagebuch (Journals)
- Pflegegeschichten erzählen, lesen oder anhören
- Portfolios
- Reflexives Schreiben von Narrativen
- Supervisionen (➤ 4.4.6)
- Szenisches Spiel

Kennzeichen guter Reflexion

- Offene Fragestellungen nutzen, weil breitere und vielseitigere Antwort als auf geschlossene Fragen
- Sachliche Beobachtung und Beschreibung
- Keine vorschnellen Einschätzungen oder Urteile
- Perspektivenwechsel vornehmen, z. B. Angehörige oder Pflegeempfänger
- Wissenschaftliche Theorien in Reflexion integrieren
- Gründe für das Verhalten, Faktoren, die Einfluss genommen haben, und Kontextbedingungen erörtern
- Auswirkungen für das zukünftige Handeln beschreiben
- Realistischen Aktionsplan erstellen

KERNAUSSAGE

Reflektieren hat Einfluss auf die Persönlichkeitsentwicklung und die Weiterentwicklung der Praxis. Reflexionsmodelle bieten neben Reflexionsmethoden ein strukturiertes Vorgehen für gute Reflexion mit einer entsprechenden Eindringtiefe.

4.4.4 Umgang mit Über- und Unterforderung

Anzeichen von Über- und Unterforderung

Überforderung
Situationen und Anforderungen, welche die eigenen Leistungsfähigkeiten übersteigen.

- Konzentrationsstörungen
- Ängste
- Reduzierte Motivation und Langeweile
- Erschöpfung, erhöhte Erkrankungsneigung
- Ersatzhandlungen, z. B. im Unterricht mit dem Handy spielen

Maßnahmen bei Über- und Unterforderung

Unterforderung
Situationen und Anforderungen, welche inhaltlich oder quantitativ unter dem persönlichen Potenzial liegen.

- Situationsanalyse von Überforderung und Unterforderung, z. B. Zeit, Ursache, einhergehende Erscheinungen und Empfindungen
- Situationsanalyse von Situationen, die gut bewältigt werden mit der Frage, was hier anders ist
- Optimales Leistungsniveau identifizieren, Yerkes-Dodson-Gesetz bei mittlerer Aktivierung

- Problem thematisieren
- Unterstützung bei Personen im Umfeld einholen
- Eigene Bedürfnisse und Gesundheit in den Mittelpunkt stellen
- Sich nicht unnötig mit anderen vergleichen, denn jeder tickt, lernt und leistet anders, aber sich Impulse holen
- Haltung der Akzeptanz und Achtsamkeit kultivieren

KERNAUSSAGE

Über- und Unterforderung kann unterschiedliche Ursachen haben, zeigt sich aber an ähnlichen Symptomen. Neben einer gründlichen Situationsanalyse gilt es, das Problem zu thematisieren und professionelle Wege der Bewältigung zu suchen.

4.4.5 Kompensation und Bewältigung von Belastungen

Belastungen sind Störungen, die zu einer Verschiebung des gesundheitlichen Gleichgewichts führen, lassen sich der Makro-, Meso- und Mikroebene zuordnen.

Modell der beruflichen Gratifikationskrise

Das Modell der beruflichen Gratifikationskrise beschreibt eine Belastung auf soziokultureller, politischer und gesellschaftlicher Ebene (Makroebene). Das Modell geht auf Johannes Siegrist zurück (Siegrist 1996).

- Beispiele für Gratifikationen sind Geld, Wertschätzung, Anerkennung, Aufstiegsmöglichkeiten, Sicherheit des Arbeitsplatzes
- Dysbalance zwischen beruflichen Anforderungen und den damit einhergehenden Belohnungen führt zu psychischen Belastungen, z. B. Burn-out, und körperlichen Krankheitszuständen
- Maßnahmen: Solidarisierung in der beruflichen Interessenvertretung, Nutzung von betriebsinternen Strukturen wie Betriebsrat, Formen angemessener Entlohnung schaffen

Gratifikationskrise
Beschreibt ein Stress- und Krankheitspotenzial, welches aus dem Ungleichgewicht von persönlichen Aufwendungen und Erträgen resultiert.

Insuffiziente Arbeits(zeit)organisation

Zu einer insuffizienten Arbeits(zeit)organisation kommt es durch unzureichende oder fehlerhafte Strukturierung von Arbeitsprozessen. Dies entsteht z. B. durch arbeitsorganisatorische Defizite, mangelnde Führungsqualität, funktionalisierte Abläufe ohne Berücksichtigung der individuellen Kompetenzen.

Gute Arbeitsbedingungen führen u. a. zu größerer Freude und Arbeitszufriedenheit im Berufsalltag, verbesserter Gesundheit, reduzierten Fehlzeiten, gesteigerter Produktivität, verbesserter Pflegequalität.

Maßnahmen

- Reflexion und Weiterentwicklung des Pflegesystems (➤ 4.1.1)
- Strukturierung von Schichtabläufen
- Verbesserung der Führungsqualität
- Förderung von Qualifikationsmaßnahmen (➤ 4.4.2)

Arbeits- und Gesundheitsschutz

- Arbeitgeber ist verpflichtet, Maßnahmen des Arbeits- und Gesundheitsschutzes zu ergreifen (§ 1 ArbSchG)
- Ziele sind die Vermeidung von Arbeitsunfällen und arbeitsbedingten Gefahren sowie Prävention arbeitsbedingter Gesundheitsstörungen
- Durchführung von Gefährdungsbeurteilungen als gesetzlich verpflichtete, systematische Beurteilung der mit der Arbeit einhergehenden Gefährdungen und Belastungen, z. B. Brandgefahr, Gefahr durch elektrischen Strom, psychische Belastungen, Stolperfallen, Belastungen des Rückens, Infektionsgefahr, Umgang mit Gefahrstoffen

Körperliche Anforderungen

Körperliche Anforderungen können zu starker körperlicher oder einseitiger Belastung des Stütz- und Bewegungsapparates mit Folgen wie Rückenschmerzen, Belastung auf materiell-technischer Ebene (Mesoebene) führen.

Körperlich belastende Tätigkeiten sind z. B. Anheben, Positionierungsmaßnahmen, Mobilisierungen, Stützen und Transportieren, Heben und Tragen in ungünstigen Oberkörperhaltungen, Schieben und Ziehen von Lasten.

Maßnahmen

- Die eigenen körperlichen Grenzen kennen
- Ausreichend Raum für physiologische Bewegung schaffen
- Hilfsmittel wie Lifter nutzen
- Sich Unterstützung holen
- Ressourcen des Pflegeempfängers nutzen
- Korrekte Arbeitshöhen beachten, z. B. Bett bei Positionierungen auf Hüfthöhe
- Betten schieben statt ziehen
- Solides Schuhwerk
- Rückenschulen und Kinästhetik-Kurse besuchen
- Aktive Alltagsgestaltung und Sport zum Muskelaufbau

Belastende Gefühle und Emotionen

Gefühle sind eine psychisch komplexe Erfahrung, die durch kognitive Verarbeitungsprozesse *(Gedanken und Bewertung)* einer Situation charakterisiert ist, synonym oder als Oberbegriff für Emotion und Stimmung.

- Belastende Gefühle und Emotionen wirken auf personal-soziopsychischer Ebene (Mikroebene)
- Emotionen können chaotisch und widersprüchlicher Natur sein, z. B. Trauer beim Versterben eines Pflegeempfängers und Freude, von Leid erlöst zu sein
- Beispiele: Trauer bei Konfrontation mit Tod und Leid, Ekel beim Umgang mit Ausscheidung, Scham bei der Übernahme von Pflegeinterventionen, Angst bei Gewaltereignissen, Wut bei Beschimpfung

Emotionen
Schnell einschießende Gefühlszustände, z. B. Trauer, Ärger, Angst oder Ekel. Diese Gefühlszustände können positiv oder negativ, schwach oder stark, kurz oder lang anhaltend sein.

Maßnahmen

- Gefühle ansprechen
- Therapeutisches Schreiben zur Verarbeitung
- Dankesbrief zur Verstärkung positiver Emotionen
- Situationen auswählen bzw. meiden
- Aufmerksamkeit umlegen, z. B. weg von ekelauslösendem Faktor
- Perspektivenwechsel vornehmen („Wie fühlt sich mein Gegenüber?")
- Physiologische Erregung langfristig kanalisieren, z. B. durch Entspannungs- oder Atemtechniken
- Gedankenkarussell steuern, z. B. durch festgelegte Grübelzeiten, Zuwendung zu positiven Aktivitäten, Problemlösung statt Problemwälzung

4

Stress und Stressbewältigung

Laut Hans Selye wird **Eustress** als „guter Stress", der beflügelt und zur Bewältigung einer Herausforderung vitalisiert, vom **Disstress** als „schlechtem Stress" mit schädlicher und krank machender Wirkung unterschieden. In der aktuellen Stressforschung werden folgende Formen unterschieden:

- **Aktiver Stress:** Stress unter Beteiligung des Nervensystems. Der kurze Stressreiz wird als „Fight oder flight"-Stress *(Kämpfen oder Flüchten)* bezeichnet. Aktiver Stress geht mit dem Gefühl der Motivation, Aufregung und Erregung einher.
- **Passiver Stress:** Stress unter Beteiligung des Hormonsystems. Der dauerhafte Stressreiz wird als HPA-Stress *(Hypothalamus-Hypophysen-Nebennierenrinden-Achse)* bezeichnet. Passiver Stress geht mit dem Gefühl der Niederlage, Hilflosigkeit und Depression einher.

Bei Stress wird im Körper ein Stabilisierungsprozess in Gang gebracht (**Allostase**):

- Durch physiologische und psychologische Verhaltensänderungen
- Zunächst adaptiver Anpassungsvorgang
- Später mit körperlicher Herausforderung und Verschleiß

Stress
Reaktion des Körpers auf eine physische, psychische oder soziale Belastung, Belastung auf personal-soziopsychischer Ebene (Mikroebene).

- Stabilisierung kann gelingen → Gefühl von Kontrolle wächst, positive Empfindung
- Stabilisierung kann misslingen → destabilisierende Empfindung und Gefühl des Scheiterns mit Krankheit

Lang anhaltender Stress führt zu Belastungen wie Depression, Abhängigkeitserkrankungen, Herzinfarkt, Diabetes mellitus Typ 2, chronischen Verspannungen, reduziertem Immunsystem mit erhöhter Infektanfälligkeit.

Transaktionales Stressmodell nach Lazarus

- Betrachtet die Rolle der Kognition und Emotion im Zusammenhang mit der Stresswahrnehmung und -reaktion
- Primäre Bewertung der Stresssituation: Ist die Situation positiv, bedrohlich oder irrelevant?
- Sekundäre Bewertung der Stresssituation: Reichen meine Kompetenzen zur Bewältigung der Situation?
- Persönliche Einschätzung und Kompetenzwahrnehmung haben Einfluss auf Stresserleben
- Persönliche Einschätzung wird durch präkognitive Emotionen begleitet, d. h., die aktuellen Gefühle haben Einfluss auf die Einschätzung

Maßnahmen zur Stressbewältigung

➢ Tab. 4.17

Burn-out

Burn-out
Beschreibt einen Erschöpfungs- und Müdigkeitszustand durch berufliche Fehl- oder Überlastung.

Die Symptom-Trias eines Burn-outs ist Depersonalisation, Leistungsunzufriedenheit und emotionale Erschöpfung, Belastung auf personal-soziopsychischer Ebene (Mikroebene) (Burisch 2014).

Tab. 4.17 Maßnahmen zur Stressbewältigung (Kaluza 2018)

Instrumentelles Stressmanagement	Mentales Stressmanagement	Regeneratives Stressmanagement
• Verständnis, Wissen und Fähigkeiten erhöhen • Delegation von Arbeitsaufgaben oder „Nein"-sagen • Organisation optimieren durch Zeitmanagement, Prioritäten setzen, Aufgaben strukturieren • Soziales Netz ausbauen und soziale Unterstützung suchen	• Leistungsgrenzen akzeptieren, persönliche Leistungsansprüche reflektieren • Perspektivenwechsel herbeiführen (Anforderungen als Herausforderungen) • Fokus auf das Positive statt auf das Negative • Realität akzeptieren und annehmen, z. B. Achtsamkeitsmeditation	• Ablenkung • Atemtechniken • Hobbys • Bewegung und Sport • Freundschaften pflegen • Entspannungsverfahren erlernen und durchführen, z. B. Progressive Muskelrelaxation nach Jacobson

Burn-out-Phasen nach Burisch

1. **Anfangsphase:** überhöhter Energieeinsatz, parallel fehlende Möglichkeit, nach der Arbeit abzuschalten, begleitend können Ereignisse wie Probleme mit dem Vorgesetzten oder eine „Kompetenz-Krise" die Entstehung begünstigen, unrealistische Ansprüche an sich und die Arbeit, Symptome sind u. a. freiwillig unbezahlte Mehrarbeit, Gefühl der Unentbehrlichkeit, nicht abschalten können, Energiemangel und Unausgeschlafensein
2. **Reduziertes Engagement:** emotionaler und kognitiver Rückzug mit verändertem Verhalten, innerer Kündigung, Distanzierung von Arbeit und Dehumanisierung von Pflegeempfängern, Ruhebedürfnis steigt, Motivation, Zeit mit der Familie zu verbringen, sinkt, Symptome sind u. a. Verlust positiver Gefühle für Pflegeempfänger, Zynismus, Verlust von Empathie, negative Einstellung zur Arbeit, Fluchtfantasien
3. **Emotionale Reaktion:** sich selbst die Schuld zuweisen mit der Folge von Depressionen (z. B. Trauer, Pessimismus, Schwächegefühl) oder anderen die Schuld zuweisen mit der Folge von Aggressionen (z. B. chronische Gereiztheit, Wutausbrüche, Konflikte)
4. **Abbau:** es wird Energie aufgewendet, um sein Level zu halten, dabei häufen sich Flüchtigkeitsfehler, Leistungsabbau bezüglich kognitiver Leistungsfähigkeit, Motivation, Kreativität, Differenzierungsvermögen
5. **Verflachung:** Rückzug aus emotionalem, geistigem und sozialem Leben, Symptome sind z. B. Meiden von Kontakten, soziale Isolation, Desinteresse, Langeweile, Aufgabe von Hobbys
6. **Psychosomatische Reaktion:** vielfältige Reaktionsmuster, z. B. herabgesetzte Immunreaktion mit erhöhter Infektanfälligkeit, Schlafstörungen, sexuelle Probleme, Herz-Kreislauf-Symptomatiken wie Herzklopfen, Magen-Darm-Beschwerden wie Gastritis, Beschwerden des Bewegungsapparates wie Muskelverspannungen
7. **Verzweiflung:** chronisches Gefühl der Hoffnungslosigkeit, schwindender Lebenssinn, vollständig negative Einstellung zum Leben, ggf. Suizidgedanken

Präventive Maßnahmen

- Gesunde Lebensweisen (Ernährung, Sport, Bewegung, Schlaf)
- Erhöhung der Selbstaufmerksamkeit, z. B. Stresstagebuch als Frühwarnsystem
- Erlernen von Entspannungsverfahren
- Verbesserung des Zeitmanagements
- Reflexion der persönlichen Erwartungen
- Nähe und Resonanz zu Menschen, Umwelt, Spiritualität
- Nutzung von Unterstützungssystemen (➢ 4.4.6)
- Maßnahmen zur Arbeits(zeit)organisation

Maßnahmen zur Bewältigung

- Kurze Pause, z. B. unbezahlter Urlaub oder Sabbatical
- Kompromiss, z. B. neue realistische Ziele suchen

- Innere Reise, z. B. durch Psychotherapie zu Erkenntnissen über sich und das Leben gelangen
- Neustart, z. B. Kündigung und Suche eines neuen Jobs
- Totaler Neuanfang, z. B. Aufgabe des erlernten Berufs und Neuorientierung in Arbeits- und Lebenswelt
- Wer an Burn-out leidet, bedarf der Hilfe von außen. Niedrigschwellige Ansätze sind z. B. Ratgeber oder Selbsthilfegruppen. Professionelle Hilfe leisten z. B. Psychotherapeuten oder Rehabilitationsmaßnahmen.

Coolout

Coolout
Beschreibt den Prozess einer moralischen Desensibilisierung in der Pflege; geht als Theorie auf Karin Kersting zurück (2016), Belastung auf personal-soziopsychischer Ebene (Mikroebene).

Das zentrale Thema ist der unauflösliche Widerspruch zwischen Anforderungen an die Pflege und der Berufsrealität. Diesem Spannungsfeld zwischen **Berufsideal und Berufsrealität** wird mit unterschiedlichen Reaktionsmustern begegnet. Dabei wird von Kersting die Metapher der Kälte genutzt: Wer sich kalt macht, schützt sich selbst vor Verletzungen:

- Naiver Zugang mit frageloser Übernahme kälteverursachender Strukturen oder mit Ahnung von Kälte
- Praktische Hinnahme des Widerspruchs, indem man zum Opfer oder Täter wird; während Opfer angeben, ohnehin nichts ändern zu können, steht bei Tätern der Selbsterhaltungstrieb, um sich möglichst geschickt durch die Praxis lenken zu können, im Vordergrund
- Praktische Auflösung des Widerspruchs durch Idealisierung oder Kompensation falscher Praxis sowie eine individuelle Auflösung
- Einsicht in Kälte durch die reflektierte Hinnahme, indem man sich z. B. bewusst mit der Praxis arrangiert

Mobbing

Mobbing
Geplantes Schikanieren, Drangsalieren, Benachteiligen, Ausgrenzen oder Anfeinden einer Person.

Mobbing ist eine besondere Form des Konflikts (➤ 4.1.7) mit dem Ziel des Ausstoßes aus dem Arbeitsverhältnis, im Gegensatz zum Konflikt, bei dem ein Thema im Vordergrund steht, rückt beim Mobbing die Person in den Vordergrund, Belastung auf interpersonaler Ebene (Mikroebene).
Besondere **Formen:**

- Bossing (Vorgesetzter gegen Mitarbeiter)
- Staffing (Mitarbeiter gegen Vorgesetzte)

Mobbinghandlungen

- Angriffe gegen die Arbeitsleistung und das Leistungsvermögen
- Angriffe gegen das Beschäftigungsverhältnis
- Angriffe gegen die soziale Integration am Arbeitsplatz
- Destruktive Kritik
- Angriffe gegen das soziale Ansehen
- Angriffe gegen das Selbstwertgefühl

Phasen des Mobbings nach Leymann

1. **Ungelöster Konflikt:** unterschwellige Wirkung mit zunehmend gereizter und aggressiver Stimmung, Bemühungen zur rationalen Lösung sind noch vorhanden
2. **Mobbingattacken und gezielte Konflikteskalation:** Sachauseinandersetzung rückt in den Hintergrund, der Konflikt ist personifiziert, Stresssymptome bei Betroffenen sind erkennbar, Konfliktaustragung nimmt in der Arbeitszeit mehr Raum ein, systematischer Psychoterror
3. **Eskalation:** zunehmende Ausgrenzung der gemobbten Person, Akzeptanz und Respekt stark reduziert, der gesundheitliche Zustand des Mobbingopfers verschlechtert sich drastisch
4. **Ärztliche und psychologische Fehldiagnosen:** Kontakt zu Ärzten oder Psychologen durch das Mobbingopfer, personenzentrierte Diagnosen werden der Komplexität der Situation in der Arbeitswelt nicht gerecht
5. **Endstation:** Ausschluss aus der betrieblichen Gemeinschaft, z. B. Versetzung, Zuweisung unterfordernder oder sinnloser Arbeiten, langfristiger Ausschluss aus der Arbeitswelt durch langfristige Krankschreibung, Frührente oder Suizid

Ursachen

- Arbeitsumfeld und -organisation, z. B. Arbeitsverdichtung, verschärfter Wettbewerb, unklare Zuständigkeiten oder Kompetenzbereiche, eine verharmlosende Unternehmenskultur, defizitäre Führungsqualität und mangelhafte Personalpolitik, Intransparenz bzgl. Entscheidungen und fehlende Feedback-Gelegenheiten
- Mobbingopfer, z. B. Leistungsprobleme, in der Persönlichkeit begründete Probleme, z. B. geringe Sozialkompetenz, soziale Anpassungsprobleme, z. B. arrogantes Auftreten, Auffälligkeiten der äußeren Erscheinung, Behinderungen oder Krankheiten

Das Opfer ist nicht schuld am Mobbing. Es gibt nicht **die** Mobbingpersönlichkeit.

Mobbingfolgen

- Individuelle, z. B. Leistungsabfall, soziale Isolation, psychosomatische Stresssymptomatik, Destabilisierung des Selbstbilds
- Organisatorische, z. B. wirtschaftliche Einbußen, Beschädigung des Betriebsklimas
- Gesellschaftliche, z. B. Gefährdung der Produktivität einer Region oder eines Landes, steigende Kosten im Gesundheits- und Sozialsystem

Maßnahmen auf individueller Ebene

- Frühzeitig Grenzen setzen und aus dem Mobbingprozess aussteigen, z. B. Gerüchte sofort richtigstellen, Personen gezielt zur Rede stellen, Vertrauenspersonen oder den Betriebsrat hinzuziehen

- Mobbingtagebuch führen zur Beweissicherung und zur Steigerung der Nachvollziehbarkeit
- Rechtsberatung einholen
- Unterstützungssysteme wie ärztliche oder psychotherapeutische Hilfe, Selbsthilfegruppen

Maßnahmen auf betrieblicher Ebene

- Verbesserung der Arbeitsorganisation
- Aufklärung und Fortbildung, z. B. zur Schärfung des Bewusstseins zum Erkennen von Mobbinghandlungen
- Einrichtung eines Konflikt- oder Mobbingbeauftragten
- Erstellung von Betriebsvereinbarungen zur Mobbingprävention und zum Umgang mit Mobbing, z. B. rasche Handlungen in frühen Phasen zur Klärung des Konflikts

Sexuelle Belästigung

Sexuelle Belästigung
Unerwünschte sexualisierte oder geschlechtsbezogene Verhaltensweise, geht mit einer Würdeverletzung der belästigten Person einher, Belastung auf personal-soziopsychischer und interpersonaler Ebene (Mikroebene).

- Sexuelle Belästigung steht in Zusammenhang mit Macht und Machtausübung
- Intimer Kontakt, nahe Zusammenarbeit, Mangel an Gelegenheiten zur Bedürfnisbefriedigung oder fehlendes Problembewusstsein, z. B. bei Demenz, kann sexuelle Belästigung begünstigen
- Folgen sexueller Belästigung sind z. B. Schlaflosigkeit, Schuldgefühle, Angst, Hilflosigkeit, Ekel, Konzentrationsschwierigkeiten, Arbeitsunfähigkeit

Formen sexueller Belästigung

- Verbal, z. B. sexuell anzügliche Bemerkungen und Witze, zweideutige Kommentare, Aufforderungen zu intimen oder sexuellen Handlungen
- Nonverbal, z. B. aufdringliches oder einschüchterndes Starren, anzügliche Blicke, unerwünschte E-Mails oder Chatbenachrichtigungen
- Physisch, z. B. jede unerwünschte Berührung, wiederholte körperliche Annäherung, körperliche Gewalt

Die Grenze zwischen Flirt und sexueller Belästigung besteht u. a. bei Unerwünschtheit, Erniedrigung und Abwertung, Einseitigkeit und Grenzüberschreitung.

Rechtliche Aspekte

- Allgemeines Gleichbehandlungsgesetz (AGG): Verhinderung und Beseitigung von Benachteiligung von Menschen(gruppen), z. B. aufgrund von Geschlecht oder sexueller Identität, Verbot sexueller Belästigung insbesondere am Arbeitsplatz, Beschwerderecht, Anspruch auf geeignete vorbeugende und unterbindende Maßnahmen, Leistungsverweigerungsrecht, Anspruch auf Schadensersatz, Schutzpflicht des Arbeitgebers
- Strafgesetzbuch (StGB): Strafbarkeit sexueller Belästigung und Beleidigung

Maßnahmen

- Ermahnung, Abmahnung, Versetzung oder Kündigung durch Arbeitgeber
- Umgebung gestalten, z. B. positives Betriebsklima, kein Entmachten von Pflegeempfängern, Privatsphäre ermöglichen
- In der Aktion z. B. eindeutig Grenzen formulieren, laut „Stopp!“ sagen, Androhung einer Beschwerde oder anderen von der Tat zu erzählen
- Nach der Aktion z. B. sich selbst keine Schuld geben, Zeugen und Beweise suchen, darüber sprechen und sich anvertrauen
- Nutzung interner Anlaufstellen, z. B. Betriebs- und Personalrat, Gleichstellungs- und Frauenbeauftragte, direkte Vorgesetzte, Personalabteilung
- Nutzung externer Anlaufstellen, z. B. Anwälte, Gewerkschaften, Frauenberatungsstellen, Antidiskriminierungsstelle des Bundes

KERNAUSSAGE

Pflegefachpersonen erfahren auf Makro-, Meso- und Mikroebene Belastungen. Sie ergreifen geeignete präventive Maßnahmen. Belastungen werden nicht bagatellisiert, sondern mit geeigneten Maßnahmen bewältigt. Dies kann auch die Inanspruchnahme professioneller Unterstützung bedeuten.

4.4.6 Nutzung von Unterstützungsangeboten

Unterstützungsangebote sind Systeme und Strukturen der formellen (➤ Tab. 4.18) und informellen Unterstützung, u. a. zur Bewältigung von Belastungen am Arbeitsplatz.

Tab. 4.18 Formelle Unterstützungsangebote

Form	Definition	Anwendung
Moderation	Zielorientierte Steuerung von Personen mit Diskussions-, Bearbeitungs- und Lösungsanlässen zu bestimmten Themen	• Kommunikationsprozesse • Bearbeitung von Themen • Entscheidungsprozesse
Coaching	Professionelles Beratungsverfahren im beruflichen Kontext	• Betrachtung verschiedener Rollen und Aufgaben (Spannungsfelder) • Bedarf nach professionellem Gesprächspartner mit persönlicher Lösung
Mediation	Verfahren zur Konfliktlösung durch eine unparteiische dritte Person	• Fortgeschrittene Konflikte • Bereitschaft zur Beilegung des Konflikts gegeben
Supervision	Unterstützungsinstrument und arbeitsweltbezogene Reflexionsform für Einzelne und Gruppen in Bezug auf berufliche Aufgaben, Rollen und Funktionen	• Zusammenarbeit im Team • Aufgreifen kollegialer Erfahrungen • Berufs- und personenspezifische Fragen
Kollegiale Beratung (➤ 4.1.3)	Systematische Methode zur gegenseitigen kollegialen Unterstützung im Berufsalltag	• Bewältigung beruflicher Probleme auf kollegialer Ebene • Reflexion von Praxisfragen und -problemen

Informelle Unterstützungsangebote:
- Gespräch mit Arbeitskollegen, Freunden und der Familie
- Nutzung von Sorgentelefonen (z. B. während der Corona-Pandemie)
- Lesen von Fachbeiträgen zur theoretischen Fundierung
- Maßnahmen zur Kompensation und Bewältigung von Belastungen (➤ 4.4.5)

Pflegefachpersonen nutzen die Strukturen des **Betrieblichen Gesundheitsmanagements** (BGM). BGM beinhaltet die Organisation aller gesundheitsbezogener Aktivitäten eines Unternehmens durch systematische und strukturierte Entwicklung, Planung und Steuerung betrieblicher Strukturen und Prozesse, es besteht aus den Säulen:
- Arbeitsschutz zur Vermeidung von Arbeitsunfällen und Berufskrankheiten
- Betriebliches Eingliederungsmanagement (BEM) zum Überwinden von Arbeitsunfähigkeit, Vermeidung von Fehlzeiten und Reintegration von kranken Mitarbeitenden
- Betriebliche Gesundheitsförderung (BGF) zur Durchführung von Maßnahmen zur Gesundheitsförderung

Betriebliche Gesundheitsförderung als Teil des BGM verknüpft folgende Maßnahmen:
- Verbesserung der Arbeitsorganisation und der Arbeitsbedingungen, z. B. Veränderung der Dienstzeiten, Gestaltung eines neuen Pausenraums
- Förderung einer aktiven Mitarbeiterbeteiligung
- Stärkung persönlicher Kompetenzen, z. B. Entspannungs- und Resilienzprogramme, Raucherentwöhnungskurse

KERNAUSSAGE

Pflegefachpersonen nutzen neben informellen Unterstützungsangeboten formelle Angebote wie Moderation, Coaching, Mediation, Supervision und Kollegiale Beratung.

4.4.7 Historische Zusammenhänge und Berufsentwicklung

Gründe für die Auseinandersetzung mit der Pflegegeschichte

Geschichte
Aspekte der Vergangenheit, u. a. zur Deutung, Betrachtung des zeitlichen Wandels und Erörterung des Einflusses auf die Gegenwart und Zukunft.

- Situationen in der Gegenwart können nur mit fundiertem Wissen über die Vergangenheit verstanden werden
- Entwicklung eines kritischen Berufsverständnisses bedarf der Kenntnis über die Vergangenheit, z. B. Wiederholung von Fehlern wie in der NS-Zeit vermeiden
- Reflexion relevanter und aktueller Fragestellungen vor dem Hintergrund geschichtlicher Entwicklungen (➤ Tab. 4.19)
- Lernen bedarf der Reflexion der Vergangenheit
- Persönlichkeitsförderung durch Auseinandersetzung mit der Vergangenheit
- Förderung kritischen Denkens

Tab. 4.19 Geschichte der Pflege (Schmal 2022)

Zeitalter	Relevanz für die Pflege
Antike	Grundstein für moderne Pflege durch Übertragung von Aufgaben von Hippokrates an Lehrlinge, z. B. Patientenbeobachtung, Verbandwechsel, Bäder
Mittelalter	Klöster und Hospitäler als Grundbaustein der heutigen stationären Alten- und Krankenversorgung, Vorbild der Nächstenliebe hält Einzug in die Pflege, Pflege wurde überwiegend durch Männer geleistet
Frühe Neuzeit	Zunehmend ungelernte Kräfte in der Pflege, die Situation in den Hospitälern ist durch Überfüllung und Überbelegung, katastrophale hygienische Bedingungen und gefährliche Pflegesituationen wie Vernachlässigung gekennzeichnet, 1718 erste reguläre einjährige Pflegeausbildung beim Orden der Barmherzigen Brüder
Späte Neuzeit	Etablierung der Medizin als Männerberuf, daher vermehrt Frauen in der Pflege, 1836 erste Pflegeausbildung durch Theodor Fliedner in Kaiserswerth, Zunahme an Schwesternschaften
Beginn des 20. Jahrhunderts	Zunahme wissenschaftlicher Erkenntnisse, Pflegeberuf galt als unattraktiver Durchgangsberuf, erste Schritte zur Berufsorganisation durch Agnes Karll, Ausbildungsdauer der Pflegeausbildung 1907 ein Jahr
Nationalsozialismus	Steigender Stellenwert der Pflege bei gleichzeitiger Instrumentalisierung, Mitwirkung an entsetzlichen Gräueltaten
Zeit nach dem Zweiten Weltkrieg	In der BRD traten 1965 und 1985 das novellierte Krankenpflegegesetz in Kraft, Pflege geht noch immer mit Aufopferungsbereitschaft einher, in der DDR fortgeschrittene Systeme zur Akademisierung der Pflege
Jahrhundertwende und 21. Jahrhundert	Zunehmende Professionalisierungsbestrebungen, 2004 dritte Reform des Krankenpflegegesetzes, 2020 neues Pflegeberufegesetz

Einfluss von Florence Nightingale

- Großbritannische Nationalheldin durch ihren Einsatz zur Zeit des Krimkriegs
- Leistungen sind z. B. Mitwirkung bei Reformen, Veröffentlichung ihres Standardwerks „Notes of Nursing", Eröffnung der Nightingale School of Nursing am Londoner St. Thomas Hospital mit Umsetzung eines neuen Ausbildungssystems nach Nightingale und unermüdlicher Einsatz für höhere Ausbildungsstandards

Erkenntnisse aus der Zeit des Nationalsozialismus

- Positionierung gegen Rechtsextremismus, Diskriminierung, Fremdenfeindlichkeit und (neo-)nationalsozialistische Ideologien
- Pflege als emanzipierter Beruf folgt einem berufsethischen Verständnis
- Gegebenheiten werden reflektiert und hinterfragt

- Reflexion des persönlichen Autoritätsverständnisses
- Verantwortung tragen und nicht abgeben

Entwicklung der Pflege als Frauenberuf

- In Antike und Mittelalter wird Pflege mit großer Selbstverständlichkeit von Männern ausgeübt.
- Mit Beginn der späten Neuzeit wird Pflege zu einem typischen Frauenberuf, durch sich festigende *(„von Natur aus")* Geschlechtscharakterisierung wie Fürsorglichkeit, Sanftmütigkeit, Geduld und Selbstlosigkeit.
- Abgrenzung der Ärzteschaft durch hochschulische Bildung als Domäne der Männer, Pflege wurde „unmännlich".
- Rollenbild der Frau verschwamm zunehmend mit dem Berufsbild der Pflege, die christliche Tradition der aufopfernden Pflege und der Pflege als „Liebesdienst" für einen „Gotteslohn" festigte sich, Arbeitsbedingungen und Löhne stagnierten.
- Systematische Unterstellung der Pflege dem Arztberuf.
- Durch Emanzipation der Frauen und den aufkommenden Feminismus, begleitet durch Pflegewissenschaft und -forschung, emanzipierte sich auch zunehmend der Pflegeberuf.
- Männer fanden, z. B. über den Zivildienst, den Weg in den Pflegeberuf.
- Heute sind ca. ¾ der Pflegefachpersonen weiblich.

Entwicklung der Altenpflege

- Nach dem Zweiten Weltkrieg entstanden erste Altenheime.
- Bedarf an Altenpflege wuchs an durch:
  - politische Sensibilisierung für altersspezifische Problem- und Lebenslagen auch durch Verbesserung des medizinischen und technischen Fortschritts zur Verlängerung der Lebenserwartung und Zunahme von Zivilisationskrankheiten
  - sich verändernde Gesellschafts- und Familienstrukturen mit Rückgang pflegerischer Versorgung in der Familie, z. B. infolge erhöhter Mobilität im Erwerbsleben
  - steigende Kosten im Gesundheitssystem
- Altenpflege als junger sozialpflegerischer Beruf mit später Verberuflichung, erst 1976 erster Ausbildungsgang, 2003 wurde das Gesetz zur Altenpflege umgesetzt.
- Altenpflege galt lange als „Ersatzberuf" für gering qualifizierte oder arbeitslose Menschen zur Entlastung der Krankenpflege.

KERNAUSSAGE

Der Blick zurück in die Geschichte hilft, derzeitige Entwicklungen einzusortieren. Die Verknüpfung des Pflegeberufs mit dem damaligen Geschlechterbild der Frau und die Unterstellung dem Arztberuf haben noch heute Auswirkungen.

4

4.4.8 Professionalisierung des Pflegeberufs

Eine **Profession** ist eine bestimmte Art von Beruf (z. B. Arzt oder Jurist), die sich durch spezifische Merkmale von anderen Berufen unterscheidet, erbringt zentralwertbezogene Leistungen (Orientierung am Gemeinwohl), ist im Besitz spezialisierten Wissens und im Besitz von Autonomie und Kontrolle über die eigene Tätigkeit.

Ab wann man als ein Beruf einer Profession angehört, ist vom Blickwinkel des jeweiligen Professionalisierungsansatzes abhängig, z. B. merkmalsorientierter oder handlungsorientierter Ansatz (➤ Tab. 4.20).

Professionalisierung
Weiterentwicklung eines Berufs oder einer Berufsgruppe in Richtung Profession (Weg), aber auch das Erreichen von Professionalität (Ziel).

KERNAUSSAGE

Pflege gilt derzeit als Semi-Profession. Während z. B. das Handlungsmonopol mit den Vorbehaltsaufgaben schärfer konturiert wurde, befinden sich die Selbstverwaltung und die Akademisierung noch im Aufbau.

4.4.9 Vorbehaltsaufgaben

Mit dem Pflegeberufegesetz wurden historisch betrachtet erstmals **Vorbehaltsaufgaben** für den Berufsstand der Pflege definiert und gesetzlich verankert (§ 4 PflBG):

- Die Erhebung und Feststellung des individuellen Pflegebedarfs
- Die Organisation, Gestaltung und Steuerung des Pflegeprozesses
- Die Analyse, Evaluation, Sicherung und Entwicklung der Qualität der Pflege

Vorbehaltsaufgaben
Aufgaben, die einem bestimmten Berufsstand vorbehalten sind und nur durch deren Angehörige durchgeführt werden dürfen.

Tab. 4.20 Beispiele für Professionalisierungsansätze

Merkmalsorientierter Ansatz	Handlungsorientierter Ansatz
Laut dem merkmalsorientierten Ansatz gehört man einer Profession an, wenn man gewisse Merkmale erfüllt (Spicker 2001): • Spezialisiertes Wissen • Soziale Orientierung im Sinne des Beitrags zum Gemeinwohl • Handlungsautonomie, z. B. bezüglich der Festlegung der Arbeitsinhalte und der Tätigkeitsausführung • Handlungsmonopol über den Arbeitsbereich, d. h., es ist staatlich geregelt, dass dieser Arbeitsbereich nur durch die Berufsgruppe erbracht werden darf • Vorhandene Berufsethik • Selbstverwaltung • Berufsprestige	Laut dem handlungsorientierten Ansatz ist die professionelle Handlung entscheidend: • Situative Unterscheidung zwischen Regelanwendung und Fallverstehen • Respektierung der Lebenswelt der Pflegeempfänger • Wahrnehmung der subjektiven Betroffenheit des Pflegeempfängers bei gleichzeitiger analytischer Distanz • Regelwissen mit Wissen aus Forschung und Lehre überprüfen • Theoretische Fundierung (Begründungsfähigkeit) des eigenen Tuns durch Theorien, Modelle und Konzepte aus Pflege- und Bezugswissenschaft • Wissen darum, dass keine vollständige Standardisierbarkeit der Praxis erreicht werden kann

Die Vorbehaltsaufgaben sind:
- absolut wirkende Vorbehalte, d. h., sie dürfen nicht von Ehrenamtlichen und anderen Berufsgruppen durchgeführt werden
- nicht übertragbar, d. h., überträgt oder duldet der Arbeitgeber die Übernahme der vorbehaltenen Tätigkeiten, können Geldbußen von bis zu 10.000 € die Folge sein (➤ 4.1.2)
- nur in der beruflichen Ausübung wirksam, d. h. Pflege durch Angehörige bleibt unberührt

Effekt durch Vorbehaltsaufgaben:
- Stärkung des autonomen Pflegehandelns und Befugnis zur selbstständigen Entscheidung, auch konträr zu anderen Berufsgruppen
- Gegengewicht zur Arztzentrierung im Gesundheitssystem
- Vergrößerung des pflegerischen Handlungsspielraums
- Aufwertung des Pflegeberufs
- Sicherung der Pflegequalität
- Gesundheitsschutz pflegebedürftiger Menschen

Generalistisch ausgebildete Pflegefachpersonen übernehmen die Vorbehaltsaufgaben unabhängig vom Alter und Setting. Haben sich Auszubildende im dritten Ausbildungsjahr für den Abschluss in der Altenpflege oder Gesundheits- und Kinderkrankenpflege entschieden, sind diese nur in gewissen Bereichen für spezielle Altersgruppen wirksam.

KERNAUSSAGE

Vorbehaltsaufgaben sind historisch gesehen ein Novum. Der Gegenstandsbereich der professionellen und beruflich ausgeübten Pflege erfährt dadurch eine Konturierung.

4.4.10 Weiterentwicklung des Pflegeberufs

- Durch Fort- und Weiterbildung (➤ 4.4.2)
- Durch politisches Interesse und Engagement, z. B. Information zu Wahlprogrammen, Gründung von Initiativen
- Optimierung des Organisationsgrads der Berufsgruppe und Stärkung der Außenwahrnehmung
- Durch berufliche Interessenvertretung

Berufsverband

Berufsverband
Freie und unabhängige Interessenvertretung; Mitglieder gehören dem Beruf an oder stehen diesem nah, Körperschaft des privaten Rechts, finanziert durch Mitgliedsbeiträge, z. B. DBfK.

- **International Council of Nurses** *(ICN, Weltbund der Pflegenden):* Zusammenschluss von mehr als 130 nationalen Pflegeverbänden
- **Deutscher Pflegerat** *(DPR):* Dachverband von Berufsverbänden
- **Landespflegeräte:** Landesarbeitsgemeinschaften der Pflegeberufeorganisation, Ansprechpartner für alle landesspezifischen Belange

Aufgaben

- Förderung der Professionalisierung der Pflege
- Berufsbelange vertreten, z. B. in Politik, Behörden, vor Gericht oder der Öffentlichkeit
- Positionierung zu aktuellen Ereignissen, z. B. Lohn- und Tariffragen, gesundheitspolitische Fragen
- Initiierung von Maßnahmen zur Qualitätsentwicklung
- Qualitätssicherung, z. B. durch Fort- und Weiterbildungen, auch Entwicklung und Umsetzung von speziellen Weiterbildungsangeboten
- Beratung der Berufsangehörigen, z. B. rechtlich, fachlich oder ethisch
- Gesundheitserziehung und -beratung der Öffentlichkeit
- Mitarbeit und Entwicklung von Leitlinien

Leistungen

- Bildungs- und Beratungsmöglichkeiten
- Versicherungen wie Berufsrechtschutz- oder Berufshaftpflichtversicherung
- Mitgliederzeitschriften, Newsletter, Rundbriefe oder Informationsveranstaltungen
- Möglichkeit zur Zusammenarbeit in regionalen und überregionalen Netzwerken, Weiterentwicklung der Pflege
- Sonderkonditionen und vergünstigte Angebote

4

Pflegekammer

- Landespflegekammer als Körperschaft des öffentlichen Rechts
- Bundespflegekammer vertritt die Landespflegekammern auf Bundesebene
- Demokratisch organisierter Aufbau
- In Pflegekammern sind alle Berufsangehörigen beitragspflichtig beteiligt

Pflegekammer
Selbstverwaltungsorgan für die Berufsgruppe der Pflegefachpersonen **(Standesvertretung)** mit dem Ziel, eine sachgerechte und professionelle Pflege sicherzustellen; zählt zu den Berufskammern im Gesundheitswesen.

Aufgaben

- Erlass einer Berufsordnung (schriftliche Festlegung der Berufsrechte und -pflichten)
- Berufsaufsicht, z. B. Überprüfung der Einhaltung der Berufspflichten
- Regelungen zur Fort- und Weiterbildung, u. a. durch Weiterbildungsordnung
- Mitgestaltung, Abnahme von Prüfungen
- Fachliche Mitwirkung bei Gesetzgebungsverfahren
- Empfehlungen zur Qualitätsentwicklung und -sicherung
- Einsatz von Gutachten und Sachverständigen
- Schlichtungsausschuss
- Beratung der Pflegefachpersonen bei juristischen, ethischen, fachlichen und berufspolitischen Fragen
- Registrierung aller Pflegefachpersonen, u. a. zur Sicherstellung einer bedarfsgerechten und lückenlosen Versorgung

Argumente für die Pflegekammer

- Beschleunigung des Professionalisierungsprozesses
- Definition pflegerischer Aufgaben- und Kompetenzprofile
- Sicherung des Qualitätsniveaus pflegerischer Dienstleistungen durch Qualifizierung
- Verpflichtung zum lebenslangen Lernen durch Pflichtfortbildung
- Überwachung der rechtmäßigen Berufsausübung
- Standardisierung beweisgestützter Pflegeverfahren
- Verfassung wissenschaftlicher Untersuchungen zur Darstellung des Pflegeberufs

Gewerkschaft

Gewerkschaft
Freiwillige Arbeitnehmervereinigung zur Regulierung der Arbeitsbedingungen, z. B. Ver.di.

- Gewerkschaften erheben einen Mitgliedsbeitrag.
- Ziele sind u. a. die Durchsetzung höherer Löhne, Verbesserung der Arbeitsbedingungen, Arbeitszeitenregelung, Erhöhung des Mitspracherechts, Erhalt von Arbeitsplätzen.

Aufgaben

- Aushandlung von Tarifverträgen, in diesem Zusammenhang Verhandlung von Löhnen, Arbeitszeiten, Urlaubstagen
- Beratung zu arbeitsrechtlichen Fragen

Gewerkschaft und Streik

- Streik ist ein durch das Grundgesetz legitimiertes Mittel zum Arbeitskampf (Art. 9 Abs. 3 GG)
- Ein rechtmäßig geführter Streik wird stets durch eine Gewerkschaft begleitet, sonst „wilder Streik“
- Streik als letztes Mittel der Wahl
- Gewerkschaften übernehmen im Streikfall die Gehälter der Mitglieder

KERNAUSSAGE

Die berufliche Interessenvertretung ist ein entscheidendes Instrument zur Weiterentwicklung des Pflegeberufs. Die Trias aus Berufsverband, Pflegekammer und Gewerkschaft ergänzt und stützt sich gegenseitig.

4.5 Campus

4.5.1 Wiederholungsaufgaben (➤ 4.5.3)

Intra- und interprofessionelles Pflegehandeln (➤ 4.1)

1. Grenzen Sie die drei Pflegesysteme bezüglich der Arbeitsverteilung entlang des Pflegeprozesses voneinander ab.
2. Beschreiben Sie die drei Verantwortungsbereiche der Delegation.
3. Nennen Sie die Phasen der Kollegialen Beratung.
4. Beschreiben Sie die drei Einarbeitungsstrategien.
5. Beschreiben Sie den Aufbau der Handlungsdimensionen der Pflegekompetenz.
6. Nennen Sie vier Aufgaben, bei denen sich Pflegefachpersonen in der Anleitung von Auszubildenden oder Praktikanten beteiligen.
7. Unterscheiden Sie den Dienstplan und Schichtablauf bezüglich seiner Definition voneinander.
8. Nennen Sie die drei Führungsstile nach Kurt Lewin.
9. Unterscheiden Sie vier Konfliktgegenstände.
10. Nennen Sie vier Gründe für die Durchführung eines Schnittstellen- und Entlassungsmanagements.
11. Erläutern Sie im Entlassungsmanagement den Unterschied zwischen dem initialen und differenzierten Assessment.
12. Nennen Sie fünf Aspekte, die Sie bei der Entlassungsplanung und -durchführung berücksichtigen.
13. Nennen Sie vier Aufgaben für Pflegefachpersonen im Rahmen der Visite.
14. Unterscheiden Sie die Begriffe Compliance und Adhärenz.
15. Beschreiben Sie fünf Maßnahmen zur Förderung der Patientenorientierung.
16. Unterscheiden Sie die beiden Zielebenen des Case-Managements voneinander.
17. Beschreiben Sie die drei Rollen des Case-Managers.
18. Erläutern Sie die Phasen des Case-Managements.
19. Beschreiben Sie zwei Aspekte der Zielsetzung des Expertenstandards Entlassungsmanagement in der Pflege.
20. Fassen Sie drei wesentliche Aussagen des Expertenstandards Entlassungsmanagement in der Pflege zusammen.

Qualitätsmanagement (➤ 4.2)

1. Definieren Sie die Begriffe Qualität und Pflegequalität.
2. Beschreiben Sie zwei Aspekte der gesetzlichen Rahmenbedingungen der Qualitätssicherung.
3. Erläutern Sie die vier Stufen der Pflegequalität nach Fiechter und Meier.
4. Nennen Sie die Schritte des PDCA-Zyklus.
5. Beschreiben und unterscheiden Sie die Funktion eines Leitbilds nach außen und innen.

6. Beschreiben Sie den Ablauf des Beschwerdemanagements.
7. Beschreiben Sie die Funktion von Pflegestandards.
8. Nennen Sie die Anforderungen an die Pflegedokumentation.
9. Unterscheiden Sie die interne und die externe Qualitätssicherung voneinander.
10. Nennen Sie drei Aufgaben von Pflegefachpersonen zur Qualitätssicherung.

Versorgungskontexte und Systemzusammenhänge (➤ 4.3)

1. Nennen Sie zwei für Sie relevante Inhalte aus dem Pflegeberufegesetz und der Ausbildungs- und Prüfungsverordnung.
2. Beschreiben Sie zwei Arbeitsschutzrechte Ihrer Wahl bezüglich ihrer Zielsetzung.
3. Nennen Sie zwei Situationen, in denen eine Patientenverfügung zur Anwendung kommen kann.
4. Unterscheiden Sie eine fahrlässige, versuchte und vorsätzliche Tat.
5. Erläutern Sie die Bedeutung der Dokumentation im Haftungsrecht.
6. Nennen Sie fünf Einrichtungen der Versorgungsstrukturen des Gesundheits- und Sozialsystems.
7. Nennen Sie vier Beispiele für Akteure im Gesundheits- und Sozialsystem mit einer zugehörigen Aufgabe.
8. Beschreiben Sie zwei aktuelle gesamtgesellschaftliche Veränderungen mit ihren Auswirkungen auf die bestehenden Versorgungsstrukturen der Gesundheits- und Sozialsysteme.
9. Nennen Sie die fünf Säulen der Sozialversicherung mit ihrer Zielsetzung.
10. Beschreiben Sie das Prinzip der Subsidiarität.
11. Beschreiben Sie, wie die Einschätzung der Pflegebedürftigkeit erfolgt.
12. Definieren Sie den Begriff der DRG-Fallpauschalen.
13. Nennen Sie drei Kritikpunkte an den DRGs.
14. Beschreiben Sie drei Handlungs- und Entscheidungsspielräume in einem Abrechnungssystem Ihrer Wahl.
15. Nennen Sie fünf mögliche Inhalte von Leitlinien zur ökologischen und ökonomischen Gestaltung.
16. Beschreiben Sie drei Möglichkeiten von Pflegefachpersonen, bei der Konzeption von Leitlinien mitzuwirken.

Entwicklung des beruflichen Selbstverständnisses (➤ 4.4)

1. Nennen Sie die drei Bereiche der Medienkompetenz.
2. Nennen Sie je drei analoge und digitale Lernmedien.
3. Nennen Sie vier Beispiele für moderne Informations- und Kommunikationsmittel im pflegerischen Kontext.
4. Nennen Sie fünf Lerntechniken.
5. Nennen Sie je drei Gründe für und gegen das lebenslange Lernen.
6. Unterscheiden Sie die Begriffe Fort- und Weiterbildung anhand von vier Aspekten.

7. Nennen Sie je vier Effekte des Reflektierens auf die Persönlichkeitsentwicklung und die Praxis.
8. Nennen Sie die Schritte des ALACT-Reflexionsmodells.
9. Nennen Sie fünf Kennzeichen guter Reflexion.
10. Nennen Sie vier Anzeichen von Über- und Unterforderung.
11. Beschreiben Sie fünf Maßnahmen zum Umgang mit Über- und Unterforderung.
12. Nennen Sie mindestens fünf Maßnahmen zur Reduktion körperlicher Belastungen.
13. Nennen Sie je drei Maßnahmen des instrumentellen, mentalen und regenerativen Stressmanagements.
14. Nennen Sie die sieben Burn-out-Phasen nach Burisch.
15. Nennen Sie je drei Maßnahmen auf individueller und auf organisatorischer Ebene zum Umgang mit Mobbing.
16. Erläutern Sie die Kernaussagen des Allgemeinen Gleichbehandlungsgesetzes im Zusammenhang mit sexueller Belästigung.
17. Nennen Sie vier informelle Unterstützungsangebote für Pflegefachpersonen.
18. Unterscheiden Sie die Supervision und die Mediation anhand der Anwendung.
19. Beschreiben Sie den Anwendungsbereich der Kollegialen Beratung.
20. Nennen Sie drei Gründe für die Bedeutsamkeit der Auseinandersetzung mit der Geschichte des Pflegeberufs.
21. Nennen Sie fünf Erkenntnisse, die Pflegefachpersonen aus der Zeit des Nationalsozialismus gewinnen können.
22. Erläutern Sie die Entwicklung des Pflegeberufs als Frauenberuf.
23. Definieren Sie den Begriff der Profession.
24. Nennen Sie fünf Merkmale des merkmalstheoretischen Professionalisierungsansatzes.
25. Erläutern Sie das Verständnis des handlungsorientierten Professionalisierungsansatzes.
26. Nennen Sie die Vorbehaltsaufgaben von Pflegefachpersonen.
27. Erläutern Sie, ob ein Arbeitgeber Vorbehaltsaufgaben an andere Berufsgruppen als Pflegefachpersonen delegieren darf.
28. Nennen Sie fünf Argumente für die Errichtung von Pflegekammern.
29. Erläutern Sie den Zusammenhang von Gewerkschaften und Streik.

4.5.2 Lernsituationen (➤ 4.5.4)

Qualitätsmangel bei der Entlassung

Lernsituation

Qualitätsmangel bei der Entlassung

Die Wöchnerinnenstation des Städtischen Klinikums hatte lange Zeit einen guten Ruf genossen. Infolge diverser Umstrukturierungsmaßnahmen hat das Image gelitten. Die Wochenbettstation wird unter werdenden Müttern nicht mehr ausnahmslos empfohlen. Auf der

Station arbeiten viele neue Mitarbeiter, so auch Heike Frisch, die vor vier Wochen ihre Aufgabe als Stationsleitung aufgenommen hat. Derzeit ist sie damit beschäftigt, das Einarbeitungskonzept zu überarbeiten. Außerdem möchte sie das funktionsorientiere Pflegesystem optimieren, da die Aufgabenverteilung nicht immer klar ist und delegierte Aufgaben nicht immer erledigt werden.
Larissa Bender, 23 Jahre, hat vor fünf Tagen ihren Sohn Maximilian im Städtischen Klinikum per Kaiserschnitt geboren und wurde anschließend auf der Wöchnerinnenstation aufgenommen. Heute ist die Entlassung geplant. Frau Bender hat große Sorgen, da das Stillen nicht immer funktioniert. Zudem klagt sie bei Bewegung über Schmerzen im Unterleib, sodass es ihr schwerfällt, Maximilian zu tragen oder zur Toilette zu gehen. Seit gestern fühlt sie sich stark niedergeschlagen. Sie fühlt sich uninformiert, wie es mit der Nachsorge weitergeht, und äußert gegenüber der Pflegefachperson Tanja Giesing nach dem Frühstück, dass sie Angst vor der Entlassung habe. Diese gibt genervt an, nicht zuständig zu sein. Das abschließende Arztgespräch steht noch aus.
Die Stationsleitung Frau Frisch weiß um die Qualitätsmängel im Entlassungsmanagement und beschließt, eine interdisziplinäre Arbeitsgruppe zur Erstellung eines hausinternen Standards zu bilden.

Aufgabenstellung

Qualitätsmangel bei der Entlassung

1. Arbeiten Sie aus der Fallsituation vier Aspekte heraus, die auf eine reduzierte Pflegequalität hinweisen bzw. darauf Einfluss nehmen.
2. Entwickeln Sie ein mögliches Vorgehen für die interdisziplinäre Arbeitsgruppe zur Erstellung eines hausinternen Standards zur Verbesserung des Entlassungsmanagements anhand des PDCA-Zyklus.
3. Expertenstandards orientieren sich in ihrem Aufbau an den Qualitätsdimensionen nach Donabedian. Erläutern Sie die Begriffe Struktur-, Prozess- und Ergebnisqualität. Beschreiben Sie je drei Aspekte der Struktur-, Prozess- und Ergebnisqualität, die in der Fallsituation im Zusammenhang mit dem Expertenstandard Entlassungsmanagement in der Pflege stehen können.
4. Die Stationsleitung Heike Frisch möchte das bestehende funktionsorientierte Pflegesystem optimieren. Argumentieren Sie, welches Pflegesystem Ihrer Ansicht nach für die Wöchnerinnenstation geeignet wäre.
5. In der Fallsituation wird beschrieben, dass delegierte Aufgaben nicht immer erledigt werden. Nennen Sie drei Voraussetzungen für eine gelungene Delegation.
6. Eine Einarbeitung dient der organisatorischen Einführung und sozialen Eingliederung in das Arbeitsfeld. Nennen Sie auf fachlicher, sozialer und werteorientierter Ebene je ein Beispiel für einen Bestandteil für das Einarbeitungskonzept der Wöchnerinnenstation.

7. Identifizieren Sie zwei Instrumente des Qualitätsmanagements, die in der Fallsituation, neben der Etablierung eines Standards, genutzt werden könnten. Begründen Sie Ihre Antwort.
8. Die Stationsleitung Frau Frisch beschließt, mit Frau Giesing bezüglich ihres Verhaltens ein Reflexionsgespräch zu führen. Erläutern Sie, inwiefern der Reflexionszyklus nach Gibbs dabei behilflich sein kann.

Hohe Belastung im Pflegeheim

Lernsituation

Hohe Belastung im Pflegeheim

Im Pflegeheim St. Augustus werden auf drei Stockwerken 76 Bewohner in drei Wohnbereichen betreut. In jedem Team arbeiten Pflegende mit unterschiedlichen Qualifikationsniveaus: Pflegefachpersonen, Altenpfleger, Altenpflegehelfer, Betreuungskräfte und FSJler. Im Wohnbereich des zweiten Stocks werden hauptsächlich demenziell erkrankte Menschen betreut. Der Pflegeaufwand und die Belastung sind hoch.
Derzeit sind zwei Pflegende krankheitsbedingt ausgefallen. Während eine Kollegin zunehmend körperliche Beschwerden v. a. im Bereich des Rückens angegeben hatte, wird bei der anderen ein Burn-out vermutet. Die Pflegenden auf der Station geben an, unter hohem Stress zu leiden. In der Übergabe diskutieren Pflegefachfrau Sarah Stern und Pflegefachmann Niklas Metzger, dass es so nicht weitergehen könne. Sie fühlen sich von ihrer Stationsleitung und der Politik im Stich gelassen. In ihren Augen wird ihre Arbeit nicht ausreichend belohnt und wertgeschätzt. Gemeinsam überlegen sie, wie sie die Situation im Team verbessern können und welche Möglichkeiten sie haben, um politisch aktiv zu werden.

Aufgabenstellung

Hohe Belastung im Pflegeheim

1. Identifizieren Sie die Belastungssituationen in der Fallsituation und ordnen Sie diese der Makro-, Meso- und Mikroebene zu.
2. Erörtern Sie, inwiefern die Diskussion von Frau Stern und Herrn Metzger Bestandteil einer Übergabe ist.
3. Entwickeln Sie einen Leitfaden für den Ablauf einer Übergabe.
4. Entwickeln Sie ein mögliches Unterstützungsangebot für die Pflegenden im Pflegeheim St. Augustus.
5. Arbeitsschutzrechte sollen Belastungen entgegenwirken. Beschreiben Sie drei Anforderungen, die mit dem Arbeits- und Gesundheitsschutz einhergehen.
6. Die Pflegenden im Pflegeheim St. Augustus geben an, unter hohem Stress zu leiden. Erläutern Sie das transaktionale Stressmodell nach Lazarus und leiten Sie geeignete Maßnahmen zur Stressbewältigung für die Pflegenden ab.

7. Eine Pflegende ist derzeit infolge einer mutmaßlichen Burn-out-Erkrankung krankgeschrieben. Nennen Sie fünf Maßnahmen zur Burn-out-Prävention.
8. Frau Stern und Herr Metzger fühlen sich von ihrer Stationsleitung im Stich gelassen. Diskutieren Sie Aspekte, die für die Nutzung eines transformationalen Führungsstils sprechen.
9. Frau Stern und Herr Metzger diskutieren Möglichkeiten, um politisch aktiv zu werden. Unterscheiden Sie die Funktionen und Ziele von Berufsverbänden, Gewerkschaften und Pflegekammern.

„Es gibt viel zu tun …"

Lernsituation

„Es gibt viel zu tun …"

Das Team der gerontopsychiatrischen Station 2b wurde mit Tanja Schneider und Lorena Reznavic vor Kurzem verstärkt, beides Bachelorabsolventinnen in der Pflege. Neben der pflegerischen Versorgung sollen Frau Schneider und Frau Reznavic die Implementierung von Expertenstandards begleiten. Als Erstes soll der Expertenstandard Förderung der Harnkontinenz in der Pflege implementiert werden, da Pflegeempfängern auf der Station häufig transurethrale Katheter gelegt werden, obwohl keine Indikationsstellung vorliegt.

Seit der Einstellung von Frau Schneider und Frau Reznavic werden auf der Station vermehrt Grabenkämpfe zwischen den Pflegenden ohne und mit Bachelorabschluss geführt. So erfahren die zwei neuen Kolleginnen nur geringe Unterstützung. Vor Kurzem hat Tanja Schneider ihre Kollegin Sabine Trittmatter um Hilfe gebeten. Diese äußerte ihr gegenüber: „Das musst du doch selber können. Du bist ja schließlich studiert!" Daraufhin eskalierte die Situation, und Frau Schneider erwiderte: „Wenigstens bin ich professionell!"

Dieser Konflikt ist derzeit nicht das einzige Problem. Die Pflegedienstleitung hat die Stationsleitung Herbert Seeber darüber informiert, dass es auf Nachbarstationen zu Verletzungen der Schweigepflicht gekommen ist. Daher sollen die Mitarbeiter für das Thema sensibilisiert und die Arbeitsabläufe in Bezug auf Datenschutz und Schweigepflicht betrachtet werden. Herr Seeber beschließt, mit seinen Mitarbeitern eine außerordentliche Teamsitzung zur Annäherung und Bearbeitung der vorliegenden Themen anzuhalten. In der Überschrift der Einladung steht: „Liebe Kolleginnen und Kollegen, es gibt viel zu tun …"

Aufgabenstellung

„Es gibt viel zu tun …"

1. Identifizieren Sie die zentralen Problemstellungen in der Fallsituation.
2. Erarbeiten und benennen Sie Aufgaben zur Problemlösung für Herrn Seeber und sein Team der Station 2b zu den zentralen Problemstellungen in der Fallsituation.

3. Expertenstandards zählen zu den speziellen Instrumenten des Qualitätsmanagements für Pflegefachpersonen. Skizzieren Sie kurz den Inhalt des Expertenstandards „Förderung der Harnkontinenz in der Pflege". Gehen Sie hierbei auf die Einschätzung der Kontinenzsituation und auf geeignete Maßnahmen zu Kompensation einer Harninkontinenz ein.
4. Erörtern Sie den vorliegenden Konflikt bezüglich seines Gegenstands, der Austragung und der Ebene. Diskutieren Sie, in welcher Eskalationsstufe sich der Konflikt befindet.
5. Es existieren unterschiedliche Muster von Konfliktlösungen. Unterscheiden Sie hierbei einen Kompromiss von einem Konsens.
6. Im Streitgespräch zwischen Frau Schneider und Frau Trittmatter fällt das Wort Professionalität. Definieren Sie den Begriff Profession und unterscheiden Sie den merkmalsorientierten vom handlungsorientierten Professionalisierungsansatz.
7. Beschreiben Sie vier Maßnahmen, die Pflegefachpersonen zur Wahrung der Schweigepflicht ergreifen können. Nennen Sie drei Gründe, die eine Offenbarung von Privatgeheimnissen gestatten.

4.5.3 Lösungen zu den Wiederholungsaufgaben

Intra- und interprofessionelles Pflegehandeln (➢ 4.1)

1. Bei der Funktionspflege erfolgt die Arbeitsverteilung im stark fragmentierten Pflegeprozess aufgabenbezogen. Bei der Bereichspflege erfolgt die Arbeitsverteilung mit mittlerer Fragmentierung im Pflegeprozess schicht- und bereichsbezogen. Beim Primary Nursing erfolgt die Arbeitsverteilung fortlaufend und personengebunden im vollständig abgebildeten Pflegeprozess.
2. (1) Anordnungsverantwortung beim Delegierenden, d. h. Auswahl des Delegationsempfängers zur persönlichen und fachlichen Eignung, korrekte Instruktion und Überwachungspflicht; (2) Übernahmeverantwortung beim Delegationsempfänger, d. h. Reflexion, ob die Tätigkeit korrekt durchgeführt werden kann, sonst Remonstrationspflicht; (3) Durchführungsverantwortung beim Delegationsempfänger, d. h. korrekte Durchführung der Tätigkeit.
3. Casting, Spontanbericht, Schlüsselfrage, Methodenauswahl, Beratung, Abschluss und Ausblick.
4. (1) Schonstrategie mit begleiteter Einarbeitungsmaßnahme mit schrittweiser und strukturierter Heranführung; (2) Entwurzelungsstrategie mit Übertragung schwerer und (beinahe) unlösbarer Aufgaben; (3) „Ins kalte Wasser werfen" mit sofortiger und umfänglicher Übernahme sämtlicher Tätigkeiten ohne konzeptionelle Grundlage.
5. Regelgeleitetes Handeln durch Wissen und Fähigkeiten, situativbeurteilendes Handeln durch vertiefte Wahrnehmung und Einfühlungsvermögen, reflektierende Einschätzung durch bewussten Umgang mit der subjektiven Situation und der bewussten Auseinandersetzung mit der

eigenen Person, aktiv-ethisches Handeln durch Ausprägung persönlicher Stärke und Aufzeigen von Verstößen gegen Werte.

6. Benennung klarer Zuständigkeiten, Austausch mit den Praxisanleitern, Erläuterung von Abläufen, Orientierung im Arbeitsbereich geben, Integration ins Team, Aufgeschlossenheit und Bereitschaft signalisieren, Kenntnis zum aktuellen pflegewissenschaftlichen Wissen besitzen.
7. Der Dienstplan ist ein Instrument der Personal- und Einsatzplanung. Der Schichtablauf beschreibt den schichtbezogenen Tagesablauf mit direkten und indirekten pflegerischen Aufgaben und Zuständigkeiten.
8. Autokratischer, partnerschaftlicher und der Laisser-faire-Führungsstil.
9. Zielkonflikt als Uneinigkeit bezüglich der Ziele; Wertekonflikt als Uneinigkeit bezüglich ethischer Überzeugungen, Glaubensfragen und Werte; Verteilungskonflikt als Uneinigkeit bezüglich der gerechten Verteilung von Ressourcen; Beziehungskonflikt als Uneinigkeit bezüglich der Akzeptanz und Anerkennung der eigenen Grundbedürfnisse vom anderen.
10. Reduktion von Versorgungsbrüchen, Reduktion von Problemen zwischen den Sektoren durch Verbesserung der Kommunikation, nachversorgende Einrichtungen benötigen spezifische Informationen, Reduktion des Drehtüreffekts mit Reduktion der Belastungen, Risiken und Kosten.
11. Beim initialen Assessment erfolgt eine Erhebung des poststationären Versorgungsbedarfs bei allen Patienten. Beim differenzierten Assessment erfolgt die Erhebung speziell bei Patienten mit poststationärem Versorgungsbedarf.
12. Einbezug des Patienten in die Planung und Entscheidungen, Durchführung von Maßnahmen zur Schulung, Beratung und Information, zeitnahe Entlassungsplanung und Terminweitergabe, Organisation von Hilfsmitteln und Dienstleistungen, rechtzeitige Information der nachversorgenden Einrichtung, Überleitungsbögen nutzen, 24 Std. vor der Entlassung den Prozess auf Vollständigkeit überprüfen.
13. Inhaltlich-fachliche Vorbereitung, vorbereitende Tätigkeiten wie Bereitstellung von Materialien, pflegerisch-fachliche Perspektive einbringen, gemeinsame Festlegung von Therapie- und Pflegeentscheidungen, Nachbereitung der Visite durch Überprüfung der Anordnungen.
14. Compliance (Therapietreue) ist die Einhaltung von außen bestimmter Therapie- und Behandlungspläne. Adhärenz ist die Einhaltung gemeinsam gesetzter Therapie- und Behandlungspläne.
15. Integration des Pflegeempfängers in die Pflegeprozessplanung, Bedürfnisse und Vorstellungen erheben, Abläufe der Einrichtungen an die individuellen Bedürfnisse anpassen, Etablierung von Maßnahmen zur Tagesgestaltung mit Berücksichtigung der Biografie, adressatengerechte Information, Schulung und Beratung, gemeinsame Terminplanung, individuelle Situation bei der Entlassung und Verlegung berücksichtigen.
16. Auf der Systemebene initiiert und organisiert der Case-Manager fallübergreifende Versorgungsnetzwerke. Auf der Fallebene hält er das Unterstützungssystem mit Orientierung an den individuellen Bedürfnissen aufrecht.
17. Der Case-Manager vertritt in seiner anwaltlichen Funktion die Interessen seines Klienten und erhöht damit seine Handlungsfähigkeit. In seiner

vermittelnden Funktion verhandelt er mit Anbietern und vermittelt die passenden Angebote. In seiner selektierenden Funktion steuert und überwacht er den Prozess u. a. zu ökonomischen Gesichtspunkten.

18. In der Klärungsphase findet ein Erstgespräch zur Klärung der Notwendigkeit statt. Es werden Vereinbarungen getroffen. Im Assessment werden die Bedarfe, Problemlagen und Ressourcen festgestellt. In der Serviceplanung werden Ziele und Unterstützungsleistungen festgelegt. So werden u. a. Zuständigkeiten geklärt und eine Zeitplanung erstellt. Beim Linking werden passende Unterstützungsangebote vermittelt. Das Monitoring dient der Fallsteuerung, Sicherung und Überprüfung der Unterstützungsangebote. Die abschließende Evaluation dient der Bilanzierung und Bewertung sowie als Abschluss der Unterstützungsleistung.
19. Zielsetzungen des Expertenstandards Entlassungsmanagement in der Pflege sind u. a. die Gewährleistung einer kontinuierlichen Versorgung, die Erstellung einer detaillierten, verpflichtenden und standardisierten Entlassungsplanung für alle Patientengruppen und das Entgegenwirken der Entstehung von Versorgungsbrüchen.
20. Mit dem Expertenstandard werden Verfahrensregeln für ein multiprofessionelles Entlassungsmanagement formuliert. Dies beinhaltet organisatorische Aspekte wie das Vorliegen eines Ablaufplans und fachlich-inhaltliche Aspekte wie die Festlegung eines standardisierten Vorgehens zur Einschätzung des poststationären Versorgungsbedarfs. Die systematische Einschätzung des poststationären Versorgungsrisikos erfolgt durch ein initiales, kriteriengeleitetes Assessment zur Identifikation, das innerhalb von 24 Std. nach der Aufnahme durchgeführt wird. Anschließend wird ggf. ein differenziertes Assessment zur konkreten Beschreibung des poststationären Versorgungsbedarfs genutzt. Für jeden Pflegeempfänger wird eine individuelle Entlassungsplanung entwickelt.

Qualitätsmanagement (➤ 4.2)

1. Qualität ist der Grad, in dem eine Gesamtheit von Merkmalen zuvor festgelegten Erfordernissen entspricht. Pflegequalität ist der Grad der Übereinstimmung zwischen der geleisteten Pflege und den Erwartungen an die Pflegeleistung.
2. Qualitätsentwicklung ist ein für Pflegefachpersonen im SGB XI rechtlich verankertes Anliegen: Pflegefachpersonen wirken an Qualitätssicherung und -prüfung mit und Expertenstandards gelten als verbindliche Grundlage zur Leistungserbringung.
3. Die vier Stufen der Pflegequalität nach Fiechter und Meier sind: Stufe 0 = gefährliche Pflege, d. h. Schädigung des Pflegeempfängers oder Gefährdung durch Fehler, Unterlassung; Stufe 1 = sichere Pflege, d. h., Pflege entspricht minimalen Anforderungen; Stufe 2 = angemessene Pflege, d. h., Bedürfnisse und Gewohnheiten werden berücksichtigt; Stufe 3 = optimale Pflege, d. h. Einbezug des Pflegeempfängers und der Angehörigen in den Pflegeprozess, vollumfängliche Orientierung am Individuum.
4. Plan (planen), Do (umsetzen), Check (überprüfen), Act (agieren).

5. Funktion nach innen, z. B. Orientierung für Mitarbeiter, Richtschnur für das persönliche Handeln, Entscheidungshilfe, z. B. bei ethischen Fragestellungen, institutionelles Selbstverständnis, Erhöhung der Versorgungskontinuität; Funktion nach außen, z. B. Marketing zur (über-)regionalen Positionierung, Orientierung für potenzielle Bewerber und Kunden.
6. Information der Pflegeempfänger über Beschwerdemöglichkeit und Ermutigung zur Nutzung, Annahme der Beschwerde, Bearbeitung und Reaktion auf die Beschwerde nach außen, Bearbeitung und Reaktion auf die Beschwerde nach innen.
7. Orientierung für neue Mitarbeiter, Sicherung der Pflegequalität, überprüfbares Leistungsniveau, festgelegte Norm.
8. Datenschutz, Authentizität und Urkundenstatus, Sicherheit und Eindeutigkeit.
9. Bei der internen Qualitätssicherung werden einrichtungseigene Strukturen genutzt, bei der externen einrichtungsunabhängige.
10. Mitwirkung bei den allgemeinen und speziellen Instrumenten des Qualitätsmanagements, Berücksichtigung von Pflegestandards, Dokumentation, Mitwirkung bei internen oder externen Audits, Befragung und Beobachtung der Pflegeempfänger auf Zufriedenheit.

4

Versorgungskontexte und Systemzusammenhänge (➤ 4.3)

1. Relevante Inhalte sind z. B. (1) Schutz der Berufsbezeichnung (§ 1 PflBG), d. h., nur mit abgeschlossener Berufsausbildung bzw. Studium darf man sich Pflegefachmann/-frau nennen; (2) Formulierung vorbehaltener Tätigkeiten (§ 4 PflBG), d. h. Benennung von Aufgaben, die ausschließlich Pflegefachpersonen durchführen dürfen; (3) Umsetzung der Praxisanleitung (§ 4 PflAPrV) u. a. mit der Notwendigkeit zur fortlaufenden Fortbildung und einer gesetzlich definierten Untergrenze für Anleitungszeit im Ausbildungsverlauf.
2. Das Arbeitszeitgesetz verfolgt das Ziel, Überstunden und Gesundheitsschäden zu verhindern, indem z. B. geregelt wird, wie lange am Stück gearbeitet werden darf und welche Pausenregelungen einzuhalten sind. Das Jugendschutzgesetz verfolgt das Ziel, die ungestörte Entwicklung des Jugendlichen zu sichern, indem z. B. die gesamtzulässige Arbeitszeit definiert wird. Das Mutterschutzgesetz verfolgt das Ziel, die (werdende) Mutter und das (ungeborene) Kind zu schützen, indem z. B. bestimmte Aufgaben im Berufsfeld nicht länger ausgeübt werden dürfen. Das Pflegezeitgesetz zielt auf die Freistellung bei Pflegebedürftigkeit eines berufstätigen Angehörigen ab, sodass die informelle Pflege gestärkt und die Möglichkeit zur Organisation und Orientierung gegeben ist.
3. Eine Patientenverfügung kann z. B. beim Ergreifen von Maßnahmen zur Schmerzlinderung, beim Umgang mit Flüssigkeits- und Nahrungsgabe am Lebensende oder bei der Entscheidung zur Durchführung von Reanimationsmaßnahmen zur Anwendung kommen.
4. Bei einer fahrlässigen Straftat wird die Sorgfalt verletzt. Somit ist das Ergebnis ungewollt, aber vermeidbar, z. B. Unachtsamkeit bei der Medika-

mentenausgabe mit einem Medikamentenirrtum und einer daraus resultierenden Gesundheitsschädigung. Bei einer versuchten Straftat wird die Tat nicht vollendet, oder ein Taterfolg bleibt aus, z. B. ein Kollege hält einen anderen davon ab, eine Straftat zu vollenden, oder eine versuchte Patiententötung durch die Injektion eines todbringenden Medikaments bleibt erfolgslos. Bei einer vorsätzlichen Straftat wird wissentlich und willentlich eine Straftat begangen, z. B. gezielte Gewalteinwirkung.
5. Die Dokumentation hat bei korrekter Führung eine haftungsentlastende Funktion. Bei fehlender oder mangelhafter Dokumentation, bei einem offensichtlichen und groben Behandlungsfehler, bei Unfähigkeit zur Handlung dreht sich die Beweislast um (Beweislastumkehr). Pflegebedürftige haben das Recht auf Einsicht in die Behandlungsdokumentation.
6. Die fünf Einrichtungen der Versorgungsstrukturen des Gesundheits- und Sozialsystems sind Krankenhäuser, ambulante Pflegedienste, stationäre Pflegeeinrichtungen, Vorsorge- und Rehabilitationseinrichtungen, palliativmedizinische Stationen und Hospize.
7. Akteure im Gesundheits- und Sozialsystem sind u. a. (1) Bundesministerium für Gesundheit (BMG), u. a. mit der Aufgabe der Gesetzgebung und Formulierung von Vorschriften; (2) Institute und Behörden wie das Robert Koch-Institut (RKI), u. a. mit der Aufgabe des Infektionsschutzes; (3) Krankenkassen, u. a. mit den Aufgaben, die Bürger zu versichern und den Zugang zu Leistungen herzustellen; (4) Patientenorganisationen, u. a. mit der Aufgabe der gegenseitigen Beratung und Unterstützung zur Selbsthilfe.
8. Demografische Veränderungen mit einer zunehmend älter werdenden Gesellschaft führen zu einem Anstieg der Pflegebedürftigen, Versorgungsengpässen und zu einer ökonomischen Belastung für das Gesundheits- und Pflegesystem. Mit dem medizinisch-technischen Fortschritt geht eine Verbesserung der Lebensbedingungen und Erhöhung der Lebenserwartungen einher, was z. B. zu einem längeren Leben mit (mehreren) Krankheiten und einer Zunahme von Digitalisierungsprozessen in den Einrichtungen führt.
9. Die Säulen der Sozialversicherung mit ihrer Zielsetzung sind: Krankenversicherung zur Absicherung von Krankheitsrisiken und ihren Folgen, Pflegeversicherung zur Absicherung des Risikos der Pflegebedürftigkeit, Rentensicherung zur Absicherung der Altersvorsorge, Arbeitslosenversicherung zur Unterstützung arbeitssuchender Personen, Unfallversicherung zur Absicherung bei kurz- oder langfristigen Unfallfolgen.
10. Das Prinzip der Subsidiarität meint, dass auch der Pflegeempfänger bzw. dessen Angehörige einen Teil zur Leistung beizutragen haben, z. B. durch Heranziehen von Familienvermögen oder der Sozialhilfe. Daneben wird hierbei die Reihenfolge der Maßnahmen bestimmt: Vor vollstationärer Versorgung sollen so teilstationäre oder häusliche Angebote genutzt werden sowie vor Pflegeleistung die Rehabilitation oder Prävention.
11. Die Einschätzung, welcher Grad an Pflegebedürftigkeit vorliegt, erfolgt durch das Neue Begutachtungsassessment (NBA) zur Feststellung der Pflegebedürftigkeit. Das NBA besteht aus acht Modulen, z. B. Mobilität, kognitive und kommunikative Fähigkeiten, Verhaltensweisen und psychische Problemlagen, Selbstversorgung, Bewältigung krankheits- oder

therapiebedingter Anforderungen. In jedem Modul wird eine Beurteilung der Selbstständigkeit vorgenommen: selbstständig bis hin zu unselbstständig. Es folgt eine Einteilung in fünf Pflegebedürftigkeitsgrade: geringe, erhebliche, schwere, schwerste Beeinträchtigung oder schwerste Beeinträchtigung der Selbstständigkeit mit besonderen Anforderungen.

12. Die DRG-Fallpauschale ist ein/e pauschalisierter Vergütungsanspruch/-leistung bei einer stationären Behandlung, z. B. Geldbetrag je behandelter Appendizitis oder je Geburt.
13. Kritikpunkte an den DRGs sind u. a.: ökonomische Überlegungen stehen gesundheitlich-erforderlichen z. T. gegenüber, Verlust für Krankenhäuser bei aufwändigen Behandlungsverläufen, kürzere Verweildauern mit „blutigen" Entlassungen und Genesungsprozessen zu Hause oder in nachversorgenden Einrichtungen, Gefahr der Überversorgung.
14. Es wird das Abrechnungssystem des Pflegekomplexmaßnahmenscores (PKMS) näher betrachtet: Der Pflegekomplexmaßnahmenscore ist ein System zu Abbildung aufwändiger Pflegeleistungen. Sie werden auf Normalstationen genutzt, um einen überdurchschnittlichen Aufwand in den Leistungsbereichen Körperpflege, Ernährung, Ausscheidung, Bewegung oder Kommunikation zu dokumentieren. Handlungs- und Entscheidungsspielräume sind z. B. Identifikation möglicher aufwändiger Pflegesituationen und pflegefachliche Entscheidung bezüglich ihrer Feststellung, Dokumentation ab der Aufnahme, leistungstägliche Erfassung.
15. Mögliche Inhalte von Leitlinien zur ökologischen und ökonomischen Gestaltung sind z. B. Umsetzung nachhaltiger Strategien, nachhaltige Finanzierung, Generierung von Strukturen zur wohnortnahen und bedarfsgerechten Versorgung, Erhöhung des Stellenwerts der Prävention und Gesundheitsförderung.
16. Möglichkeiten von Pflegefachpersonen, bei der Konzeption von Leitlinien mitzuwirken, sind u. a. Identifikation von wiederkehrenden Situationen, die einer verbindlichen Regelung bedürfen, Einbringen der unverzichtbaren pflegefachlichen Perspektive, Anwendung von wissenschaftlichen Methoden, Recherche nach bestehenden Leitlinien.

Entwicklung des beruflichen Selbstverständnisses (> 4.4)

1. Medienwissen, Bewertung der Medien, Medienhandeln.
2. Analoge Lernmedien sind Lehrbücher, Fachbücher, Fachzeitschriften; digitale Lernmedien sind Lernplattformen, E-Books, Datenbanken.
3. Moderne Informations- und Kommunikationsmittel im pflegerischen Kontext sind elektronische Patientenakten, Krankenhausinformationssysteme u. a. zur Dokumentation und Informationsverarbeitung, Systeme zur Speicherung von Bildern, z. B. Wundmanagement, Robotik und Telemonitoring.
4. Lerntechniken sind z. B. Lernkartei zum Verinnerlichen, Selbsttests zum Überprüfen, Wiederholen (laut sprechend mit Bewegung) zum Verinnerlichen, Strukturlegeplan, um Zusammenhänge zu erkennen, PQ4R-Methode zum Textverständnis.

5. Gründe für das lebenslange Lernen sind z. B. kurze Halbwertszeit des Wissens, komplexer werdende berufliche Anforderungen, verbesserte persönliche Perspektive; Gründe gegen das lebenslange Lernen sind z. B. zusätzliche Belastung und Verdichtung im Arbeitsumfeld, berufliche Ziele rücken in den Vordergrund, während persönliche Ziele in den Hintergrund rücken, breites und tiefes Lernen sind neben der Dauer wesentliche Faktoren.
6. Eine Fortbildung ist im Gegensatz zu einer Weiterbildung kürzer, sie dient der Auffrischung und nicht der Vertiefung, hat nur einen geringen Einfluss auf eine neue Tätigkeit, keinen Einfluss auf eine höhere Bezahlung und schließt mit einer Teilnehmerbescheinigung ab, während am Ende einer Weiterbildung ein Zertifikat ausgestellt wird.
7. Effekte auf die Persönlichkeitsentwicklung sind z. B. Erhöhung der Handlungskompetenz, der Stresstoleranz, der Fähigkeit zur Selbsteinschätzung und die zunehmende Identifikation mit dem Beruf; Effekte auf die Praxis sind z. B. verbesserte Identifikation von Problemstellungen und Zielfindung, Effektivitäts- und Effizienzsteigerung, verbesserte Fehlerkultur.
8. Handlung, Rückblick, Bewusstwerdung essenzieller Aspekte, Entwicklung alternativer Handlungsmöglichkeiten, Erprobung.
9. Realistischen Aktionsplan aufzeigen, offene Fragestellungen nutzen, sachliche Beobachtung und Beschreibung, keine vorschnellen Urteile, Perspektivenwechsel vornehmen.
10. Konzentrationsstörungen, Ängste, reduzierte Motivation, Erschöpfung, Ersatzhandlungen.
11. (1) Situationsanalyse von Über- und Unterforderung, z. B. Zeit, Ursache, einhergehende Erscheinungen und Empfindungen, (2) Problem thematisieren, (3) Unterstützung bei Personen im Umfeld einholen, (4) eigene Bedürfnisse und Gesundheit in den Mittelpunkt stellen, (5) sich nicht unnötig mit anderen vergleichen.
12. Seine körperlichen Grenzen kennen, Hilfsmittel wie Lifter nutzen, sich Unterstützung holen, korrekte Arbeitshöhen beachten, z. B. Bett bei Positionierungen auf Hüfthöhe, Rückenschulen und Kinästhetik-Kurse besuchen, aktive Alltagsgestaltung und Sport zum Muskelaufbau.
13. Instrumentelles Stressmanagement ist z. B. Delegation von Aufgaben, Organisation optimieren; mentales Stressmanagement ist z. B. Leistungsgrenzen akzeptieren, Perspektivenwechsel herbeiführen; regeneratives Stressmanagement ist z. B. Bewegung und Sport, Entspannungsverfahren.
14. Anfangsphase, reduziertes Engagement, emotionale Reaktion, Abbau, Verflachung, psychosomatische Reaktion, Verzweiflung.
15. Individuelle Ebene, z. B. frühzeitig Grenzen setzen, Mobbingtagebuch führen; organisatorische Ebene, z. B. Aufklärung und Fortbildung, Ernennung eines Konflikt- oder Mobbingbeauftragten.
16. Das Allgemeine Gleichbehandlungsgesetz dient der Verhinderung und Beseitigung der Benachteiligung von Menschen. Es verbietet sexuelle Belästigung insbesondere am Arbeitsplatz, räumt der belästigten Person ein Beschwerderecht und sämtlichen Mitarbeitern den Anspruch auf geeignete vorbeugende und unterbindende Maßnahmen ein. Der Arbeitgeber hat eine Schutzpflicht.

17. Gespräche mit Arbeitskollegen, Freunden und der Familie, Nutzung von Sorgentelefonen, Lesen von Fachbeiträgen, Maßnahmen zur Kompensation und Bewältigung von Belastungen.
18. Die Mediation wird bei einem fortgeschrittenen Konflikt mit Bereitschaft zur Beilegung des Konflikts angewendet. Die Supervision wird z. B. zum Aufgreifen kollegialer Erfahrungen sowie bei berufs- und personenspezifischen Fragen angewendet.
19. Die Kollegiale Beratung als systematische Methode zur gegenseitigen kollegialen Unterstützung im Berufsalltag wird zur Bewältigung beruflicher Probleme auf kollegialer Ebene und zur Reflexion von Praxisfragen und -problemen angewendet.
20. Die Entwicklung eines kritischen Berufsverständnisses bedarf der Kenntnis über die Vergangenheit, z. B. Wiederholung von Fehlern wie in der NS-Zeit vermeiden, Lernen bedarf der Reflexion der Vergangenheit, Persönlichkeitsförderung und Förderung kritischen Denkens gelingen auch durch Auseinandersetzung mit der Vergangenheit.
21. Pflegende positionieren sich gegen Rechtsextremismus, Diskriminierung, Fremdenfeindlichkeit und (neo-)nationalsozialistische Ideologien, Pflege folgt als emanzipierter Beruf einem berufsethischen Verständnis, Pflegende reflektieren und hinterfragen Gegebenheiten, Pflegende reflektieren ihr persönliches Autoritätsverständnis, Pflegende tragen Verantwortung und geben sie nicht ab.
22. Der Pflegeberuf entwickelte sich als Frauenberuf in Abgrenzung zur Ärzteschaft durch hochschulische Bildung als Domäne der Männer. Das Rollenbild der Frau verschwamm zunehmend mit dem Berufsbild der Pflege, die christliche Tradition der aufopfernden Pflege und der Pflege als „Liebesdienst" für einen „Gotteslohn" festigte sich. Mit der Emanzipation der Frauen und dem aufkommenden Feminismus, begleitet durch Pflegewissenschaft und -forschung, emanzipierte sich auch zunehmend der Pflegeberuf.
23. Eine Profession ist eine bestimmte Art von Beruf, die sich durch spezifische Merkmale von anderen Berufen unterscheidet, indem sie zentralwertbezogene Leistungen erbringt, spezialisiertes Wissen vorweist und im Besitz von Autonomie und Kontrolle über die eigene Tätigkeit ist.
24. Spezialisiertes Wissen, soziale Orientierung im Sinne des Beitrags zum Gemeinwohl, Handlungsautonomie, Handlungsmonopol über den Arbeitsbereich, vorhandene Berufsethik, Selbstverwaltung, Berufsprestige.
25. Beim handlungsorientierten Professionalisierungsansatz ist die professionelle Handlung entscheidend. Pflegefachpersonen berücksichtigen neben Regeln u. a. den situativen Kontext und die individuelle Situation.
26. Die Erhebung und Feststellung des individuellen Pflegebedarfs, die Organisation, Gestaltung und Steuerung des Pflegeprozesses, die Analyse, Evaluation, Sicherung und Entwicklung der Qualität der Pflege.
27. Vorbehaltsaufgaben dürfen nicht an andere Berufsgruppen als Pflegefachpersonen delegiert werden. Überträgt oder duldet der Arbeitgeber die Übernahme der vorbehaltenen Tätigkeiten, können Geldbußen von bis zu 10.000 € die Folge sein.

28. Beschleunigung des Professionalisierungsprozesses, Definition pflegerischer Aufgaben- und Kompetenzprofile, Sicherung des Qualitätsniveaus pflegerischer Dienstleistungen, Verpflichtung zum lebenslangen Lernen durch Pflichtfortbildung, Überwachung der rechtmäßigen Berufsausübung, Standardisierung beweisgestützter Pflegeverfahren.
29. Ein rechtmäßig geführter Streik wird stets durch eine Gewerkschaft begleitet, sonst gilt er als „wilder Streik". Gewerkschaften übernehmen im Streikfall die Gehälter der Mitglieder.

4.5.4 Lösungen zu den Lernsituationen

Qualitätsmangel bei der Entlassung

Lösungsvorschlag zur Lernsituation

Qualitätsmangel bei der Entlassung

1. Aspekte, die auf eine reduzierte Pflegequalität hinweisen bzw. darauf Einfluss nehmen, sind:
   a) **Reduziertes Image in der Allgemeinbevölkerung,** da die Wöchnerinnenstation nicht mehr ausnahmslos empfohlen wird, z. B. auch wegen der Unhöflichkeit der Pflegefachperson gegenüber Frau Bender.
   b) **Potenziell reduzierte Einarbeitungsqualität** aufgrund eines fehlenden oder ungenügenden Einarbeitungskonzepts bei gleichzeitig vielen neuen Mitarbeitern.
   c) **Funktionsorientiertes Pflegesystem mit unklaren Zuständigkeiten** und Defiziten in der Delegation.
   d) **Unzureichendes Entlassungsmanagement,** u. a. sichtbar an der Situation von Frau Bender mit dem bestehenden Informationsdefizit.
   e) **Defizite in der Arbeitsorganisation** u. a. infolge Unklarheit zu Terminen wie dem Arztgespräch, neue Führungskraft mit Frau Frisch.
2. Ein mögliches Vorgehen für die interdisziplinäre Arbeitsgruppe zur Erstellung eines hausinternen Standards zum Thema Entlassungsmanagement könnte anhand des PDCA-Zyklus wie folgt aussehen:
   a) **Plan** *(planen):* (1) Analyse der Ist-Situation, z. B. bislang genutzte Checklisten und Dokumente; (2) Erwartungen von Mitgliedern des interdisziplinären Teams und der Pflegeempfänger erheben; (3) Ausarbeitung eines Verbesserungsplans, d. h. konkrete Erstellung eines Standards, u. a. mit der Einführung eines initialen und differenzierten Assessments zur Erhebung eines poststationären Selbstversorgungsdefizits, Klärung von Zuständigkeiten im Entlassungsmanagement, Erstellung von Checklisten zur vollumfänglichen Entlassungsvorbereitung, Planung von Fortbildungsmaßnahmen zu den Inhalten des neuen Standards; (4) Formulierung von Zielen, z. B. Entlassungstermine sind frühzeitig geplant, Zeitpunkt und Gesichtspunkte zur Prüfung der Entlassungsfähigkeit sind festgelegt, Termine für abschließende Arztgespräche stehen fest.

4

b) **Do** *(umsetzen):* Durchführung qualitätsverbessernder Maßnahmen, d. h. Standard wird erstellt und eingeführt, Checklisten und andere Formulare werden etabliert, Fortbildungen und Informationsveranstaltungen zum Thema Entlassungsmanagement finden statt.
c) **Check** *(überprüfen):* Messung des Ergebnisses und Überprüfung der Zielerreichung, z. B. durch Befragung der Patientenzufriedenheit, Evaluation der Praktikabilität der neu etablierten Maßnahmen durch das interdisziplinäre Team, Vollständigkeit der Checklisten und Formulare.
d) **Act** *(agieren):* Standardisierung des Ergebnisses bei erfolgreicher Zielerreichung, z. B. durch Aufnahme in das Einarbeitungskonzept, Anpassung der Maßnahme und ggf. Neubeginn bei verfehlter Zielerreichung.

3. Aspekte des Expertenstandards Entlassungsmanagement in der Pflege, die mit den Qualitätsdimensionen in Verbindung gebracht werden können, sind u. a.:
   a) **Strukturqualität** beinhaltet Bedingungen und Voraussetzungen einer Einrichtung, hat einen strukturellen Einfluss auf die Pflegeleistung: (1) Qualifikation der Pflegefachpersonen zum Thema Entlassungsmanagement, z. B. Vorkenntnisse zum Expertenstandard, Qualifikation als Case-Manager vorhanden; (2) Pflegesystem, z. B. Bereichspflegesystem oder Primary Nursing mit klarer Zuständigkeit; (3) bestehende interdisziplinäre Besprechungstermine, um Entlassungsentscheidungen zu erörtern.
   b) **Prozessqualität** beinhaltet Arbeitsprozesse und -abläufe, stellt die Umsetzung der Pflegeleistung dar: (1) Pflege nach Pflegestandards, z. B. Information, Beratung und Schulung nach festgelegten Kriterien; (2) Strukturierung der Arbeit durch Einhaltung von Prozesspfaden, Schritten und Tätigkeiten, die bis zur Entlassung zu erfolgen haben; (3) Benennung von Zuständigkeiten und Hierarchien, indem die Pflegefachperson eine koordinierende Schnittstellenfunktion einnimmt.
   c) **Ergebnisqualität** beinhaltet die Gesamtergebnisse der Leistung bzw. das anvisierte Ziel, stellt das qualitativ und/oder quantitativ gemessene Ergebnis dar: (1) Zufriedenheit der Patienten mit der Entlassung; (2) vollständige und korrekte Nutzung des initialen Assessments zur Einschätzung eines poststationären Versorgungsdefizits; (3) Häufigkeit der eingehaltenen und verschobenen Entlassungstermine.
4. Auf der Wöchnerinnenstation besteht derzeit ein funktionsorientiertes Pflegesystem. Dieses geht häufig mit Koordinationsproblemen und einem fehlenden Beziehungsaufbau mit den Pflegeempfängern einher. Insbesondere auf einer Wöchnerinnenstation ist der vertrauensvolle Beziehungsaufbau vor und nach der Geburt für das Wohlergehen der Mutter und des Neugeborenen entscheidend. Daher bietet sich das Pflegesystem der Bereichspflege an, da feste Bezugspersonen definiert werden und somit eine ganzheitliche Sicht mit größerem Handlungs- und Entscheidungsspielraum eingenommen werden kann. Beim Pflege-

system Primary Nursing wäre ein noch intensiverer Beziehungsaufbau möglich. Die kurzen Liegezeiten der Wöchnerinnen und die hohen Personalanforderungen stellen jedoch limitierende Faktoren dar.

5. Voraussetzungen für eine gelungene Delegation sind z. B. eine verständliche und präzise Verordnung, bestehende Qualifikation zur Übernahme, gegebene Bereitschaft zur Übernahme, arbeitsrechtliche Zulässigkeit der Maßnahme.
6. Bestandteile des Einarbeitungskonzepts auf der Wöchnerinnenstation sind auf fachlicher Ebene z. B. die Kenntnis zum neuen Standard zum Entlassungsmanagement; auf sozialer Ebene z. B. die Durchführung regelmäßiger, gemeinsamer Besprechungen oder gemeinsame Unternehmungen; auf werteorientierter Ebene z. B. Grundsätze in der Kommunikation mit Wöchnerinnen, um z. B. eine Situation, wie sie Frau Bender mit der genervten Pflegenden erlebt, zu vermeiden.
7. Instrumente des Qualitätsmanagements, die in der Fallsituation, neben der Etablierung eines Standards, genutzt werden könnten, sind z. B.:
   a) Beschwerdemanagement zur Systematisierung des Umgangs mit Beschwerden, da hierdurch die Zufriedenheit der Pflegeempfänger und ihre Partizipationsfähigkeit erhöht werden können. Daneben erfolgen eine Imageverbesserung in der Öffentlichkeit und eine Identifikation (unbekannter) Schwachstellen.
   b) Pflegevisite als strukturierte und regelmäßige Gesprächsangebote, da hierdurch die Organisation und Steuerung des Pflegeprozesses verbessert wird, die Kontrolle der erbrachten Pflegequalität erfolgen kann und der Pflegeempfänger z. B. bezüglich bestehender Informationsdefizite oder Sorgen vor einer nahenden Entlassung in Prozesse einbezogen werden kann.
8. Der Reflexionszyklus nach Gibbs hilft, den Reflexionsvorgang zu strukturieren und einen nachhaltigen Nutzen aus dem Reflexionsprozess zu ziehen. Frau Giesing hat in der Begegnung mit Frau Bender eine (1) initiale Erfahrung gesammelt. Diese kann sie im Gespräch zunächst (2) sachlich anhand von W-Fragen beschreiben. Danach kann sie ihre (3) Gefühle und Reaktion erläutern, z. B. dass sie gestresst war. Es besteht nun die Möglichkeit, die Situation (4) zu überprüfen, d. h. eine Bilanz zu ziehen, was gut und schlecht an der Erfahrung war. Im nächsten Schritt kann sie die Situation näher (5) analysieren, indem sie z. B. die Perspektive von Frau Bender einnimmt. Sie kommt zunächst zu einer (6) generellen Schlussfolgerung, z. B. das Verhalten von Pflegefachpersonen hat einen Einfluss auf die Pflegeempfänger. Danach kommt sie auf eine (7) spezifische Schlussfolgerung, z. B. „Mein Verhalten hat Frau Bender stark verunsichert, daraus lerne ich, dass ich meine Emotionen regulieren oder ein Nachgespräch suchen sollte.“ Nun kann sie noch einen (8) persönlichen Aktionsplan mit konkreten Handlungsschritten beschreiben, z. B. ein Seminar zum Thema Stress- und Emotionsregulation besuchen.

Hohe Belastung im Pflegeheim

Lösungsvorschlag zur Lernsituation

Hohe Belastung im Pflegeheim

1. In der Fallsituation lassen sich folgende Belastungssituationen identifizieren:
   a) Makroebene: Gratifikationskrise, da die Arbeit als nicht ausreichend belohnt und wertgeschätzt angesehen wird, Gefühl, im Stich gelassen zu werden
   b) Mesoebene: kritisierter Führungsstil und fragliche Führungsqualität, hohe körperliche Anforderungen
   c) Mikroebene: belastende Gefühle und Emotionen, Stress, Burn-out
2. Die Übergabe ist nicht die optimale Form zur Diskussion und Problemlösung von Belastungen. Natürlich sollen Störungen Beachtung finden und nicht vertagt werden. Eine erfolgreiche Bewältigung und Lösung benötigt aber auch den Raum und die Form, die sie verdient, z. B. eine Teamsitzung oder ein professionelles Unterstützungsangebot.
3. Ein Leitfaden für den Ablauf einer Übergabe kann wie folgt aussehen: Stammdaten *(z. B. Name, Alter)*, soziale Anamnese *(z. B. häusliche oder familiäre Situation)*, medizinische Haupt- und Nebendiagnosen mit Behandlung und Therapie, Pflegediagnosen mit Pflegezielen und Pflegemaßnahmen, aktuelle Situation *(z. B. ausstehende Tätigkeiten, Therapieveränderungen, Termine)*, sonstige wichtige Informationen *(z. B. Reanimation, Patientenverfügung)*.
4. Es besteht die Möglichkeit, unterschiedliche Unterstützungsangebote zu entwickeln:
   a) Mediation als Verfahren zur Konfliktlösung im Team oder mit der Stationsleitung zur gemeinsamen Identifikation von Schwachstellen und verbindlichen Lösungswegen.
   b) Kollegiale Beratung als systematische Methode zur gegenseitigen kollegialen Unterstützung im Berufsalltag. Dadurch können problembehaftete oder schwierige Situationen auf kollegialer Ebene diskutiert und gemeinsam bewältigt werden.
   c) Supervision als Unterstützungsinstrument und arbeitsweltbezogene Reflexionsform für Einzelne und Gruppen in Bezug auf berufliche Aufgaben, Rollen und Funktionen. Hierbei können die Zusammenarbeit im Team oder berufsspezifische Fragen erörtert werden.
5. Anforderungen, die mit dem Arbeits- und Gesundheitsschutz einhergehen, sind u. a.: Arbeitgeber ist verpflichtet, Maßnahmen des Arbeits- und Gesundheitsschutzes zu ergreifen (§ 1 ArbSchG). Arbeitsunfälle und arbeitsbedingte Gefahren sollen vermieden und Gesundheitsstörungen vorgebeugt werden. Der Arbeitgeber ist zur Durchführung einer Gefährdungsbeurteilung gesetzlich verpflichtet. Dazu zählen auch psychische Belastungen und Belastungen des Rückens wie in diesem Fall.
6. Im transaktionalen Stressmodell nach Lazarus wird die Rolle der Kognition und Emotion im Zusammenhang mit der Stresswahrnehmung und -reaktion beachtet. Daher könnten die Pflegenden ihre

Einstellungen und Gefühle z. B. zur Arbeit, zu den Kollegen oder zu den Pflegeempfängern reflektieren. Stress entsteht, wenn eine Situation als bedrohlich eingeschätzt wird und die zur Verfügung stehenden Kompetenzen als unzureichend zur Bewältigung eingeschätzt werden. Daher könnte es lohnenswert sein, sich seiner Kompetenzen bewusst zu werden sowie Grenzen zu erkennen und einzuhalten. In der Einschätzung eines Stressors kann der Versuch unternommen werden, eine andere Perspektive einzunehmen. Daneben können der Ablauf im Wohnbereich optimiert werden und Entspannungsverfahren bei der Regeneration behilflich sein.

7. Maßnahmen zur Burn-out-Prävention sind u. a. gesunde Lebensweisen (Ernährung, Sport, Bewegung, Schlaf), Erhöhung der Selbstaufmerksamkeit, z. B. Stresstagebuch als Frühwarnsystem, Erlernen von Entspannungsverfahren, Verbesserung des Zeitmanagements, Reflexion der persönlichen Erwartungen, Nähe und Resonanz zu Menschen, Umwelt, Spiritualität, Nutzung von Unterstützungssystemen, Maßnahmen zur Arbeits(zeit)organisation.
8. Der Führungsstil meint die Art und Weise von Menschen mit Führungsaufgaben, zu agieren und gegenüber ihren Mitarbeitern aufzutreten. Der transformationale Führungsstil ist Bestandteil des Full-Range-Leadership-Modells nach Bernhard M. Bass. Mit dem transformationalen Führungsstil wird das Ziel verfolgt, die Werte und Einstellungen der Mitarbeiter weg von egoistischen hin zu übergeordneten Zielen zu führen. Mitarbeiter sollen intrinsische Motivation erfahren, was zu einer Leistungssteigerung führen soll. Dazu werden die Techniken der vier „I" angewendet:
   a) **Individuelle Berücksichtigung:** Es werden individuelle Bedürfnisse berücksichtigt. Der Vorgesetzte tritt als Vorbild auf, zollt Anerkennung für die geleistete Arbeit und formuliert konstruktive Kritik.
   b) **Intellektuelle Stimulierung:** Es erfolgt eine Unterstützung bei der Problemidentifikation und -lösung durch Erfahrung und Intelligenz.
   c) **Inspirierende Motivation:** Es erfolgt Motivation auf einer emotionalen Ebene. Stolz für die Arbeit wird aufgebaut.
   d) **Idealisierter Einfluss:** Wichtige Werte und Überzeugungen werden kommuniziert.
9. Ein **Berufsverband** ist eine freie und unabhängige Interessenvertretung. Zu den Aufgaben zählen u. a. Förderung der Professionalisierung der Pflege, Berufsbelange z. B. in Politik, Behörden, vor Gericht oder der Öffentlichkeit vertreten, Positionierung zu aktuellen Ereignissen, z. B. Lohn- und Tariffragen, gesundheitspolitische Fragen, Initiierung von Maßnahmen zur Qualitätsentwicklung, Beratung der Berufsangehörigen, z. B. rechtlich, fachlich oder ethisch. Eine **Gewerkschaft** ist eine freiwillige Arbeitnehmervereinigung zur Regulierung der Arbeitsbedingungen. Zu den Aufgaben zählen die Aushandlung von Tarifverträgen und in diesem Zusammenhang die Verhandlung von Löhnen, Arbeitszeiten, Urlaubstagen sowie auch die Beratung zu arbeitsrechtlichen Fragen. Eine **Pflegekammer** ist ein Selbstverwaltungsorgan für

die Berufsgruppe der Pflegefachpersonen mit dem Ziel der Sicherstellung einer sachgerechten und professionellen Pflege. Zu den Aufgaben zählen u. a. der Erlass einer Berufsordnung, die Berufsaufsicht, die Regelungen zur Fort- und Weiterbildung, die Mitgestaltung und Abnahme von Prüfungen, der Einsatz von Gutachten und Sachverständigen, die Registrierung aller Pflegefachpersonen u. a. zur Sicherstellung einer bedarfsgerechten und lückenlosen Versorgung.

„Es gibt viel zu tun …"

Lösungsvorschlag zur Lernsituation

„Es gibt viel zu tun …"

1. Die zentralen Problemstellungen in der Fallsituation sind:
   a) **Reduzierte Pflegequalität** bezüglich der insuffizienten Inkontinenzversorgung der Pflegeempfänger, angezeigt durch die transurethralen Katheterisierungen ohne klare Indikationsstellung.
   b) **Konfliktbehaftete Kommunikationsabläufe** zwischen dreijährig ausgebildeten Pflegefachpersonen und solchen mit einem Bachelorabschluss sowie gestörte intradisziplinäre Zusammenarbeit, angezeigt u. a. durch den exemplarisch eskalierenden Kommunikationsprozess zwischen Frau Schneider und Frau Trittmatter.
   c) **Potenzielle Verletzungen der Schweigepflicht und des Datenschutzes** mit der Notwendigkeit einer Überprüfung und Sensibilisierung des Teams.
2. Aufgaben zur Problemlösung sind u. a. die Implementierung des Expertenstandards „Förderung der Harnkontinenz in der Pflege" begleitet durch entsprechende Fortbildungsmaßnahmen, die Konfliktlösung, z. B. durch Mediation, und die Erstellung von Verfahrensanweisungen sowie Information der Mitarbeiter zum Umgang mit patientenbezogenen Daten und den Grundsätzen zum Thema Schweigepflicht.
3. Der Expertenstandard „Förderung der Harnkontinenz in der Pflege" wurde vom Deutschen Netzwerk für Qualitätsentwicklung in der Pflege (DNQP) herausgegeben. Harnkontinenz wird als Fähigkeit, willkürlich und zu passender Zeit an einem geeigneten Ort die Blase zu entleeren, definiert. Darüber hinaus beinhaltet Kontinenz auch die Fähigkeit, Bedürfnisse zu kommunizieren, um Hilfestellungen zu erhalten. Ein Ziel des Expertenstandards ist u. a. die Erkennung und Analyse von Kontinenzproblemen und Erhebungsmethoden zur Einschätzung von Kontinenzproblemen. Diese Erhebung wird u. a. durch den Einsatz von Miktionsprotokollen, Fragen zur Kontinenzsituation und spezielle Tests, wie z. B. dem Pad-Test, gestützt. Aus den gesammelten Daten bilden Pflegefachpersonen ein individuelles Kontinenzprofil. Ein weiteres Ziel des Expertenstandards ist die Auswahl geeigneter Interventionen,

z. B. zur Kompensation einer Harninkontinenz. Hierzu zählt z. B. die bedarfsorientierte Auswahl von geeigneten Hilfsmitteln und deren Einsatz. Dabei müssen aufsaugende von ableitenden und auffangenden Hilfsmitteln unterschieden werden. Pflegefachpersonen legen Wert auf eine umfassende Hautpflege, um einer inkontinenzassoziierten Dermatitis (IAD) vorzubeugen. Die transurethrale Katheterisierung ist keine geeignete Methode zur Kompensation einer Harninkontinenz, da z. B. ein erhöhtes Infektionsrisiko besteht.

4. Beim **Konfliktgegenstand** handelt sich entweder um einen Verteilungskonflikt, da womöglich eine Uneinigkeit bezüglich der gerechten Verteilung von Ressourcen, z. B. im Sinne der Arbeitsverteilung oder Bezahlung, besteht. Oder es handelt sich um einen Beziehungskonflikt, da Uneinigkeit bezüglich der Akzeptanz und Anerkennung der eigenen Grundbedürfnisse vom anderen der Gegenstand des Konflikts ist. So könnte es sein, dass sich die dreijährig ausgebildeten Pflegefachkräfte gering geschätzt fühlen. Die **Konfliktaustragung** erfolgt offen, da die Interaktionsprozesse sichtbar sind. Derzeit bedienen sich die Konfliktpartner keiner institutionellen Mittel. Der Konflikt ist daher formlos und droht weiter auszuufern. Der Konflikt ist nicht produktiv, und es werden vermutlich zunehmend Arbeitsprozesse behindert. Daher ist es ein kalter Konflikt. Mit der konkreten Bezeichnung des Konfliktgegenstands könnte ein potenziell verschobener Konflikt hin zu einem echten gelenkt werden. Die **Konfliktebenen** sind zum einen die Interaktion, da es sich um einen Gruppenkonflikt unter Beteiligung mehrerer Personen handelt. Zum anderen die organisationale Ebene, da der Konflikt zwischen den beiden Subgruppen dreijährig examinierte Pflegefachpersonen und Pflegefachpersonen mit Bachelorabschluss ausgetragen wird. Die **Konflikteskalation** ist laut dem Stufenmodell nach Friedrich Glasl noch nicht so weit vorangeschritten. Die Positionen sind bereits verhärtet und ein zunehmendes Schwarz-Weiß-Denken hat Einzug gehalten. Allerdings wird noch miteinander kommuniziert. Gewaltvolle Taten, Entmenschlichungen und Drohungen sind bislang nicht vorgefallen. Somit wäre es möglich, dass sich der Konflikt noch in der Win-win-Phase auf der Stufe der Polarisierung und Debatte lokalisieren lässt.
5. Bei einem Kompromiss wird auf Teile der eigenen Ansätze und Einigung auf eine gemeinsame Schnittmenge verzichtet. Bei einem Konsens erfolgt eine Verhandlung zu einem Ergebnis, das allen Gegensätzlichkeiten gerecht wird. Damit wird eine für alle Beteiligten optimale Lösung erreicht.
6. Eine Profession ist eine bestimmte Art von Beruf (z. B. Ärzte oder Juristen), die sich durch spezifische Merkmale von anderen Berufen unterscheiden. Laut dem merkmalsorientierten Ansatz gehört man einer Profession an, wenn man gewisse Merkmale erfüllt, z. B. spezialisiertes Wissen, soziale Orientierung im Sinne des Beitrags zum Gemeinwohl, Handlungsautonomie, Handlungsmonopol über den Arbeitsbereich, vorhandene Berufsethik, Selbstverwaltung,

Berufsprestige. Laut dem handlungsorientierten Ansatz ist die professionelle Handlung entscheidend. Professionell handelt z. B., wer situativ zwischen Regelanwendung und Fallverstehen unterscheidet, die Lebenswelt des Pflegeempfängers respektiert, die subjektive Betroffenheit des Pflegeempfängers bei gleichzeitiger analytischer Distanz wahrnimmt, Regelwissen mit Wissen aus Forschung und Lehre überprüft, das eigene Tun theoretisch fundiert.

7. Maßnahmen zur Wahrung der Schweigepflicht sind: keine Dokumentationsunterlagen liegen lassen, keine Patientendaten ohne Einwilligung preisgeben, unbefugte Dritte bei sensiblen Gesprächen fortbitten, bei Auskünften am Telefon vorsichtig sein. Eine Offenbarung von Privatgeheimnissen ist möglich, wenn eine Einwilligung vorliegt, eine ernste Gefahr abgewendet werden kann oder eine gesetzliche Vorschrift dies erlaubt.

Anhang

Expertenstandards

Expertenstandard	Kapitel
Beziehungsgestaltung in der Pflege von Menschen mit Demenz	3.1.3
Dekubitusprophylaxe in der Pflege	1.1.4
Entlassungsmanagement in der Pflege	4.1.8
Erhaltung und Förderung der Mobilität	1.1.10
Ernährungsmanagement zur Sicherung und Förderung der oralen Ernährung in der Pflege	1.1.7
Förderung der Harnkontinenz in der Pflege	1.1.8
Förderung der Mundgesundheit in der Pflege	1.1.4
Pflege von Menschen mit chronischen Wunden	3.3.6
Schmerzmanagement in der Pflege	3.1.2
Sturzprophylaxe in der Pflege	1.1.10

Prophylaxen

Prophylaxe	Kapitel
Aspirationsprophylaxe	1.1.7
Dehydratationsprophylaxe	2.1.16
Dekubitusprophylaxe	1.1.4
Gewaltprophylaxe	2.1.3
Infektionsprophylaxe	3.3.2
Intertrigoprophylaxe	1.1.4
Kariesprophylaxe	1.1.4
Kontrakturenprophylaxe	1.1.10
Malnutritionsprophylaxe	1.1.7
Milchstau- und Mastitisprophylaxe	1.1.12
Obstipationsprophylaxe	2.1.7
Parotitisprophylaxe	1.1.4
Pneumonieprophylaxe	1.1.5
Prävention des plötzlichen Kindstodes	1.1.11
Soorprophylaxe	1.1.4
Sturzprophylaxe	1.1.10
Thromboembolieprophylaxe	1.1.6
Verwirrtheitsprophylaxe	1.1.11
Zystitisprophylaxe	2.1.16

Pflegetheorien und -modelle

Konzepte, Theorien und Modelle	Kapitel
ADPIE-Pflegeprozessmodell nach NANDA	1.1.1
Affolter-Modell® nach Félicie Affolter	2.1.9
ALACT-Modell nach Fred Korthagen	4.4.3
Basale Stimulation® nach Andreas Fröhlich und Christel Bienstein	1.1.11
Bedürfnishierarchie nach Abraham Maslow	1.4.3
Big Three nach David McClelland	1.4.3
Biografiearbeit	1.3.1
Bobath-Konzept nach Berta und Karel Bobath	2.1.9
Burn-out-Phasen nach Matthias Burisch	4.4.5
Coolout-Theorie nach Karin Kersting	4.4.5
Coping-Strategien nach Richard Lazarus und Susan Folkman	3.1.7
Dimensionen des professionellen Handelns nach Christa Olbricht	4.1.5
Entwicklungsaufgaben nach Robert J. Havighurst	1.4.1
Facio-Orale-Trakt-Therapie (F. O. T. T.®) nach Kay Coombes	2.1.9
Fördernde Prozesspflege als System nach Krohwinkel	2.3.4
Full-Range-Leadership-Modell nach Bernhard Bass	4.1.6
Führungsstile nach Kurt Lewin	4.1.6
Gewaltfreie Kommunikation nach Marshall B. Rosenberg	1.2.1
Grundbedürfnisse nach Henderson	2.3.4
Internationale Klassifikation der Funktionsfähigkeit und Behinderung nach WHO	1.4.4
LiN®-Lagerung nach Heidrun Pickenbrock	2.1.9
Kinaesthetics	1.1.10
Klientenzentrierte Gesprächsführung nach Carl Rogers	1.2.1
Kommunikationstheroetischer Ansatz nach Paul Watzlawick	1.2.1
Konfliktlösung nach dem Harvard-Konzept	4.1.7
Mehrspeichermodell nach Richard C. Atkinson und Richard M. Shiffrin	4.4.2
Modell beruflicher Gratifikationskrisen nach Johannes Siegrist	4.4.5
Modell der kognitiven Entwicklung nach Jean Piaget	1.4.1
Modell für ethische Reflexion nach Marianne Rabe	3.4.4
NIDCAP®-Konzept nach Heideliese Als	3.1.4
Nimwegener Methode für ethische Fallbesprechungen nach Norbert Steinkamp und Bert Gordijn	3.4.4
Palliativphasen nach Ingeborg Jonen-Thielemann	3.1.6
PDCA-Zyklus nach Edward Deming	4.2.2
Personenzentrierter Ansatz im Umgang mit Menschen mit Demenz nach Tom Kitwood	3.1.3
Pflegetheorie nach Orem	2.3.4
Phasen des Mobbings nach Heinz Leymann	4.4.5
Phasenmodell der Entstehung von Bettlägerigkeit nach Angelika Zegelin	1.1.10

Konzepte, Theorien und Modelle	Kapitel
Prinzipienethischer Ansatz nach Tom Beauchamp und James Childress	3.4.3
Psychobiografisches Pflegemodell nach Erwin Böhm	3.1.3
Psychodynamische Pflege nach Peplau	2.3.4
Psychologisches Kommunikationsmodell nach Friedemann Schulz von Thun	1.2.1
Qualitätsdimensionen nach Avedis Donabedian	4.2.2
Reflexionszyklus nach Graham Gibbs	4.4.3
Roper-Logan-Tierney-Modell (RLT-Modell)	2.3.4
Rubikonmodell nach Heinz Heckhausen	1.4.3
Salutogenese-Konzept nach Aaron Antonovsky	2.1.1
Sechs-Schritt-Pflegeprozessmodell nach Fiechter und Meier	1.1.1
Selbstbestimmungstheorie nach Richard M. Ryan und Edward L. Deci	1.4.3
Sender-Empfänger-Modell	1.2.1
Shared Decision Making	1.2.2
Sozial-kognitives Prozessmodell gesundheitlichen Handelns nach Ralf Schwarzer	2.1.1
Sterbephasen nach Elisabeth Kübler-Ross	3.1.6
Stufen der Pflegekompetenz nach Patricia Benner	4.1.5
Stufenmodell der Konflikteskalation nach Friedrich Glasl	4.1.7
Stufenmodell der Pflegequalität nach Verena Fiechter und Martha Meier	4.2.2
Stufenmodell zur psychosozialen Entwicklung nach Erik H. Erikson	1.4.1
Stufenschema zur medikamentösen Schmerztherapie nach WHO	3.1.2
Sunrise-Modell nach Leininger	2.3.4
Systemmodell nach Neuman	2.3.4
Total-Pain-Konzept nach Cicely Saunders	3.1.6
Trajectory-Work-Modell nach Juliet M. Corbin und Anselm L. Strauss	3.1.1
Transaktionales Stressmodell nach Richard Lazarus	4.4.5
Transaktionsanalyse nach Eric Berne	1.2.1
Trauerphasen nach Verena Kast	3.1.7
Validation nach Naomi Feil	3.1.3
Vier-Phasen-Pflegeprozessmodell der WHO	1.1.1

Literaturverzeichnis

Aktion Saubere Hände e. V. (Hrsg.). Indikationen zur Händedesinfektion. o.J. Aus: www.aktion-sauberehaende.de/krankenhauser/indikationen-zur-haendedesinfektion (letzter Zugriff: 18.02.2022).

Alfaro-LeFevre R. Pflegeprozess und kritisches Denken. Praxishandbuch zum kritischen Denken, Lösen von Problemen und Fördern von Entwicklungsmöglichkeiten. Hans Huber: Bern, 2013.

Andric M, Kalff JC, Schwenk W et al. Empfehlungen zur Therapie der akuten Appendizitis. 2021. Aus: www.awmf.org/uploads/tx_szleitlinien/088-011l_S1_Therapie-akute-Appendizitis-bei-Erwachsenen_2021-12.pdf (letzter Zugriff: 18.02.2022).

Antonovsky A. Salutogenese. Zur Entmystifizierung der Gesundheit. dgvt: Tübingen, 1997.

BAD Bundesverband Ambulante Dienste und Stationäre Einrichtungen e. V. (Hrsg.). Homepage EinSTEP. o.J. URL: www.ein-step.de/ (letzter Zugriff: 19.09.2021).

BÄK Bundesärztekammer (Hrsg.). Nationale Versorgungsleitlinie Chronische Herzinsuffizienz. 2019a. Aus: www.awmf.org/uploads/tx_szleitlinien/nvl-006l_S3_Chronische_Herzinsuffizienz_2021-09_01.pdf (letzter Zugriff: 18.02.2022).

BÄK Bundesärztekammer (Hrsg.). Nationale Versorgungsleitlinie Chronische KHK. 2019b. https://www.awmf.org/uploads/tx_szleitlinien/nvl-004l_S3_KHK_2019-04.pdf (letzter Zugriff: 18.02.2022).

BÄK Bundesärztekammer (Hrsg.). Nationale Versorgungsleitlinie Asthma. 2020. Aus: www.awmf.org/uploads/tx_szleitlinien/nvl-002l_S3_Asthma_2020-09.pdf (letzter Zugriff: 18.02.2022).

Bauer U, Hurrelmann K. Das Modell der produktiven Realitätsverarbeitung in der aktuellen Diskussion. ZSE. 2015, 35(2): 155–170.

Beauftragte der Bundesregierung für die Belange von Menschen mit Behinderung (Hrsg.) Die UN-Behindertenrechtskonvention. Übereinkommen über die Rechte von Menschen mit Behinderung. 2017. URL: www.behindertenbeauftragte.de/SharedDocs/Publikationen/UN_Konvention_deutsch.pdf?__blob=publicationFile&v=2 (letzter Zugriff: 23.09.2021).

Behrens J, Langer G. Evidence based Nursing and Caring 5.A. Hogrefe: Bern, 2022.

Beikirch E, Schulz A, Fährmann E et al. Informations- und Schulungsunterlagen zur Einführung des Strukturmodells in der ambulanten, stationären und teilstationären Pflege. 2017. Berlin. Aus: www.ein-step.de/fileadmin/content/Schulungsunterlagen_2.0/Informations-_und_Schulungsunterlagen_V2.0_Oktober_2017_final.pdf (letzter Zugriff: 18.02.2022).

Bender A, Keller C. Pflege von Menschen mit Erkrankungen des Nervensystems. In: Keller C, Menche N (Hrsg.). PFLEGEN – Gesundheits- und Krankheitslehre 2.A., 2021. Elsevier: München, S. 465–540.

Berne E. Transaktionsanalyse der Intuition. Ein Beitrag zur Ich-Psychologie. Junfermann: Paderborn, 1991.

Bienholz A, Kribben A. KDIGO-Leitlinie zum akuten Nierenversagen. Nephrologe. 2013, 8(3): 247–251, URL: link.springer.com/content/pdf/10.1007/s11560-013-0752-1.pdf (letzter Zugriff: 24.08.2021).

BMG Bundesministerium für Gesundheit (Hrsg.). Unterstützung pflegebedürftiger durch technische Assistenzsysteme. Abschlussbericht zur Studie. 2013. URL: vdivde-it.de/system/files/pdfs/unterstuetzung-pflegebeduerftiger-durch-technische-assistenzsysteme.pdf (letzter Zugriff: 12.10.2021).

BMG Bundesministerium für Gesundheit (Hrsg.). Beratung im Pflegefall. 2021. URL: www.bundesgesundheitsministerium.de/themen/pflege/online-ratgeber-pflege/beratung-im-pflegefall.html (letzter Zugriff: 19.08.2021).

BMFSFJ Bundesministerium für Familie, Senioren, Frauen und Jugend (Hrsg.). Charta der Rechte hilfe- und pflegebedürftiger Menschen. 2019. URL: www.bmfsfj.de/resource/blob/93450/534bd1b2e04282ca14bb725d684bdf20/charta-der-rechte-hilfe-und-pflegebeduerftiger-menschen-data.pdf (letzter Zugriff: 21.09.2021).

Böhm E. Psychobiografisches Pflegemodell nach Böhm Band I: Grundlagen 4.A. maudrich: Wien, 2009.

Bundesministeriums für Familie, Senioren, Frauen und Jugend BMFSFJ (Hrsg.). Frühgeborene – Welche Hilfen und Unterstützungen gibt es bei Frühgeburt? o. J., URL: familienportal.de/familienportal/lebenslagen/schwangerschaft-geburt/fruehgeborene (letzter Zugriff: 28.06.2021).

Bundesverband der Kehlkopfoperierten e. V. (Hrsg.) Homepage. o.J. Aus: www.kehlkopfoperiert-bv.de/ (letzter Zugriff: 24.08.2021).

Burisch M (2014). Das Burnout-Syndrom. Theorie der inneren Erschöpfung 5.A. Berlin-Heidelberg: Springer.

BVA Bundesverband der Augenärzte Deutschlands e. V., DOG Deutsche Ophthalmologische Gesellschaft (Hrsg.). Schielen und Amblyopie. 2017. Aus: http://cms.augeninfo.de/fileadmin/pat_brosch/strab.pdf (letzter Zugriff: 24.08.2021).

BZgA Bundeszentrale für gesundheitliche Aufklärung (Hrsg.). Förderung des Nichtrauchens. o.J. Aus: www.bzga.de/infomaterialien/foerderung-des-nichtrauchens/ (letzter Zugriff: 25.08.2021a).

BZgA Bundeszentrale für gesundheitliche Aufklärung (Hrsg.). Motivieren Sie sich. o.J. URL: www.rauchfrei-info.de/aufhoeren/tipps-fuer-ihren-rauchstopp/motivieren-sie-sich/ (letzter Zugriff: 22.09.2021b).

Calia G, Gold K. Pflege von Menschen mit psychischen Störungen. In: Keller C, Menche N (Hrsg.). PFLEGEN – Gesundheits- und Krankheitslehre 2.A., 2021. Elsevier: München, S. 541–578.

Caspersen CJ, Powell KE, Christensen GM. Physical activity, exercise, and physical fitness: definitions and distinctions for health-related research. Public Health Reports, 1985, 100:126–131.

Corbin JM, Strauss AL. Weiterleben lernen. Verlauf und Bewältigung chronischer Krankheit. 3.A. Hans Huber: Bern, 2010.

Dammshäuser B. Bobath-Konzept in der Pflege. Elsevier: München, 2012.

DBfK Deutscher Berufsverband für Pflegeberufe (Hrsg.). Familiengesundheitspflege. 2014. URL: www.dbfk.de/de/themen/Familiengesundheitspflege.php (letzter Zugriff: 23.08.2021).

Deci EL, Ryan RM. Self-Determination Theory. Guilford: New York, 2018.

DGA Deutsche Gesellschaft für Angiologie (Hrsg.). S3-Leitlinie zur Diagnostik, Therapie und Nachsorge der peripheren arteriellen Verschlusskrankheit. 2015: Aus: www.awmf.org/uploads/tx_szleitlinien/065-003l_S3_PAVK_periphere_arterielle_Verschlusskrankheit_2020-05.pdf (letzter Zugriff: 18.02.2022).

DGGG Deutsche Gesellschaft für Gynäkologie und Geburtshilfe, OEGGG Österreichische Gesellschaft für Gynäkologie und Geburtshilfe, SGGG Schweizerische Gesellschaft für Gynäkologie und Geburtshilfe (Hrsg.). Prävention und Therapie der Frühgeburt. 2019. URL: www.awmf.org/uploads/tx_szleitlinien/015-025l_S2k_Praevention-Therapie_Fruehgeburt_2020-02.pdf (letzter Zugriff: 28.06.2021).

DGK Deutsche Gesellschaft für Kardiologie (Hrsg.). Management der arteriellen Hypertonie. 2018. URL: https://leitlinien.dgk.org/files/28_2018_pocket_leitlinien_arterielle_hypertonie.pdf (letzter Zugriff: 22.11.2021).

DGKCH Deutsche Gesellschaft für Kinderchirurgie (Hrsg.) S2k-Leitlinie Phimose und Paraphimose. 2017. Aus: www.awmf.org/uploads/tx_szleitlinien/006-052l_S2k_Phimose-Paraphimose_2017-12_01.pdf (letzter Zugriff: 18.02.2022).

DGKJP Deutsche Gesellschaft für Kinder- und Jugendpsychiatrie, Psychosomatik und Psychotherapie e. V. (Hrsg.). S3-Leitlinie Aufmerksamkeits-/Hyperaktivitätsstörung (ADHS) im Kinder- und Erwachsenenalter. 2018. Aus: https://www.awmf.org/uploads/tx_szleitlinien/028-045l_S3_ADHS_2018-06.pdf (letzter Zugriff: 18.02.2022).

DGP Deutsche Gesellschaft für Pneumologie und Beatmungsmedizin (Hrsg.). S2k-Leitlinie zur Diagnostik und Therapie von Patienten mit chronisch obstruktiver Bronchitis und Lungenemphysem (COPD). 2018: Aus: www.awmf.org/uploads/tx_szleitlinien/020-006l_S2k_COPD_chronisch-obstruktive-Lungenerkrankung_2018-01.pdf (letzter Zugriff: 18.02.2022).

DGP Deutsche Gesellschaft für Palliativmedizin (Hrsg.). Weiterbildung für Pflegekräfte. 2018. URL: www.dgpalliativmedizin.de/allgemein/weiterbildung-fuer-pflegekraefte.html (letzter Zugriff: 18.08.2021).

DGP Deutsche Gesellschaft für Palliativmedizin (Hrsg.). Charta zur Betreuung schwerstkranker und sterbender Menschen in Deutschland. 2021. URL: www.charta-zur-betreuung-sterbender.de/ (letzter Zugriff: 18.08.2021).

DGP Deutsche Gesellschaft für Pflegewissenschaft (Hrsg.). Ethikkodex Pflegeforschung der Deutschen Gesellschaft für Pflegewissenschaft. 2017. URL: dg-pflegewissenschaft.de/wp-content/uploads/2017/05/Ethikkodex-Pflegeforschung-DGP-Logo-2017-05-25.pdf (letzter Zugriff: 20.08.2021.

DGPM Deutsche Gesellschaft für Psychosomatische Medizin und Ärztliche Psychotherapie (Hrsg.). S3-Leitlinie Diagnostik und Behandlung von Essstörungen. 2020. Aus: www.awmf.org/uploads/tx_szleitlinien/051-026l_S3_Essstoerung-Diagnostik-Therapie_2020-03.pdf (letzter Zugriff: 18.02.2022).

DGPPN Deutsche Gesellschaft für Psychiatrie und Psychotherapie, Psychosomatik und Nervenheilkunde (Hrsg.). S3-Leitlinie Unipolare Depression. 2015. Aus: www.leitlinien.de/themen/depression/pdf/depression-2aufl-vers5-lang.pdf (letzter Zugriff: 18.02.2022).

DGPPN Deutsche Gesellschaft für Psychiatrie und Psychotherapie, Psychosomatik und Nervenheilkunde (Hrsg.). S3-Leitlinie Schizophrenie. 2019. Aus: www.dgppn.de/_Resources/Persistent/43ca38d4b003b8150b856df48211df68e412d9c9/038-009k_S3_Schizophrenie_2019-03.pdf (letzter Zugriff: 18.02.2021).

DGPPN Deutsche Gesellschaft für Psychiatrie und Psychotherapie, Psychosomatik und Nervenheilkunde, DGN Deutsche Gesellschaft für Neurologie (Hrsg.). S3-Leitlinie Demenzen. URL: www.awmf.org/uploads/tx_szleitlinien/038-013l_S3-Demenzen-2016-07.pdf (letzter Zugriff: 01.07.2021).

DGU Deutsche Gesellschaft für Urologie e. V. (Hrsg.). S2k-Leitlinie zur Diagnostik, Therapie und Metaphylaxe der Urolithiasis. 2018. Aus: www.awmf.org/uploads/tx_szleitlinien/043-025l_S2k_Diagnostik_Therapie_Metaphylaxe_Urolithiasis_2019-07_1.pdf (letzter Zugriff: 18.02.2022).

DGVS Deutsche Gesellschaft für Gastroenterologie, Verdauungs- und Stoffwechselkrankheiten (Hrsg.). S3-Leitlinie zur Prävention, Diagnostik und Behandlung von Gallensteinen. 2018a. Aus: www.awmf.org/uploads/tx_szleitlinien/021-008l_S3__Gallensteine-Diagnostik-Therapie_2018-08.pdf (letzter Zugriff: 18.02.2022).

DGVS Deutsche Gesellschaft für Gastroenterologie, Verdauungs- und Stoffwechselkrankheiten (Hrsg.). S2k-Leitlinie Komplikationen der Leberzirrhose. 2018b. Aus: www.awmf.org/uploads/tx_szleitlinien/021-017l_S2k_Komplikationen-der-Leberzirrhose_2019-04.pdf (letzter Zugriff: 18.02.2022).

DGVS Deutsche Gesellschaft für Gastroenterologie, Verdauungs- und Stoffwechselkrankheiten (Hrsg.). S3-Leitlinie Pankreatitis. 2021. Aus: https://www.awmf.org/uploads/tx_szleitlinien/021-003l_S3_Pankreatitis_2021-09.pdf (letzter Zugriff: 18.02.2022).

Diakonisches Werk der Evangelischen Kirche in Deutschland e. V. (Hrsg.). Wie Kinder trauern. Kinder in ihrer Trauer begleiten. 2010. URL: www.diakonie.de/fileadmin/user_upload/Diakonie/PDFs/Broschuere_PDF/kinder-trauern_2010.pdf (letzter Zugriff: 18.08.2021).

DIMDI Deutsches Institut für medizinische Dokumentation und Information (Hrsg.). ICF. o.J. URL: www.dimdi.de/dynamic/de/klassifikationen/icf/ (letzter Zugriff: 23.09.2021).

DIMDI Deutsches Institut für medizinische Dokumentation und Information (Hrsg.). Internationale Klassifikation der Funktionsfähigkeit, Behinderung und Gesundheit. 2005. URL: www.dimdi.de/static/de/klassifikationen/icf/icfhtml2005/index.htm (letzter Zugriff: 23.09.2021).

DIP Deutsches Institut für angewandte Pflegeforschung e. V. (Hrsg.). Berichte und Dokumente aus der Projektarbeit. o.J. URL: www.dip.de/materialien/berichte-dokumente/#c457 (letzter Zugriff: 20.08.2021).

DKFZ Deutsches Krebsforschungszentrum (Hrsg.). Schritte auf dem Weg zur Rauchfreiheit. o.J. URL: www.dkfz.de/de/rauchertelefon/Motivationstipps.html (letzter Zugriff: 22.09.2021).

DNQP Deutsches Netzwerk für Qualitätsentwicklung in der Pflege (Hrsg.). Expertenstandard Sturzprophylaxe in der Pflege. 1. Aktualisierung. Osnabrück, 2013.

DNQP Deutsches Netzwerk für Qualitätsentwicklung in der Pflege (Hrsg.). Expertenstandard Förderung der Harnkontinenz in der Pflege. 1. Aktualisierung. Osnabrück, 2014.

DNQP Deutsches Netzwerk für Qualitätsentwicklung in der Pflege, Verbund Hebammenforschung (Hrsg.). Expertinnenstandard Förderung der physiologischen Geburt. Osnabrück, 2014.

DNQP Deutsches Netzwerk für Qualitätsentwicklung in der Pflege (Hrsg.). Expertenstandard Pflege von Menschen mit chronischen Wunden. 1. Aktualisierung. Osnabrück, 2015.

DNQP Deutsches Netzwerk für Qualitätsentwicklung in der Pflege (Hrsg.). Expertenstandard Dekubitusprophylaxe in der Pflege. 2. Aktualisierung. Osnabrück, 2017a.

DNQP Deutsches Netzwerk für Qualitätsentwicklung in der Pflege (Hrsg.). Expertenstandard Ernährungsmanagement zur Sicherung und Förderung der oralen Ernährung in der Pflege. 1. Aktualisierung. Osnabrück, 2017b.

DNQP Deutsches Netzwerk für Qualitätsentwicklung in der Pflege (Hrsg.). Expertenstandard Entlassungsmanagement in der Pflege. 2. Aktualisierung. Osnabrück, 2019a.

DNQP Deutsches Netzwerk für Qualitätsentwicklung in der Pflege (Hrsg.). Expertenstandard Beziehungsgestaltung in der Pflege von Menschen mit Demenz. Osnabrück, 2019b.

DNQP Deutsches Netzwerk für Qualitätsentwicklung in der Pflege (Hrsg.). Methodisches Vorgehen zur Entwicklung, Einführung und Aktualisierung von Expertenstandards in der Pflege und zur Entwicklung von Indikatoren zur Pflegequalität auf Basis der Expertenstandards. Osnabrück, 2019c. URL: www.dnqp.de/fileadmin/HSOS/Homepages/DNQP/Dateien/Weitere/DNQP-Methodenpapier2019.pdf (letzter Zugriff: 21.08.2021).

DNQP Deutsches Netzwerk für Qualitätsentwicklung in der Pflege (Hrsg.). Expertenstandard Schmerzmanagement in der Pflege. Aktualisierung 2020a. Osnabrück, 2020a.

DNQP Deutsches Netzwerk für Qualitätsentwicklung in der Pflege (Hrsg.). Expertenstandard nach § 113a SGB XI „Erhaltung und Förderung der Mobilität in der Pflege". Aktualisierung 2020b. Abschlussbericht. Osnabrück, 2020b. Aus: www.gs-qsa-pflege.de/wp-content/uploads/2020/12/Expertenstandard-%E2%80%9EErhaltung-und-Fo%CC%88rderung-der-Mobilita%CC%88t-in-der-Pflege%E2%80%9C-Aktualisierung-2020.pdf (letzter Zugriff: 14.02.2021).

DNQP Deutsches Netzwerk für Qualitätsentwicklung in der Pflege (Hrsg.) Expertenstandard Förderung der Mundgesundheit in der Pflege. Osnabrück, 2021.

DPB Deutscher Psoriasis Bund (Hrsg.). Homepage. o.J. Aus: www.psoriasis-bund.de/ (letzter Zugriff: 26.08.2021).

EBN-Zentrum (Hrsg.). Die sechs Schritte der EBN-Methode. o.J. URL: www.medizin.uni-halle.de/einrichtungen/institute/gesundheits-und-pflegewissenschaft/leistungsspektrum/wissenswertes/ebn-zentrum (letzter Zugriff: 21.08.2021).

Emmersberger L. Bewegung. In: Keller C (Hrsg.). PFLEGEN – Grundlagen und Interventionen 3.A. 2021. Elsevier: München, S. 499–536.

Encke A et al. S3-Leitlinie. Prophylaxe der venösen Thromboembolie (VTE). 2. Komplett überarbeitete Auflage. Stand 15.10.2015. Aus: https://www.awmf.org/uploads/tx_szleitlinien/003-001l_S3_VTE-Prophylaxe_2015-10-abgelaufen_01.pdf (letzter Zugriff: 18.02.2022).

Engel GL. The need for a new medical model: a challenge for biomedicine. Science. 1977, 196(4286): 129–136.

Ficklscherer A, Keller C, Menche N. Pflege von Menschen mit Erkrankungen des Bewegungsapparates. In: Keller C, Menche N (Hrsg.). PFLEGEN – Gesundheits- und Krankheitslehre 2.A., 2021. Elsevier: München, S. 403–463.

Fiechter V, Meier M. Pflegeplanung. Eine Anleitung für die Praxis. Basel: Recom, 1985.

Gibbs G. Learning by doing. A guide to teaching and learning methods. 2013. Aus: thoughtsmostlyaboutlearning.files.wordpress.com/2015/12/learning-by-doing-graham-gibbs.pdf (letzter Zugriff: 04.01.2021).

Glasl F. Konfliktmanagement. Ein Handbuch für Führung, Beratung und Mediation. Freies Geistesleben: Stuttgart, 2020.

Gordon M, Georg J. Pflegeassessment Notes 2.A. Hogrefe: Bern, 2022.

Gruber G (Hrsg.). Ganzheitliche Pflege bei Patienten mit Stoma. Berlin-Heidelberg: Springer, 2017.

Gürkov R, Schädle W. Pflege von Menschen mit Erkrankungen von Hals, Nase und Ohren. In: Keller C, Menche N (Hrsg.). PFLEGEN – Gesundheits- und Krankheitslehre 2.A., 2021. Elsevier: München, S. 611–645.

Gwuzdz B, Zimmermann A. Pflege bei Frühgeborenen. In: Fley G, Schneider F (Hrsg.). Pflege heute Pädiatrische Pflege. 2019. Elsevier: München, S. 81–100.

Heller U, Theissing K. Pflege in der letzten Lebensphase. In: Lektorat Pflege (Hrsg.). Pflege heute 7.A. 2019. Elsevier: München, S. 472–501.

Hochschule Fulda (Hrsg.) Befund: Gewalt. o.J. URL: befund-gewalt.de (letzter Zugriff: 23.08.2021).

ICN International Council of Nurses (Hrsg.). Der ICN-Ethikkodex für Pflegefachpersonen. 2021. Aus: www.dbfk.de/media/docs/download/Allgemein/ICN_Code-of-Ethics_DE_WEB.pdf (letzter Zugriff: 18.02.2022).

IQWiG Institut für Qualität und Wirtschaftlichkeit im Gesundheitswesen (Hrsg.). Welche Studienarten gibt es? 2020. URL: www.gesundheitsinformation.de/welche-studienarten-gibt-es.html (letzter Zugriff: 20.08.2021).

Junginger C, Menche N. Pflege von Menschen mit hormonellen Erkrankungen. In: Keller C, Menche N (Hrsg.). PFLEGEN – Gesundheits- und Krankheitslehre 2.A., 2021. Elsevier: München, S. 145–160.

Kaluza G (2018). Stressbewältigung. Trainingsmanual zur psychologischen Gesundheitsförderung 4. A. Berlin-Heidelberg: Springer.

Kamitsuru S, Herdman HT, Lopes C (Hrsg.). NANDA-I-Pflegediagnosen: Definitionen und Klassifikationen 2021–2023. Recom: Kassel, 2022.

Kast V. Trauern: Phasen und Chancen des psychischen Prozesses. Herder: Freiburg, 2013.

Keller C. Haut und Körper. In: Keller C (Hrsg.). PFLEGEN – Grundlagen und Interventionen 3.A. 2021a. Elsevier: München, S. 321–376.

Keller C. Atmung. In: Keller C (Hrsg.). PFLEGEN – Grundlagen und Interventionen 3.A. 2021b. Elsevier: München, S. 245–280.

Keller C. Atmung. In: Keller C (Hrsg.). PFLEGEN – Grundlagen und Interventionen 3.A. 2021c. Elsevier: München, S. 377–432.

Keller C, Brentle T. Palliative Care. In: Keller C (Hrsg.). PFLEGEN – Grundlagen und Interventionen 3.A. 2021. Elsevier: München, S. 635–652.

Keller C, Menche N. Pflege von Menschen mit Herz-Kreislauf-Erkrankungen. In: Keller C, Menche N (Hrsg.). PFLEGEN – Gesundheits- und Krankheitslehre 2.A., 2021a. Elsevier: München, S. 77–113.

Keller C, Menche N. Pflege von Menschen mit Gefäßerkrankungen. In: Keller C, Menche N (Hrsg.). PFLEGEN – Gesundheits- und Krankheitslehre 2.A., 2021b. Elsevier: München, S. 115–144.

Keller C, Menche N. Pflege von Menschen mit Erkrankungen der unteren Atemwege und der Lungen. In: Keller C, Menche N (Hrsg.). PFLEGEN – Gesundheits- und Krankheitslehre 2.A., 2021c. Elsevier: München, S. 41–76.

Keller C, Menche N. Pflege von Menschen mit Magen-Darm-Erkrankungen. In: Keller C, Menche N (Hrsg.). PFLEGEN – Gesundheits- und Krankheitslehre 2.A., 2021d. Elsevier: München, S. 191–235.

Keller C, Menche N. Pflege von Menschen mit Erkrankungen von Leber, Gallenwegen und Pankreas. In: Keller C, Menche N (Hrsg.). PFLEGEN – Gesundheits- und Krankheitslehre 2.A., 2021e. Elsevier: München, S. 237–264.

Keller C, Menche N. Pflege von Menschen mit stoffwechsel- und ernährungsbedingten Erkrankungen. In: Keller C, Menche N (Hrsg.). PFLEGEN – Gesundheits- und Krankheitslehre 2.A., 2021f. Elsevier: München, S. 161–190.

Kersting K (2016). Was ist Coolout? Aus: www.hwg-lu.de/fileadmin/user_upload/Was_ist_Coolout.pdf (letzter Zugriff: 26.08.2020).

Kocks A, Segmüller T, Zegelin A. Kollegiale Beratung in der Pflege. 2017. Aus: dg-pflegewissenschaft.de/wp-content/uploads/2017/05/LeitfadenBIS1.pdf (letzter Zugriff: 18.02.2022).

Kommerell T. Pflege im Kontext von Entwicklung und Alter. In: Keller C (Hrsg.). PFLEGEN – Grundlagen und Interventionen 3.A. 2021. Elsevier: München, S. 33–49.

Korthagen FAJ. Linking reflection and technical competence: the logbook as an instrument in teacher education. EJTE 1999;22(2–3): 191–207.

Korthagen FAJ, Vasalos A. Levels in reflection: core reflection as a means to enhance professional growth. Teachers and Teaching: theory and practice 2005;11(1): 47–71.

Krohwinkel M. Fördernde Prozesspflege mit integrierten ABEDLs. Hans Huber: Bern, 2013.

Kroll LE, Lampert T. Arbeitslosigkeit, prekäre Beschäftigung und Gesundheit Hrsg. Robert Koch-Institut Berlin, GBE kompakt 2012, 3(1): 1–9.

Larkamp M. Kommunikation. In: Keller C (Hrsg.). PFLEGEN – Grundlagen und Interventionen 3.A. 2021. Elsevier: München, S. 537–556.

Leitlinienprogramm Onkologie (Hrsg.). Interdisziplinäre S3-Leitlinie für die Früherkennung, Diagnostik, Therapie und Nachsorge des Mammakarzinoms. 2021a. Aus: https://www.leitlinienprogramm-onkologie.de/fileadmin/user_upload/Downloads/Leitlinien/Mammakarzinom_4_0/Version_4.4/LL_Mammakarzinom_Kurzversion_4.3.pdf (letzter Zugriff: 18.02.2022).

Leitlinienprogramm Onkologie (Hrsg.). S3-Leitlinie Prostatakarzinom. 2021b. Aus: www.leitlinienprogramm-onkologie.de/fileadmin/user_upload/Downloads/Leitlinien/Prostatatkarzinom/Version_6/LL_Prostatakarzinom_Langversion_6.0.pdf (letzter Zugriff: 18.02.2022).

Mayer H. Pflegeforschung kennenlernen. Elemente und Basiswissen 7.A. Facultas: Wien.

Mehne BJ, Wächter-Thierling C. Pflege von Menschen mit Augenerkrankungen. In: Keller C, Menche N (Hrsg.). PFLEGEN – Gesundheits- und Krankheitslehre 2.A., 2021. Elsevier: München, S. 647–670.

Mukoviszidose e. V. (Hrsg.). Mukoviszidose-Leitlinien in Deutschland. o.J. Aus: www.muko.info/angebote/qualitaetsmanagement/leitlinien (letzter Zugriff; 18.02.2022).

Müller S, Rech M, Keller C. Pflege von Menschen mit Hauterkrankungen. In: Keller C, Menche N (Hrsg.). PFLEGEN – Gesundheits- und Krankheitslehre 2.A., 2021. Elsevier: München, S. 579–609.

Müller S, Schmal J. Pflege von Menschen mit Erkrankungen von Nieren und Harnwegen. In: Keller C, Menche N (Hrsg.). PFLEGEN – Gesundheits- und Krankheitslehre 2.A., 2021. Elsevier: München, S. 265–314.

NAP Nationaler Aktionsplan Gesundheitskompetenz (Hrsg.). Homepage des Nationalen Aktionsplans Gesundheitskompetenz. o.J. URL: www.nap-gesundheitskompetenz.de/ (letzter Zugriff: 19.08.2021).

Nast A, Altenburg A, Augustin M et al. S3-Leitlinie Therapie der Psoriasis vulgaris. 2021. Aus: www.awmf.org/uploads/tx_szleitlinien/013-001l_S3_Therapie-Psoriasis-vulgaris_2021-07.pdf (letzter Zugriff: 18.02.2022).

Naumer B. Herz und Kreislauf. In: Keller C (Hrsg.). PFLEGEN – Grundlagen und Interventionen 3.A. 2021. Elsevier: München, S. 281–298.

Netzwerk Patienten- und Familienedukation in der Pflege e. V. (Hrsg.). Theoretische Konzepte. 2020a. URL: patientenedukation.de/themen/theoretische-konzepte (letzter Zugriff: 19.08.2021).

Netzwerk Patienten- und Familienedukation in der Pflege e. V. (Hrsg.). Broschürenbewertung. 2020b. URL: patientenedukation.de/materialien/broschuerenbewertung (letzter Zugriff: 19.08.2021).

Netzwerk Patienten- und Familienedukation in der Pflege e. V. (Hrsg.). Mikroschulungen. 2020c. URL: patientenedukation.de/materialien/mikroschulungen (letzter Zugriff: 19.08.2021).

Olasveengen TM, Semeraro F, Ristagno G. Basismaßnahmen zur Wiederbelebung Erwachsener (Basic Life Support). Leitlinien des European Resuscitation Council 2021. Nofall Rettungsmed 2021; 24(4): 386–405.

Panfil EM. Wissenschaftliches Arbeiten in der Pflege 3.A. Hogrefe: Bern, 2017.

Paritätischer Wohlfahrtsverband (Hrsg.). Wege aus der Gewalt. o.J. URL: www.wege-aus-der-gewalt.de/ (letzter Zugriff: 23.08.2021).

Pfob M, Steinfartz P. Pflege von Schwangeren, Wöchnerinnen und Neugeborenen. In: Keller C, Menche N (Hrsg.). PFLEGEN – Gesundheits- und Krankheitslehre 2.A., 2021. Elsevier: München, S. 701–744.

Poetz CF, Kirchhoff F, Kramer A et al. Prävention des plötzlichen Säuglingstods. Aus: www.awmf.org/uploads/tx_szleitlinien/063-002l_S1_Pravention-des-ploetzlichen-Saeuglingstodes_2018-07.pdf (letzter Zugriff: 18.02.2022).

Protz K, Keller C. Wundmanagement. In: Keller C (Hrsg.). PFLEGEN – Grundlagen und Interventionen. 3.A. 2021. Elsevier: München. S. 765–786.

Radatz A. Bewusstsein und Verhalten. In: Keller C (Hrsg.). PFLEGEN – Grundlagen und Interventionen 3.A. 2021. Elsevier: München, S. 582–610.

Rogers CR. Die klientenzentrierte Gesprächstherapie. Fischer: Berlin, 1983.

Roper N, Logan WW, Tierney AJ. Das Roper-Logan-Tierney-Modell. Hogrefe: Bern, 2016.

Rosenberg MB. Gewaltfreie Kommunikation. Eine Sprache des Lebens. Junfermann: Paderborn, 2016.

Salaja AM. Körpertemperatur. In: Keller C (Hrsg.). PFLEGEN – Grundlagen und Interventionen 3.A. 2021a. Elsevier: München, S. 299–319.

Salaja AM. Organisation der Pflegearbeit. In: Keller C (Hrsg.). PFLEGEN – Grundlagen und Interventionen 3.A. 2021b. Elsevier: München, S. 81–108.

Schaeffer D, Vogt D, Berens EM et al. Gesundheitskompetenz der Bevölkerung in Deutschland. 2016. URL: https://pub.uni-bielefeld.de/download/2908111/2908198/Ergebnisbericht_HLS-GER.pdf (letzter Zugriff: 23.08.2021).

Schmal J. Ausgeschlafen? Gesund bleiben im Schichtdienst für Gesundheitsberufe. Springer: Berlin-Heidelberg, 2015.

Schmal J. Ausscheidung. In: Keller C (Hrsg.). PFLEGEN – Grundlagen und Interventionen. 3.A. 2021a. Elsevier: München. S. 433–498.

Schmal J. Gesamtbild des Menschen. In: Keller C (Hrsg.). PFLEGEN – Grundlagen und Interventionen. 3.A. 2021b. Elsevier: München. S. 213–234.

Schmal J. Pflegebedürftigkeit. In: Keller C (Hrsg.). PFLEGEN – Grundlagen und Interventionen. 3.A. 2021c. Elsevier: München. S. 55–59.

Schmal J. Hygiene. In: Keller C (Hrsg.). PFLEGEN – Grundlagen und Interventionen. 3.A. 2021d. Elsevier: München. S. 157–182.

Schmal J. Berufliches Selbstverständnis. Aufbauwissen Pflege. Elsevier: München, 2022.

Schmal J, Trautz D. Pflege von Jungen und Männern mit Erkrankungen der Geschlechtsorgane. In: Keller C, Menche N (Hrsg.). PFLEGEN – Gesundheits- und Krankheitslehre 2.A., 2021. Elsevier: München, S. 745–763.

Schulz von Thun F. Miteinander reden – Störungen und Klärungen. Rowohlt: Reinbek bei Hamburg, 2008.

Schwarzer R. Psychologie des Gesundheitsverhaltens. Einführung in die Gesundheitspsychologie 3.A. Bern: Hogrefe, 2004.

Siegrist J. Adverse health effects of high-effort/low-reward conditions. J Occup Health Psychol, 1996; 1(1): 27–41.

Spicker I. Professionalisierung der Pflege. Die Sicht von Pflegenden in der Praxis. Dissertation, 2001. Aus: othes.univie.ac.at/8298/1/DA-Spicker.pdf (letzter Zugriff: 28.01.2021).

Stiftung Deutsche Krebshilfe (Hrsg.). Prostatakrebs. Die blaue Reihe. 2020, Aus: https://www.krebshilfe.de/infomaterial/Blaue_Ratgeber/Prostatakrebs_BlaueRatgeber_DeutscheKrebshilfe.pdf (letzter Zugriff: 24.08.2021).

Taupitz J. Beihilfe zur Selbsttötung. Terminologische Grundlagen. 2014. URL (http://www.ethikrat.org/fileadmin/PDF-Dateien/Veranstaltungen/plenarsitzung-27-11-2014-taupitz-ppt.pdf, 27 November 2014): www.ethikrat.org/fileadmin/PDF-Dateien/Veranstaltungen/plenarsitzung-27-11-2014-taupitz-ppt.pdf (letzter Zugriff: 18.08.2021).

Walter U, Patzelt C, Nowik D. Gesundheitsförderung und Prävention in der Rehabilitation. 2021. URL: leitbegriffe.bzga.de/alphabetisches-verzeichnis/gesundheitsfoerderung-und-praevention-in-der-rehabilitation/(letzter Zugriff: 12.10.2021).

Watzlawick P. Man kann nicht nicht kommunizieren. Das Lesebuch 2.A. Hogrefe: Bern, 2015.

Weber S, Keller C. Pflege von Mädchen und Frauen mit Erkrankungen der Geschlechtsorgane. In: Keller C, Menche N (Hrsg.). PFLEGEN – Gesundheits- und Krankheitslehre 2.A., 2021. Elsevier: München, S. 671–700.

WHO Weltgesundheitsorganisation (Hrsg.). Verfassung der Weltgesundheitsorganisation. 1946. URL: www.bundespublikationen.admin.ch/cshop_mimes_bbl/14/1402EC7524F81EDAB689B20597E1A5DE.PDF (letzter Zugriff: 23.08.2021).

WHO Weltgesundheitsorganisation (Hrsg.) Ottawa-Charta zur Gesundheitsförderung. 1986. URL: www.euro.who.int/__data/assets/pdf_file/0006/129534/Ottawa_Charter_G.pdf (letzter Zugriff: 23.08.2021).

WHO Weltgesundheitsorganisation (Hrsg.). WHO Definition of Palliative Care. 2002. Aus: www.dgpalliativmedizin.de/images/stories/WHO_Definition_2002_Palliative_Care_englisch-deutsch.pdf (letzter Zugriff: 18.08.2021).

WHO Weltgesundheitsorganisation (Hrsg.) (2003). Weltbericht Gewalt und Gesundheit. Aus: www.who.int/violence_injury_prevention/violence/world_report/en/summary_ge.pdf (letzter Zugriff: 23.08.2021).

WHO Weltgesundheitsorganisation (Hrsg.) Large analysis and review of European housing and health status (LARES). 2007. Aus: www.euro.who.int/__data/assets/pdf_file/0007/107476/lares_result.pdf (letzter Zugriff: 17.02.2022).

WHO Weltgesundheitsorganisation (Hrsg.). Bewegung und Gesundheit in Europa: Erkenntnisse für das Handeln. 2010. Aus: https://www.euro.who.int/__data/assets/pdf_file/0013/112405/E89490G.pdf (letzter Zugriff: 01.02.2022).

WHO Weltgesundheitsorganisation (Hrsg.). Gesundheit 2020. Rahmenkonzept und Strategie der Europäischen Region für das 21. Jahrhundert. URL: www.euro.who.int/__data/assets/pdf_file/0009/215757/Health2020-Long-Ger.pdf (letzter Zugriff: 23.08.2021).

Wilkinson JM. Das Pflegeprozess-Lehrbuch. Hans Huber: Bern, 2011.

Yura H, Walsh M. The nursing process: assessing, planning, implementing, evaluating 5.A. Norwalk: Appleton & Lange, 1988.

Zegelin A. „Festgenagelt sein“. Der Prozess des Bettlägerigwerdens 2.A. Hogrefe: Bern, 2013.

ZQP Stiftung Zentrum für Qualität in der Pflege (Hrsg.). Qualitätsrahmen für Beratung in der Pflege. 2016. URL: www.zqp.de/wp-content/uploads/Qualitaetsrahmen_Pflegeberatung.pdf (letzter Zugriff: 19.08.2021).

ZQP Stiftung Zentrum für Qualität in der Pflege (Hrsg.). Beratung zur Pflege. 2021. URL: www.zqp.de/beratung-pflege/#/home (letzter Zugriff: 12.10.2021).

Register